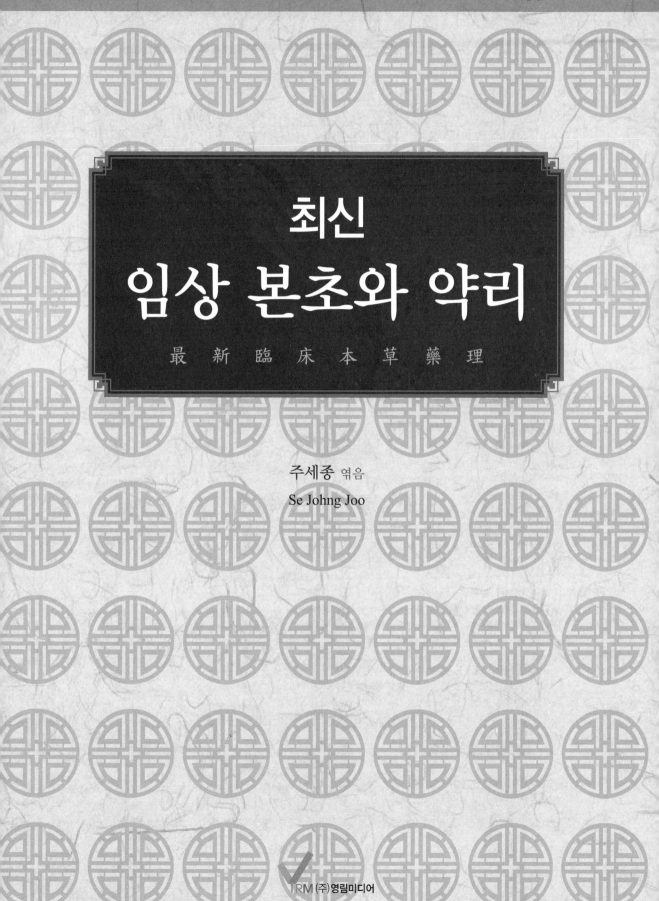

New Clinical Herbology and Pharmacology

최신
임상 본초와 약리

最新臨床本草藥理

주세종 엮음

Se Johng Joo

JRM (주)영림미디어

주세종(Joo, Se Johng)

부산대학교를 졸업하고 동 대학원 국문학 석사와 일문학 석사를 마치고 한양대학교에서 일문학 박사과정을 마쳤으며 부산대학교 국문학 박사과정에서 현대문학을 삼 년간 수학하였다. 신라대학교에 근무 중 도미하여 엘에이 소재 South Baylo 대학에서 한의학 공부를 마쳤다. 그 후 다양한 임상 경험을 가지고 이론과 임상의 괴리를 좁히기 위해 절차탁마하고 있다. 2007년 7월 전 미주 한의사 위원회(NCCAOM)의 시험 출제 검토 위원, 2011년 3월 캘리포니아 한의사 위원회(California Acupuncture Board)의 시험 출제 검토 위원으로 참가하였다. 현재는 South Baylo 대학에서 강의하고 있으며 또한 보수교육 강사로 활동하면서 한의학을 현대 의학적으로 이해하려고 찬연(鑽硏)을 거듭하고 있다.

최신 임상 본초와 약리

첫째판 1쇄 인쇄　　2015년　5월　5일
첫째판 1쇄 발행　　2015년　5월　8일

편 저　주세종
발행인　이혜미, 손상훈
발행처　(주)영림미디어
주 소　(121-894) 서울특별시 마포구 서교동 375-32 무해빌딩 2층
전 화　(02) 6395-0045 / 팩스　(02) 6395-0046
등 록　제2012-000356호(2012.11.1.)

이 도서의 국립중앙도서관 출판예정도서목록(CIP)은 서지정보유통지원시스템 홈페이지(http://seoji.nl.go.kr)와 국가자료공동목록시스템(http://www.nl.go.kr/kolisnet)에서 이용하실 수 있습니다.(CIP제어번호: CIP2014032245)

* 파본은 교환하여 드립니다.
* 검인은 저자와의 합의하에 생략합니다.

ISBN　979-11-85834-10-8
정 가　150,000원

머리말

본초학은 인간이 질병을 치유하기 위해 수천 년의 역사 속에서 수많은 시행착오를 통해 발전시켜 온 학문이다. 오늘날의 우리는 오랜 역사를 전면으로 내세워 권위를 확보하고 있으나 개개 본초에 대한 연구 성과는 아직도 요원하다. 그리고 임상에 즈음하여 본초를 처음 사용하는 초심자들은 그 유구한 역사의 토대 위에 서 있어도, 실제로 어떻게 적용해야 하는지 선택의 전율을 느끼는 것도 사실이다. 본초를 소량으로 처방한 까닭에 그 시간 경과에 따른 무사함이 그들을 안도하게 만들어도 수천 년의 역사가 살아 꿈틀거리게 하기 위해서는 그들이 본초를 제대로 이해하고 파악하는 것이 무엇보다 급선무이다. 그러한 연유에서 필자는, 한의사는 물론 일반인도 본초를 임상에 적용하는 데 이 책이 과거와 현재를 넘나드는 징검돌이 될 수 있도록 경주하였다. 즉, 한의학의 난해한 고전적 용어에 함몰되어 임상적 응용에 곤란을 겪는 자들의 주저를 해소하기 위해 현대의 약리학을 이해한 후에 본초의 효과를 이해하여 임상 적용이 용이하도록 조심누골하였다.

이 책은 몇 가지 특징을 가지고 있다. 현대의 질병은 먼 옛날, 먹을 것이 모자라던 빈곤 속의 빈곤이 아니라 먹거리가 넘쳐나는 풍요 속의 빈곤에 비유될 수 있을 것이다. 그러한 의미에서 필자는 현대의 식생활 습관에서 발병되는 질병에 대응하기 위해 본초 서적 일반의 기술 구조를 도입하지 아니 하였다. 그리고 개별 본초의 전개 순서에서도 기존의 배열법을 채용하지 아니 하였으며 그 결과 해표약을 마지막 장에 배치하였다. 또한 본초의 사진, 화학식 기호 등을 생략하였으며, 오히려 기원 식물을 확증하여 위품을 제시하였으며, 본초의 약리를 기술하였으며, 특히 본초의 부작용과 주의사항을 명기함에도 자저(趑趄)하지 아니 하였다. 곧, 현대의 약리학을 이해하고, 주의사항을 먼저 숙지한 후 임상적용을 숙독하도록 고안하였다.

이 책의 편집에는 여러 과정이 있었다. 임상에 적용할 수 있는 여러 내용들을 가져와 엮고, 깁고 또 데웠다. 또한, 이 책은 본디 집필 준비 중이던 방제학의 원리를 깊이 이해하기 위해 착수된 것으로 햇수로는 벌써 10년이 넘었다. 본초학의 방대한 내용을 뒤적이느라 회초간의 회야(晦夜)와 삭풍이 날카로운 성상을 홀로 감내하였다.

이 책의 상재에는 많은 고마움이 함께 하였다. 필자의 그 험난한 미국 생활 중에 몇몇 분의 도움을 입었다. 세월이 풍상에 씻기면 이들에 대한 필자의 마음도 무뎌질까 경계하여 여기에 적기함으로써 그 고마움을 활자처럼 살아 움직이도록 하고자 한다. 또한 이 책의 상재에 도움을 주신 서 Peter 선생에게 감사하며, 경제가 어려움에도 불구하고 출판을 흔쾌히 허락하여 주시고 애써주신 (주)영림미디어에 대한 각별한 사의를 여기에 새긴다.

주 세종 識

일러두기

다음 사항을 고려하였다.

1. 본초의 전통적 효과를 특별한 경우가 아니면 약능으로 기술하고 약리학적 연구 결과가 적용될 경우에는 약리로 기술하였다. 책에서 설명되지 않은 본초도 도표에서는 언급된 경우가 있다.

2. 본초의 배열은 특별한 이유가 없는 한 가나다순으로 정리하였다.

3. '임상적용'란에서 서술부의 동사는 문장의 주어를 따르기보다, 문장 밖에 존재하는 본초의 사용자를 항상 염두에 두고 능동문으로 처리하였다.

4. 번호 매김은 다음과 같이 통일하였다. 곧, 약리학에서는 1, 2, 3 주의사항에서는 (1), (2), (3) 임상적용에서는 ①, ②, ③ 등으로 통일하였다.

5. 각 항의 일련번호는 중요 사항 순서를 의미하지 않는다.

6. 본초의 배열순서는 기(氣), 열(熱), 수(水), 혈(血), 신(神), 허(虛)에 따랐다. 일반적으로는 첫 장에 해표약을 배열하지만 이 책에서는 마지막 장에 두었다. 다소 구조의 짜임이 느슨하지만 대별하여 '기'에는 소화약, 사하약 그리고 이기약을 전면에 내세웠고, 청열약은 '열'에 넣었으며, 이수삼습약, 방향화습약 그리고 화담지해약을 '수'에 포함시켰다. '혈'에는 활혈거어약과 지혈약이 짝이 되도록 하였다. '신'에는 평간식풍약, 개규약 그리고 안신약을 배치하였으며, '허'에는 보허약, 고삽약, 온리약 그리고 거풍습약과 해표약을 담았다.

7. 각 장의 총론에서는 전체적인 설명과 약능 또는 약리에 따른 분류를 제시하였으며, 사용상의 주의점도 열거하였다

8. 개념의 설명에서 영어 표기는 괄호에 넣지 않았으나 한자 단어는 괄호에 넣었다. 예. 반사자극 Reflex excitation 작용, 습사곤비증(濕邪困脾証). 한글과 괄호 안의 한자가 일치되지 않는 경우는 한글은 한의학 용어를 풀어쓴 것이다.

9. 본초명의 어깨에 *가 있으면 이 책에서는 다루지 않는 본초임을 의미한다.

10. 편집의 기본서는 박영순의 《한방의 약리해설》, 상해과학기술출판사(上海科學技術出版社)의 《중약학 中藥學》, 전통의학연구소(傳統醫學研究所)의 《한약임상응용 漢藥臨床應用》, 중산학원(中山學院)의 《중약임상응용 中藥臨床應用》, 미우라 오

토(三浦於菟)의 《실천한약학 実践漢薬学》, 소노코레요시(曽野維喜)의 《임상한방처방학 臨床漢方処方学》, 코베 중의학연구소(神戸中医学研究会)의 《한약의 임상응용 漢薬の臨床応用》, 키무라마사야스(木村正康)의 《한방약리학 漢方薬理学》 그리고 한국생약교수협의회 편인 《한방약리학 漢方藥理學 : *Herbal Pharmacology*》과 그 외 다른 많은 책을 참고로 하였다. 三浦於菟씨의 요청으로 본문주를 달게 되어 단행본은 쪽수를, 논문은 연도를 넣었다. 그 결과, 참고문헌에서 미주를 위한 일련번호를 달지 아니 하였으며 논문은 쪽수를 실었다.

11. 각 장에서는 다음 사항을 고려하여 기술하였다.

▶ 총론 : 각 장의 총론에서는 그 장의 본초에 대한 개략, 전통적 분류 또는 약리적 분류, 주의사항 등을 설명하였다. 각 범주의 하위분류는 Bensky (2004)를 재분류하였다.

▶ 약물명 : 약물명은 대한약전외한약(생약) 규격집을 따랐다. 우리말, 한자, 중국명, 라틴명 순으로 배열하여 각 언어에 따른 색인이 용이하도록 기술하였다.

▶ 기원 : 첫째, 우리나라에서 사용되는 기원식물을 기술하고, 중국과 일본의 기원식물이 우리와 다를 경우에는 그것을 제시하였다. 둘째, 한국, 중국 그리고 일본이 본초명을 각각 다르게 사용할 경우 그 본초명을 제시하였다. 이를테면, 현호색의 중국명과 일본명은 연호색이다. 셋째, 식물명의 분류가 산림청의 국가표준 식물 목록과 다를 경우에는 대한약전외 한약생약 규격집을 따랐다. 예를 들면 현호색의 분류가 각기 다르다. 넷째, 식물의 속명은 이탤릭체로 표기하였다. 마지막으로, 위품인 식물을 제시하여 약재 선택의 주의점을 제시하였다. 이를테면, 천련자는 멀구슬나무과 Meliaceae 멀구슬나무 *Melia toosendan* Sied. et Zucc.가 정품이며 위품은 멀구슬나무과 고련자 *Melia azedarach* L.인데 이 식물에는 독성이 있다. 이와 유사한 본초 중, 특히 방기항을 보라. 또한 번잡한 본초의 사진도 생략하였다. CA 보드의 시험도 건재약을 판별하는 능력으로 회귀하고 있기 때문이다.

▶ 처방명 : 순수 우리말과 처방명을 제시하였다.

▶ 성분 : 주요 성분을 기술하였다. 영어 표기에서 문장의 첫 글자와 콜론 다음은 대문자로, 그 나머지는 소문자로 통일하였다.

▶ 약리 : 본초의 번잡한 화학식 기호는 생략하였다. 본초의 약리에 대한 이해를 돕기 위해 주요 약리 작용을 제시하였다. 특별히 언급되지 않은 약리는 *in vivo*를 의미한다.

▶ 약성가 : 《방약합편》의 약성가를 따랐다. 이 약성가는 한문으로 기술하였다.

▶ 약능 : 성미, 귀경, 약능 등은 약성가와 함께 한문으로 실었다. 비전공자는 약성가와 함께 이 부분은 숙독하지 않아도 무방하다.

▶ 고전문헌 : 주로 《신농본초경》, 《명의별록》, 《본초강목》이지만 《약징》과 다른 문헌도 제시하였다. 이 부분은 정담사의 《중약대사전》을 참고로 하였다. 이미 문헌이란 단어가 나와 있으므로 이 항에서는 단행본 표지를 달지 않았으나 본문 중의 단행본은 《 》로, 논문 제목은 < >로 표지를 달았다. 문헌 정보는 특별한 경우가 아닌 한 단행본 또는 논문에 대한 정보는 MLA를 따랐다.

▶ 주의사항 : 이 항은 이 책의 특기 사항이다. 본초를 사용함에 따른 주의사항을 제시하였다. 오랜 세월 동안 사용된 본초이지만 만병통치약으로 맹신하지 않도록 하기 위해 이 항을 독립시켰다. 또한 '구맥은 방실전도를 문란시켜 심근경색으로 사망을 유도한다, 대회향은 위험 본초이다' 등도 밝혔다.

▶ 금기사항 : 본초의 상호 작용으로 인한 부작용 또는 약능의 상쇄(相殺)에 따른 관습적 회피 본초를 실었다.

▶ 임상적용 : 임상에 적용하거나 유의할 사항을 제시하였다. 한약의 사용에는 이 부분이 유용하게 참고될 수 있다. 이른바 한약의 효용은 이 부분에 해당되는데 각 본초의 약리학 부분을 숙독하고 임상적용 항을 읽는다면 보다 더 잘 이해될 수 있도록 하였다. 약징에서 언급되지 않은 본초의 약능은 '경방'의 용법으로 제시하였다. 유사 본초와의 비교도 실어 각 본초의 사용에 적확함을 기하였다. 유사 본초의 비교는 三浦於菟의 《実践漢薬学》을 옮기거나 참고로 하였으며 그 외 다른 책도 참고하였다. 또한 한의학의 용어는 가능하면 풀어 쓰려고 노력하였다. 예로 衄血(육혈)은 코출혈로 고쳤다. 이 부분에는 傳統醫學硏究所의 《漢藥臨床應用》을 부분적으로 인용하고, 中山學院의 《中藥臨床應用》과 神戸中医学研究会 訳編인 《漢薬の臨床応用》을 참고로 했으며, 그 위에 참고문헌의 다른 책 내용도 덧보태었다. 그리고 경방에서 사용된 용법은 江部洋一郎 外의 《経方薬論》과 伊田喜光 外의 《傷寒·金櫃薬物事典》을 참고로 하였다.

▶ 사용량 : 특별한 언급이 없으면 모두 성인 일일 사용량을 그램 단위로 제시하였다.

▶ 배합응용 : 해당 본초와 자주 병용되는 본초와 그 적용 범위를 실었다.

▶ 방제 : 해당 본초가 배합된 처방을 가나다순으로 열거하였다.

▶ 비고 : 본초의 이해를 위해 역사적 변천이나 특기 사항이 있으면 설명하였다.

차 례

▮▮ 총론 ▮▮

▌▌ 각 론 ▌▌

제8장 활혈거어약 ································· 347

제9장 지혈약 ································· 407

총론

1. 본초학의 정의

본초학은 본초의 기원, 채집, 포제, 성미, 약능 및 임상 응용 등을 연구하는 학문이다. 본초는 영어 Herb Drugs(약초)로 표기된다. 약물 drug는 인체에 적용될 경우 인체 기능을 변화시키는 효과가 있는 물질을 일컫는데, 천연산물인 풀과 나무, 광물, 동물 중에서 인체의 질병 치료에 사용되는 물질을 말한다. 그것을 원형 그대로 건조하거나 가공하여 치료 약물로 사용하는 것이다. 그러한 내용을 연구하는 것이 본초학이다.

2. 용어의 차이

약물은 질병에 대한 예방과 치료에 사용되는 생물, 무생물을 포괄하는 모든 물질을 의미하는데, 본초, 민간약 그리고 생약으로 대별된다. 첫째, 본초와 약초는 동일한 개념으로 사용되고 있으나 엄밀한 의미에서 본초는 한의학에서 다루어지는 약물을 의미하며, 약초는 한의학에서 취급되지 아니 하지만 인체의 질병과 예방에 유효하다고 간주되는 식물을 말한다. 이는 다음의 민간약과 유사하게 사용된다. 그러한 본초와 약초는 인체의 질병 치료 또는 예방을 위해 사용되는 천연물 또는 가공물로서 식물류, 광물류 그리고 동물류로 구분된다. 둘째, 민간약은 민간에서 관습적, 경험적으로 전래되어 내려오는 천연약물이다. 미국에서는 약용식물 Herbal medicine이라고 한다. 마지막으로, 생약(미정제 약물 Crude Drugs)은 천연자연물로서 인체에 대해 유효 성분을 가지고 있으나 그것을 정제하지 않은 약물의 총칭이다. 또한 서양의학을 기초로 하여 질병을 치료, 예방하기 위해 유생물의 유효 성분을 규명하여 약리 효과를 입증하는 데 사용되는 약물이다. 생약은 약사법에 의해 의약품으로 취급되는 것과 식품으로 다루어지는 것이 있다. 미국에서는 생약 중, 정제된 유효 성분은 의약품으로 보지만 그러하지 아니 한 원료는 의약품으로 판단되지 않는다. 그러므로 본초는 건강 보조 식품으로 취급되어 미국 식약청의 통제를 벗어나 있다. 이에 대해서는 후술된다.

3. 본초학의 문제점

본초학은 꾸준히 연구되고 있으나 여전히 다음과 같은 여러 문제점에 노출되어 있다. 첫째, 인체에 본초를 사용하는 데 약리적 이론이 결여되어 있다. 둘째, 약능에 대한 기록이 문헌 기록에 바탕을 두므로 임상과 무관한 경우가 많고, 기록된 문헌이 임상 결과라고 해도 그 기전이 밝혀지지 않아 임상적용이 난해하다. 이것은 기전 Machanism과 한의학의 병기 Pathology를 변별하지 않기 때문이다. 셋째, 약명이 시대와 지방에 따라 이명동물(異名同物), 동명이물(同名異物)이 많다. 넷째, 한국산, 중국산, 일본산은 약명이 동일해도 그 품질이 다른 것과 약능이 다른 것이 있다. 다섯째, 본초에 대한 기록이 한문을 되어 있어 문헌 이해와 연구에 애로점이 있으며 한문은 시대에 따라 그 의미의 변천이 심하므로 훈고와 문헌 연구가 지난하다. 마지막으로, 진단학과 본초의 기미가 어긋나 있다. 이를테면 진단학에서 신주골(腎主骨)이라고 배운다. 맛의 오행 배당은 함미는 골에 해당되어 신에는 함미가 배당된다. 그런데 본초학의 오미와 소금에 관하여 《素問 23 宣明五氣論》과 《靈樞 63 五味論》에서 함미는 혈에 작용하고 고미가 골에 작용한다고 했으니 그 오행배당이 어긋난다. 이와 달리, 《靈樞 78 九鍼論》에서는 함미는 골에 작용하고 고미는 혈에 작용한다고 기재되어 있다. 이 내용이 본초학의 신주골과 동일한 선상에 있는데 본초학은 어떠한 까닭으로 진단학과 다른 오미론을 따랐는지 의문이 남는다. 사족을 달면 진단학은 九鍼論을 따르니 침구론의 입장에 서 있고, 본초학은 진단학과 달리 五味論을 따르고 있으니 상호 이질적 학문 분야라면 한의학은 통일성이 사상되어 엄밀하게 과학이라고 말하기에는 주저감이 있다. 한편, 약간 궤도를 벗어난 관점에서 보면, 수나라의 소길이 앞선 시기의 고전들을 참고하면서 지은 《五行大義》에서, 맛의 배속 중 함미는 '굳어진다'는 약능인데(257) 현대의 함미는 '연견산결 사하'의 약능이 되어 오히려 반대의 약능을 가지고 있으며, 오행의 배당에서는 '목'에 배당된 식물은 '까끄라기'가 있는 것이 식물의 주요 형태이며 '화'에는 열매가 '흩어지는' 종자, '토'는 그것이 '모이는' 씨앗, '금'에는 '열매의 집이 모가 난' 형태, '수'에는 '꼬투리'가 달려 있는 것으로 각각 배당되었으니(261) 이 모두는 형태에 의한 분류이지 약효의 결과에 기인된 것은 아니다. 그러한 내용들이 본초학에서는 또 점차 정제되어 왔다고 하지만 약리학적 이해는 결여되어 있는 부분이 많이 존재한다. 그러한 약리학적 사고의 결여가 가미된 교육을 하거나 받으면서도 그러한 내용이 의문시되거나 아니면 타인으로부터 문제가 제기될 경우 이를 번 과거의 일이라고 치부 또는 그렇게 관습적으로 응용되어 왔다는 궁색한 둔사를 주장한다면 스스로 자가당착의 질곡을 벗어날 수 없게 된다. 이와 같이 맛을 오행에 배당한 것과 장부에 대입한 것은 일관성이 결여되어 있으며 진단학과 본초학의 그것들도 각기 다르다는 것은 본초학의 여러 문제점이 명시적으로 드러나는 부분이다.

현재의 우리는 그러므로 현대 약리학에 기대어 본초를 새롭게 이해하는 것이 중요하며 그 타당성도 있는 것이다. 이 책에서 약리학적으로 접근해보려고 시도한 것은 그러한 까닭을 담고 있다. 그러한 문제점을 극복하기 위해서는 본초학을 학습하는 자는 다음 몇 가지에 유의해야 한다. 첫째, 생약이 오랜 역사 속에서 임상을 통해 확립되었다고는 해도 그 성분에 대한 약리가 많이 연구되지 않았으므로 생약을 만병통치약으로 생각해서는 아니 된다. 이를테면, 위에서 살펴본 것처럼 식물의 형태에 의한 장부의 대입과 식물의 색상으로 장부에 배당한 사실은 약리학적 이해와는 거리가 멀다. 둘째, 서양이 식물에서 화학 구조를 밝히고 생약에서 화학약물로 대체하는 동안 본초학은 그러한 과정을 밟지 않고 그대로 유지되었다는 사실은 그것이 과학적 세례를 받지 못 하였다는 것을 의미하므로, 화학약품의 부작용으로 인해 생약으로 회귀하려는 현금의 서양의 동향을 막연히 한의학의 우수성을 강조하는 수준에 머물 것이 아니라 오히려 약리학에 바탕 둔 자연 생약의 적용을 이해하도록 해야 할 것이다. 주지하는 바처럼 아스피린은 버드나무에서 추출되었으며, 스테로이드 물질은 산마에서 추출되는 동안 본초학 분야에서는 그러한 약리적 이해 없이 생약을 사용해 왔다. 마지막으로, 약리학적으로 밝혀진 생약의 부작용에 관한 성분과 당해 생약에 대해서는 관심을 가져야 한다. 생약이 자연 식물임에도 식물의 성분에 따라 독성이 강하여 생체의 기능을 손상시킨다는 점도 인식해야 한다. 방기의 신부전증 초래는 세계의 유명 학회지에 실리고 각국이 그 위험성을 보고하고 있음에도 신부전증을 야기시키는 해당 식물은 무론, 그와 유사한 독성 생약에 대한 유의사항이 강조되고 있지 않다. 또한 약방의 감초는 그 성분인 글리시리진이 위알도스테론증을 유발한다는 사실을 인지하고 어느 정도의 양이 부작용을 경감시키는가 등은 약리 실험에 의존해야 한다. 생약의 약리에 바탕을 두고 본초를 이해하려는 사고의 전환은 오히려 한의학의 우월성을 주장해 나갈 수 있는 첩경이 될 수 있다.

이와 같이 약리학적 사고가 결여되었다고 해도 한의학에서 다루는 생약에 대한 사고의 틀은 서양의 약리학적 사고와는 다른 독특한 특색이 있다. 서양의 약리학에 바탕 둔 생약의 사용이 보다 효율적이지만 약리학에는 한의학에서 주장되는 사기와 오미에 대한 인식이 결여되었다고 보아야 할 것이다. 예를 들면, 식물의 성질인 온열/량한이라는 개념으로 파악된 생약 중 오두나 부자 그리고 석고의 사용법은 서양의 약리학에서는 쉽게 이해되지 않는다. 또한 매운맛과 떫은맛은 혀의 감각으로는 판단되지 않는 성질이다. 그러한 연유로 서양에서는 각 생약에 대한 맛의 약리적 작용은 염두에 두고 있지 않다. 그렇지만 동양에서는 수천 년 전에 이 신미와 삽미가 인체에 미치는 효과와 작용을 제시하고 그것이 장부에 미치는 귀경 Target Organ에 따라 적응증을 연구하여 기록하고 임상에 응용한 사실은 서양의 약리학이 따라올 수 없는 업적이다.

4. 본초학의 역사적 전개

고고학적 자료에 의하면 인류가 식물을 의약품으로 사용한 것은 대략 육만 년 전 구석기 시대까지 거슬러 올라간다. 기록에 의하면 식물로 질병을 치료한 것은 식물 목록을 만든 수메리아인들로 약 오천 년 전이다. 이처럼 고대의 많은 문명은 식물을 약품으로 사용했다. 그러한 사실을 이집트인들은 책에도 기록하고 벽화에도 남겨두었다. 고대 그리스인들은 B.C. 3세기에 식물을, 많은 종류가 이집트 식물 기록과 중복되지만, 약품으로 사용한 기록을 남겼다. 씨앗이 약품으로 사용된 것은 중국의 상나라 시기인 청동기시대이다. 《황제내경 黃帝內經》에는 224종의 생약이 언급되어 있다. 다음은 간략 중국 본초사이다.

4-1. 중국

4-1-1. 선진시대(진나라 이전)

상고로부터 춘추전국 시대까지 질병 치료는 주술과 접목되어 있었다. 이 시기는 서주 이전과 춘추 이후로 세별된다. 서주 이전에는 질병의 치유가 미신과 통합되어 있었다. 이를테면, 상나라의 갑골문에는 질병 치료가 조상에게 기원하는 주술과 연결되었다(丸山 114). 허신(許愼)의 《설문해자 說文解字》에도 무팽(巫彭)을 최초의 의사로 기록하고 있는데 이 무(巫)는 무당을 의미하므로 주술과 관련되었음을 의미한다. 은나라의 이윤(伊尹)은 약초로서 음식을 만들었으니 본초를 약물로 사용한 시초라 하겠다(《神戸中医学》 2). 주나라의 멸망으로 춘추전국 시대가 되었는데 이 시기의 의학 발달사는 1973년 마왕퇴(馬王堆)에서 발굴된 의서들로부터 추찰되는데, 발굴된 가운데 오십이병방(五十二病方 Wu Shi er bing fang)이 있으며 250개의 본초와 처방 300가지가 있다.

이 선진시대의 도서로는 자의 子儀(전국시대, 편작의 제자)가 《자의본초경 子儀本草經》를 저작했으며, 오보(吳普 후한의 명의 화타의 제자)는 《칠가선진본초서 七家先秦本草

書》를 지었으며 《신농황제식약 神農黃帝食藥》도 이 시기의 저작물이다. 또한 《사기 편작창공열전 史記.扁鵲倉公列傳》에 근거하면, 전국시대 말기 공승양경(公乘陽慶)은 옛 의학책의 하나인 《약론 藥論》을 물려받았고, 이 책을 순우의(淳于意 BC 167)가 물려받고 (丸山 125, 石田 74), 그가 다시 그 제자 빙신(憑信)에게 전수한 의서 중에는 이 책 이외에 《약법 藥法》, 《정오미 定五味》 및 《화제탕법 和齊湯法》 등의 서적도 있었다. 순우의는 처음으로 의안(醫案)을 작성한 것으로 알려져 있다(丸山 136, 石田 73).

4-1-2. 진한시대

한나라 시대의 본초학 발전의 특징은 다음과 같다. 첫째, 본초 종류의 증가이다. 둘째, 본초의 독성에 따라 상, 중, 하품의 분류가 정립되었다. 셋째, 본초의 성능에 대한 인식 곧, 사기오미(四氣五味)의 약리 학설이 발달되었다. 넷째, 각각의 약물에 관한 명확하고 구체적인 설명으로 임상에 응용할 수 있게 되었다. 마지막으로 본초의 칠정(七情)이라는 약의 상호배합에 관한 중요한 기준이 제공되었다.

이 시기의 책으로는, 《신농본초경 神農本草經》, 《난경 難經》, 《상한잡병론 傷寒雜病論》 등이 있다. 《신농본초경》Shen nong ben cao jing에는 365 종류의 본초를 상, 중, 하로 분류되었다. 상품은 독이 없고 장복해도 인체에 손상이 없는 본초인데 이에는 인삼, 감초, 오미자, 두충 등이 있다. 중품에는 120종의 본초 중 유독한 본초와 독이 없는 본초가 포함되어 있다. 허증을 보충하는 본초로는 당귀, 마황, 후박, 패모 등이 있다. 하품은 치료를 목적으로 하는 약초로 독성이 많은 본초이다. 이 본초는 장기 복용이 불가하며, 한열사기, 종양에 사용된다. 대황, 반하, 길경, 오두 등이다. 《상한잡병론》은 219년 장중경이 지은 책으로 3세기 이전의 임상이 종합되었으며 변증논치가 정립되었다. 《난경》은 침구이론이 기술된 책이며 《상한론》은 임상에 의한 본초처방이 기록된 책이다.

4-1-3. 위진 남북조 시대와 수-당시대

소원방의 《제병원후론 諸病源候論》은 각종 질병의 병인, 기전(病機), 전이 등이 기술된 것이고, 손사막의 《천금요방 千金要方》과 《천금익방 千金翼方》에는 당나라 이전의 처방이 집대성되었음은 물론 스스로 새롭게 만든 처방도 기록되어 있다. 왕도(王燾)의 《외대비요 外臺秘要》는 한나라에서 당나라까지의 처방에 관한 책을 선별하여 묶은 책으로, 그 이전에 유실된 많은 의서들의 내용을 적어 두었으므로 의학사적 의의는 크다.

이 시기의 저작물로는 《명의별록 名醫別錄》, 《신농본초경집주 神農本草經集注》가 있다. 《명의별록 名醫別錄》은 현존하는 최초의 일종의 비교적 완전한 《신농본초경 神農本草經》補注本이다. 저작 시기는 후한(A.D. 25-220 위나라 A.D. 220-265)이다. 陶弘景이 편찬한 《신농본초경집주》는 A.D. 약 502-536에 나온 책으로, 《신농본초경》의 365 본초에 덧붙여 위진시대 200년간 명의들이 사용했던 365종을 추가하여 총 730종의 본초가 실려있다.

4-1-4. 수당시대

이 시기에 간행된 책에는 《신수본초 新修本草》, 《촉본초 蜀本草》, 《본초습유》 등이 있다. 657년에서 659년 사이에 간행된 《신수본초 新修本草》(《당본초 唐本草》)는 당나라의 소경(蘇敬)이, 도홍경(陶弘景)의 《본초경집주 本草經集注》를 수정, 증보한 것이다. 《촉본초 蜀本草》는 《新修本草》의 수정본이다. 《촉본초 蜀本草》는 모두 20권인데, 그 목록은 송나라의 많은 종류의 기록에 나타난다. 이 책의 본명은 《가우본초 嘉祐本草》에 의하면 《촉중광영공초(蜀)重廣英公草》이다. 당나라의 진장기는 739년 《본초습유》을 지었다.

4-1-5. 송

송나라 시대에는 유교, 불교, 도교를 통합한 이른바 송학이 정립되었는데 당시의 관심 대상이었던 《역경 易經》에 뿌리를 둔 운기학(運氣學)의 도입으로 가능해진 것이다. 이는 의학에 있어서 질병의 발전과 병의 가볍고 심함을 오운육기로 설명하는 조류를 형성하였으며 상한론 《傷寒論》에 대한 연구는 주석, 정리, 보충 세 방면으로 진행되었다.

이 시기의 본초학 저작은 대개 《증류본초 證類本草》의 종류와 《본초연의 本草衍義》, 《도경본초 圖經本草》 등이 있다. 북송 초기(기원 937년 및 974년)에는 《개보본초 開寶本草》가 출간되었으며, 1057년에는 《가우본초 嘉祐本草》가 출간되었는데 책의 본디 이름은 《(가우)보주신농본초(嘉祐)補注神農本草》이다. 이것은 1057년에 북송의 장우석(張禹錫) 등이 《개보중정본초 開寶重定本草》를 보충하고 개정한 것이다. 1092년에는 진승(陳承)의 《중광보주신본초병도경 重廣補注神本草幷圖經》가 나왔으며, 1098년에는 송의 당신미(唐愼微)가 《경사증류비급본초　經史證類備急本草(약하여 《증류본초　證類本草》)를 저작하였는데 이 책은 《당본초　唐本草》 이후에 《개보본초　開寶本草》와 《가우본초　嘉祐本草》를 거쳐 여러 차례 수정, 증보된 이후에 민간의 의사인 당신미가 직접 《嘉祐本草》를 기초로 삼아 새롭게 만든 것이다. 1108년(大觀二年)에는 손적(孫勣)이 당시의 연호인 '대관 大觀' 두 자를 덧붙인 《경사증류대관본초　經史證類大觀本草》를 지었다. 1116년(政和6년)에는 《정화경사증류비급본초　政和經史證類備急本草》(줄여서 《정화본초　政和本草》)가 간행되었다. 1116년(政和6년)의 《본초연의 本草衍義》는 의관인 구종석(寇宗奭)이 지었는데 그 내용에는 본초가 460종, 실물 관찰, 그리고 임상 지식과 경험이 중점적으로 기록되었다. 1159년(紹興29년)에는 의관 왕계선(王繼先) 등이 《소흥교정경사증류비급본초 紹興校訂經史證類備急本草》을 간행하였다.

4-1-6. 금원시대(4대가)

방제에 있어서 중요한 개념인 기미론(氣味論), 십제(十劑), 처방의 군신좌사, 본초의 칠정 등의 개념이 모두 금원시대에 이르러 완비된 이론이다. 이 시기에는 네 사람의 걸출한 인물이 나와 한의학의 이론을 풍요롭게 하였던 바, 곧 유완소, 장종정, 이동원 그리고 주진형 등이다.

유완소(1110-1200)는 풍, 한, 서, 습, 조, 화가 모두 열과 화(熱, 火)로 변하는 경우가 많으므로 찬 약으로 치료하였다. 유완소의 출생지인 지금의 하북성(河北省)은 홍수가 범람하고 기후가 좋지 않았는데 이러한 외적 요인이 그로 하여금 '육기병기학설'을 주장하게 하였다(맹웅재 외 206). 유완소의 영향은 공사학파(攻邪學派)와 단계학파(丹溪學派)에 이어져 명나라와 청나라의 온병학파(溫病學派)로 이어졌다. 유완소의 영향을 받은 후학 중에서 언급되어야 할 사람은 장원소로 그는 화(火)와 열(熱)을 주장하지 않고 '장부병기학설(臟腑病機學說)'을 주장하였는데(黃煌 104), 그 이론은 이 동원의 비위론(脾胃論)을 거쳐 명, 청대의 온보학파(溫補學派)로 이어졌다. 유완소가 한량한 본초의 사용을 주장한 배경에는 홍수의 범람과 지리적 영향 이외에 《화제국방 和劑局方》이 향조신온(香燥辛溫)한 본초를 주로 사용하였는데 이 향조신온한 본초는 열증과 화증에는 적합하지 않는 것을 깨닫고 다른 본초로 대체하려 한 고심을 읽을 수 있다(Ibid., 107, Op. cit., 128, 200). 장종정(1156-1228)은 공하법을 주장하였다. 그는 사기를 치료하는 데 주안점을 두고 한(汗), 토(吐), 하(下) 3법을 응용하였다. 이동원(1180-1251)는 후천지본인 비위를 따뜻하게(脾胃溫補法)하는 보토법을 주장하였다. 달리 이수학파라 한다. 주진형(1281-1358)은 자음강화법을 주장하였는데 그는 양기는 남고 음액은 모자라므로 허화를 내려야 한다고 주장하였다.

4-1-7. 명

1505년(弘治18년)에 간행된《본초품휘정요 本草品彙精要》는《증류본초 證類本草》를 보완하여 수정된 것이었다. 이시진은 1552년부터 1578년 동안 약 27년에 걸친 작업 끝에 《본초강목 本草綱目》을 완성하였다. 그는 이 책에서 본초의 이명과 어원, 기원, 산지, 채집법, 가공법, 저장법, 제가의 쟁점, 자신의 견해, 병명과 약능 등을 수록했는데 1892종의 본초를 실었다. 이천은《의학입문 醫學入門》을 본초의 약능을 중심으로 편찬하였으며, 분류도 본초분류 방법과 달리 약성을 토대로 분류하였다.

4-1-8. 청

청나라의 조학민(趙學敏)은 1765년에《본초강목습유 本草綱目拾遺》을 간행하였다. 이 책에는《본초강목》에 기재되지 아니 한 민간약과 외국에서 들어온 본초 716종이 추가되었다. 이 책에는 본초의 형태, 약능, 용법 등이 상세하게 기술되어 있다.

4-1-9. 신해혁명 이후

장석순의《의학충중참서록》은 1924년에 간행되었으며, 1977년에《중약대사전》이 나왔다.

4-2. 미국 생약(본초)사

아메리컨 인디언은 미국이나 북미에 있는 약 20,000의 식물 중 약 2,500종을 약물로 사용하였다. WHO에 의하면 오늘날 전세계 인구의 80%가 일차 진료로 생약을 선택하고 있다는 보고처럼 미국에서도 1930년대부터 생약에 대한 관심이 유지되어 왔으며 현재는 다양한 생약이 널리 사용되고 있다. 미국인의 생약에 대한 관심은 각 연대에 따라 생약에 대한 관련법이 제정되어 가는 과정에서 일목요연하게 언급되어 있으므로 이를 요약(Eisenberg 1998)하고 설명하면 다음과 같다.

4-2-1. 1930년대의 생약 관련법

1938년 식약과 화장품에 관한 연방법(FFDCA : The Federal Food, Drug and Cosmetic Act)은 제조회사가 음식, 약품 그리고 화장품 등에 대한 안정성(safety)을 유통 전에 확보하도록 하였다.

4-2-2. 1960년대의 생약

위의 절에서 언급된 1938년의 FFDCA 법안이 1962년에 수정되었다. 곧, 제조회사는 해당 제품의 안전성뿐만 아니라 그 효과(effectivity)에 대해서도 FDA의 승인을 받도록 하였다. 그러한 수정에 따라 제조사는 생약 제품에 '건강보조식품 dietary supplements'이라는 표시를 하였으며, 또한 FDA는 생약과 관련된 제품을 약품이 아닌 음식물로 규정하였다.

4-2-3. 1970년대의 생약

1976년에는 비타민과 미네랄에 관한 FDA의 법안이 통과되었는데 이를 '비타민과 미네랄 수정법'이라고 한다. 이 법안은 FDA로 하여금 비타민과 미네랄을 약품처럼 그 효능과 한계의 범위를 관리하도록 하였다.

4-2-4. 1990년대의 생약

1990년 영양과 교육 법안이 통과되었다. 이 법안은 제조사가 모든 건강 보조 식품에 영양표시를 하도록 규정하였는데 FDA는 생약에도 이 법안을 적용시켰다. 1994년 dietary supplements는 '건강 보조 식품 건강과 교육법(DSHEA : The Dietary Supplement Health and Education Act)'에 의해 비타민, 미네랄, 생약, 식물제품, 아미노산 그리고 건강 보조 약물 등은 인간에게 적용되는 식품으로 규정되었다. 현재 생약 제품에서 우리가 얻을 수 있는 생약의 효과에 관한 정보는 이 DSHEA에 의한 것이다. 그리고 1999년에 처음으로 건강 보조 식품 연구센터(Dietary Supplement Research Center)가 설치되었다.

4-2-5. 2000년대

FFDCA에 근거한 FDA의 2000년 규제법(21 Code of Federal Regulations(CFR)

201.128)은 생약 제품에는 제조사가 사용법을 제시하고, 그 안전성과 효능은 인정받지 않았음을 기술하도록 하였다(*IARC* 82 (2002): 41-68).

4-2-6. 미국에서 대체 약품으로서의 생약

전미건강기구(The National Institutes of Health(NIH)의 Complementary and Alternative Medicine in the United States(12 Jan. 2005) 조사에 따르면 성인 1/3이 생약 치료를 추구하였다. 또한 소비 지수에 따르면 미국인이 생약에 소비하는 금액은 연 6-8만 불에 이르렀다. 이처럼 미국에서는 생약 치료에 대한 인식이 달라지고 있다.

다음은 미국에서 1997-2000년 기간 동안 가장 많이 사용된 9가지 생약(*IARC* 82 (2002): 49)의 한국명과 그 적응증이다. Gingko biloba(은행잎 추출물, 항혈액응고제로 사용), St. John's Wort(측막태좌목 물레나무과 고추나물 속 Hypericum의 총칭. 우울증에 사용), Echinacea(들국화 종류, 감기에 대한 면역증강), Ginseng(인삼, 원기 보충), Garlic(대산, 마늘, 콜레스테롤 저하), Saw Palmetto (톱야자, 전립선염), Kava-kava(카바카바, 항불안), Valerian(마타리과 쥐오줌풀, 수면제, 진정제), Soya(콩 종류) 등이 그것들이다. 그러한 생약 이외에 미국에서 흔히 처방되는 생약으로는 간장 보호에 Milk Thistle, 편두통에 Feverfew 등이 사용된다.

4-2-7. 부작용에 대한 관심

본초의 다양성으로 인하여 어떤 본초의 성분은 아직 밝혀지지 않았으며 약물의 안전성이 의문시되기도 한다. 캘리포니아 건강국(The California Department of Health) 시험의 결과로는 처방된 한약의 1/3이 수은, 비소 그리고 납 등 중금속이 포함되었다고 한다(Ko, RJ). 또한 중국의 5,000종의 의료식물 중 몇몇 식물은 생체에 미치는 잠재적 독성을 가지고 있다.

몇몇 생약에는 주로 독성, 중금속 등이 포함되어 있지만 그 경고가 적혀 있지 않는 경우가 많다. 부작용이 심한 생약인 마황(ephedra(ma huang)은 심각한 심부전을 초래한다. 그러한 이유로 2004년 FDA는 마황의 사용을 금지시켰다(이 사실에 관한 상세한 정보는 각론의 마황 항에 언급되어 있다). 또한 Aristolochic acid 성분이 포함된 본초는 2001년 이후 미국에서 사용 금지되었다. 이 성분을 포함하고 있는 본초 중, 많은 양의 독성이 포함된 본초는 광방기, 관목통 등이다(이에 대해서는 방기 항을 보라).

미국인은 생약에 대해 긍정적 사고를 가지고 있지만 그 부작용에 대한 관심은 그와 정비례되어 더욱 높다. 비록 생약이 FDA로부터 의약품으로 인정되지 아니 한 탓으로 건강식품의 일종으로 취급되어 부작용에 대한 관리가 다소 느슨하며, 또한 일반인들은 자연 식물이라는 데 호의적이기는 하지만 그 독성과 부작용에 관해서는 지속적으로 관리되고 있다. 이를테면 항혈액 응고제와 병용하면 문제가 야기되는 쿠마딘(coumadin) 계통인 Dicumarol과 Warfarin 등은 한의사 면허시험에도 반복적으로 출제되어 그 위험성이 강조되고 있거니와 부작용이 있는 약물은 한의사 면허 시험에 자주 출제되는 경향이 있다.

위에서 살펴본 것처럼 생약이 건강식품으로 규정되어 있는 까닭으로 생약에 포함된 여러 약물의 약리적 부작용에 대해서는 철저하게 관리되고 있지 않다. 그러나 건강에 관심이 높다는 것은 건강을 해치는 면에 대해서도 그것이 고양된다는 사실을 시사한다면 점진적으로 생약의 부작용에 대한 관리가 약리 실험에 의해 지속적으로 관리될 것으로 추론된다.

5. 본초 중 식물의 약용 부위

꽃, 잎, 줄기 그리고 뿌리를 사용한다. 뿌리는 다음과 같이 구성되어 있다. 곧, 주근(主根 main root), 가지뿌리(側根 lateral root), 수염뿌리(鬚根)로 구성되어 있다.

뿌리는 그 형태에 따라 다음과 같이 분류된다.

1) 根莖(Rhizome) : 땅 속에서 자라며 영양분을 저장하는 줄기로서 마디가 있고 마디 위에 잎과 싹이 있다. 수평으로 자란다(예 : 玉竹, 知母). 뿌리의 역할을 한다.

2) 塊莖(Tuber) : 지하경이 비대하여 육질 덩어리로 되어 있으며 영양물질을 저장한다. 수직으로 자란다(예 : 감자, 薑黃).

3) 球莖(Corn) : 육질로 되어 있는 구형의 짧은 줄기로서 1개 내지 5-6개의 싹이 난다(예 : 택사).

4) 鱗莖(Bulb) : 잎이 육질화되어 짧은 줄기의 주위에 밀생하여 양파처럼 비늘이 겹쳐져 있는 형태이다(예 : 百合, 大蒜).

6. 가공 처리(炮製, 포제는 따로 炮炙, 또는 修治라 한다)

6-1. 가공의 목적

1. 본초의 독성, 그 작용의 준열함, 그리고 부작용을 제거하거나 감소시키기 위한 것이다. 부자, 반하 등
2. 본초의 약효를 바꾸거나 강화시키기 위한 것이다. 시호는 충분히 끓이면 사이코사포닌 a가 b1로, d가 b2로 화학 변화된다. 생지황-숙지황, 감초-자감초
3. 본초의 작용 부위를 바꾼다. 황백은 하초습열에 사용하나 술로 볶으면 상초습열을 치료한다.
4. 조제와 저장의 편리를 도모한다. 광물류, 패각류 그리고 갑각류는 불에 담금질하여 두면 가루를 내기가 쉬우며 약성분 추출도 용이하다.
5. 본초의 청결 유지한다.

6-2. 가공법

물에 의한 가공법과 불에 의한 방법 그리고 물과 불을 공용하는 방법이 있다.

6-2-1. 물에 의한 가공

1) 洗(씻을 세) : 본초에 붙은 흙, 모래, 잡물을 물로 씻어낸다.
2) 漂(물에 떠서 흐를 표) : 비린내, 염분, 독성을 다량의 물로 반복해서 헹구어 낸다. 귀판, 별갑, 오적골(비린내, 염분) 오두, 부자(독성)
3) 泡(거품 포) : 본초를 냉수 또는 온수에 담가 약효의 극열함, 불용 성분, 유독 성분을 제거한다. 원지, 오수유(甘草水)
4) 浸(담글 침) : 본초를 물 또는 보조약재에 담구는 것으로 술에 담그는 것(酒浸), 식초에 담그는 법(醋浸) 등이 있다.
5) 漬(담글 지, 스밀 지. 또는 윤(潤)으로도 사용한다) : 물에 적시면 성분이 손실되는 본초에 소량의 물을 뿌려 부드럽게 하여 자르기 좋게 한다. 박하 진피
6) 水飛(수비) : 광물질을 갈아서 물에 넣고 위로 떠오르는 부유물을 건조하여 분말을 만든 것. 수은제제

6-2-2. 불에 의한 가공

목적은 독성과 자극성을 감소시키고, 약효를 완화시키거나 바꾸어 치료 효과를 증대시키기 위한 것이다.

1) 煆(구울 하) : 본초를 강렬한 화력으로 직접, 간접으로 구워 약효를 높이고, 부작용을 줄이고, 부드럽게 한다.

2) 炒(볶을 초) : 본초를 그릇 위에 놓고 볶는 것이다.

(1) 청초(淸炒) : 보조물을 넣지 않는다.

① 초황(炒黃) : 본초의 표면이 노랗게 변하도록 볶는다. 유효 성분이 잘 우러나온다. 산조인 등

② 초초(炒焦 : 거을릴 초 焦) : 약간 탈 정도로 볶는다. 약능을 완화시킨다. 신곡, 산사

③ 초탄(炒炭 : 숯 탄 炭) : 까맣게 태운다. 수렴 지혈 작용을 유도한다. 형개탄, 아교탄

(2) 보료초(輔料炒) 보조물을 넣어 초한다.

① 부초(麩炒 밀껍질) : 소화흡수 기능을 강화하고 자극성을 감소시킨다. 백출, 지각

② 미초(米炒쌀겨) : 보중익기 작용을 향상시킨다. 백출, 당삼

③ 토초(土炒) : 부뚜막 안의 오래된 흙(伏龍肝)으로 볶는다. 보비지사 작용을 증가시킨다. 백출

④ 사초(砂炒모래) : 유효 성분의 추출을 용이하게 하고 독성을 감소시킨다. 아교, 천산갑, 귀판

3) 煨(재에 묻어 구울 외) : 젖은 종이나 헝겊, 진흙으로 약을 싸서 잿불에 묻어 굽는다. 본초의 독성을 감소시키고 종이에 유지 성분을 흡수시켜 부작용을 감소시킨다.

4) 炙(구울 자) : 일반적으로 볶는 방법과 동일하나 볶으면서 보조 액체를 본초에 침투시키는 방법이다.

(1) 밀자(蜜炙) : 봉밀을 사용하여 보익자양, 윤폐온중, 약성의 조화를 꾀한다. 금앵자, 관동화, 비파엽, 감초, 황기, 자완, 백부, 마황, 백합

(2) 주자(酒炙) : 약효를 위로 올리고(상행승제), 혈액 순환이 잘 되게 하고, 약의 기운을 행하게 하며(활혈통경락), 찬기를 몰아내고, 냄새를 없애며, 주성분(alkaloid)이 잘 추출되도록 유기용매 역할을 한다. 황련, 대황, 당귀, 천궁, 백작

(3) 초자(醋炙) : 식초에 볶는 법. 약능이 간에 작용되도록 독성과 부작용을 감소시킨
다. 소간해울, 활혈지통 약능을 높인다. 해독 작용을 돕는다. 삼릉, 아출, 시호, 현
호색, 향부자, 청피

(4) 염자(鹽炙) : 소금으로 볶는다. 약능이 아래로 내려가게 하여 자음강화(滋陰降火)
작용을 향상시킨다. 연견산결하고, 하행한다. 파극천, 소회향, 익지인, 두충, 보골
지, 파고지, 소회향, 지모, 황백, 택사

(5) 강자(薑炙) : 찬 약의 기미를 억제하여 소화기능 향상, 구토 억제와 독성 제거, 부
작용을 완화하여 치료 효과를 향상시킨다. 생강의 발산, 온중산한, 건위지구, 거담
지해 작용을 이용한다. 반하, 후박, 황련, 죽여, 초과

6-2-3. 물과 불에 의한 동시 가공법

· 증(蒸) : 본초를 찌는 법 숙지황
· 자(煮) : 삶는 법
· 전(煎) : 달이는 법
· 오(熬) : 졸이는 법
· 고(膏) : 액즙이 되도록 오래 달이는 법
· 쉬(淬) : 본초를 달구어 찬물, 식초 등에 담그는 법. 그때의 소리를 가차한 용어
· 연(煉) : 중탕으로 오래 달이는 법
· 단(潬) : 본초를 뜨거운 물에 데치는 법

7. 사기론과 오미론

7-1. 사기론

기미론(氣味論)은 본초가 생체에 작용하는 원리를 본초가 가진 네 가지 성질(사기 四
氣)과 다섯 가지 맛(오미 五味)으로 분류한 것이다. 이 기미는 본초의 약물학적 성질에 따
라 사기(四氣) 곧, 온(溫), 열(熱), 량(凉), 한(寒)으로 나뉘며, 각 본초가 가지고 있는 미
각(味覺)에 따라 다시 다섯 가지 맛(五味)으로 분류되어 신맛(산 酸), 쓴맛(고 苦), 단맛

(감 甘), 매운 맛(신 辛), 짠 맛(함 鹹)으로 나뉜다. 그런데 Bensky는 이러한 사기와 오미는 다분히 주관적이며, 본초책마다 다르다고 언급하고 있지만(xvi), 이 분류는 총체적으로 본초의 약능과 관계있다.

그러한 분류는 본초를 인체의 병리 현상에 어떻게 적용할 것인가에 대한 고인들의 고려로서 본초가 인체에 반응되는 약능을 나타낸 것으로 이해된다. 이러한 필자의 견해는, 고전과 기타 본초 책에는 구체적으로 언급되어 있지 않으나, 인체의 체온과 그에 따른 열감과 냉감에 대한 본초의 적용으로 이해한다. 다음에는 인체의 열감과 냉감이 어떻게 설정되고 그에 따라 본초의 사기가 어떻게 적용되었는가가 제시된다.

7-1-1. 인체의 정상 체온과 병리

인체의 온, 열, 량 그리고 한 단계를 현대 의학적으로 이해하면 다음과 같다. 인체의 정상 체온은 36.5℃인데 이 체온에서 ±0.5℃는 정상범위에 포함된다. 그리하여 38℃이면 미열로, 38℃ 이상이면 고열로 간주되며 반면에 35℃ 이하이면 저체온으로 판단된다. 인체는 주요 장기를 37℃로 유지하려 한다. 정상체온이 낮아지면 열 생산을 위해 근육떨림이 나타나고 혈압도 올라가며 혈액점도도 높아진다. 체내의 심부 온도가 2℃ 떨어지면 저체온증이 된다. 인체의 항상성을 유지하기 위한 이러한 생리 작용을 고대에는 온열/량한으로 설명한 것이다. 그러한 현대 의학에 바탕 둔 체온의 개념은 물리적 기구와 객관적 자료의 통계에 근거를 둔 객관적 체온이라 할 수 있다. 그런데 객관적 체온에는 변화가 없어도 개개인이 느끼는 체온을 상정할 수 있는데, 이를 주관적 체온이라고 한다면, 객관적 체온에 관계없이 인체에 열이 있거나 손발이 뜨겁다, 차다, 아랫배가 차다고 느끼는 경우가 왕왕 있는데 이는 다분히 주관적 체온의 범주로 설명되어야 한다. 이를테면 병원균이 생체에 침입하면 일차적으로 림프계가 작동을 하며, 림프가 커지면 열이 발생되는데 이 열은 체온과는 관계 없는 열감이다. 한의학에서는 이 경우 부맥으로 진단하지만 한의학의 주안점인 경시 변증에 따라 좌우의 부맥이 시간적 경과에 따라 설명되지 아니 했다. 그렇지만 엄밀히 말하면 림프계의 작동으로 혈장량이 증가된 부맥은 우수 촌맥의 부맥을 의미한다. 한의학에서는 질병의 경시적 단계를 중시하면서도 간혹 그 경시적 단계가 명확히 설명되지 아니 하여 후학자를 당혹스럽게 만드는 경우가 왕왕 있다. 앞에서 언급된 주관적 체온은 개개인이 감지하는 열감, 냉감으로 이해된다. 그러한 감각을 좀 더 세분해 보면 열감에서 약간 미열이 있는 온, 더욱 인체가 더운 상태인 열, 냉감에서 약간 찬 느낌인 량(凉. 두음법

칙을 적용하지 아니하였다. 한의학에서는 양이라 하면, 일반적으로 진단학에서는 兩, 치료에서는 養이 많이 사용되므로 이들과 혼동을 피하기 위함이다)과, 좀 더 찬 느낌인 한의 상태로 나눌 수 있다.

그러한 온/열, 량/한 상태를 세부적으로 이해하면 다음과 같다(박영순 68). 미열(온 溫)이 있는 경우는 우선 만성소모성 질병이 있어 체내에서 항원항체 반응이 계속적으로 지속되어 열에너지의 발생으로 인해 인체가 더운 상태이고, 둘째는 혈중 당분의 증가나 지질의 증가 또는 혈소판응고 항진 등으로 인해 혈액의 점도가 높아져서 혈액 순환 중 혈관벽에 부딪히면서 마찰열이 발생되는 경우이다.

열(熱)이 있는 경우는 외부 바이러스의 침입이나, 내부의 염증 발생 등으로 발열중추가 자극되어 체온이 높게 설정되고 그에 따라 열이 높아진 상태이거나, 변비로 인하여 체열(體熱)이 빠져나가지 못해서 미열 상태보다 더 뜨거운 상태가 되겠다. 또한 인체 심부 온도가 오를수록 혈소판 용해 물질이 소실되는 경향이 있어 혈액이 혈관벽에 부착되기 쉬워지는데 심부 온도가 $2℃$ 오르면 그러한 현상은 더욱 강해지고 혈관압이 높아지고 마찰열이 더욱 발생되어 열이 더 높아지게 된다.

이 미열과 열의 단계는 체온이 정상 범위를 벗어난 객관적인 체온과 주관적인 열감으로 이해된다. 그런데 열의 단계에서는 주관적 체온과 객관적 체온을 모두 의미하기도 하지만 그 중, 이 열의 단계를 넘어서면 고열로 간주된다. 온/열을 느끼는 경우는 교감신경 흥분, 부신피질 기능 항진 등으로 나타나며, 량/한은 그와 반대로 그것들의 기능 저하로 나타난다. 병리적으로, 열감은 열증, 냉감은 냉증으로 이해할 수 있겠다.

체온은 정상이라도 약간 싸늘함(량(凉))을 느끼는 경우도 있다. 이 경우에는 세 가지 경우를 상정할 수 있는데 첫째, 인체가 허약하여 식은땀이 나고 그 땀의 기화열이 체온을 앗아 인체가 싸늘해진 경우이며 둘째, 혈액의 점도가 높거나 어혈이 발생되어 말초혈관까지 혈액 순환이 아니 되어 열에너지가 전달되지 않아 말초 부위가 싸늘하게 느껴지는 경우이며, 셋째, 인체가 허약하여 혈액 생산이 부족하여 순환혈액량이 부족하거나 또는 심장 박출량의 저하로 말초혈관까지 열에너지가 전달되지 않는 상태가 그것들이다. 그러한 경우는 인체의 전체에 열이 없다고 주관적으로 자각하거나 객관적으로 손발이나 다른 부분이 차갑게 느껴지는 경우이다.

인체가 싸늘한 상태를 넘어서 아주 차갑게 느껴지는 한(寒)의 상태는 영양결핍으로 인하여 열에너지를 발생시킬 영양물질이나 효소가 부족하여 인체에 열 생산이 아니 되는 경우와, 영양물질이나 효소가 있어도 열에너지 발생 효소의 기능 저하나 혹은 기능 상실로 인하여 열에너지가 생산되지 아니 하여 인체가 아주 차가운 상태를 말한다. 이 경우는 인체 전체가 더욱 차갑게 느껴지고 손발 끝의 차가운 느낌이 팔꿈치 특히 무릎까지 미치는 상태(사지궐냉, 사지궐역)를 의미한다.

다음은 위의 내용을 결론에 대신하여 시각적 효과를 높이기 위해 도표화한 것이다.

객관적 체온		주관적 체온		증상	원인
38℃이상	고열	열			바이러스 감염, 염증
38℃	미열	열	열감	열증	
		온			만성소모성 질환, 혈액점도 이상
정상	36.5℃				
36℃	량	량	냉감	냉증	땀의 기화열, 혈액 부족, 심박출량 저하
	한	한			영양물질과 효소 결핍, 효소의 기능 저하와 상실

7-1-2. 열증과 냉증에 대한 본초의 적용

위에서 살펴본 인체의 열 발생과 전도를 근거로 그 열감과 냉감을 상정한 후에 그러한 병리를 정상적으로 회복시켜 인체의 항상성을 유지하기 위한 방법을 고려할 적에는 다음과 같이 본초의 적용이 고려될 수 있다.

《황제내경 소문 지진요대론 素問 至眞要大論》에 "한증은 뜨거운 약으로 치료하고 열증은 찬 약으로 치료한다"고 했는데, 여기에서 '한증'과 '열증'은 정상체온의 범위를 벗어난 것과 인체의 열감에 대한 주관적인 열감과 냉감을 의미하며, '뜨거운 약'과 '찬 약'은 본초의 성질을 의미하는 것으로 이해되므로 이 한과 열의 대비는 인체와 본초를 대립시켜 설명한 것이다. 곧, 인체가 '한증'이면 '열약'을 경구 투여하여 인체의 열을 발생시킨다는 의미가 되며, 체온이 '열증'이면 '찬 약'으로 그 열을 내려 인체의 항상성(Homeostasis 음양평비 陰陽平秘)을 유지시켜야 한다는 의미가 되는 셈이다. 또한,《신농본초경 神農本草經》에도 "한(寒)을 치료하는 데 열약(熱藥)을 사용하고, 열(熱)을 치료하는 데 한약(寒藥)을 사용한다"라고 되어 있는데 이때의 '한을 치료하는 데'의 '한'은 인체의 냉감을 의미하고 이러한 증상에 대한 치료 본초는 '열약(熱藥)'을 사용한다는 의미이며, 그와 달리 인체의 정상체온 범주를 벗어난 객관적인 열이 발생되거나 주관적인 열감에는 '찬 약'으로 그 병을 치료한다고 하며 이를 정치법이라 하였다.

이는《황제내경》과《신농본초경》이 인체의 열감과 냉감을 다른 장을 내세워 설명하지 않았으나, 위의 내용은 이미 인체의 병리를 한열로 대별하여 냉증과 열증을 상정했다는 사실을 예증하고 있다. 곧, 미열이 있는 경우에는 인체의 병리를 조절하기 위하여 미열에 반대되는 서늘한 약(량약 凉藥)을 사용한다는 것이 그것이다. 이는 혈액의 점도를 낮추거나 혈소판 응고 항진을 억제하여 마찰열을 저하시키거나, 면역 능력을 증강시켜 항원항체 반응으로 인한 열에너지 생성을 억제해야 한다는 것을 의미한다. 또한 열이 있는 경우에 찬 약(한약 寒藥)으로 열을 내려야 한다는 것은 발열중추의 흥분을 억제시켜 해열시키거나, 설사로 체열을 배출시켜 해열해야 한다는 것을 명시적으로 제시하지 않았으나 이러한 내용은 고전에서는 기미론 이전에 이미 상정되어 있었던 것으로 이해하는 것이 마땅하다.

이처럼 인체의 열감, 냉감의 정도에 따라 본초를 네 단계로 나누어 사용하는 것이 마땅하므로 앞 절에서 밝힌 바와 같이 본초의 사기 이전에 인체의 병리는 이미 네 범주로 상정되었음을 알 수 있다. 그럼에도 불구하고 이 인체의 열증과 냉증이 제시되지 아니 하고 곧바로 본초의 성질에 따라 네 가지로 나뉘어 설명되었음을 알 수 있다.

7-1-3. 열증과 냉증에 따른 본초의 사온

인체의 열의 발생과 소멸에 따른 열증과 냉증에 대응하기 위해 고인은 본초의 온도를 네 가지로 나누었는데 이를 네 가지 기 또는 네 가지 성질이라 하였다.

《신농본초경 神農本草經》 서문에 '한, 열, 온, 량의 사기가 있다'고 하였다. 고대에는 사기라 하고, 현대에는 사성이라고도 하는데 본초의 분류표에는 성미 귀경이라고 하여 사기를 사성으로 표현하였다. 이를 다른 말로 표현하면 본초가 띠고 있는 네 가지 온도이므로 사온이라고도 할 수 있겠다. 사온은 온(따뜻하고), 열(뜨겁고), 량(서늘하고), 한(차갑고)의 네 가지 본초가 인체에 적용되는 온도를 의미한다. 한편, 본초의 성질에 포함되지 않는 중간 성질인 가운데 맛(平)이 있지만 이 약성은 본초 처방에서는 상대적으로 서늘한 아니면 따뜻한 약에 포함되므로 한열 단계에서는 분류되지 않고 있다. 또한 열성이 더 강한 대열, 한성이 더욱 강한 대한도 상정될 수 있겠으나 모두 한과 열에 포함시켜 분류되며, 단지 임상에서는 고려되고 있다. 사온은 해당 본초가 가진 성질을 이용하여 인체의 열에너지 대사의 불량이나 저하로 나타난 인체의 불균형 상태를 회복시키기 위해 분류된 것이다. 이를 더 세분하면 사온은 자율신경계, 내분비계, 대사계 그리고 중추신경계와 관계가 깊은데 인체의 기능을 항진시키거나 또는 억제하여 인체의 항상성을 유지시키는 것을 의미한다.

다음은 이를 요약한 것이다.

객관적 체온			주관적 체온	증상		원인	본초의 사온
	38℃ 이상	고열	열	열감	열증	바이러스 감염, 염증	대한
			열				한
	38℃	미열	온			만성소모성 질환, 혈액점도 이상	량
정상	36.5℃						평
	36℃	량	량	냉감	냉증	땀의 기화열, 혈액 부족, 심박출량 저하	온
		한	한			영양, 효소 결핍, 효소의 기능 저하와 상실	열
							대열

7-1-4. 본초의 분류와 계절

이와 달리, 한의학에서는 사온을 자연의 사계절과 결부시켰다. 따뜻한 약(온약)은 봄, 뜨거운 약(열약)은 여름, 서늘한 약(량약)은 가을, 찬 약(한약)은 겨울에 대입했는데 각각 계절에 따른 식물의 성장과정을 발육, 성숙, 조락, 칩거로 삼아 본초의 약능으로 설명하였다. 곧, 차고 서늘한 본초(한량 약물 寒凉藥物)는 인체에 열이 있는 상태에 사용하여 열을 내리고(청열 淸熱), 기능 항진을 억제시키고(사화 瀉火), 혈액의 마찰열을 소거하며(량혈 凉血), 해독 등의 작용이 있다고 이해한 것이다. 반면, 따뜻하고 뜨거운 본초(온열약물 溫熱藥物)는 체액이 모자라는 병증(음증 陰證), 인체 에너지 대사의 비활성화인 한증(寒證), 인체의 조직물질의 부족증(허증 虛證)에 각각 대응하여 땀으로 피부의 한기를 배설하고(해표산한 解表散寒), 인체를 따뜻하게 하며(회양 回陽), 혈액순환을 순조롭게 한다(활혈통락 活血通絡散瘀)고 파악한 것이다.

본초의 이 네 가지 분류를 자연의 사계절에 따른 것으로 유추해도 인체의 열의 발생과 소멸, 열증과 냉증이 전제되지 않는다면 그에 대응되는 본초는 분류될 수 없다고 이해하는 것이 보다 더 합리적이다. 그런데 그러한 언급이 고전에 없다는 사실은 오히려 주역의 이분법인 양의(兩儀)에서 본초의 성질을 한/열로 나누고 이것을 다시 정도에 따라 사상(四象)의 개념인 사분법으로 나눈 것으로 유추되는 것이 이치적으로 합목적적이다.

고인들은 주역의 양의(兩儀)라는 이분법 체계를 도입하여 본초의 성질을 한과 열로 나누었다. 그 다음, 다시 이분법을 적용한 사상(四象)을 도입하여 각 항목에 그 약성의 정도의 세기에 따라 강약으로 나누어 열에는 성질이 약한 온과 강한 열로 나누었으며 한에는 본초가 가진 찬 기운이 약한 량과 더 차가운 한으로 나누었다고 보는 것이 타당하겠다.

본초의 성질	1차 이분법 적용	2차 이분법 적용
음	한	량
		한
양	열	온
		열

7-1-5. 열증과 냉증에 따른 본초의 적용

이러한 인체의 열 발생과 소멸, 부분적 체온의 저하를 근거로 그 열감과 냉감을 상정한 후에 그러한 병리를 정상적으로 회복시켜 인체의 항상성을 유지시키기 위한 방법을 고려할 경우에는 다음과 같이 본초의 적용이 고려될 수 있다.

미열이 있으면 서늘한 양약(凉藥)이 사용된다. 곧, 혈액의 점도 이상을 개선하는 본초에는 홍화, 목단피 도인, 대황 등이 있으며, 만성소모성 질병으로 인한 미열에는 열에너지 생산을 억제하는 시호, 황금 등이 적용된다.

열이 있는 경우는 찬 약(寒藥)이 사용된다. 발열중추 흥분 억제에는 석고, 지모, 천화분, 황금, 황련, 치자 등이 있으며, 설사로 체열을 배출시키는 데는 대황, 망초, 노회 등이 있다.

냉증 중 량(凉)이면 혈액순환을 이롭게 하여 말초혈관까지 혈액을 공급하는 생강, 마황, 계지, 오수유, 고량강, 회향 등이 있으며, 심박출량 증가에는 부자, 계피, 오수유 등이 있으며, 땀샘의 장력을 강화하여 체열을 보존하는 본초로는 황기 등이 있다.

아주 심한 냉증에는 뜨거운 약으로 체온을 올려야 한다. 열에너지 효소의 활성화에는 부자, 열에너지 생산 효소의 공급에는 녹용, 인삼, 황기 등이 각각 적용된다.

고인은 이러한 인체의 병리인 열증과 냉증을 상정하고 그 인체의 균형이 이지러진 병리에 대한 치료법을 본초의 사온 오미론과 결부시켰다고 이해된다. 곧, 본초의 성질인 사온과 오미를 상정하였는데 이는 본초가 인체에 작용되어 나타나는 반응 또는 치료 효과의 총체를 의미하는 것으로 이해된다.

다음은 그 정리표이다.

객관적 체온			주관적 체온	증상		원인	사온	적용본초
38℃ 이상	고열	열		열감	열증	바이러스 감염, 염증	대한	석고
		열					한	황금, 대황
38℃	미열	온				만성소모성 질환, 혈액점도 이상	량	시호, 황금, 도인, 목단피
정상 36.5℃							평	–
36℃	량	량		냉감	냉증	땀의 기화열, 혈액 부족, 심박출량 저하	온	계지, 마황, 회향, 부자, 계피, 오수유
	한	한				영양, 효소결핍, 효소의 기능 저하와 상실	열	녹용, 인삼
							대열	부자

7-1-6. 사온의 서양 의학적 이해

본초의 온, 열, 한, 량의 약능을 서양 의학적으로 이해하면 다음과 같다(曾野 6). 본초의 온약, 열약은 타액의 분비 항진, 체온 상승, 혈압 상승, 맥박과 호흡수를 증가시킨다. 이는 다분히 교감신경과 부신피질 기능을 항진시키는 것이다. 이를 세분화하면, 내분비계에 작용하여 교감신경 항진, 부신피질의 기능 항진 그리고 대사 기능을 항진시켜 열에너지, 칼로리 생산을 조장한다. 또한 중추신경을 흥분시킨다.

본초의 한약, 량약은 온/열약과 반대되는 작용을 한다. 곧, 중추신경을 억제하고, 교감신경 항진, 부신피질 기능 항진, 대사 기능 항진 등을 억제하며, 카테콜라민(Norepinephrine → Epinephrine) 합성을 억제한다. 더불어, 한/량 본초로서 항염증, 항종양 작용이 있는 본초는 면역기능도 향상시키며, 항종양 작용도 있다.

이것을 그림으로 나타내면 다음과 같다.

인체의 음양		사온	사온의 약리적 이해
양	미열(온)	량	① 카테콜라민(Norepinephrine→Epinephrine) 합성 억제, 교감신경의 흥분 억제, 부신수질 기능과 피질기능 억제, 대사기능 억제
	열	한	② 에너지 대사, 칼로리 생산 억제 ③ 항염증 작용과 항종양 작용. 면역기능 항진
정상 체온		36.5℃	
음	량	온	① 교감신경 활동 항진, 부신수질 기능과 피질기능, 대사기능 항진
	한	열	② 에너지 대사, 칼로리 생산 항진 ③ 중추신경계 흥분

7-2. 오미론

본초의 약미는 현대의 연구와 동떨어져 있음을 알 수 있다. 신농씨가 하루에 많은 약의 약미를 파악했다고 해도 어떤 본초의 맛은 상당히 주관적으로 감지되며, 여러 맛이 동시에 존재할 경우 특정한 맛은 착각될 수 있다(O'Mahony 1979).

본초의 오미는 일차적으로 맛을 의미한다. 《순자 荀子》의 정명편 (22. 正名編)에서도 "맛은 입에서 구별된다(甘苦鹹淡辛酸奇味以口異)"고 기술된 것처럼 맛은 미각에 의해 지각되고 판별되었다. 한의학의 진단에서는 혀가 맛을 인지하는 여하에 따라 질병을 판단하는데 이는 일반적으로 혀의 감각 수용체에 의거 설명되고 있다. 고전에 의하면 오행에 오미와 귀경이 배당되었다면 그 오미와 귀경은 일관성이 있어야 한다. 곧, 산, 고, 감, 신, 함의 순서는 간, 심, 비, 폐, 신 순으로 귀결되어야 하는데 본초의 오미와 귀경은 완전히 일치되지 않는다. 그러한 사실은 본초의 오미보다는 목표 장기에서 발휘되는 약능을 더 중시한 점이 시사되는데 이처럼 그 일치되지 않는다는 점은 한의학의 이론이 일관성이 없다는 것을 의미하지만 이 궤도의 일탈이 불규칙에 불과하다고 주장한다면 그 불규칙 속의 규칙을 파악하는 것은 오미에 대한 이해의 지평선을 넓힌다.

맛이 먼저인지 약능이 우선적으로 고려되었는지는 여전히 의문점으로 남지만 약능을 중시했다면 맛보다는 약능이 더 우선적으로 고려되고 거기에 적합한 맛을 정했다는 가설은 타당성을 가질 수 있다. 이를테면 《소문 지진요대론 素問 至眞要大論》에서 "매운 맛은 땀으로 발산시키며, 신맛은 수축, 수렴하며, 단맛은 영양분을 보충하고 근육긴장을 풀며, 쓴맛은 배설을 시키며, 짠 맛은 부드럽게 한다"고 하며 "체내에 열이 있으면 짜고 찬 약으로 치료를 하고, 쓴 맛으로 그것을 보조하고, 신맛으로 억제하며, 단맛으로 조절한다."고 했으니 이 언급은 생리 감각적인 맛보다는 그 약리적 약능이 더 주요한 요점으로 파악된 것으로 이해된다. 오미는 실제의 맛과 다른 경우가 많은데 엄밀히 말하면 혀의 미각 작용도 중요하지만 본초가 인체에 미치는 약능의 근거에 바탕을 둔 오미가 본초의 생화학적 특징으로 간주되며 맛보다 그 약능을 중시한 것으로 이해된다. 그러한 근거는 다음의 몇몇의 예에서 알 수 있다.

이를테면, 오공, 호골은 거풍습(항류마티스) 작용이 있으므로 신미(辛味)로 결정되었다 (Op. cit., 7). 그리고 시호의 맛은 '고, 신'인데 귀경은 '심과 폐'가 아닌 '간, 담, 심포, 삼초'로 되어 있다. 그리고 약성가에서 시호의 맛은 '고'로 되어 있다. 맛에 따른 귀경이 일치되지 않고 다른 귀경이 삽입된다는 것은 맛보다는 해당 본초가 생체에 작용되는 효과를 중시한 것이다. 다음, 삽미도 맛보다는 약능이 우선시되었음을 알 수 있다. 삽미를 인지하는 감각 수용체가 혀에는 없기 때문에 떫은맛은 촉각으로 인지되는데(Toko 123), 본초학에서는 삽미가 수축, 고삽 작용이 있다고 하여 산미의 하위분류로 설정되어 있다. 이 역시 약능에 근거를 둔 맛의 정의로 이해된다. 한의학에서 떫은맛은 Astringent taste로 표기되는데 항산화 물질이 많은 식물과 과일 등에 함유된 Polyphenols가 떫은맛의 약리 효과를 나타내기 때문에 맛으로 감각 되지 않는 성질을 삽미로 고정한 것은 수축과 고삽의 약능을 이해하지 못 했다면 불가능한 주장이 된다. 이 페놀류의 성분들에도 쓴맛(고미)이 공존하는 경우가 많지만 굳이 삽미로 설정된 것은 그러한 까닭이기 때문이다. 그 다음으로, 매운 맛도 맛으로 느낄 수 없음(Loc. cit.)에도 신미로 정한 것은 해표발산 약능을 파악하지 못했다면 불가능한 일이다. 매운맛을 내는 성분인 capsaicin이 통각신경을 자극하고, 중추로 가서 중추신경을 조절하여 내장 신경을 활성화하고 아드레날린 분비를 촉진하는 것이다(Karrer, T., et al. 1991). 그런데 매운 맛으로 느끼는 감각 수용체가 혀에 없기 때문에 식물의 성분 중 지용성 휘발 물질, 배당체 등은 맛을 느낄 수 없다(Op. cit., Ibid., 1991). 이러한 기전을 가진 매운맛은 맛으로 감각 되지 않지만 고인은 신미의 아드레날린 분비를 발한 작용으로 이해한 것이다. 그러한 감각 인지를 염두에 두고 《소문 지진요대론》을 이해하면 신미는 약능을 중시한 것이지 맛을 중시한 것이 아님을 알 수 있다. 그러므로 매운 맛은 열로 인한 통증으로 지각되며, 매운 맛을 내는 성분이 교감신경을 흥분시켜 혈액순환을 활성화하고 한선을 자극하여 땀을 배설시킨다는 의미에서 산한의 의미가 되므로 해표약의 공통 약미는 신미가 되었다.

방향화습약은 신미가 공통이며 귀경에 비위가 있지만 그에 대한 감미가 없다. 오미와 귀경이 통일되지 않는 까닭도 주의 깊게 살펴볼 필요가 있다. 방향화습약이 신미인 것은, 신미가 중추신경을 통해 내장 신경을 활성화하고 그 결과 위벽을 자극하여 위액 분비를 활성화시켜 소화기능을 항진시키는 임상 결과가 획득되었기 때문이다. 그런데 소화기능을 활성화시킨다는 의미는 분비된 소화액과 그것이 비정상적으로 정체된 경우 신미가 이를 흡수 배설하는 약능에서 볼 때 방향화습약은 모두 비, 위가 공통 귀경이 되지만 매운맛이 영양분을 공급하지 못 하는 사실에 근거한다면 건비의 임상결과를 얻을 수 없으므로 감미에 해당되지 않는 것이다. 그러한 점은 매운맛이 작용하는 교감신경 항진과 내장 신경 항진을 이해하고 또한 영양분 제공의 약능이 없다는 것을 파악하지 못했다면 그 귀경을 배당할 수 없다는 점이 맛보다는 각 본초의 생체에 대한 작용을 중요시한 것으로 이해할 수 있다. 그러한 내용이 해표약에서는 발산으로 방향화습약에는 화습으로 기재된 것이다. 한편, 휘발성은 맛으로 지각될 수 없지만 굳이 그것의 매운 맛을 설명한다면, 휘발성 정유가 저분자량의 volatile fatty acid를 의미할 경우 Acetic acid, Propionic acid, Butyric acid 등은 매운 맛이 있으므로 이들 성분 중의 하나가 신미로 간주되겠지만 이는 약리학에 의한 성분 분석에 의한 현대의 연구이므로 그렇게 이해하는 것이 가능하지만 그러한 약리적 연구가 시행되지 아니 한 고대에는 불가능한 사실이다. 그러므로 해표약에서의 신미는 교감신경 흥분으로 인한 혈액순환의 활성화를 고려한 것이며 방향화습약에서의 신미는 위벽의 자극으로 소화 기능을 활성화한다는 임상 결과를 중요시한 것으로 이해된다. 또한, 방향화습약에서 신미가 소화기계에 작용은 하지만 건비의 약능이 없으므로 감미의 범주에 넣지 않은 것인데 이는 신미 본초의 경구투여 후에 나타나는 생체의 반응에 따른 임상 결과에 토대를 둔 것으로 이해한다면 이 또한 약능을 중요시 한 것이다.

덧보태어, 영양 공급 작용이 있는 본초가 주로 감미인 것은 그 약능을 중시한 것이다. 의이인과 복령은 감미와 담미로 설정되어 있다. 그런데 의이인은 탄수화물을 함유하고 있으므로 보허 작용에서 이해한다면 감미가 당연하겠으나 담미로도 인지되는 것은 의이인에 이수삼습의 약능이 있기 때문에 담미로 상정하여 약미는 감, 담으로 정한 것이다. 맛만을 고려했다면 이수삼습 작용을 설명하는 담미는 설정 불가할 것이다. 그리고 복령에는 다당체와 단백질 등 미약한 성분이기는 하나 보허에 관여되므로 감미가 타당하다. 그런데 복령에는 아주 약한 이수삼습의 약효가 있기 때문에 담미로 설정되어 약미는 감, 담이 되는 셈이다. 또한, 복령의 위품이지만 흔히 처방되고 있는 토복령은 복령의 균사체와는 달리 망개나무나 청미래덩굴의 뿌리이므로 그 뿌리의 즙에 소량의 탄수화물이 존재할 가능성을 염두에 둔다면 이는 감미가 되고 이수삼습의 약효가 있으므로 약미는 감, 담이 되는 것이다. 이렇게 본다면 앞에서 예로 든 두 본초가 가지고 있는 성분에 따르면 감미가 되겠지만, 이수삼습이라는 약능이 있기 때문에 단백질이나 수지로 맛을 느낄 수 없는 담미를 이에 부합시킨 것으로 이해하는 것이 마땅하다.

마지막으로, 보허의 주요 본초인 인삼, 황기, 녹용 등은 일반적으로 쓴맛을 가진 것으로 알려져 있으나 한의학에서 이들 본초의 공통적 약미는 감미이다. 이 본초들은 세포가 곧바로 이용할 수 있는 저분자 탄수화물 곧, 이당류, 단당류 형태의 당질을 많이 포함하고 있으므로 세포가 에너지를 생성하는 데 이용할 수 있는 에너지원을 공급한다. 이들의 화학구조는 거의 유사한데 그 중에서도 녹용의 주성분인 함황아미노산 L-cystein은 쓴맛이 강하기 때문에 맛을 고미로 정해야겠지만 한의학에서는 약능에 맞추어 보허 작용이 있는 감미로 정한 것이다. 이는 이 본초의 보허 작용에 이끌려 실제의 쓴맛보다는 달콤한 맛으로 이해된 것이다. 이러한 위의 몇몇 예들은 본초의 오미의 설정은 그 약미보다는 그 약효에 따라 정해졌다는 개연성이 보편성을 획득하는 것이다.

오미를 약리학으로 이해하면 다음과 같다(박영순 71). 신미(辛味)는 매운 맛으로 발한 작용을 한다. 곧, 혈액순환을 활성화(行氣行血)시키므로 몸을 따뜻하게 한다. 이러한 작용을 《黃帝內經 靈樞 第六十三 五味論》중에서 "辛與氣俱行, 故辛入(胃)而與汗俱出(매운 맛은 기와 함께 움직이니 위에 들어가 땀과 함께 밖으로 나온다)"이라 하여 매운맛은 땀을 내는 작용이 있음을 밝혔다. 매운 맛은 이러한 작용을 통해 체내에 들어온 한기를 땀을 통해 배설시키는데 그러한 발한 작용을 해표, 발산, 발표라고 한다. 해, 발, 산(散)은 한선을 자극하여 체내에 들어온 이물질을 땀으로 배출하는 약능을 의미한다. 이 발산 약능에는 근육골격계의 혈액순환을 원활히 하여 항염증, 진통 작용이 있으므로 류마토이드 교원병에 나타나는 결합조직의 염증이나 관절통에 유효하다. 또한 매운 맛은 위벽을 자극하여 위액 분비를 활성화시켜 소화 기능도 돕는다. 윤상연의 Bensky(1993)에 나온 본초의 오미 분류에 따르면 신온해표약은 모두 매운맛이며, 방향화습, 온리거한, 한담 약은 모두 매운 맛을 가지며, 활혈약 38가지 중 36.8%가 매운 맛을 가지고 있다. 활혈거어약은 대략 절반가량의 본초가 신미를, 방향화습약, 이기약 등은 거의 모두 신미를 가지고 있다. 소엽, 마황 등은 피부의 냉기나 감기를 치료하며, 천궁은 행혈, 홍화는 활혈 등에 사용된다. 행혈활혈 하는 천궁과 홍화 등은 항혈소판 응집 작용과 관상동맥 확장 작용도 있는데 행기 활혈약 은 주로 신미이다.

감미(甘味)는 소화기능(和中)을 돕는다. 인체에 영양을 공급하여 보기보혈하며, 긴장된 근육을 이완(緩急)하여 통증을 없앤다. 단맛 성분은 여러 본초를 조화시키는 작용이 있다. 소화기능 회복에는 인삼, 에너지 공급에는 황기, 각종 보혈보기에는 산약, 녹용 등이 사용된다.

산미(酸)는 인체의 물질을 결합하거나 흡수하는 작용이 있다. 이를 수렴, 고삽, 지사 작용이라 하여 체내에서 비정상적으로 배출되는 체액이 배출되지 않도록 수축하는 작용이다. 이를테면, 땀이 멈추지 않거나, 오래된 설사, 빈뇨, 활정 등에 사용된다. 신맛은 인체조직의 단백질을 침전시키거나 응고시키며, 손상된 피부와 점막을 보호, 유지한다. 떫은맛도 산미에 속하는데 이 본초에는 탄닌 성분이 있다. 산미를 가지고 있는 성분들은 주로 세포의 영양성분인 유기산 그리고 탄닌 등이기 때문에 이들 성분들은 세포간질액의 피부배설 곧, 도한(盜汗)을 억제하고, 장(腸)점막을 수축(수렴)하여 설사로 인한 영양분의 배설을 억제하며, 세포의 에너지 대사를 촉진하며, 세포에 영양을 공급하여 식은땀 곧, 간질액의 피부

외 배출을 억제하여(피부 수렴작용) 도한(盜汗)을 완화하는 수렴지한(收斂止汗) 작용을 한다(박영순 71). 이 본초에는 오미자, 산수유 등이 있고, 탄닌 성분이 많아 장 점막을 견고히 하여 설사를 멈추게 하는 삽장지사(澁腸止瀉) 본초에는 오배자, 가자 그리고 정액을 흘러나옴을 억제시키는(澁精止遺) 본초에는 금앵자 등이 있다.

고미(苦味)는 비정상적인 소화액의 정체(습)를 배설시키는 작용(거습 祛濕)을 한다. 또 비정상적인 기침, 딸꾹질, 구역질, 구토 등 위로 솟구치는 기(폐기상역과 위기상역에 대한 강하 작용)와 열을 내린다. 이 약효에는 '제거한다, 흩트린다'의 단어, '설(泄)'을 사용하여 다음과 같이 표현한다. 열을 내리는 사화 작용에는 청설(淸泄), 기침처럼 폐의 비정상적인 작용에는 강설(降泄), 대변을 통하게 하는 데는 통설(通泄)이라고 표현한다. 곧, 청(淸)은 열과 열증으로 인한 심번, 강(降)은 폐기상역, 위기상역 그리고 통(通)은 대변에 관련된 의미이다. 이 경우에는 각각 치자, 행인, 황련, 창출, 대황 등이 사용된다. 고미는 알칼로이드, 글리코시드에 의한 것이며, 알칼로이드는 항균소염 작용을 하고, 글리코시드는 강심 작용을 한다.

함미(鹹味)는 나트륨, 칼륨, 칼슘, 마그네슘, 요오드 등을 함유하고 있다. 요오드(Iodine)는 맛과 관계없지만 나트륨 성분에 의해 짠맛이 나는데 이 성분들이 장의 운동을 활성화하여 비정상적으로 정체되거나 뭉쳐진 물질을 부드럽게 하여(연견산결) 배설시키므로(사하) 윤하 작용이 있다고 표현한다. 또 보신 작용도 있다고 본다. 열결변비에는 망초 Na_2So_4(Sodiumsulfate; 황산나트륨), 종양 종류에는 별갑, 경부임파선염에는 해조 $NaHCO_3$(Sodium bicarbonate; 중탄산나트륨), Mg Chelate(Mgnesium chelate; 마그네슘 킬레이트) 등을 사용한다.

담미는 체내의 비정상 체액(습)을 천천히 흡수하여 배설시키므로(이뇨 작용), 부종이나 소변이 잘 안 나올 때 사용된다. 이에는 복령, 의이인 등이 상당된다.

이러한 오미를 오행에 배당한 것은 《소문 素問》의 선명오기편(宣明五氣篇), 오장생성론(五臟生成論), 생기통천론(生氣通天論), 장기법시론(藏氣法時論)과 《영추 靈樞》의 오운행대론(五運行大論), 구침론(九鍼篇), 오미편(五味篇)에서 목, 화, 토, 금, 수에 각각 산, 고, 감, 신, 함을 배당하였다.

다음은 오행과 장부, 오미와 적용을 나타낸 것이다.

오행	장부	오미	적용
목	간, 담	산	허, 실증
화	심, 소, 심포, 삼초	고	허증
토	비, 위	감	실증
금	폐, 대	신	허증, 실증
수	신, 방광	함	실증

귀경으로 발전되는 장부, 오미 등을 오행에 대입한 것은 한의학의 일관된 대입법이지만 본초의 귀경에는 심포와 삼초는 유연성이 존재한다. 《상한론》의 육경에는 이 두 장부가 포함되지 않았지만 온병에서는 심포가 도입되고 대장과 소장, 삼초는 제외되었다. 곧, 심포의 귀경을 가지는 약물은 시호, 천궁, 단삼, 대자석 그리고 유황이며, 귀경에 삼초가 포함된 약물에는 시호, 치자, 향부자 등이 있다. 임상을 중시한 《상한론》의 113방 91미에서 포함되지 않은 귀경을 설정한 것은 육경변증과 위기영혈변증을 통합한 것으로 볼 수 있다. 한편, 이는 전통 중국의학을 정립할 적에 탕액 이론을 침구 이론과 연결시키면서 오행론을 그 가교로 삼았기 때문인 것으로도 간주된다(《昭和漢方生薬ハーブ研究会》 217).

오미의 특징을 약능과 치료약으로 나타내면 다음과 같다.

오미	약효	치료약
산	수렴(收斂 = 수축 收縮)), 고삽(固澁)	지한약, 지사약
고	사화(瀉火), 조습(燥濕), 통설(通泄), 하강(下降)	청열조습약
감	자보(滋補), 화중(和中), 완급(緩急)	자보약, 조화약
신	발산(發散), 행기(行氣), 윤양(潤養)	발한약, 보양약
함	연견(軟堅), 산결(散結), 사하(瀉下)	사하통변약
담	삼습(滲濕), 이뇨(利尿)	이수삼습약
삽	지한(止汗), 지사(止瀉), 지혈(止血), 고정(固精)	지삽약

인체와 열증과 한증에 대한 사온, 오미 및 약능을 표로 나타내면 다음과 같다.

인체의 열증과 한증		사온	오미	약능
한 ── 량 ◄──►		온	신, 감	온중, 조양, 산한
	한 ◄──►	열		
열 ── 온 ◄──►		량	산, 고, 함	청열, 사화, 해독
	열 ◄──►	한		

8. 승강부침

승강부침은 본초가 인체에 작용하는 상태를 의미한다. 승(昇)은 본초의 약능이 인체의 상부로 올라가는 것을 의미하며 그 중에서 부(浮)라는 성질은 체표로 나가는 성질이 있다. 위로 오르는 본초는 주로 사온이 온과 열인 본초, 오미는 신미, 감미 본초가 해당된다. 강(降)은 본초의 약능이 인체의 하부에서 작용된다는 의미이다. 침은 약효가 체내로 들어간다는 뜻이다. 내려가는 약효를 가진 본초는 대체로 사온이 한, 량이며, 오미는 산미, 고미, 함미 등이다.

본초의 꽃, 잎은 등은 위로 올라오는 작용이 있는데 이는 그 성질이 가볍기 때문이며 무거운 성질이면 아래로 내려가는 작용이 있는데 이에는 뿌리, 열매 씨앗, 광물류, 패각류 등이 해당된다. 그런데 이러한 오르고 내리는 성질은 일률적인 것이 아니다. 꽃과 잎인 선복화, 번사엽은 아래로 내려가며, 만형자, 창이자는 열매이면서도 아래로 내려가는 성질이 있다. 시호는 성미가 고, 평하니 아래로 내려가야 하지만, 그 기미가 가벼우므로 위로 올라가서 작용하며, 소자도 신, 온하고 침향도 신, 온하니 위로 올라가야 하겠지만 소자는 열매이고 침향은 그 기미가 무거우니 아래로 내려가서 작용한다.

위로 올라가는 성질의 본초는 양기 상승, 해표산한, 통락, 개규 그리고 최토 작용을 한다. 아래로 내려가는 성질의 그것은 하강진역, 하행배설 작용을 하는데 세분하면 청열, 사하, 이수, 진역, 안신시키는 작용을 한다.

승강부침은 본초의 법제에 따라 변한다. 주초하면 올라가며, 생강즙으로 법제하면 체표에 발산하고, 식초에 초하면 수렴하며, 소금에 초하면 내려가고, 꿀에 볶으면 본초를 완화시키며 중초에 작용한다.

다음은 승강부침과 다른 사항과의 비교이다.

체온		사온	오미	승강부침	약능
한 —— 량 ◄——►		온	신, 감	승 부	온중, 조양, 산한
	한 ◄——►	열			
열 —— 온 ◄——►		량	산, 고, 함	강 침	청열 사화, 해독
	열 ◄——►	한			

9. 귀경(歸經)

귀경은 어떤 장기에 대하여 특이적인 작용하는 본초. 본초의 목표장기 Target organ를 의미한다.

9-1. 오미와 귀경

일반적으로 다음과 같은 경향이 있다. 산미는 간, 담, 삼초, 심포경에 작용한다. 고미 약물은 심, 소장, 심포, 삼초경, 감미는 비, 위경, 신미는 폐, 대장경, 함미는 신, 방광경에 각각 작용한다.

9-2. 귀경과 약리의 관계

본초의 귀경은 약리 작용과 밀접한 관계를 가지는 것이 많이 있다. 마황의 귀경은 폐, 방광에 가는데 이는 약리학과 관계가 깊다. 마황의 성분에는 정유, Ephedrine, Pseudo-ephedrine 등이 있는데 정유는 폐호흡을 증강시킨다. 그 기전은 정유 성분이 혈관운동능을 강화하면 혈액순환이 촉진되어 발한이 증가되기 때문이다. Ephedrine은 진해 작용이 있으며 Pseudo-ephedrine은 이뇨 작용이 있다. 그러므로 마황의 귀경은 폐(발한, 진해), 방광(이뇨 작용)이 된다. 한의학의 kidney는 부신을, 방광은 신장을 의미한다. 다음으로 천마를 살펴보면, 천마의 귀경은 간경이다. 천마는 중추신경계(간경)에 작용한다. 천마는 진통, 진정, 항경련 작용, 고혈압증, 뇌동맥경화증으로 인한 두통, 머리무거움, 현기증 등 간양상항(뇌양흥분) 등에 사용된다. 이렇게 보면 호흡기계에 작용하며 진해 작용이 있는 행인, 백부, 패모 등과 거담 작용이 있는 전호, 원지 그리고 천식 작용이 있는 지룡, 관동화는 모두 폐의 기능과 관계되므로 그 귀경은 폐경이 된다. 사하 작용이 있는 본초는 대장과 관계되므로 귀경은 대장경이 된다. 그러한 본초에는 대황, 망초, 화마인, 노회 등이 해당된다. 보허 작용이 있는 본초의 공통 귀경은 비, 위가 되는데 혈액에 관계되면 심주혈, 간장혈이므로 심, 간, 비에 해당된다. 당귀는 심, 간, 비경에 해당되는데 보혈 작용이 있어 화혈하여 혈액 응집 반응 억제, 혈전형성 억제, 조직혈관의 혈류량을 증가시켜 조경, 통즉불통이라는 의미에서 진통 작용을 한다.

다음은 귀경과 다른 사항을 비교한 표이다.

체온		사온	오미	승강부침	귀경	약능
한 — 량 한 열 — 온 열	←→ ←→ ←→ ←→	온 열 량 한	신, 감	승부	감 : 비,위 신 : 폐, 대장	온중, 조양, 산한
			산, 고, 함	강침	산 : 간, 담, 삼초, 심포 고 : 심, 소장, 삼초, 심포 함 : 신, 방광	청열, 사화, 해독

10. 본초의 응용

10-1. 본초의 칠정

배오는 두 가지 이상의 본초를 함께 사용하는 것을 말하는데 이에는 일곱 가지의 원리가 따른다. 이것을 본초의 칠정이라 한다. 한의학의 병인 중 내적인 것에 노, 희, 사, 우, 비, 공, 경 등 칠정이 있는데 이 칠정이 본초에도 존재한다고 가정하고 분류한 것으로 이것은 병인보다는 본초의 배합에 따른 약효의 증가와 감소 그리고 독성의 발생을 의미한다. 이는 《신농본초경 神農本草經》 서문의 예를 따른 것이다.

첫째, 단미는 한 가지 본초만 사용하는 것을 말한다. 감초를 하나만 사용한 처방은 감초탕, 인삼 하나만 처방약으로 사용하면 독삼탕이라 한다.

둘째, 상수(相須) Mutual accentuation 는 같은 약능이 있는 본초를 병용하여 그 약능의 효과를 증대시키는 경우다. 이를테면 석고와 지모는 열을 내리는 데 사용하고 대황과 망초는 통변시키는 작용을 향상시킨 것이다. 그 외 목향과 빈랑, 지모와 황백, 당귀와 천궁 등의 배합이 있다.

셋째, 상사(相使) Mutual enhancement 는 약효가 서로 다른 본초를 주 치료약과 보조 치료약으로 구분하여 보조약이 주약의 약능을 증대시키는 경우이다. 이에는 인삼에 복령을 추가, 마황에 행인을, 대황에 지실을, 전호에 반하를 첨가하는 것 등이다. 황련과 연교를 병용하면 황색포도구균에 대한 저항력이 여섯 배나 증가되며, 당기와 천궁을 함께 사용하면 자궁근 이완 작용이 증가되며 혈액점도의 저하도 증가된다. 이들은 각 본초와의 관계인데, 처방의 경우도 상정 가능하다. 이를테면 사군자탕은 적혈구 생산 촉진 작용이 없지만 사물탕은 그러한 작용이 있는데 이 두 처방 곧, 사군자탕합사물탕인 팔진탕은 적혈구 생산 촉진 작용이 더 한층 증강되는 경우이다.

넷째, 상외(相畏) Mutual counteraction는 다른 본초에 의해 어떤 본초의 약효가 억제, 감소 또는 제거되는 것을 말한다. 이는 약효가 감소되는 편에서 바라본 피동적 표현이다. 인삼은 오령지를 만나면 인삼의 약효가 감소되므로 인삼은 오령지를 두려워하게 된다. 이 경우는 인삼의 입장에서 바라본 것이다. 반하는 생강을 두려워하며, 목단피는 토사자를 상외하며, 길경은 용담을 두려워한다. 다음 항의 19외를 보라.

다섯째, 상오(相惡) Mutual antagonism는 한 본초의 약효가 상대되는 본초의 약효를 감소시키거나 상실시키는 경우이다. 이 경우는 상외와 달리 감소시키는 편에서 바라본 능동적 표현이다. 생강은 반하의 독성을 저하시킨다. 내복자는 인삼의 약효를 저하시킨다. 천궁의 약효를 저하시키는 것은 황련이며, 방풍에 건강, 후박에는 택사, 작약에는 석곡 등이 그러한 경우이다.

여섯째, 상쇄(相殺) Mutual suppression 어떤 본초가 한 본초의 부작용을 제거하거나 독성을 감소시키는 경우이다. 이 경우는 두 본초의 중화를 의미하기보다 한 본초가 가진 여러 성분 중 독성이나 부작용이 있는 성분을 감소시킴으로써 본디 본초의 다른 약능을 이용하고 독성을 없앤 본초의 다른 성분도 이용한다는 의미가 된다. 전체적으로는 독성을 제거하는 것이다. 이를테면 생강은 반하의 부작용을 없앤다. 반하는 담음을 제거하는 데 좋은 성분을 가지고 있으나 부작용은 구토 중추를 자극하는 것인데, 생강으로 법제하면 이 구토 작용을 없애고 담음 제거 약효를 사용할 수 있는 것이다. 또 반하는 소화기계의 미주신경을 억제하는데 생강과 반하를 병용하면 이러한 부작용이 제거된다. 이와 유사한 작용을 하는 배합으로 생강은 천남성의 독을 제거하며, 봉밀은 오두의 독을 제거한다. 또한 방풍은 부자를 상쇄한다. 인삼과 지모는 모두 혈당을 내리지만 두 본초를 병용하면 혈당강하 작용이 감소된다. 이를 응용하여 보면, 백호가인삼탕에서 인삼의 양을 증가시킬수록 혈당강하 작용이 줄어들며, 인삼 대 지모의 비율이 9 : 5가 되면 혈당강하 작용은 아예 없어진다.

일곱째, 상반(相反) Mutual incompatibility은 두 본초를 사용하면 치료보다는 오히려 심한 부작용이나 독성이 나타나는 경우이다. 다음 항의 18반을 보라.

10-2. 본초의 배오 금기

19외 본초

유황-박초, 수은-비상, 낭독-밀타승, 파두-견우, 정향-울금, 아초-삼릉, 오두(천오. 초오)-서각, 인삼-오령지, 육계-적석지

18반

· 감초-감수, 대극, 해조, 원화
· 오두-패모, 반하, 괄루, 반하, 백렴(백급)
· 여로-오삼(인삼, 사삼, 현삼, 단삼, 고삼), 세신, 작약

그럼에도 불구하고 상호 작용으로 독성을 유발한다고 금기되는 본초가 병용되는 경우도 있다. 이를테면 여금환(女金丸)에는 육계와 적석지가 배합되었으며, 갑상선종 Goiter에 사용되는 감수반하탕(甘遂半夏湯)에는 감초와 감수가 배합되었으며, 해조옥곤탕(海藻玉壺湯)에는 감초와 해조를 병용하였으며, 감응환(感應丸)에는 파두와 견우자를 동용하였다. 그리고 십향반혼단(十香返魂丹)에는 정향과 울금을 배합하였다. 이러한 사항을 미루어 헤아리면 18반과 19외는 절대적인 것이 아님을 알 수 있다. 그런데 이러한 방제는 특수한 경우로 독을 독으로 다스린다는 말과 같이 두 본초의 아주 강한 상승 약능을 꾀한 것인데 이에 대한 신중한 연구 없이 맹목적으로 추종해서는 아니 될 것이다.

10-3. 임신 중 금기와 신중 본초

임신부에게는 본초를 사용하지 않는 것이 좋다. 금기본초는 주로 독성이 강한 본초, 작용이 맹렬한 본초, 활혈거어약이 해당된다. 독성이 강하거나 작용이 맹렬한 본초에는 오두, 파두, 견우자, 대극, 감수, 상륙, 원화, 아출, 삼릉, 수질, 망충, 건칠, 사향, 수은 등이 있다. 신중해야 할 본초는 조열, 침강, 행기파혈, 거어통경하는 본초들인데 이에는 도인, 홍화, 대황, 지실, 부자, 반하, 익모초, 우슬, 동규자, 의이인, 대자석, 구맥 등이 있다.

11. 본초의 독성

독성 또는 부작용이 있는 본초를 말한다. 독이 있는 본초에는 천남성, 반하, 백부자, 유황, 오공, 부자, 감수, 대극, 원화, 견우자, 백화사, 선모, 여로, 택칠 등이 있다. 소독이 있는 본초에는 행인, 오수유, 백과, 수질, 건칠, 천련자, 창이자 등이 있으며 독성이 아주 강한 본초는 파두, 천오, 초오, 비석 등이 있다.

12. 본초를 끓이는 법

· 선전(先煎) : 유효 성분을 충분히 우려내기 위해 본 약보다 먼저 장시간 끓이는 것으로는 갑각류, 광물류 등이 있다. 또한 독성이나 부작용이 있는 본초는 먼저 끓인다.

· 후하(後下) : 하나의 처방약을 완전히 끓인 후 5-6분 동안 끓인다. 이는 방향성 본초의 휘발성을 막기 위한 방법이다. 박하, 사인, 구등

· 포전(包煎) : 점성이 강하거나 털이 있는 약물 그리고 아주 작은 씨앗은 종이에 담아 끓인다. 신이화, 차전자

· 별전(別煎) : 귀중한 본초는 유효 성분 손실 방지를 위해 따로 끓인다. 인삼, 녹용

· 충복(冲(沖)服) : 용량이 적거나 귀한 본초는 가루로 만들어 탕제에 타서 복용하는 방법. 우황, 삼칠

· 용화(溶化) : 교질인 무기염류는 먼저 녹인 다음 약과 혼합하는 법. 아교, 녹각교, 이당 등

13. 본초의 사용량(斤, 兩, 錢, 分)

13-1. 한나라 시대

· 1근(斤) = 16냥

· 1냥 = 4푼(分) = 24銖 = 10돈

· 1푼 = 6數

13-2. 현대 중국의 도량

· 1근(斤) = 500g

· 1냥 = 1/16근 = 31.25g = 일반적으로 30g

· 1돈(錢) = 1/10냥 = 3.125g = 3g

· 1푼(分) = 1/10돈 = 0.315g = 0.3g

13-3. 한국의 도량

· 1근 16량 160돈

· 1냥 37.5g = 일반적으로 40g

· 1돈 3.75g = 4g

· 1푼 0.37g = 0.4g

이를 비교표로 만들면 다음과 같다.

	근 斤	냥 兩	돈 錢	푼 分	
한	16냥	10돈			1斗 = 1,800cc
중국	500g	31.25g	3.125g	0.315g	1升 = 200cc
한국	600g	37.5g	3.75g	0.37g 2g	1合 = 20cc

14. 군신좌사

· 군약 : 주된 병에 직접 작용하는 가장 중요한 본초

· 신약 : 군약을 도와 치료효과를 강하게 하고 겸증을 치료하는 본초

· 좌약 : 좌조 : 군약과 신약을 도와 치료효과의 증대 또는 겸증 치료 본초

- 좌제 : 군약과 신약의 독성, 부작용을 제거, 완화시키는 본초
- 좌반 : 고질적이고 심한 질병에 군약과 신약의 성미와 약능이 상반되면서도 군신 본초의 약능을 보다 강화시키는 작용을 하는 본초
- 사약 : 인경약 : 약효를 특정 장부로 끌고 가는 본초
- 조화약 : 여러 본초의 작용을 완화시키는 본초

약리학의 조제법과 비교하여 본다면, 군약은 주제 Basis, 신약은 부제 Adjarans에 해당되며, 좌약은 교미제 Corrigens, 사약은 부형제 Constituens로 설명될 수 있다.

15. 시간의 경과와 본초의 약효

오래될수록 약효가 발휘는 본초가 여섯 가지가 있는데 이를 본초의 육진이라 하고 거기에는 낭독, 반하, 진피, 지실, 마황, 오수유 등이 있다.

또한 새롭고 신선한 본초일수록 오래된 본초보다 약효가 더 좋다고 보는 여덟 가지 본초가 있으며 이를 팔신이라 한다. 여기에는 감국, 관동화, 괴화, 도화, 박하, 자소엽, 적소두, 택란 등이 포함된다.

각론

제1장	소화약 Herbs that Relieve Food Stagnation

소화약은 소화 기능의 저하, 과식 등으로 발생되어, 위장에 음식물이 정체된 상태를 위액 분비, 위장 연동 운동의 항진, 음식의 소화 촉진 등으로 개선하는 본초이다. 달리 소도약, 소식약이라고도 한다. 치료법은《소문, 74. 지진요대론》의 "딱딱한 것은 없애고, 맺힌 것은 푼다"에 의거한다. 이 경우에 사용되는 한의학의 용어로는 건비, 화중 그리고 성위가 있다. 약화된 소화 기능(脾虛症)을 강화하는 작용은 건비(健脾), 소화 기능을 조절하는 작용은 화중(和中), 위장의 소화를 촉진하는 작용은 성위(醒胃)라고 각각 표현한다.

소화 기능이 약화되면 다음과 같은 증상이 나타난다. 곧, 헛배가 부르고, 복통이 있으며, 음식 생각이 없고, 트림과 신물이 올라오며, 메스껍고 심하면 구토하고, 대변에 이상이 생긴다. 소화 불량은 주로 기체와 기허로 인한 경우가 많으므로 소화약에 이기약과 보기약을 첨가하는 것이 바람직하다. 음식물이 소화관에 정체되면 한열 증상이 나타난다. 식체(소화 불량)의 열 증상은 음식물이 정체되어 열을 발생하는 경우로 입 냄새가 심하며, 냄새가 독한 트림을 하며, 상복부가 팽만되어 괴로워하며, 차가운 물이나 음식을 선호한다. 설태황니, 맥활유력 또는 실이 나타난다. 이 경우에는 청열약이 배합된다. 한편, 소화기계의 기능 저하는 한증을 나타내는데 이는 비위허한, 비위실한으로 표현된다. 이 경우의 증상은 신물이 올라오고, 메스껍고 입에 침이 많이 고인다. 상복부 팽만감으로 괴롭고, 따뜻한 물이나 음식물을 좋아한다. 이 경우는 소화기계를 따뜻하게 하고(溫中), 위장의 연동 운동을 조절하는(和胃, 和中) 본초를 배합하는 것이 좋다. 또한 음식 정체가 심한 경우에는 사하약을 배합한다. 소화약은 경방 이후의 한약 처방에 많이 사용되었다.

소화약을 분류하면 다음과 같다.

육식	…………	산사
전분	…………	신곡, 맥아, 곡아, 내복자
식적	…………	곡아
회유	…………	맥아
강기화담, 만성해수	…………	내복자
각종 식체	…………	계내금

소화약을 사용할 경우 다음 사항이 고려된다. 소화약은 소화 기능 개선 작용이 보기건비약보다 약하므로 소화 기능의 약화가 심할 경우에는 보기건비약을 배합하는 것이 바람직하다. 가벼운 식체에는 맥아, 일반적인 식체에는 산사, 신곡, 심한 증상에는 계내금이 사용된다. 육류나 지방 음식의 적체에는 산사, 탄수화물 등 식물성 음식의 정체로 인한 소화불량에는 맥아, 소화 기능 저하에는 맥아, 신곡, 계내금이 사용되며, 기체로 인한 소화불량에는 내복자가 유효하다. 한편 음식물 정체를 개선하는 다른 본초에는 모과, 유기노, 지실, 청피, 후박, 아출, 빈랑자, 견우자 등이 있다.

소화약의 주의사항은 환자의 위산분비의 과소 여하에 따라 사용해야 한다는 점이다. 위산과다인 상태에는 위산 분비 자극 본초를 사용하면 아니 되는 것은 당연하다 하겠다. 생체의 방어인자와 공격인자를 이해하지 않고 소화 약능이 있는 본초를 사용하면 부작용이 발생될 우려가 높다.

◆ 약물명 : 내복자 萊菔子 LaiFuZi(라틴명 Raphani Semen)

기원

십자화과 Cruciferae 무(萊服) *Raphanus sativus* Linne의 씨

처방명

무우씨, 내부근, 나복자, 乃卜子, 羅葍子

성분

脂肪油 : Erucic acid, linoleic acid, methylmercaptan, hexanal Glucisinolate : Sulforahene, sulforaphane, gluconapin, α, β−hexylaldehyde

약리

1. 항균 작용 : 포도상구균 등의 억제, 피부진균 억제
2. 혈압 강하 작용 : 약하나 지속적이다.
3. 항염 작용
4. 거담 작용
5. 건위 작용
6. 항돌연변이원성 : Sulforahene의 작용

약성가

萊菔子辛 治喘欬 下氣消脹 功難對

효능

· 성미 辛, 甘, 平
· 귀경 胃, 肺

약능

行滯消食 降氣去痰

주치

음식물 정체, 복부팽만감, 딸꾹질, 위산역류, 복통, 설사, 가래가 많은 기침, 호흡촉박

고전문헌

기를 내리고 기침을 진정, 가래를 삭이고 소화를 돕고, 대소변이 잘 나오게 한다. 설사에 사용

주의사항

(1) 허약 체질에는 사용하지 않는다. 정기를 소모시킨다.
(2) 보약에는 사용하지 않는다. 보약의 약력을 중화 또는 소실시키므로 인삼, 숙지, 하수오 등과는 배합하지 않는다.
(3) 폐와 신(腎)의 허약으로 기침하면 사용하지 않는다.

임상적용

① 식체로 인하여 배가 부풀어 오르고, 복명, 트림, 신물이 올라오고, 설사, 이급후중 등의 증상에 적합하다.
② 대승기탕에 내복자를 첨가하여 식체를 강하시킨다. 처방: 가미대승기탕
③ 만성 천식성 기관지염에서 기침, 담이 많고, 호흡곤란 등의 증상이 있으면 사용한다. 내복자의 거담강기 약능으로 해수, 호흡곤란이 경감된다.
④ 기침, 소화불량에 사용할 경우는 볶아서 사용한다. 가래를 없앤다. 호흡곤란에 사용할 경우는 볶지 않고 사용한다. 일반적으로는 날것과 초한 것을 반반씩 사용한다.
⑤ 파기 작용이 강하므로 장기 복용할 경우에 황기, 백출을 조금씩 첨가하여 보익을 조절한다. 경험적으로 고인들은 인삼, 당삼을 복용할 때 내복자를 사용하면 아니 된다

고 하나, 실제로는 배합금기가 아니고 함께 복용해도 심한 반응은 없다. 그러나 인삼, 당삼은 보기제이고 내복자는 파기제이므로 체질이 허약한 자가 인삼, 당삼을 복용하면서 내복자를 복용하면 보기의 약능이 상쇄될 우려가 있다.

⑥ 맥아와 비교는 해당 항을 보라.

⑦ 산사와 비교는 해당 항을 보라.

사용량

일반적으로 9-15g

배합응용

· 내복자 + 우방자, 행인 = 가래
· 내복자 + 길경, 전호, 우방자 = 기침
· 내복자 + 백전, 행인, 괄루자 = 천식
· 내복자 + 후박, 백출, 적복령 = 가래가 많고 부종, 소변불리
· 내복자 + 소자 + 백개자 = 가래 기침으로 인한 가슴답답

방제

내복백과탕, 보화환, 삼자양친탕

◆ 약물명 : 맥아 麥芽 MaiYa(라틴명 Fructus Hordei Germiniatus)

기원

벼과 Gramineae 보리 *Hordeum vulgare* L.의 씨를 발아, 건조

유사품

곡아(穀芽) : 벼 *Oryza sativa*의 성숙 열매

처방명

겉보리, 보리엿기름, 生麥芽, 炒麥芽, 焦麥芽, 大麥牙

성분

맥아당, 전분, 단백질 분해효소, diastase, peptidase, protease, invertase, lipase amylase. 그 외 비타민 B, C, E, 그 외 hordenine

약리

1. 일시적으로 혈압 하강 후 상승하는 작용 : Hordenine이 epinephrine과 유사한 교감신경 흥분 작용을 하기 때문이다.

2. 호흡, 심박수의 억제 : 부신 수질에서 epinephrine의 유리 때문이다.

3. 약한 교감신경 항진

4. 건위 작용 : 소화효소에 의한 소화 작용, 위산 및 pepsin 분비를 약하게 촉진한다. 당분과 단백질 분해 효소가 있어 소화를 촉진한다. 위장에 음식 정체로 인한 위열증 (소화성 궤양, 급성 위염 등)에 사용한다.

5. 퇴유 작용(유즙분비가 없어지고 유즙의 재흡수를 의미)이 있다. 유즙을 모체에 흡수시켜 유아의 젖에 대한 구토를 치료한다.

6. Amylase 중 β-amylase는 고온에서 약효가 감소된다.

7. Lecithin은 간에 콜레스테롤이 축적되는 것을 억제하고, 항동맥경화 작용이 있다.

8. 비타민 E는 간장의 혈색소 합성을 촉진하여 혈관투과성을 감소시켜 염증, 부종, 출혈 등을 개선한다.

9. 항혈당 작용

10. Cytochrome C는 세포호흡 부활제이다.

11. 항노화 작용 : 비타민 E는 노인 반점 생성을 억제한다.

약성가

麥芽甘溫 消宿食 行血散滯 腹脹息

효능

· 성미 甘, 平
· 귀경 脾, 胃

약능

消食和中 退乳

주치

소화불량, 복부 팽만감, 식욕부진, 구토, 설사, 유아기에 젖을 끊을 때 사용한다. 젖이 멈추지 않는 증상에 사용한다.

고전문헌

· 명의별록 : 음식 소화
· 본초강목 : 식적

주의사항

임신 중에는 신중히 사용한다. 볶은 맥아를 많이 섭취(60g)하거나, 장기간 복용하면 유즙 분비가 억제되므로 수유 중인 여성에게는 사용하지 않는 것이 좋다.

임상적용

① 위장 기능을 돕고, 소화불량에 효과가 있다. 쌀, 밀가루, 과일 등으로 생긴 소화불량을 해소하여 식욕을 증가시킨다. 위산 및 pepsin의 분비를 촉진한다.

② 질병 후에 식욕이 없고, 소화력이 약하고, 설후니 증상이면 치료 처방에 맥아를 배합하는 것이 좋다.

③ 퇴유에는 볶은 맥아를 사용한다. 유즙을 중단시켜 생긴 유즙의 울체를 없애고 종창과 동통을 없앤다. 다만 양을 많이 사용해야 하며, 생맥아 120g을 약한 불로 황색이 될 때까지 졸이든가 검게 볶아 가루로 만든 맥아 60g을 15g씩 뜨거운 물로 복용하면 효과가 있다.

④ 보약을 복용할 때 맥아를 소량 배합하면 소화불량으로 인한 상복부 팽만감을 방지한다.

⑤ 생맥아는 위장의 소화를 촉진하여 식욕을 증가시키는 작용(醒胃)이 강하므로 식욕감퇴에 사용한다. 특히 소아에게 적합하다. 볶은 맥아는 성미가 따뜻하고 순하므로 음식 흡수가 나쁘고 변이 묽거나 수양변인 경우에 사용하면 좋다.

⑥ 날것은 볶은 것보다 작용이 강하다.

⑦ 혈당 상승 작용이 있다. Hordenine은 epinephine과 유사한 작용을 하여 교감신경을 흥분시킨다.

⑧ 내복자와 비교
· 공통점 : 전분의 소화를 돕는다.
· 차이점

ㄱ. 맥아 : 소화력은 강하지 않고 작용이 완만하여 소화능을 개선한다.

ㄴ. 내복자 : 소화관 연동 운동, 가래를 없애는 데 사용한다.

⑨ 생맥아는 소화능이 강하므로 식욕 감퇴에 좋다. 특히, 어린이에게 적합하다. 초맥아는 온화하므로 음식물 소화가 잘 아니 되고 수양변을 보거나, 변이 무를 때 적합하다. 수유 단절(젖떼기)에는 초맥아가 좋다.

사용량

일반적으로 약간 대량 사용이 바람직하고 소량으로는 무효하다. 일반적으로 탕액에는 1회 12-30g(소아인 경우는 양을 줄인다) 분제로 하여 복용한다. 따뜻한 물과 함께 복용할 경우에는 1회 6-15g이 효과 있다. 전분의 소화력은 분말이 탕액보다 강하나 양이 적으면 차이가 없다.

배합응용

맥아 + 생강 = 위장 허약으로 소화불량

맥아 + 신곡 = 음식물 정체, 위의 팽만감, 단유 작용

맥아 + 신곡, 산사 = 소화불량

맥아 + 후박, 소엽 = 복만

맥아 + 진피 = 소화불량, 식욕 감퇴

방제

가미평위산, 건비환, 반하백출천마탕, 소아상식방, 화식양비탕

◆ 약물명 : 산사 山査 ShanZha(라틴명 Crataegi Fructus)

기원

· 장미과 Rosaceae 산사나무 *Crataegus pinnatifida* Bunge var. typica Schneider의 성숙 열매

· 유사품 : 중국산 : 산사 *Crataegus pinnatigida* Bge. var. *major*

· 일본산 : 장미과 野山査 *Crataegus cuneata* Sieb. et Zucc.

　　　　　　장미과 山里紅 *Crataegus pinnatifida* Bge. var. *major*

· 종자를 제거한 것은 산사육(山査肉)이라 한다.

처방명

아가위, 찔광이, 당구자산사나무 열매, 山楂子, 炒山楂, 山楂炭

성분

· Malic acid, citric acid, 비타민C, B2, daucin, crategolic acid,

· Flavonoid : Ketohexose furanosides, pinnatifinoside, quercetin, vitexin, acety vitexin, hyperoside

· Triterpeniod : Crategolic acid, ursolic acid, uvaol, corosolic acid 야생 산사에는 crategolic acid, tannin, saponin 등

약리

1. 소화기계 작용 : 소화액 분비 촉진 작용. Crategolic acid는 위액과 췌장액 분비 촉진 작용이 있다. 소화효소 lipase는 지방의 소화를 촉진하고, protease의 분비 촉진. 비타민 C는 단백효소의 활성을 높여 단백질 소화를 돕는다.

2. 순환기계 작용 : 혈관 확장으로 지속적인 혈압강하, 관상동맥 확장 작용이 있어 관상동맥부전에 사용한다. 심근의 산소 소모량을 경감시킨다.

3. 항고지혈증 : Ursolic acid의 작용이며 그 구조는 콜레스테롤과 유사하다.

4. Ascorbic acid는 암세포의 증식을 억제한다. Corosolic acid는 암 세포의 증식을 억제시키며, TPA에 의한 PKC activity도 억제한다(Satoh, K. et al. 1998).

5. 트리텔페노이드인 uvaol과 ursolic acid은 HIV-1 protease를 억제하는 작용이 있다 (Min, BS. et al. 1999).

6. 항균 작용 : 적리(이질)균의 성장 억제

7. 자궁수축 작용

8. 항암 작용 : Vitexin이 유효 성분이다.

9. 산사나 연근의 탕액은 혈중 콜레스테롤 수치를 저하시킨다.

10. 산사는 활성산소 제거 radical scavenger 효과가 있다.

11. Ursolic acid, chlorogenic acid가 담즙 분비를 촉진한다.

약성가

山査味甘 磨肉食 療疝健胃 膨瘡息

효능

· 성미 酸,甘, 微温

· 귀경 脾, 胃, 肝

약능

消食肉積 散瘀行滯

주치

육류의 소화, 징가, 담음, 명치부의 팽만감, 위산과다. 설사, 위장형 감기(주로 선홍색의 혈변을 본다), 산후 어혈로 복통, 오로불하

고전문헌

· 당본초: 끓여서 즙을 복용하면 수양변이 멈춘다. 종기로 가려운 데 사용

· 본초강목: 소화촉진, 육식으로 인한 적체, 징가, 담음, 신물 올림, 어혈로 인하여 붓고 아픈 증상을 치료한다.

주의사항

(1) 신맛이 위산 분비를 촉진시키므로 탄산(신물), 토산 등의 위산과다증이나 위궤양에 는 사용하지 않는다.

(2) 다량 복용하면 기가 소모되고 치아가 상하고, 쉽게 허기가 진다.

임상적용

① 위장의 기능을 돕고 장관을 깨끗이 하며 만성 설사, 산후복통, 생선독(식중독)에 사용한다.

② 소화 촉진 작용 : 소화불량에 사용. 특히, 기름진 음식, 육고기나 지방이 많은 음식으로 소화불량이 생긴 데 사용, 위산결핍증 소아의 소화불량, 식욕 감퇴에 효과가 있다. 또 설사에도 사용한다.

③ 어혈에 의한 통증에 사용. 혈관을 확장하는 힘이 있어 어혈을 제거 하므로 생리통 산후 하복통 오로가 멈추지 않을 때 사용한다.

④ 민간약으로는 숙취에 사용한다.

⑤ 식욕 감퇴에 산사육을 사용한다.

⑥ 산사와 연근의 탕액은 혈중 콜레스테롤을 저하시킨다.

⑦ 고혈압, 고지혈증, 협심증, 심근경색, 황달성 간염, 월경곤란증, 폐경, 급성 세균성 장염, 설사 등에 응용한다.

⑧ 산사와 계내금의 비교

· 공통점 : 위장에 음식물이 정체되어 복부가 팽만되고, 트림과 신물이 올라오며, 입맛이 없고 변이 무른 증상에 사용한다. 이 작용은 강하다.

· 차이점

ㄱ. 산사 : 신맛은 위액 분비를 촉진시켜 소화 기능을 활성화한다. 특히 육식이 정체되어 소화가 아니 될 경우에 사용한다. 또 산사는 혈액순환을 원활히 하므로 어혈로 복통이 있거나 어혈성 심질환에 사용한다. 육류나 지방의 소화에 우수하다.

ㄴ. 계내금 : 모든 음식물 정체에 사용한다. 소화 기능의 활성화가 강하므로 소아의 비허로 인한 영양 실조에 사용한다. 소아의 유뇨, 야간다뇨증, 요로 결석, 담결석 등에 사용한다.

⑨ 내복자와 비교

· 공통점 : 음식물 정체를 없애고 소화를 돕는다.

· 차이점

ㄱ. 산사 : 육류에 대한 소화 작용이 우수하다. 활혈 작용도 있다.

ㄴ. 내복자 : 기를 내리고 담을 없애므로 음식물 소화, 음식물 정체, 복부팽만감이 심한 데 사용한다.

사용량

일반적으로 9-15g

배합응용

· 산사 + 맥아 = 소화불량, 음식물 정체로 복부팽만, 식욕부진
· 산사 + 인삼 = 식욕증진
· 산사 + 연자육 = 혈중 콜레스테롤의 저하

방제

계비탕, 보화환, 소식방, 정부탕, 가미평위산, 계비탕, 보혈청음산, 보화환, 실소산, 정부탕, 화식양비탕

참고사항

산사 써큐란

◆ 약물명 : 신곡 神麯 ShenQu(라틴명 Massa Medicata Fermentat)

기원

밀가루, 밀기울, 행인, 적소두, 청호 즙, 창이자 즙 등의 본초를 분말로 혼합한 후 발효하여 가공한 약누룩. 중국과 일본은 신국(神麴)으로 통용한다.

처방명

六麴, 六曲, 生神麴, 炒神麴, 焦神麴

성분

Amylose, protease, diastase, sucrose, lipase, pancreatin, glycoside, 효모균, 비타민 B 복합체, 정유

약리

1. 소화 흡수 촉진 작용
2. 건위 작용
3. 항암 작용
4. 항균 작용

약성가

神麴味甘 善開胃 消息破結 下痰氣

효능

· 성미 甘, 溫
· 귀경 脾, 胃

약능

消食滯和胃 行氣 助消化吸收

주치

음식정체, 흉복부의 팽만, 구토, 설사, 오로불하

고전문헌

본초강목 : 소화 촉진, 신물 올림, 트림, 담, 설사

주의사항

(1) 위산과다, 위궤양에는 사용할 수 없다.

(2) 식체가 있어도 위장에 열이 아주 심하면(舌心絳) 사용하지 않는다.

(3) 비음허이면 신중해야 한다.

임상적용

① 일종의 효소성 소화제이다.

② 건위 작용, 소화불량에 효과 있다. 특히 위한으로 식욕 감퇴, 소화불량, 복부의 팽만으로 더부룩한 증상에 사용한다. 또 소화불량이면서 설사가 있으면 사용한다.

③ 해표제로 사용한다. 위장형 감기로 인한 급성 소화불량, 설사 등에 해표제와 배합하여 사용한다.

④ 소화 흡수가 잘 아니 되는 광물성 한약의 처방에 신곡을 환제로 함께 복용한다.

⑤ 체액 결핍 증상에는 사용하지 않는다. 이 경우에는 음액이 소모된 상태이므로 먼저 생진, 청열해야 한다. 죽여, 산약, 천화분 등 감한, 청량제를 사용한다. 신곡은 신온하고 약간 체액을 소모시키는 성질(조성 燥性)이므로 소화 촉진 작용이 있으나 열증이 더 심해지는 경우가 있다.

⑥ 위산과다에 사용하면 쓴 신물을 올리므로 사용하지 않는다.

⑦ 환제 중에 광물약이 있으면 소화 흡수가 곤란하므로 신곡을 첨가하면 소화를 돕는다.

⑧ 육곡은 행인, 적소두, 날료초(辣蓼草), 청호, 소맥분, 창이초 등 여섯 가지 본초로 가공한 것이 진품이다. 또는 소맥, 적소두, 행인, 청호즙, 창이자즙, 야료초 등 6가지를 혼합하여 발효시킨 후 건조한 것이다.

⑨ 경방 : 위장과 장관을 보하고, 소화 촉진, 복부의 긴장과 팽만감을 없애고 설사를 멎게 한다.

사용량

일반적으로 9-15g

배합응용

- 신곡 + 백출 = 소화 기능 약화로 음식물 정체, 소화불량
- 신곡 + 산사 = 위장 기능 개선, 소화 촉진
- 신곡 + 인삼 = 소화기 허약
- 신곡 + 축사 = 소화기계를 따뜻하게 하며, 복통 치유
- 신곡 + 산약, 백출 = 위장과 장관을 보하고, 소화를 촉진하고, 복부의 긴장과 팽만감을 치료

방제

가미평위산, 건비환, 곡백지출환, 반하백출천마탕, 서여환, 화식양비탕

제2장 사하약
Downward Draining Herbs

사하약(瀉下藥)이란 대장을 자극하여 대변이 잘 나오게 하거나 설사를 유발시켜 장관에 억체된 노폐물을 배설시키는 본초를 말한다. 음식물이 장관에 정체된 변비는 기능성 변비와 기질성 변비로 대별된다. 기능성 변비는 이완성 변비, 경련성 변비 그리고 직장성 변비로 세별된다. 그리고 기질성 변비는 어떤 원인에 의해 대장의 협착, 확장 등에 의해 발증된다. 이러한 변비를 한의학에서는 숙식(宿食), 조시(燥屎), 냉적(冷積) 등으로 표현하고 있다.

그러한 음식물의 장관 정체를 해소하기 위한 사하약은 윤하약, 공하약 그리고 준하축수약으로 나뉜다. 첫째, 윤하약은 약성이 달고 부드러운 본초이다. 대변을 부드럽게 하여 배변이 용이하도록 돕는 본초이다. 이 본초는 마자인, 욱리인 등 열매의 식물성 기름을 이용한 것으로 주로 노약자, 산모, 허약자의 변비에 사용된다. 둘째, 공하약은 약성이 쓰고 차다. 사하, 청열 작용이 강하다. 음식물 정체나 수분 흡수가 되어 대변이 굳은 경우, 열증이며 실증인 변비(濕熱下痢, 裏急後重, 積滯腹痛, 瀉痢不爽)에 사용된다. 이 본초는 약성이 강하므로 소화기계 허약자나 임신 중이면 사용하면 아니 된다. 본초로는 대황, 망초, 노회, 번사엽 등이 있다. 마지막으로, 준하축수약은 장관의 체액, 점액 그리고 음식 노폐물을 대변과 소변으로 배출시키는 본초이다. 약성은 쓰고 차다. 사하 작용이 강하여 극심한 복통과 설사를 유발한다. 주로 복수, 수종, 담음의 적체에 사용된다. 본초로는 대극, 원화, 감수, 견우자, 상륙, 파두, 속수자 등이 있다. 작용이 아주 강하므로 소화기계 기능 저하자, 임신부, 체액이 모자라는 자에게는 금기한다.

이를 요약하면 다음과 같다.

윤하약(윤활성 사하)	· 윤하 : 열증으로 대장 진액 손상, 노인성 변비, 임신부, 출산 후 변비-화마인, 욱이인, 봉밀
	· 증액윤하 : 대장열로 진액 고갈, 증액하여 변비치료 원삼, 연심, 맥문동, 생지황 = 증액탕
	· 증액사화 : 진액 증가와 겸하여 공하-증액탕가 대황, 망초 = 액승기탕
공하약(공격성 사하)	대황, 번사엽, 노회*
준하약(축수성 사하)	견우자

이 본초들의 약리 작용은 다음과 같다. 사하약으로 대장벽을 직접 자극하는 본초는 대황, 번사엽, 노회 등이 있다. 대장의 신경을 자극하는 본초에는 파두가 있으며, 대장벽을 자극하고 이뇨 작용도 하는 대극, 원화, 감수, 견우자, 속수자, 상륙 등이 있다. 또 대장을 확장시키는 망초가 있다. 윤활성 사하약은 마자인, 욱리인, 봉밀 등이 있다. 윤하 작용이 있는 다른 본초에는 도인, 당귀, 행인, 괄루자, 봉밀, 결명자, 백자인. 하수오, 육종용, 소자, 호도, 천문동, 상심자, 우방자, 현삼, 동규자 등이 있다.

사하약을 한의학적 분류와 그 약리학적 작용 기전을 종합하여 이해하면 다음과 같다.

실증	자극성 사하약	공하	장의 연동운동 촉진 (완하제 공격성 사하약)	고한	대황, 번사엽, 노회*
			장벽의 수분 흡수 억제	고한	망초*, 번사엽
		준하축수	장벽의 신경 자극	온	파두*
			장벽의 자극과 이뇨 (공격성, 축수성 사하약)	고한	대극* 감수* 상륙* 견우자
				온	속수자*(강한 사하), 원화
허증	윤활성 사하약	윤하	장의 수분 흡수 억제	감평	마자인, 욱리인* 봉밀*

*표는 생략된 본초임

1. 윤하약

◆ 약물명 : 마자인 麻子仁 HuoMaRen(라틴명 Cannabis Fructus)

기원

뽕나무과 Cannabinaceae 삼(대마, 마) *Cannabis sativa* L.의 성숙 열매. 대마초의 씨앗

처방명

삼씨, 大麻仁, 大麻子, 麻仁, 麻子, 火麻仁

성분

대량의 지방유(약 31%) : Olein, linolein, linolenin, pentosan, dextrin, inositol, edstin, globulin, trigonelline, choline, lecithin, emulsin, lipase, protease

약리

1. 심혈관 계통에 작용하여 혈압을 내린다.

2. 사하 작용 : 지방유는 장점막 자극으로 점액 분비 촉진과 연동 운동을 촉진하여 배변을 완만하게 촉진하여 설사를 일으킨다.

3. 고지혈증을 경감시킨다.

4. 혈당강하 : 경구 투여하면 초기에는 상승, 그 뒤 하강한다.

5. 항암 작용

6. 환각 유발 tetrahydrocannabinolic acid(THCA)은 마자인에는 없다.

약성가

火麻味甘 溲可泄 下乳催生 潤腸結

효능

· 성미 甘, 平
· 귀경 脾, 胃, 大腸

약능

潤腸通便

주치

건조성 변비의 배설 촉진

고전문헌

· 신농본초경 : 소화기계를 도운다.
· 명의별록 : 감기로 인한 땀, 부종, 소변불리, 어혈, 여성의 산후 질환
· 본초강목 : 생리불순, 이질, 종기

주의사항

(1) 경험적으로 마자인을 다용하면 활정이 생긴다고 했는데, 그 기전은 아직 밝혀지지 않았다.

(2) 만성변비에는 대량으로 장기 복용하지 않고, 매월 3-4회 복용하면 된다. 한 번에 60-120g 이상 복용하면 구토, 설사. 심한 혼수 등 중독 증상이 생겼다는 보고도 있다.

임상적용

① 습관성 변비에 사용한다. 위장의 연동 운동 저하로 생긴 기허의 변비, 장관의 수분

감소로 생긴 장조변비에 사용한다. 노인, 허약자. 산후 변비에 특히 적용한다. 마자인을 갈아 죽으로 끓이고 그것을 대추알 크기로 만들어 복용한다.

② 자음보혈에 처방하는 처방에 보익제로 배합한다. 고인은 경험적으로 마자인을 장기 복용하면 건강해지고 검은 머리카락에 윤기가 난다고 하였다. 현대에는 마자인을 보익약으로 사용하는 경우는 드물고, 방제에 보익약으로 첨가하여 자음윤조를 돕는다. 마자인은 단백질이 약 19%, 비타민 E, lecithine 등의 영양소를 포함하므로 자보 작용이 있다고 보아야 할 것이다.

③ 분만 시에 자궁수축이 약한 경우에 마자인을 복용하면 자궁수축을 보조할 수 있다.

④ 화농되지 않은 옹저에 마자인을 갈아 붙이면 효과 있다.

⑤ 마자인을 혈허 변비에 사용할 경우는 조심해야 한다.

⑥ 마자인은 볶은 후 반드시 부수어 사용하지 않으면 효과가 없다.

⑦ 마자인의 일반 상품에는 껍질이 그대로 있는 경우가 많은데 껍질에는 마약 성분인 Tetrahydrocannabinolic acid가 포함되어 있으므로 제거해야 한다.

⑧ 만성변비에는 매월 3-4회 복용해도 효과 있다.

⑨ 마자인을 일회 60-120g 이상 복용하면 구토, 설사, 심하면 혼수상태에 빠진다.

⑩ 경방 : 장의 진액을 원활히 하여 건조한 변을 배설한다. 자윤보혈 작용

사용량

일반적으로 9-18g, 많게는 30-45g

배합응용

마자인 + 행인 = 윤장통변

마자인 + 당귀 = 열병으로 진액이 손상, 혈허 변비

마자인 + 지황 = 보음, 보혈강장, 동계

방제

마자인환, 윤장탕, 자감초탕

비고

대마는 금지 식물이다.

2. 공하약

◈ **약물명 : 대황 大黃 DaHuang(라틴명 Rhei Radix et Rhizoma)**

기원

- 마디풀과 Polygonaceae 장군풀 *Rheum coreanum* Nakai의 뿌리
- 중국산 : 당고특 대황 *Rheum tanguticum* Maxim. et Rgl.
  장엽 대황 *Rheum palmatum* L.
  약용 대황 *Rheum officinale* Baillon
- 백두산 자생풀 : *Rheum coreanum* Nakai.
- 일본산인 신슈 대황도 백두산 자생풀과 학명이 동일하다. 상기 품종은 모두 상품이다. 건조품은 센노사이드 0.25% 이상이어야 한다.
- 위품 : 마디풀과 종대황 *Rheum undulatum*은 센노사이드가 없는 별종
  마디풀과 소리쟁이(양제근) *Rumex crispus* L.
  둥근잎 대황(라포티쿰 대황) *Rheum rhaponticum* L.
- 비약용인 둥근잎 대황 *R. rhaponticum* L.에는 라폰티신이라는 스틸베노이드가 포함되어 복통을 유발한다. 이 성분이 약용, 비약용의 구별 기준이 된다.
- 일본 규격은 sennoside A가 0.25% 이상 포함된 것이어야 한다. 떫은맛(센노시드)이 강해야 상품이다. 중국의 사천성 생산인 당대황(아황)과 청해성 생산인 금문대황은 이 맛이 강하므로 상품이다. 금문대황 중 감숙성 생산품은 센노시드 함량이 적다. 센노시드는 화력 건조보다 자연건조 상태에서 함량이 높다. 토대황(土大黃, 터키산 대황, 芋大黃)과 일본산은 약효가 적고, 라폰티시틴 성분이 있어 복통을 유발한다.

처방명

장군풀 뿌리, 將軍, 川軍, 錦紋大黃, 生錦紋

성분

Anthrachinon 유도체 : Emodin, chrysophanol, rhein, aloe−emodin, physcion, senonosides 등이고, 주로 glucogallin 등의 탄닌 배당체이다.

Stilbenes : Rhapoticin, piceid, deoxyrhaponticin.

Tannin : Gallic acid, glucogallin. catechol, rhatannin, lindleyin 등

대황의 독특한 떫은맛은 rhatanin 때문이다.

약리

- 추출액 : 총콜레스테롤량과 총인지질량의 비율 개선, 혈중뇨소 질소(BUN), 저하, 항혈 액응고 작용
- 추출물 : 사하 작용 : 디안트론 dianthron 류, 안트라퀴논 anthraquinone 류
- 혈중뇨소 질소 저하 : Rhatanin이 작용한다.
- 항염증 작용 : Lindleyin이 유효 성분이다.
- 그 외 항균, 항바이러스 : Anthrachinon 유도체가 세균의 핵산 단백질 합성을 억제한다.
- 항암 작용 Rhein, emodin = 마우스의 악성흑색종, Emodin = 마우스의 유방암, Rrhein ehrlich 복수암, 강압 작용

1. 대황은 5-6년이 지나야 효과 있다. 이는 대황의 성분이 충분한 공기 산화가 이루어 져야 하기 때문이다.

2. 대황에 포함된 안트라퀴논 유도체가 사하 작용의 본체이다. 대황의 사하 성분은 sennoside A-F나 rheinoside 종류이다. 그 중에서도 레인(大黃酸 Rhein)이 사하 작용을 강하게 하고, 결합형 레인인 센노사이드 sennoside는 대장내의 혐기성균에 의해 당결합 부분을 분해, 환원되어 레인안트론 rhein anthrone으로 전환된다. 이것이 대장벽에 흡수되어 장점막을 자극하고 장의 연동 운동이 항진되어 수분과 나트륨 흡수를 억제하여 대변이 나오는 기전이다. 그러나 대황에는 탄닌이 많이 함유되어 있으므로 소량(0.05-0.3g), 혹은 오래 끓이면 오히려 수렴지사 작용이 발생되어 사하 작용이 없거나 또는 복용을 중지하면 변비가 지속된다.

3. Sennoside A, B는 장내 세균에 의해 대사되어 강한 설사를 활성화하는 rhein anthrone으로 바뀌는데 이 성분을 변화시키는 혐기성 세균이 없으면 대황을 복용해도 사하 효과는 기대할 수 없다. 항생제 복용하는 사람이 여기에 해당된다(최달영 103).

4. 안트라퀴논 유도체는 센나의 잎, 아프리카원산의 알로에, 결명자, 아메리카인디오의 카스칼라사글라다 Cascara Sagrada 등에 포함되어 있다. 대황잎을 차로 마실 경우에는 중독된다. 증상은 구토, 경련, 간장과 신장의 장애가 나타난다. 잎에 포함되어 있는 수산 oxalic acid 때문임으로 알려져 있다.

5. 대황의 성분은 6, 7, 8월에 채취한 것이 사하 효과가 특히 강하다.

6. 알로에나 대황의 성분인 aloe-emodin은 인체 외 실험에서 폐의 편평세포의 암세포를 기능적 세포사 apoptosis로 유도한다.

7. Sennoside의 장기복용은 대장 결장에 멜라닌 색소를 침착시키거나 대장암을 유발하는 확률이 높다. 그 이유는 sennoside가 대장 상피세포의 기능적 세포사를 유도하기 때문이다(Van Gorkom, B.A. et al. 2001).

8. 신장 기능 개선 작용 : 결합형 tannin인 rhatannin이 작용한다. 신장투석 불능 환자에게 대황 분말을 투여한 경우 소변의 BUN 수치의 저항, 식욕 감퇴의 개선이 확인되었다.

9. 항염증, 진통 작용 : Aspirin에 필적할 정도의 항염증, 진통 작용 확인. 활성성분은 lindleyin이다.

10. 항암, 항돌연변이 효과

11. 면역 부활 작용 : 인터페론 유리 활성을 나타내고 항보체 활성이 있다. 또한 면역복합체인 크레아티닌 클리어런스를 촉진한다.

12. 담즙 분비 촉진 작용

13. 지혈 작용 : 특히 d-catechin, l-epicatechin은 혈소판 응집과 점착 작용을 촉진하여 혈전을 형성한다.

14. 혈장삼투압을 높여 조직의 수분을 혈관내로 이동시켜 대출혈에 의한 혈액량을 유지하고, 혈액점도를 감소시켜 말초순환 장애를 개선한다.

15. 항고지혈증 작용, 요독증을 개선한다.

16. 이뇨 작용

17. 항위궤양 작용 : 위액 분비 억제 작용

18. 동물실험에서 3-9개월간 장기 복용시킨 결과, 갑상선 선종, 간조직의 퇴행성 변형, 전해질 문란(저칼륨증)이 나타났다.

19. 급성 췌장염을 완화하고 단백효소의 분비를 억제한다.

20. 황달성 간염, B형 간염을 억제한다.

21. 향정신성 작용 : 중추성 항아드레날린, 항도파민 작용이 있다. 대뇌변연계의 노아드레날린 신경이나 도파민 신경의 활성을 억제함으로써 공격 행동을 현저하게 억제한다. 도파민 수용체를 거의 차단하지 않고 대뇌변연계의 도파민 수용체를 차단하여 추체외로 증상은 거의 나타나지 않는다. 이는 종래의 향정신병약과는 전혀 기전이 다르다.

약성가

大黃苦寒 破血瘀 快膈通腸 積聚除

효능

· 성미 苦寒

· 귀경 胃, 大腸, 肝

약능

攻積導滯 瀉火涼血 祛瘀通経

주치

실증 변비, 정신착란으로 헛소리, 음식 정체로 복부 팽만감, 세균성 설사 및 식중독 초기 증상, 복중의 경결, 급성결막염, 토혈, 코출혈, 황달, 수종, 화상, 위장계의 염증 제거, 통변, 어혈 제거

고전문헌

· 신농본초경 : 어혈, 혈폐, 한열, 징가적취, 담음, 위장의 음식정체, 신진대사 촉진

· 명의별록 : 위장 기능을 회복시켜 소화를 돕고 담음을 제거하고 복부팽만, 여성의 자궁이 차가워 발생되는 월경불통, 아랫배 통증, 어혈

· 본초강목 : 주로 피와 고름이 포함된 설사, 갑작스런 복통으로 설사, 소변이 방울방울 떨어지는 증상, 열성으로 변이 굳어진 것, 일정한 시간에 발열이 나면서 헛소리를 하는 것, 황달, 열성 부스럼

· 약징 : 주로 맺힌 것을 푼다. 가슴팽만, 복부팽만, 복통, 소변불리, 겸하여 황달, 어혈, 배농

주의사항

(1) 대황의 부작용은 복통이다.

(2) 자궁 수축, 자궁 내 충혈을 촉진하므로 임신 중, 산후, 월경 중에 사용하면 아니 된다.

(3) 다량 복용하면 설사를 일으키는 성분이 젖으로 분비된다. 유즙이 황색으로 변하여 유아에게 전달되어 설사를 심하게 유발하므로 수유기 여성에게는 사용하지 않는다.

(4) 습관성 변비에는 사용하지 않는다. 이 경우는 윤하제를 사용한다.

(5) 표증이 해결되지 않거나, 혈허로 기운이 없거나, 소화기계 작용이 원활하지 않거나, 실열이나 음식물 정체가 없거나, 임신 중이거나 산후 등의 경우에는 사용에 신중해야 한다.

(6) Sennoside를 장기간 사용하면 대장에 멜라닌 색소 침착이나 대장암을 유발한다.

(7) 생대황을 대량으로 복용하면 오심구토, 현기증, 복통, 황달 등이 나타난다.

(8) 변비가 있어도 맥지무력에는 신중해야 한다.

임상적용

① 대변을 통하게 한다. 급, 만성 변비에 사용한다. 대황은 20분간 이상 달이면 결합 rheinoside가 유리 rheinoside로 변하여 사하 작용이 없어진다. 85도에서 15분간 끓이는 것이 좋다. 사하용으로 사용할 경우에 후하한다는 의미는 이것을 말한다. 청습열으로 사용할 경우에는 장시간 달여도 상관없다. 중추신경계의 진정을 필요로 하거나 항균 작용으로 사용할 경우는 100℃ 정도에서 오래 끓여 사하 작용을 없애야 한다. 대황은 후하하면 사하 작용, 오래 달이면 소염 작용이 강하다.

② 청열에 사용

③ 소염에 사용

④ 실열 변비에 사용

⑤ 발열성 감염성 질환의 중기 또는 최고조에서 변비가 있고, 흉복부가 쓰리고, 고열, 섬어, 구갈, 설암황의 실열 증상이 나타나면 대황으로 열을 사한다. 이러한 발열성 감염성 질환의 증상은 대엽성 폐렴, 유행성 뇌척수막염 등의 중기나 최고조에 나타난다.

⑥ 탈수가 심하면 신중을 기해야 하고 반드시 자음약을 병용해야 한다.

⑦ 대황과 다른 청열약은 항균 소염 작용이 있다. 변비가 있으면 소, 대장에서 부패된 음식의 독소가 혈중에 흡수되어 온몸에 악영향을 준다. 이때 부패물을 통변시키면 복부팽만감이 없어지고 상태가 좋아진다.

⑧ 급성전염병성 간염이나 아급성 황색 간염으로 인하여 간장의 위축으로 황달, 복부팽만감, 변비 등의 증상이 있을 때 사용한다. 이런 경우 한의학에서는 습열 황달로 본다.

⑨ 급성장염, 세균성 설사 등 습열성 설사 초기에 사용한다. 이 경우 장내에 부패물과 염증이 있어 악취가 나는 설사를 하지만 뒤가 개운하지 않다(裏急後重 이급후중). 이때는 대황으로 장내를 청소하는 것이 좋다. 대황의 이러한 작용을 '통인통용(通因通用)'이라 한다. 이 원리가 습열증 설사의 초기에 사용하는 작약탕에 대황이 들어간 이유이다. 습열증 설사의 후기 단계에서 염증성 분비물이 나오면 대황을 사용해서는 아니 된다.

⑩ 감기나 추위로 인한 변비에도 사용한다. 한사로 인한 복통과 전신 허한증이 있는 변비에는 대황과 온리거한약을 함께 사용하여 산한, 통변, 지통시킨다.

⑪ 상부의 열성 증상인 급성 결막염, 상기도염에 사용한다. 이때의 증상은 발열, 눈의 충혈, 인후종통이 있는데 대황으로 사하시키면 복강에 혈액이 모이게 되어 두면부의 충혈이 경감되고 증상이 가벼워진다. 이 경우는 청열약을 배합한다.

⑫ 열증 출혈에는 대황의 양혈(凉血) 지혈 약능을 이용한다. 열증 변비를 동반하는 치질출혈에 대황 12-15g을 볶아서 태운 것을 달여서 복용한다.

⑬ 담관결석에 사용한다.

⑭ 활혈거어 작용이 있다. 타박으로 인한 어혈에는 대황 3-5g을 가하고 생대황 분말을 술에 섞어 복용한다. 복부의 좌상으로 어혈이 있는 경우도 동일하다.

⑮ 술과 함께 복용하면 소염, 활혈 작용이 증가된다.

⑯ 허약자에게는 법제한 대황(술로 쪄서 흑색이 된 것)을 사용하는 것이 좋다.

⑰ 생대황은 사하 작용이 강하므로 실열증에 사용한다.

⑱ 경방 : 명치부와 상복부가 팽만하여 더부룩하고, 아랫배가 아프고, 배꼽 양옆의 아래쪽이 아픈 데 사용한다. 사하, 황달, 청열, 어혈에 사용.

⑲ 상기 내용을 요약하면 주로 세 가지 증상에 사용한다. 복부 증상, 신경정신 증상, 변비가 그것이다. 복부 증상에는 명치부의 딱딱하고 아픈 증상, 복부팽만이 해당되고, 정신신경 증상에는 심열, 안절부절못하는 증상(煩燥 번조), 혼자 중얼거리고 귀신이 홀린 듯한 증상, 눈에 헛것이 보이는 증상 등이 있다.

⑳ 대황과 망초의 비교
 · 공통점 : 변비에 사용. 열도 내린다.
 · 차이점
 ㄱ. 대황 : 복통, 안절부절못하는 증상에 사용한다. 열을 내리는 작용이 강하다. 지혈, 활혈 작용도 있다.
 ㄴ. 망초 : 자윤 작용이 있다. 장관에 굳은 변이 들어 있어 복부를 압진하면 주로 횡행결장에서 울퉁불퉁하게 자갈돌 같은 것이 촉진되고, 혀가 메말라 제대로 움직이지 않고, 헛소리를 하는 증상에 사용한다. 사하력은 약하다. 연견 산견, 유즙 분비를 억제(퇴유 작용)한다.

㉑ 파두와 비교
 · 공통점 : 사하 작용이 강하다.

　　· 차이점

　　ㄱ. 대황 : 약성이 한성이므로 열증 변비에 적합하다. 독성은 약하다. 활혈 해독, 지혈 작용이 있다.

　　ㄴ. 파두 : 뜨거운 본초이므로 한증 변비에 적당하다. 독성이 강하다.

사용량

일반적으로 3-12g. 분말은 0.5-1g. 사하에는 9-12g이 필요한데 행기약을 배합하면 6g을 사용해도 좋다. 심할 경우에는 다른 공하약에 대황 12g 이상 사용하는 경우도 있다. 청열 소염에는 소량이 적당하고 성인 6g, 소아 3g, 유아 1-1.2g으로 사용한다.

배합응용

· 대황 + 망초 = 양명병으로 위장 염증에 의한 건조성 변비 흉복부 결림, 고혈로 섬어, 구갈 : 조위승기탕 도핵승기탕

· 대황 + 지질, 후박 = 변비와 흉복부 팽만감, 복통, 구토

· 대황 + 포부자 = 한증이 심한 변비(부자사심탕, 대황부자탕)

· 대황 + 마자인, 행인 = 건조성 변비, 곱똥을 볼 때 사용

· 대황 + 인진호, 치자 = 황달

· 대황 + 망초 = 양명증의 사하제

· 대황 + 도인 = 통변과 어혈 작용

· 대황 + 황련 = 실열로 인한 상부의 출혈 증상인 뇌출혈, 결막염, 구내염, 상기도염, 화농성 염증 – 코출혈, 토혈, 치질출혈, 자궁출혈, 신경 흥분으로 불면, 충수염

· 대황 + 인진호 = 황달, 담석, 간염

· 대황 + 목단피(+도인) = 염증성 어혈

· 대황 + 천궁 = 두부나 안면의 충혈 염증을 대변으로 배출한다.

· 대황 + 작약(+감초) = 음허 변비. 작약은 대황의 사하 작용 완화

· 암으로 인한 장폐색 = 빈랑, 목향

· 간경화로 복부팽만 = 대황(초) 10g, 후박, 대복피, 목향, 백변두

· 간경화로 복수 이변폐 = 단삼, 울금, 차전자, 모근, 목향

· 간경화로 간장종대 = 대황(초) 10g, 울금, 단삼, 별갑, 하고초, 당귀, 홍화, 도인

· 급성간염으로 GPT가 높을 때 = 용담, 패장, 황백, 치자

· 간염 최고조에 고열, 혼수 = 황금, 황련, 인진호, 치자

· 간염 최고조에 황달 = 황백, 울금, 인진호, 차전자, 치자

방제

가미해독탕, 갈근홍화탕, 계지가작약대황탕, 광종산, 대승기탕, 대시호탕, 대함흉탕, 대황감초탕, 대황목단피탕, 대황부자탕, 대황자충환, 대황황련사심탕, 도핵승기탕, 마자인환, 방풍통성산, 별갑전환, 복령오미가강신반행대황탕, 부자사심탕, 사삼탕, 삼황사심탕, 소승기탕, 시호가용골모려탕, 양격산, 여신산, 오물해독탕, 온비탕, 을자탕, 인진호탕, 자음윤장탕, 저당탕, 조위승기탕, 증액승기탕, 치자대황탕, 천금계명산, 통도산, 풍인탕, 향성파축음, 황용탕, 후박대황탕, 후박삼물탕, 후박칠물탕

◆ 약물명: 번사엽 番瀉葉 FanXieYe(라틴명 Sennae Folium)

기원

콩과 Leguminosae 가는 잎 번사엽(狹葉番瀉葉) *Cassia angustifolia* Vahl 또는 콩과 첨엽번사(尖葉番瀉) *Cassia acutifolia* Delile의 작은 잎

처방명

旃那葉, 瀉葉, 泡竹葉

성분

Sennoside A, B가 1.0% 이상이다.

약리

강한 자극성이 있어 장의 연동 운동을 촉진한다. 복용 후 약 3시간 후 설사한다.

약성가

番瀉葉寒 食積攻 腫脹皆逐 便秘通

효능

· 성미 甘, 苦, 大寒
· 귀경 大腸

약능

瀉下攻積

주치

열증 변비, 음식물 정체로 복만, 복통, 습관성 변비, 노인성 변비

고전문헌

음편신참(飮片新參) : 열을 내리고 장을 윤활하여 대변이 통하게 한다.

주의사항

(1) 임신 중이면 사용불가

(2) 허약자에게는 사용금지

(3) 생리가 있으면 사용금지

(4) 출산 후 수유기에는 사용금지

(5) 부작용으로 복통, 구토, 오심이 있다.

(6) 다량으로 사용하면 장의 염증을 악화시킨다.

(7) 치질이 있으면 신중해야 한다.

임상적용

① 위장과 장관에 열이 있어 변비, 음식 정체, 흉복부 팽만, 복수 등 열로 인한 변비에 사용한다.

② 번사엽은 대황보다도 사하의 작용이 강하고 효과가 빠르지만 항균, 소염 작용은 대황보다 약하다. 1-2g 복용하면 5-6시간 후 복통 없이 무른 변을 본다.

③ 습관성, 노인성 그리고 허약 체질의 변비에 적합하다. 설사 후에는 중지한다. 3-6g을 복용하면 2-3시간 이내에 설사를 하고 복명, 복통이 있다.

④ 부작용인 구토와 복통을 경감시키기 위해서는 이기제 또는 구풍제인 향부자, 곽향을 배합하면 예방된다.

⑤ 수술 전 장관 세척에 사용한다.

⑥ 복부팽만이나 복수에 대한 작용은 감수와 유사하여 약능과 안전성이 좋다. 장관의 수분 정체를 몰아내는 데는 감수보다 완만하다. 양실증 수종에 사용한다.

⑦ 장시간 끓이면 효과가 없으므로 후하한다.

⑧ 노회와 비교

· 공통점 : 열증 변비에 사용한다.

· 차이점

ㄱ. 번사엽 : 음식물 정체로 인한 변비에 빈용

ㄴ. 노회 : 간의 열을 내리고 식적의 배변

사용량

완만한 사하에는 1.5-3g 강한 사하를 위해서는 3-9g, 분말이면 1.5-3g.

배합응용

· 번사엽 + 내복자, 지실, 후박 陳皮 = 대장의 숙변

· 번사엽 + 지실, 후박 = 열결변비

· 번사엽 + 내복자, 진피, 황련 = 음식물 정체로 복통, 변비

방합응제

번사엽음

3. 준하축수약

◆ 약물명: 견우자 牽牛子 QianNuiZi(라틴명 Pharbitidis Semen)

기원

· 메꽃과 Convolvulaceae의 나팔꽃 *Pharbitis nil*(= *Ipomoea nil* R.)

· 중국 : 메꽃과 裂葉牽牛 *Pharbitis nil* Choisy.

메꽃과 圓葉牽牛 *Pharbitis purpurea* Voigt

· 일본 : 메꽃과 *Ipomoea hederacea* Jacq.

메꽃과 *Pharbitis hedera* Choisy

메꽃과 *Ipomoea purpurea* L.

메꽃과 *Pharbitis hispida* Ch.

· 열매가 흰색(白丑)과 흑색(黑丑)이 있는데 약제로는 흑색을 사용한다. 그러나 현재는

약효의 차이가 없어 구별하지 않고 사용한다. 일본에서는 흑견우자(黑牽牛子), 백견우자(白牽牛子)라 한다.

처방명

나팔꽃씨, 牽牛, 黑丑, 白丑, 黑白丑, 二丑

성분

Pharbitin(3%, 수지배당체로 견우자 기름이라 한다), 지방유 약 11%, oleic acid, acetic acid, palmatic acid, stearic acid, linoleic acid 등 수지배당체인 pharbitin에 강한 설사 작용이 있다.

약리

1. 수지배당체는 물에 녹지 않는다.
2. 대장을 자극, 장액 분비를 증가시키고 대장을 수축시키고, 연동 운동을 항진시켜 수양변을 유발한다. 사하 성분인 pharbitin은 소장 내에서 담즙과 리파제에 의해 가수분해되어 알칼리염 ipuloric acid이 되어 대장을 강하게 자극하여 연동 운동 촉진, 분비의 증가, 장점막의 충혈에 의해 배변을 촉진한다. 일반적으로 복용 3시간 후부터 설사를 한다. 다량으로 사용하면 수양변을 보게 된다.
3. 이뇨 작용, 신장 기능 부활 작용. 세뇨관의 재흡수를 감소시켜 이뇨작용을 한다.
4. 장과 자궁의 수축 작용
5. 부작용은 구토, 복통, 점액혈변, 언어 장애, 혼수 등이다.

약성가

牽牛苦寒 利水腫 蠱脹痃癖 散滯壅

효능

· 성미 苦, 寒 有毒
· 귀경 肺, 腎, 大腸

약능

行水通便 消痰滌飮 殺蟲消積

주치

실증의 수종, 복수, 배뇨량 감소, 변비, 가래가 차서 호흡곤란, 기침, 얼굴 부종

고전문헌

- 명의별록 : 기를 내리고 다리부종, 감기 해독, 소변불리
- 본초강목 : 담음을 없애고, 대장의 기가 막히고, 풍사로 대장 변결

주의사항

(1) 허약자, 노인, 임신 중이면 금지한다.

(2) 복부팽만이 없거나 변비가 없으면 사용하지 않는다.

(3) 견우자는 양을 많이 쓰면(아동인 경우 30g 이상) 신경증상, 혈뇨, 점액혈변, 극심한 복통, 구토 등 중독 증상이 있다.

(4) 장기간 사용해서는 아니 된다.

(5) 파두 기름 croton oil과는 배합 금지한다.

임상적용

① 주로 축수, 소종에 사용 : 부종, 복수, 변비, 천식, 해수 등에 사용

② 축수소종에 사용할 경우 수종을 없애는 것과 보익하는 사하약과 보약을 동시에 사용하여 정기를 보하면서 사하를 시켜야 한다. 기를 보하면서 설사를 유도하든, 음을 보하면서 설사를 꾀하든, 축수 작용이 아주 강하므로 설사한 후에는 즉시 반드시 보해야 한다. 설사하면 복통이 따른다.

③ 소화를 돕고, 풍한을 없애고 발한 해열, 진통약으로 사용

④ 중추신경계를 흥분, 진정시키고 수분대사를 조절하여 체표의 독을 없애므로 두통, 발열, 상기, 감기, 신체 통증에 응용한다.

⑤ 이실열증으로 건강한 자의 축수, 소종, 복부팽만, 변비에 사용한다.

⑥ 간경변 복수에 사용한다. 이 경우 대황, 망초, 지실을 배합하여 3-4회 설사를 보게 한다.

⑦ 신성 부종에 사용한다. 만성신염의 부종에는 흑축 30-60g(성인)에 다른 축수약, 신을 보하는 따뜻한 본초(溫腎藥)를 배합한다.

⑧ 사하 작용이 강한 독성 본초에는 감수, 낭독, 대극, 속수자, 택칠, 파두, 피마자 등이 있다. 사하 작용의 강도는 견우자, 감수, 원화, 대극, 상륙 순서이다. 이와 달리 감수 > 대극 > 원화 > 견우자 순서로도 본다.

⑨ 처방 중에 이뇨, 구충 작용으로는 드물게 사용

⑩ 분말로 사용하면 그 작용이 강하다.

⑪ 30g 이상 사용하면 중독 증상이 나타난다. 곧, 설하신경 마비, 언어장애, 혼미, 구토, 복통, 설사, 혈뇨, 혈변 등이 유발된다.

⑫ 그 외 변비, 설홍소반태황, 구고, 소변불리가 있는 회충병에 사용한다.

⑬ 끓이면 약능이 감소된다.

사용량

일반적으로 가루는 1.5−5g, 경우에 따라 12−15g. 탕제는 24−30g까지 사용해도 좋다.

배합응용

· 견우자 + 대조, 생강 = 삼초에 기체로 인한 변비
· 견우자 + 정력자, 행인, 진피(陳皮) = 담음옹체로 호흡곤란, 기침, 얼굴부종
· 견우자 + 감수, 대극, 대조, 대황, 생강 = 복수

방제

견우산, 묘공십일환, 우랑환, 주차환, 팔미산기방

제 3 장

이기약
Herbs that Regulate the Qi

한의학에서 정(精), 기(氣), 신(神)의 작용이 중요하다. 현대 의학에서는 인체가 계(系 System), 장기(臟器 Organ), 조직(組織 Tissue), 세포(細胞 Cell)로 설명되는데, 한의학에서는 정, 기, 신이 강령(綱領)으로 세워졌다. 첫째, 정은 생리적인 난소와 정자를 포함하고, 생체의 음과 혈의 기초가 되는 것으로 생체를 구성하는 물질적 요소인 혈액, 단백질, 각종 호르몬과 효소가 포함되겠다. 현대 의학의 네 단계가 여기에 포함될 수 있겠다. 둘째, 신에는 생체의 항상성을 유지하기 위한 각종 정보 곧, 기관지 평활근의 cGMP(수축)와 cAMP(이완)의 조절 정보, 혈소판의 TXA_2와 PGI_2의 조절 정보, 소화기의 공격인자와 방어인자의 정보, 인슐린과 항인슐린(아드레날린) 정보, 전해질 평형의 정보 Electrolytic balance, 산, 염기의 평형 정보 Acid-base equilibrium, 혈압의 높낮이 정보, 세뇨관의 나트륨과 칼륨의 정보, 세포 간의 각종 정보, DNA 복제 정보 등이 상정된다. 또한 넓게는 정신까지도 포함되겠다. 한편, 기의 생산은 세포 속으로 들어간 당분이 미토콘드리아에서 ATP(아데노신삼인산 Adenosine Triphosphate) 곧, 인체의 기능에 불가결한 에너지를 생산하는 것으로 설명될 수 있겠다.

한의학에서는 이 기의 종류를 부모로부터 물려받은 발육 상태와 태어난 후 음식물에 의해 획득되는 것으로 나뉘었다. 출생 후 획득되는 기는 폐에 들어온 산소와 음식에 의한 영양물질이 결합되어 당분이 생성되고, 이 물질이 미토콘드리아에 들어가서 만들어지는 기를 원기라 하고 이 원기는 다시 호흡을 주관하는 종기, 생식과 성장을 주도하는 진기, 각 장부가 가진 고유의 기와 생체를 피부에서 방어하는 림프액인 위기와 혈액의 활동을 통제하는 영기로 나뉜다. 이렇게 발생된 기의 생리는 추동 작용, 온후 작용, 방어 작용, 고섭 작용, 기화 작용, 영양 작용 등인데, 이러한 기의 작용이 정상적으로 작동되지 않는 경우, 병리는 기허, 기체 그리고 기역으로 나뉘어 설명된다. 기체에 적용되는 용어로서 조기(調氣)에는 행기와 강기가 포괄된다. 행기는 이기라고도 하는데 이는 정체된 기가 잘 움직이도록 하는 것이다. 주로 기체가 발생된 경우에 사용되는데 간기체의 병리에, 치법으로는 소간(疏肝) = 서간(舒肝) = 소간이기(疏肝理氣) = 설간(泄肝) = 벌간(伐肝) = 억간(抑肝)이라는 용어가 사용되고, 기역 증상인 위기상역, 위기불화, 폐기상역 등에는 강기(降氣 = 위로 올라오는 기를 아래로 내리는 작용), 강역(降逆), 순기(順氣), 하기(下氣 = 주로 하초의 기 : 방귀) 등이 치법 용어로 사용된다.

이기(理氣)라 함은 어떤 병인에 의해 장애를 받은 장기의 비정상적인 생리 기능(氣)을 원활하게 조절하고 다스린다(理)는 뜻이다. 한의학에서는 기(에너지)와 혈액의 순환이 원활하지 못하면 통증이 유발된다고 본다(不通卽痛). 그러므로 정체된 기는 통증을 동반한다는 의미가 된다. 이기약은 주로 복부와 흉부의 기능 실조(氣滯)와 그로 인하여 유발된 통증에 사용되는 본초이다. 기의 병증인 기허증과 기함증은 보기약에서 다루어지고, 기체증과 기역증은 이기약에서 취급된다.

기체의 증상은 스트레스, 부적절한 식생활, 외상 등으로 장부나 경락의 생리 기능이 원활하지 못하여 가슴이 답답하고 괴롭고 아프며, 통증 부위가 이리 저리 옮겨 다니며, 시간에 따라 통증의 정도가 변하는데, 트림, 가스 배출 등으로 통증이 경감되는 경우가 있다. 이런 증상은 자율신경의 긴장에 의해 장관에 가스가 정체되고 평활근 경련이 발생된 경우에 자주 볼 수 있는 증상이다. 이런 증상은 자율신경의 항진을 진정(소간)시킴으로써 개선된다.

기역증은 기의 상하 운동이 실조된 경우로 기가 위로 치밀어 오른다는 의미에서 기기상역(氣機上逆)이라고도 한다. 이 기기상역증은 다시 폐기상역, 위기상역, 간기상역, 간기횡역으로 나눌 수 있다. 폐기상역 또는 폐기옹체는 호흡된 공기가 감기나 담음에 의해 구강으로 올라오는 증상으로 기침, 가래, 천식, 호흡곤란 등이 주요 증상이며 더불어 가슴이 막힌 것 같은 느낌 등이 동반된다. 현대 의학에서는 기관지염, 기관지 천식, 폐기종 등에서 자주 나타나는 증상이다. 치료법은 올라오는 기침과 천식을 내리는 강기정천이며 침향, 단향 등이 사용된다. 둘째, 위기상역 또는 비위기체는 한랭한 음식을 섭취하거나, 식체, 또는 간기울결로 소화 기능이 방해받아 소화기계 특히, 위장의 생리 기능이 실조된 것을 뜻한다. 증상은 상복부가 팽만되어 아프고, 트림, 신물(위액)이 올라오고, 메스껍고, 구토하며, 설사 또는 변비 증상이 나타난다. 이는 소화불량증, 신경성 위장염, 만성위염, 소화성 궤양 등에서 자주 볼 수 있는 증상이다. 치료법은 기의 순환을 이롭게 하여 막힌 것을 없애는 행기도체로 목향, 진피, 지실 등이 사용된다. 마지막으로, 간기상역은 간울, 기울, 간기울결, 간기울체, 간울기체라고도 표현된다. 주로 정서적인 문제로 스트레스, 우울, 분노와 성냄 등의 원인으로 인하여 정신신경계(간기 肝氣)의 기능이 항진된 상태이며, 증상은 흉협이 답답하고 아프며, 식욕 감퇴, 신물을 토하고, 우울증, 히스테리 반응, 불안, 생식기 통증, 월경의 비정상, 두통, 현기증, 이명, 의식장애 등이며 주로 발열을 동반하는 증상이다. 이러한 간기상역 증상은 만성간염, 신경성위장염, 신경쇠약, 자율신경 실조증 등에서 상견된다. 치료법은 울체되고 항진된 중추신경의 항진을 억제하는 소간, 행기, 해울이며, 향부자, 지각, 오약 등이 사용된다.

이를 요약하면 다음과 같다.

자율신경 항진	··············	기체	··············	기체의 진정
기의 통과 장애	··············	기역	··············	중추신경계
호흡기계	··············	폐기상역		
소화기계 통과 장애	··············	위기상역 간기상역 간기횡역	··············	위기불화 중추신경계

기체와 기역 증상의 분류를 토대로 이기약을 분류하면 다음과 같다.

기약	기의 진정	간기상역	정신신경성 스트레스, 우울(간의 소설기능 실조)			향부자, 천련자, 청피(약능이 강하다)
			스트레스, 우울, 월경			향부자
	기의 통과 조절	폐기상역	흉복부, 비만감, 폐쇄감, 동통			해백
			흉복부의 폐쇄성 정체감 특히 위한성 기체형 동통			단향
			천식성기역	위장계의, 허한성, 병태로, 오심구토, 복통		침향
			진정, 활혈화어			강향, 매괴화*
		위기상역 (위기불화)	기체			향부자, 청피, 매괴화*
			위장통	생리통	신허로, 빈뇨, 야뇨	오약
			신경성 스트레스성 억울			목향, 오약, 불수*, 해백, 단향
		위기상역				천련자, 진피
			오심구토, 재채기			시체*
		위기상역 (통과장애)				지실, 지각, 진피
			이뇨, 부종			대복피
			담습, 상복부가 그득한 느낌			지실
			흉복부 비만감			지각(약능은 완만)
			복부팽만, 담습		오심구토	진피
			스트레스			목향, 불수
			식중독	복통	오심구토	강향

한편, 약능에 의한 분류는 다음과 같이 요약된다. 곧, 행기화담약, 신온이기약, 고한이기약, 이기활혈약이다. 행기화담 약능이 있는 본초에는 지각, 지실, 불수 등이 있고, 신온이기의 약능에는 단향, 목향, 오약, 향부자 등이 있다. 고한이기 약능에는 천련자, 이기활혈약에는 강향, 구괴화, 현호색 등이 해당된다. 또 이기 약능이 있는 다른 본초에는 내복

자, 대복피, 몰약, 백두구, 빈랑자, 사인, 소엽, 시호, 아출, 울금, 유향, 정향, 천궁, 후박 등이 있다.

이를 분류하면 다음과 같다.

온신행기	산한	....	오약
	비위허한	....	침향
흉중기체		....	단향
	화담	....	귤홍
	한담	....	해백
	지구	....	시체
간기울결		....	천련자
	이기 조경지통	....	향부
	파기	....	청피
	비위기체	....	불수
비위	조습 지구	....	진피
	파기 화담	....	지실
	행기 관중	....	지각
	건비	....	목향
	이수소종	....	대복피

이기약을 병증과 작용부위 그리고 각 증상에 따라 표로 나타내면 다음과 같다.

	병 증				작 용 부 위					증 상						
	비위기체	간기울결	위기상역	기체어혈	흉부	계륵부	위	배꼽	소복부	설사	월경부조	스트레스	월경통	중기하함	식적	해수담
단향					+		+									
대복피	+															
로로통				+							+					
매괴화		+		+		+					+					
목향	+						+	+		+					+	
불수					+					+						+
소엽	+															
시체			+													
여지핵									+				+			
오약		+					+	+	+				+			
육종용	+															
정향			+													
지각	+				+		+	+		+				+	+	
지실	+			+	+		+	+		+				+	+	
진피	+		+		+					+						+
천련자		+				+			+				+			
청피		+				+									+	
침향			+						+							+
향부자		+		+		+	+		+			+	+	+		
해백					+					+						
현호색				+	+								+			
후박	+															+

이기약을 사용할 경우에 유의해야 할 사항은 다음과 같다. 이기약은 기체증에 사용되는 본초이므로 기허증에 사용될 경우에는 보기약이 배합되어야 한다. 이기약은 신온화습 본초가 많다. 신온화습약은 기의 순환이 과도하여 기를 손상시키고 체액을 소모시키므로 음허로 열이 많으면(陰虛火旺) 사용을 금지하며, 임신 중이거나, 기체와 음허증이 병존하면 신중해야 한다. 또한 방향성이 있는 본초이므로 장시간 달이면 약효가 소실된다.

1. 진정약

1-1. 간기상역

◆ 약물명: 천련자 川楝子 ChuanLianZi(라틴명 Meliae Toosendan Fructus)

기원

· 멀구슬나무과 Meliaceae 멀구슬나무 *Melia toosendan* Sied. et Zucc.
· 위품: 중국산 멀구슬나무과 고련자 *Melia azedarach* L.가 천련자로 유통되는 경우가 있다. 이 위품의 고련자 열매를 10알에서 70알 정도 먹으면 급성 중독성 간염, 호흡곤란, 사지 마비, 간헐적 경련, 혈압상승이 나타난다. 대한약전외 한약생약규격집에는 이 고련자 *Melia azedarach* L.를 정품으로 규정하고 있다.

처방명

멀구슬나무열매, 소태나무 열매, 연실, 金鈴子

성분

Triterpenoid : Toosendanin, sendanin, melianone, melianol, nimbolin A, B, gedunin, kulinone, kulolactone, meliantriol

휘발성

지방산 : 초산, caproic acid, meliatoxin A1, 2 B1, 2. amoorastatin, amoorastatone, toosendansterolαβ, azaridine, resin

약리

1. 소화기계 작용 : 위장을 자극한다. Toosendanin은 장관의 수축을 강하게 한다.
2. 항종양 작용 : 종양 세포에 대해 억제 작용, Hela 세포를 억제 작용하며, 자궁경부암(JTC-26)에 대하여 90% 이상으로 억제 작용한다.
3. 항균 작용 : 황색포도구균에 대하여 억제 작용이 있다. 항박테리오파아제 작용이 있다. 그러나 대장균에는 효력이 없다.
4. 구충 작용 : Vanillic acid, coumarine은 회충, 요충에 대하여 구충 작용이 있다.
5. 항미생물 작용 : 모기 유충에 대하여 살충 작용이 뛰어나다.

약성가

棟子味苦 治傷寒 膀胱疝氣 收濕安

효능

· 성미 苦, 寒, 微毒
· 귀경 肝, 心包, 小腸, 膀胱

약능

行氣止痛 淸熱燥濕 殺蟲止痛

주치

스트레스로 위통, 하복통, 종창, 생식기 가려움증, 회충, 흉협창통

고전문헌

· 신농본초경 : 온병과 감기로 인한 고열로 발병된 정신 이상(煩狂)을 치료하고, 기생충을 죽이고, 온병을 치료하며, 소변이 잘 나오게 한다.
· 본초강목 : 모든 하복부 통증과 기생충 질환 및 치질을 치료한다.

주의사항

(1) 천련자를 복용하면 변이 물러지므로 소화기능 허약(비위허한)으로 죽상변이 있으면 사용하지 않는다.
(2) 간장 장애, 위장 장애, 근무력증, 우울증이 나타날 수도 있다. 등속 식물인 고련자에는 독이 있다. 중독 증상은 오심, 구토, 설사, 호흡 곤란, 심장의 동계 등이 있으며 독성이 심하면 심장의 동계로 사망한다.

임상적용

① 열증 복통에 사용한다. 진통 효과가 강하다.
② 천련자는 스트레스(간기울결)로 인한 복통, 협통이 있고 화가 나는 간화항성을 동반한 증상에 사용한다. 간기울결의 증상은 팽창된 통증, 심한 통증, 간헐적 통증 등이 특징이다. 간화항성은 만성간염에서 흔히 나타나는 간장 부위의 통증, 통증 부위에 열증이 있는 것인데 이 경우 천련자로 소간청열, 해울지통한다. 간화항성의 증상은 간기울결 증상에 덧보태어 초조감, 수면장애, 식욕 감퇴, 설강맥현삭 등이다.

③ 간기울결에 의한 협통에는 천련자가 청피보다 효과가 강하다.

④ 스트레스를 해소하고 소화불량을 해소하는(疎肝和胃) 처방에 천련자를 첨가하여 사용해도 된다.

⑤ 산통에 사용한다. 음낭 수종, 부고환염, 소장헤르니아 등에 의한 국부 통증, 배꼽 주위로 방사통이 있는 증상에 사용한다. 천련자는 약성이 한성이므로 신온약을 배합한다.

⑥ 다량으로 복용하면 설사한다.

⑦ 두부 백선에 사용한다. 천련자를 노랗게 변할 때까지 빻아 분말을 내어 돼지 기름으로 연고를 만들어 환부에 붙인다. 천련자는 두발의 모근을 무르게 하여 백선균을 억제하는 효과가 있다.

사용량

일반적으로 3–10g. 다량으로 사용해서는 아니 된다.

배합응용

· 천련자 + 오매 = 구충
· 천련자 + 빈랑자 = 구충
· 천련자 + 산초 = 구충

방제

고련환, 금영자산, 당귀사역탕, 촉매탕

◆ **약물명 : 청피 青皮 QingPi(라틴명 Citrii Unshiu Immaturi Pericarpium)**

기원

귤과 Rutaceae 귤나무 *Citrus Citrus unshiu* Markovich 의 푸른 미성숙 열매껍질

처방명

푸른귤껍질, 青橘皮, 青柑皮

성분

· 정유: D-limonene(주성분), citral, α,β-pinene, α-humulene, β-sesquiphellandrene, α-humelenol acetate, β-elemol, myrcene, linalool, α-cubebene, β-elemene, α-cubebene, α-thujene, α-terpineol

· 그 외 : Hesperidin, myoinoisitol, 비타민B$_1$

약리

1. 정신신경계의 항진을 해소(疏肝破気) 한다. 기가 맺힌 것을 풀어 준다.

2. 건위 작용은 진피와 동일하다.

3. 소화 안 된 음식물을 제거(행기, 化滯)하는 작용은 진피보다 강하다.

4. 발한, 거한 작용도 있다.

5. 위장 평활근의 경련성 수축 억제

6. 거담 작용

7. 이담 작용

8. 심혈관에 작용 : 혈압 상승 작용이 있으나 경구 투여에서는 승압 작용이 없다.

9. 항쇽크 작용 : 정맥 투여하면 혈압 상승이 강하다.

10. 심근 수축 작용

11. 진피와 그 작용이 동일하다.

약성가

靑皮苦寒 攻氣滯 平肝安脾 下食劑

효능

· 성미 苦, 辛, 溫

· 귀경 肝, 胆

약능

疏肝破氣 散積化滯

주치

스트레스로 인한 협륵창통, 유방 창통, 소장산기에 사용하며, 음식물 정체로 복통, 딸꾹질에 사용한다.

고전문헌

본초강목 : 가슴에 기가 뭉쳐져서 위로 치솟는 증상을 치료하고 협륵궁과 하복부의 극심

한 통증을 치료한다. 유방이 부은 것을 풀어주고 간담에 기가 울체된 것을 소통시켜주며 폐에 기가 막힌 것을 소통시킨다.

주의사항

(1) 기허로 인해 땀이 많은 경우 다량으로 사용하면 아니 된다.

(2) 땀이 많은 자는 신중해야 한다.

(3) 임신 중에는 신중해야 한다.

임상적용

① 소화불량, 수술 후의 복만감에 사용한다.

② 가슴과 옆구리가 부풀어 올라 아플 때에 사용한다.

③ 음식이 소화가 안 되어 더부룩한 증상에 사용한다. 진피만으로는 효과가 적으므로 청피를 배합하여, 위장 연동 운동을 촉진하여 소화를 돕고, 팽만감을 없앤다(破氣 散積).

④ 만성간염, 담낭염, 담석증에 사용

⑤ 기관지 천식

⑥ 쇼크 상태에 사용

⑦ 유선염, 유방결핵에 사용한다.

⑧ 성숙 과피는 진피(陳皮), 지피(枳皮), 진지피(陳枳皮)라 하고, 지실과 지각은 미성숙 열매를 자른 것이다.

⑨ 진피와 비교는 그 항을 보라.

⑩ 향부자와 비교는 해당 항을 보라.

사용량

일반적으로 3-6g

배합응용

· 청피 + 별갑, 청피, 만삼 = 간종대

· 청피 + 시호, 향부자, 울금, 오약, 목향 = 간기울결로 흉협통

· 청피 + 시호, 울금, 백작 = 간기울결로 인한 계륵통

· 청피 + 향부자, 진피 = 유방 창통

· 청피 + 소회향, 오약, 천련자 = 소복통, 고환염

· 청피 + 삼릉, 아출, 울금, 단삼 = 어혈기체증

· 청피 + 산사, 신곡, 맥아, 빈랑자 = 음식물 정체

방제

가미사칠탕, 가감소요산, 가미사백산, 시호소간산, 지박이청탕, 청비음, 청피환

비고

수치법 生用 혹은 醋炒(肝)

◆ 약물명 : 향부자 香附子 XiangFuZi(라틴명 Cyperi Rhizoma)

기원

동방사니과(사초과) Cyperaceae 향부(莎草) *Cyperus rotundus* L.의 뿌리

처방명

사근, 香附, 약방동사니, 莎草香附子

성분

Pinene, cineol, camphene, limonene, cyperene, cyperol, α-cyperene isocyperol, sugeriol, rotunol, epirotunol, protocatechuic acid, ferulic acid

약리

1. 소화기계 작용 : 장관 평활근 이완 작용. Papaverine과 유사한 작용

2. α-cyperene은 기관지 평활근 경련 이완으로 천식을 해소한다.

3. 신경계 작용 : 진통, 진정 작용(疏肝理氣, 調經止痛)

4. 소염 작용 : 다리 부종에 대한 항염증 작용

5. 자궁 평활근 수축 억제 작용

6. 여성호르몬성 작용

7. 항히스타민, 항바륨 작용

8. 진통, 진정, 해열 작용

9. 제토 작용

10. 강심 작용 : 심박수 감소 작용

11. 강혈압 작용

12. 간 기능을 강화하여 만성간염을 치료한다. 급성간염에는 효과 없다.

13. Chlorophyll은 항암 작용을 한다.

14. Protocatechuic acid, ferulic acid는 항산화 작용을 한다.

15. 항균 작용 : Luteolin에는 항바이러스 작용이 있다.

약성가

香附味甘 消宿食 開鬱調經 痛可息

효능

· 성미 辛, 微苦, 平
· 귀경 肝, 三焦

약능

疏肝理氣 調經止痛 理氣解鬱

주치

간기울결, 위장의 소화기능 부전, 상복부와 흉부의 팽만감, 담음으로 인한 명치부의 결림, 생리불순, 대하가 멈추지 않는 데 사용

고전문헌

· 명의별록 : 가슴 속의 열을 제거한다. 피부와 체모를 잘 자라게 한다. 수염과 눈썹이 자란다.
· 본초강목 : 전염성 감기를 몰아낸다. 삼초를 순조롭게 하며 육울증(六鬱症), 식체, 배가 팽만하게 붓는 증상, 각기병, 온 몸이 아픈 증상, 종기, 기타 부스럼, 토혈, 변혈, 혈뇨, 여성의 붕루와 대하, 생리불순, 출산 전후의 모든 질환을 치료한다.

주의사항

(1) 음허열, 내열, 월경이 빈번하게 나타나면 사용불가
(2) 매운 맛이 있어 장기간 사용하면 기혈이 손상된다.

임상적용

① 기체로 인한 통증에 사용한다.

② 간기울결로 인한 생리불순, 생리통에 사용한다. 여성 갱년기에 사용한다.

③ 정서불안, 감정 불안, 히스테리 증상 등 정신적 긴장감에 사용한다.

④ 기체로 인한 상복통에 덧보태어 탄산, 구토, 애기, 식욕 감퇴 등(신경성 위장염, 십이장궤양, 만성위염에서 나타난다)이 있을 때 사용한다.

⑤ 향부자, 사인은 복부 음식물 정체 또는 기체를 풀어 준다.

⑥ Pinene, camphene, limonene, cyperene 등, 방향성분이 있는 본초는 신경정신에 사용하며, 이를 기의 약이라 한다.

⑦ 목향, 향부자, 오약의 비교

· 공통점 : 비위의 기체로 인한 가슴과 복부가 팽만되어 아픈 데 사용한다.

· 차이점

ㄱ. 목향 : 행기관중하는 작용이 있어 위장관의 기체를 조절하여 복부 팽만, 복통, 설사 등 위장과 장관의 기체에 응용한다.

ㄴ. 향부자 : 소간해울과 조경지통의 작용으로 협통, 생리통에 응용한다.

ㄷ. 오약 : 하초의 기를 잘 돌게 하고 간신의 기체를 해소한다. 목향보다 그 약능이 약하다.

⑧ 청피와 비교

· 공통점 : 스트레스를 없애고 통증을 제거한다.

· 차이점

ㄱ. 향부자 : 행기력은 약하다. 기체에 의한 복부팽만감에 사용한다. 여성의 스트레스로 인한 유방 통증이나 생리불순에 다용한다.

ㄴ. 청피 : 향부자보다 행기력이 강하다. 음식물 정체에 주로 사용한다. 지통 작용도 뛰어나다.

사용량

6-9g

배합응용

· 향부자 + 창출 = 간기와 위기의 조화, 소화촉진

· 향부자 + 천궁 = 두통, 코막힘, 고열, 사지동통

· 향부자 + 당귀 = 생리불순

· 향부자 + 사인 = 위기능 향상

· 향부자 + 소엽 = 정신불안 증상 : 기체로 인한 울체증, 가슴답답, 두통

· 향부자 + 시호 = 간기울결로 인한 흉협통, 기의 상역, 두통, 어깨와 목의 긴장과 통증

방제

궁귀조혈음, 궁귀조혈음제일가감, 내소산, 만보회춘탕, 분소탕, 실소산, 여신산, 오적산, 이출탕, 자음지보탕, 죽영온담탕, 천궁다조산, 청량환, 칠제향부환, 향부궁귀탕, 향부산, 향부선복화탕, 향부자팔물탕, 향사양위탕, 향사육군자탕, 향사평위산, 향소산

2. 기의 통과 조절

2-1. 폐기 상역

◆ 약물명: 침향 沈香 ChenXiang(라틴명 Aquilariae Lignum)

기원

· 팥꽃나무과 Thymelaeaceae 침향 *Aquilaria agallocha* ROXB의 흑갈색 수지를 포함하는 목재를 건조 가공한 것. 이 수지는 충해나 인공적으로 생긴 껍질의 상처에서 분비되어 장기간 축적되어 생긴 것이다. 독특한 향기가 있어 침향이라고 명명되었다.

· 중국산 : 팥꽃나무과 백목향(침향) *Aquilaria sinensis*(Lour.) Gilg.

      (라틴명 : Aquilariae Resinatum Lignum)

처방명

沈香片, 沈香屑

성분

정유 : Benzylacetone, p-methoxybenzylacetone

약리

1. 사람의 결핵균을 아주 강력하게 억제하며, 장티푸스균, 이질균에도 강한 억제 작용이 있다.

2. 진통, 진정 작용 : Benzylacetone, p-methoxybenzylacetone에 진통, 진정 작용이 있
   다.

약성가

沈香煖胃 兼逐邪 降氣衛氣 功難加

효능

· 성미 辛, 苦, 微溫
· 귀경 脾, 胃, 腎

약능

降逆調中 溫中納氣 行氣止痛

주치

갑작스런 기침, 호흡곤란, 구토, 복부 팽만감, 신양허로 냉증이 있어 허리와 무릎의 무
력, 정력 감퇴, 신경성 빈뇨, 신경성뇨도염, 대장허로 변비

고전문헌

· 명의별록 : 풍수(風水)로 인한 종창을 치료하고 나쁜 기운을 없앤다.
· 본초강목 : 상열하한의 증상을 치료하고 기가 위로 치솟는 증상, 천식, 대장이 허해서
  생기는 변비, 기울 혹 기허로 인하여 소변이 방울방울 떨어지는 증상을 치료한다. 남성
  의 양기 부족으로 인한 불임을 치료한다.

주의사항

기허하함, 음허화왕에는 사용하면 아니 된다.

임상적용

① 하복부통증에 사용한다. 양허로 혈액 순환이 나빠서 생긴 하복부통, 하복 부에 가스
   가 차고 냉감이 있을 때(생리불순 등에서 나타나는 증상)에 사용한다.
② 폐기옹체(기관지천식 등에 나타나는) 천식의 보조약으로 사용한다. 고인은 침향에는
   기침을 멈추게 하는(降逆平喘) 약능이 있어 호흡곤란에 유효하다고 하였다.
③ 위한에 의한 애역, 구토(급성위염 등)에 사용한다. 이 경우 침향을 건위제로 사용한다.
④ 침향과 육계의 비교

· 공통점 : 침향과 육계는 모두 허한에 의한 순환 불량(기체혈어)으로 생긴 하복부 통증에 효과가 있다.

· 차이점

ㄱ. 침향은 이기 약능이 있어 위장 기능 회복에 사용한다. 기체에 사용한다.

ㄴ. 육계는 성미가 따뜻하여 혈액순환을 촉진(散寒)한다. 양허에 사용한다.

	공통점	허한	이기	행기	위기능회복	혈액순환	하복부 통증
침향	순환불량	+	+	-	+	-	+
육계	(기체어혈)	+	-	+	_	+	_

사용량

일반적으로 1-3g. 물에 담가 울어난 물을 사용하거나 끓일 때는 후하한다.

배합응용

· 침향 + 사인 = 위장을 데우고, 상충한 기를 내린다.

· 침향 + 목향 = 정체된 기를 돌리고 경락을 활성화한다.

방제

고총침환, 고침부탕, 침향강기산, 침향계부환, 침향교태환, 침향도기탕, 침향목단환, 침향별갑단, 침향빈랑환, 침향산, 침향석곡탕, 침향승강산, 침향심장환, 침향여금단, 침향자석환, 침향전환, 침향정기환, 침향천마탕, 침향청심환, 침향호박산, 침향호박환, 침향화기환, 침향환

◆ 약물명: 해백 薤白 XieBai(라틴명 Allii Macrostemoni Bulbus)

기원

백합과 Liliaceae 산달래 *Allium macrostemon* Bge. 또는 산부추 *Allium bakeri* Regl.의 비늘 줄기. 염부추 *Allium chinense* G. Don

처방명

돌달래, 달래, 큰달래, 들달래, 산부추, 野蒜, 薤根, 薤白頭

성분

Scorodose, alliin, diallyl, adenosine, daucosterol

약리

1. 평활근 경련을 억제한다. 늑막염, 협심통 등에 사용한다.
2. 관상동맥의 혈액 순환을 개선하여 협심통 발작을 억제한다.
3. 소화 기능을 개선한다.
4. 항균 작용
5. Adenosine은 항혈전 작용, 항류마티스 작용이 있다.
6. Daucosterol은 전립선 비대증을 완화한다.

약성가

韭菜辛溫 除胃熱 能治骨鯁 淸瘀血

효능

· 성미 苦, 辛, 溫
· 귀경 肺, 胃, 大腸

약능

溫中通陽 下氣散結

주치

담탁으로 인해 흉통, 천식, 해수, 흉배통, 설사, 산후 설사, 혈변이질

고전문헌

· 신농본초경 : 금속으로 베인 상처를 치료한다.
· 명의별록 : 한열과 수종을 없애고 중초를 따뜻하게 하여 맺힌 것을 푼다.
· 본초강목 : 소음병으로 인한 궐역, 설사 및 가슴이 저리고 찌르듯 아픈 증상을 치료한다. 기를 하강시키고 어혈을 제거하며 임신 상태를 안정시킨다. 양기를 보충하여 남성의 성기능을 돕는다.
· 약징 : 주치 심흉통과 천식, 기침과 타액을 흘림, 겸하여 흉배통

주의사항

기가 막힌 것이 없으면 신중해야 한다.

임상적용

① 흉비에 대한 빈용약이다. 흉비란 주로 심장의 혈류가 정체되어 영양 공급이 아니 되어 생긴 병으로, 가슴에 압박감이 있고 뭉친 느낌이 있고, 기도의 폐색감, 흉배부의 날카로운 통증, 가슴과 등이 당기는 듯한 통증, 가슴과 옆구리 아래도 방사통 등이며, 호흡촉박, 호흡곤란을 동반하는 경우가 많다. 현대 의학으로는 협심증, 심장천식, 흉부의 복만감, 동통감, 폐쇄감 등의 증상이다.

《금궤요략》에는 이러한 증상을 간담습탁(肝痰濕濁)이 흉중에 정체되어 있는 것으로 보아 담을 없애는 데는 괄루를 배합하여 괄루해백백주탕, 괄루해백반하탕, 지실해백계지탕을 사용하였다.

② 만성 설사, 이급후중, 복만감, 동통 등에 사용한다.

③ 체질이 비만하고, 근육에 긴장이 없고 물렁물렁하면 비록 가슴에 기가 막혀 답답하고, 호흡이 촉박한 증상 등이 있어도, 괄루자나 해백을 사용해서는 아니 된다. 이 경우는 장중경의 치료 원칙에 의거, 건강, 백출, 복령, 행인, 감초를 사용하는 것이 좋다.

④ 경방 : 흉부의 긴장을 완화하여 흉비를 치료한다. 또 지사 작용에 사용한다. 하초와 대장의 기체를 배설하며, 명치부의 더부룩한 증상을 치료한다.

⑤ 해백, 괄루자, 지실과 비교

· 공통점 : 흉통과 복통을 치료한다.

· 차이점

ㄱ. 지실 : 흉통보다 복통이 더 심하다.

ㄴ. 괄루자 : 명치부를 압진하면 통증이 있다.

ㄷ. 해백 : 흉복통이 지실보다 더 심하며, 통증이 등에도 나타난다. 가슴이 답답하고 아프지만 특정 부위가 아픈 데가 없이 전체적으로 아프다. 기침과 가래를 뱉고, 숨이 가쁘고, 이급후중이 있다.

사용량

일반적으로 9-18g

배합응용

· 해백 + 괄루근 = 흉비치료의 기본 배합, 흉부의 긴장 완화, 호흡곤란, 흉통을 치료

· 해백 + 감초 = 설사

· 해백 + 단삼, 홍화, 적작 = 흉비가 있으면서 어혈이 정체된 증상

방제

괄루해백백주탕, 괄루해백반하탕, 지실해백계지탕

2-2. 위기불화

◆ **약물명 : 목향 木香 MuXiang(라틴명 Aucklandiae Radix)**

기원

· 국화과 Compositae 목향 *Aucklandia lappa* Decne.(= *Saussurea lappa* Clarke 雲木香)의 뿌리를 건조한 것. 이 식물은 멸종위기 식물로 금지되어 있어 다른 식물이 대용된다. 중국산 唐木香에는 여러 가지 기원의 식물이 포함되므로 조심해야 한다.

· 중국산 : 국화과 Compositae 토목향(土木香) *Innula helenium*
　　　　　국화과 Compositae 천목향(川木香) *Vladimiria souliei*

· 위품 : 쥐방울덩굴과 Aristolochiaceae 청목향 *Aristolochia debilis* Sieb. et Zucc.

· 쥐방울덩굴과 Aristolochiaceae 청목향 *Aristolochia contorta* Bunge이다.

· Aristolochia 속 식물에는 신장 독성, 발암 물질, 변이원성이 있다. 중국에서는 2003년 11월 4일 행정원 위생서 공고에서 광방기, 청목향, 관목통, 마두령, 천선등 등을 사용금지 시켰다(고시번호 0920002350호). 미국에서는 2001년부터 사용금지 되었다. 동일한 기원 식물 중 열매는 마두령, 줄기와 잎은 천선등, 뿌리는 청목향이다. 이는 독성이 있어 금지품목이다. 한국에서 유통되는 목향은 대부분 청목향이며, 사용금지 품목이다. 당목향 = 산두근 = 마두령 = 청목향 = 금쇄시 = 만초는 동일 식물이다.

· 운목향을 옛날에는 청목향이라 했는데 쥐방울과의 청목향과는 다른 식물인데 명칭의 동일함에 미혹되어 현대에는 독성이 있는 쥐방울과 위품을 정품인 운목향으로 사용하는 경우가 많으므로 조심해야 한다.

처방명

土木香, 唐香, 雲木香, 五香, 蜜香

성분

· 정유 : Aplotoxene, costus lactone, costusic acid, costol, linalool α, β-cyclocostunolide, dehydecostuslactone inulin, camphene Alkaloid : Saussurine, Sterol : Stigmasterol, betulin

· 유기산 : Palmitic acid, linderic acid

· 그 외 : Alantolactone, isoalantolacrine, isozaluzanin C, costunolide

약리

1. Costunolide는 담즙 분비 촉진

2. 항균 작용, 항진균 작용 : 포도상구균, 연쇄상구균, 대장균에 강하여 세균성 장관 질환에 유효하다.

3. 항암 작용 : Costunolide

4. Saussurine에는 평활근 이완 작용이 있는데 특히 기관지 평활근에 작용하여 기관지 확장 작용이 있으므로 천식, 거담에 사용한다. 이 작용은 약하나 지속적이다.

5. Saussurine은 장관 평활근 경련을 억제하고 가스 배출을 촉진한다.

6. 소화관의 혈관을 확장하여 혈액 순환을 촉진한다.

7. 미주신경을 자극하여 장관의 수축과 연동 운동을 촉진한다.

8. 복통, 설사를 멈춘다.

9. 소량으로는 심장의 흥분 작용, 대량으로는 억제 작용

10. 부정맥을 정상으로 만든다.

11. 중추신경 억제 작용

12. 이뇨 작용 : 신장 사구체 혈류를 증가시켜 이뇨 작용

13. 혈압 상승 작용 : 약하나 지속적인 혈압 상승 작용이 있다.

14. 항혈소판 응집 작용

15. 소장 내용물 수송을 촉진한다. 활성 성분은 costunolide, dehydrocostus lactone이다.

16. 노에피네피린에 의한 수축에 대해 길항한다.

17. 스트레스성 위궤양을 예방(sauddureamine)한다.

약성가

木香微溫 能和胃 行肝瀉肺 散滯氣

효능

- 성미 辛, 苦, 溫
- 귀경 脾, 大腸

약능

行氣止痛 健脾消食 溫中和胃 止痢

주치

위장의 냉증으로 복부의 팽만, 더부룩한 증상, 통증, 구토, 설사

고전문헌

- 신농본초경 : 전염병, 기억력 개선, 소변 찔끔
- 명의별록 : 기를 보하고, 냉증, 학질

주의사항

(1) 청목향의 성분 중에는 발암성 물질이 있기 때문에 사용하면 아니 된다. 청목향의 성분인 aristolochic acid에는 신독성, 발암성, 변이원성이 있기 때문에 사용불가하다.

(2) 구건, 갈증이 나고, 변비 등으로 열이 있으면 사용불가하다.

(3) 일반적으로 음허혈열에는 사용해서는 아니 되나 부득이 사용해야 할 경우에는 익기자음제를 첨가하여 목향의 맵고 체액을 소모시키는 성미를 약화시킬 필요가 있다.

임상적용

① 복통, 설사의 빈용약이다.

② 복통에 사용한다. 위장의 연동 운동을 정상화시키므로(行氣滯) 소화불량이나 기생충으로 인한 복부팽만으로 인한 통증에 효과가 있다.

③ 소화불량에 사용하면 소화촉진, 식욕증진(醒脾開胃), 음식물의 위장 정체로 인하여 구토, 설사하는데 사용하며, 스트레스 궤양에 사용한다.

④ 이질, 급성 세균성 설사에 사용한다. 이급후중, 복부 팽창으로 괴로운 증상에 적합하다. 일반적으로 일본 목향이 좋다. 출혈성 설사, 이급후중 등 세균성 설사에 사용한다. 설사 처방에 목향 1.5-3g를 첨가하면 지통, 지사 작용이 강해진다.

⑤ 행기도체, 지통, 지사에는 분말을 사용하는 것이 효과가 더욱 좋다.

⑥ 기관지 천식에 사용한다. 기관지 확장 작용을 이용한다.

⑦ 습진에도 사용한다.

⑧ 그 외 점액질이 많은 보익제에 목향을 첨가하면 소화가 촉진 된다.

⑨ 목향을 보익제에 첨가할 경우에는 후하한다.

⑩ 목향과 오약, 향부자와의 비교는 각각의 항을 보라.

⑪ 목향, 침향, 정향, 단향의 비교

· 공통점 : 신온방향성 약으로 행기지통 작용이 있다.

· 차이점

ㄱ. 목향 : 비위기체증에 빈용한다.

ㄴ. 정향 : 약성이 많이 따뜻하므로 비위허증에 빈용한다.

ㄷ. 침향 : 기를 내리는 작용이 강하다. 신양허에 다용

ㄹ. 단향 : 흉부와 위장의 한증 기체증에 빈용한다. 상초에 작용한다.

사용량

일반적으로 1.5-9g

배합응용

· 목향 + 산사, 청피 = 소화불량, 식욕부진, 복만창통

· 목향 + 진피 = 위아토니, 위하수, 구토, 식욕 감퇴

· 목향 + 빈랑, 황련 = 음식 정체, 팽만감, 복통, 설사, 이급후중

· 목향 + 오약 = 십이지궤양 복통

· 목향 + 인삼 = 위장 기능 회복, 위장 활동 촉진

· 목향 + 후박 = 음식 정체, 복부팽만감, 복통

방제

가미귀비탕, 곽향정기산, 괄루지실탕, 귀비탕, 분신기음, 목향빈랑환, 목향순기환, 목향정기산, 목향조기음, 분소음, 삼소음, 실비음, 여신산, 우슬산, 전씨백출산, 정향시체탕, 촉매탕, 향사양위탕, 향사육군자탕

◆ 약물명 : 오약 烏藥 WuYao(라틴명 Linderae Radix)

기원

· 녹나무과 Lauraceae 오약(천대오약) *Lindera strychnifolia* F. Vill. 뿌리

· 위품 : 새모래덩굴과 Menispermaceae 형주오약(衡州烏藥) *cocculos laurifolius*(본초 강목에 있는 본초)

처방명

天臺, 天臺烏藥, 臺烏藥, 烏藥片

성분

· Monoterpene : Linderol

· Sesquiterpene : Linderane, linderene lidesterne, linderazulene

· Alkaloid : Laurolitsine, magniflorine, higenamine

약리

1. 장관의 연동 운동 촉진, 장관 평활근 운동 촉진

2. 소화액 분비 촉진 작용

3. 진통 소염 작용 : 귀부종과 carrageenin 부종에 대한 항염증 효과

4. 항바이러스 작용

5. 지혈 작용

6. 심근 수축 작용, 혈액순환 촉진

7. 혈압 상승 작용

8. Boldine은 담즙 분비를 촉진. Borneol은 방향성이 있어 건위 작용이 있다.

약성가

烏藥辛溫 心腹脹 小便滑數 順氣暢

효능

· 성미 辛, 溫

· 귀경 脾, 肺, 腎, 膀胱

약능

順氣止痛 散寒溫腎 縮尿

주치

한사로 인한 기체의 여러 증상. 흉통, 복통, 위통, 하복통, 소변빈삭, 유미뇨

고전문헌

본초강목 : 기가 위로 치밀어 올라 실신한 데 사용한다. 각기병, 극심한 하복통, 기가 치밀어 오른 두통, 종창, 천식, 소변 빈삭, 백탁을 치료한다.

주의사항

① 위장 기능을 활성화하고 장관의 연동 운동을 촉진하여 장관 내용물을 배설하여 장관을 깨끗이 하는 정장 작용을 한다.

② 장관 연동 운동을 촉진시키는 작용은 목향보다 강하다. 목향과 오약이 배합된 배기탕은 위장 평활근 연동 운동을 촉진시킨다.

③ 기체나 기역에 의한 복부의 통증에 사용하고 특히 하복부가 팽창된 통증에 효과가 있다.

④ 냉증으로 인한 복통(＝ 신경성 위장염, 장관 협착으로 가벼운 통과 장애 등)에 사용하는데 이 통증은 배꼽 주위의 통증, 복명, 죽상변 등이다.

⑤ 냉증으로 인한 하복부 통증에 사용한다.

⑥ 위염, 소화성 궤양, 위하수증에 응용한다.

⑦ 기체로 인한 생리통에 사용한다.

⑧ 신허로 인한 빈뇨, 소아의 야뇨증에 사용한다.

⑨ 그 외 설사 후에 둔통이 남아 있을 경우에는 사하 방제에 오약을 배합한다.

⑩ 생약학에서는 혈청 내의 지질이나 콜레스테롤을 저하시켜서 혈전증이나 협심증을 치료한다.

⑪ 오약, 목향, 향부자의 비교

  · 공통점 : 이기지통에 사용한다. 냉증이나 스트레스로 한 복통에 사용

  · 차이점

  ㄱ. 오약 : 작용이 완만하다. 냉증을 없앤다. 하복부, 방광의 냉기를 없애고, 신장을 따뜻하게 하여 축뇨하며, 하복부 냉통, 하복부 냉증으로 인한 소변 빈삭을

개선한다.

ㄴ. 목향은 위장의 기체에 사용한다. 음식물 정체로 복통, 구토, 설사, 이급후중, 식욕부진에 적합하다.

ㄷ. 향부자는 간기울체로 인한 흉협통, 완복창통, 생리불순, 생리통 등에 사용한다.

⑫ 침향과 비교

· 공통점 : 기를 돌려 한증을 없앤다(행기산한). 복부냉통에 사용한다. 신장을 따뜻하게 하고 기가 치밀어 올라 할딱숨을 쉬고 들숨(흡기)이 잘 아니 되는 데 사용한다.

· 차이점

ㄱ. 오약 : 강한 행기 작용이 있다. 신양허로 인한 빈뇨, 요실금 등에 사용한다. 신장의 들숨(腎納氣)에 대한 작용은 없다. 그러므로 신허로 인한 호흡촉박, 호흡곤란에는 사용하지 않는다.

ㄴ. 침향 : 약맛이 쓰므로 기를 내리는 작용(강역)이 우수하다. 또 신을 따뜻하게 하고 납기 작용도 우수하다.

사용량

일반적으로 3-12g

배합응용

· 오약 + 계피 = 허한에 의한 복통, 하복부 냉통
· 오약 + 목향 = 위의 냉통, 복부의 동통
· 오약 + 진피(陳皮) = 기의 상역으로 복부팽만

방제

배기탕, 사마탕, 십육미유기음, 오약산, 오약순기산, 정기천향탕,천대오약산, 축천환

2-3. 위기상역

◆ 약물명 : 진피 陳皮 ChenPi(라틴명 Citri Unshii Pericarpium)

기원

· 귤과 Rutaceae 귤 *Citrus unshiu* Markovich(= *Citrus aurantium* L. subsp. *nobilis*

Makino var. unshiu) 귤과 귤(橙柑) *Citrus reticulata* Blanco의 성숙 과피

· 위품 : 귤감 *Citrus tachibana*(Makino) Tanaka《본초강목》에서 처음으로 '오래된 것이 좋다'고 하여 진귤피(陳橘皮), 줄여서 진피라고 하였다. 일본에서는 구별하지 않고 사용한다.

· 진피 : 성숙한 과피

· 귤피 : 진피의 속에서 하얀 내층을 제거한 것《금궤요략》의 귤피는《신농본초경》의 *Citrus reticulata* Blanco이다.

처방명

귤껍질, 동정귤, 橘皮, 廣陳皮, 陳廣皮, 新會皮

성분

· 精油의 주성분 : D-limonene linalool, linalool, terpineol

· Flavonoid : Hesperidin, narigin, poncirin, nobiletin, myoinoisitol

· 그 외 : Synephrine, auraptene, auraptin, 비타민 B$_1$, C, D 등

약리

1. 중추 억제 작용 : D-limonene는 경구 투여로 자발 운동 억제 체온하강, 마취의 연장 등 중추 억제 작용이 있다.

2. 항경련 작용 : D-limonene는 경련을 억제한다.

3. 항염증, 항알레르기 작용 : Hesperidin은 복부비만 세포로부터 histamine 방출을 억제한다. 탕액의 hesperidin은 I형 알레르기인 passive cutaneousanaphylaxis(PCA)를 억제하였다. Nobiletin에 강력한 포스포디에스트라제 phosphodiesterase(PDE) 활성을 억제하는 작용이 인정되었다. Synephrine는 폐에서 SRS-A 방출을 사용량 의존적으로 억제하고 또 LTD에 의한 기관 수축을 이완시켰다.

4. 건위 작용 : 위장관 평활근에 대해 초기에는 위장 연동 운동(整腸) 흥분 작용을 하고 그 후 억제 작용을 한다. 탕액은 약한 위액 분비 촉진(理気健脾, 健胃), 리파제 lipase 작용 항진을 나타내었다. Esculetin이 담즙 분비를 촉진하여 소화관 운동을 개선하여 가스를 배출시킨다. 이와 달리 Oddi 괄약근은 수축한다.

5. 간장 장애 개선 작용 : Hesperidine은 간 세포 장애를 억제하였다. 담즙 분비 촉진, 간장과 혈청에서 cholesterol 함량을 저하시킨다.

6. Synephrine이 다량 투여되면 혈압 상승이 유발된다. 오수유항을 보라.

7. 항고지혈증

8. 모세혈관 강화 작용 : 플라보노이드 물질이 모세혈관 탄력을 강화하여 말초혈관 출혈을 방지하고 항혈전 작용을 한다.

9. 혈압 강하 작용 : 심수축력을 증가시켜 박출량을 증가시키지만, 심박수는 감소시켜 혈압을 내린다. 관상동맥 확장 작용

10. 자궁근 억제 작용

11. 거담 작용, 항천식 작용 : Terpinen-4-ol의 작용

12. 정유 성분이 발한을 촉진하여 폐점막의 부종을 개선한다.

13. 피지 분비 억제 작용

14. Osthol이 항혈전 작용을 한다.

15. 소량으로 심장 흥분, 다량으로 심장 억제 작용이 있다.

약성가

陳皮甘溫 順氣功 和脾留白 痰取紅

효능

· 성미 辛, 苦, 溫
· 귀경 肺, 脾

약능

理氣健脾 燥濕化痰

주치

흉복부의 팽만감, 식욕부진, 구토, 딸꾹질, 담이 있는 기침

고전문헌

· 신농본초경 : 가슴 속의 덩어리에 사용. 소변이 잘 나가게 한다.
· 명의별록 : 구토, 기침, 방광열, 오림, 건위, 곽란에 사용
· 본초강목 : 구역질, 딸꾹질, 반위, 묽은 위액을 토함, 대장폐색

주의사항

(1) 기체, 담습이 없으면 사용하지 않는다.

(2) 실열에는 신중해야 한다.

(3) 기허에는 신중해야 한다.

(4) 자한, 도한에 신중해야 한다.

(5) 폐허로 맥침세하면 신중해야 한다.

(4) 토혈에는 신중해야 한다.

임상적용

① 귤피는 속껍질(白皮)을 제거한 것이고 진피는 백피가 있는 것이다.

② 이기제로 사용하는 귤홍은 껍질이 얇고 향기가 많이 나는 것일수록 상품이다.

③ 만성위염, 소화불량증에 사용한다. 비위기체증에 유문을 열어 위장 내용물 통과를 촉진하고 식욕을 촉진한다. 이러한 증상에는 배가 부풀어 올라 괴롭고, 식욕이 없고, 오심, 소화되지 않은 음식물의 구토 등이 있다.

④ 가래가 많은 기침에 사용한다. 끈적거리는 하얀 가래가 많이 나오고, 가슴이 답답하고, 오심, 기침 등, 습담 증상에 진피로 이기화담시킨다.

⑤ 백출이 있으면 위장을 보하고 백출이 없으면 위장을 사한다. 감초가 있으면 폐를 보하고 감초가 없으면 폐를 사한다.

⑥ 진피는 감온하며, 순기하는 데 효력이 있다. 소화 기능을 조절시키는 데는 흰 부분을 그대로 쓰고, 가래를 제거할 목적으로 사용할 경우에는 흰 부분을 긁어 버리고 쓴다.

⑦ 경방 : 소화 기능을 회복시켜 위장이나 가슴에 정체된 비정상적인 수분을 제거한다. 헛구역질, 딸꾹질, 구토, 호흡촉박, 흉비, 가슴에 담이 울체된 데 사용한다.

⑧ 진피와 청피의 비교 : 진피의 육진은 청피와 구별하기 위한 것이다.

· 공통점 : 양자 모두 상하, 좌우로 기를 통기시킨다. 간기울결로 소화 기능이 약화 되어 협륵궁이 아프고, 상복부가 부풀어 오르고 통증이 있는 경우에는 같이 사용한다.

· 차이점

ㄱ. 진피는 위액 분비 항진 작용이 있다. 건비조습, 이기화담이 강하므로 상복부 팽만감, 구토, 설사, 해수, 객담에 사용한다. 또 진피는 상하를 유통시키므로 중초 이상에 사용한다.

ㄴ. 청피가 진피보다 그 작용이 강하다. 췌장을 자극하여 소화액 분비를 항진시키고, 담관을 자극하여 소화를 촉진시킨다. 청피는 소간파기 곧, 뭉친 것을 풀고 뭉친 기를 돌리는 힘이 강하므로 협통, 복통, 소화불량, 유방 종창에 사용하며 또한 간기울결로 인한 가슴과 옆구리 통증, 유방통, 산기 또는 식적으로 인한 복부 통증에 사용한다. 청피는 하초 질환에 사용한다. 곧, 간, 신, 방광, 자궁에 사용하고 특히 간장의 울혈에 사용한다. 청피는 좌우를 유통시키므로 실증 위장 질환에는 청피를 사용한다.

사용량

일반적으로 3-9g

배합응용

· 진피 + 생강 = 헛구역질, 구토, 흉부의 수분 정체, 수족궐냉
· 진피 + 생강, 지실 = 흉부에 기체가 있어 호흡촉박
· 진피 + 인삼 = 위의 기능 회복으로 식욕증진을 위해 사용
· 진피 + 목향, 지각, 후박 = 식체
· 진피 + 사인, 인삼, 황기 = 비위허약으로 인한 식욕 감퇴와 소화불량
· 진피 + 창출, 후박 = 복통
· 진피 + 감초 = 급성유선염
· 진피 + 곽향 = 위내정수, 위장형 감기

방제

계비탕, 조등산, 귤지강탕, 귤피탕, 귤피죽여탕, 귤피대황박초탕, 대금음자, 반하백출천마탕, 보중익기탕, 복령음, 복령음합반하후박탕, 삼소음, 소경활혈탕, 신비탕, 보중익기탕, 억간산가진피반하, 육군자탕, 오적산, 위령탕, 이공산, 이진탕, 이출탕, 인삼영양탕, 자음강화탕, 자음지보탕, 죽여온담탕, 청서익기탕, 청폐탕, 통도산, 평위산, 향소산

참고사항

귤껍질에 농약이 많이 묻어 있으니 귤껍질은 씻어서 사용해야 한다.

2-4. 통과장애

◆ 약물명 : 지실 枳實 ZhiShi(라틴명 Ponciri Fructus Immaturus)

기원

- 귤과 Rutaceae 탱자나무(구귤) Poncirus trifoliata L. Rafin. 미성숙 열매
- 중국산 : 광귤나무 *Citrus aurantium* var. *daidai*

  산등(酸橙) *Citrus aurantium* L.

  향원 *Citrus wilsonii* Tanaka

  당귤나무(첨귤) *Citrus sinensis* osbeck

  구연 *Citrus medica*
- 일본산 : 광귤나무 *Citrus natsudaidai*
- 중국에서는 산등(酸橙) *Citrus aurantium* L.의 열매 중 5-6월에 채취한 어린 과실을 지실이라 하고 7월에 채취한 미성숙 열매를 지각이라 한다. 일본에서는 광귤나무 *Citrus aurantium* var. *daidai* makino의 열매 중 말린 것을 지실이라 하고, 열매를 반으로 잘라 말린 것을 지각이라 한다. 두 나라에서는 이 양자를 기원 식물로 본다. 그러나 송나라 시대까지는 탱자(Poncirus trifoliata)일 것이며, 명나라 이후부터는 귤나무인 Citrus속일 가능성이 크다. 우리나라는 대한약전에서 탱자를 기원식물로 규정하고 있다(SFP1_075.pdf GVOE2_080.pdf).

처방명

탱자, 小枳實, 江枳實, 生枳實, 炒枳實, 只實

성분

- 탱자나무(구귤) Poncirus trifoliata : 정유 : Limonene, α-pinene, α-cymen, carriophyllene, camphene, linalool, citral, β-myrceme, β-pinene.
- Flavonoid : Poncirin, hesperidin, neohesperidin, rhoifolin, naringin.
- Coumarin : Unbelliferone, citroptene, imperatorin, isoimperatorin, poncimarin, ponicitrin.
- Alkaloid : Shikimianine

산등(酸橙) Citrus aurantium L.의 성분은 다음과 같다.

- 정유 : Limonene, linalool, citral

· Flavonoid : Hesperidin, neohesperidin, naringin

· Coumarin : Unbelliferone, citroptene, imperatorin, isoimperatorin, poncimarin, ponicitrin

· Akaloid : Synephrine

약리

1. 소화관 수축을 강화하여 소화관에 정체된 음식 내용물과 가스를 배출시켜 흉만, 복통, 복만 등을 개선한다. 소화액의 분비, 위장 연동운동의 항진과 위장의 평활근 긴장 저하로 경련을 완화한다. 이 작용은 사용량 의존적인데, 고농도에서 장관의 평활근을 억제하며, 저농도에서는 단시간에 억제한 후 항진한다.

2. 항알레르기 작용 : 물추출액은 면역세포에서 IgE 생산 억제 작용. 또 복막의 비만세포막을 안정화시킨다. 비만세포에서 히스타민 유리를 억제한다. 모세혈관 투과성을 억제하여 항알레르기 작용을 한다. Nobiletin은 경구 투여에서 히스타민 유리를 가장 강하게 억제한다. 또 운주 귤의 미성숙 열매는 알레르기 I형, II형, IV형에 대해 억제 작용이 있다.

3. 지질저하 작용

4. 혈액응고 억제 작용 : 혈소판 응집 억제

5. 혈압 상승 : 심근 수축력 증가와 동맥을 수축하여 혈압을 상승시킨다.

6. 자궁근을 강하게 수축하므로 자궁 하수에 사용한다(지실, 지각). 활성물질은 synephrine이다.

7. 지실, 지각은 혈압을 상승시키고 신장의 용적을 감소시킨다.

8. 저농도에서는 심장 수축을 항진, 고농도에서는 수축을 약하게 하고 혈관을 약하게 수축한다.

9. 귤의 공통 성분인 synephrine의 약리는 청피가 가장 강력하고 지실은 그 다음이다. Synephrine은 β-adrenaline과 같은 약리 작용으로 교감신경계를 흥분시켜 기관지를 확장하고 위장 평활근 경련을 억제한다. 또 심장 운동을 항진시킨다. Synephrine은 에피네피린보다 작용이 약하지만 작용 시간은 더 지속적이다. 오수유와 마황 항을 보라.

10. Neohespridin, nagringin은 항부종 작용이 있다. 이것은 작약의 paeoniflorin의 작용을 증가시킨다. Hespridin은 소화관 평활근 경련, 심장 질환으로 인한 흉통을 억제하고 비만세포의 화학물질의 유리를 억제하여 항알레르기 작용을 한다.

11. Neohespridin 성분은 미성숙 열매에 있으며, 성숙되면 없어지고 nagringin이 생성된다.

12. 거담 작용, 기관지 확장 작용

13. Hesperidin, naringin이 모세혈관을 강화하여 피부자반 증상을 경감시키고 혈액순환을 촉진한다.

14. 아슈반 관절염에는 무효이지만 카라게닌 부종에 대해서는 현저한 억제 작용이 있다. 이것은 염증 작용이 급성기에 유효하다는 것을 의미한다. 활성 성분은 플라보노이드인 neohesperidin, naringin이며, 작약 성분 중 항부종 작용이 있는 paeoniflorin 의해 항부종 작용이 증가된다. 이것이 배농산에 지실과 작약을 배합하는 비밀이다.

약성가

枳實味苦 消食痞 破積化痰 是長技

효능

· 성미 苦, 酸, 凉
· 귀경 脾, 腎

약능

破氣消積 化痰消痞

주치

흉복부의 팽만감, 해수, 수종, 음식물 정체, 변비, 위하수, 자궁하수, 탈항

고전문헌

· 신농본초경 : 감기가 피부에 침범하여 콩알 같은 부스럼이 생기고 몹시 가려운 경우에 이를 치료한다. 한열의 사기가 뭉친 것을 제거하고 설사를 멎게 하며, 근육을 튼튼하게 하고 오장의 기능을 원활하게 한다.
· 명의별록 : 가슴과 옆구리의 담(痰)을 제거하고, 정체된 수액을 내보내며, 뭉쳐진 것을 제거하고 복부가 팽만한 것을 없애며, 명치부가 갑자기 결리고 기가 위로 치솟는 증상에 사용한다. 옆구리 통증을 치료하며 위기(胃氣)를 안정시키며, 설사를 그치게 하며 눈을 밝게 한다.

주의사항

(1) 비위허약으로 인하여 소화가 잘 안되거나 변당이 있으면 신중해야 한다.

(2) 만성장염에는 신중해야 한다.

(3) 임신 중이면 신중해야 한다.

임상적용

① 위장관에 음식물 정체로, 복만, 복통, 변비 등이 있으며 사용한다.

② 약능의 파기, 파견은 실제로는 기체를 해소하는 것에 불과하다.

③ 명치부, 늑골궁 아래, 직장근 부근에 맺힌 것을 완화한다.

④ 위하수, 위절제 증후군, 산후의 자궁하수, 탈항에 응용한다.

⑤ 향기가 많은 것이 상품이다.

⑥ 경방 : 복부의 음식물 정체를 치료한다. 기의 순환을 조절하여 흉복부의 긴장을 완화하고 팽만감을 해소한다. 대황과 망초를 배합하여 강한 사하 작용을 완화하여 배변통을 완화한다. 변비로 인한 복부의 팽만감과 정신불안을 해소한다. 배농을 촉진한다.

⑦ 음식물 정체는 주로 명치부와 복부의 가운데(중완)의 좌측에서 촉진된다.

⑧ 지실, 후박, 시호, 작약의 비교

· 공통점 : 음식물 정체, 위액 정체에 사용한다.

· 차이점

ㄱ. 지실은 음식물 정체를 일차적으로 치료하고 복부 팽만은 이차적으로 치료한다. 대변을 통하게 한다. 지실은 지각보다 약능이 강하다.

ㄴ. 시호의 흉협고만은 지실의 증상보다 강하며 지실의 명치부, 협늑부 통증은 시호보다 약한 증상이다.

ㄷ. 작약의 적응증인 복직근 긴장은 지실보다 강하며, 음식물 정체의 강도는 지실 쪽이 더 강하다.

ㄹ. 후박은 복부팽만을 우선적으로 치료하고 음식물 정체는 그 다음이다. 풍한 감기에도 사용한다.

⑨ 지실과 지각, 진피, 청피의 비교

ㄱ. 지실 : 미성숙 열매. 음식물이 정체되어 배설되지 않는 경우에 사용한다. 실증 변비에 사용한다.

ㄴ. 지각 : 성숙 열매. 인체의 대사 순환이 잘 아니 되는 경우에 사용한다. 지실보다 hesperidin의 함량이 적다. 약능도 지실보다 약하므로 허약체질에 사용한다. 위장의 연동 운동을 촉진하여 상복부 팽만감을 해소한다. 허증 변비에 사용한다.

ㄷ. 진피(陳皮) : 인체의 에너지(기) 순환이 잘 아니 되는 질병에 사용

ㄹ. 청피 : 음식물, 수분대사 등의 질병에 사용

사용량

일반적으로 3-9g

배합응용

· 지실 + 백출 = 음식물 정체로 복부 팽만감, 만성소화불량, 위장허약, 위하수
· 지실 + 산사 = 소화를 촉진
· 지실 + 후박 = 기체로 인한 흉복부의 팽만감, 번민감, 정신안정
· 지실 + 작약 = 기를 순환시켜 긴장 완화, 항염증 작용
· 지실 + 후박, 대황 = 실증 변비로 심번, 복부팽마감
· 지실 + 길경 = 화농성 질환에서 배농시키기 위해 사용

방제

가미지출탕, 가루지실탕, 갈출탕, 계지생강지실탕, 귤지강탕, 대승기탕, 대시호탕, 도담탕, 마자인환, 배농산, 복령음, 사역산, 소승기탕, 지실도체탕, 지실치자탕, 지실작약산, 지출탕, 지실해백계지탕, 지실지출환, 치자대황탕, 치자후박탕, 행기활혈탕, 후박대황탕, 후박삼물탕, 후박칠물탕

제 4 장	**청열약** Herbs that Clear Heat

청열(清熱)이란 인체의 비정상적인 발열 곧, 염증, 충혈, 자율신경 항진 등으로 발생된 열을 내린다는 의미이며, 사화(瀉火)는 실열증 발열 또는 심한 열을 제거한다는 의미이다. 이 청열의 근거는 《素問 74 至眞要大論》에서 제시한 치료법 곧, 열이 있으면 그것을 차갑게 하고 뜨거우면 그 열을 내린다(熱者寒之 溫者淸之)에 의거한다. 그러므로 청열과 사열은 본초의 차가운 성질을 이용하여 인체 내부의 열증을 해열, 소염, 항균 작용으로 식히거나 제거하여 인체의 항상성을 유지시킨다는 의미이다.

필자가 사기론과 오미론(제 7장)을 설명하기 위해 생체의 정상적 체온과 비상적 그것으로 입론을 세운 것처럼 인체의 열감은 체온의 상승에만 있는 것이 아니라 체온 상승과 관계없는 열도 있다. 그 열증은 다음과 같다. 곧, 입이 마르고, 얼굴이 붉고, 눈이 충혈되며, 불안 초조하여 가만히 있지 못하며(煩燥), 대변이 굳고, 소변이 적고 짙으며, 손발바닥이 화끈거리고(오심번열 五心煩熱), 신체 내부의 깊은 곳에서부터 달아오르는 열감(골증조열 骨蒸潮熱)이 있으며, 설이 붉고, 태가 황색이며, 맥이 빠르거나 혹 가는(舌紅/絳苔黃脈細/數) 경우이다.

이러한 열증은 실열과 허열로 나눌 수 있다. 허열은 과로 또는 성 생활 과다로 인하여 발생된 열, 만성 소모성 질환으로 인한 열, 탈수 증상으로 인한 열 그리고 자율신경 항진 등에 의해 발생된 대사성 열 등을 말한다. 이 경우 통상 인체를 구성하는 물질적 성분의 부족이나 영양의 부족, 그리고 조직액(한의학에서는 음(陰)이라 하고 그 부족된 상태를 음허, 그 증상을 음허증이라 한다)의 부족이 수반되면 열이 발생된다. 이를 음허열 또는 허열이라 하는데, 증상으로는 입과 인후가 건조하고, 오후 3시에서 5시 또는 야간에 열이 심하다가 없어지는 음허조열(오후조열), 오심번열과 심하면 골증조열, 수면 중 땀을 흘리며(盜汗/寢汗), 얼굴의 관홍 주위가 붉으며, 설홍소태 심하면 무태 또는 혀에 줄무늬가 생기고, 맥세삭 등이 나타난다. 이와 달리 실열은 바이러스 감염과 내과 질병이 원인이 되는 경우가 많다. 바이러스의 침입으로 인하여 장부의 기능이 항진되어 발생된 외감 열증은 그 증상이 발열, 오풍, 두통, 구갈, 땀이 나며 맥부삭 등이다. 내과병으로는 스트레스가 쌓여 발생된 열, 음식이 소화기계에 정체되어 발생되는 열 등이 실열에 해당된다. 이 실열이 나타난 실열증에는 입이 건조하여 냉수를 마시며, 눈이 충혈 되고, 번조하며, 대변 건조, 설홍태황 맥삭 등이 나타난다.

이를 요약하면 다음과 같다.

· 실열증 : 외감병－바이러스 침입 등

　　　　　 내과병－마음의 화병, 음식 정체, 장부의 기능 항진

· 허열증 : 내과병－만성소모성 질환, 과도한 자율신경 항진, 성 생활 과다, 과로

청열약은 해열, 소염, 진통, 항균, 항바이러스 등에 효과 있으며, 그 성미는 차가운 본초로 구성되며 경시 변증에 따라 다음과 같이 분류된다.

1. 청열사화약 : 주로 실열을 없앤다. 결명자, 고삼, 노근*, 목적, 석고, 용담, 웅담*, 죽엽, 지모, 천화분, 청상자, 치자, 하고초, 황금, 황련, 황백,

2. 청열해독약 : 주로 열독에 의한 반진, 설사, 편도선염, 농양, 충수염, 이하선염 및 각종 세균성 염증 등 주로 화농성 감염증에 사용된다. 금은화, 백두옹, 백선피*, 백화사설초*, 사간, 산두근, 어성초, 연교, 秦皮, 포공영 등이 해당된다.

3. 청열량혈약 : 내과병의 고열에 사용된다. 온열병으로 영분과 혈분에 열이 있어 고열, 의식장애, 구갈, 발진, 설이 아주 붉은 데 사용된다. 주로 열이 심하여 발생된 피부 발진, 출혈에 사용된다. 목단피, 생지황, 우황, 적작약, 자초, 현삼 등이 해당된다.

4. 청허열약 : 백미, 지골피 등이 있다.

청열약을 열실증인 감염증과 비감염증으로 나누고 비감염증을 다시 각 장부별로 나누면 다음과 같다.

감염성	………………	열증	………………	결명자, 금은화, 연교, 판람근
비감염성	………………	열증		
장부	………………	간열	………………	하고초, 결명자, 목단피, 용담, 포공영
	………………	심열	………………	담죽엽, 치자, 현삼
	………………	위열	………………	석고, 황련, 백편두
	………………	폐열	………………	석고, 지모, 천화분, 황금, 어성초, 사간
	………………	신열	………………	황백, 지골피
	………………	신음허열	………………	지모
	………………	방광열	………………	노근, 고삼, 백미
	………………	장	………………	백두옹
	………………	담열	………………	하고초

기타	················· 피부	················· 자초
	················· 어혈	················· 패장초
	················· 습	················· 토복령, 하엽

이를 개개 약능을 기준으로 다시 분류하면 다음과 같다.

- 청열사화약

	폐열 위열	················· 석고
	자음	················· 지모
	생진 이뇨	················· 노근
	생진 폐열	················· 천화분
사화	청열제번	················· 담죽엽
	화습	················· 치자
	청간열 명목	················· 하고초
	청간열 명목	················· 결명자

- 청열조습약

	··········· 해독 ··········· 상초 ··········· 황금
조습	··········· 중초 ··········· 황련
	··········· 하초 ··········· 황백
간담습열	································ 용담
간열	································ 秦皮
지양	································ 고삼

- 청열해독약

	········· 풍열 ································ 금은화
	········· 거풍 ········· 습열 ········· 백선피
	········· 배농 ································ 패장초
	········· 습열 ································ 토복령, 백두옹
해독	········· 소옹 ········· 연교, 포공영, 백화사설초
	········· 습열 ································ 어성초
	········· 인후 ································ 판남근
	················· 소종 ················· 산두근
	················· 화담 ················· 사간

- 청열량혈약

량혈	생진	·············· 생지황
	양음	·············· 현삼
	허화 거어	·············· 목단피
	투진 습열	·············· 자초

- 청허열약

혈허	···························· 청호	
음허	··········· 통림 ··········· 백미	
	··········· 신음허 ··········· 폐열, 지골피	

이를 각 장부와 약능을 대응시켜 분류하면 다음과 같다.

간열	·············· 사화 청간열 명목	·············· 하고초
	·············· 사화 청간열 명목	·············· 결명자
	·············· 량혈 허화 거어	·············· 목단피
	·············· 조습 간담습열	·············· 용담
	·············· 해독 소옹	·············· 포공영
심열	·············· 사화 제번	·············· 담죽엽
	·············· 화습 화습	·············· 치자
	·············· 량혈 양음	·············· 현삼
위열	·············· 사화 청폐위열	·············· 석고
	·············· 조습 해독 중초	·············· 황련
	·············· 서열	·············· 백편두
폐열	·············· 사화 자음	·············· 지모
	·············· 사화 폐열 위열	·············· 석고
	·············· 사화 폐열	·············· 천화분
	·············· 조습 중초	·············· 황금
	·············· 해독 습열	·············· 어성초
	·············· 해독 인후 화담	·············· 사간
신열	·············· 조습 하초	·············· 황백
	·············· 신음허 폐열	·············· 지골피
방광열	·············· 사화 생진 이뇨	·············· 노근
	·············· 조습 지양	·············· 고삼
	·············· 허열 음허 통림	·············· 백미
장	·························· 백두옹	
담열	·························· 하고초	

청열약은 고한성이므로 다음 사항을 유의해야 한다. 첫째, 소화기계 기능을 손상시킬 수 있으므로 소화 기능이 약화된 비위허한증에는 사용금지한다. 둘째, 고한성은 체액을 소모시키는 약능이 있으므로 음허증에는 신중히 사용한다. 이러한 경우에는 소화기계 보조약인 건위약이나, 음허증에 대한 자음약을 배합해야 한다. 셋째, 고한(苦寒) 성미가 있는 본초는 자음생진 약능이 있으므로 습열증에는 사용금지해야 한다. 이 경우에는 자음성의 본초가 치료를 더디게 하여 질병이 오래가도록 하는 작용이 있음을 염두에 두어야 한다. 넷째, 차가운 약성은 양기를 손상시킬 우려가 있으니 양허증에는 신중히 사용해야 한다. 진한가열 증상에는 사용금지한다. 다섯째, 설사를 하는 경우에는 신중히 사용한다. 마지막으로, 체온이 낮은 경우에도 신중히 사용한다.

1. 청열사화약

열증에 대한 사화약은 다음과 같이 적용된다. 첫째, 외감 이열증에 적용된다. 바이러스의 침입으로 인한 발열을 해열하며 또는 이 증상이 악화되어 발병된 인체 내부 장기의 열증, 곧 고열, 구갈, 번조, 다한 등에 사용된다. 둘째, 인체의 비생리적 체액의 정체로 인한 열증(습열내온증 濕熱內蘊証) 곧, 설사, 황달, 습진, 피부화농성 질환 등에 사용된다. 셋째, 장부의 열증에 사용된다. 내부 장기의 기능 항진으로 야기된 열증인 심기능 항진 (心火), 간기능 항진(肝火), 위장 기능 항진(胃熱), 신기능 항진(腎火) 등에 사용되며, 이 경우는 실증과 허증 모두에 사용된다. 넷째, 생리적 체액의 부족으로 발생된 열증에 사용된다. 입이 마르고, 갈증이 나고, 사지가 화끈거리고, 소변량이 적으면서 색이 진하고, 변비, 번조하여 불면이 있고, 끈적거리는 노란 가래가 있고 설홍건조한 증상에 사용된다. 마지막으로, 특이하게 경락에 적용된다. 이는 어떤 일에 과다 집착, 또는 정신신경의 과다 부하(스트레스)로 마음의 화병이 가슴에 울체되어 나타나는 정신신경병인 간 경락의 열 증상에 적용된다.

청열사화약을 세분하면 다음과 같다.

청열조습약	··············	고삼, 용담, 황금, 황련, 황백
청열사화약	··············	석고, 지모, 치자, 하고초
청열생진약	··············	괄루근(천화분), 죽여, 죽엽,(석고, 지모)
청간명목약	··············	결명자, 목적, 하고초

1-1. 청열조습약

◆ 약물명 : 고삼 苦蔘 KuShen(라틴명 Sophorae Radix)

기원

· 콩과 Leguminosae 도둑놈지팡이(고삼) *Sophora flavescens* Aiton의 뿌리
· 유사품 : 콩과 Leguminosae 山豆根 *Sophora tonkinensis*
  콩과 Leguminosae 광두근 *Sophora subprostrata*

처방명

도둑놈의 지팡이, 쓴너삼뿌리, 너삼, 苦蔘片

성분

· Alkaloid : Matrine, oxymatrine, allomatrine, sophoranmine, methylcytisine, baptifoline
· Flavonoid : Kurarinol, kurarinone, kuraridinol, kushenol A, C
· Triterpenoid : Soyasapongenol B, soyasaponin I, sophoraflavoside I

약리

1. 심혈관계 작용 : Flavonoid는 항부정맥 작용이 있다. 심장의 부정맥 및 심허혈에 효과적이다. Matrine, oxymatrine 등은 혈관운동 중추를 억제하여 혈압을 하강시키고 말초혈관을 확장하여 혈액 순환의 저항을 완화한다. 소량으로는 심장 흥분, 다량으로는 심장 억제 작용을 한다.
2. 항위궤양 작용 : Oxymatrine은 스트레스 궤양에 대하여 현저한 치료 효과가 있는데 그 기전은 위산 분비와 위장 운동의 억제 작용 때문이다.
3. 항미생물 작용 : 여드름 원인균에 대한 강한 항균 작용이 있다. Matrine은 항원충, 편모충에 대해 살균 작용이 있다.
4. 항균 작용 : 피부 진균 억제 작용, 구내염 증상의 개선
5. 항트리코마나스 작용이 있다.
6. 골격근 이완 작용이 있다.
7. 진정, 진해거담 작용 : Matrine은 신경안정 작용, 진해거담 작용을 한다.
8. Matrine, oxymatrine은 IgE 항체 생성을 억제하여 항알레르기 작용을 한다.
9. Matrine에 항종양 작용이 있다. 복수암을 억제한다.

10. Matrine에 면역 저하 작용이 있다. 비장의 세포 증식을 50% 억제한다.

약성가

苦蔘味苦 主外科 眉脫腸風 下血痾

효능

· 성미 苦, 寒
· 귀경 心, 肝, 小腸, 大腸, 胃, 腎

약능

淸熱燥濕 去風殺蟲 利水

주치

열증 혈변, 설사, 위장형 감기로 인한 하혈, 황달, 출혈을 동반한 대하, 소아의 폐렴, 소아의 만성소화불량, 급성편도선염, 치질, 탈항, 피부소양, 화농성 질환, 음부소양, 경부임파선염

고전문헌

· 신농본초경 : 가슴과 복부에 기가 뭉친 것, 종양, 황달, 소변의 찔끔거림에 사용한다. 축수하여 악성 종기를 없애고, 위장을 따뜻하게 하며, 눈물을 멎게 한다.
· 명의별록 : 간담을 자양, 정서안정, 장관의 오래된 열을 없애고, 소갈, 소변황적, 악성 피부궤양, 식욕 증진

주의사항

(1) 고삼은 차고 쓴맛의 성질이 강하므로 간신음허로 열증이 없을 때는 사용해서는 아니 된다.
(2) 소화기능 부전이면 사용하지 않는다.

임상적용

① 습진, 피부화농증, 여성의 음부소양증에 사용한다. 고삼 30g을 끓여 환부를 씻는다.
② 고삼은 일반적으로 외용으로 세정하는데 사용하며, 환약으로도 사용하나 탕제로는 사용하지 않는다.
③ 습진, 피부화농성, 피부진균증, 여성 생식기 소양증에 효과가 있다.

④ 고삼은 보익성이 없다. 열을 내리고 정체된 체액을 없애는 약능이 우수하다. 습열이 대장에 울체되어 복통이 있으면서 설사, 이급후중, 점액변 등에 사용한다.

⑤ 경방 : 청열 작용, 외용으로 피부 염증, 가려움에 사용

⑥ 황련의 대용, 초용담의 대용

⑦ 고삼은 열을 내리고 설사를 멈추게 하는 것은 황련의 약능과 유사하다. 하초습을 없애는 작용은 용담, 황백과 유사하지만, 고삼의 특징은 소변을 잘 나오게 하고 피부 질환에 유효한 것이다.

⑧ 청열조습, 지양, 소변을 잘 나오게 하는 약능은 백선피보다 우수하다.

⑨ 지부자와 비교

· 공통점 : 청열 이뇨 작용이 있고, 배뇨할 때 작열통이 있으면 사용한다.

· 차이점

ㄱ. 고삼 : 청열 해독 작용이 강하고, 열증 감기로 인한 소양증이나 피부 화농증에 사용한다. 설사를 멎게 하고 황달을 없애는 작용도 있다.

ㄴ. 지부자 : 감기와 습을 없애고 가려움증 개선 작용이 우수하다. 습열감기로 인한 소양증에 사용한다.

사용량

일반적으로 3-15g

배합응용

· 고삼 + 당귀 = 여성 생식기의 염증, 이뇨, 피부질환

· 고삼 + 황금, 건지황 = 청열, 피부염증, 소양감

· 고삼 + 사상자, 애엽 = 살충, 지양 효과가 증대

· 고삼 + 목향 = 설사를 멈춘다.

· 고삼 + 황금, 차전자 = 설사를 멈춘다.

· 고삼 + 복령 = 이뇨

방제

고삼탕, 당귀패모고삼환, 사상자탕, 삼물황금탕, 소풍산

◆ 약물명: 용담 龍膽 LongDanCao(라틴명 Gentianae Scabrae Radix)

기원

· Gentianaceae 용담 *Gentiana scabra* Bunge의 뿌리. 한국은 용담, 중국은 용담초라 한다.

· 유사품: 용담과 과남풀 *Gentiana triflora Pall.*

  조엽용담(條葉龍膽) Gentiana *manshurica*

  칼잎용담 *Gentiana uchiyamai* Nakai

  큰용담 *Gentiana axillarifolra* Leveille & Vaniot var. *coreana* Kudo

  비로용담 *Gentiana jamesii* Hemsley

  쓴풀 *Gentiana Swertia* japonica

· 서양산: 용담과 *Gentiana lutea*

· 위품: 일본산 용담과 *Gentiana makino* Kusnez

  용담과 *Gentiana japponica* Maxium. var. *nipponica*

처방명

과남풀, 竜胆, 草龍膽, 膽草

성분

Gentiopicrin(Gentiopicroside 7−10%. 건조품에는 2−4%), gentiin, gentiotriose, scabraside, gentianine, gentianose, gentisin, gentisic acid, swertiamarin. 용담이나 겐티아나(학명 Gentiana lutea L. / 영어: Great Yellow Gentian), 또는 이것과 근친인 리아(千振, 학명 Swertia japonica)는 맛이 아주 쓴 것으로 알려져 있다. 이 쓴맛의 성분은 secoiridoid 배당체와 동일하거나 아니면 유사한 물질이다. 용담에는 gentiopicroside라는 세코이리도 이드 배당체가 2−4% 포함되어 있다.

약리

1. 이태리에서 사용되는 Gentianaceae *Gentiana kokiana* Perr. et Song.은 고혈압증에 사용한다. 메타놀 추출액은 동맥내피 의존성 혈관확장을 나타내었다(Baragatti, BJ. et al. 2002).

2. 유럽의 고미건위제인 Gentianaceae *Gentiana lutea* L.의 메타놀 추출액은 활성산소 를 제거하는 강한 작용이 있고, 멜라노마 세포 melanoma cell(멜라닌 색소 형성 억 제) 증식을 억제하였다.

3. 위액 분비 촉진 : Gentiopicroside이 유효 성분이다.

4. 간장 보호 및 담즙 분비 촉진 작용

5. 항염증 작용 : Gentiopicroside는 carrageenin 유발 부종에 대해 항염 작용

6. 피부 과민성 항체 생산 억제

7. 항히스타민 작용이 강하다. 종양 괴사 인자 TNF-α 생성을 억제한다.

8. Gentianin은 소량으로는 중추신경 항진, 다량으로는 억제한다.

9. 위장 운동 촉진 작용

10. 그 외 혈압강하, 이뇨 작용, 항균 작용, 말초순환 개선 작용, 안검하수, 소장 내용물의 수송을 약하게 억제한다.

약성가

龍膽苦寒 眼赤疼 下焦濕腫 肝熱乘

효능

· 성미 苦, 寒

· 귀경 肝, 膽

약능

淸肝膽實火 除下焦濕熱

주치

간경의 습열로 인한 목적종통, 흉자통, 음낭종통, 이롱 종통, 고열로 인한 정신착란과 경련, 뇌염, 두통, 열증 설사, 화농성 질환, 음부소양증에 사용

고전문헌

· 신농본초경 : 몸 속 깊은 곳의 한열왕래, 경련발작, 골절

· 명의별록 : 위장에 잠복한 열, 유행성 열증 질환, 열증으로 인한 설사와 이질, 잘 놀라는 증상

· 본초강목 : 인후통, 열증 감기로 인해 밤에 식은땀을 홀리는 증상

주의사항

(1) 실화 증상이 없으면 사용해서는 아니 된다.

(2) 용담은 사할 뿐 보익성은 없으므로 비위기허자는 구토하기 쉽다.

(3) 쓰고 찬 약이므로 장기간 또는 대량으로 복용하면 위장을 자극하여 위장 장애가 생긴다.

임상적용

① 간담실화, 간담이기에 사용한다.

② 간화 증상(급성간염, 방광염, 요도염, 급성결막염 등)으로 입에 쓴맛이 나고, 협통, 눈의 충혈, 눈이 아프고, 난청, 귀에 종창이 있고, 혈뇨, 배뇨곤란, 배뇨통, 히스테리 증상이 있으면 사용한다.

③ 위장 기능 회복에 사용한다. 위음허 증상인 유문점막 탈수증, 만성위염 등으로 입이 마르고, 설광무태, 식욕 감퇴, 식후 복부팽만 등에 사용한다.

④ 진경 작용을 이용한다. 소아의 열증 경련에 사용한다.

⑤ 단방으로는 작용이 미미하다.

⑥ 청열조습의 약능을 이용하여 음낭종통, 대하에 활용한다.

⑦ 용담과 진피(秦皮)의 비교
  · 공통점 : 성미가 고한하며, 간담의 실열을 사하고, 청열조습한다.
  · 차이점
  ㄱ. 용담 : 간담의 실열로 발병된 현훈, 두통, 협통, 구고, 이롱, 인후건조, 소변황색, 하초습열에 사용한다.
  ㄴ. 진피(秦皮) : 청열사화, 조습하지만, 수렴 작용도 있다. 습열 이질로 인한 발열, 복통, 이급후중, 갈증하나 물을 마시지 않은 증상, 류마토이드 관절염 등에 사용한다.

⑧ 용담과 황백의 비교(三浦 79)
  · 공통점 : 하초 습열증에 사용한다.
  · 차이점
  ㄱ. 용담 : 간담 실열증으로 인한 두통, 현기증, 눈의 충혈 등에 사용한다.
  ㄴ. 황백 : 상화를 내리고, 허열증에 사용한다.

사용량

일반적으로 3-9g

배합응용

- 용담 + 치자, 시호 = 간담습열
- 용담 + 창출 = 습열
- 용담 + 천궁 = 어혈로 인한 염증, 통증
- 용담 + 황금 = 염증, 충혈
- 용담 + 지황 = 혈열
- 용담 + 승마 = 풍습을 없앤다. 두통, 치통

방제

가미해독탕, 생강건비탕, 소경활혈탕, 온화사간탕, 용담고삼탕, 용담사간탕, 입효산

◆ 약물명 : 황금 黃芩 HuangQin(라틴명 Scutellariae Radix)

기원

꿀풀과 Lamiaceae 속서근 *Scutellaria baicalensis* Georgi의 뿌리

처방명

속서근풀뿌리, 淡黃芩, 條芩, 炒黃芩, 酒芩, 黃芩炭

성분

- Baicalin과 wogonin의 합이 10.0% 이상이어야 한다.
- Flavonoid : Baicalin(4.3%), baicalein, wogonin(0.5%), eobaicalei, Wogonoside(wogonin−n−glucuronide), oroxylin−A, koganebananin, oroxylin−A−glucuronide, scullcapflavone I, II(식물 수액조직에는 불함유)
- Diterpenoid : Scutebaicalin, scutalpin L
- Phytosterol : β−sitosterol, stigmasterol 등

약리

1. 항염(anti−inflammation) 작용
2. 황금의 baicainm, baicalein에는 항알러지 작용이 있다. 강력한 항알레르기 작용이 있어서 IgE 항체 생산 억제 작용이 있다. Reagin, non−reagin에 의한 화학 전달 물질

의 유리를 억제하여 이른바 Ⅰ형 알레르기에 아주 우수하다. 이 경우 화학 매개 물질의 유리를 억제하는 성분은 baicalin과 baicalein인데 비만세포에서 탈과립을 방지한다. 이 두 성분보다 더 강력한 효과를 지니고 있는 것은 scullcapflavoneⅡ임이 알려졌다. 따라서 화학 전달 물질의 유리를 억제하는 성분은 baicalein에 있다. 이 물질들의 항알레르기 작용은 기존의 약품 disodium, cromogate와 같은 동일한 작용기전이다. 이런 점에서 볼 때 기관지천식에 시박탕을 사용하는 까닭은, 황금이 화학 매개물 chemical mediator의 유리를 억제하여 기관지 천식 치료에 관여하기 때문이다. 또한 Wogonin은 COX-2와 TNF-α생성을 억제한다. Baicalin은 dextean sulfate-Na로 유도된 급성대장염도 완화시킨다.

3. 황금의 수침액을 동물에 연속적으로 경구 투여한 결과 인위적으로 유발시킨 동맥(죽상)경화증 artherosclerosis이 예방되었다.

4. 담즙 분비 촉진 작용이 있으며 struchine에 의한 독성 실험에서도 LD50을 2.2배 상승시켜 유효성이 인정되었다. Baicalin, baicalein에는 담즙 분비 촉진 작용이 있으나 wogonin에는 없다.

5. 이뇨 작용 : Baicalin

6. 항바이러스 작용

7. 진정 효과

8. 항균 작용

9. 모세혈관 투과성 억제 작용 : Baicalein의 작용

10. 혈압 강하 작용 : Baicalein은 동맥의 수축과 이완에 영향을 미친다.

11. Wogonin은 미세 신경교세포 micro-neurogliocyte의 염증 반응을 억제하여 신경세포 보호 작용을 한다. Baicalein은 소포 신경교세포 vesicle neurogliocyte의 사멸을 억제한다.

12. 담관 결찰술 bile duct ligation로 유도된 간 섬유화나 지방의 과산화를 억제하였다. Wogonin은 d-galactosamine과 LPS에 의한 치사 쇼크와 간독성을 보호하였다.

13. 항종양 작용

14. 항혈소판 응집 작용

15. 천식 개선 작용

16. 황금의 flavone 성분에는 c-AMP의 분해효소억제작용 SRA-A의 합성효소 lipoxygenase 억제작용, 등 항알레르기 작용이 있다.

17. Benzoic acid는 항패혈증 작용, 거담 작용, 소화관 경련 완화 작용

18. 사용량 의존적으로 허리의 늑골 형성과 요로 확장 등 기형을 유발한다. 그런데 소시호탕합계지가작약탕은 이러한 기형을 형성하지 않으며 항전간약에 의한 기형 발생을 오히려 억제하는 것으로 나타났다.

19. 요약하면
   · Baicalin : 췌장액 분비 촉진, 비만세포막을 강화하여 화학전달 물질 유리를 억제하여 IgE에 의한 아토피성 알레르기를 억제한다.
   · Baicalein : 소화관 연동 운동 촉진, 담즙 분비 촉진, 이뇨 작용, 교감신경 흥분 완화로 신경안정, 담관 자율신경 실조증으로 인한 통증을 개선한다. 항알레르기 작용은 baicalin과 동일하다.

약성가

黃芩苦寒 瀉肺火 子淸大腸 濕熱可

효능

· 성미 苦, 寒
· 귀경 心, 肺, 胆, 大腸, 小腸

약능

淸熱瀉火 止血安胎 鎭肝陽上亢

주치

고열로 인한 번갈, 폐의 염증으로 인한 기침, 습열로 인한 설사, 황달, 열이나 결석으로 인한 배뇨 장애, 구토, 출혈, 유정, 눈의 충혈, 화농성 종기

고전문헌

· 신농본초경 : 모든 열로 인한 황달, 혈변, 설사를 치료하고, 수분을 몰아내며, 어혈을 제거하며, 심한 종기, 화상을 치료한다.
· 명의별록 : 담열(痰熱)과 위장의 열, 아랫배가 꼬이는 듯한 통증을 치료한다. 소화를 촉진시키며, 소장을 이롭게 한다. 여성의 어혈과 하혈, 소아복통을 치료한다.
· 본초강목 : 풍열, 습열, 두통, 분돈, 열로 인한 기침, 폐가 약하고 인후 종통 및 모든 출혈을 치료한다.

· 약징 : 심하비를 치료하고 겸하여 흉협팽만, 구토, 설사를 치료한다.

주의사항

(1) 소아에게는 단방으로 사용하지 않는다. 자극이 강하기 때문이다.

(2) 간신음허로 인한 하복통에는 사용하지 않는다.

(3) 임신 중에는 신중해야 한다.

(4) 음허로 인하여 땀을 많이 흘리면 신중해야 한다.

(5) 성미가 고한하므로 소화능이 약하거나 위장에 냉기가 있으면 사용을 신중해야 한다.

(6) 촌맥이 침세하고 추위하거나 냉증이 있으면 사용하지 않는다.

금기

惡 : 단사, 목단피, 여로

임상적용

① 실열에 사용한다. 열병, 황달, 복통, 설사 등에 빈용하는 주요한 본초

② 폐에 허열이 있으면 사용하지 않는다.

③ 주로 폐열을 내린다.

④ 습을 제거

⑤ 사화(purges fire)

⑥ 해독 작용

⑦ 유산(비습관성)(spontaneous abortion)에 사용하여 태아를 보호한다.

⑧ 소염, 해열약으로서 염증, 충혈, 발열을 동반한 질병으로 인하여 심하부가 뻐근하고 흉협고만, 번열, 설사 등에 사용한다.

⑨ 소량의 당삼을 배합한다.

⑩ 약능에서 황금은 상초(폐)의 열, 황련은 중초(가슴, 위)의 열, 황백은 하초(신)의 열에 사용한다. 치자는 오장의 기능 항진(火)을 없앤다. 황금이 청열해독약으로 사용될 경우, 상초에서는 흉강에 있는 심, 폐의 염증 감염증에 사용되며, 중초에서는 상복부에 있는 간, 담, 위장의 습열인 염증 감염증에, 하초에서는 비뇨생식기의 염증 감염증에 사용한다. 따라서 황금은 인체의 상하 내외에 작용한다.

⑪ 흉민의 괴로움, 심하면 통증이 세로로 흉골의 위에서 아래 끝까지 있으면 황금을 가하고, 흉골 하부 끝에서 배꼽까지 있으면(心下痞) 황련을 가한다(張明澄 192). 이

것이 흉완비만(가슴과 상복가 팽만하고 결리는 증상이 있으면(胸脘痞滿) 황금에 황련을 가한다는 의미가 된다. 늑골궁을 따라 가로로 통증이 있으면 시호를 가하는데 가슴과 늑골궁에 있는 흉협고만(胸脇苦滿 가슴에서 가슴옆으로 결리고 꽉찬 느낌)이면 황금과 시호를 가한다. 비(痞)는 주로 세로(縱), 고(苦)는 주로 가로(橫) 통증을 말하며, 황련은 심하부에 사용하고 황금은 흉골의 상하로 통증이 있으면 사용하는데, 황금과 통증 부위가 동일할 경우 황련은 신체의 문제이며, 이와 달리 심리적인 경우에는 치자를 사용한다(張明澄 위의 곳). 황금과 황련은 baicalin, wogonin 그리고 berberind에서 구분되며, 황련과 황백은 다시 berberin의 소화기계 작용과 tetrahydropalmadine의 중추신경에 대한 작용에서 구별된다. 그리하여 고인들은 황금은 폐의 열과 체표의 열을 잘 없애니 상초에 사용하고, 황련은 심화를 없애고, 심화로 인한 번열을 없애니 중초에, 황백은 신장 경락의 열을 내리고 습열을 잘 처리하니 하초를 치료한다고 하였다. 심하비에 관해서는 인삼 항을 보라.

⑫ 황금의 berberin과 감초의 글리시리진이 결합하여 생긴 물질이 장내 유해 세균에 의한 독소를 해소한다.(갈근황금황련탕)

⑬ 호흡기계의 염증 감염증, 발열, 해수, 천식에 사용하며, 소화기계에는 위장의 답답함, 복통, 복만, 황달 등 습열증에 사용하며, 또 고혈압에 의한 간양상항증에 진정, 강압 작용을 이용한다.

⑭ 황금과 시호의 배합은 부작용이 발생된다는 보고도 있다. 이는 꿀풀과 Lamiaceae *skullcap laterofolia* L.의 부작용으로 의심된다.

⑮ 경방 : 청열, 지사, 유산 방지, 지혈, 지양 작용으로 사용. 경방에서는 황금을 심하비에 사용하고 구토, 설사가 있으면 사용한다.

⑯ 황금은 황련처럼 번열이 나면서 출혈 증상이 있고 겸하여 명치부가 더부룩하고 결리며, 헛구역질 하고, 가슴과 옆구리가 결리는 증상을 치료한다. 황금의 번열은 손발이 달아오르고, 안절부절못하고, 가슴 속이 갑갑하고, 열이 나는 증상이 황련보다 더 심하다.

⑰ 황금의 쓴맛을 그 강력한 순서대로 열거하면 다음과 같다.
　　ㄱ. 편금(片芩) : 뿌리가 자라면 속은 썩고 껍질은 표면만 노랗게 되는데 작용이 완만하다. 안면부의 열을 청열한다. 편금(뿌리의 속이 비었다. 고금이라고도 한다)은 가벼우므로 위로 가서 폐의 열을 없애고, 조금(아직 덜 성숙된 뿌리. 자금, 지금, 첨근)은 무거워서 아래로 내려가 대장의 열을 없앤다고 하였다.

117

ㄴ. 황금(黃芩) : 뿌리의 줄기. 굵게 나와 있는 것. 전체가 모두 노랗다. 심흉의 열을 내린다. 맛이 쓰므로 소화기계를 돕는다.

ㄷ. 조금(條芩) : 뿌리의 가느다란 수염털만 모은 것. 하초, 방광 질환에 사용한다. 다용하면 설사한다.

⑱ 황금을 사용할 때 부작용으로 나타나는 소화불량은 황금을 볶거나 술에 담가 쓴맛을 약화시키면 해소된다. 위장 소화 기능이 약하면 설사하기 쉽다. 과거에는 고금과 조금으로 나누어 사용했으나 현재는 구별이 없다.

⑲ 법제에 따라 용도를 달리하였다. 생용(황금, 담황금)하면 청열사화, 볶으면(초황금) 차가운 성미가 감소되므로 임신안정에, 주초하면(주초황금, 주금) 상초의 열을 없애고, 태운 황금(황금탄)은 지혈 등으로 각각 사용하였다.

⑳ 황금은 배합 약에 따라 그 약능을 달리하였다. 배합응용 항을 보라.

㉑ 석고와 비교(三浦 79)

· 공통점 : 기분의 실열증에 사용하고, 폐열을 내린다.

· 차이점

ㄱ. 황금 : 열과 습을 동시에 없앤다(청열조습). 폐의 담열을 내리고 없애며, 해수를 멈춘다. 지혈 작용, 임신안정 작용이 있다.

ㄴ. 석고 : 진액을 소모하지 않고 체액을 유지하면서 갈증을 없앤다. 폐열을 내리므로 기침과 호흡곤란에 사용한다. 위열을 내리므로 구내염, 구토에 사용한다.

사용량

3-9g 혹 6-15g, 2세 이하는 1.5-5g

배합응용

· 황금 + 황련 = 소양증의 위열, 구고, 위장 염증으로 인한 설사, 심하비에 사용, 출혈성 질환, 곧 위궤양, 십이지궤양 등에 사용

· 황금 + 시호 = 한열왕래, 흉협고만, 해수, 구고인건, 식욕저하, 구역질

· 황금 + 백출 = 유산 방지에 중요한 약

· 황금 + 당귀 = 자궁 기능을 조절하여 유산 방지

· 황금 + 아교 = 허약자의 출혈성 질환 곧, 코출혈, 자궁 출혈, 혈변 혈뇨

· 황금 + 고삼 = 피부의 염증과 열감, 소양증

· 황금 + 백작 = 설사를 멈춤

· 황금＋상백피＝폐의 열을 없앤다.

· 황금＋치자＝가슴의 열을 없앤다.

· 황금＋형개, 방풍＝체표의 열을 없앤다.

방제

가감소요산, 가감통성산, 가미해독탕, 갈근황금황련탕, 감초사심탕, 건강황금황련인삼탕, 당귀산, 대시호탕, 대황자충환, 마황승마탕, 반하사심탕, 방풍통성산, 별갑전환, 부자사심탕, 분돈탕, 삼물황금탕, 삼황탕, 삼황사심탕, 생강사심탕, 소시호탕, 시령탕, 시박탕, 시호가망초탕, 시호가용골모려탕, 시호거반하가괄루탕, 시호계지탕, 시호청간탕, 신이청폐탕, 오림산, 온청음, 왕불류행산, 외대황금탕, 을자탕, 청상방풍탕, 청습화담탕, 청심연자음, 형개연교탕, 황금가반하생강탕, 황금탕, 황금탕, 황금활석산, 황련아교탕, 황련해독탕, 황토탕

◆ 약물명 : 황련 黃連 HuangLian(라틴명 Coptidis Rhizoma)

기원

· 미나리아재비과 Rununculaceae 일황련 *Coptis japonica* Makino var. dissecta Nakai 의 뿌리. 건조품은 Berberine이 4.2% 이상이어야 한다.(대용 : 매자나무과 깽깽이풀 (토황련 *Plagiorhegma dubium* Maxim.의 잔뿌리)

· 중국산 : 미나리아재비과 Ranculaceae 중국黃連 *Coptis chinensis* Franch

　　　　　미나리아재비과 삼각엽황련(雅蓮) *Coptis deltoidea* C.Y. Cheng et Hisao

　　　　　미나리아재비과 운련(雲南黃連) : *Coptis teetoides* C.Y. Cheng

　　　　　미나리아재비과 천련(峨嵋野蓮) : *Coptis omeiensis* C. Y. Cheng

　　　　　미나리아재비과 오열황련(五裂黃連) : *Coptis quinquesecta* Wang

· 일본산 : 나리아재비과 Ranunculaceae 일황련 *Coptis japonica* Makino var. dissecta Nakai

　　　　　미나리아재비과 *Coptis japonica* Makino var. japonica Satake

처방명

깽깽이풀, 王連, 川連, 川黃連, 黃連

성분

Berberine(4-7%), coptisine, palmatine, worenine, jeteorrhizine, magnoflorine, ferulic acid, isolariciresinol, lariciresinol glycoside, pinoresinol, pinoresinol glycoside, tetrahydropalmatine.

약리

1. Berberine은 choline esterase 활성을 억제하고 미주신경 자극을 증가시켜 혈압하강, 뇌혈관의 긴장을 억제하며 신경 증상을 완화한다. 황련 추출액 및 berberine 은 진경 작용, 자궁긴장 작용, 담즙과 췌장액의 분비 촉진 작용, 동맥경화 예방 작용, 항염증 작용 등이 인정된다. 그런데 berberine을 비롯한 alkaloid는 사급염으로 경구 흡수는 아주 낮고, 또 뇌혈액 관문 통과가 거의 아니 되므로 중추 작용은 기대하기 어렵다.

2. 황련의 소염 효과는 isolariciresinol과 pinoresinol이 림프구의 TNF 생산을 억제하기 때문이다(Cho, J.Y. et al. 2001).

3. Berberine은 심혈관계에서 칼륨 통로를 차단하여 부정맥이나 심질환을 해소하는 데 효과가 있다(Lau, C.W. et al. 2001).

4. Berberine의 항균 작용은 세균군 증식 억제 작용이 있다. 동등한 양의 설파제와 동일한 억제 작용이 있다.

5. 황련의 50% 에타놀 추출액은 저농도에서 그람양성균, 음성균의 살균 작용이 있다.

6. 황색포도상구균 증식 억제 작용도 있다. 대장균에 대한 작용은 없다.

7. 중추신경계에 작용 : Tetrahydropalmatine은 정신불안이나 흥분 진정 작용을 한다. 3급 염기에서 수면 시간 연장. 중추신경계의 작용이 황련과 황백의 차이점이다. 황백에는 중추신경 억제 작용이 없다.

8. 소화기계 작용 : 항궤양 작용, 위액 분비 억제 작용, 위장 연동 운동 항진으로 정장 작용을 한다. 정장에는 berberine이 작용한다.

9. Magnoflorine은 혈압강하 작용, 동맥경화 예방 작용

10. 항치매 작용

11. 혈액뇌장벽 BBB(Blood brain barrier)을 통과한다. 이온 전기를 높게 띈 수용성 물질은 지질이중막을 통과할 수 없기 때문에 혈액 순환을 통하여 중추신경계에 들어갈 수 없다. 지용성은 이온 전기가 없으므로 혈액뇌장벽 BBB 통과가 쉽다(분자량

역치설).

12. Berberine은 고지혈을 제거한다.

13. Berberine은 신경 전달 물질인 아세티콜린에 대해 사용량 의존적으로 길항과 상승 작용이 있다. 소량으로는 아세티콜린의 작용을 증가시켜 골격근을 수축시키고, 대량으로는 억제한다. Acetylcholine은 골격근 수축 작용을 항진시킨다.

14. Coptisine은 자궁긴장 항진 작용

15. Palmatine은 부교감신경을 강하게 하는데 이는 choline esterase 활성을 억제하기 때문이다. 또한 요로 감염증에 항균 작용을 한다.

약성가

黃連味苦 主清熱 除痞明目 止痢泄

효능

· 性味 : 苦, 寒

· 귀경 心, 肝, 膽, 胃, 大腸

약능

瀉火解毒 清熱瀉火 清熱燥濕

주치

고열을 동반한 유행성 열병, 각종 설사, 구토, 복통, 눈의 충혈, 토혈, 하혈, 코출혈 등 출혈성 질환, 습진, 구내염, 인후통에 사용한다. 외용으로 관절염, 타박상에 사용한다.

고전문헌

· 신농본초경 : 열이 나서 눈이 아픈 증상, 위 눈두덩(상안검)을 다쳐 눈물이 나는 증상을 치료하고 눈을 밝게 한다. 혈변, 이질을 치료하고 여성 생식기 부종, 통증을 치료한다.

· 명의별록 : 오장이 차거나 뜨거운 것을 치료하고 오랜 혈변과 농혈변을 치료하며, 갈증을 멎게 하고, 크게 놀란 것을 진정시키며, 소변이 잘 나오게 한다. 뼈를 이롭게 한다. 위장과 대, 소장, 담의 기능을 조절하고 입안의 종기를 치료한다.

· 약징 : 심번과 심계항진, 겸하여 심하비, 구토, 설사, 복통

주의사항

(1) 황련은 쓰고 찬 성질(苦寒性)이 강하므로 장기 복용하면 위장애가 생긴다.

(2) 음허로 인하여 열이 많으면 신중해야 한다.

(3) 위허로 인하여 구토, 설사하면 신중해야 한다.

(4) 몸이 냉하여 설사하거나 오경설사에도 신중해야 한다.

임상적용

① 중추신경계에 작용 : 정신불안 증상 해소에 효과적이다.

② 위장의 미란, 위염 등으로 인하여 위화가 있는 경우 사용한다. 위산 역류로 인해 심화가 생겨 가슴이 두근거리는 동계로 인한 심번이 있고, 정신불안, 심하부 팽만감, 또는 구토, 복통, 출혈 등의 증상이 있는 데 사용한다.

③ 소화불량, 각종 설사, 특히 세균성 설사에 사용한다.

④ 헛구역질, 구토, 탄산, 구취, 상복부 팽만, 급성 위염 등 흉복부 증상에 사용한다.

⑤ 염증성 고열로 인한 의식 혼미 상태에 사용한다―황련해독탕

⑥ 토혈, 육혈(衄血 코출혈), 혈뇨, 혈변 등 급성 출혈성 질환에 사용된 처방에 배합한다.

⑦ 소염, 해열, 가슴이 심하게 두근거려 답답하고, 정신불안, 지혈, 그리고 심하비에 사용한다.

⑧ 황련은 얼굴이 빨갛게 상기되는 데 사용한다. 혀에 혓바늘이 돋은 데는 치자, 가슴이 두근거리는 데도 치자를 사용한다.

⑨ 열이 있고 기침이 있으면 주초한다. 상반신에는 술로 볶는다.(上焦火에 酒炒).

⑩ 구토를 할 경우에는 생강즙에 초한다. 소화기계에 사용할 경우에는 생강즙으로 볶는다(中焦火에 薑汁炒).

⑪ 기분에 습열이 있으면 오수유탕에 담가 사용한다.

⑫ 동일한 주성분이 포함된 황백과는 그 사용법이 다소 다르다.

⑬ 헛바늘이 돋고 입 냄새가 나는 데 사용한다. 남자의 증상은 주로 기허로 인한 것이 많아 청열보기탕을, 여성은 혈허인 경우가 많아 청열보혈탕을 사용한다. 단방으로 사용할 경우 황련을 끓여 식힌 후에 입에 머금고는 뱉어낸다.

⑭ 입술 튼 데는 황백 잔뿌리에 청대를 분말 내어 바른다.

⑮ 뿌리가 가는 것보다 굵은 것이 좋다.

⑯ Tetrahydropalmatine은 황련과 현호색에 함유되어 있는데 황백에는 없다. 따라서 황백이 상초가 아니라 하초에 작용한다는 약능은 약리적으로 타당하다.

⑰ 황련은 심중번(心中煩)과 심하비(心下痞)가 동시에 나타날 경우에 사용한다. 심중번은 안절부절못하고 초조하고 긴장되며, 몸의 열기가 후끈 달아오르는 느낌으로 가슴답답, 가슴이 뛰는 증상이다. 심하비는 명치부가 더부룩하고 뭉쳐있는 듯한 느낌이다. 황련은 가슴답답에 명치부의 답답함, 그리고 복통, 설사 토혈, 코출혈, 기침, 눈의 충혈 등에 사용한다.

⑱ 경방 : 청열, 지구, 지혈 작용. 황련은 심하비가 있으면서 흉부에 심한 열이 있거나, 심장 박동이 빨라져 불안하고 안절부절못하는 증상(心中煩悸)이 명확하게 진단될 경우에 사용하며 겸하여 토하고, 설사하고, 복통이 있을 경우에 사용한다.

⑲ 황금, 황련, 치자, 시호의 비교 – 황금의 항을 보라.
- 공통점 : 열증에 사용한다.
- 차이점
ㄱ. 치자 : 마음이 괴로운 데(心悶) 사용. 자각 증상으로 육체적 고통은 없다. 정신적 심리적 고통에 사용한다. 치자 항을 보라.
ㄴ. 황금 : 흉민, 타각 증상, 육체적 고통이 있다.
ㄷ. 시호 : 상복부 통증에서 특히 가로 통증이 있으면 사용한다.
ㄹ. 황련 : 상복부 통증에서 세로 통증이면 황련을 사용한다.

⑳ 산조인과 비교
- 공통점 : 열증으로 인한 심신불안과 불면에 사용한다.
- 차이점
ㄱ. 황련 : 실열증에 사용한다. 정신 기능의 항진(심화) 또는 심장 기능의 항진을 억제하여 불면을 치료한다.
ㄴ. 산조인 : 음허증에 사용한다. 허열로 인한 불면을, 심장과 간장의 음혈을 보하는 약능으로 불면을 치료한다.

사용량
일반적으로 1.5-9g 분말인 경우 1-1.5g

배합응용
- 황련 + 황금 = 명치부가 더부룩한 증상에 겸하여 설사, 구토, 식욕저하, 위궤양, 십이장궤양에 사용

- 황련 + 치자 = 이증의 열로 발생되는 출혈, 눈의 출혈, 코출혈, 객혈, 토혈, 혈뇨
- 황련 + 아교 = 온병의 심한 열, 심번, 불면
- 황련 + 황백 = 위장의 염증, 연변, 복통, 잔뇨감, 복만을 동반한 설사
- 황련 + 갈근 = 해표 작용으로 체액의 균형 조절
- 황련 + 대황 = 실열을 청열 통변, 토혈, 코출혈, 혈변, 실열, 뇌출혈, 결막염, 자궁출혈,
  번조, 불면, 화농증, 숙변
- 황련 + 괄루자 = 복부에서 심하부까지 열과 담음이 있고, 가슴답답
- 황련 + 건강 = 위장의 염증, 지구
- 황련 + 건강, 반하 = 지구
- 황련 + 아교 = 지혈과 보혈

방제

가미해독탕, 갈근황금황련탕, 갈근홍화탕, 감초사심탕, 건강황금황련인삼탕, 대황황련사심탕, 반하사심탕, 백두옹가감초아교탕, 백두옹탕, 부자사심탕, 사심탕, 삼황사심탕, 생강사심탕, 소함흉탕, 시함탕, 시호청간탕, 여신산, 오매환, 온담탕, 온청음, 위령탕, 죽여온담탕, 청상방풍탕, 청혈단, 형개연교탕, 황련아교탕, 황련탕, 황련아교탕, 황련해독탕, 황련해독탕가대황

◆ 약물명 : 황백 黃柏 HuangBai(라틴명 Phellodendri Cortex)

기원

- 귤과 Rutaceae 황벽나무 *Phellodendron amurense* Ruprecht의 콜크층을 제거한 껍질.
  건조품은 Berberine이 0.6% 이상이어야 한다.
- 중국산 : 운남, 호북 지방, 황피수 *Phellodendron chinense* Schneid
  사천성 천황백 *Phellodendron sacharinensis*
- 일본산 : 귤과 *Phellodendron amurense* Pupr.
  Phellodendron amurense Ruprect var. japonicum
  Phellodendron amurense Ruprect var. sachalinense
  Phellodendron amurense Rupr. var. lavallei
- 일본에서 대용하는 것은 山黃柏, 土黃柏이다. 그 기원은 매자나무과 *Berberidaceae*

Berberis spp. 와 *Berberidaceae Mahonia spp.* 이다.

· 대만산 : 대만황백 *Phellodendron wilsonii* Hayata et

처방명

황경나무(강원), 황평피나무(경북), 황벽나무 껍질, 川黃柏, 川栢, 塩黃柏

성분

· 주성분: Alkaloid : Berberine이 0.6~2.5%, palmatine, candicine, jateorrhizine, magnoflorine, menispermine Steroid : β−sitosterol, campesterol, 7−dehydrostigmasterol

· 황백 *Phellodendron amurense* Ruprecht.은 베르베린이 0.6% 이상이다. 황피수 *Phellodendron chinense* Schneid.는 베리베린이 3.0% 이상이다. Palmain, jateorrhizine, magnoflorine, nor−coralydine, menispermine, guanidine, condicine 등이 들어 있고 고미 성질은 obakunone, limonoid palmatine, jateorrhizin, linoleic acid ester 등에 있다.

· 황백의 노란색은 알카로이드 화합물인 berberine의 색이며 독특한 쓴맛은 obakunone, limonin 등이다.

약리

1. Berberine은 Ca^{2+} channel blocker이다.

2. Berberine의 건위 작용 : 항소화성 궤양 작용, 위산 분비 억제 작용, 펩신 활성 억제 작용, 담즙 및 췌장액 분비 촉진 작용. 그런데 Berberine은 소화 흡수가 아니 되므로 Berberine에 의한 작용은 기대하기 어렵다.

3. 혈압 강하 작용

4. 해열 작용

5. 혈청 콜레스테롤 저하 작용이 있다.

6. 항부정맥 작용

7. 관상동맥 혈류량 증가

8. Triterpenoidlacton인 limonin은 혈당 강하 작용을 한다.

9. 항균 작용 : Berberine은 폐렴쌍구균, 인간의 결핵균, 황색포도구균, 이질균, 콜레라균, 임질균 등을 억제한다. 황련도 berberine을 7% 정도로 많은 양을 함유하고 있으나 항균 작용은 없다.

10. Berberine은 Cholera toxin에 의한 회장의 수분, 염류 분비에 의한 설사를 억제한다. 또 베르베린에는 항빈혈 작용이 있다.

11. 항종양 작용 : 종양 세포에 작용하며, 육종 간암에 대해서도 *in vitro* 및 *in vivo*에서 유효하다.

12. 경구 투여하면 미각 반사를 항진시켜 위액의 분비를 촉진, 식욕을 항진시킨다. 이러한 작용의 중요한 성분은 berberine인데 alkaloid이기는 하지만 일반 알칼로이드처럼 전신에 작용하지 않으므로 다량 투여해도 부작용이 없기 때문에 정장제와 건위제로 사용한다.

13. Berberine은 수용성이므로 수용액은 유행성 안질(眼疾)의 세안 소독약으로서의 효과도 탁월하다.

14. 진통, 진경 작용 : 중추신경 억제

15. 수면 시간 단축 : Obacunone이 작용

16. 이뇨 작용 : 작용이 약하다.

17. 항염증 작용 : Linoleic acid ester

18. 진해거담 작용

19. 약능으로, 설사를 멈추고 염증을 억제한다.

20. 정액 운동을 억제한다.

21. 장내 세균에 의한 유해 아민의 생성을 억제한다.

22. 외용으로는 피하 출혈 흡수에 효과 있다.

23. Berberine은 황금에 비해 함유량이 적다. 그 작용은 황금, 황련 항을 보라.

약성가

黃柏苦寒 主降火 濕熱骨蒸 下血可

효능

· 성미 苦, 寒

· 귀경 腎, 膀胱, 大腸

약능

淸熱燥濕 淸退虛熱

주치

여름철 설사, 단순 설사, 당뇨병, 황달, 하반신 마비, 몽정, 유정, 배뇨곤란, 치질, 혈변, 출혈을 동반한 대하, 골증조열, 눈의 충혈과 통증, 구내염

고전문헌

· 신농본초경 : 오장 안에 맺힌 실열, 황달, 치질을 치료한다. 설사, 여성의 심한 적백대하, 생식기의 부스럼을 치료한다.

· 명의별록 : 피부 발적, 눈이 충혈되고 열이 나며 아픈 것을 치료하고 입안이 허는 증상을 치료한다.

· 본초강목 : 소아의 머리에 생기는 부스럼에 바른다.

주의사항

성미가 쓰고 차(苦寒)므로 비위가 허약하여 식욕 감퇴, 설사하면 신중해야 한다.

임상적용

① 고미건위제 그리고 정장약, 소염성 수렴제로서 위장염, 복통, 황달, 설사 증상에 사용한다.

② 소아의 열증 설사

③ 소갈증으로 인한 소변 빈삭

④ 고열로 인한 심계항진, 몽정, 유정

⑤ 구강 궤양

⑥ 습관적으로 지모, 황백을 병용한다.

⑦ 특별히 하초습열증에 사용한다. 설사, 황달, 대하, 방광염, 요도염, 무릎종창

⑧ 허열증으로 인한 오심번열, 도한, 유정

⑨ 타박상, 염좌로 인하여 피하 출혈이 있으면 외용한다.

⑩ 황백과 황련이 분말이면 구별이 어렵다. 판별법은 가루를 물을 넣으면, 황백은 점액질로 인하여 제리 모양을 나타내고, 황련은 점액질이 없어 그러한 현상이 없다.

⑪ 경방 : 청열지사, 황달에 사용

⑫ 황백은 몸이 누렇고(身黃) 열이 있고, 소변이 잘 아니 나올 경우에 사용한다. 황달의 상위 분류인 신황에는 음황과 양황이 있는데 황백은 양황에 사용한다. 음황은 노란 색이 검은 빛을 띠고, 오한이 나고 몸이 차다. 양황은 노란색이 선명하고 열이

나고 땀 흘리는 것이다. 반드시 황달이 아니더라도, 땀으로 인해 옷이 누렇게 배어 있고, 소변이 시원하지 않고, 다리가 부어 있으면 신황증(身黃證)으로 판단한다. 후대에는 인체의 아래쪽에 나타나는 여러 증상 곧, 양위, 유정, 임탁, 대하, 붕루, 변혈, 설사, 치질 습진 등에 사용한다.

⑬ 황백은 상화를 없앰으로써 체액의 소모를 방지하는 것이지 체액을 보충하는 것은 아니다. 음허화왕에 사용한다는 것은 이러한 의미이다.

⑭ 사물탕에 지모 황백을 가하여 장기 복용하면 위장 장애를 초래한다.

⑮ 황백과 용담의 비교는 용담 항을 보라.

⑯ 황금, 황백, 황련의 비교. 각 해당 항을 보라.

· 공통점 : 실열증인 청열사화, 습열증인 청열조습, 청열해독에 사용한다.

· 차이점 황백은 신(腎)의 열을 없애며, 습열을 없애므로 하초의 기능 항진에 사용한다. 황백은 하초 화(火)에 사용하며, 황금은 상초에, 황련은 중초에 사용한다.

ㄱ. 황금 : 폐열을 식히는 약능이 우수하며, 온병의 기분실열증이나, 소양병의 열증에 사용한다. 또 지혈, 임신안정 약능도 있다. 황금은 폐의 열을 사하고 피부의 열을 없앤다. 황금은 폐열(해수 등)을 없앤다.

ㄴ. 황련 : 특히 해독 작용이 우수하다. 실열증 치료에 중요하다. 심 기능의 항진(心火), 위장 기능의 항진(胃火)을 조절하며, 구토 억제, 청열제번 작용이 우수하다. 황련은 위열(구토, 상복부 통증)을 없애며, 황련은 심화를 사하고 번열을 없앤다.

ㄷ. 황백 : 신음허로 인한 허열을 식히며 허열증에 사용한다. 하반신의 습열(각기증, 저린감, 하지 운동마비 등)을 제거한다.

· 유사점

ㄱ. 황련과 황금의 유사점 : 혈열로 인한 토혈, 코출혈, 혈변에 사용한다. 또한 한열이 복합적으로 얽혀 상복부(명치끝)에 걸리거나 막힌 듯한 느낌이 있고, 위통, 설사, 오심, 구토, 입에서 쓴맛이 나는 경우에 사용한다.

ㄴ. 황련과 황백의 유사점 : 방광습열로 인하여 소변 볼 때 요도통이 있고, 소변이 잘 나오지 않거나 소변이 자주 나오고, 소변이 남은 느낌이 있고, 소변 색이 갈색이거나 붉은 색일 때 사용한다.

사용량

· 일반적으로 3-12g

배합응용

· 황백 + 치자 = 황달, 위장의 염증
· 황백 + 황련 = 열을 내리고 설사를 멎게 한다.
· 황백 + 백두옹 = 위장의 염증, 설사, 하혈

방제

가미소요산, 가미해독탕, 강오탕, 당귀육황탕, 대보음환, 대황소석탕, 반하백출천마탕, 백두옹가감초아교탕, 백두옹탕, 봉수단, 삼묘환, 시호청간탕, 양백산, 오매환, 온청음, 이묘산, 자음강화탕, 지백지황환, 청서익기탕, 청심환, 청열보혈탕, 치자벽피탕, 형개연교탕, 황련해독탕

1-2. 청열사화약

◆ 약물명 : 석고 石膏 ShiGao(라틴명 Gypsum Fibrosum)

기원

· 함수황산칼슘의 광석 Gypsum
· 경석고 : 장석, 방해석 $CaSO_4$
· 연석고 : 이석 $CaSO_4$ $2H_2$ $2O$

처방명

細石, 生石膏, 煅石膏, 熟石膏, 軟石膏

성분

$CaSO_4 \cdot 2H_2O$(95% 이상) 그 중 CaO(32.5%), SO_2(46.6%), H_2O(20.9%)

약리

1. 진경, 진정 작용 : 흡수된 Ca^{2+}이 신경 흥분을 완화하여 번조의 해소, 진정 작용으로 고열로 인한 근육 경련을 완화한다.

2. 순환기계 작용 : 심박수 감소 후 증가, 말초혈관 확장 작용, 양측 경동맥 폐쇄에 의한 혈압 상승을 하강시키는 작용이 있다.

3. 면역계 작용 : 대식세포 성숙과 기능 향상

4. 지갈 작용

5. 해열 작용 : 지속적으로 강하게 작용한다. 발열 중추, 발한 중추의 억제

6. 소염, 진경 진통 작용 : 생석고는 위산의 작용에 의해 일부는 가용성인 칼슘염으로 흡수되어 혈중 Ca^{2+} 농도를 증가시킴으로 인해 신경 근육의 흥분을 억제하고, 혈관 투과성을 감소시킨다. 이것이 소염, 진경 진통 작용의 기전이다.

7. 소장 내용물의 수송을 억제한다.

8. 담즙 분비 억제

9. 자궁수축 항진

10. 이뇨 작용

11. 칼슘제와 유사한 작용을 한다.

12. 함수황산칼슘의 칼슘 용해도는 섭씨 40-50도에서 100g 당 약 0.21g이다. 온도가 상승되면 용해도는 감소된다. 산성인 위산에 더 많이 용해된다.

13. 흡수에는 담즙이 작용한다.

14. 경구 투여시 비장과 흉선의 칼슘 함유량이 높아지는 반면에 뇌하수체, 부신, 타액선, 전립선 등에서는 감소된다.

15. 식물 알카로이드와 폴리페놀은 침전물의 형성을 억제한다(구등산).

16. 석고는 IL-6 IL-1을 억제한다.

17. 순환혈장량을 증가시킨다.

18. 석고와 지모를 병용하면 IL-6 억제 작용이 더 강해진다.

약성가

石膏大寒 瀉胃火 發渴頭痛 解肌可

효능

· 성미 甘, 辛, 大寒
· 귀경 肺, 胃

약능

淸熱瀉火 淸肺實熱 淸胃火盛 濕疹 火傷 除煩止渴

주치

열병으로 인하여 열이 내리지 않는 증상, 열이 높아 정신혼미 헛소리에 사용하며, 구고 인건, 폐의 염증으로 기침, 자한, 위열로 인한 두통, 치통, 발진, 화상에 사용

고전문헌

· 신농본초경 : 감기로 인한 한열, 기침, 구토, 입과 혀가 많이 마른 증상, 복부가 딱딱한 증상에 사용한다. 젖이 잘 나오게 하며, 창칼에 베인 상처에 사용한다.

· 명의별록 : 계절성 사기로 인한 두통, 신열, 각종 열증, 당뇨병, 기침

· 약징 : 갈증 겸하여 열이 심하여 헛소리, 안절부절

주의사항

(1) 실열에만 사용한다.

(2) 위장 기능이 허약하여 식욕이 없고, 음식을 소식하면 사용불가

(3) 허약체질, 만성질환자, 소모성 질환자에게는 사용할 수 없다. 부득이 사용해야 할 경우는 인삼이나 당삼을 첨가하여 보익조정을 해야 한다.

(4) 위를 차게 하므로 위장 기능이 약화되고 식욕이 없어지므로 신중해야 한다.

(5) 광물류와 패각류는 항상 식물류보다 몇 시간 전에 먼저 끓인(선전) 후, 침전물은 버리고 그 끓인 물에 나머지 약물을 넣어 다시 끓여야 한다. 석고를 그대로 복용 하면 위에 침적된다. 장에 침적되면 숙변을 만들거나 심하면 장폐색을 초래한다. 압력용기로 전탕할 경우에는 석고를 끓인 물이 완전히 식지 않으면 열작용으로 석 고가 탕액을 부유하므로 반드시 식힌 후에 침전물을 제거하고 오로지 그 용액으로 전탕해야 한다.

임상적용

주로 인체 내부의 열증에 사용한다. 온열병에 중요한 약이다.

① 인플루엔자 등 중증 외감병이 진행되어 구갈, 번조 등 이열증이 있으면 사용한다. 이 경우 해표제만으로는 효과가 없으므로 석고를 첨가한다. 또 폐열에 의한 해수, 호흡곤란, 구갈, 고열 등에는 석고로 폐열을 없앤다.

② 기분증에 사용한다. 폐렴, 유행성 뇌척수막염, 일본뇌염 등 발열성 감염증으로 인하여 고열, 번조, 번갈, 땀이 많이 나고(대한), 구건, 태황맥홍대 등 기분증에는 해열 진정 작용이 있는 석고를 사용한다. 의식장애, 섬어, 피하출혈 등 영분증, 혈분증에는 석고의 양을 늘린다.

③ 열증 질환의 경과에 따라 나타나는 심한 일포조열(오후 4-6시경에 나타나는 발열)에는 석고를 사용하는 것이 좋다. 열증 질환에 의한 세포내의 탈수 때문에 아무리 물을 마셔도 갈증이 가시지 않는 구갈(煩渴)에도 석고를 사용하면 효과가 있다.

④ 온열병 후기에 가슴이 괴롭고, 입이 마르고 갈증이 나고 열감이 치솟으며, 설니홍태소 맥허삭 등 여열이 남아 있을 경우, 열을 없애기 위해 석고를 사용한다.

⑤ 고혈압에 사용할 경우는 건강한 자로서 두통, 변비, 가슴이 괴롭고, 등 열증이 있을 경우에만 적합하다.

⑥ 가벼운 부종으로 오한, 두통 등 이한증을 동반하면서도 구갈, 가슴이 괴롭고, 소변이 짙은 이열증이 있으면, 석고와 마황을 배합하여 해표와 청열을 동시에 행하며, 이수하여 부종을 없앤다.

⑦ 위열로 나타나는 치주염, 치함염, 구내염 등에 사용한다.

⑧ 산후의 열감, 번조, 오심, 구토, 젖이 아니 나오거나 양이 적을 경우의 열증에 생석고를 사용한다. 과거의 관습에 따르면 산후에는 온법을 사용해야 하고 석고를 사용해서는 아니 된다고 하지만 변증이 정확하고 배합이 적당하면 사용해도 무방하다.

⑨ 아동이 습진으로 인한 고열, 번조, 등 심한 반응을 나타내면 처방에 석고를 첨가한다.

⑩ 그 외 뇌막염으로 인한 고열, 두통이 있으면 사용한다.

⑪ 열증의 외과 질환에 생석고의 분말을 통증 부위에 도포하면 통증이 없어진다.

⑫ 생석고를 사용해야 발산 작용이 있다. 이는 해열 작용이 아니다. 구우면(煆) 수렴 작용을 한다. 표열증에 구운 석고를 사용하면 열이 발산되지 않고 반대로 열을 끌어당기므로 40g 정도 사용하면 사망한다(張明澄 250). 중국에서는 석고의 사고가 많다. 구운 석고는 열증 설사에 사용한다.

⑬ 혈당 강하에는 인삼, 지모를 병용하지만 이 두 본초는 상호 길항 작용을 한다. 그러나 석고를 첨가하면 오히려 두 본초가 혈당을 내린다.

⑭ 소량으로는 심장 흥분 작용, 대량으로는 억제 작용을 한다.

⑮ 석고 적용은 체액 소모로 인하여 혀가 건조하고, 위장과 장관에 실증 사기가 없으므

로 설태는 얇다. 심한 갈증이 있고 땀이 많이 나며, 안절부절못하고, 쉽게 흥분, 맥은 부대하거나 홍대하다. 석고의 복증은 복만인데 이 복만은 실증 사기가 아니고 무형의 기와 열로 인하여 생긴 것으로 배의 근육은 땅기지만, 압진하면 저항감이 없이 물렁물렁한 것이 특징이다.

⑯ 분말은 천 봉지에 넣어 20분 정도 선전한다.

⑰ 외용 금속물로 다친 데, 뜨거운 물에 덴 곳, 습진, 다른 상처로 곪은 증상에 사용한다.

⑱ 석고 대용으로는 석결명을 사용하는 경우도 있다. 이 경우는 열을 내리는 작용보다는 알카로이드와 폴리페놀의 합성으로 침전물이 생기는 것을 지연시키기 위해서이다.

⑲ 경방 : 대열이 있을 경우 청열, 진해, 진통, 제번 지통에 사용한다. 반드시 번갈이 있어야 사용한다.

⑳ 마황과 석고의 비교 마황은 피부의 습과 열을 제거하고 석고는 진피에 있는 습과 열을 제거한다.

㉑ 지모와 비교는 지모 항을 보라.

㉒ 괄루근과 비교는 해당 항을 보라.

㉓ 황금과의 비교는 해당 항을 보라.

㉔ 활석과 비교는 해당 항을 보라.

사용량

비중이 무거우므로 대량으로 사용해야 하며, 소량으로는 효과가 없다. 일반적인 청열소염에는 소량을 사용하는 것이 좋다. 5-15g 내복할 경우 에는 20-30g을 사용한다. 온열병의 실열에는 대량 사용한다. 성인은 60-120g, 소아는 30g 정도 사용한다.

배합응용

· 석고 + 마황 = 열증으로 인한 고열, 구갈, 번조, 폐의 염증으로 인한 해수
· 석고 + 지모 = 고열에 의한 흉부번민감, 번조, 구갈. 아토피 피부염
· 석고 + 대황 = 건조성 변비
· 석고 + 조구등 = 청열, 혈압을 내린다.

방제

구풍해독탕, 대청룡탕, 마행감석탕, 목방기탕, 방풍통성산, 백호탕, 백호가계지탕, 백호가인삼탕, 소시호탕가길경석고, 소청룡탕가석고, 소풍산, 신이청폐탕, 오호탕, 옥녀전, 월비탕, 조등산, 죽엽석고탕, 청온패독산, 청대산

◆ 약물명 : 지모 知母 ZhiMu(라틴명 Anemarrhenae Rhizoma)

기원

백합과 Liliaceae 지모 *Anemarrhena asphodeloides* Bge.의 뿌리. 중국에서는 명칭이 같은 식물이 많이 통용되므로 유의해야 한다.

처방명

塩知母, 肥知母

성분

Timobioside, tomosaponinA-I, chimonin, isomangiferin, nicotinamide, nicotinic acid 주성분인 steroidsaponin이 가수분해 되면 sarsasapogenin 등으로 바뀐다. 생약 1g 당 약 200mg의 nicotic acid를 포함한다.

약리

1. 해열 작용(淸熱瀉火) : 중추신경 흥분을 억제한다.
2. 진통 작용(鎭靜作用)
3. 부신피질호르몬 자극 억제(滋腎潤燥) 작용
4. 담즙 분비 촉진 작용
5. 항균 작용
6. 혈당강하 작용 : Anameran A-D
7. 항당뇨 작용 : 제 2형 모델에서 항당뇨 작용을 활성화한다.
8. 호흡중추 마비 작용
9. 이뇨 작용
10. 스테로이드 부작용을 완화한다.
11. 항균 작용 : 용혈성연쇄상구균, 폐렴쌍구균, 대장간균, 이질간균에 대한 작용이 강하다.

12. Nicotinamide, nicotinic acid는 모세혈관 확장 작용으로 혈액순환을 개선하고, 보조효소로서 인체의 생리 기능을 증가시키며, 펠라그라 증상 pellagrosis을 개선한다.

13. 혈소판 응집 억제 작용 : Adenosine diphosphate(ADP)와 arachidonic acid 그리고 세로토닌에 의한 혈소판 응집을 억제한다.

14. cAMP phosphodiesterase를 억제하고 cis-hinokiresinol을 억제한다.

15. 위궤양 예방

약성가

知母味苦 熱渴除 骨蒸有汗 痰咳舒

효능

- 성미 苦, 寒
- 귀경 肺, 胃, 腎

약능

淸熱除煩 滋陰降火 利水消腫 潤腸通便 滋陰潤燥 淸熱瀉火

주치

발열로 인한 번조감, 당뇨병, 골증조열, 폐의 염증으로 인한 기침, 건조성 변비, 소변 불리

고전문헌

- 신농본초경 : 갈증이 나고 소변을 자주 보는 증상과 체내 속에 열이 많은 증상을 치료하고, 사기에 의한 팔다리의 부종을 제거하며, 소변이 잘 나오게 한다. 허증을 치료한다.
- 명의별록 : 감기로 인해 오래된 열병과 번열을 치료하고, 옆구리 아래에 침범한 사기를 제거하며, 가슴이 답답한 것을 치료하며 감기로 인한 발한과 황달을 치료한다.
- 본초강목 : 유산을 방지하고 임신으로 인하여 가슴이 답답한 것을 제거한다.
- 약징 : 열이 심하여 가슴이 답답한 증상

주의사항

(1) 지모에는 활장(滑腸 장관을 자윤하여 통변시키는 것) 약능이 있으므로 비허로 인한 죽상변에는 사용하지 않는다.

(2) 임신 중에는 사용하지 않는다. 그러나 변증이 확실한 임신 중의 고열, 번조, 설홍 태황 등 열증이 있으면 다른 청열약에 지모를 배합하여 청열제번하여 유산을 방지한다.

(3) 표증이 치료되지 않아 발열 증상이 있으면 신중해야 한다.

(4) 다량으로 복용하면 설사한다.

(5) 빈뇨, 유정에는 신중해야 한다.

(6) 장기복용하면 위기능이 손상된다.

임상적용

① 온열병의 기분증(脈洪大, 洪實)에 석고의 보조제로 해열 진정 작용을 이용한다.

② 허열(만성, 소모성 질환의 발열), 오후에 발생되는 일포조열에 사용한다.

③ 신체의 깊은 곳에서부터 열이 나는 골증조열, 도한, 맥침세삭에, 또 산후 원인불명의 발열(허열의 일종-勞熱)에도 사용한다.

④ 음허화왕(腎火亢盛) 증상인 유정, 몽정, 생식기 신경의 흥분 증상, 인후통, 허리나 무릎의 무력 등에는 지모의 진정 약능을 사용한다.

⑤ 음허화왕에 의한 구내염, 구강궤양, 인후염에 사용한다.

⑥ 비뇨기계의 감염증, 특히 만성신우염 증상으로 음허화왕에 의한 열증에 사용한다. 또 만성적인 신기능 부전으로 인한 소변불리에 사용한다.

⑦ 폐와 위의 조열(燥熱 당뇨병 등에서 나타난다) 증상으로 구갈, 다음, 번열 등이 있을 때 사용한다.

⑧ 폐음허증으로 마른기침, 목쉼, 인건, 도한, 담이 적을 때 사용한다. 만성기관지염에 사용

⑨ 지모의 특징적 증상은 첫째, 몸이 수척하고 약한 증상이다. 발이 붓고 몸은 마른 증상이다. 이를 독족종대(獨足腫大)라 한다. 둘째, 설홍태박이다. 설홍은 마른 체질에 가슴이 답답한 것을, 태가 엷은 것은 위장과 장관에 유형의 사기로 인한 열이 없음을 의미한다.

⑩ 그 외 푸른 반점이나 알레르기성 피진(皮疹)에 지모와 식초를 함께 넣어 빻은 즙을

도포하면 효과 있다.

⑪ 지모(淸熱)와 패모(분비물의 수렴)를 같이 사용한다.

⑫ 지모와 황백을 배합하면 작용이 증가된다.

⑬ 지모와 산조인을 배합하면 대뇌피질 흥분을 억제하여 불면증에 좋다.

⑭ 경방 : 청열, 허번, 진통소염

⑮ 석고와 지모의 비교(三浦 73)

 · 공통점 : 폐와 위장의 열을 내리며, 열로 인한 가슴답답(心煩)을 해소하며 열을 내려 진액 소모를 경감시킴으로써 갈증을 해소한다.

 · 차이점

 ㄱ. 석고 : 실열증에만 사용한다. 지모보다 사화 작용이 강하고 위열을 없애는 작용도 강하다. 밖으로는 체표의 열을 내리고, 안으로는 폐와 위장의 열을 해소한다. 폐열로 인해 호흡이 곤란한 데, 위화로 인한 치통, 두통에 사용한다.

 ㄴ. 지모 : 청열, 허열에 모두에 사용한다. 청열사화 작용은 석고보다 약하나, 자윤윤조 작용이 강하다. 그러나 다른 보혈약에 비해 자음윤조 작용은 약하다. 석고에 비해 폐신의 열을 내리는 작용이 우수하다. 폐가 건조하여 마른기침을 하면 폐를 윤조하고 위장의 진액 감소로 인해 구갈이 있으면 지모를 사용한다. 위장의 열을 내리고, 폐위의 진액 부족을 보충한다. 폐, 위, 신의 음허, 구갈, 소갈, 열증으로 인한 기침에 사용한다. 음허발열, 열증으로 인한 불면, 도한, 유정 등에 사용한다. 이 경우에는 일반적으로 목단피, 산수유, 숙지황, 황백을 배합한다.

⑯ 지모, 대황, 황련, 치자와 비교

 · 공통점 : 가슴이 답답하여 안달이 나는 증상(煩)에 사용한다. 그러나 지모는 허증이고 나머지는 실증이다.

 · 차이점

 ㄱ. 지모는 땀이 나고, 안달이 있는 증상(汗出而煩)이다. 한출이번은 자한이나 도한이 나면서 누런 땀이 나고, 가슴과 복부에서 답답하여 안절부절못하고, 심하면 불면에 시달린다. 지모의 이러한 증상은 허증으로 인한 것으로 위장과 장관에 유형의 사기가 없고, 통증이나 막힌 듯이 갑갑한 증상이 없다. 이것을 허번(虛煩)이라 한다.

 ㄴ. 대황의 적응증인 답답증(煩)은 실사가 뭉쳐 막힌 것으로 인해 괴로운 것이다.

ㄷ. 황련의 번증은 명치부가 막혀 결리고, 가슴이 두근거려서(悸) 안달이 나는 증
상이다.

ㄹ. 치자의 번증은 가슴이 꽉 막혀 답답하고 혀에 태가 생긴다.

⑰ 지모와 노근의 비교(三浦 80)

· 공통점 : 폐와 위열을 내리고 생진 작용을 하므로 심한 열증과 갈증에 사용한다.

· 차이점

ㄱ. 지모 : 폐신음허로 인한 허열, 도한, 골증조열 등에 사용한다.

ㄴ. 노근 : 위열에 의한 오심, 구토에 사용한다.

사용량

일반적으로 9-12g, 대량으로는 15-25g

배합응용

· 지모 + 석고 = 온열병으로 인한 장열, 번조, 구갈

· 지모 + 백합 = 진액 부족으로 인한 허열, 번민감

· 지모 + 산조인 = 허로로 인한 번민감, 불면

· 지모 + 계지 = 관절종통,

· 지모 + 맥문동 = 폐열로 인한 마른기침, 건조성 기침, 소모성 질환의 기침

· 지모 + 천화분, 맥문동, 황련 = 소갈

· 지모 + 지골피, 별갑 = 허열

· 지모 + 황백 = 음허

· 지모 + 맥문동, 백합, 사삼, 천문동 = 폐조

방제

가미고본환, 가미보음환, 계작지모탕, 백호탕, 백호가계지탕, 백호가인삼탕, 산조인탕, 소
풍산, 신이청폐탕, 옥액탕, 자음강화탕, 자음지보탕, 지모음, 지백지황환

◆ 약물명 : 치자 梔子 ZhiZi(라틴명 Gardeniae Fructus)

기원

· 꼭두서니과 Rubiaceae 치자와 꽃치자 나무 *Gardenia jasminoides* Ellis(=

Gardenia florida L.)의 성숙 열매. 형태학상 열매가 5cm 이상인 것을 치자라고 한다. 꽃치자 나무에는 개량 원예종이나 교배잡종이 있는데 그 구별은 어렵다.

· 중국산 : 꼭두서니과 꽃치자 나무(치자) *Gardenia jasminoides* Ellis
　　　　　꼭두서니과 수치자(水梔子) *Gardenia jasminoides* Ellis var. *grandiflora*
· 치자는 모양이 타원형이고 수치자는 길게 생겼다.
· 일본명은 산치자(山梔子)이며, 그것의 규격품에는 geniposide가 3.0% 이상 포함되어야 한다고 규정되어 있다.

처방명

梔子, 山梔, 꽃은 담복, 炒梔子, 焦梔子, 山梔皮, 山梔仁

성분

· Iridoid 배당체 : Geniposide, genipin, geniposide, gardenoside 등
· Flavonoid : Gadenin, mannitol, β-sitosterol, nonacosane, pectin, tannin
· 황색색소 : Crocin, crocetin, safrol yellow, d-mannito, β-sitosterol

약리

1. 담즙 분비 촉진(이담) 작용 : 치자는 가수분해되면 지속적으로 담즙 분비를 촉진한다. Crocin, crocetin이 담즙 분비와 배설을 촉진하고 혈중 bilirubin 량의 상승을 억제하여 황달증을 개선한다. Geniposide 투여 후 담즙 분비가 증가되고 수 분후에 담즙의 색이 청색으로 변한다. 치자와 인지호는 담낭을 수축하고 오디괄약근을 이완시킨다 (近畿 c. 72).
2. 혈압강하와 완화 : 교감신경 중추에 작용한다.
3. 발열중추를 억제하여 해열한다.
4. 간 보호 작용 : Geniposide는 간세포 장애를 억제한다.
5. 대장 내용물의 수송을 촉진한다.
6. 파파베린(papaverine)성 진경 작용, 항콜린 작용
7. 혈청 콜레스테롤 저하 작용 : Geniposide는 총콜레스테롤 상승을 억제하였다. HDL 콜레스테롤의 저하를 유의하게 억제하였다. 동맥경화를 유발하는 물질 중 하나인 triglyseride (허혈성 뇌졸중 유발)는 유의의하게 저하시켰다.
8. 항염증 성분인 geniposide와 genipin은 콜라겐 collagen 유도 혈소판 응집소와 아라

키돈산 arachidon acid 혈소판 응집 중 콜라젠 collagen 유도 혈액의 혈소판 응집을 선택적으로 억제한다(Suzuki, Y. et al. 2001).

9. 치자의 색소인 corcetin은 TPA에 의한 발암을 억제하는데 그 작용은 corcetin에 의한 항산화 작용 때문이다(Hsu, JD. et al. 1999).

10. 위산 분비량의 억제 작용, 위액의 총산도 감소, 위액 pH 수치 상승, 위장 운동 억제 작용

11. Iridoid는 고미강장, 진정, 해열, 진해에 사용한다. 외상이나 피부병 치료 목적으로도 사용한다.

12. 완만한 사하 작용

약성가

梔子性寒 降小便 吐衄鬱煩 胃火煽

효능

· 성미 苦, 寒

· 귀경 心, 肝, 肺, 胃

약능

청열, 충혈성 염증, 瀉火除煩 涼血解毒 泄熱利濕 止血

주치

열병, 가슴의 답답증, 불면, 황달, 소변이 잘 나오지 않는 데, 소갈증, 결막염, 통혈, 코출혈, 혈변설사, 혈뇨, 염증성 종기에 사용한다. 외용으로 염좌, 타박, 좌상에 사용한다.

고전문헌

· 신농본초경 : 체내에 침범한 사기, 위열, 얼굴이 붉은 것, 딸기코, 나병과 부스럼

· 명의별록 : 눈이 충혈 되고 열감이 있으며 아픈 증상을 치료하며, 가슴과 대, 소장에 열이 나는 증상, 가슴이 번잡하고 답답한 증상을 치료한다.

· 본초강목 : 토혈, 코출혈, 혈변, 하혈, 혈뇨, 타박으로 인한 울혈과 피곤하여 감기의 재발, 열궐두통, 헤르니아에 사용한다. 화상을 치료한다.

· 약징 : 가슴이 번잡하고 답답한 증상(心煩)

주의사항

(1) 허한으로 인한 죽상변에 사용해서는 아니 된다.

(2) 몸이 냉하면 사용에 신중해야 한다.

(3) 치자의 빨간 색소에는 독성이 있다. 볶아서 사용해야 한다.

(4) 생치자를 복용하면 구토하기 쉽다.

임상적용

① 습열에 의한 황달(급성전염성 간염, 혈청간염 등)에 사용한다.

② 실열로 인한 발열, 번갈, 번조 등에 사용한다.

③ 여러 염증에 사용 : 눈의 충혈, 종창, 동통, 눈물남, 구고, 흉민, 야간 수면 부족 등 간열 증상이 있을 때 사용(淸肝熱)하며 소담진통한다.

④ 타박, 염좌 등에 생 치자 가루를 밀가루와 계란 흰자위와 썩어 도포한다.

⑤ 습열로 인한 객혈, 코출혈에 치자탄(흑치자)에 양혈지혈약을 배합한 해혈방(咳血方)을 사용한다.

⑥ 약능은 황련보다 약하나, 열을 내리는 범위는 황련보다 넓다.

⑦ 심민은 흉민과 달리 자각증상이 있으나 육체적 고통은 없고 정신적, 심리적 고통이 있는 경우를 말하는데 이 경우에 치자를 사용한다(張明澄 192). 황금 항을 보라.

⑧ 심장에 열이 많아 답답한 경우는 황련을 사용하고 동일한 증상에서 동계가 있으면 치자를 사용한다.

⑨ 치자는 오장의 기능 항진(火)을 없앤다. 황금은 상초, 황련은 중초, 황백은 하초의 기능항진(火)을 없앤다.

⑩ 정신안정 작용-흉부의 번열, 상충한 기를 내린다.

⑪ 大塚敬節은 식도 통증에 좋다고 하였다.

⑫ 두시와의 비교는 두시 항을 보라.

⑬ 경방 : 청열, 안신, 황달에 사용한다.

⑭ 치자는 주로 번열이 나고 가슴이 막히는 듯한 답답증, 불면증, 소변이 적고 노란 증상을 다스린다. 장중경은 치자의 사용을 심중오뇌(心中懊惱)라 했는데 이는 심중번, 흉중번 증상보다 더 심한 것으로 가슴 속에 열이 달아오르고 가슴이 막힌 듯하여 숨쉬기가 어려운 증상이다. 번열은 속에서 열이 달아오르며, 안절부절못하여 앉지도 눕지도 못하고, 열이 나고, 땀을 흐리는 증상이다.

⑮ 가늘고 긴 치자는 염료용이고 의약품은 작은 것이다.

⑯ 황련과 비교(三浦 79)

　　· 공통점 : 심한 열로 인한 안절부절(번증)을 치료한다. 열을 내리며(청열사화), 체액을 소모시키며 해독한다. 간화상염으로 인한 눈의 충혈, 눈의 통증 등에 사용한다.

　　· 차이점

　　ㄱ. 황련 : 안달이 나면서 가슴이 두근거리는 증상(煩悸)과 명치부의 결림 증상에 사용한다. 청열사화, 조습, 해독 작용이 우수하다. 심의 열을 내리고, 위열을 내리는 작용이 뛰어나다.

　　ㄴ. 치자 : 안달이 나면서 갑갑한 증상(煩悶), 가슴이 막혀 화끈 달아오른 느낌에 사용한다. 습열황달, 습열하주에 사용한다. 또 간화를 내리는 작용이 우수하다.

⑰ 치자와 죽엽(三浦 79)

　　· 공통점 : 청열제번과 이뇨 작용이 있다.

　　· 차이점

　　ㄱ. 치자 : 심, 간의 습열증에 주로 사용하지만 광범위한 습열증에도 사용한다. 양혈지혈(凉血止血) 작용이 있다. 위열에는 특별한 효과가 없다.

　　ㄴ. 죽엽 : 심열, 위열증에 사용한다. 심화나 위열로 인한 구내염에 사용한다. 치자보다 체액을 소모시키는 작용이 약하므로 진액 부족에 사용한다.

사용량

일반적으로 3-10g

배합응용

· 치자 + 인진호 = 간염, 담낭염, 간경화로 인한 황달, 전신소양감, 구내 염, 변황적

· 치자 + 두시 = 열병으로 인한 번열, 번조, 불면, 번갈

· 치자 + 두시, 감초 = 치자시탕증으로 말에 힘이 없고, 기허증으로 인하여 숨이 가쁜 데 사용

· 치자 + 두시, 생강 = 치자시탕증으로 구토에 사용

· 치자 + 후박 = 기허로 인한 심번, 복부팽만감, 기상 후의 불안감

· 치자 + 황련 = 충혈, 출혈증상-혈뇨, 목적, 객혈, 토혈

· 치자 + 활석 = 습열을 제거, 요도염, 방광염, 잔뇨감-오림산

· 치자 + 황금 = 염증 충혈

방제

가미귀비탕, 가미해독탕, 가미소요산, 가미소요산합사물탕, 갈근홍화탕, 단치소요산, 방풍통성산, 시호청간탕, 신이청폐탕, 오림산, 온청음, 용담사간탕, 월국환, 인진호탕, 지실치자시탕, 청상방풍탕, 치자감초시탕, 치자건강탕, 치자시탕, 치자대황시탕, 치자백피탕, 치자생강시탕, 치자벽시탕, 치자후박탕, 팔정산, 형개연교탕, 형개황련탕, 황련해독탕

◆ 약물명 : 하고초 夏枯草 XiaKuCao(라틴명 Prunellae Spica)

기원

- 꿀풀과 Lamiaceae 꿀풀(夏枯草 : 가지대기) *Prunella vulgaris* var. *lilacina*의 꽃이삭을 포함한 지상부 전체
- 유사품 : 꿀풀과 Lamiaceae *Prunella vulgaris*
- 위품 : 꿀풀과 조개나물 *Ajuga multiflora* Bunge

  단향과 Santalaceae 제비꿀(댑싸리하고초, 백예초, 토하고초) *Thesium chinense* Turcz.의 전초(全草)

처방명

제비꿀풀, 두메꿀풀, 꿀방망이, 흰꿀풀, 가지래기꽃, 가지골 나물, 조개나물, 麥夏枯, 白花草

성분

- Triterpenoid : Ursolic acid, oleanolic acid, prunellin
- Flavonoid : Rutin, hyperoside
- Coumarin : Umbelliferone, dsculetin, scopoletin
- 그 외 : Caffeic acid, rosmarinic acid, vitamin B, C, K, tannin, 수용성 무기염(염산칼륨 68%)

약리

1. 항균 작용 : 항바이러스, 항피부 진균 작용
2. 항암 작용
3. 항염 작용

4. 혈당 강하 작용

5. 혈압 강하 작용 : 칼륨염은 혈압 강하, 호흡 증가, 호흡량 증가

6. 이뇨 작용

7. Histamine과 유사한 작용

8. 순환계통에 대한 작용

9. 면역계통에 대한 영향

10. 급성황달형 간염에 효과

11. 이뇨 작용이 강하다.

12. Prunellin을 가수분해하면 ursolic acid가 생긴다.

13. HIV 바이러스를 강하게 억제한다.

14. Ursolic acid는 림프구 백혈병 세포(P-3888, L- 210), 사람의 폐암 세포 (A-549), KB 세포, 사람의 장암 세포(HCT-8), 유방암 세포(MCF-7) 등을 강하게 억제한다.

15. 자궁평활근 수축 작용

약성가

夏枯草苦 瘰癧瘤 破癥散結 濕痹瘳

효능

· 성미 苦, 辛, 寒

· 귀경 肝, 膽

약능

淸肝明目 肝火陽亢(高血壓) 淸熱散結 濕痹瘳

주치

스트레스로 인한 두통, 현기증, 눈의 충혈, 갑상선종, 유선염,

고전문헌

신농본초경 : 한열왕래, 머리와 경부임파선염, 머리 부분의 종기, 징가(癥瘕), 몸에 멍울이 생긴 것, 다리가 붓고 저린 것을 치료한다.

주의사항

소화 기능이 약하면 신중해야 한다.

임상적용

① 습열에 의한 황달(급성전염성 간염, 혈청간염 등)에 사용한다.

② 간화로 인하여 눈이 충혈되고 두통, 안절부절에 사용한다.

③ 근육응결

④ 임파종, 갑상선종 등에 사용한다.

⑤ 위령선, 괄루근, 하고초를 배합한 처방이 관절염 치료에 유효성이 있다. 한방처방 중에는 빈도수가 극히 적다.

⑥ 위장을 자극하므로 장기 복용인 경우에는 당삼, 백출 등 건위제를 첨가한다.

사용량

일반적으로 9-15g

배합응용

· 하고초 + 향부자 = 눈을 밝게 하고, 눈물이 그치지 않을 때, 햇볕에 눈이 부실 때

· 하고초 + 포공영 = 유옹, 유선염

· 방합응제 수루음, 하고초산, 하고초산고, 하고초탕

1-3. 청열생진약

◈ 약물명: 괄루근 括蔞根 GuaLouGen(라틴명 Trichosanthis Radix)

기원

· 박과 Cucurbitaceae 하늘타리(쥐참외) *Trichosanthes kirilowii* Maxim. 노랑하늘타리 (黃烏瓜) *Trichosanthes kirilowii* Max. var. *japonicum* Kitamura(= *T. japonica* Regel.)의 껍질을 제거한 뿌리

· 중국산 : 박과 Cucurbitaceae *Trichosanthes multiloba* Miq.

　　　　　박과 쌍련괄루 *Trichosanthes rosthornii* Harms

· 일본산 : 노랑하늘타리(黃烏瓜) *Trichosanthes kirilowii* Max. var. *japonicum*(열매가 노랗다)

검은 참외(烏瓜) *Trichosanthes cucumeroides*(열매가 빨갛다)

큰검은 참외 *Trichosanthes bracteata* Voigt의 뿌리

· 일본에서는 검은 참외의 뿌리를 土瓜根이라 하는데 이것은 괄루근으로 인정되지 않는다.

처방명

하늘타리뿌리, 天花粉, 瓜蔞根, 花粉

성분

· 여러 종류의 단백질, Amino acid, saponin

· Trichosanthin는 presequence((N)-terminal sequence)과 prosequence((C)-terminal extension)로 구성된다.

· Triterpenoid : CcurbitacinB, D Tyrosinase 저해활성 protein : Trichosanthin, karasurin A, B, C

· Triterpene : Bryoonolic acid

· 기타 : Trichosantic acid, cirtrulline, palmitic acid, lecithin

약리

1. 항종양 작용 : 메타놀 추출액은 에를리히 Ehrlich 복수암에 면역 기능 증가와 암 세포주에 대한 세포독성이 있다. Trichosanthin에는 강력한 항암 작용이 있다.

2. 항바이러스 작용 : Trichosanthin에 HIV에 감염된 T 세포와 대식세포의 HIV 복제를 억제한다. 항HSV 작용이 있다.

3. 낙태 작용 : Trichosanthin은 태반 융모에 직접 작용하여 유산, 낙태를 시킨다. Trichosanthin은 임신 3-6개월에 1.2mg을 1회 근육 주사만으로 낙태율이 4-7일째 97% 유산이 된다. 부작용은 두통, 발열을 동반한다. 비정상적인 임신은 태반조직 손상으로 태아의 사망을 유도한다. Karasurin A는 임신 중기에 낙태 작용을 한다.

4. 분만 후 태반이 나오지 않는 것(胞衣不下 포의불하. 오로불하)을 배출시킨다.

5. 항조기 임신 작용, 자궁수축 촉진 작용, prostaglandin 합성 증가

6. 혈당강하 작용-갈증에 효과가 크다(消渴之神藥). Glycan인 trichosan A-E는 혈당강하 효과

7. 독성 단백질은 trichosanthin, 독성은 triterpenoids이다.

8. 거담 작용

9. 사하 작용

10. 면역 억제와 부활 작용

11. 위액 분비를 촉진한다. 식욕을 증진시킨다.

12. Bryonolic acid는 항알레르기 작용이 있다.

13. 이뇨를 촉진하여 땀샘 분비 항진으로 인한 과도한 피부의 땀 배설을 이뇨로 유도한다.

14. 감염중인 경우 소염, 배농 작용이 있다.

15. 항스트레스 궤양

16. 에타놀 소실을 촉진한다.

약성가

天花粉寒 除熱痰 排膿消毒 煩渴堪

효능

· 성미 苦, 甘, 酸, 凉

· 귀경 肺, 胃

약능

淸熱生津 淸肺化痰 消腫排膿

주치

열병으로 인하여 구갈, 당뇨병으로 인한 구갈, 황달, 폐음허로 인해 점막이 건조하여 마른기침, 가래에 출혈, 열병의 기침, 화농증, 치루, 치질

고전문헌

· 신농본초경 : 갈증과 몸에서 열이 나는 증상, 가슴이 답답한 증상을 치료한다. 쇠약한 몸을 추스르게 한다. 뱃속을 편안하게 한다. 금속으로 베인 상처를 치료한다.

· 명의별록 : 위장과 장관의 열, 황달, 입술이 마르고 갈라지는 증상, 호흡이 가쁜 증상, 소변 빈삭을 치료하며 월경을 통하게 한다.

· 약징 : 진액을 만들고 갈증을 해소한다.

주의사항

(1) 소화 흡수능의 저하(위기허)로 인한 습담에 사용불가

(2) 망양증으로 인해 번갈이 있으면 사용불가

(3) 상초가 냉하면 사용하지 않는다.

(4) 천화분은 고분자의 식물 단백질이므로 정맥 주사나 근육 주사로 사용하면 약물반
응으로 인하여 발열, 심박수 증가, 인후통, 발진, 주사 부위의 동통, 팽창 두통,
가슴답답 등 부작용이 생기므로 반드시 피부 실험을 해야 한다.

(5) 유산 가능성이 있으므로 사용에 신중해야 한다. 태반을 통해 태아의 체내로 들어간다.

금기

반 : 오두

임상적용

① 괄루근을 분말로 만들어 물에 담가 침전된 것을 건져 말린 것이 천화분이다. 그 색이
눈과 같이 희다고 하여 명명되었다. 이 전분은 습진 등에 사용한다. 천화분을 다시
물에 담가 찌꺼기를 없애고 말린 것을 옥로상(玉露霜)이라 한다. 생진윤조 약능이 우
수하다.

② 괄루근은 갈증이 있지만 헛구역질 또는 구토가 없는 경우에 사용한다.

③ 유기산인 Trichosantic acid와 많은 종류의 amino acid를 함유하고 있어 발한 과다
로 인한 체액의 과다 소모에 영양을 보충한다. 만성염증(폐결핵 등)으로 체액 소모
가 많은 노약자의 진액 부족으로 인한 갈증에 사용한다.

④ 폐열에 의한 해수에 사용한다. 응용은 과루인과 동일하나 천화분은 약성이 차므로
청열 효과가 우수하여 온열병의 심한 구갈, 번조에 사용한다.

⑤ 위열에 의하여 음액이 손상되어(탈수) 번갈, 구건, 식욕 항진, 당뇨병 등으로 야윈
증상이 있을 때 천화분으로 음액을 보충한다.

⑥ 유선염으로 열증 화농증이면 사용한다.

⑦ 임신 중기에 낙태 목적으로 사용한다. 천화분 주사액의 근육 주사가 효과가 있다.
천화분이 태반 융모 세포를 변성, 괴사시켜 유산시킨다.

⑧ 경방 : 미열이나 잔열(한열왕래)이 남아 갈증, 해열, 경련이 있으면 사용한다. 천화
분은 허열로 인하여 내부 장기가 건조하며, 표증에는 가벼운 강직성 경련을 나타내
고 이증으로는 진액이 부족하여 입안이 마르고, 갈증이 나는 등의 기타 증상에 사
용한다.

⑨ 현대의 응용은, 염증성 호흡기 질환으로 인한 만성 기침, 담에 사용한다. 건조성 구갈, 탈수 증상에 사용한다.

⑩ 석곡과의 비교는 해당 항을 보라.

⑪ 괄루근, 반하, 석고와 비교

· 공통점 : 갈증에 사용한다.

· 차이점

ㄱ. 반하 : 갈증은 나지 않고 구토한다.

ㄴ. 괄루근 : 갈증 나고 식욕 좋고 대변은 굳은 편이다. 심한 갈증으로 인하여 계속 입이 마르고, 혀가 타는 듯하며, 물을 마셔도 갈증이 가시지 않는다.

ㄷ. 석고 : 안절부절못하면서 갈증, 자한

⑫ 천문동, 맥문동과 괄루근의 비교

· 공통점 : 청폐윤조(淸肺潤燥)에 효과가 있다. 세 가지 모두 병용해도 좋다.

· 차이점

ㄱ. 천화분 : 위열로 생긴 폐열에 사용

ㄴ. 맥문동 : 심열에 의한 폐열

ㄷ. 천문동 : 신음허로 발병된 폐조에 사용

		천문동	맥문동	과루근
청폐윤조	위열로 인한 폐열			+
	심열로 폐열		+	
	신음허로 폐조	+		

사용량

탕액으로는 지갈, 해열, 진해, 이뇨, 배농 작용으로는 3-5g. 다른 목적으로는 3-12g

배합응용

· 괄루근 + 모려 = 괄루근의 지갈을 강화

· 괄루근 + 시호, 황금 = 청열, 생진지갈 작용, 미열, 한열왕래에 사용

· 괄루근 + 계지 = 체표의 진액 부족과 청열

· 괄루근 + 천문동, 맥문동, 지모 = 소갈, 소종배농, 유즙 감소

· 괄루근 + 길경 = 배농 촉진

· 괄루근 + 우방자 = 소염하여 인후통을 치료한다.

방제

가미괄루해백탕, 가미괄루해백백주탕, 괄루계지탕, 괄루구맥환, 괄루모려산, 괄루산, 괄루편, 괄루해백탕, 괄석탕, 모려택사산, 사삼맥문동탕, 생진음가감, 선방활명음, 시호거반하가괄루탕, 시호계지건강탕, 시호청간탕, 옥액탕, 자조음, 청서탕, 패모괄루산

◆ 약물명: 죽엽 竹葉 DanZhuYe(라틴명 Phyllostachys Folium)

기원

- 대나무과 Bambusaceae 솜대(淡竹) *Phyllostachys nigra* Munro var. *henosis Stapf* 의 어린 잎
- 유사품 : 대나무과 *Phyllostachys bambusoides* Sieb. et Zucc.
- 위품 : 벼과 Gramineae 조리대풀(담죽엽 淡竹葉) *Lophatherum gracile Brongn* 의 전초
- 죽엽과 담죽엽은 다른 식물이다. 명대 이전의 죽엽, 담죽엽은 모두 담죽엽을 지칭하였다.

처방명

竹葉, 古竹葉, 鮮竹葉, 竹葉卷心, 竹葉心

성분

- Triterpenoids : Rundoin, cylindrin, taraxerol이나 friedelin
- 그 외 : Phenol, amino acid, 유기물, 당류, arundoin

약리

1. 열을 내리며 열로 인한 가슴답답을 없앤다.
2. 아주 약한 해열 작용
3. 아주 약한 이뇨 작용
4. 족저 부종 억제 작용
5. 위액 분비 억제와 pH 상승 작용
6. 스트레스 궤양 억제와 유문폐색, 아스피린 궤양인 경우 위산 분비 증가 작용
7. 기침 억제 작용

약성가

竹葉味甘 止煩渴 定喘安眠 痰可劀

효능

- 성미 甘, 淡, 寒
- 귀경 心, 小腸, 胃

약능

淸熱除煩 生津利尿

주치

심과 위장의 열을 이뇨를 통해 내린다. 구설생창, 치통, 불면, 배뇨시 통증, 혈뇨

고전문헌

- 명의별록 : 가슴 속의 담열(痰熱)을 없애고 기침과 기를 치밀어올라오는 것을 치료한다.
- 본초강목 : 잇몸에서 피가 날 때, 죽엽을 진하게 달인 즙을 이용하여 입을 행군다. 탈항에는 환부를 씻는다.

주의사항

임신 중이면 사용금지한다.

임상적용

① 경험적으로 죽엽은 심화 증상인 번열, 소변이 짙고, 안면홍조, 구갈, 구내염, 코출혈 등에 약능이 있다. 심화(心火)란 현대 의학적으로 감염에 의한 염증이나 신진대사의 변화에 따른 반응으로 발열, 탈수, 국소 출혈, 자율신경계의 흥분 등에서 나타난다. 고인은 일사병, 열사병에 의한 심화 증상에 죽엽을 사용하여 열을 내리는 것이 가장 좋다고 하였다.

② 그 외 석고를 도와 열증 질병 후기에 남은 열을 없앤다.

③ 대나무는 한창 성장 중인 푸른 대나무(청죽 靑竹)를 사용하고 성장하여 색깔이 누런 대나무(황죽 黃竹)는 사용하지 않는다.

④ 경방 : 청열, 진해 작용

⑤ 담죽엽보다 가슴답답증을 제거하는 약능이 우수하여 기혈양허증, 열병 질환 후기에 빈용한다.

⑥ 죽여, 죽엽, 죽력, 죽순, 천죽황의 비교

　ㄱ. 죽여(竹茹) : 폐와 위장의 열을 제거, 담을 제거

　ㄴ. 죽엽(竹葉) : 심열을 제거 이뇨

　ㄷ. 죽력(竹瀝) : 대나무 기름. 대나무를 잘라 불에 쬐어 진을 낸 것. 한성(寒性)이 아주 강하다. 고혈압이나 끈적거리고 노란 가래를 제거한다. 무형의 담으로 중풍에 걸린 데와 체액이 고갈되어 갈증이 심하여 가슴답답한 경우에 사용한다. 생강즙과 같이 사용한다.

　ㄹ. 죽순(竹筍, 竹芽, 竹胎) : 번갈을 없애며, 이수 익기하나 과용하면 냉증을 유발한다. 임신 중에 가슴이 팽만하고 답답한 경우에 사용한다.

　ㅁ. 천죽황(天竹黃, 竹黃, 竹膏) : 대나무속에서 나오는 것. 급, 만성의 풍을 다스린다. 심을 진정시키고 해열시키며 사기를 몰아낸다.

⑦ 죽엽권심, 담죽엽과 비교

　· 차이점

　ㄱ. 죽엽 : 열병 초기, 열이 많아 체액 소모가 많은 데 사용하고, 구갈에 사용한다.

　ㄴ. 죽엽권심 : 열이 아주 심해 헛소리를 하는 경우에 사용한다.

　ㄷ. 담죽엽 : 습열로 인해 소변이 잘 아니 나오고 소변이 짙으면 사용

⑧ 치자와의 비교는 해당 항을 보라.

사용량

일반적으로 3-9g

배합응용

· 죽엽 + 석고 = 청열하여 기의 상충을 치료
· 죽엽 + 갈근, 방풍 = 발한, 청열, 기의 상충, 두통 치료
· 죽엽 + 길경, 감초 = 긴장완화, 진해 작용

방제

가미석고탕, 기제탕, 죽엽석고탕, 죽엽탕

1-4. 청간명목약

◆ 약물명 : 결명자 決明子 JueMingZi(라틴명 Cassiae Torae Semen)

기원

· 콩과 Leguminosae 결명 *Cassia obtusifolia* L.의 성숙한 종자
· 중국산 : 콩과 긴강남차(望江南, 土草決明) *Cassia tora*
  유사품 : 콩과 산편두 *Cassia nomame* Sieb.
    콩과 차풀 *Cassia mimosoides* var. *nomame*
      Cassia occidentalis L.
      Cassia tora Cav.
      Cassia sophora L.

처방명

결명자 씨앗, 초결명, 馬蹄決明

성분

· 결명 : 안트라퀴논 유도체 : Chrysophanol, physcion, obtusifolin, obtysin, chrysoobtysin, aurantooobtusin
· 안트라퀴논 배당체 : Glucoobtusin, glucoaur antioobtusin
· 나프탈린 유도체 : Cassiaside
· 긴강남차 : 안트라퀴논 유도체 : Chrysophanol, emodin, physcion, aloe-emodin, rhein, obtusin, chrisoobtusin, aurantioobtusin, obtusifolin
· 안트라퀴논 배당체 : Rubrofusarin, norrubrofusarin, rubrofusarin 6-gentiobioside, torachrysone, toralacton
· 아스론 유도체 : Chrysophanol 9-anthrone

약리

1. 정장, 통변에 효과가 있다.
2. 긴강남차에 포함되어 있는 naphthopyrones의 cassiasides B_2와 C_2는 비만세포에서 히스타민 유리를 억제한다(Kitanaka, S. et al. 1998).
3. 탕액은 피부진균, 황색포도상구균을 억제한다.

4. 혈압 강하 : 혈관 확장

5. 이뇨 작용

6. 자궁수축 작용

7. 콜레스테롤 강하 작용

8. Carotin이 시력보호작용을 한다.

9. Cassiaside는 간독성을 해독한다.

10. 혈당 강하 작용이 있다.

약성가

· 성미 甘, 苦, 鹹, 凉

· 귀경 肝, 膽, 腎

약능

淸肝明目 祛風濕 潤腸通便 降血壓

주치

간열로 인한 고혈압, 두통, 현기증, 장조변비, 눈의 충혈, 눈물

고전문헌

· 신농본초경 : 시력이 감퇴되면서 시력상실로 발전되는 증상, 눈의 충혈과 통증, 눈물 흘림을 개선한다.

· 명의별록 : 입술이 푸른 청색증을 치료한다.

주의사항

(1) 설사, 저혈압에는 사용불가

(2) 탕액을 2주간 복용해도 낫지 않으면 중지한다.

임상적용

① 간열로 인한 고혈압, 두통, 현훈에 사용한다.

② 간양상항에 의한 고혈압성 두통에 결명자 15g을 사용한다.

③ 변비(열성 변비 : 눈의 충혈, 구취, 소변이 짙고)에 적합하다.

④ 장조변비 : 약하게 볶아 결명자차로 사용한다.

⑤ 안과 질환에 자주 사용한다. 설사와 저혈압의 부작용이 없으면 탕제로 안구의 안팎의 염증에 효과가 있다. 현재로는 안구 외부의 급성염증에 사용한다. 약능에는 신음허에 의한 두통, 시력장애(안구내부의 질환에 의한 것)에도 사용하며, 구기자와 국화를 배합하여 사용해야 효과가 있다. 결명자에 청열 보익성이 있다는 것은 포함된 비타민 A류에 의한 것으로 생각된다.

⑥ 풍열증상(급성결막염, 유행성 각막, 결막염 등)인 눈의 충혈, 통통, 눈부심, 눈물흘림 등에 사용한다.

⑦ 방제로의 활용은 많지 않다.

⑧ 질려자와 비교는 해당 항을 보라.

사용량

일반적으로 9-15g, 많게는 5-25g

배합응용

· 결명자 + 용담, 황금, 하고초, 치자 = 스트레스로 인해 열이 오르는 데
· 결명자 + 국화, 산약, 생지황, 현삼, 구기자 = 간신음허로 인한 야맹증, 현기증, 시력저하
· 결명자 + 백질여, 국화, 조구등, 모려, 백작, 우슬 = 고혈압

방제

결명자산, 결명환

◆ 약물명 : 목적 木賊 Muzei(라틴명 Equiseti Herba)

기원

속새과 Equisetaceae 속새 *Equisetum hyemale* Linné 줄기와 잎

처방명

속새, 節節草, 節骨草, 木賊草

성분

Equisetic acid, 이산화규소 등

약리

1. 소염 작용
2. 이뇨 작용

약성가

木賊味甘 益肝臟 退翳止經 消積良

효능

· 성미 甘, 微苦, 平
· 귀경 肺, 肝, 膽

약능

풍열 감기, 각막혼탁

주치

눈병에 감기로 인한 표증에 사용한다. 감기로 인해 눈물이 많이 나는 데 사용, 각막혼탁(消退翳膜)에 사용

고전문헌

본초강목 : 근육 긴장을 해기한다. 눈물을 그치게 한다. 지혈 작용도 있다, 하복통과 탈항에 사용한다.

주의사항

(1) 간음허로 인해 잠이 많으면 장기 복용은 금한다.
(2) 혈허자는 사용을 금한다.
(3) 여름에 더위를 먹어 눈이 부었으면 사용을 금한다.
(4) 기허증에는 신중해야 한다.

임상적용

① 주로 안과에 사용한다. 표증이 있는 안질환에 가장 적합하다. 풍열로 인한 눈의 충혈, 각막혼탁(급성결막염)에 사용한다.
② 눈이 가물거리고 눈물이 많이 나는 데(급성누낭염)에도 사용한다.
③ 인후통에 사용한다.

④ 혈변에 사용한다.

⑤ 치질에도 사용한다.

⑥ 곡정초와 비교

· 공통점 : 안과의 빈용약으로 소풍(消風), 퇴예(退翳), 명목(明目)작용이 있다. 안과 질병에 표증이 동시에 있으면 두 본초를 병용한다. 두 본초에 국화를 배합하여 급만성 결막염과 각막염에 사용

· 차이점

ㄱ. 곡정초는 풍열감기로 인한 인후통, 치통에 사용. 상부로 상승하는 약능이 강하여 두면부의 풍열을 없앤다. 각막이 부분적으로 혼탁한 증상에 사용한다.

ㄴ. 목적은 간담혈분(肝膽血分)의 풍열을 몰아내고 발한시키는 작용이 강하다. 결막염에 사용한다.

⑦ 목적, 곡정초, 국화, 결명자, 구기자의 비교

· 실증 : 목적, 곡정초 = 풍열증 안질환에 사용

· 허증 : 구기자 = 간 기능을 보완하여 눈을 밝게 한다.

· 풍열증 안질환 : 국화, 결명자

· 청간명목 : 결명자, 구기자

⑧ 목적은 신량해표약으로 분류되기도 하나 해표약으로 사용되는 예는 많지 않다.

사용량

일반적으로 3-9g

배합응용

· 목적 + 창출 = 건위소화, 비타민 A 결핍, 야맹증

· 목적 + 괴화, 지실 = 청열량혈, 지혈

· 목적 + 곡정초, 밀몽화 = 각막혼탁, 감기로 인한 눈물이 많이 나는 데 사용

방제

고목적, 백강잠산, 치혈이불지방

2. 청열해독약

청열해독약은 열증 감염병으로 인한 고열인 경우에 사용된다. 곧, 온열병 초기의 인두의 발적과 종창, 이하선염, 피부화농증, 대장습열로 인한 농혈변, 설사, 폐렴, 화농성 감염증인 폐농양, 유선염, 충수염 등에서 해열, 소염, 이뇨 작용을 한다.

적응증은 인체 전부분에 걸쳐 작용하는 본초와, 국소에 작용하는 본초로 나뉜다. 전체 작용 본초는 다시 세 가지 나뉘는데 온열병 본초, 열독 종양 본초, 암에 사용되는 항종양 본초가 그것들이다. 국소 작용 본초는 폐의 열을 제거하는 본초와 대장 열독을 제거하는 본초가 있다. 대장 열독 치료 본초는 지혈이 강한 본초, 장옹을 치료하는 본초 등으로 다시 나뉜다.

2-1. 온열병약

◆ **약물명 : 금은화 金銀花 JinYinHua(라틴명 Lonicerae Flos)**

기원

· 인동과 Loniceraceae(Caprifoliacea) 인동 *Lonicera japonica* Thunb.의 꽃봉오리
· 위품 : 중국산 : 인동과 홍선인동 *Lonicera hypoglauca*

　　　　　　　　모화계인동 *Lonicera dasystyla*

　　　　　　　　산은화 *Lonicera macranthoides*

　　　　　　　　광동산 산은화(= 土銀花) *Lonicera confusa* DC.

처방명

겨우살이꽃, 忍冬花, 二寶花, 忍冬, 二花, 雙花, 銀花, 銀花炭

성분

· Iridoid : Loganin, secologanin, swersoide,
· Flavonoid : Luteolin lonicerin, ochnaflavone,
· Triterpenoid : Hedragenin, loniceroside A, B, C 등
· Phenolic compound : 꽃의 주성분 chlorogenic acid, isochlorogenic acid
· 꽃의 단맛 : Inositol

약리

1. 항균, 항바이러스 작용
2. 항진균 작용 : 황색포도상구균, 용혈성연쇄상구균, 폐렴쌍구균, 결핵균
3. 이뇨 작용
4. 항염 작용 : 발 부종 억제, 귀 부종 억제, 간의 염증 억제
5. 혈소판 응집 억제 작용
6. 암 작용
7. 항내독소 작용
8. 혈중지질 강하 작용
9. Chlorogen acid는 가벼운 중추신경 흥분 작용, 위액 분비 촉진 작용
10. 약한 소화성 위궤양 예방
11. 장관운동에서 교감신경은 항진, 부교감신경은 억제시킨다.
12. 면역에 작용 : 백혈구의 탐식능 촉진, 세포성 면역 억제 작용
13. 항조기 임신 작용
14. 장관에서 콜레스테롤을 흡수하여 그 점도를 저하시킨다.

약성가

金銀花甘 癰善退 未成則散 已成潰

효능

· 성미 甘, 寒
· 귀경 肺, 胃, 心, 脾

약능

淸熱解火毒 祛外感風熱 淸下焦濕熱

주치

온병으로 인한 발열, 열증 혈변, 설사, 각종 열증 증상

고전문헌

본초비요 : 피를 보충하고 갈증 해소, 피부의 옴

임상적용

① 열을 내린다 : 화농성 피부 질환, 설사, 감기, 열증 질환에 빈용한다.

② 농양, 부스럼 발진 등으로 인해 발적, 종창, 열감, 통증이 있는 열증에는 금은화를 반드시 사용하여 그 강력한 항균 작용으로 화농성을 치유하고, 그 후 구갈이 있으면 금은화를 끓인 탕액을 차 대신 마시면 습진, 옴 등에도 효과가 있다.

③ 습열(熱毒)로 인한 설사(세균성 설사, 급성장염)에 금은화를 찧어 그 즙을 마시거나, 진하게 끓여 복용한다.

④ 출혈성 설사에는 검게 볶은 금은화탄을 사용한다.

⑤ 풍열에 의한 발열, 가벼운 오풍, 오한, 인후통에 사용한다.

⑥ 맛이 달아서 많이 사용하면 약맛이 아주 좋다.

⑦ 금은화, 포공영은 담을 없애는 좋은 약이다(消痰之聖藥)이다. 열독으로 인한 아주 심한 장염, 곧 혈변 설사에도 아주 효과가 있다.

⑧ 감기로 인한 인후통이 심하면 화농, 소담제로 금은화보다 인동을 사용하면 효과가 있다.

⑨ 민간요법으로 다량의 인동 덩굴을 끓여 복용하면 당뇨를 치료한다.

⑩ 연교와 금은화의 비교
  · 공통점 : 병용하면 열을 내려 해표한다.
  · 차이점
  ㄱ. 연교 : 성미가 쓰고 차다. 가슴속의 열을 내린다. 적은 양으로 열을 내리고 위장 기능을 활성화한다. 다량으로 사용하면 식욕저하 초래
  ㄴ. 금은화 : 성미는 달콤하며 차다. 해표하여 열을 내리지만 소화 기능에 영향을 주지 않는다.

사용량

일반적으로 9-30g 설사에는 농도를 짙게 한다. 화농성 질환에는 30g, 중증에는 60-90g, 간혹 120g까지 사용한다.

배합응용

· 금은화 + 연교 = 인후염, 화농성 질환에서 배농 소종
· 금은화 + 어성초 = 염증성 피부병
· 금은화 + 시호 = 온병 초기의 발열

· 금은화 + 황기, 감초, 당귀 = 유옹
· 금은화 + 포공영, 연교 = 소염제

방제

오물해독산, 은교산, 은화사간탕, 은화해독탕, 청장음, 형방패독산

◆ 약물명 : 연교 連翹 LianQiao(라틴명 Forsythiae Fructus)

기원

· 물푸레나무과 Oleaceae 의성개나리 *Forsythia viridissima* Lindley
· 물푸레나무과 연교 *Forsythia suspensa* Vahl.
· 물푸레나무과 연교 *Forsythia koreana* Nakai 의 열매

처방명

산개나리 열매, 靑連翹, 靑翹, 老翹, 黃翹, 連翹殼, 連翹心

성분

· Triterpenoid : Betulinic acid, ursolic acid, oleanic acid
· Lignan : Phillygenin, phollyrin, arctigenin, arctin, matairesinosine
· Caffeic acid : Forsythiaside, suspensoside, acteoside, viridissimaside
· Flavonoid : Rutin, quercetin
· Iridoid : Forsythide, methylester

약리

1. 항균 작용, 항바이러스 작용 : Forsythol이 항균 작용을 한다. 그람음성균−대장균, 녹농균, 장티푸스, 그람양성균−용혈성 연쇄상구균, 폐렴구균
2. 항염 작용 : 혈관 투과성 항진 억제, carrageenin에 의한 급성염증 억제 작용, 육아종 형성 억제 작용 등이 있다.
3. 혈압강하 작용
4. 지혈 작용 : 혈소판 응집 억제 작용
5. 간 보호 작용 : 사염화탄소에 의한 GOT, GPT 상승을 강하게 억제하였다. 편축, 금

전초에는 이러한 작용이 낮았다.

6. 해열 작용

7. 진토 작용

8. 이뇨 작용 : Oleanolic acid

9. 항알레르기 작용 : 비만세포에서 화학매개물의 유리를 억제한다.

10. 항방사선 장애 보호 작용이 강하다.

11. 담즙 분비 촉진 작용

약성가

連翹苦寒 消癰毒 氣聚血凝 濕熱屬

효능

· 성미 苦, 凉

· 귀경 心, 肝, 膽

약능

淸熱解毒 消癰散結

주치

온병으로 인한 인후통. 단독, 성홍열 등으로 피부 발진, 화농성 염증성 종기

고전문헌

신농본초경 : 한열왕래, 머리와 경부임파선염, 종기

명의별록 : 벌레를 없앤다.

주의사항

(1) 소화가 잘 아니 된다. 소화 기능이 약하면 사용불가

(2) 기허로 인해 열이 나면 사용하지 않는다.

(3) 종기가 곪은 후, 치유되는 단계에서 움푹 패인 증상이면 이미 열증을 지났으므로 이 단계는 허증이니 연교를 사용해서는 아니 된다. 이 허증 단계에서는 탁리법(황기 등의 보익약으로 저항력을 높여 염증을 없애는 방법)으로 신체의 저항력을 보강할 필요가 있는데 고한의 연교를 많이 복용하면 오히려 면역력이 떨어진다.

임상적용

① 열증 질환, 화농증 질환에 사용하는 중요약이다.

② 청열해독, 소종산결, 배농의 약능이 가장 강한 본초다.

③ 부스럼에 빈용한다. 열증 염증과 화농성 질환에 유효하다.

④ 풍열표증인 감기나 열증 질환 초기에서 증상이 가벼우면 사용한다.

⑤ 심한 열증 질환에는 청열사화, 청열해독 처방에 연교를 첨가하지만, 보조적인 수단에 불과하다. 화농성 질환인 옹저 등 발열과 염증 증상(風熱)이 분명하면 사용한다.

⑥ 고미건위제인 연교, 용담, 황련을 소량 배합하면 연교가 위장 기능 저하시키는 것을 억제하여 소화 기능을 보강한다.

⑦ 염증 감염성 질환으로 급, 만성 호흡기 감염증, 급, 만성 비뇨생식기 감염증, 급, 만성 바이러스성 간염, 급, 만성 이비인후과 감염증, 임파선 결핵, 유선염 mastadenitis, 임파염, 과민성 자반증 등에 사용한다.

⑧ 여드름에 효과가 뛰어나다.

⑨ 열매가 막 익기 시작할 무렵에 채취한 것을 청연교 혹 청교, 성숙한 후에 채취한 것은 노교, 황교라 하고 열매는 연교각, 씨앗은 연교심이라 한다.

⑩ 연교와 금은화의 비교 : 이뇨약으로는 관습적으로 금은화와 병용한다.

　· 공통점 : 청열해독에 사용한다. 표열과 이열을 모두 해열한다. 외, 내과의 열증 질환에 병용하여 열을 내리는 작용을 증가시킨다.

　· 차이점

　ㄱ. 금은화는 성미가 달아서 소화 기능 장애가 없다. 표열을 내리고, 심위의 열도 내린다.

　ㄴ. 연교는 고한하므로 소량으로도 열을 내리며, 흉격이열을 내리는데 특히 심화를 없애고 위장 기능을 돕지만, 다량 복용하면 식욕이 저하된다. 열증으로 인한 반진이 있으면 사용하며, 이뇨 작용을 이용하여 사용한다.

⑪ 자실(籽實)

　· 기원 물푸레 나무과 개나리의 종자

　· 성미 苦, 寒

　· 약능 심의 열을 내리고 소화기를 돕고 구토를 멈추게 한다.

⑫ 우방자와의 비교는 해당 항을 보라.

사용량

일반적으로 9-15g

배합응용

- 연교 + 박하 = 온병 감기, 열증 초기의 발열, 두통, 기침, 인후통, 눈의 충혈, 종기를 투진시켜 배농한다.
- 연교 + 금은화 = 인후염, 화농성 염증, 배농, 소종한다.
- 연교 + 우방자 = 인후종통, 구설생창, 궤양
- 연교 + 길경 = 인후종통, 배농
- 연교 + 시호 = 감기로 인한 온병의 발열, 염증

방제

구풍해독탕, 당귀연교탕, 방풍통성산, 보간산, 시호청간탕, 십미패독산, 연교탕, 연교소독음, 연교패독산, 적소두탕, 청상방풍탕, 청위사간탕, 형개연교탕, 형개패독산

2-2. 열독옹종약

◆ 약물명 : 포공영 蒲公英 PuGongYing(라틴명 Taraxaci Herba)

기원

- 국화과 Compositae 민들레 *Taraxacum platycarpum* H. Dahlstedt의 전초
- 유사품 : 국화과 흰민들레 *Taraxacum coreanum*
- 중국산 : 국화과 민들레 *Taraxacum mongolicum* Hand
  국화과 감지포공영 *Taraxacum sinicum*
- 일본산 : 국화과 서양민들레 *Taraxacum officinale* Weber.
  국화과 *Taraxacum japonica* Koidz.

처방명

민들레, 제비꽃, 公英, 黃花地丁

성분

Austricine, desacetylmatricarin, luteolin, chrysoeriol, quercetin, caffeic acid, chlorogenic acid, scopoletin, esculetin, cidhorin, 쓴 맛은 taraxacin, taraxarol, asparagin 등

약리

1. 항알레르기 작용 : Desacetylmatricarin이 작용
2. 항균 작용 : 포도상구균, 용혈성연쇄구균, 폐렴쌍구균, 뇌막염균, 디프테리아균, 녹농 간균, 장티푸스균 등을 살균한다. 각종 피부진균을 억제한다.
3. 이담 작용
4. 항암 작용 : 유방암
5. 면역 증강 작용
6. 혈액응고 억제 작용
7. 가벼운 설사 작용
8. 장기 투여하면 프로게스테론 progesterone, 에스트라디올 estradiol이 증가되지만 테스토스테론 testosterone, 황체 자극 호르몬, 난포 자극 호르몬 등은 감소된다.
9. 서양민들레는 알레르기성 접촉 피부염을 유발
10. 급성 독성이 보고되었다.

약성가

蒲公英苦 除食毒 消腫潰堅 結核屬

효능

· 성미 苦, 甘, 寒
· 귀경 肝, 胃

약능

清熱解毒 消癰散結

주치

유옹, 유즙 분비 곤란, 인후종통, 열증 배뇨통, 배뇨 곤란 습열황달, 설사, 하혈, 음식 정체로 인한 위장의 열

고전문헌

· 당본초 : 부인의 급성 유선염을 치료한다.

· 본초강목 : 모발을 검게 하고 근골을 튼튼하게 한다.

주의사항

(1) 실열에만 사용한다.

(2) 부스럼이 화농되었으나 아직 완전히 익은 노란꼭지가 없으면 사용금지

(3) 종기가 발갛지 않으면 사용금지

(4) 생식기 부위의 종기에는 사용금지한다.

(5) 다량으로 사용하면 설사를 유발하는 경우도 있다.

임상적용

① 급성유선염, 급성충수염에 중요한 본초이다. 초기 급성유선염에 국소 발적, 종창, 경결이 있지만, 농양이 형성되지 않았을 때 사용한다. 인동화와 병용하면 효과가 증가된다.

② 외용으로는 빻아서 꿀과 버무려 환부에 도포한다.

③ 급성충수염으로 인해 염증이 심하고 순환 장애(기체혈어)를 동반한 경우에 적합하다.

④ 급성황달형 간염에서 트랜스아미나아제 transamonase, aminotransferase 수치가 높을 경우에 사용한다.

⑤ 일반적인 소염해독제로 사용한다. 상기도염, 편도선염, 가벼운 화농성 감염증 등에 포공영 30-60g을 끓여 복용한다. 생강주 한 숟가락을 첨가하면 효과가 빠르다.

⑥ 급성결막염, 안검염 등은 포공영을 끓여 환부를 씻어낸다.

⑦ 패장초와 비교

· 공통점 : 청열해독 작용, 피부 화농증, 내장의 화농증에 사용한다.

· 차이점

ㄱ. 포공영 : 활혈 작용이 없다. 스트레스로 기가 뭉친 것을 해소하는 작용이 우수하다. 상처가 곪기 전에 사용한다. 열을 내리고 소변을 이롭게 하는 작용이 있다. 간의 열을 내리고 눈을 밝게 한다. 피부의 화농증에 사용하면 간의 열을 내리므로 간경이 지나가는 유선염에 사용한다.

ㄴ. 패장초 : 패장초는 백혈구를 감소시킨다. 배농 작용이 우수하여, 상처의 화농 전
후에 사용한다. 피부화농증에 사용하고, 또 장옹, 폐옹에도 다용된다. 포공영과
달리 활혈 작용이 있으므로 어혈에도 사용한다.

사용량

일반적으로 15-30g, 대량으로 60g까지

배합응용

포공영 + 괄루자, 몰약 = 유옹종통

방제

귤엽산, 오미소독음, 치유옹단방, 포공영탕

2-3. 청폐약

◆ 약물명 : 사간 射干 SheGan(라틴명 Belamcandae Rhizoma)

기원

· 붓꽃과
· 범부채(射干) *Belamcanda chinensis* L. DC.의 줄기

처방명

범부채, 부채풀, 오포, 오선, 선죽, 초장, 烏扇, 扁竹

성분

Tectoridin, iridin, irigenin, irisflorentin, mangiferin, isotectoridin, belamcandol

약리

1. 항균 작용 : 피부진균 억제. Irigenin이 유효 성분
2. 항바이러스 작용
3. 항염증 작용
4. 혈압 강하 작용
5. Belamcandol이 인후점막의 점액 생성 촉진

6. Irisflorentin이 C-AMP phosphodiesterase의 활성을 억제하여 항알레르기 천식, 항알레르기 작용을 한다.

7. 타액 분비 촉진 작용

약성가

射干味辛 通經瘀 喉痺口臭 癰毒除

효능

· 성미 苦, 寒, 有毒

· 귀경 肺, 肝

약능

清熱解毒 消痰涎 利咽喉

주치

인후종통, 백색담, 해수, 천명, 호흡곤란

고전문헌

· 신농본초경 : 기침, 인후가 부어올라 호흡이 곤란한 증상, 소화불량, 음식을 잘못 섭취하여 열이 많이 나는 증상

· 명의별록 : 심(心)과 소화기계의 어혈, 기침 가래, 입 냄새, 가슴의 열

· 본초강목 : 실증의 화기(火氣)를 내리고 대변불리, 학질

주의사항

(1) 임신 중이면 사용할 수 없다.

(2) 기혈이 모두 허한 자에게는 사용하지 않는다.

(3) 실증이 아니면 사용을 신중히 한다.

(4) 설사를 유발하므로 소화 기능 불량으로 변이 무른 자에게는 신중해야 한다.

(5) 다량 사용하면 설사한다.

(6) 장기 복용하면 몸이 허약해진다.

임상적용

① 사간은 문헌에서는 무독한 것으로 되어 있으나 임상적으로 독이 있다.

② 감기에 걸려 기침이 많고 담이 많을 때 사용한다.

③ 폐열로 인한 기침, 천식

④ 결핵성 림프선염 초기

⑤ 인후종통, 편도선염에 사용한다.

⑥ 사간, 산두근은 독성이 있어 2g 이상 쓰지 않는다. 이들 대신 연교를 증량하거나 금은화를 첨가하면 청열되며, 독성의 부작용이 줄어든다. 일반적으로 사간이나 산두근을 인후통에 사용할 경우는 감초, 길경, 현삼, 연교 등으로 대용한다.

산두근과 사간은 청열해독 작용이 있어 인후두의 발적 종창동통에 사용한다. 산두근이 사간보다 청열해독 작용이 더 우수하다. 사간은 화담 작용이 우수하여 담열로 인한 인두염, 해수담다에 사용한다. 한담에도 사용한다.

⑦ 물집이 생기는 피부염에 사간을 끓여 환부를 씻으면 효과 있다.

⑧ 경방 : 진해거담, 청열산결

사용량

일반적으로 6-9g

배합응용

· 사간 + 자완 = 진해거담

· 사간 + 마황, 세신, 오미자 = 천식, 천명(인후에 가래가 막혀 가래 끓는 소리)

· 사간 + 시호, 별갑 = 열을 내린다.

방제

대사간탕, 사간탕, 사간마황탕, 별갑전환

◆ **약물명 : 산두근 山豆根 ShanDouGen**
   (라틴명 Sophorae Tonkinesis Radix et Rhizoma)

기원

· 콩과 Leguminosae 월남괴(越南槐) *Sophora tonkinensis* Gapnep.

· 뿌리와 뿌리줄기

· 일본산 : 콩과 광두근(廣豆根) *Sophora subprostrata* Chun et T. Chen

169

· 위품 : 콩과 토두근 = 땅비싸리 *Indigofera kirilowii* Maxim. 방기과(새모래덩굴과)
Menispermaceae 새모래덩굴 *enispermum dauricum*

처방명

금쇄시, 苦豆根, 廣豆根, 山大豆根

성분

Matrine, matrine-n-oxide, anagyrine, methylcytisine, genistin, phenol sophoradin

약리

1. 심장 수축력 증강
2. 면역항진 작용
3. 항암 작용
4. 백혈구 상승 작용
5. 항균 작용
6. 호흡중추 억제 작용
7. 산두근 2g/kg을 경구 투여하면 스트레스 궤양을 94.8% 억제한다. Sophoradin은 tetragastrin, insulin에 의한 위액 분비 자극 작용을 억제하였으나 methacholine이나 histamine에 대해서는 영향이 없다.
8. Sophoradin은 유문 폐색 궤양, 스트레스 궤양을 강하게 억제한다.
9. Matrine은 해열 작용이 있다. 혈압하강 작용이 있다.

약성가

山豆根苦 咽腫痛 蟲所傷 並可送

효능

· 성미 大苦, 大寒
· 귀경 心, 肺, 大腸

약능

淸熱解火毒 利咽喉 淸肺 治濕熱黃疸

주치

인두염, 치은염의 빈용약. 인후종통, 위화상염, 치통, 구내염, 피부 화농증, 폐실열증에 사용

고전문헌

개보본초 : 각종 약재의 해독, 통증, 부스럼을 가라앉히며, 급성황달 발열과 기침

주의사항

(1) 복부가 냉하여 소화 기능 약화로 인해 식욕이 감퇴되고, 설사하면 사용이 불가하다.

(2) 인후종통이 있어도 풍한 감기로 인한 증상이면 사용하지 않는다.

(3) 아주 쓰고 찬 약이므로 다량 복용하면 구토, 설사, 동계가 발생된다.

임상적용

① 독성이 있으므로 인한 14g 이내로 인한 사용한다.

② 인후종통의 빈용약이다. 폐나 위장의 열이 인후에 미쳐 인후가 붓고 아픈 데, 잇몸이 붓고 아픈 데 사용한다. 인후나 치조의 실열로 인한 종창 동통에 현삼, 길경 등을 배합한다. 사간, 우방자를 배합한 후통방(喉痛方)을 사용한다. 다만 인후가 허화로 인한 인하여 종창 동통인 경우에는 사용하지 않는다. 인후종통의 빈용약은 산두근, 사간, 마편초 등이다.

③ 암, 특히 폐암, 후두암의 초기에 보조약으로 인한 사용하고 백화사설초, 어성초 등을 배합한다.

④ 자궁경부염이나 구내염에 산두근 가루를 외용하면 소염 효과가 있다.

⑤ 矢數道明은 뇌종양에 산두근을 분말로 인한 2–4g/day씩 복용시킨 결과 양호한 효과를 얻었다고 보고하였다. 산제를 복용할 경우에는 사용량에 주의한다.

⑥ 산두근과 판람근의 비교(三浦 92)

· 공통점 : 열을 내리며 인후의 발적 종통에 사용한다.

· 차이점

ㄱ. 산두근 : 약성이 차므로 폐의 실열증이나 위화에 의한 치은염에 사용한다.

ㄴ. 판람근 : 열을 내리는 작용이 강하여 온열병의 기분, 영분, 혈분증에 사용한다. 특히 이하선염, 얼굴에 붉은 종기가 솟아나는 데, 혈분증으로 인한 출혈하고 멍이 있는 경우에 사용한다.

사용량

일반적으로 인한 6-9g 분말은 2-6g

배합응용

- 산두근 + 감초, 길경, 현삼 = 인후종통, 편도선염, 치은종통
- 산두근 + 사간, 현삼, 판란근 = 심한 인두염

방제

취후산, 만병해독원

◆ **약물명 : 어성초 魚腥草 YuXingCao(라틴명 Houttuyniae Herba)**

기원

- 삼백초과 Saururaceae 약모밀 *Houttuynia cordata* Thunb.의 전초
- 중국은 한국명과 동일하다. 일본에서는 십약(十藥), 중약(重藥) 또는 도크다미라고도 한다. 十과 重의 일본식 발음이 동일하므로 연상된 것이다.

처방명

약모밀, 蕺菜, 紫蕺, 臭猪巢, 紫背, 岑草, 肺形草

성분

특유의 냄새는 정유 성분인 decanoylacetaldehyde과 laurylaldehyde에서 나온다. 이 냄새는 건조하는 과정에서 휘발되므로 건조 상품에는 이 냄새가 없다. 그 외 quercitrin 등 다른 플라보노이드가 포함되어 있다.

약리

1. 장관과 자궁 운동 항진
2. 항염증 : 소염 약으로 변비, 축농증에 사용한다. 찰과상이나 화농성에 외용한다.
3. 혈관 수축, 비정상인 모세혈관의 취약성을 개선한다. Quercitrin이 혈관을 확장시킨다.
4. 이뇨작용 : Quercitrin과 칼륨염이 유효 성분이다.
5. 항균작용 : Methyl n-nonyl ketone, lauryl aldehyde, and capryl aldehyde에는 대상포진 바이러스 herpes zoster와 influenza virus, 또한 HIV 바이러스를 억제한다.

약성가

蕺菜辛凉 肺癰宜 熏洗痔瘡 消癰腫

효능

· 성미 苦, 甘, 澁, 溫
· 귀경 肝, 肺

약능

清熱解毒 利尿消腫

주치

폐렴, 폐농양, 열증 설사, 토혈, 수종, 치질, 탈항, 습진

고전문헌

· 명의별록 : 집게벌레의 독으로 인해 붓는 증상을 치료한다.
· 본초강목 : 종기로 인한 열과 독을 없애며, 치질, 탈항, 학질

주의사항

허한증에는 사용불가

임상적용

① 이뇨를 활성화한다.
② 모세혈관을 강하게 한다. 신장 기능을 좋게하여 이뇨량을 증가시킨다.
③ 방광염을 개선한다.
④ 폐옹(肺癰)을 치료하는 약능이 있다. 발열, 해수, 썩은 냄새가 나는 농성 객담에 사용한다.
⑤ 대엽성폐렴 ④항과 동일하다.
⑥ 급성기관지염
⑦ 소아폐렴
⑧ 장염 등으로 인한 설사 및 요로 감염 등에 효과가 있다.
⑨ 피부의 종기, 장기 내부의 종양을 없앤다.
⑩ 오랫동안 달이는 것은 좋지 않다.
⑪ 大塚敬節은 이완기 혈압이 높을 때 사용하였다.

사용량

일반적으로 15-30g. 장시간 끓이지 않는다.

배합응용

· 어성초 + 천궁 = 울혈, 화농증, 치질
· 어성초 + 대황 = 청열하여 피부의 염증을 치료, 이뇨

방제

오물해독탕

2-4. 청장지사약

◆ 약물명 : 백두옹 白頭翁 BaiTouWeng(라틴어 Pulsatillae Radix)

기원

· 미나리아재비과 Ranunculaceae 할미꽃 *Pulsatilla koreana* 의 뿌리
· 미나리아재비과 가는 할미꽃 *Pulsatilla koreana*
· 노랑할미꽃 *Pulsatilla koreana* for. *flava* (Y. N. Lee) W. T. Lee
· 중국할미꽃 *Pulsatilla chinensis* (Bge.) Rgl.
· 일본산 : *Pulsatilla cernua* Berch et Prel.
· 위품 : 중국산 : 장미과 Rosaceae 위릉채(委陵菜) *Potentilla chinensis* Ser. 광동에서 는 위릉채를 북자초(北紫草)라 한다.
· 국화과 Compositae 식물은 모두 위품이다.

처방명

할미꽃 뿌리, 할미씨가비, 조선백두옹, 白頭公, 老翁發

성분

Anemonin, protoanemonin, 백두옹 saponin을 가수분해하면 sapogenin이 생성된다.

약리

1. 항아메마 원충

2. 항트리코모나스

3. 항진균, 항균 작용

4. 유독 물질은 protoanemonin이다. 피부알레르기가 생긴다. 피부와 점막 자극성이 강하다. 발적과 물집이 생긴다. 부작용은 입안의 종창, 위장염, 산통, 설사, 심하면 혈변, 흑색혈변, 구토 신경증상, 동공산대, 호흡이 느려지고 그 후 사망한다.

5. Anemonin은 Pulsatilla 속의 뿌리에 함유되어 있으며 심기능을 강력하게 억제하는 독성이다. 뿌리를 제외한 줄기와 잎에는 심장 박동의 폭을 늘리므로 강심 작용이 있다.

6. 말초혈관 확장

7. 내장 신경 지배하의 혈관을 수축시킨다.

8. 질 트리코모나스에 유효하다.

약성가

白頭翁寒 散癥血 淸熱凉血 熱毒痢

효능

· 성미 苦, 寒

· 귀경 胃, 大腸, 肝

약능

淸熱解毒 凉血止痢

주치

습열 이질과 아메바성 이질에 빈용한다. 음부소양 증에 사용한다.

고전문헌

· 신농본초경 : 열로 인한 학질과 광증, 한열왕래, 징가적취, 종양, 어혈을 없애며, 통증 완화, 창칼에 베인 상처를 치료한다.

· 명의별록 : 코 출혈을 다스린다.

· 약징 : 주치는 열로 인한 심한 설사이다.

주의사항

(1) Protoanemonin은 유독물질이다. 피부 및 점막에 대해 자극성이 강하다. 이 성분은 건조 또는 가열하면 anemonin이 변화되어 자극성이 없어진다.

(2) 유독 증상은 발적과 물집이 생기는 것이다. 주증상은 입안의 종창, 위장염, 산통, 설사, 심하면 흑색대변, 또는 혈변, 구토, 신경증상, 호흡이 느려지고, 동공산대를 거쳐 사망한다.

(3) 급, 만성 아메바성 이질에 유효하나 소화 기능이 약화되어 설사가 장기간 계속되므로 쇠약한 경우에는 사용하지 않는다. 사용해야 할 경우에는 백두옹에 당삼, 백출을 가한다.

(4) 허한성 설사, 만성위염에는 복용을 신중해야 한다.

금기

· 惡 : 관동화
· 외 : 고삼

임상적용

① 주로 아메마성 이질에 사용한다. 농혈편, 혈편, 복통, 항문 작열감, 이급후중, 발열 등 습열 증상이 있으면 백두옹을 단방으로 사용한다.

② 세균성 설사에도 유효하다. 산후 혈허로 인한 설사에 사용한다.

③ 경방 : 백두옹은 아랫배에 뭉친 것을 푼다. 청열지사, 진정, 진통 작용으로 사용.

사용량

일반적으로 3-12g 많게는 30g

배합응용

· 백두옹 + 황련, 황백, 秦皮 = 장관의 염증, 지사(설사 멈춤)
· 백두옹 + 감초, 아교 = 지사, 보기보혈로 인한 허증을 보하고, 하혈 치질 출혈로 인한 빈혈과 통증, 정신불안
· 백두옹 + 고삼 = 음부소양증(외용약)

방제

백등옹탕, 백두옹가감초아교탕

3. 청열량혈약

청열량혈약은 주로 혈열에 사용되는 본초이다. 혈열을 온열병의 경과 진단에서 보면, 실열증은 외감 온병으로 인한 감염증의 열이 혈분과 영분에 들어왔다고 표현되는 것으로 이는 고열 증상을 의미한다. 이것은 감염증의 최고기, 말기, 패혈증의 단계에 해당되며, 피부의 발진, 피하출혈, 토혈, 코출혈, 혈변 등의 증상이 나타난다. 또 한편으로는 혈열망행이라는 증상이기도 하다. 이는 염증에 의해 충혈, 체온 상승으로 혈액 순환 속도가 빨라지고 혈관투과성이 증가되어 모세관이 파열되고 출혈이 발생되는 증상이다. 통상, 코출혈, 토혈이 있다. 청열량혈약은 이러한 증상에 대하여 염증성 충혈의 경감, 체온을 하강시켜 혈관투과성 감소, 혈압강하, 혈액 순환 속도의 지연, 혈액응고 촉진, 지혈 등의 약능이 있는 본초이다.

청열량혈약은 위에서 언급된 실열증 이외에 허열증에도 사용된다. 이 본초는 체액을 보충하는 작용도 있어 음허발열, 일포조열, 도한, 인후 건조, 인후통, 야간에 발열하거나 열이 심해지나, 낮에는 열이 내려가는 증상, 의식 장애, 설이 아주 붉은 영분증, 음허내열, 골증조열 증상에도 사용된다.

청열량혈약은 청열량혈 해독약, 청열량혈양음약 그리고 청열량혈활혈약으로 나뉜다. 청열량혈해독약은 열을 내리는 작용이 강하여 주로 실증에 사용되는 본초이며, 이에는 서각, 수우각, 우황 등이 있다. 청열량혈양음약은 체액의 소모를 방지하거나 보충하는 자음 작용이 있는 본초로 음허증에도 사용 가능한 본초이다. 생지황, 현삼, 목단피 등인데 목단피는 자음 작용이 미미하나 활혈 작용이 있다. 청열량혈활혈약은 혈액 순환을 촉진하는 본초로 목단피, 적작약, 자초 등이 해당된다.

3-1. 청열양혈해독약

우황 牛黃 NiuHunag(라틴명 Bovis Calculus)은 개규약 방향개규약을 보라.

3-2. 청열량혈양음약

◆ 약물명: 현삼 玄蔘 XuanShen(라틴명 Scrophulariae Radix)

기원

- 현삼과 Scrophulariaceae 北玄蔘 *Scrophularia buergeriana* Miq.
- 유사품 : 현삼과 현삼 *Scrophularia ningpoensis* Hemsl
- 현삼과 섬현삼 *Scrophularia takesimensis* Nakai 멸종 위기 2급 식물이므로 사용할 수 없다.
- 개현삼 *Scrophularia grayana* Maxim. ex
- 토현삼 *Scrophularia koraiensis* Nakai
- 큰개현삼(이명 : 큰현삼) *Scrophularia kakudensis* Franch
- 몽울토현삼(이명 : 몽울개현삼) *Scrophularia cephalantha*
- 설령개현삼(이명 : 개현삼) *Scrophularia borealikoreana*
- 일월토현삼 *Scrophularia koraiensis* var. *melutina* Sakata ex Uyeki & Sakata
- 제주현삼 *Scrophularia buergeriana* var. *quelpartensis* Yamaz
- 좀현삼 *Scrophularia kakudensis* var. *microphylla*

처방명

烏玄蔘, 烏元蔘, 黑玄蔘, 元蔘

성분

Buergerinin F, G. halpagide, E-halpagoside, p-methyoxy cinnamic acid, buergeriside A1, B1, C1, isoferulic, acid, phytosterol, linolic acid, alkaloid

약리

1. 강심 강압 작용 : 심박수를 감소시켜 강압 효과, 심근 수축력은 증가시켜 강심 작용
2. 간세포 보호 작용
3. 뇌신경 보호 작용 : 퇴화된 뇌신경을 보호, 이에는 buergeriside 종류와 cinnamic acid, harpagide 등이 작용한다.
4. 말초혈관 확장 작용 : 국소 혈액 순환을 증가시켜 염증을 억제한다.
5. 신장성 고혈압에 강압 작용이 강하다.

6. 해열 작용 : P-methyoxy cinnamic acid가 해열 작용한다.

7. 진균 작용 : 녹농균을 강하게 억제한다.

8. 혈당 강하 작용

약성가

玄蔘苦寒 淸相火 消腫骨蒸 補腎可

효능

· 성미 苦, 鹹, 寒

· 귀경 肺, 胃, 腎

약능

滋陰降火 淸熱瀉火 解毒散結

주치

열병으로 인한 갈증, 피부발적, 골증조열, 불면, 자한, 도한, 건조성 변비, 토혈, 코출혈, 인후종통, 화농성 종기

고전문헌

· 신농본초경 : 한열로 인한 복부의 응어리, 여성의 산후 질환, 신기(腎氣)를 돕는다.

· 명의별록 : 갑작스런 중풍, 감기로 인한 발열, 가슴답답하고 멍청해지거나 정신이 나가 사람을 알아보지는 못하는 증상, 학질, 어혈, 하복부가 차고, 출혈하는 것을 치료한다. 흉중에 기가 울체된 것을 제거하고 정체된 수분을 아래로 내보내고, 심한 갈증을 제거 하며 목 아래에 가래가 맺힌 것 같은 증상을 제거하고, 종기와 심복통 및 단단한 응어 리를 제거하며, 오장을 안정시킨다.

· 본초강목 : 음을 자양하고, 화를 내리며, 반진을 없애고, 인후를 이롭게 하며, 소변이 잘 나오게 하고 어혈을 풀어준다.

주의사항

(1) 소화 기능이 약화되어 가슴이 답답하고 식욕이 감퇴되었으면 신중해야 한다.

(2) 비허로 인해 변이 무르고, 열증이 없으면 신중해야 한다.

금기

반 : 여로

임상적용

① 자음강화의 빈용약이다. 강화란 해열, 이뇨, 소염 작용을 말한다.

② 체액을 보충하고 소염해독 작용이 있다. 실열, 허열에 모두 사용해도 되나, 자음력이 강하므로 허열에 적합하다. 허화가 뜨면 현삼을 사용한다.

③ 음허로 열이 나서 인후부가 붓고 아픈 데(만성인후염, 편도성염 등) 사용한다.

④ 경부 임파선 결핵, 경부임파선염에는 대량으로 사용한다.

⑤ 혈전성 동맥염에 사용한다.

⑥ 폐열(폐렴, 기관지염 등)로 인한 해수, 폐결핵에 폐가 건조된 것에 사용

⑦ 중정도의 해열에 사용한다. 지모는 한성이 강하므로 덜 차가운 현삼을 사용한다.

⑧ 출산 후 발열로 약간 찬 본초가 필요할 경우, 지모는 한성이 강하므로 현삼을 대용한다.

⑨ 목단피는 찬 약이므로 열증 어혈에 사용하고 계지는 성미가 온성이므로 한증으로 인한 어혈에 사용한다.

⑩ 현삼과 목단피의 비교

· 공통점 : 청열량혈약으로 음허발열, 열증으로 인한 발진 등에 사용한다.

· 차이점

ㄱ. 현삼 : 온열병의 심한 열증으로 인한 심한 가슴답답(懊惱), 구갈, 혀가 심하게 빨간 증상에 사용한다. 청열하며 자음한다.

ㄴ. 목단피 : 청열량혈, 활혈거어 작용이 있다, 온열병으로 인한 고열, 열로 인한 발진, 혀가 심히 빨갛고, 혈열망행으로 인한 토혈, 코출혈 등에 사용한다. 열을 내리고, 더불어 혈액순환을 원활히 하여 어혈을 없앤다.

사용량

일반적으로 9-12g, 허열로 인한 번조 증상에는 18-30g, 임파선 결핵, 혈관염 등에는 30-90g을 사용한다.

배합응용

· 현삼 + 죽여 = 진액을 보충하고, 청열하여 심번을 없앤다.

· 현삼 + 지황 = 음허화왕으로 인한 인후건조, 심번, 오심번열, 설강맥세삭

· 현삼 + 우방자 = 풍열 감기로 인한 인후종통, 반진

방제

가미온담탕, 사묘용안탕, 연경조자환, 청열보기탕, 청열보혈탕, 현삼승마탕, 현삼해독탕

3-3. 청열량혈활혈약

◆ 약물명 : 목단피 牧丹皮 MuDanPi(라틴명 Moutan Cortex)

기원

· 미나리아재비과(작약과) Paeoniaceae 모란 *Paeonia suffruticosa Andrews*(*P. moutan* Sims)의 뿌리껍질. 외측 콜크층을 없앤 것을 분단피(粉丹皮)라 한다.

· 건조품은 Paeonol을 1.0% 이상을 함유해야 한다. 모란의 뿌리 심을 제거하지 않은 것은 불량품이다. 반드시 껍질을 사용해야 한다.

처방명

모란뿌리 껍질, 丹皮, 粉丹皮, 酒丹皮, 炒丹皮, 丹皮炭 牧丹根皮

성분

· Monoterpene : Paeoniflorin, oxypaeoniflorin, benzoylpaeoniflorin 등

· Paeonol류 : Paeonol, paeonoside, paeonolide, apiopaeonoside

· 그 외 : Benzoic acid, phytosterol, tannin(d-catechin), sucrose

약리

1. 중추 억제 작용 : Paeoniflorin은 중추에 작용해서 진정 효과, 진통 및 체온 하강 효과, 약한 항염(抗炎), 궤양 예방 효과, 평활근 이완 작용, 자발 운동의 감소 작용이 있다. 그 외 해열, 항경련 작용이 있다. Paeonol에도 진정 최면 및 진통작용, 해열작용, 혈압강하 작용이 있다. 또 카페인으로 유발된 과운동을 억제한다. 탄닌도 페놀처럼 뇌에서 free radical 과 같은 산화적 스트레스로 인한 뇌 신경세포 기능 장애를 보호하는데 산화적 신경세포 손상은 알츠하이머와 같은 퇴행성 신경 질환과 관련된다.

2. 항염 작용 : 페놀과 메타놀 추출액은 초산에 의한 부종, 족저 부종을 억제하고 혈관 투과성 항진을 억제하였다. 염증의 I, II기 단계에 대한 효과와 보조관절염 adjuvant arthritis 에 대해 염증 억제, 전신 상태 개선 작용이 있다. 목단피의 탕액은 대식세포의 아라키돈산 Arachidonic acid의 cyclooxygenase 계의 대사를 억제하고 플로스

타글라딘의 생산을 억제하였다. 목단피의 항염증 효과는 아스피린 등 비스테로이드 항염증 약과 비슷한 작용이 있다. Paeonol는 혈관의 투과성(透過性)을 저하시킨다. 항염증 작용이 있다는 것은 궁극적으로는 구어혈제로서의 기능과 일치되는데, 이것은 monoterpene glycoside에 의한다는 것이 명백하다. 이 물질은 혈소판 응집 억제 작용이 있어서 한의학적인 해석에 따르면 항어혈 본초로서의 약능을 발휘하는 것이며, 아울러 antiplasmic action과도 약학적으로 관련된다는 것이 확인되었다.

3. 항알레르기 작용 : 급성전신과민반응 anaphylaxis에서 화학매개물의 유리를 억제하였다. 히스타민 방출도 억제했다 이에는 paeoniflorin류가 작용한다. 항보체 활성 작용, 알사스 반응 억제 작용도 있다.

4. 면역 부활 작용

5. 지방 분해 억제 작용 : 아드레날린이나 ACTH 등에 의한 지방 분해를 유의하게 억제하고 인슐린 작용이 활성화된다.

6. 혈소판 응집 억제 작용 : 탕액과 페놀은 혈소판에 대한 작용에서 혈소판에 prostanoid 대사 중 주로 cyclooxygenase 에 대해 억제 작용이 있다. 혈장에서 PTT를 연장시켜 응고 억제 작용을 유도하였다. 혈소판 감소, 피브리노겐의 감소, PT연장, FDP량의 증가에 대해 개선 작용이 있다. 인체 외 실험에서 paeonol, benzoylpaeoniflorin, benzoyloxypaeoniflorin에는 아스피린보다도 강한 억제 작용이 있다. Paeonol, paeoniflorin, oxypaeoniflorin에 유의의한 응고 작용의 연장, Oxypaeoniflorin, benzoylpaeoniflorin 등에는 적혈구막 안정화 작용도 있다.

7. 인슐린 분비 촉진 작용

8. 심혈관계 작용 : 심장의 수축력 증가, 심박 수 증가의 억제, 허혈성 심질환과 허혈성 심질환에 대해 보호 작용. 관상동맥 혈류량 증가, 심근의 산소 소모량 감소, 심근세포에 Ca^+ 유입을 억제한다.

9. 혈액 응고 억제 작용

10. ACE 활성 억제 작용

11. 통경 작용: 자궁 수축을 억제한다. 어혈을 없애고, 생리불순을 치료한다. Paeonol은 동물의 자궁점막을 충혈시켜 월경이 나오도록 한다. 월경곤란증에는 소변에 ProstaglandinE 2 및 F 2 α량의 증대가 나타나는데 이 증상의 개선에는 prostaglandin의 감소와 관계된다. 목단피는 ProstaglandinE 2 , F2α등 cyclooxygenase계의 대사 산물을 억제하였다.

12. 단백질 분해 작용 : 하악선의 트립신의 단백질 분해 효소인 protease이 활성화되었다.

13. 항궤양 작용 : Paeonol은 스트레스에 의한 위점막의 미란이나 위액 분비를 억제하였다. 중추신경에 의한 위경련 완화 작용이 있다.

14. 항균 작용, 항바이러스 작용 : Paeonol은 대장균, 고초균(枯草菌, Bacillus subtilis), 황색포도구균의 발육을 억제하였다. 충수돌기염에도 효과 있다. 탄닌은 항대상포진 작용이 있다.

15. 목단피 약능인 청열, 화혈(和血), 소어(消瘀)의 과학적 해석은 혈소판 응집 억제, 혈액순환 개선과 활성화 등이다. 배농(排膿), 월경불통, 통경(通經)등에 유효하다는 것은 이것을 의미한다.

16. 암 세포 증식 억제 작용(Oh, G.S. et al. 2001).

17. 본태성 고혈압 및 신성고혈압에 대한 혈압강하 작용이 있다.

18. 혈당 저하 작용. 이는 췌장의 인슐린 분비를 억제한다.

19. 수면 시간 연장 작용. 소뇌 피질의 전위를 감소시켜 운동량을 저하시킨다.

20. 간장의 출혈성 괴사 형성을 억제, 간장의 혈전 형성을 억제한다.

21. 지속적인 체온 하강 작용이 있다.

22. 족저 부종 억제 작용이 있다.

약성가

牧丹苦寒 通經血 無汗骨蒸 血分熱

효능

· 성미 苦, 辛, 凉
· 귀경 心, 肝, 腎

약능

淸虛火 活血祛瘀 淸肝火上炎 排膿消腫

주치

온병에서 발진, 경련성 발작, 토혈, 코출혈, 혈변, 골증조열, 생리불순, 복부의 덩어리, 충수염 등 화농성 질환

고전문헌

· 신농본초경 : 한열, 중풍으로 인한 경련, 경간, 위장 속의 덩어리, 어혈, 종양
· 본초강목 : 혈액순환 조절, 혈의 생성, 혈분의 열사를 제거, 번열

주의사항

(1) 임신 중이면 사용불가. 유산될 위험이 있다.

(2) 비위허한에 의한 죽상변에 사용불가

(3) 월경과다에는 사용불가

(4) 자한에 사용불가

임상적용

① 관습적으로 목단의 근피(根皮)만을 취했으나 최근, 뿌리의 껍질 속 목질 부분에도 Oxypaeoniflorin, benzoylpaeoniflorin, Benzoyloxypaeoniflorin 등이 함유되어 있음이 밝혀졌기 때문에 거심(去心)의 필요성은 적어졌다.

② 식욕이 감소될 수 있다.

③ 주로 소염, 강압(청간사화, 양혈거어)에 사용한다.

④ 만성간염, 생리불순, 고혈압, 동맥경화(안저동맥 경화, 혈관경련, 안저출혈) 등 간울화화에 사용한다. 이 간화상염에는 오후조열, 도한, 자한, 두통, 눈의 충혈, 광대뼈와 그 주위가 붉고(관홍), 구건, 생리불순 등의 증상이 나타난다.

⑤ 급성충수염(腸癰 장옹)에 목단피의 청열거어(소염 작용)를 이용한다.

⑥ 음허발열에 사용한다. 조열, 도한

⑦ 열증 출혈에 사용 : 혈열망행으로 인한 코 출혈, 토혈. 이 경우 관습적으로 검게 태우는 것(혹초)이 지혈에 효과 있다고 본다.

⑧ 타박 염좌로 인한 내출혈에 사용한다.

⑨ 목단피 탕액은 흰쥐의 비만을 억제하는 작용이 있으며 그 기전은 섭식을 억제하고 당 대사를 증가시키는 것이다.

⑩ 급성 염증 1기에는 목단피와 계지, 급성 염증 2기에는 목단피와 도인을 사용한다. 목단피와 도인은 한성 구어혈제로 사용한다. 온성 구어혈제는 당귀, 작약, 천궁 항을 보라.

⑪ 주로 아랫배(少腹部)가 아프고, 출혈이 있는 증상을 치료한다. 아랫배를 압진하면 단단하고, 통증이 있고 출혈이 있다. 이 경우 주로 여성의 월경 이상이다.

⑫ 경방 : 청열하여 어혈을 없애고, 혈열, 번열을 치료한다. 어혈을 동반하는 복통, 생리통, 생리불순, 두통을 치료하고, 화농성 부스럼도 치료한다.

⑬ 목단피와 계지의 비교

· 공통점 : 국소 혈액 순환을 개선한다. 활혈거어 작용이 강하다. 부인과 질환에는 양자 모두 사용하여 활혈거어 효과를 증가시킨다(예 : 골반내 염증에 사용하는 계지복령환, 온경탕).

· 차이점

ㄱ. 목단피는 약이 차므로 열증 어혈(혈열증)에 사용한다.

ㄴ. 계지는 온성이므로 몸이 차서 혈액 순환이 느려 어혈이 생긴 데(혈한증)에 사용한다.

⑭ 목단피와 생지황의 비교

· 공통점 : 청열 작용이 있고, 음허내열에 사용한다. 병용하는 경우가 많다.

· 차이점

ㄱ. 목단피 : 청열 작용이 우수하다.

ㄴ. 생지황 : 자음 작용이 우수하다. 자음 작용이 청열을 돕는다.

⑮ 목단피와 지골피의 비교(三浦 105)

· 공통점 : 청열 작용이 있고 골증조열에 사용한다.

· 차이점

ㄱ. 목단피 : 청열 작용이 강하고, 무한의 골증조열에 다용한다. 또 활혈 작용도 있다.

ㄴ. 지골피 : 열을 내리고 자윤하는 작용도 있다. 허열로 인한 골증조열에 땀이 나면 사용한다. 폐의 열을 내리며, 강기 작용도 있어 가래가 있는 기침을 멈추게 한다.

· 비고 : 골증조열에 대한 무한과 유한의 판별은 임상에서 큰 의미가 없다고 보는 경우도 있다.

⑯ 목단피와 현삼의 비교는 현삼 항을 보라.

사용량

6-12g

배합응용

· 목단피 + 도인 = 어혈을 없애는 기본 배합. 생리통, 생리불순, 피부질환, 외상으로 인한

내출혈, 치질, 급성충수염, 화농성 부스럼에 사용

· 목단피 + 작약 = 정체된 어혈을 움직이게 하여 제거한다. 생리통, 복통

· 목단피 + 계지 = 냉증과 어혈이 동시에 공존하면, 혈행을 촉진하여 어혈을 제거, 복통, 생리불순, 자궁근종, 열병으로 반진, 충혈

· 목단피 + 계지 = 어혈을 동반한 복통, 두통, 생리불순, 정신불안

· 목단피 + 계지, 복령 = 어혈로 인한 기의 상충, 불안감

· 목단피 + 대황 = 어혈 증상에 변비가 있을 경우

· 목단피 + 지황 = 청열하여 번열을 없애고, 피부소양, 각종 출혈을 치료한다.

· 목단피 + 대황, 패장초, 금은화 = 충수염

방제

가미귀비탕, 가미소요산, 가미소요산합사물탕, 계지복령환, 계지복령환가의이인, 궁귀조혈탕, 단치소요산, 대황목단피탕, 목단산, 목단피산, 온경탕, 우슬산, 우차신기환, 육미지황환, 청열보혈탕, 팔미지황환

◆ 약물명: 자근 紫根 ZiGen(라틴명 Lithospermi Radix)

기원

· 지치과 Boraginaceae 서양지치 *Lithospermum erythrorhizon* Sieb. et Zucc.의 건조한 뿌리

· 중국산 : 지치과 신강자초 *Arnebia euchroma* Johnst

　　　　　지치과 내몽자초 *Arnebia guttata* 의 뿌리

　　　　　전자초(滇紫草) *Onosma paniculatum* Bur. et

· 위품 : 장미과 가락지 나물(北紫草, 委陵菜) *Potentilla chinensis* Ser. 이는 백두옹의 일종이다.

· 낙패각충(紫草茸) Laccifer lacca과 *Lithospermum erythrorhizon* 등이 나무 위에서 분비한 교질

· 광동에서 북자초(北紫草 = 위릉채)라고 하는 본초는 전혀 별개의 식물로서 장미과 Rosaceae 위릉채(委陵菜) *Potentilla chinensis* Ser.이다.

처방명

지치뿌리, 주치, 지치, 紫草, 紫草根, 老紫草

성분

Acetylshikonin, shikonin, dimethylacrylshikonin, isobutylshikonin, valeric acid, lithospermin, hydroxyisovalerylshikonin, tetracryl-shikonin 등이다. Acetylshikonin를 가수분해하면 shikonin이 생기는데 이는 비타민 K와 유사한 naphthoquinone 유도체이다.

약리

1. 항암 작용 : 항돌연변이 활성, 혈관 신생 억제, 세포 사멸 촉진
2. 항진균, 항바이러스 작용 : Acetylshikonin은 칸디다균의 성장을 억제하고 진균, HIV-1 바이러스의 증식을 억제하였다. 황색포도구균도 억제한다.
3. 강심작용, 해열작용, 하수체 및 융모성 성선 자극 gonadotropin에 길항한다.
4. 현재에는 자근은 담마진을 예방하며, 습진성 피부염, 여성 외음부 염증 등에 효과가 있어 사용하고 있다.
5. Acetylshikonin은 가수분해되면 shikonin이 된다. 이는 종양, 화상, 습진 등의 피부 질환에 방어적인 효과가 있다. 육아 형성 촉진 작용이 있다. 알파 위치에 붙어 있는 수산기는 신진대사 특히 산화, 환원조절에 참여하고 홍역 예방 효과, 피부진균류에 대한 억제 작용이 있다. 또한 생식기 부스럼(음도염 陰道炎)의 치료율은 74.7%, 자궁경염(子宮頸炎) 치료율은 57.2%, 외음부 습진 치료율은 85.7%이다. 그리고 조직 배양으로 생산하여 화장품에 사용하고 있다.
6. 발정억제작용 : 서양지치의 잎 추출물은 갑상선 자극호르몬 Thyrotropin(TSH)과 성선자극호르몬 gonadotropin의 분비를 억제한다.
7. 미국의 지치 *Lithospermum ruderale*는 중국의 귀화 식물이 되어 노변자초로 알려졌다. 이 식물의 추출액을 동물에 투여하면 수태 conceptio를 저하시키는 것이 증명되었다.
8. 피부온도 상승 억제 작용

약성가

紫草苦寒 通九竅 利水消膨 痘疹要

효능

- 성미 甘, 鹹, 寒
- 귀경 心, 肝

약능

涼血止血 潤腸通便 淸熱利濕 淸熱解毒 活血透疹

주치

습열로 인한 반진, 황달, 자반, 토혈, 코출혈, 혈뇨, 소변이 잘 아니 나오는 증상, 혈변, 건조성 변비, 습진, 단독, 화농증

고전문헌

- 신농본초경 : 명치부가 뭉쳐서 답답한 것, 황달, 소화기계를 돕고 구규를 잘 통하게 하며 소변이 잘 나오게 한다.
- 명의별록 : 복부가 창만하여 아픈 증상을 치료한다.
- 본초강목 : 피부 발진과 천연두를 치료하고 혈액 순환을 촉진하고, 대장 기능을 원활히 한다.

주의사항

(1) 반진이 이미 투진되어 선홍색인 경우는 사용하지 않는다.
(2) 가벼운 사하 작용이 있어 소화 기능 약화로 인해 변이 묽으면 신중해야 한다.

임상적용

① 수두, 마진의 주요한 본초이다.
② 초기의 수두, 마진에서 피부색이 발진할 듯이 붉으나 아직 발진은 하지 않고 변비를 동반할 경우에 사용하면 완전히 발진하여 병세가 경감된다.
③ 설사나 변이 죽상변이면 사용하지 않는다.
④ 수두나 마진이 이미 선홍색으로 발진한 경우에는 사용하지 않는다.
⑤ 습진이나, 여성 외음부 염증에는 자초 기름을 외용한다.

사용량

일반적으로 3-9g

배합응용

자초 + 당귀 = 혈액 순환 촉진, 피부 기능 회복

방제

가미사성산, 가미자초음

◆ **약물명 : 적작약 赤芍藥 ChiShaoYao(라틴명 Paeonia Radix Rubra)**

기원

· 작약과 Paeoniaceae 산작약(草芍藥) *Paeonia obovata* Maxim의 뿌리
· 중국산 : 적작약 *Paeonia lactifora* Pall 芍藥 *Paeonia lactiflora* (= *Paeonia albiflora*) Pall
· 천작약(川芍藥) *Paeonia veitchii* Lyrch
· 과거에는 백작과 적작을 꽃의 희고 붉음으로 판별하였으나 현재에는 외피를 제거하면 백작, 외피가 있는 것은 적작이라 한다. 적작과 백작이 구별된 것은 서기 500년경으로 《신농본초경집주》에 기재되었다. 송나라 시대에 확연하게 구별되었다.

처방명

木芍藥, 赤芍, 京赤芍

성분

정유, 지방유, benzoic acid, 수지 물질, tannin, paeonalin A, paeoniflorin. 산작약 *Paeonia obovata*에는 정유, 수지 benjoic acid(0.92%), paeoniflorin(뿌리의 함유량 1.8 – 7.3%, 잎1 – 1.1%) 등이 함유되어 있다. 작약의 주성분인 paeoniflorin은 작약의 껍질에 다량 함유되어 있어 박피기를 이용하여 박피하면 이들 성분은 껍질과 함께 소실된다. 성분의 구체적 사항은 백작 항을 보라.

약리

1. 관상동맥 확장
2. 혈소판 cAMP를 상승시켜 혈액 응고를 조절한다. 항혈소판 응집
3. 항염 작용

4. 항균, 항바이러스 작용

5. 항악성 종양 작용

6. 진정 진통 작용

7. 항경련 작용

8. Paeoniflorin은 혈관평활근 경련 억제 작용이 있다. 정맥의 운동을 향상시킨다. D-Catechin이 정맥(靜脈)모세혈관의 혈소판응고를 억제한다.

9. 부교감신경을 강하게 한다.

10. 眞皮에 작용한다.

11. 모든 약리 작용은 백작약보다 강하다. 백작 항을 보라.

약성가

赤芍酸寒 能寒瀉 破血通經 産後怕

효능

· 성미 酸, 苦, 凉

· 귀경 肝, 脾

약능

活血祛瘀 淸熱凉血 淸肝火 消癰散腫

주치

온병으로 인해 야간에 고열, 발진반진, 설강, 혈열망행으로 인한 토혈, 코출혈, 혈림 열림의 소변불리, 폐경, 통경, 복통, 화농성 질환, 장옹, 농혈변, 눈의 충혈

고전문헌

· 신농본초경집주: 복통을 주치하고 어혈을 제거하고 부종을 가라앉힌다. 한열로 인한 복부의 경결을 제거하고 통증완화, 소변이 잘 나가게 하며 원기를 돕는다.

· 명의별록: 혈액순환을 돕고 위장을 따뜻하게 하고 수종을 제거하고 대소변이 잘 나오게 한다. 옹종, 유행성 한열, 복통, 요통을 치료한다.

주의사항

(1) 간 기능이 약화 또는 악화된 경우 다량으로 또는 장기간 사용할 수 없다.

(2) 혈허로 인한 어혈이 없으면 사용을 금한다.

(3) 종기의 고름이 나온 뒤에는 사용하지 않는다.

(4) 허한으로 인한 월경이 끊어진 것과 통경에는 신중해야 한다.

(5) 작약 항을 보라.

금기

반 : 여로

임상적용

① 혈열어체로 인한 하복부나 요배부의 동통, 끈질긴 통증에 사용

② 여성의 무월경, 복통에 사용한다.

③ 남성의 실증 만성전립선염에 사용한다.

④ 타박에 의한 내출혈, 동통에 사용한다.

⑤ 두부외상 후유증인 어혈 두통에 사용한다.

⑥ 관상동맥 부전의 협심통에 사용한다.

⑦ 마황은 피부에 작용하고 작약은 眞皮에 있는 림프액을 체간으로 되돌아오도록 하는 구심성 작용을 한다. 당귀와 작약, 천궁을 배합하여 온성의 구어혈제로 사용하고, 보혈행혈한다.

⑧ 작약의 주성분인 paeoniflorin은 외피에 많이 함유되어 있으므로 박피한 백작약에는 그 성분이 적다. 또한 야생종이 재배종보다는 그것의 함유량을 많이 가지고 있다. 현대 중국에서는 백작약은 재배종의 뿌리에서 껍질을 벗긴 것을 말하고 적작약은 야생종을 박피하지 않은 상품을 의미한다. 일본에서는 껍질을 박피하지 않은 재배종을 지칭한다. 일본에서는 주성분인 paeoniflorin이 많이 포함되어 있는 적작만을 사용하고 있다.

⑨ 백작 항을 보라.

⑩ 적작과 목단피의 비교

· 공통점 : 열을 없앤다. 활혈하여 어혈을 없앤다.

· 차이점

ㄱ. 적작 : 혈분의 실열에만 사용한다. 활혈지통하고 간화를 없애는 데 우수하다. 간열이 있고 눈이 충혈되고, 스트레스로 가슴과 옆구리가 결리거나 아픈 데 사용한다.

191

   ㄴ. 목단피 : 실열과 음허열을 내린다. 혈분의 실열뿐만 아니라 음허발열과 더 심한 골증조열에 사용한다.

⑪ 적작약과 백작약의 비교

  · 공통점 : 내장통과 여성 질환에 사용한다. 여성의 간기울결에 의한 동통이나 번조, 타박에 의한 종창동통에는 적작과 백작을 병용한다. 일반적으로 발열, 두통이 있고 청열, 활혈약이 보조적으로 필요할 경우에는 적작, 백작을 선택하여 사용한다.

  · 차이점

   ㄱ. 적작은 어혈, 배설 효과를 기대할 경우 사용한다. 혈액순환을 원활히 하여 어혈을 없애고(활혈거어), 혈을 보하여 어혈을 없앤다(養血祛瘀). 혈분에 사용한다.

   ㄴ. 백작은 위장계의 질환과 자한이 있으면 사용한다. 진정 진통이 강하며 혈을 보하고 음을 보한다. 보간음에 사용하고 기분증에 사용한다.

적작	백작
활혈거어	진통진정
양혈	보혈양음
	보간음
血分	氣分

사용량

일반적으로 6-15g

배합응용

백작약 항을 보라.

방제

보진탕, 보양환오탕, 세폭적안, 서각지황탕, 선방활명음, 자초쾌반탕, 자혈탕, 적작약산, 적작약환, 전립선탕, 통규활혈탕

4. 청허열약

청허혈약은 고열 또는 고열의 잔열로 인해 체액이 과도하게 소모된 허열증 단계에서 체액을 소모하지 않고 허열을 식히는 본초이다. 온열병의 열이 최고조를 지나면 체액(음액)

부족으로 인한 음허내열, 골증조열, 손발의 화끈거림, 도한, 가슴이 뛰고 가만히 있지 못하는 증상, 불면, 갈증이 나고 설홍소/무태 건조 맥세삭의 증상이 나타나는데 이 경우에 청허열 본초가 적용된다.

이 본초는 허실이 동시에 나타난 열증과 허열증에 사용되는 청호, 백미와 허열증에 사용되는 은시호, 호화황련 등이 있고 지골피는 허증, 실증에 모두 사용된다.

◆ 약물명 : 백미 白薇 BaiWei(라틴명 Cynanchi Radix)

기원

- 박주가리과 Asclepiadaceae 백미 *Cynanchum atratum* Bge.의 뿌리
- 유사품 : 박주가리과 덩굴백미꽃(蔓生白薇) *Cynanchum versicolor*
  박주가리과 왜백미꽃 *Cynanchum japonicum* MORR.
- 광동에서는 白薇의 꽃을 제외한 모든 부분을 말려 사용한다.

처방명

민백미 꽃, 香白薇, 嫩白薇

성분

Cynanchol, 강심배당체, 정유 등

약리

1. 청열량혈
2. 해열 작용
3. 이뇨 작용
4. Cynanchol은 강심 작용이 있다.

약성가

白薇大寒 鬼邪却 不省人事 風與瘧

효능

- 성미 苦, 鹹, 寒
- 귀경 肝, 胃, 腎

약능

清熱凉血

주치

음허내열, 풍습으로 인해 고열, 잠만 자고, 폐의 염증으로 인한 기침, 혈담, 온병으로 인한 발열, 산후의 혈액 부족으로 인한 발열(虛煩), 방광염으로 인한 소변불리, 혈뇨, 류마티스

고전문헌

- 신농본초경 : 감기가 심하여 사지에 신열이 있고, 갑자기 실신하고 인사불성, 한열, 온몸이 쑤시고 아픈 증상, 땀이 많이 나는 증상이다.
- 명의별록 : 감기로 인한 소변불리, 체액을 증가시킨다.
- 본초강목 : 감기로 인한 극심한 발열, 잠이 쏟아지는 증상, 작열감 있는 배뇨, 잔뇨감, 칼에 베인 상처를 치료한다.

주의사항

(1) 양고기는 피한다.

(2) 감기가 들었으나 혈분에 열이 없으면 신중해야 한다.

(3) 땀이 많이 나서 망양증이면 신중해야 한다.

(4) 소화 기능 약화로 인해 식욕 감퇴, 소화불량, 설사, 복부에 냉감이 있으면 신중해야 한다.

임상적용

① 음허로 인한 골증조열, 도한에 사용한다. 지골피, 목단피와 병용한다.

② 부인과에서 사용한다. 산후에 쇠약하여 발열, 발한과다, 머릿속이 흔들거리는 증상을 동반할 때 다른 자음약에 배합하여 사용한다.

③ 온열병 후기에서 오후의 미열(일포조열 日晡潮熱)에 사용한다.

④ 출산 전후의 요실금에 사용한다. 이뇨 작용이 있으므로 소변이 짙고, 배뇨통이 있을 때 사용한다.

⑤ 야간 발열에 생지, 적작, 청호 등과 사용한다.

⑥ 경방 : 청열, 혈열을 치료한다.

⑦ 백미, 은시호, 지골피, 청호와 비교

· 공통점 : 모두 허열을 없애므로 함께 병용한다.

· 차이점

ㄱ. 백미, 청호는 발산하고 청열한다.

ㄴ. 은시호, 지골피는 허열을 끄지만 발산은 하지 못한다.

ㄷ. 백미, 지골피는 폐열을 없애므로 열증 기침에 효과 있다.

ㄹ. 은시호, 청호는 폐열, 열증 기침에는 효과 없다.

ㅁ. 백미는 이뇨 작용이 특징이다.

	공통	발산	청열	허열	폐열	열증기침	이뇨
백미	모든 허열에 병용	+	+		+	+	+
청호		+	+		−	−	
은시호		−		+	−	−	
지골피		−		+	+	+	

사용량

일반적으로 3-9g

배합응용

· 백미 + 석고 = 청열, 번열

· 백미 + 당귀 = 부인의 혈열

방제

독활탕, 죽피대환

◆ **약물명 : 지골피 地骨皮 DiGuPi(라틴명 Lycii Cortex)**

기원

· 구기자나무과 Solanaceae 구기자 나무 *Lycium chinense* Mill.의 뿌리 껍질

· 중국산 : 구기자나무과(가지과) 영하구기자 *Lycium barbarum* L.만을 사용

· 위품 : 물푸레나무과 Oleaceae *jasminum giraldii* Diels.

처방명

괴좆나무 뿌리, 地骨, 杞根, 枸杞根, 枸杞根皮

성분

Licinoleic acid, linolenic acid, melossoc acid, cinnamic acid, sugiol, β-sitosterol, bataine, tannic acid, vitamin B 등

약리

1. 항지방간 : 간 보호 작용
2. 항산화 작용
3. 혈당 강하 작용 : Licinoleic acid, linolenic acid의 작용. 경구 투여하면 일시적으로 인하여 혈당이 상승하고, 그 후 현저하게 내려간다.
4. 해열 작용 : 오후에 나타나는 열(오후조열, 일포조열)을 내린다. 해열 작용이 강하다.
5. 혈압강하 작용 : 혈관을 직접 확장하여 중간 정도의 강압 작용
6. 항균 작용 : 황색포도구균을 억제한다. 상기도 감염균에 대한 항균 작용이 있다.

약성가

地骨皮寒 能解肌 蒸汗熱血 强陰宜

효능

· 성미 甘, 淡, 寒
· 귀경 肺, 肝, 腎

약능

瀉陰虛火 淸熱止咳 瀉腎經浮火(齒痛)

주치

쇠약하여 음허조열, 도한, 폐의 염증으로 인한 기침, 토혈, 코출혈, 혈뇨, 당뇨, 고혈압, 화농증

고전문헌

· 신농본초경 : 오장의 사기, 열로 인한 소갈, 온몸으로 다니면서 아픈 증상(周痹)을 치료한다.

· 명의별록 : 풍습을 다스리고 흉협에 맺힌 엉어리, 열증 두통, 내상으로 인한 쇠약 증상
을 보양하고 근육을 건실하게 하고 생식능을 향상시키고 대, 소장 운동을 항진시키고
추위와 더위를 잘 견디게 한다.

· 본초강목 : 하초와 간신의 허열을 제거한다.

주의사항

(1) 풍한 감기에 의한 발열에는 사용하지 않는다. 열이 있으면 사용금지한다.

(2) 찬 약이므로 소화 기능 허약으로 인한 식욕 감퇴, 죽상변이면 사용불가하다.

임상적용

① 주로 허열을 없앤다.

② 일반적으로 허열, 미열(노열 癆熱 : 폐결핵의 소모성 발열)에 사용한다.

③ 해수, 구건, 황담, 혈담, 설홍태니황 맥세삭 오후 조열(특히 오후 4–5시) 등에 사용
한다.

④ 폐열 증상(폐렴, 기관지염 등)

⑤ 지골피와 목단피의 비교

· 공통점 : 열을 내리므로 음허로 인해 발열하는 데 효과가 있다. 음허이면 땀이 나
는 것을 가리지 않고 사용한다. 과거에는, 목단피는 무한에 심한 음허열이 있으면
사용하고, 지골피는 심한 음허열에 땀이 있을 때 사용하였다.

· 차이점

ㄱ. 지골피는 허증에 사용한다. 폐열을 없앤다. 음허로 인해 땀이 심한 증상에 사용

ㄴ. 목단피는 실증에 사용한다. 간열을 내린다, 혈분의 실열을 없애고, 활혈거어
한다.

⑥ 지골피와 청호의 비교

· 공통점 : 실열증과 허열증의 열을 내린다.

· 차이점

ㄱ. 지골피 : 목표 장기는 폐와 신이며, 폐의 열을 내리고 강기 작용도 있어 기침
가래를 없앤다. 유한의 골증조열이나 소갈다뇨증에 사용한다.

ㄴ. 청호 : 목표 장기는 간과 담이다. 더위 먹음에 사용하고, 무한의 골증조열이나,
학질에 사용한다.

사용량

일반적으로 6-12g

배합응용

· 지골피 + 지모 = 결핵 등으로 인한 미열, 해수, 도한

· 지골피 + 황금 = 청열, 미열

· 지골피 + 차전자 = 신, 방광의 염증, 배뇨 촉진

· 지골피 + 상백피, 감초 = 폐열증. 특히 소아에 효과

방제

가미사백산, 가미소요산, 전씨사백산, 전을지골피산, 진교별갑탕, 청심연자음, 황기별갑탕

◆ 약물명 : 청호 靑蒿 QingHao(라틴명 Artemisia Apiaceae Herba)

기원

· 국화과 Compositae 개사철쑥 *Artemisia apiacea* Hance ex Walp의 잎

· 중국산 : 국화과 개똥쑥(황화호 黃花蒿) *Artemisia annua* L.

· 유사품 : 국화과 개똥쑥 *Artemisia annua f. genuina Pamp.*

처방명

草靑蒿, 草蒿, 香蒿, 草蒿子, 蒿子

성분

abrotanine, 정유

약리

1. 해열

2. 발한 작용

3. 학질 원충 억제, 간디스토마억제

4. 혈압강하

5. 피부진균 억제

6. 진해, 거담, 천식

7. 담즙분비

8. 면역 조절 작용

약성가

靑蒿氣寒 童便膏 虛熱盜汗 骨蒸勞

효능

· 성미 苦, 寒

· 귀경 肝, 膽

약능

淸熱解暑 退虛熱

주치

실열과 허열을 치료한다.

고전문헌

· 신농본초경 : 옴, 가려움증 등 부스럼을 치료하고 관절에 침범한 열을 제거하고 눈을 밝게 한다.

· 본초강목 : 한열왕래, 학질을 치료한다.

주의사항

(1) 복부 냉증, 또는 신체가 냉하여 설사한 경우는 사용하지 않는다.

(2) 땀이 많이 나면 사용이 불가하다.

(3) 소화 기능이 약화되어 식욕이 없으면 신중해야 한다.

(4) 출산 후 혈허증에 신중해야 한다.

임상적용

① 허열과 일사병에 사용한다.

② 해열, 발열 작용이 있어 열사병, 이장열에 사용한다.

③ 만성소모성 질환(장기에 걸친 원인 불명의 발열)에 의한 음허발열, 기허발열, 양허 발열, 일포조열, 도한에 사용한다.

④ 온열병 후기, 야간에 열이 나서 아침에 심해지는데 땀이 나지 않는 경우에 사용한다.

⑤ 야간에 열나고 아침에 없어지는 음허열증에 사용한다.

⑥ 여름철 감기나 더위 먹음으로 인한 발열, 무한, 가슴답답, 메스꺼움, 머리가 어지러운 증상, 두통에 사용한다.

⑦ 청호에는 방향성이 있어 향호라고도 한다. 일반적으로 고한성 본초는 소화기능을 약화시키는데 이 청호의 방향성은 위장을 자극하지 않는다.

⑧ 청호의 지상부 전체를 본초로 사용한다고 하나 실제 약효는 잎사귀에 그 성분이 많이 함유되어 있다.

⑨ 지골피와 비교는 해당 항을 보라.

사용량

일반적으로 3-9g 학질에는 20-40g

배합응용

· 청호 + 지골피, 백미 = 음허발열, 조열, 도한
· 청호 + 생지, 지모, 지골피 = 야간 발열이 아침에 심해지는 경우

방제

대오계환, 이장음, 청호별갑탕

이수삼습약
Herbs that Drain Dampness

생체의 수분대사는 혈액과 세포간질액 Interstitial fluid 의 전해질이 평형을 이루어야 항상성이 유지되며, 이에는 일차적으로 동맥, 정맥, 림프관이 관여된다. 산소, 영양물질 등이 포함된 동맥 모세혈관의 혈장이 세포간질액으로 들어가고, 세포간질액은 세포 안으로 영양물질, 산소 등을 공급한다. 이 경우 혈장과 간질액의 평형이 유지되지 않아 혈장투과량이 많아지면 부종이 발생되는데, 이 상태를 제거하는 약물이 이수삼습약이다. 이 세포간질액과 혈장을 한의학에서는 진액으로 규정되는데 한방에서는 이를 '수'로 설정하고 있다. 세포 밖으로 공급된, 이산화탄소, 노폐물 등 생리적 산물이 포함된 간질액은 림프관과 정맥 모세혈관을 통해 재흡수되는데, 세포 내호흡으로 발생된 이산화탄소는 폐의 외호흡을 통해 제거되고, 노폐물은 땀, 거의 대소변을 통해 체외로 배설된다. 이 항상성 유지가 심부전이나 간경변으로 인하여 혈관 내 교질 삼투압 Oncotic pressure이 저하되면 동맥의 모세혈관에서 혈장이 세포간질 쪽으로 다량으로 이동되고, 이동된 간질액이 정맥의 모세혈관과 림프관을 통해 재흡수가 아니 되면 가볍게는 수분의 정체(습)가 발생되고 심하면 부종, 복수 등이 발생된다.

한의학에서, 이 수분대사에 관여되는 장기와 그 기능은 폐의 선산 작용과 통조수도, 비의 운하작용 그리고 신의 기화 작용으로 설명되고 있다. 첫째, 폐와 관련된 수분대사의 조절 작용은 일차적으로 모든 혈액이 피부로 분포되는 것이다. 한편, 폐의 외호흡을 통해 산소와 이산화탄소의 교환 과정에서 수분이 외부로 유출되는 작용과 신장에서 수분이 재흡수되어 생체의 항상성이 유지되는 작용도 수분대사의 일종으로 볼 수 있겠다. 폐가 수분 재흡수 과정에 관여한다고 보는 한의학적 기능인 통조수도는 독자에게 조금은 생소할 수 있으므로 사족을 달면 다음과 같다. 곧, 신장으로 들어오는 신동맥의 혈압이 낮으면 간장에서 앤지오텐시노겐 Angiotensinogen 이 분비되고 신장에서 레닌 renin이 분비되면 앤지오텐시노겐은 angiotensin I 으로 전환된다. 이 angiotensin I 은 폐에서 분비되는 효소인 ACE (Angiotensin Converting Enzyme)에 의해 angiotensin II 로 바뀌고 이것이 부신피질에 작용하여 알도스테론 Aldosteron 이 분비되면 세뇨관에서 나트륨 재흡수, 칼륨 배설이 강화된다(Braunwald p.2087). 이 과정에서 폐에서 ACE가 분비되지 않는다면 세뇨관에서 수분의 재흡수는 불가능해지므로 이것으로도 폐가 수분대사를 조절한다는 통조수도가 설명될 수 있겠다. 둘째, 비의 수분대사에는 위산, 점액 그리고 췌장액이 관여되는 것으로 판단된다. 한의학의 비는 광의로는 소화기계 일반으로 간주되어야 하겠지만 좁게는 spleen과 pancreas 두 장기로 생각될 수 있다. 췌장의 랑게한스섬 B 세포에서 인슐린이 분비되는 것은 내분비 기능의 하나이겠으나, 비의 운하 기능은, 외분비 기능으로 소화액이 분비되는 것과 내분비 과정으로 영양물질이 흡수되어 간문맥에서 간장으로 보내지고, 인슐린 작용으로 포도당이 세포로 흡수되는 것으로 이해된다. 한편, 이 과정에서 췌장의 소화액 분비가 수분대사와 관계되는 것으로도 설명 가능하다. 비의 운하기능은 포도당 대사 과정이 포함되겠지만, 한편으로는 췌장액이 위로 분비되는 양이 일일 1,500ml 이상인데 어떤 원인에 의해 이 췌장관이 경련되어 췌장액이 위로 분비되지 못하면 부종이 발생되므로 이 부분이 수분대사와 관계된다. 또한 분비된 위산, 점액, 췌장액, 외부에서 공급된 수분 등이 소장으로 내려 보내지는 것도 비의 운하작용이며 이것 또한 수분대사와 관계되는 것으로 설명된다. 셋째, 신장의 수분대사는 신장의 세뇨관에서 혈액이 소변으로 여과되고 재흡수되는 과정을 의미한다. 혈액이 사구체에서 일일 140 *l* 의 소변으로 만들어지고 배설될 경우 나트륨과 칼륨의 배설이 형성된다. 소변의 재흡수는 일일 소변의 99%가 세뇨관에서 재흡수되는데 폐의 통조수도 기능에서 살펴본 것처럼 그 중 한 작용은 알도스테론의 역할로 볼 수 있겠다. 이러한 신장의 수분대사 기능은 한의학에서 기화 작용으로 설명되고 있다. 이 기화 작용은 세뇨관에서 재흡수된 수분이 다시 폐로 되돌아가는 것으로도 이해된다. 한편, 체액이 삼초를 통해 분포된다는 것은 투과된 혈장이 간질액이 되어 각 세포에 영양물질과 산소를 공급하고, 세포로부터는 노폐물과 이산화탄소를 받아 모세정맥과 림프관을 통해 대정맥으로 들어와 신장으로 가서 소변의 배설 과정을 거치므로 이 삼초의 역할은 다분히 림프관의 작용을 의미하는 것으로 이해된다.

한의학에서 수분대사의 항상성이 상실된 병인은 안팎으로 나뉘어 설명되는데 이는 상호 혼합되기도 한다. 이들은 폐의 외감사기에 감수, 비의 기능 상실인 비양허, 신의 기능 실조인 신양허로 각각 설정되었다. 그 각 증상은 담습조폐, 습사곤비, 신허수범이며, 비생리적으로 정체된 수습의 종류는 습, 담 그리고 음(飮)으로 나뉜다. 치료약으로는 외감사기이든 알레르기 반응이든 혈관투과성이 증가되어 수습이 피부에 있는 풍수(표피 부종)와 피수(진피 부종)는 해표약에서, 관절부위에 있으면 거풍습약에서 다루어지고, 농도가 짙은 유형의 담은 화담진해약에서, 무형의 담은 평간식풍약에서 다루어진다. 비양허로 인한 비의 운하 실조로 발생된 습사곤비증으로 심하에 습이 정체된 경우는 방향화습약에서 다루어지고 비신양허로 인한 전신 부종(피수)은 이수삼습약에서 다루어진다. 이 경우 진수음(위내정수)은 위 속에 적당한 공기와 소화액이 존재할 경우 위의 유문부 Antecardium / epigastrium 에서 나타난다(土佐寬順 외. 1982). 한의학에서는 심하에 진수음이 있다고 하지만 이 부위는 해부학적으로 심장이 있는 곳이므로 좀 더 아래쪽이 유문부가 되므로 이 부위가 심하가 된다. 그러므로 심하가 지칭하는 병태는 조심해서 이해해야 한다. 이는 정전의 맹목적 신봉에는 위험이 동반된다는 것을 의미할 수도 있겠다. 또 위내정수 환자의 대부분이 비허증으로 위하수 경향이 있으므로 배꼽 부근에서도 청취되므로 이러한 고려없이 천편일률적으로 심하를 고집하는 것은 오진의 우려가 있으므로 주의를 요한다. 이수삼습약은 세뇨관의 재흡수를 억제하는 백출과 같은 약리 작용도 있지만 전체적으로는 혈관삼투압을 조절하며, 이뇨, 호르몬 분비, 갈증 중추 자극을 억제하는 작용으로 이해된다(伊藤嘉紀. 1978).

이수삼습이란 인체의 체액 중 비정상적으로 정체된 체액이 소변을 통해 제거되는 것을 의미한다. 한의학에서는 체액 대사의 불량으로 정체된 이 비생리적인 체액을 습(濕 dampness)이라 하며, 이에는 표증의 습과 이증의 습이 있다. 표증의 습으로서 풍한습이 병인이 되어 표증으로 나타난 부종은 거풍습약에서 다루어진다. 통상 비정상적 체액의 정체를 제거하는 본초는 이수삼습약의 하위 분류로 거풍승습약이 설명되지만, 이 책에서는 분리하여 설명해 두었다. 이수삼습약의 치료 대상이 되는 습은 체내의 리증으로 보아 내습(內濕)이라고 한다. 이 내습을 개선하는 이수삼습약은 수분 대사를 순조롭게 하여 소변이 잘 나오게 하거나, 소변 배설량을 증가시킨다. 그러한 까닭으로 이 본초는 양약의 이뇨제와 유사하나 반드시 동일한 것은 아니다.

체내에 정체된 체액은 다음과 같이 나뉜다. 첫째, 부종은 허리 이하 부분에서. 특히 하지에 부종이 있는 경우를 말하며, 이뇨를 촉진시킴으로써 그 부종이 제거된다. 둘째, 담음(痰飮)이다. 담음은 담과 음의 합성어이다. 담(痰)이란 비생리적 체액 중 농도가 짙고 점조한 체액을 말하며, 음(飮)은 투명하고 희박한 체액을 말한다. 담음은 기도, 소화관, 체강에 정체된 체액 등으로 이를테면, 기관지 확장증 또는 만성기관지염에서 기관이나 기관지에 대량으로 정체된 가래, 위염이나 위확장증으로 위내에 정체된 위액이나 여러 가지 분비물, 또한 체강에 정체된 비생리적 수액 곧, 늑막염이나 간 질환에 의해 발생된 흉수, 복수 등이 해당된다. 이 경우에는 이수삼습약이 사용된다. 마지막으로, 비정상적인 체액과 열이 서로 얽혀 발생된 습열증은 요도의 감염증인 비뇨기계 결석, 장티푸스, 뇌염, 황달, 대하, 피부화농증, 습진 등을 의미한다.

이수삼습약은 적응증에 따라 다음과 같이 분류된다.

1. 삼습이습약 : 삼(渗)은 천천히 배어나오다는 의미로, 약능이 강하지 않아 비교적 시간을 두고 천천히 또는 완만하게 습을 제거하는 본초이다. 여기에 해당되는 본초는 대부분 감미가 많아 담삼이습약(淡滲利濕藥)이라고도 한다. 이 본초는 주로 소화기계의 기능 저하로 정체된 체액과 신장 기능 저하로 발생된 허증에 사용된다.

2. 청열이습약 : 청열시키기 때문에 약성은 차다. 이 본초는 이뇨 작용이 뛰어나며, 일반적으로 황달에 사용된다. 이 본초는 다시 이뇨통림약과, 청열이습약으로 나뉘는데, 이뇨통림약은 소변량을 증가시키는 약능이 우수하다. 주로 방광습열로 인하여 소변볼 때 요도의 열감, 또는 작열감 그리고 소변이 잘 아니 나오는 증상 등에 사용된다. 청열이습약은 소변량 증가와 배설의 원활, 빈뇨, 소변이 잘 아니 나오는 증상, 잔뇨감, 배뇨통 등 이뇨통림 이외에도 사용된다.

이를 요약하면 다음과 같다.

삼습이습약
- 평성 : 복령, 저령
- 한성 : 택사, 의이인, 차전자, 활석

청열이습약
- 이뇨통림약 : 구맥, 금전초, 등심초, 목통, 석위, 편축, 해금사
- 청열이습약 : 동과자, 비해, 인진호, 지부자

청열이습약 중 이습퇴황약의 약능이 있는 본초는 인진호, 금전초, 편축 등이 있다.
이를 분류하면 다음과 같다.

			저령
이수삼습	건비	화담	복령
	비증		의이인
	습열	신장	택사
이수통림	이뇨		동규자
	수종	풍습	방기

이수통림	·········· 습탁 ·········· 거풍 ·········· 비해
	·········· 석림 ·········· 금전초
	·········· 심화 ·········· 제번 ·········· 등심초
	·········· 심화 ·········· 소장열 최유 ·········· 목통
	·········· 습열 ·········· 서열 ·········· 활석
	·········· 설사 ·········· 차전자
	·········· 지양 ·········· 지부자
	·········· 거담 지해 ·········· 석위
	·········· 열담 ·········· 동과자
	·········· 황달 ·········· 인진호
	·········· 방광열 ·········· 편축
	·········· 통경 ·········· 구맥

이수소종 약능이 있는 다른 본초에는 다음과 같은 본초가 있다. 곧, 마황, 부평, 모근, 익모초, 택란, 향유, 견우자, 상륙, 정력자, 방기, 황기, 백출 등이다.

이수삼습약을 그 약능으로 분류하면 다음과 같다.

			열림	석림	혈림	고림	황달	설사	습진	피부화농	비증	습온증	유즙촉진	대하
삼습이습	평	복령						+	+						
		저령	+					+						+
	한성	택사	+					+						+
		의이인	+					+	+	+	+			+
		차전자	+					+						
		활석	+	+								+		
청열이습약	이뇨통림	목통	+	+	+						+	+	+	
		금전초		+			+			+				
		해금사	+	+	+	+			+					
		편축	+	+	+		+		+	+				+
		구맥	+	+	+									
		등심초												
		석위	+	+	+		+							
	청열이습	인진호					+		+	+		+		
		비해	+			+					+			+
		지부자	+						+	+				+
		동과자												

이수삼습약을 사용할 경우 주의해야 할 사항은 다음과 같다.

첫째, 임신 중이면 구맥, 목통, 차전자는 사용불가하며, 신중해야 할 본초는 의이인, 활석, 동규자 등이다. 둘째, 이뇨를 촉진하는 본초가 많으므로 체액 소모에 주의해야 한다. 장기 복용과 과다 사용은 주의해야 한다. 음허증에는 금지하거나 신중해야 한다. 셋째, 체액 대사의 이상은 기의 순환과 관계되므로 이기약을 병용해야 한다. 또한 각 증상에 따라 소화 기능 회복약, 신양허에는 온신약 등을 병용해야 한다.

1. 삼습이습약

◆ 약물명 : 복령 茯笭 FuLing(라틴명 Poria Sclerotium)

기원

· 구멍장이버섯과 Polyporaceae 복령 *Poria cocos* Wolf의 균핵을 건조 한 것
· 위품 : 백합과 민청미래덩굴 *smilax glabara* Roxb, 청미래덩굴 *smilax china* L.의 뿌리는 복령과는 무관한 약이다. 이름은 토복령, 土字茯笭 또는 국산 복령이라 한다.
우리나라에서는 갈매나무과 Rhamnaceae 망개나무 *Berchemia berchemiaefolia*(망개떡을 싸는 잎이 나는 나무)라고 불리는 청미래 덩굴(발계)의 뿌리를 土茯笭으로 대용하고 있다.

처방명

白茯笭, 雲笭, 赤茯笭

성분

· 주성분 : β-1, 3-gllucan의 다당체 pachyman Triterpenoid : Eburicoic acid, pachymic acid, dehydroeburicoic acid, 3β-O-acetyltumulosic acid, 3-O-acetyldehydrotumulosic acid, ergosterol
· 그 외 : β-pachymose, pachymic acid, 단백질, 지방, histidine, choline, ergostero, 칼륨염 등

약리

1. 진정, 수면 작용 : Caffeine으로 유도된 흥분을 억제시킨다. Hexobarbital로 유도된 수면 시간을 연장한다.

2. 이뇨 작용 : 아주 약한 이뇨 작용이 있다. 세뇨관 재흡수를 억제하여 이뇨를 증가시키고 부종을 해소한다. Na^+, K^+, Cl^- 등의 배출을 증가시킨다.

3. 항종양 작용 : 골수형 백혈병 세포 증식을 유의의하게 억제하였다. 방광암을 현저하게 억제하였다. Pachymic acid는 항종양 작용이 강하다.

4. 면역 증강 작용 : Pachymaran에는 세포성 면역 부활 작용이 있다. 또한 체액성 면역도 증강된다. Pachymic acid는 면역능을 증가시킨다.

5. 항염증 작용 : 접촉성 피부염 억제 작용이 있다.

6. 성호르몬 작용 : 난소 조직 중 프로게스테론 양을 증가시켰다.

7. 신장 장애 개선 작용 : Pachyman은 항GBM 신장염에 대하여 요단백 배설, 혈청 콜레스테롤량, CH50 수치 및 사구체에 보체 C3 침착을 억제한다. 시스프라틴에 의한 신 장애에 방어 작용이 있다. Choline이 혈중 콜레스테롤 지방 분해를 촉진한다.

8. 혈액응고 억제 작용 : Urokinase에 의한 항응고 체계를 약하게 항진시켰다.

9. 심장 수축 작용

10. 항위궤양 작용, 위액 분비 억제 작용

11. 방사선 장애 보호 작용

12. 탈모 방지 : 탈모에 대한 재생 속도가 증가되었다.

13. 간 보호 작용

약성가

茯苓味淡 利竅美 白化痰涎 赤通水

효능

성미 淡, 平
귀경 心, 肺, 脾, 胃, 腎

약능

利水滲濕 健脾和中 寧心安神

주치

소변불리, 수종, 위내정수를 동반한 기침, 구토, 수양성 설사, 유정, 소변혼탁, 정신불안으로 경련, 건망증

고전문헌

- 신농본초경 : 가슴과 옆구리 부분으로 기가 역상하는 증상, 우울, 원한, 두려움, 명치부가 딱딱하고 통증, 한열이 교대로 있고 마음이 번잡하고 답답한 증상, 해수, 입이 타고 혀가 마르는 증상, 소변불리
- 명의별록 : 갈증, 기면(잠이 쏟아지는 증상), 복부 팽만, 소변불리, 흉격에 담음의 정체, 수종, 소변불리
- 약징 : 심계 항진과 근육의 떨림, 겸하여 소변불리, 현기증, 번조감

주의사항

(1) 장기간 다량으로 사용하는 것은 금한다.

(2) 소변량이 많으면 사용하지 않는다.

(3) 허한으로 인한 유정이 있으면 신중해야 한다.

(4) 기허하함으로 인한 소변 빈삭에는 사용을 신중해야 한다.

(5) 땀이 많이 나면 신중해야 한다.

임상적용

① 위장 기능 회복에 사용한다.

② 한(寒)의 증상, 비위기허비위기허증에 사용한다. 복령은 중초의 습을 제거한다.

③ 비위기허 증상 : 식욕 감퇴, 소화불량, 상복부가 팽만하여 괴롭고, 죽상변, 설사 등에 건비화습으로 사용한다.

④ 위액이 소장으로 신속히 나가도록 한다.

⑤ 복령에는 비위를 보익조정하는 약능과 이뇨에 의해 장관 내 수분을 이뇨 작용으로 감소시키고, 죽상변을 정상화시키는 작용이 있다.

⑥ 수종, 담음에 사용한다.

⑦ 담음에 복령을 사용한다는 약능은 복령의 이뇨 작용과 보익비위를 이용한 것이다. 담음이 위장에 정체되어 상복부가 팽만하여 괴롭고, 복부에서 진수음이 들리며, 수양성 구토 증상(만성위염)이 있을 경우, 또 담음이 폐에 정체되어 해수, 다량의 포말성 담, 숨쉬기가 괴로운 증상(만성기관지염 기관지확장증 등)에 사용한다.

⑧ 주로 동계, 근육의 떨림에 사용한다.

⑨ 장기와 근육의 비정상적 수분 정체를 조절한다.

⑩ 소변불리, 현훈, 번민에도 사용한다.

⑪ 이뇨 작용은 목통, 저령보다 약하다.

⑫ 수종을 수반하는 핍뇨에 사용한다.

⑬ 급, 만성 위염, 신부전에 의한 핍뇨, 심장성 부종, 산후 황달성 부종, 위장허약으로 소화불량, 설사, 동계 불면, 다몽, 정신분열증 등에 응용된다.

⑭ 정신안정에도 사용한다.

⑮ 구전에 의하면 복령에 있는 가느다란 심을 제거하지 않으면 시력을 상실한다고 한다. 그런데 복신은 굵은 심이 있는 것을 말한다.

⑯ 경방 : 정체된 위액을 없앤다. 명치부가 아프고(心下痛), 명치부가 두근거리고(心下悸), 헛배가 부르고(腹滿), 복부에서 꾸르륵 소리가 세게 나고(腹中雷鳴), 복부가 두근거리고(腹中動悸), 복통, 배꼽 아래가 두근거리고(臍下悸), 사지가 오그라들고, 몸에 쥐가 나거나 살이 떨리고, 눈앞캄캄, 번조, 소변이 잘 아니 나올 때 사용한다. 이러한 증상이 없는데 복령을 사용하면 효과가 없다. 이뇨, 정신안정, 건위 작용으로 사용한다.

⑰ 경방의 인삼, 복령 그리고 황련과의 비교
· 공통점 : 모두 명치부가 더부룩하고 두근거리는 증상에 사용한다. 悸의 종류에는 心下悸, 臍下悸, 四肢聶聶動, 身瞤動, 頭眩, 煩躁 등이 포함된다.
· 차이점
ㄱ. 인삼은 허증의 心下비견, 심하비경, 심하지결에 사용하고, 특히 心下痞硬而悸에 사용한다.
ㄴ. 황련은 心下煩而悸에 사용하고,
ㄷ. 복령은 肉瞤筋惕而悸에 사용한다.

⑱ 복령과 백출의 비교
· 공통점 : 이뇨 작용이 있다.
· 차이점
ㄱ. 백출은 주로 갈증을 치료하는 약능이 우수하다.
ㄴ. 복령은 가슴이 두근거리는 증상에 사용한다.

⑲ 의이인과 비교
· 공통점 : 체액 순환을 순조롭게 하고 소화 기능을 개선한다. 소화기능 약화로 발생된 위액의 정체(脾虛生濕)에 사용한다.
· 차이점

ㄱ. 복령 : 소화기능 개선 작용이 우수하고, 정신안정 작용도 있다.

ㄴ. 의이인 : 약성이 차므로 열을 내리며, 배농 작용을 한다. 폐옹, 피부 화농증 등에 사용한다. 또한 비증에도 사용한다.

⑳ 복령, 저령, 택사, 의이인의 비교

　　ㄱ. 이뇨 작용의 강약 순서 : 택사> 저령>의이인, 복령

　　ㄴ. 소화기 개선 작용 : 복령과 의이인은 있으나, 저령과 택사는 없다.

　　ㄷ. 청열 작용 : 의이인, 택사는 있고, 저령은 약간 있으며 복령은 없다.

　　ㄹ. 복령은 정신안정 작용이 있고, 택사는 신장의 화를 없애며, 의이인은 습을 없애 비증을 해소하고, 청열하며, 배농 작용을 한다.

㉑ 택사와의 비교는 택사 항을 보라.

㉒ 원지와 비교는 해당 항을 보라.

사용량

건비익위나 일반적 이수삼습에는 9-18g, 부종이 심할 경우(濕盛)에는 30-45g까지 사용하고, 최대 60-90g까지도 사용한다.

배합응용

- 복령 + 백출 = 이뇨 작용의 기본 배합, 소화기계 기능 향상
- 복령 + 백출, 계지, 감초 = 위내정수, 두통, 신체가 흔들리는 느낌
- 복령 + 백출, 건강, 감초 = 하반신의 냉증, 수종
- 복령 + 계지 = 치밀어 오른 기를 내려 정신안정, 동계, 현기증, 불면
- 복령 + 계지, 감초, 대조 = 제부의 동계가 강하고, 원인 불명의 통증
- 복령 + 인삼 = 위내정수, 정신안정
- 복령 + 생강(건강) = 건위 작용, 구토
- 복령 + 백출, 당삼, 인삼, 황기 = 식욕 감퇴
- 복령 + 황련, 창출 = 급, 만성위염
- 복령 + 반하, 생강 = 심하비민, 명치부에 위액이 많이 정체된 데(心下留水), 복창만
- 복령 + 백복신, 산조인, 원지, 석창포 = 정신안정

방제

가미귀비탕, 가미소요산, 계비탕, 계지복령환, 계지복령환가의이인. 귀비탕, 당귀작약산, 반하백출천마탕, 반하후박탕, 복령음, 복령음합반하후박탕, 복령행인감초탕, 사군자탕, 산조인탕, 삼소음, 소경활혈탕, 소반하가복령탕, 시박탕, 시령탕, 시호가용골모려탕, 십미패독탕, 십전대보탕, 억간산, 억간산가진피반하, 영감강미신하인탕, 영강출감탕, 영계출감탕, 육군자탕, 육미환, 우차신기환, 오림산, 위령탕, 오령산, 오적산, 이진탕, 이출탕, 이출탕, 이진탕, 인삼양영탕인진오령산, 인진오령산, 자음지보탕, 저령탕, 저령탕합사물탕, 조등산, 죽여온담탕, 지미복령환, 진무탕, 청심련자음, 청폐탕, 택사탕, 팔미지황환

 Ⓐ 현기증, 현훈을 목적으로 한 처방 : 영계출감탕, 진무탕, 오령탕, 소반하가복령탕 등

 Ⓑ 심하계, 제상계를 목적으로 한 처방 : 영계감조탕, 오령탕, 진무탕, 복령감초탕, 소반하가복령탕 등

 Ⓒ 기침 치료를 목적으로 한 처방 : 저령탕, 영감오미강신탕

 Ⓓ 이수를 목적으로 한 처방 : 오령탕, 저령탕, 진무탕, 시호가용골모려탕

◆ 약물명: 의이인 薏苡仁 YiYiRen(라틴명 Coisis Semen)

기원

· 벼과 Gramineae 율무 *Coix lachryma-jobi* L. var. *mayuen* Stapf 의 열매
· 위품 : 염주 *Coix lachryma-jobi* L.

처방명

율무쌀, 米仁, 玉米, 生苡仁, 炒苡仁, 炒米仁

성분

· 지방유, palmitic acid, myristic acie, glyceride, coicun, coixol, sterol, amino acid, 비타민 B_1, coixenolide 등
· 염주 *Coix lachryma-jobi* L.로부터는 coixenolide 성분이 분리되지 않았다.

약리

1. 코익솔 coixol은 경련 방지, 혈압 강하, 체온 하강, 장관 운동 억제, 진정, 진통, 해열 작용이 있다.

2. 코익산 A, B, C와 율무다당류는 혈당을 감소시킨다.

3. 6-벤조사지노이드에는 항염증 작용이 있다.

4. 코익세노라이드(coixenolide 올레인산과 팔미토레익산의 복합체)는 주요 항암 활성 물질로 쥐의 복수암 생성을 억제하였다. Coixenolide는 에를리히 Ehrlich 복수암을 억제한다. 또한 coixenolide는 해독, 배농, 항종양 작용이 있다.

5. 율무의 α-모노리놀레인도 종양 생성을 억제하는 효과가 있다.

6. 율무는 인체 실험에서 면역을 증강하고 항종양 효과를 나타낸다. 의이인 추출액을 인체에 경구 투여하면 말초 혈액 중의 자연살해 세포 CD16$^+$CD57$^-$, T세포의 CD3$^+$ CD56$^+$의 비율이 증가되었다.

7. 율무가 쌀, 보리, 밀에 비해 2-20배 정도나 되는 인체 결장암세포 및 골육암세포에 대해 항암 효과를 나타내었다.

8. 살모네라균을 이용한 암 예방 실험인 아메스실험계에서도 율무는 암예방 효과를 나타내었다.

9. 유기 용매인 디클로로메탄 dichloromethane층에서 발견된 암 억제 활성물질은 암의 초기 단계를 예방하고, 암세포 주기의 G2/M 기를 지연, 차단시키며 아포토시스 (Apoptosis 암세포 자살)를 유도하여 암세포 증식을 억제한다.

10. 신장의 기능을 강화시켜 이뇨 작용을 한다.

11. 피부를 자윤하여 피부를 부드럽게 한다.

12. 저농도에서는 심장, 골격근, 말초 운동 신경을 흥분시키고, 고농도에서는 억제 작용을 한다.

13. Palmitic acid는 토끼의 말초혈관 확장, 자궁을 고농도에서 긴장, 저농도에서 이완 시킨다. 또 대량으로 사용하면 운동마비, 전신마비, 폐의 혈액 순환 장애로 혈압 강하, 호흡마비로 사망한다.

14. 소량으로 자궁 수축, 장관 수축, 대량으로 억제

15. 혈청 Ca$^+$ 농도를 저하시킨다.

약성가

薏苡味甘 除濕痺 治肺癰痿 拘攣類

효능

· 성미 甘, 淡, 凉

· 귀경 脾, 胃, 肺

약능

利尿滲濕 健脾止瀉 祛風濕 淸熱排膿

주치

신경통, 류마티스, 사지 근육 경련, 수종, 각기 폐의 위축, 폐옹, 소변혼탁, 대하, 수양변

고전문헌

· 신농본초경 : 근육의 갑작스런 경련, 굴신불능, 오래된 풍습으로 인한 저린 증상, 위로 치밀어 오르는 기를 내린다.
· 명의별록 : 근골의 무감각증, 위장과 장관의 기능 향상, 수종, 식욕 촉진
· 본초강목 : 소화기능 향상, 폐를 튼튼히 하고, 열을 내리며, 감기와 습을 제거한다. 밥을 지어 먹으면 냉기를 치료하고 달여서 마시면 배뇨할 때의 작열감과 소변이 방울방울 떨어지는 증상을 치료한다.
· 약징 : 부종을 없앤다.

주의사항

(1) 임신 중이면 사용이 불가하다.
(2) 대변이 굳은 자와 소변이 적은 자는 신중해야 한다.
(3) 한사로 근육이 떨리면 신중해야 한다.
(4) 소화 기능 허약하고 습이 없으면 신중해야 한다.
(5) 소화 불량을 유발하는 경우도 있다.

임상적용

① 이뇨 촉진, 부종, 지통, 감기, 건비 작용의 보조약으로 사용한다.
② 볶은 것은 소화 기능을 돕는 데만 사용한다.
③ 심하지 않는 수종, 특히 각기에 의한 수종에 적합하다. 효과는 완만하므로 대량으로 사용하는 것이 좋다.
④ 만성신염에 의한 가벼운 수종에 사용한다.
⑤ 내장의 화농증(내옹)에 사용한다.
⑥ 습열비통(근육 류마토이드, 다발성 신경염 등)에 사용하며, 열증과 한증에 의한 통

증을 해소한다.

⑦ 소화기를 돕고 설사를 멈추게 하는 작용은 산약보다 약하나, 식욕을 증진시키고 소화를 보조하므로 각기증, 소화 기능 허약에 효과가 있다.

⑧ 이뇨 작용이 있어 비만, 여드름, 종기에 사용한다. 피부에 뾰루지가 난 경우 의이인 30g을 끓여 복용하거나, 60g을 죽으로 끓여 먹으면 일 개월 후에 효과가 있다. 피부, 점막, 세포간질에 정체된 수분을 배설한다.

⑨ 경방 : 이뇨 작용으로 풍습, 부종, 근육통, 관절통을 치료한다. 배농 작용을 이용하기도 한다.

⑩ 저령, 택사와 비교

· 공통점 : 이뇨 작용이 있다.

· 차이점

ㄱ. 의이인 : 소화기계 기능 감소로 인하여 위액이 정체되어 복부팽만, 설사, 부종, 소변불리에 사용한다. 또한 근육 경련, 배농 작용으로 사용한다.

ㄴ. 저령 : 수분대사 장애로 인한 증상을 이뇨 작용으로 개선한다. 보음 작용은 없다.

ㄷ. 택사 : 방광의 열을 내리고 이뇨한다. 보음 작용은 없다.

⑪ 복령과 비교는 해당 항을 보라.

사용량

15-30g. 60-90g까지 사용해도 좋다.

배합응용

· 의이인 + 마황 = 풍습, 부종, 권태감, 근육통, 관절통, 저린감

· 의이인 + 포부자 = 냉증으로 부종을 동반한 관절통, 저린감

· 의이인 + 백화사설초, 전갈, 생감초 = 유방암

· 의이인 + 복령 = 소화기 허약, 위내정수

· 의이인 + 창출(백출) = 이뇨, 관절통, 설사

· 의이인 + 어성초 = 패옹

· 의이인 + 두충, 토사자, 하수오, 속단, 황기 = 만성신염으로 신허 부종

· 의이인 + 목단피 = 어혈, 피부윤택

방제

계지복령환가의이인, 곽인양위탕, 당귀고, 마행의감탕, 마황행인의이감초탕, 삼령백출산, 위경탕, 의이부자산, 의이부자패장산

◆ **약물명: 저령 猪苓 ZhuLing(라틴명 Polyporus Umbellatus)**

기원

구멍장이버섯과 Polyporaceae 猪苓菌 *Grifola umbellata* Pilat(= *Polyporus umbellatus* FRIES, 또는 *garifola umbellata* Pilat.)의 균핵을 건조한 것

처방명

粉猪苓, 豕零, 豨苓

성분

· 다당체 : Pachyman(β-1, 3-glucan)

· Steroid : Ergosterol

· Triterpenoid : Paccyman acid, eburiocoic acid, dehydroeburiocoic acid

약리

1. 강한 이뇨 작용 : 이뇨 작용은 혈액을 희석시키지도 않고, 사구체의 여과율에도 영향을 주지 않는다. 그 기전은 세뇨관 renal tubule의 수분과 전해질, Na^+, K^+, Cl^- 등의 재흡수를 억제하는 것이다. 탕액으로 끓인 저령 8g을 복용하면, 정상인의 소변량은 복용 후 6시간 이내에 62%가 증가되고 소변의 염화물은 45% 증가되었다.

2. 항암 작용 : 암세포의 DNA 합성을 억제하고 그 증식을 억제한다. 폐암에 유효하다.

3. 면역 증강 작용 : 망상내피 계통에 탐식기능 증가, 항체 생산 촉진. T-림프구 활성화 작용이 있다.

4. 항균 작용

5. 간 보호 작용 : B형 간염에 효과 있다.

6. 항방사선 작용

7. 항신염 효과가 있다.

8. 혈소판 응집을 촉진한다.

약성가

猪苓味淡 水濕緊 消腫通淋 多損腎

효능

· 성미 甘, 淡, 平
· 귀경 腎, 膀胱

약능

利水滲濕 治瘧止瀉

주치

소변불리, 수종, 각기, 설사, 소변이 방울짐(淋濁), 대하

고전문헌

· 신농본초경 : 오래된 학질을 다스리고 소변이 잘 나오게 한다.
· 본초강목 : 한선을 열어 땀을 내고 임증과 부종, 각기병을 치료한다. 여성의 백대하, 임신으로 인하여 소변이 잘 나오지 않는 증상을 치료한다.
· 약징 : 갈증과 소변불리

주의사항

(1) 소변의 양이 많고, 또 자주 보면 사용할 수 없다.
(2) 보익성이 없어 장기 복용하면 이뇨 과다로 구갈, 번조 등 탈수 증상이 생긴다.
(3) 소화 기능이 약하면 신중해야 한다.

임상적용

① 소변불리를 치료한다. 소변불리란 소변의 양이 적고 소변을 자주 보거나 아니면 소변을 잘 못 보는 경우가 있고, 소변색이 짙거나 또는 옅고, 배뇨할 때 따끔거리는 통증이 있으며, 소변이 시원하게 나오지 않는 증상을 말한다. 이러한 증상을 임증이라고도 한다. 이뇨 작용은 복령, 목통보다 강하다. 현대에는 부종, 복수, 폐암, 식도암, 특히 화학요법의 부작용을 감소시키기 위해 사용한다.
② 임탁(비뇨생식기계의 성병), 소변량 감소, 혈뇨, 배뇨통, 하복부가 부풀어올라 아픈 습열증(급성뇨도염 등)에 사용한다.

③ 습열에 의한 설사에도 사용한다.

④ 저령은 복령과 유사한 작용을 하지만 정체된 수분을 제거하는 데는 복령보다 강하다. 저령은 보익하는 약능이 없으므로 장기 복용은 금물이다.

⑤ 소변량이 많으면 사용하지 않는다. 이뇨가 필요할 경우 저령으로 소변과다로 인한 음진 손상이 우려되면 복령을 사용한다.

⑥ 심계 항진에 사용한다.

⑦ 위내 정수, 부종에 사용한다.

⑧ 근육의 간헐적 경련에 사용한다.

⑨ 품질이 상품인 것은 육질이 거칠고 희며, 껍질이 검은 것이다.

⑩ 경방 : 복부 팽만하고 급작스런 통증이 있을 때 이뇨약으로 사용한다. 이뇨 작용으로 수분대사를 조절하여 구갈, 부종, 소변불리를 치료한다. 경방에서는 반드시 복령과 함께 배합한다.

⑪ 의이인과의 비교는 해당 항을 보라.

⑫ 복령, 저령, 택사의 비교

· 공통점 : 이뇨 작용. 이뇨의 강도는 택사가 가장 강하고 저령이 그 다음, 복령과 의이인은 약하다.

· 차이점

ㄱ. 복령 : 이뇨 작용이 있으면서 보익 작용도 있다. 심계 항진, 근육 경련을 치료한다. 현계(眩悸,현계는 신경정신적 증상으로 안절부절못하고, 다몽, 쉽게 놀라고, 정신몽롱, 건망증 등을 말함)가 있으면서 약한 갈증이 있고 소변불리하면 사용한다.

ㄴ. 저령 : 열림에 사용한다. 이뇨 작용, 지갈 작용이 복령, 택사보다 강하여 실증에 사용하나 심계 항진, 근육 경련 등은 치료하지 못한다. 보익 작용이 없으므로 장기 복용은 신중해야 한다. 현대에는 저령에 면역 증강 작용, 항암 작용이 보고되었으므로 보익 작용이 있다고 보아야 할 것이다.

ㄷ. 택사는 저령과 달리 복부팽만감, 구토, 설사, 위내정수를 치료한다.

사용량

일반적으로 6-15g

배합응용

· 저령 + 활석(택사) = 신, 방광계의 염증: 신염, 방광염, 소변불리, 수양변, 혈뇨, 배뇨통, 부종

· 저령 + 복령 = 위내정수, 구갈, 부종, 소아의 구토, 소아의 침흘림, 소변불리

· 저령 + 택사, 차전자, 활석 = 열증 수종

· 저령 + 대복피 = 복수, 수족의 부종

방제

복령음, 분소탕, 사령탕, 소반하가복령탕, 시령탕, 실비음, 영계출감탕, 오령산, 위령탕, 인진오령산, 저령탕, 저령탕합사물탕, 정부탕

◆ 약물명 : 차전자 車前子 CheQianZi(라틴명 Plantaginis Semen)

기원

· 질경이과 Plantaginaceae 질경이(車前) *Plantago asiatica* L. 의 성숙 열매

· 유사품 : 질경이과 Plantaginaceae 개질경이 *Plantago camtschatica* CHRM

· 중국산 : 질경이과 Plantaginaceae 큰질경이 *Plantago major* LINNE var. *japonica*(FR.et SAV.)
　　　　　질경이과 털질경이 *Plantago depressa* WILLD

· 일본산 : 질경이과 털질경이 *Plantago depressa* WILLD

처방명

질경이 씨앗, 부이, 길짱구씨, 車前實, 炒車前

성분

Plantasan, plantago-mucilage, aucubin, choline, succinic acid, acteoside, geniposidic acid, plantenolic acid, plantaginin, ursolic acid, hentriacontane, β-sitosterol, β- stosteryl palmitate, stigmasteryl palmitate, 비타민 B_1, C

약리

1. 장관 혈류량 증가 작용

2. 이담 작용 : 이리노이드 배당체인 aglycone에 현저한 담즙 분비 촉진 작용이 있다.

3. 면역부활 작용 : Plantago-mucilage A는 보체를 활성화하였다.

Plantago-mucilage A의 탈아세틸은 세망내피계의 부활 작용이 있다.

4. 혈당강하 작용 : Plantago-mucilage A에는 혈당강하 작용이 있다.

5. 인터페론 방출 작용

6. 질경이과 Plantaginaceae(창)양질경이 Plantago lanceolata L.의 꽃가루에 포함된 단백질 Pla11가 올리브 꽃가루와 동등한 알러지원으로 알레르기를 유발한다.

7. Acteoside는 귀바퀴(耳介)의 부종을 억제한다.

8. 이뇨 작용 : Aucubin이 수분, 염화나트륨, 요소, 요산 배설을 증가시킨다.

9. 진해거담 작용 : 분비신경인 설인신경, 미주신경을 자극하여 기관지 점막의 분비를 증가시킨다. 호흡중추를 억제하여 진해거담한다.

10. Plantagin은 호흡중추에 작용하여 호흡을 깊고 느리게 한다.

약성가

車前氣寒 眼赤疾 小便通利 大便實

효능

· 성미 甘, 寒

· 귀경 肝, 腎, 小腸, 肺

약능

利水 明目 止瀉 淸肝 淸肺 通淋 化痰

주치

소변불리, 소변이 시원치 않음, 대하, 혈뇨, 해수, 담다, 관절통, 눈의 충혈과 각막혼탁

고전문헌

· 신농본초경 : 소변이 나오지 않아 소복이 팽만한 것(기륭 氣癃)을 치료하고 지통, 이뇨, 습으로 인해 저린 증상을 치료한다.

· 명의별록 : 남성의 내과적인 병, 여성의 소변이 시원하지 않는 증상, 식욕 감퇴를 치료한다. 폐(肺)를 돕고 생식능을 돕는다. 눈을 밝게 하고 충혈된 눈을 낫게 한다.

· 본초강목 : 더위와 습기로 인한 이질과 설사를 멎게 한다.

주의사항

(1) 정상 태아의 위치 변화를 초래할 수 있으므로, 임신 중에는 사용을 금한다.

(2) 습열이 없으면 사용하지 않는다.

(3) 신허로 활정을 하면 신중해야 한다.

(4) 체내에 습열이 없으면 신중해야 한다.

(5) 내과적인 병이 있으면 신중해야 한다.

임상적용

① 비뇨기계의 염증 감염성 질환에 사용한다. 방광염, 요도염, 신우신염, 요도결석, 단백뇨, 혈뇨 등

② 부종에 사용한다. 특히 신성부종에 사용한다.

③ 진해거담제로도 사용한다. 차전자, 차전초는 호흡중추에 작용하여 기침을 진정시키고 기관지 점액 분비를 증가시켜 거담한다.

④ 지사제로 사용한다. 여름철의 설사에 사용한다.

⑤ 안질환에 사용한다. 눈의 충혈, 눈의 종창동통 등

⑥ 담이 많은 기침에 사용한다.

⑦ 포전한다.

⑧ 태위 교정-태아의 위치가 이상이 있을 때 임신 28-32주가 되면 태위 교정을 위해 차전자를 복용하면 80-90%가 교정된다. 실험은 3g을 가열 후 건조하여 분말로 만들고 그것을 물에 타서 1회 복용 한 다음 1주일 후에 다시 검진을 한다. 교정이 아니 되었으면 다시 1회 복용 후 1주일 후에 다시 검사하여 교정이 아니 되면 실패한 것으로 간주한다.

⑨ 택사와 비교(三浦 140)

· 공통점 : 약성이 모두 차므로 열을 내리고 이뇨 작용을 한다. 신장 질환에 사용한다.

· 차이점

ㄱ. 택사 : 음허화왕증에 사용한다.

ㄴ. 차전자 : 신허증에 사용한다. 청간명목, 화담지해 작용이 있다.

사용량

일반적으로 3-9g

배합응용

- 차전자 + 감국, 결명자, 청상자 = 청간열, 명목
- 차전자 + 구기자, 숙지황, 속단, 토사자 = 간신음허
- 차전자 + 하고초, 상기생, 감국 = 혈압강하
- 차전자 + 목통 = 요도염, 방광염으로 인한 배뇨통, 혈뇨, 소변불리, 대하
- 차전자 + 복령 = 수분대사 촉진, 배뇨 촉진
- 차전자 + 국화 = 눈의 충혈, 통증
- 차전자 + 지골피 = 신, 방광계의 염증, 배뇨 촉진

방제

가미팔미환, 대지환, 오림산, 용담사간탕, 우차신기환, 차전산, 청심연자음, 팔정산

◆ 약물명 : 택사 澤瀉 ZeXie(라틴명 Alismatis Rhizoma)

기원

- 택사과 Alismataceae 질경이 택사 *Alisma plantago-aquatica* L. var. *orientale* Sam. (=*A. orientale* Sam. Juzepezuk)의 뿌리를 건조한 것
- 한국산 : 참택사 *Alisma canaliculatum* A. Br et Bouche는 질경이 택사와 비슷하나 중국에서는 청열해독약으로 사용된다.

처방명

쇠귀나물뿌리, 川澤瀉, 建澤瀉, 福澤瀉, 炒澤瀉, 塩澤瀉

성분

- 에타놀 추출액에는 alkaloid, phytosterol, asparagine 탕액과 벤젠 추출물에는 항지방간 성분 포함하는 전분
- Triterpenes : Alisol A,B,C, acetat, monolacetate
- Alkaloid : L-Asparagine, phytoserin, palmitinacid, linol acid, olein acid
- 당 : D-glucose, D-fructose, sucrose, lactose hexaphosphate
- Sesquiterpene : Alismol, alismoxide
- 그 외 : 전분(25%), 단백질(7%), β-sitosterol, valine, acetyvaline, lecithine, cholin

약리

1. 이뇨 작용 : K$^+$염이 이뇨를 증가시키고 세뇨관 재흡수를 억제하여 강력한 이뇨 작용을 하여 조직의 부종을 감소시킨다. 택사는 이뇨 작용이 현저하고, 밀자한 택사(炙澤瀉)에도 일정한 이뇨 작용이 있으나 소금물에 초한 염택사에는 그 작용이 없다. 택사의 이뇨 작용에는 alisol A, alisol B가 활성화된다. 에타놀 추출액은 요량 증가를 나타내는데 기전은 alisol Amonoacetate가 요중 칼륨 배설량을 유의하게 증가시켰다. 또한 alisol A monoacetate와 alisol B는 모두 완만한 이뇨 작용을 나타내고 나트륨 배설량을 유의의하게 증가시켰다.

2. 순환기 작용 : 택사 성분의 하나인 sesquiterpenoid가 앤지오텐신 I에 의한 동맥 혈관 수축을 억제하고 또 Ca^{2+}을 포함하지 않은 영양액이 칼슘이온과 노아드레날린에 의한 혈관수축을 억제하였다. Alismol에는 동맥수축 억제, 심박출량 감소 및 관상동맥 혈류량 증가 작용이 있다.

3. Alisol A는 동맥죽상경화증을 치료하며, 혈액 중 cholesterol 양을 저하시키지만, aliso B, monoacetate에는 그러한 활성이 없다.

4. 항혈액 응고 작용 : 택사의 탕액은 트롬보플라스틴 thromboplastine 시간을 연장시켜 응고 억제 작용을 나타낸다.

5. 항지방간 작용 : 택사 분말, alisol A, alisol A-24-monoacetate는 간장에 지방이 축적되는 것을 억제하였다. 이 기전은 choline, lecithin 이외에 벤젠 아세톤에도 있다. 벤젠 아세톤은 혈중 콜레스테롤 정화 작용으로 동맥죽상경화증을 개선하고, 사염화탄소에 의한 간 장애의 예방과 치료에 효과가 있다. 택사에서 추출한 cholin과 당은 항지방간 작용이 있다. 간장의 콜레스테롤을 저하시킨다.

6. 혈중 progesterone을 유의하게 감소시킨다.

7. 근 이완 작용

8. 면역 부활 작용 : 택사의 다당 성분에 강한 세망내피계의 부활 작용이 인정되었다.

9. 요로 결석 형성 억제 작용 : 초산 Ca의 결정, 성장, 응집을 억제하였다.

10. 항암 작용 : 종양에 대한 억제 작용이 있다.

11. 드물게 알레르기성 피부 발적이 발생된다.

12. 간세포와 세뇨관 세포의 괴사가 관찰되었다.

13. 강혈당 작용

14. 항콜레스테롤 작용 : Lecithine, cholin 등이 혈중 콜레스테롤을 경감시키고 동맥경화를 개선한다.

15. 알레르기 반응에서 IgE 항체 작용을 감소시킨다.

약성가

澤瀉苦寒 治腫渴 除濕通淋 陰汗遏

효능

· 성미 甘, 寒
· 귀경 腎, 膀胱

약능

利水滲濕 淸熱瀉火 瀉腎火

주치

소변불리, 수종, 복부팽만감, 구토, 설사, 위내정수, 각기부종, 현기증, 혈변

고전문헌

· 신농본초경 : 풍한습으로 저린 증상, 젖이 잘 아니 나오는 증상, 수종을 없앤다. 오장을 보하고 기력을 보익한다.
· 명의별록 : 쇠약한 오장을 보하고, 복부가 결리고 그득한 증상을 치료하며 생식능을 활성화시킨다. 유정(정액이 저절로 흘러나오며), 갈증이 나며, 소변이 시원하게 나오지 않는 증상을 치료한다. 방광과 삼초에 정체된 비정상적인 체액을 제거한다.
· 본초강목 : 습열을 완만하게 제거하고, 담음을 배출시키고, 구토와 설사를 멎게 하며, 하복부의 극심한 통증과 각기병을 치료한다.
· 약징 : 소변불리, 현기증, 갈증

주의사항

(1) 다량으로 사용해서는 아니 된다.
(2) 장기간 복용해서는 아니 된다. 시력을 저하시킨다.
(3) 생식기가 약하여 정액이 저절로 흘러나오는 경우에는 사용을 금한다.
(4) 습열이 없거나, 신양허로 유정, 활정할 경우에는 사용할 수 없다.
(5) 부종, 소변불통, 구토, 설사, 담음, 각기, 임병, 혈뇨에 지나치게 많이 사용하면 눈병이 난다.

임상적용

① 신장병의 빈용약이다. 급, 만성 신염에 부종과 핍뇨가 있으면 사용한다. 택사는 수분과 Na⁺의 배설이 현저하므로 신성 부종이나 간성 부종에 사용한다. 택사는 저령이나 백출 등 이뇨 작용이 있는 생약과 병용한다.

② 비뇨기계의 결석, 특히 신장결석에 사용한다. 이 경우, 저령, 차전자, 금전초, 계내금을 첨가하면 작용이 증가된다. 방광결석 및 요도결석에도 사용하는데 이 때는 사용량을 약간 많이 하며, 다른 약과 병용한다.

③ 택사는 습열 증상이 없을 때는 사용불가하다. 또 신음허로 인한 활정에 사용하면 아니 된다. 약성이 차므로 열증 질환에 사용한다.

④ 음허화왕(신음이 부족하여 신화(腎火)가 항진된 증상)에 신화를 없애기 위해 청열과 이뇨 작용을 이용한다. 신염이나 각기증에 사용한다.

⑤ 체질로는, 안색은 검노랗고, 얼굴이 부어있고, 다리가 붓고, 몸은 비만하여 물렁살이 많아 움직이면 숨이 차는 것이 특징이다.

⑥ 어지럽고, 눈이 흐릿하며, 머리가 묵직하고 무겁게 눌리는 느낌, 눈앞캄캄 증상(이러한 증상들을 眩冒라한다)에 소변이 잘 아니 나오면 사용한다.

⑦ 영양불량성 부종, 임신 부종, 대사성부종에도 증상에 따라 적당한 본초와 병용한다.

⑧ 대사성 수분 정체로 일어나는 설사, 죽상변, 복통, 복명에도 효과가 있다. 이 경우, 곽향, 창출, 복령과 병용한다. 소아의 소화불량, 음식을 조금 먹어도 배가 팽만하여 아프고, 설사의 경우에는 반하, 진피(陳皮), 신곡, 백편두를 첨가한다.

⑨ 내이성 현훈에도 쓴다. 머릿속이 흔들거리고, 어지럼증이 심하며, 헛구역질이 나고, 이명 등이 발증되는 경우에는 택사를 주약으로 삼고 백출, 우슬, 조구등, 대자석 등을 첨가하여 사용한다. 현훈이 아주 심한 경우는 백출만 배합한 택사탕을 활용하면 좋다.

⑩ 질병 중에 나타나는 어지럼증, 이명, 건망, 불안, 미열, 번조의 증상에 효과가 있다. 이런 증상을 치료하는 각각의 처방에는 택사와 복령이 가미되어 있다.

⑪ 지속적인 강압 작용이 있으므로 동맥경화가 심장병을 유발한 고혈압에 좋다. 이 경우는 단삼, 적작, 조구등과 함께 환으로 만들어 복용하면 아주 좋다. 강압 작용은 뇌출혈에 의한 반신불수에도 적합하며, 혈압을 하강시킨다. 뇌혈관에 정체된 혈을 제거하는 데 도움이 된다. 보통 12-15g을 사용하는데 갈근을 첨가하면 효과가 증가된다.

⑫ 콜레스테롤 저하 : 혈청지질을 감소시키는 작용이 인정되었다. 콜레스테롤과 중성지 방 억제 효과가 우수하며, 지방간 형성을 막는 효과도 현저하다. 단방 또는 복방으 로 사용해도 효과에는 차이가 없다. 고혈압이나 변비를 수반할 때는 결명자와 같이 쓰면 콜레스테롤의 저하 효과가 훨씬 강해진다.

⑬ 담음에 사용한다.

⑭ 습열 설사에 사용한다.

⑮ 습으로 인한 요통과 관절통에 많이 사용한다.

⑯ 택사와 창출을 산제로 만드는 것은 물에 녹지 않는 성분을 이용하기 위함이다. 당귀 작약산이 그 예가 된다. 또한 산제는 수분대사를 조정하거나 담을 제거하는 데, 건위 치료제에 많이 사용한다. 방향성이 많은 것은 산제로 사용하는 바, 이는 방향성이 소 실되면 위장 기능 조절이 잘 아니 되기 때문이다.

⑰ 약능으로는 택사가 소갈증에 좋다고 하는데 최근의 연구에서 택사에 혈당 강하 작용 이 있음이 밝혀졌다. 그러나 당뇨병에 대한 육미지황환에서 택사가 군약이 아니므로 당뇨병의 주약으로는 사용되지 않는다.

⑱ 경방 : 이수, 청열 작용. 택사는 신장에 작용하여, 정체된 소변을 없애고 명치부에 오 래 정체된 위액(위내정수), 구토, 설사를 치료한다.

⑲ 저령, 의이인의 비교는 의이인과 저령 항을 보라.

⑳ 택사, 백출, 복령의 비교
  · 공통점 : 이뇨 작용
  · 차이점
  ㄱ. 택사는 어지럽고 머리가 무거운 증상에 사용
  ㄴ. 백출은 갈증에 유효하며
  ㄷ. 복령은 가슴이 두근거리는 증상에 사용한다.

㉑ 망초와 비교
  · 택사 : 구갈에 핍뇨가 있으면 사용한다.
  · 망초 : 구갈에 설이 건조하면 사용.
  · 망초(황산마그네슘)가 없으면 황산나트륨을 대용한다.

㉒ 차전자와 비교는 해당 항을 보라.

사용량

6-15g

금기

忌 : 해합(海蛤), 문합(文蛤)

배합응용

- 택사 + 백출 = 위장 기능을 향상시켜 위내정수로 인한 두중감(머리가 무거운 느낌), 현기증을 없앤다. 핍뇨 또는 빈뇨, 설사, 구토에 사용한다.
- 택사 + 복령 = 위내정수, 부종
- 택사 + 산수유 = 소변 촉진, 신장을 보하여 소변혼탁, 잔뇨감
- 택사 + 당귀 = 냉증의 부종에 대해 이뇨
- 택사 + 활석 = 신장, 방광계의 염증으로 구갈, 혈뇨, 소변불리, 배뇨통
- 택사 + 복령, 백출 = 신장염으로 인한 부종
- 택사 + 반하, 복령 = 위내정수와 담음
- 택사 + 의이인, 차전자, 목통, 백출 = 습열설사나 이질
- 택사 + 석위, 전호, 행인, 괄루자 = 폐암
- 택사 + 복령, 황련, 백화사설초, 용담 = 간암
- 택사 + 대계, 포황, 치자, 연근 = 각종 혈뇨
- 택사 + 숙지황, 산수유 = 음허화왕으로 인한 유정, 현훈

방제

가감팔미환, 가미지황환, 계비탕, 당귀작약산, 독활탕, 반하백출천마탕, 복령택사탕, 분소탕, 사령탕, 시령탕, 실비음, 오령산, 오림산, 용담사간탕, 우차신기환, 위령탕, 육미지황환, 인진오령산, 저령탕, 저령탕합사물탕, 진교방풍탕, 택사탕, 팔미지황환

◆ 약물명 : 활석 滑石 HuaShi(라틴명 Talcum Crystallinum)

기원

규산염인 활석 Talcum depuratum을 곱게 간 것 연활석과 경활석이 있는데 연활석이 정품이다.

처방명

곱돌, 연활석, 경활석, 液石, 共石, 脫石, 番石, 夕冷, 畫石

성분

함수규산(含水硅酸)마그네슘 : 규산(硅酸) 63%, 마그네슘 32%, 수분 5%와 소량의 석회, 점토, 철 등

약리

1. 항균 작용
2. 항종류(抗腫瘤) 작용
3. 피부, 점막 보호 작용 : 규산마그네슘은 위점막을 보호하여 구토와 설사를 예방한다.
4. 요도결석에 유효하다.
5. 이뇨 작용
6. 설사를 멈추게 한다 : 규산마그네슘의 흡착 수렴 작용에 의해 지사 작용을 한다. 지사를 해도 장관이 부풀어 오르지는 않는 것이 특징이다.
7. 비뇨기계 염증으로 인한 혈관투과성의 항진, 혈소판의 응집으로 국소 부종을 이뇨 작용으로 없앤다.

약성가

滑石沈寒 滑利竅 解渴除煩 濕熱療

효능

· 성미 甘, 寒
· 귀경 腎, 胃, 膀胱

약능

利水瀉膀胱熱 淸熱解暑 祛濕熱濕疹

주치

열사병 등으로 갈증, 배뇨 곤란, 열성 설사, 소변이 방울짐, 황달, 수종, 코출혈, 각기, 피부궤양에 사용

고전문헌

- 신농본초경 : 신열(身熱), 설사, 젖이 잘 아니 나옴, 배뇨 곤란을 치료한다. 소변이 잘 나오게 하고, 위장에 적체된 덩어리와 한열을 제거하며, 정기를 북돋운다.
- 명의별록 : 장부의 수분 대사를 이롭게 하며, 체내에 뭉쳐진 것을 잘 풀고, 갈증을 멎게 하며, 소화 기능을 향상시킨다.
- 본초강목 : 황달, 수종, 각기, 토혈, 코출혈, 금속에 의한 상처, 모든 부스럼을 치료한다.

주의사항

(1) 위장을 손상시키거나 활정의 우려가 있으므로 비허기약, 열병으로 인한 체액 부족 (陰虛血少)에는 모두 사용불가

(2) 임신 중이면 사용불가

(3) 활석은 여성의 질과 결장에서 과립종의 성장을 자극

임상적용

① 이뇨 청열 작용이 있어 요도결석(石淋), 급성 요로 감염증(熱淋)에 사용한다. 비뇨 기계 염증으로 혈관투과성의 항진, 혈소판 응집으로 인한 국소 부종이 있고 소변불리가 있으면 소변의 배설로 통해 부종을 해소한다. 열증이 있는 소변불리에 활석이 유효하다.

② 열사병, 일사병에 사용한다. 열증 질환의 중기나 최고기에서 지속적인 발열, 몸이 무겁고, 구갈, 설태황 증상(습열병의 기분증으로 습증에 열증이 덧보태어진 증상)이 있을 때 활석을 보조약으로 사용하며, 다른 청열이습제를 배합하여 습열을 소변으로 배출한다.

③ 그 외, 온열병의 회복기에서 탈수, 영양 장애가 있고 염증(열이 남아 있는 것)이 있을 때 자음제에 활석을 소량 첨가, 이뇨시켜 열을 제거한다.

④ 피부습진, 피부염 등에 황백을 배합하여 외용한다. 활석을 덴 곳에 도포하면 피막을 형성하고 분비물을 흡수하여 가피 형성을 촉진한다.

⑤ 경방 : 청열이수(방광염, 급성뇨도염, 방광결석, 소염 이뇨), 번열, 심번, 구갈에 사용한다.

⑥ 활석, 택사, 차전자의 비교
  - 공통점 : 이뇨, 열을 내리고, 수종, 소변혼탁, 습열 설사에 사용한다.

· 차이점

ㄱ. 택사 : 담음을 제거, 신화(腎의 火)를 내린다. 담음으로 머리 속이 흔들리고, 음허로 열이 많으면 사용한다.

ㄴ. 차전자 : 간화를 내려 눈을 밝게 하고, 폐의 열을 내려 가래를 없앤다.

ㄷ. 활석 : 더위 먹음으로 열이 나고, 요도결석, 방광결석으로 통증이 있는 데 사용한다.

⑦ 석고와 비교

· 공통점 : 열을 내리고 갈증을 해소한다.

· 차이점

ㄱ. 활석 : 체액 순환을 순조롭게 하여 갈증을 해소한다. 더위 먹음으로 인한 비정상적인 체액의 정체에 사용한다. 습진에서 삼출액이 나올 때 그것을 멈추게 하는 약능(수렴 작용)이 있다.

ㄴ. 석고 : 양명증에 사용한다. 입안이 헌 데, 입안의 여러 증상에 사용한다.

⑧ 석위, 해금사, 금전초와 비교는 석위 항을 보라.

사용량

일반적으로 내복은 9-15g 요도결석에는 24-30g까지 사용한다.

배합응용

· 활석 + 석고 = 청열, 번열
· 활석 + 아교 = 청열이수, 아교의 지혈 작용. 방광염, 요도관 결석, 혈뇨
· 활석 + 백합 = 백합병의 미열, 소변불리
· 활석 + 석고 = 청열, 번열
· 활석 + 감초 = 심번, 구갈, 열사병, 일사병
· 활석 + 저령 = 청열이수 = 신염, 방광염, 소변불리, 수양변, 혈뇨, 배뇨통

방제

가미청육환, 견우환, 방풍통성산, 백합활석산, 육일산, 익원산, 저령탕, 풍인탕, 황금활석탕, 활석대자탕, 활석백어산

229

2. 청열이습약

2-1. 이뇨통림약

◆ 약물명 : 구맥 瞿麥 QuMai(라틴명 Dianthi Herba)

기원

석죽과 Caryophyllaceae 흰술패랭이꽃(구맥) *Dianthus superbus* L. 또는 석죽과 패랭이
꽃(석죽 ShiZhu) *Dianthus chinensis* L.의 전체

처방명

패랭이꽃, 石竹, 巨句麥, 瞿麥穗, 麥句姜, 山瞿麥

성분

Triterpenoid saponin : Dianchinenoside C, D Alkaloid가 함유되어 있다. 꽃에는
eugenol, phenylethanol 등이 함유되어 있다.

약리

1. 구맥의 탕액 추출액은 심장에 대해 방실간의 전도 장애 atrioventricular block 를 초
   래하며, 억제된 심장은 회복 불가능해져 사망에 이른다.
2. 비교적 강한 이뇨 작용 : 다량으로 함유된 K^+의 작용이다.
3. 장관 평활근 흥분 작용 : 장의 연동 운동을 촉진한다.
4. 항악성종양 작용 : 구맥의 뿌리, 씨앗은 체외 암세포의 억제가 90%이상이며, 정상
   세포의 억제는 약하다.
5. 혈압 하강
6. 간디스토마 억제 작용
7. 다량은 유산을 유발한다.

약성가

瞿麥苦寒 除淋病 且能墮胎 及通經

효능

· 성미 苦, 寒
· 귀경 心, 小腸, 膀胱

약능

消腫止痛 淸熱利尿 破血通經

주치

어혈로 폐경, 소변에 혈액이 있는 증상, 요로 urinary tract 작열통, 눈이 붓고 아픈 데, 난시에 사용

고전문헌

- 신농본초경 : 구토, 설사, 소변불리, 종기를 투진시킨다. 사산된 태아를 배출시키고 어혈을 없앤다.
- 명의별록 : 이삭은 신장의 기능을 좋게 하고 방광의 질병을 치료하며, 심한 구토와 설사를 치료하고 모발의 발육을 촉진한다.

주의사항

(1) 다량으로 사용하면 심근경색으로 사망한다. 방실전도계의 변성, 관상동맥경화, 살코이드시스, 심근염 등이 있으면 사용해서는 아니 된다. 약리 6항을 보라. 디지탈리스, 키니딘 등의 본초와 병용하면 아니 된다.

(2) 임신 중이면 사용금지한다.

(3) 소화 기능이 허약하면 신중해야 한다.

(4) 신장 기능이 약하면 신중해야 한다.

임상적용

① 편축에 비해 청열 작용이 우수하다.

② 소변과 관련된 각종 열증에 사용한다.

③ 소변이 적고 짙은 데 사용한다.

④ 청열 작용으로 방광습열을 없애고, 습열로 인한 소변 작열통에 사용한다.

⑤ 활혈통경에도 사용한다. 어혈에 의한 폐경에 사용한다.

⑥ 방광염, 요도염, 급성신우신염 등에 응용된다.

⑦ 구맥의 이뇨 작용은 배뇨와 함께 염화물 배설도 증가시킨다. 구맥의 꽃은 줄기보다 이뇨 작용이 강하다.

사용량

일반적으로 10-15g. 전체 식물은 3-10g, 뿌리는 3-30g

배합응용

· 구맥 + 편축, 차전자, 목통, 활석, 치자 = 배뇨의 열감, 배뇨 작열통

· 구맥 + 석위, 편축, 금전초, 해금사, 활석 = 요도결석, 요관결석

방제

구맥산, 만전목통산, 백모탕, 팔정산

◆ 약물명 : 금전초 金錢草 JinqQanCao(라틴명 Lysimachiae Herba)

기원

· 앵초과 Primulaceae 금전초(過路香) *Lysimachia christinae* Hance

· 유사품 : 한국산 : 앵초과 좀가지풀 *Lysimachia japonica* THUNBERG

· 위품 : 한국산 : 꿀풀과 Lamiaceae 긴병꽃풀(= 강소 금전초 = 連錢草 Lianqiancao) *Glechoma hederacea* var. *longituba*를 대용

· 중국산 : 콩과 Leguminosae 광동금전초 *Desmodium styracifolium* Merr. 광동 출품

　　　　　메꽃과 Convolvulaceae 사천 소금전초(馬蹄金) *Dichondra repens* Forst. 사천성 출품

　　　　　꿀풀과 Lamiaceae 강소활혈단 *Glechoma hederacea* L.

· 강소성산 : 미나리과 Umbelliferae 병풀 *Centella asiatica* L. Urbain

처방명

對坐草, 銅錢草, 過路黃, 大葉金錢草, 大金川草

성분

정유, Tannin, 칼륨, quercerinm, kaempferol, quercerin-3-0-glucoside

약리

1. 요도결석 배출 작용 : 이뇨를 촉진하여 요도결석 배출 작용. 그 기전은 산성 소변이 알카로이드 소변에서 생성된 결석을 산성 소변으로 다시 바꾸어 요도결석을 용해한다.

2. 이담 작용 : 담즙 분비를 촉진하고 총담관과 담관의 압력을 올리고, 담관 괄약근을
   이완시켜서 담결석을 배출한다.

3. 항염 작용

4. 관상동맥 확장 작용, 뇌혈관 확장으로 혈류량 증가 작용

5. 거담 작용

6. 항암 작용 : 자궁경부암을 억제한다.

약성가

金錢草凉 淸濕熱 通淋消腫 結石痊

효능

· 성미 甘, 凉

· 귀경 肝, 腎, 膀胱

약능

消腫解毒 淸熱利濕 通淋退黃

주치

소변을 잘 나오게 하고, 부종을 없애고, 황달을 치료한다. 담관결석, 요도결석에 사용
한다.

고전문헌

본초강목습유 : 풍을 제거하고 해독한다. 부스럼과 옴을 치료한다.

주의사항

(1) 소화기 기능 약화로 설사하면 신중해야 한다.

(2) 1개월 이상 복용하면 머리가 어지럽고, 동계가 나타난다. 이것은 이뇨에 의한 칼륨
   의 배설과 관계가 있다.

임상적용

① 주로 요도결석 담관결석에 효과 있다.

② 방광, 세뇨관 결석에는 금전초 60g을 끓여 차로 마신다.

③ 신결석, 담관결석에는 중국 사천산인 대금전초가 효과가 있으며 다량으로 사용한다.

④ 급성뇨도염으로 배뇨통에 사용한다.

⑤ 습열에 의한 황달(급성황달형 간염 등)에 사용한다.

⑥ 독사에 물린 데, 화농, 염증, 타박 등에 신선한 금전초를 찧어 즙을 복용하고 나머지
는 환부에 붙인다.

⑦ 장기간 복용하지 않으면 효과가 없으므로 통상 일 개월 이상 복용한다. 결석에는 장
기간 지속적인 복용이 필요하다.

⑧ 부작용으로 머리가 어지럽고 동계가 있으면 적당한 칼륨을 보충하거나, 금앵자, 검
실 등의 고삽약을 배합하면 좋다.

⑨ 금전초, 구맥, 편축, 석위, 해금사의 비교

   · 공통점 : 열을 내리고, 이뇨 작용을 하며, 소변 통증을 없앤다.

   · 차이점

   ㄱ. 구맥 : 심과 소장의 열을 내리고 열림, 혈변에 사용한다. 어혈을 없애고 말초혈
      관 순환 작용을 강화한다.

   ㄴ. 편축 : 방광 습열을 없앤다. 습을 없애며, 살충 작용도 있다.

   ㄷ. 석위 : 폐의 열을 없애고, 이뇨 작용을 한다. 지혈 작용이 있어 혈변에 적합하
      다. 열이 많아 코출혈, 폐에 열이 많아서 발증된 기침과 호흡곤란에 사용한다.

   ㄹ. 해금사 : 방광, 소장경의 습열을 없애고 요로 통증을 없앤다. 소변볼 때 통증이
      있으면 사용한다.

   ㅁ. 금전초 : 열을 내리고 소변을 이롭게 하고, 요도결석을 배출한다. 습열황달에도
      사용한다. 해금사보다 결석 배출 작용이 강하다.

⑩ 활석과 비교는 석위 항을 보라.

⑪ 인진호와 비교는 해당 항을 보라.

사용량

일반적으로 30-60g 단방으로는 최대 120-150g까지 사용한다.

배합응용

· 금전초 + 해금사 = 요관 ureter 결석

· 금전초 + 두충, 석위, 호도 = 신결석

· 금전초 + 시호, 울금, 인진호, 지실, 치자 = 담관결석

· 금전초 + 차전자, 편축 = 급성뇨도염으로 인한 배뇨통, 배뇨 곤란

방제

간담관결석방, 담도배석탕, 신석일방, 이금배석탕, 이담배석편

◆ **약물명 : 등심초 燈心草 DengXinCao(라틴명 Junci Medulla)**

기원

골풀과 Juncaceae 골풀 *Juncus effusus* L. 줄기 속심

처방명

燈心, 灯心, 燈草, 燈芯草, 虎鬚草, 赤鬚, 水燈心, 碧玉草

성분

· Arabic gum, xylan, aerubinan, lignin, arabicgam
· 그 외 : Cryproxanthin, aurixanthin, neoxanthin, sitosterol, stigmasterol

약리

1. 항알레르기 작용 : 기관지 천식 예방 작용
2. 항콜레스테롤 작용
3. Lignin에는 대장염, 게실염, 대장암 예방에 좋다.
4. 그 외 칼륨 이온은 세포의 신진대사, 산염기 평형 유지, 신경 전달, 근육 수축, 심근 수축 작용을 한다. 장기간 스테로이드 호르몬제 사용이나 이뇨제를 사용하거나, 심한 설사나 구토에 의해 발병된 저칼륨혈증의 치료에 사용한다.

약성가

燈草味甘 利小水 癃閉成淋 濕腫止

효능

· 성미 甘, 淡, 凉
· 귀경 心, 小腸

약능

심화항성, 이뇨, 배뇨통

주치

방광염, 수종, 소변불리, 황달로 인한 발열, 심번에 의한 불면, 소아의 야제, 편도선염, 금속에 베인 데 사용한다.

고전문헌

- 개보본초 : 소변이 방울지는 데 사용
- 본초강목 : 심화를 내리고 지혈, 기의 소통, 부종, 지갈에 사용

임상적용

① 주로 심화를 없애나 효과가 미미하므로 다른 청열이습제에 첨가하여 사용한다.

② 소아의 번조, 밤에 우는 것 등 심열(心火) 증상에는 등심을 한 다발 끓여 복용시킨다.

③ 야간 수면이 깊지 않고 불면 등 성인의 심신불교(心火旺과 腎陰虛로 생긴 흥분성 자율신경 실조증) 증상에 등심초 탕액을 취침 전에 복용한다.

④ 염증성 요로 질환에 사용

사용량

일반적으로 1.5-3g 소아는 1개, 성인은 3다발

배합응용

- 등심초 + 저령 = 이뇨, 방광염, 신염, 부종
- 등심초 + 활석 = 방광의 염증, 이뇨 촉진

방제

가미해독탕, 등심죽엽탕, 분소산, 선기산 실비음

◆ 약물명 : 목통 木通 MuTong(라틴명 Akebiae Caulis)

기원

- 으름덩굴과 Lardizabalaceae 으름덩굴 *Akebia quinata* Decaisne
- 유사품 : 으름덩굴과 여덟잎 으름 *Akebia quinata* for. *polyphylla* Hiyama

· 중국산 : 으름덩굴과 으름덩굴 *Akebia quinata* Decaisne

으름덩굴과 삼엽목통 *Akebia trifoliata* (Thunb.) Koidz.

으름등굴과 백목통 *Akebia trifoliata* var. australis Rehd.

· 위 품 : 미나리아재비과 Ranunculaceae 소목통(천목통) *Clematis armandii* Franch.

미나리아재비과 Ranunculaceae 수구등(綉球藤) *Clematis montana* Buch.

쥐방울덩굴과 Aristolochiaceae 동북마두령(관목통) *Aristolochia manshuriensis* Kom.(= *Hocquarita manshuriensis* Nakai)

쥐방울덩굴과 대엽마두령 *Aristolochia kaempferi* Willd.

새모래덩굴과 Menispermaceae 목방기 *cocculus orbiculatus*

새모래덩굴과 방기 *sinomenium acutum Thunb.*

통조화과 Stachyuraceae *stachyurus himalaicus* Hook.

콩과 Leguminosae 자귀풀 *Aeschynomene indica* L.

두릅나무과 Araliaceae 통탈목 *Tetrapanax papyriferus* K. Koch

· 송나라 시대에는 목통을 통초(通草)라고 하였으나 현재의 통초는 통탈목으로 위품이다. 현재 중국의 통초는 대부분 이 통탈목을 말한다. 쥐방울덩굴과에는 독성인 aristolochic acid가 포함되어 있으므로 사용불가하다.

처방명

으름덩굴, 으름덩굴줄기, 말린통초 줄기, 細木通, 苦木通. 씨앗은 연복(燕覆), 열매는 예지자(預知子)

성분

Akeboside, hederagenin, oleanolic acid, 탕액 추출에는 칼슘과 탄닌이 포함된다.

약리

1. 이뇨 작용 : 관절에 정체된 부종을 억제한다. 소변에 K^+량이 적다.

2. 산후 유즙 분비 촉진 작용

3. 항염증 작용 : 족저 부종 억제, 혈성 부종 억제

4. 항소화성 궤양 작용, 항스트레스 궤양 : 위액 분비 억제 작용

5. 항고질혈증 작용

6. 진균 억제 작용

7. 위액 분비 억제 작용

약성가

木通性寒 滯可寧 小腸熱閉 及通經

효능

성미 苦, 寒

귀경

心, 肺, 小腸, 膀胱

약능

利水 瀉心小腸熱 通乳 通穴脈

주치

혈뇨, 소변이 방울짐, 수종, 흉중 번열, 인후종통, 유즙분비 곤란

고전문헌

· 신농본초경 : 소화기계의 한열, 관절통, 건망증
· 명의별록 : 자주 졸리는 증상, 심(心)의 번열, 청력 장애, 칼에 베인 상처, 골절, 낙태

주의사항

(1) 관목통, 한목통에는 신장부전을 유발하는 독성인 aristolochic acid에 독성이 있으므로 기원 식물에 각별히 주의해야 한다. 천목통은 목통에 대체될 정도의 약물적 약능은 없다.

(2) 임신 중이면 사용이 불가하다.

(3) 다량으로 사용하지 않는다.

(4) 습열이 없으면 사용하지 않는다.

(5) 소화 기능이 허약하면 사용이 불가하다.

(6) 소변 회수가 많고 소변량이 많으면 사용이 불가하다.

임상적용

① 소염성 이뇨에 사용한다. 이뇨 작용은 담죽엽보다 강하고 저령보다 약하다. 이뇨를 목적으로 사용할 경우는 다량으로 사용해야 효과가 있다.

② 진통약으로 습열을 없앤다.

③ 관절류마토이드, 신경통, 관절을 부드럽게 한다.

④ 생리 불통 등에 사용한다.

⑤ 산모의 젖이 잘 나오게 한다.

⑥ 목통은 방광의 습열로 인한 신우신염, 방광염, 요도염으로 복수가 찰 때 사용한다.

⑦ 심화로 입안에 발진이 생기면 사용한다.

⑧ 가슴앓이

⑨ 소변에 출혈이 있을 때 사용한다.

⑩ 마비동통에 사용한다.

⑪ 혈청 총콜레스테롤, 유리콜레스테롤, 인지질, 트리글세리드 triglycerides 의 상승을 억제한다.

⑫ 《상한론》의 통초는 목통을 지칭한다. 현재의 목통은 으름덩굴 줄기이며, 통초는 기원이 다른 통탈목으로 위품이다. 중국에서는 2005년 이래 관목통은 사용금지 품목이나 지방에서는 관목통, 천목통, 수구등 등 다른 이름으로 많이 사용되므로 유의해야 한다.

⑬ 복령과 비교
 · 공통점 : 이뇨 작용을 한다.
 · 차이점
 ㄱ. 복령 : 소화기계와 호흡기계의 순환을 촉진하여 이뇨 작용을 한다. 기허, 양허로 인하여 기화되지 않는 수분에 사용한다.
 ㄴ. 목통 : 심과 폐에 열이 있어서 소장, 방광 기능이 약화되어 발생된 수분에 사용한다.

사용량
일반적으로 2.5−9g

배합응용
· 목통 + 망초 = 습열을 제거, 이뇨
· 목통 + 차전자 = 요도염, 방광염에 의한 배뇨통, 혈뇨, 소변불리, 대하
· 목통 + 용담 = 청열한다. 음부의 불쾌감
· 목통 + 석고 = 청열한다. 체표의 수종을 없앤다.
· 목통 + 당귀 = 혈액순환을 촉진한다.

· 목통 + 위령선, 구맥 = 물렁살이 많은 자
· 목통 + 석창포, 목통, 복령 = 관절류마토이드

방제

가미해독탕, 당귀사역가오수유생강탕, 당귀사역탕, 소풍산, 오림산, 용담사간탕, 통도산

◆ 약물명: 석위 石葦 ShiWei(라틴명 Pyrrosiae Folium)

기원

· 고란초과 Polypodiaceae 石葦 *Pyrrosia lingua* Thunb. Farw.의 지상부
· 유사품: 고란초과 우단일엽 *Pyrrosia linearifolia*

세뿔석위 *Pyrrosia hastata* (Thunb. ex Houtt.)

애기석위 *Pyrrosia petiolosa* Ching

Pyrrosia tricuspis (Sw.)

처방명

金星草, 石韀, 石蘭, 石葦, 石皮

성분

Fumarate, β−sistosterol, caffeic acid, saponin, anthraquinone, flavon

약리

1. 이뇨 작용
2. 항부종 작용
3. 진해거담 작용
4. 이담 작용: Caffeic acid는 약하나 지속적인 담즙 분비 작용이 있다.
5. 항인플루엔자 바이러스 작용

약성가

石葦苦甘利膀胱 遺尿或淋發背瘡

효능

· 성미 甘, 苦, 凉
· 귀경 肺, 膀胱

약능

淸濕熱通淋 淸血止血 淸肺祛痰止咳

주치

衄血 淋病 崩中漏下 吐血 肺熱咳嗽

고전문헌

· 신농본초경 : 열증으로 인한 결핵성 질환, 소변이 잘 안 나오는 증상
· 명의별록 : 가슴답답에 사용, 소변이 잘 나오게 함
· 본초강목 : 자궁출혈, 창칼에 베인 상처

주의사항

(1) 음허인 경우에는 신중해야 한다.
(2) 습열이 없으면 신중해야 한다.

임상적용

① 열림 증상인 소변량 감소, 배뇨 곤란, 배뇨통 등에 사용한다.
② 청열지혈에 사용한다. 염증성 요로 urinary tract 질환인 방광염, 요도염, 신우신염, 요도결석, 혈뇨 등에 사용한다.
③ 열증 토혈에 석위 30g을 짙게 달여 복용하되 증상이 호전되면 금지한다.
④ 백혈구 감소증에 사용 : 약하지만 백혈구와 혈소판 상승 작용이 있다.
⑤ 만성기관지염, 천식에도 사용한다.
⑥ 경방 : 청열이수
⑦ 활석, 해금사, 금전초의 비교
　· 공통점 : 열을 내리고 이뇨 작용을 한다.
　· 차이점
　ㄱ. 석위 : 습열하주하여 혈뇨에 사용. 배뇨통 완화 작용이 있다.
　ㄴ. 활석 : 방광열을 내려 소변빈삭, 소변색이 노랗거나, 붉거나, 배뇨할 때 작열감이 있으면 사용

ㄷ. 해금사 : 소장 습열로 혈뇨에 사용, 비뇨기계 결석에도 사용. 황달을 없애는 작
용도 겸하여 있다.

ㄹ. 금전초 : 청열이뇨, 비뇨기계 결석에 사용한다. 간담결석에는 시호, 지실, 인진
호를 병용한다.

사용량

일반적으로 3-30g

배합응용

석위 + 구맥, 정력자 = 청열이수 작용의 배합, 이뇨 작용의 강화

방제

가감석위산, 가미이금탕, 별갑전환, 석연환, 순경산

◆ 약물명 : 편축 萹蓄 BianXu(라틴명 Polygoni Avicularis)

기원

마디풀과 Polygonaceae 마디풀(萹蓄) *Polygonum aviculare* L.의 전초

처방명

마디풀, 萹蓄, 萹蓄草

성분

줄기와 잎 : Avicularin, 전초 : Quercitrin, emodin, caffeic acid, chlorogenic acid,
p-coumaric acid, oxalic acid, 칼륨염

약리

1. 이뇨 작용과 결석 배설 작용 : 수분과 나트륨, 칼륨 등을 배설한다.

2. 살충 작용 : 특히 요충

3. 강혈압 작용

4. 항암 작용

5. 그 외 이담 작용, 혈액응고 작용, 자궁근 수축

약성가

扁蓄味苦 癰疥息 疝痔兒蛔 女陰蝕

효능

· 성미 苦, 平

· 귀경 膀胱 胃

약능

利尿 淸熱利濕 殺蟲止痒

주치

대하, 습열황달, 열림, 통림, 피부습진

고전문헌

· 신농본초경 : 생식기 부위 질병, 종기, 치질 및 각종 부스럼을 치료하고 촌충, 회충, 요충을 없앤다.

· 명의별록 : 여성의 생식기 부위에 발병된 부스럼을 치료한다.

· 본초강목 : 곽란, 황달을 치료하고 소변이 잘 나가게 한다.

주의사항

(1) 소화 기능 허약하면 사용불가

(2) 습열이 없으면 사용불가

(3) 소변을 자주 보거나 설사하면 신중해야 한다.

임상적용

① 열림, 석림(요도염, 요도결석, 세뇨관결석 등)에 사용한다. 특히 배뇨 곤란, 배뇨통에 변비를 동반하면 적합하다. 우유빛 소변(단백뇨 chyluria)에 사용한다.

② 요충에 편축 30g 탕액을 조석으로 복용하고, 갈고리 요충에는 편축 30g씩 매일 탕액으로 복용하고, 담관으로 회충이 들어가는 데는 편축 30g, 식초 90g에 물 한 컵을 달여 탕액이 한 컵이 되도록 하여 2일로 나누어 복용한다.

③ 피부습진, 트리코마나스 질염으로 음부가 가려우면 신선한 편축 250g을 물 1500ml 와 함께 끓인 탕액으로 다려 음부를 씻는다.

④ 구맥, 비해, 편축의 비교

· 공통점 : 구맥, 비해, 편축은 모두 청열거습한다. 이뇨 작용이 있어 임증(요로 감염증, 결석, 전립선염 등에 나타나는 빈뇨, 소변이 금방 나올 것 같은 증상, 배뇨장애, 배뇨통 등)에 효과가 있다. 차이점의 증상이 모두 있으면 세 본초를 병용한다.

· 차이점

ㄱ. 구맥은 열증이 습증보다 강하고 배뇨할 때 소변색이 아주 노랗거나, 붉거나, 혈뇨가 있거나, 요도 작열감과 통증이 있을 때 사용.

ㄴ. 비해는 습증이 열증보다 강하고 소변이 미음처럼 뻑뻑하면 사용한다. 이 경우 석창포, 오약, 익지를 배합한다.

ㄷ. 편축은 습증과 열증의 정도가 동일하며, 일반적인 배뇨 곤란에 사용한다. 방광의 습열을 제거하여 이뇨시키므로 방광의 습열 임증에 사용한다.

사용량

일반적으로 9-18g, 단방으로는 30g까지 사용하는 경우도 있다.

배합응용

· 편축 + 차전자, 길경 = 소변불리
· 편축 + 지모, 황백, 생지황 = 요도염
· 편축 + 생감초, 구맥 = 간경의 열을 내리고 음경의 종통을 치료

방제

유미뇨방, 팔정산

◆ **약물명: 해금사 海金砂 HaiJinSha(라틴명 Lygodii Spora)**

기원

실고사리과 Schizaeaceae 실고사리 *Lygodium japonicum* Thunb. Sw.의 성숙한 포자

처방명

실고사리, 左轉藤灰, 竹园菜, 金沙藤

성분

포자에는 지방산, 전초에는 flavon류, phenol류, 아미노산, 당

약리

1. 항균 작용
2. 이뇨, 결석 배출 작용
3. 항염, 항균 작용 : 청열 작용은 전초에 있고, 포자는 이뇨 작용이 뛰어나다.

약성가

海金砂寒 通小腸濕熱 腫滿淋亦當

효능

· 성미 甘, 寒
· 귀경 膀胱, 小腸

약능

淸利濕熱 淸熱解毒

주치

소변이 탁한 데, 대하, 각종 소변에 관한 질병, 수종, 습진 인후종통

고전문헌

· 가우본초(嘉祐本草) : 소장이 잘 통하게 한다. 치자, 마아소(馬牙消), 봉사(蓬沙)와 함께 사용하면 감기로 인한 심한 열증을 치료한다.
· 본초강목 : 습열로 복부가 팽만하고 더부룩한 증상, 소변을 볼 때 작열감, 출혈, 결석 등을 동반하여 배뇨가 곤란하고 음경에 통증이 심한 증상을 치료하며 열독(熱毒)을 해소하는 효과가 있다.

주의사항

소변이 잘 나오지 않으면 신중해야 한다.

임상적용

① 금전초와 동일한 약능이 있다. 방광습열을 없애고, 이뇨하여 결석을 제거한다.
② 급성 요도염으로 열림, 요도결석, 요량감소, 배뇨곤란, 배뇨통에 사용한다.

③ 소변과 관련된 각종 열증에 사용한다.

④ 특히 결석에 사용한다.

⑤ 인두염, 이하선염, 사시, 치통, 습진에 응용한다.

⑥ 석위와 비교는 해당 항을 보라.

사용량

일반적으로 6-10g. 포자는 6-15g, 줄기는 15-30g

배합응용

· 해금사 + 금전초, 계내금, 석위, 활석, 목통 = 요로 결석

· 해금사 + 활석, 감초, 맥문동 = 소변이 뿌옇게 탁한 증상(고림)

· 해금사 + 포황, 생지황 = 소변이 혈변이면 사용

· 해금사 + 치자, 금전초, 석위, 목통 = 배뇨의 열감, 배뇨 작열통

방제

삼인호박산, 이금배석산, 이신산, 해금사산

2-2. 청열이습약

◆ 약물명: 동과자 冬瓜子 DongQuaZi(라틴명 Benincasae Semen)

기원

· 박과 Cucurbitaceae 동과 *Benincasa hispida* Cogniaux 성숙한 씨앗

· 일본산 : 박과 *Benincasa cerifera* Savi

　　　　박과 *Benincasa cerifera* Savi forma *emarginata* K.

처방명

동아씨, 瓜仁, 瓜子, 冬瓜仁

성분

Trigonelline, adenine, 脂肪油

약리

1. 기관지 염증에 대하여 소염 작용을 한다(청폐화담, 거담).

2. 배농

3. 이뇨

4. 신성 수종이 아닌 수종에 효과가 있다.

약성가

冬瓜子凉 淸濕熱 排膿消腫 亦化痰

효능

· 성미 甘, 寒

· 귀경 脾, 胃大腸, 小腸

약능

淸肺化痰 利水

주치

열증의 기침과 가래를 없앤다. 폐옹, 장옹, 수종, 각기증, 주사비

고전문헌

· 신농본초경 : 기를 보한다.

· 명의별록 : 가슴답답, 우울 증상

· 본초강목 : 장옹

주의사항

한담으로 해수가 있으면 신중해야 한다.

임상적용

① 내장의 화농증(내옹 內癰), 열담 해수의 보조약으로 사용한다.

② 열담 해수에 대한 효과는 괄루자보다 약하나 일정한 효과가 있다.

③ 기관지 염증, 폐농양으로 기침에 가래가 동반되고, 피고름을 토할 경우에 사용한다.

④ 장의 염증에 사용한다(장옹 腸癰).

⑤ 하초 습열로 소변백탁이나 백대하에 응용한다.

⑥ 괄루자보다 약하다.

⑦ 경방 : 동과자는 장옹(충수염), 폐옹(폐화농성 질환)을 치료한다. 《신농본초경》, 《명의별록》과 《금궤요략》의 용법은 다르다. 후세에는 《금궤요략》의 용법을 계승한다.

사용량

일반적으로 6-12g 많게는 30g까지 사용한다.

배합응용

· 동과자 + 도인 = 염증을 억제하며, 어혈을 제거하고, 배농한다.

· 동과자 + 목단피 = 염증 억제, 배농, 화농성 질환

· 동과자 + 위경(갈대 줄기) = 청열, 폐옹

· 동과자 + 의이인 = 폐옹, 배농 촉진

· 동과자 + 길경 = 염증을 삭이고, 어혈을 없애고 배농한다.

방제

대황목단탕, 위경탕

◆ 약물명: 비해 萆薢 BeiXie(라틴명 Tokoro Rhizoma)

기원

· 마과 Dioscoreaceae 쓴마 *Dioscorea tokoro* Makino의 뿌리

· 위품 : 중국산 : 마과 분배서여(粉背薯蕷) *hypoglauca Palib*

　　　　　　　　마과 복부비해(福州萆薢) *futschauensis Uline*

　　　　　　　　마과 면비해(綿萆薢) *septemloba* Thunb

처방명

도꼬로마, 며래뿌리, 죽목, 卑解, 川萆薢, 川薢片, 粉萆薢, 山萆薢

성분

Dioscorea saponin, steroid saponin. 이들을 가수분해하면 diosgenin(부신피질 호르몬의 합성원료)이 된다.

약리

1. 항진균 작용
2. 동맥경화증에 사용
3. 살충 작용

약성가

萆薢甘溫 三氣痺 腰背冷疼 添精餌

효능

· 성미 苦, 平
· 귀경 肝, 胃

약능

祛風濕 利濕濁

주치

단백뇨, 백대하, 습열로 혈뇨, 사지노곤, 사지의 저림, 허리와 무릎의 무력감, 풍한습통

고전문헌

· 신농본초경 : 허리와 등의 통증, 근골을 강하게 하고, 한사가 뼈마디에 돌아다니면서 저린 증상, 만성 종기
· 명의별록 : 지나친 노여움으로 내상을 입은 경우, 발기불능, 요실금, 노인의 무기력 및 관절 이상을 치료한다.
· 본초강목 : 생식기에서 흰색 점액이 흘러나오고 아픈 증상을 치료하며 치루와 부스럼이 터진 증상을 치료한다.

주의사항

(1) 신허 요통에는 사용불가
(2) 음허로 활정하면 사용불가

임상적용

① 빈뇨, 요실금(특히 소아)에 사용한다.
② 고림(고름이나 아주 혼탁한 소변, 혼탁뇨, 요량 감소, 배뇨 곤란, 잔뇨감 등 증상)에 사용한다.

③ 습열증(급성요도염, 방광염 등의 증상), 신양허 증상(만성전립선염, 각종 원인에 의한 우유 같은 혼탁뇨(유미뇨 乳糜尿)) 등에 사용한다.

④ 습열에 의한 비통에 사용한다. 습열에 의한 비증, 특히 등, 허리의 냉통, 하지의 운동 장애, 마목감 증상이 있을 때(말초성신경염, 만성 류마토이드 관절염 등)에 적합하다.

⑤ 약능에서 비해는 습을 치료하는 약능이 우수하고, 풍을 다스리는 약능은 그 다음이며, 추위(냉감, 기능저하)를 다스리는 그것은 그 나중이다고 했으니 습열이나 풍습에 의한 근육통에는 분명한 효과가 있다.

⑥ 습열증으로 피부습진, 만성피부염, 화농증 등에 사용한다.

⑦ 구맥, 편축의 비교는 편축 항을 보라.

사용량

일반적으로 5-12g, 많게는 24-30g까지 사용한다.

배합응용

· 비해 + 차전자, 황백 = 습열증
· 비해 + 오약, 익지 = 신양허로 만성전립선염, 각종 혼탁뇨
· 비해 + 상지, 우슬 = 습열이나 풍습으로 근육통
· 비해 + 익지, 오약 = 빈뇨, 요실금(특히 소아에 효과 있다)
· 방제비해거습탕, 비해분청음, 정씨비해분청음

◆ 약물명: 인진호 茵蔯蒿 YinChenHao(라틴명 Artemisiae Capillaris Herb)

기원

· 국화과 Compositae의 사철쑥(생당쑥) *Artemisia capillaris* Thunberg의 어린싹(중국)이나 지상부의 전초. 봄에 채취한 것은 면인진, 가을의 그것은 인진호라 한다. 일본에서는 건조한 꽃봉오리가 정품이다.(라틴명 *Artemisiae Capillaris* Flos)

· 유사품 : 중국산 : 비쑥(중국명 : 北茵蔯 濱蒿) *Artemisia scoparia* 북부지방에서 사용
　　　　　　　대초원쑥(중국명 : 小白蒿) *Artemisia frigida* 동북 지방에서 사용
　　　　　　　勁直蒿 *Artemisia stricta* Edgew 중국서쪽 지방에서 사용

한국산 : 털산쑥, 더위지기(인진쑥) *Artemisia sacrorum*

제비쑥 *Artemisia japonica*

생당쑥 *Artemisia messerschmidtiana* Bess. var. *viridis*

부덕쑥(韓茵蔯) *Artemisia iwayomogi*

· 위품 : 한국에서 유통되는 한국인진(한인진)은 위품이다.

현삼과 Scrophulariaceae 절국대(鈴茵蔯,陰行草) *Siphonostegia chinensis Benth.*

꿀풀과 Lamiaceae 꽃박하 *Origanum vulgare*

· 일본에서는 꽃봉오리를 사용한다. 이유는 담즙 분비 촉진 작용 성분인 capillarisin과 esculetin-6-7-dimthylether 의 함량이 꽃봉오리에서 꽃피기 시작할 때까지가 최고 이기 때문이다.

· 중국에서는 어린싹(幼苗)을 사용한다. 이를 면인진(綿茵蔯)이라 칭한다. 감별은 6,7- dimethoxycoumarin의 유무이다.

처방명

인진쑥, 사철쑥, 더위지기, 생당쑥, 산인진, 茵蔯, 綿茵蔯, 花蕾(일본)

성분

· Polyacetylene : Capillene, nocapillene, capillone, capilline, capillarisin

· Coumarin : Esculetin, esculetin-6-7-dimthylether, artemicapin B, scopoletin, scoparone, dimethoxycoumarin, folic acid

· Chromone : Capollarisin

· Flavonoid : Cirsilineol, cirsimaritin, isorhamnetin

· 그 외 : 6,7-dimethylaeseuletin, caffeic acid, β-pinene

약리

추출액 : 이담, 강압, 이뇨 작용

1. 간장에 대한 작용 : 간세포 보호 작용. Esculetin 6, 7-dimenthylether는 담즙 분비 촉 진 작용, 각종 간독성 물질로부터 간 보호 작용. Capillin과 capillene은 TGF-β에 의한 간 실질 세포(rat Morris hepatoma McA-RH8994 cell line)의 괴사를 억제한다 (Yamamoto, M. et al. 1996).

2. 순환기계 작용 : 고지혈 침착 억제, 고질혈성 동맥경화증 완화, 혈소판 응집 억제, 혈

압저하, 관상동맥 확장 작용

3. 쿠마린 성분인 sculetin은 백혈병 HL-60의 증식을 G1 phase에서 멈추게 하는데 그 기전은 retinoblastoma protein의 hypophosphorylation에 의한 것이다(Wang, CJ. et al. 2002).

4. 항균 작용

5. 이뇨 작용

6. 단방을 사용하면 담즙 분비가 70% 증가된다. 그 작용은 생약 중 최고이다. Esculetin 과 6, 7-dimethylether는 치자의 geniposide가 체내에서 가수분해된 genipin과 협력 하여 담즙 분비를 더욱 촉진한다. 또한 이 esculetin과 6, 7-dimethylether는 담관 말단인 Oddi 괄약근을 이완하는데, 그 작용은 paraperine과 같고 theophylin보다 10 배 강하다. Capillarisin, scoparone은 담낭과 담관 종말부 평활근(Odii 괄약근)을 이 완시켜 담즙 분비를 촉진한다(近畿 c. 72). Scoparone과 capillarisin에도 담즙 분비 작용이 있다. Capillarisin의 이담 작용은 scoparone 보다 강하다.

7. Chlorogenic acid, caffetannic acid가 혈중 콜레스테롤과 β-lipopritein을 저하시켜 혈관벽에 지방이 침착되는 것을 방지하며 혈중지질 저하 작용을 한다.

약성가

茵蔯味苦 退黃疸 瀉濕利水 淸熱良

효능

· 성미 苦 涼
· 귀경 脾, 胃, 肝, 胆

약능

淸肝膽濕熱 解黃疸 淸熱解表

주치

급성간염, 간 질환 예방, 황달, 소변불리, 풍진

고전문헌

· 신농본초경 : 풍, 습, 한, 열의 사기, 열이 심한 황달
· 명의별록 : 황달, 소변이 잘 나오지 않는 증상, 머리에 열이 나는 증상, 종양을 없앤다.

주의사항

(1) 양황이나 습열 황달이 아니면 신중해야 한다.

(2) 허황에는 사용하지 않는다.

(3) 용혈성 황달(축혈 황달)에는 사용하지 않는다.

임상적용

① 습열에 의한 황달의 주약이다.

② 양황(陽黃 색이 선명한 황달로 급성 황달형간염, 담낭염 등 급성 염증에서 나타난다)에 인진호가 가진 담즙 분비 배설 촉진작용을 이용한다.

④ 허황은 담백색의 황달로 소변 정상, 입맛은 담백, 맥약인 기허증상으로 빈혈, 기생충 등으로 생긴다. 이것은 습열에 의한 것이 아니므로 인진호를 사용할 수 없고 보중익기제를 사용해야 한다.

⑤ 시호 대용으로 청열에 사용 : 간담실화를 사한다. 인진호는 시호보다 약성이 부드러워 시호의 대용으로 사용한다. 음허자의 실열증에 사용한다. 시호로 청열하면 조성이 너무 강하여 음액을 상할 우려가 있을 것 같으면 인진호로 대용한다.

⑥ 소염성 이뇨, 전염성 간염, 담낭염 등에 이용한다.

⑦ 경방 : 청열거습, 이담 작용. 거습열이라 해도 청열 작용은 거의 없다. 소장의 분별 실조를 회복시킨다. 한의학에서는 소장의 분별이 잘못되면 황달이 생기는 것으로 보았다. 인진호를 황달 치료로 사용한 처방은《상한, 금궤》의 14방 중 2방,《천금익방》에는 28방 중 10방이 있다.

⑧ 현대의 응용은 황달 치료, 해열 작용에 사용한다.

⑨ 금전초와 비교

· 공통점 : 열을 내리고 체액 순환을 순조롭게 하며, 황달을 없앤다. 습열 황달에 사용한다.

· 차이점

ㄱ. 인진호 : 황달을 없애는 작용이 강하다. 습진 습열증에도 사용한다. 황달을 없애는 중요한 약이다.

ㄴ. 금전초 : 요도결석에 사용한다. 담석에도 사용한다. 피부 화농증에도 사용한다.

사용량

일반적으로 15-30g

배합응용

- 인진호 + 대황 = 통변, 이뇨, 황달, 담석, 간염
- 인진호 + 금전초 = 습열로 인한 황달 증상, 담관결석증을 치료
- 인진호 + 치자 = 간염, 담낭염, 간경화 등으로 황달, 전신 소양증, 구내염, 소변색이 황적으로 소변 보기가 어려운 증상을 치료한다.
- 인진호 + 택사 = 습열을 사하고 이뇨하여 수분 대사를 꾀한다.
- 인진호 + 백출(복령) = 습을 제거하고 이뇨하여 수분 대사를 돕는다.

방제

가미해독탕, 생간건비탕(급만성 간장병), 인진호탕 인진오령산, 청간건비탕.
급만성 간장병에는 생간건비탕이 유효하다. 이 경우 인진호는 1일 64g이다.

◆ 약물명: 지부자 地膚子 DiFuZi(라틴명 Koichiae Fructus)

기원

명아주과(비름과 Amaranthaceae) Chenopodiaceae 地膚 *Kochia scoparia* L. Schrad.
성숙 열매

처방명

대싸리씨, 댑싸리씨, 地葵(지규),地麥, 落帚子, 益明, 竹帚子, 千頭子

성분

Saponin, 비타민 A

약리

1. 이뇨 작용
2. 항진균 작용 : 피부진균을 억제한다.

약성가

地膚子寒 除瘙痒 祛膀胱熱 功最廣

효능

- 성미 甘, 苦, 寒
- 귀경 膀胱

약능

淸濕熱利尿 祛濕止痒

주치

소변불리, 소변삽통, 습열대하 습진, 배뇨할 때 작열통, 음부소양증, 피부소양증

고전문헌

- 신농본초경 : 방광의 열을 치료하며, 소변이 잘 나오게 하며, 소화기계 기능을 이롭게 하고, 원기를 북돋운다.
- 명의별록 : 피부의 열기를 제거하며, 예후가 좋지 않은 종기나 부스럼을 없애며, 생식 능을 강하게 한다.

주의사항

(1) 음허이면 신중해야 한다.
(2) 소변량이 많으면 신중해야 한다.
(3) 임신 중이면 사용을 신중해야 한다.

임상적용

① 이뇨의 보조약으로 사용하여 다른 이뇨제의 약능을 강화한다.
② 각종 습진, 소양성 피진 등 습열이나 풍열에 의한 피부 질환에 사용한다.
③ 지부자와 백선피의 비교
  - 공통점 : 열을 내리며, 습을 없앤다. 지양 작용이 있다. 피부 습진, 피부 소양증에 사용한다.
  - 차이점
  ㄱ. 지부자 : 이뇨 작용이 우수하다. 소변의 이상 증상에 사용한다.
  ㄴ. 백선피 : 열을 내리는 작용이 우수하다. 피부 습진에 사용한다. 황달이나 근육통, 관절통에도 사용한다.
④ 고삼과 비교는 해당 항을 보라.

사용량

일반적으로 3-15g

배합응용

· 지부자 + 황백, 생지 = 습열하주, 배뇨 작열통

· 지부자 + 지유, 황백 = 혈변설사

방제

양담원, 만청자환, 제습소진탕

제 6 장

방향화습약
Aromatic Herbs that transform Dampness

이수삼습약에서 살펴본 것처럼 방향화습약은 심하에 습이 정체된 것을 개선하는 약물이다. 방향화습약에서 방향이라 함은 본초에 향기가 있다는 것을 의미한다. 이수삼습약에서 살펴보았듯이 습이라 함은 비양허, 신양허로 인하여 수분 대사의 불능으로 비정상적인 체액이 정체되어 소화기계(중초, 비위)의 기능 저하가 초래된 증상을 뜻한다. 이 경우는 대체로 전신 부종이 야기되는 경우도 있다. 화(化)는 바꾼다, 전환한다는 의미이다. 화습은 소화기계의 기능이 정상화되어 소화기계에 정체된 체액이 제거된다는 의미이다. 이 본초는 정체된 체액을 흡수, 제거한다는 의미, 몸의 에너지 순환을 돕는다는 뜻, 소화기능을 원활히 한다는 내용을 포함한다.

이 본초는 주로 습사곤비증(濕邪困脾証)에 사용된다. 습사곤비증이란 비정상 체액이 소화기계에 정체되어 소화 기능이 약화되거나 불능하여 위장이 부풀어 올라 괴롭고, 구역질, 구토, 신물을 올리고, 음식 생각이 없고, 대변이 무르거나 설사에 가깝고, 대변 후 상쾌하지 않으며, 온몸이 무겁고, 혀에 백태가 두텁게 생성되거나 혹 열이 있으면 설태가 누렇고 두터우며, 두통, 신체통, 맥완 등이 나타나는 증상이다. 현대 의학적으로는 병원 미생물이나 무절제한 음식섭취, 폭음폭식으로 급성위염, 인플루엔자에 의해 소화기계의 기능 저하, 소화불량, 위염, 장티푸스 증상 등이 해당된다.

비정상적인 체액(濕邪 습사)의 정체나 소화 기능 약화로 소화기계에 습사가 정체되면 쓴 약인 창출, 후박 등으로 소화 기능을 정상화시킨다(화습 작용). 또 위액(습사)이 위장에 정체되면 몸의 에너지 대사가 방해되므로 이 상태를 원활히 작용시키기 위하여 매운 맛인 후박, 사인, 백두구 등으로 에너지 대사를 이롭게 한다(이기행기 작용). 에너지 대사가 원활하면 습사는 제거된다. 습사와 에너지 대사가 원만하지 못하면 소화기능이 저하되므로 이를 정상화시키기 위해 창출, 곽향, 초두구 등으로 소화 기능을 회복시켜야 한다(건비화위 작용). 이 세 가지 치법이 방향화습약의 주안점이다.

방향화습약을 분류하면 다음과 같다.

방향화습약은 고온조습약과 방향화습약으로 대별된다. 고온조습약은 위장에 정체된 위액(습사)을 없애는 작용(조습)이 아주 강하다. 습곤비위의 중요 치료 본초이다. 창출 후박 등이 해당된다. 방향화습약은 조습 작용이 약하며 화습약, 화습이기약으로 나뉜다. 첫째, 화습약은 방향성이 강하지만 약능은 비교적 완만한 본초이다. 여름철의 더위먹음에 사용될 수 있다. 곽향, 패란 등이 해당된다. 둘째, 화습이기약은 행기 작용이 있어 에너지 대사가 원활하지 못할 때 사용된다. 사인 백두구, 초두구, 초과 등이다. 그 외 방향화습약 약능을 포함하고 있는 다른 본초는 향유, 석창포, 백출, 백편두, 반하. 진피(陳皮) 등이 있다. 방향화습약은 주로 소화기능 강화(건비위) 작용이 있으며 시방(時方)에는 거의 배합되어 있다. 또한 조습약이 강력한 약효는 초과가 가장 강하며, 중간이 초두구이다. 중간 계열에는 후박 창출 등이 포함되며, 작용이 약한 본초는 백두구, 사인, 패란, 곽향 등이다.

요약하면 다음과 같다.

방향조습약	고온조습	조습이 강하다	창출 후박
방향화습약	화습	더위먹음	곽향, 패란
화습이기약	행기		사인, 백두구, 초두구, 초과

이를 다시 분류해 보면 다음과 같다.

조습	발한 풍습	창출
	화담 소적 강기	후박
	비위한습	초두구
	강력 조습	초과
화습	발한 풍습 지구	곽향
	비위습열	패란
	지구	백두구
	지사	사인

방향화습약을 사용할 경우 주의해야 할 사항은 다음과 같다.

첫째, 강한 조습 작용이 있는 본초는 체액을 과도하게 제거하므로 음허로 열이 있는 증상에는 사용할 수 없다. 혈허증에는 신중해야 한다. 둘째, 방향성 본초는 오래 달이면 방향성이 모두 증발해버려 약효가 소실된다. 특히 사인, 백두구, 초두구는 후하해야 한다. 셋째, 화습이기약은 다량으로 사용해서는 아니 된다. 최대 2-5g으로 조절한다. 기허에는 특히 유의해야 한다.

1. 고온조습약

◆ 약물명: 창출 蒼朮 CangZhu(라틴명 Atractylodis Lanceae Rhizoma)

기원

- 국화과 Compositae 茅蒼朮(가는잎 창출) *Atractylodes Lancea*(Thunb) De Candolle 또는 북창출(만주삽주) *Atractylodes Lancea*(Thunb) DC. var. *chinensis* Kitamura의 뿌리를 건조한 것
- 남창출, 한창출, 모출, 고립창출 : 중국 중부, 강소, 강서, 안휘성 일대에 자생하는 *Atractylodes lancea* De Candolle의 뿌리. 양질의 창출
- 북창출, 진창출, 산창출 : 화북, 동북부, 내몽고에 분포하는 *A. lancea* DC. var. *chinensis* Kitamura의 뿌리를 건조한 것
- 요동창출, 한국창출 : *A. lancea* DC. var. *Sinplicifolia*
- 일본창출 : *Atractylodes japonica* Koidzumi

처방명

삽주, 茅蒼朮, 茅朮, 製蒼朮, 炒蒼朮, 生蒼朮

성분

- 정유(약 5~9%). 주성분의 정유는 atractylodin, atractylol, hinesol, β-eudesmol, atractylol, atractylon 등 그 외 비타민A, D. 끓일 경우 비타민 A는 소실된다.
- 백출과 창출의 구별은 구성 성분인 atractylon, atractylol(= eudesmol + hinesol)의 함유 여부에 있다.

약리

1. 항히스타민 억제 작용. β-eudesmol에는 히스타민 H_2 수용체에 대하여 길항 작용이 있다.
2. 포부자 수액 추출물에 의한 위산분비 항진, 모세혈관 투과성 항진, 위점막 혈류량 저하 등 위장 점막 장애를 예방하는 약리 작용도 있다.
3. 항소화성 궤양 작용 : 메타놀 추출액은 유문 폐색에 의한 궤양, 아스피린 궤양, 세로토닌 궤양, 히스타민 궤양, 초산궤양, 스트레스 궤양에 대해 경구로 예방 효과를 나타내었다. 위산 분비 억제, 항히스타민성 위산 분비를 억제하고 세로토닌에 의한 위점막하 출혈량을 저하 또는 억제시키고 스트레스로 인한 스테로이드 분비 억제 작용 등 위점막 보호 예방 효과가 인정되었다. β-eudesmol은 H_2 수용체와 길항하고

hinesol은 과도한 위산 분비를 억제한다.

4. 이담 작용 : 초산에틸 추출액은 담즙량을 현저하게 증가시켰다. 장관운동 항진 작용
   도 있다. Atractylodin이 담즙분비를 촉진한다.

5. 혈당강하 작용 : 지속적인 혈당 강하 작용이 있다.

6. 전해질 대사촉진 작용 : 세뇨관 재흡수를 억제하여 이뇨 작용한다. 창출 탕액은
   Na+, K+, Cl⁻ 이온 배설을 촉진하였다.

7. 성 호르몬 작용 : 혈중 및 난소의 progesterone의 유의한 감소와 20α-OHP의 유의
   한 증가가 인정되었다. 황체 기능 퇴행 작용이 있다.

8. 항종양 작용

9. 평활근 이완 작용 : 아세톤 추출액, β-eudesmol 등은 KCl 와 carbaco에 의한 수축
   을 유의하게 억제하였다. Hinesol은 각종 평활근 표본에서 KCl, carbacol5-HT에 의
   한 수축에 대해 유의한 작용을 나타내었는데 이것은 회장에서 특히 유의하였다.

10. 항염증 작용 : 육아 형성을 억제하였다. Atractilenoide 가 작용한다.

11. 중추 억제 작용 : β-eudesmol과 hinesol 혼합물은 진정, 자발 운동 억제, 수면제
    hexobarbital 수면 연장, 전기 자극에 의한 경련 억제를 나타냈다. Hinesol과 β-
    eudesmol은 진정, 자율 운동 억제, 수면 연장, 뇌경련 억제 작용

12. 항산소 결핍 활성 작용 : β-eudesmol는 산소 결핍을 개선하였다.

13. 항균 작용 : β-eudesmol 및 hinesol은 황색포도균 등 그람양성균에 대해 항균 작
    용을 나타내었다.

14. 소량으로 진정 작용, 대량으로는 억제 작용을 한다.

15. 간 보호 작용 : Atractylon에 간독성 해독 작용이 있다.

16. 항균 작용

17. 항식도암

18. Hinesol과 β-eudesmol은 소장 내용물 운송 촉진, 위장 연동 운동도 조절한다.

약성가

蒼朮甘溫 能発汗 除湿寛中 瘴可捍

효능

· 성미 苦 辛 溫
· 귀경 脾 胃

약능

燥湿健脾 去風湿 健胃作用 利尿 発汗 鎮痛 血糖降下 強壮 作用

주치

위장 기능 강화, 기체를 해소, 정체된 습을 제거, 발한, 진정. 한습이 위장 기능을 저하시킨 증상, 피로하여 눕고 싶은 증상, 상복부의 결림과 통증, 식욕부진, 구토, 수양성 설사, 세균성 설사, 학질, 담음, 수종, 유행성 감기, 관절통, 야맹증, 다리의 위약

고전문헌

· 본초강목 : 습담, 유음 혹은 어혈이 생겨 우묵해진 혈종을 치료하고, 비습으로 생긴 끈적이는 대하, 설사, 혈변을 치료한다.
· 본초구진 : 과식이나 더위로 인한 설사, 차가운 습사로 인한 하혈을 멎게 한다.

주의사항

(1) 맛이 신, 조하므로 음허로 객혈, 코 출혈이 있으면 사용 불가
(2) 음허로 내열이 있다.
(3) 대변이 굳는다.
(4) 기허로 땀이 많이 나는 경우에는 신중해야 한다.
(5) 창출은 백출보다 약능이 더 강하므로 반드시 백출 항을 보라.

임상적용

① 피로가 심하여 눕고 싶다, 상복부 불쾌감이 있다, 복부가 부풀어 올라 있는 데 사용한다. 식욕 감퇴, 구토, 수양성 설사, 세균성 설사, 학질, 담음, 부종, 유행성 감기, 다리의 위축에 사용한다.

② 내습, 외습에 사용한다. 내습은 소화기계의 기능 약화 또는 부전(脾虛)으로 수분대사 장애가 발생되어 내부 장기에 부종이 있는 것이며, 외습은 체표에 수분대사 장애가 있는 것을 말한다. 약능적 측면에서 외습에는 창출이 효과 있다.

③ 소화기계 : 상복부 복만감, 식욕 감퇴, 설사, 위장에서 진수음이 있을 때 사용한다. 특히 식체했는데 열이 있으면 사용한다. 여름철의 찬 음식이나 수면 중에 복부를 드러내고 자서 배가 차가워져 생긴 배앓이로 인한 수용성 설사에 효과가 뛰어나며 또 습열이 있는 설사에도 좋다.

④ 폐에 비정상적으로 정체된 습을 이뇨시킨다.

⑤ 혈액 순환을 순조롭게 한다. 이 작용이 혈액순환 불량으로 냉증이 동반된 자율신경 저하로 인한 동통에 유효성을 제공한다.

⑥ 풍습에 의한 근육 질환에 사용한다. 발열 구갈, 관절종창, 설황맥삭을 나타내는 열비에 좋다. 하지에 부종이 있으나 통증을 느끼지 못하거나 열감이 있을 때 사용한다.

⑦ 비타민 A가 있어 야맹증에 좋다. 망막 외측과 내측의 시력 장애, 시신경 위축증(靑盲 청맹)에 사용한다. 탕액은 효과가 없다.

⑧ 본초의 감별은 결정체가 표면으로 나온 것을 선택하는 것이 좋다.

⑨ 창출의 이뇨 작용은 위장의 허실 여부에 관계 없이 사용한다.

⑧ 소량으로는 진정 작용, 다량으로는 억제 작용을 한다.

⑩ 쌀뜨물에 담가 검게 되도록 찐 법제 창출은 매운 맛이 가장 약하다.

⑪ 창출과 백출의 비교-중국에서는 구별하여 사용한다. 성분 항을 보라, 백출 항을 보라.

　· 공통점 : 비위를 보하고 기를 돌리는 작용

　· 차이점

　ㄱ. 창출은 발한하여 습사를 제거하는 목적으로 사용한다. 이뇨 작용과 제산 작용이 백출보다 강하다.

　ㄴ. 백출은 이수하여 습사를 제거하는 목적으로 사용한다.

⑫ 창출과 후박의 비교

　· 공통점 : 창출과 후박은 화습 약능이 있으므로 복부가 팽만하여 괴롭고, 구토, 설사 등이 있을 때 두 가지를 모두 사용한다.

　· 차이점

　ㄱ. 창출은 감기 기운을 없애고 생리적 체액의 정체를 없애는 작용(去風燥湿)이 강하다.

　ㄴ. 후박은 위장을 따뜻하게 하여 복부팽만 증상(溫中除滿)을 없애는 약능이 강하다.

사용량

일반적으로 3-9g

배합응용

· 창출 + 황백 = 위장의 습열을 제거하고 이뇨 촉진

· 창출 + 후박 = 위내정수, 습에 의한 위장의 복만감, 팽만감(가스), 오심, 구토, 설사, 식욕 감퇴 소화불량을 치료한다.

- 창출 + 복령 = 소변불리에 의한 부종, 설사를 치료한다.
- 창출 + 부자 = 몸을 따뜻하게 하고 기혈의 유통을 촉진하고 습을 제거하여 신경통, 류마티스 관절통을 치료한다.
- 창출 + 마황 = 체표의 습을 제거하여 신경통, 관절통을 치료한다.
- 창출 + 백출 = 비위를 보하고 체표의 습을 제거하여 신경통 관절통을 치료한다.
- 창출 + 황백 = 위장의 습열, 이뇨

방제

가미귀비탕, 가미삼묘환, 가미소요산, 가미용호산, 계지가출부탕, 계지인삼탕, 계비탕, 당귀작약산, 대방풍탕, 방이황기탕, 보중익기탕, 복령음, 복령음합반하후박탕, 사군자탕, 소경활혈탕, 소풍산, 시령탕, 십전대보탕, 억간산, 억간산가진피반하, 여신산, 영계출감탕, 오적산, 오령산, 육군자탕, 월비가출탕, 위령탕, 의이인탕, 이출탕, 인삼탕, 인진오령산, 자음강화탕, 진무탕, 청서익기탕, 치두창일방, 평위산   고전에서, 朮을 배합한 방제 : 계지가출부탕, 계지가령출부탕, 복령음가반하 창출을 배합한 방제 : 가미평위산, 향사평위산, 불환금정기산, 소경활혈탕, 소풍산, 오적산, 의이인탕, 청상견통탕, 청습화담탕, 치두창일방, 평위산, 백출을 처방한 방제 : 가미귀비탕, 가미소요산, 가미소요산합사물탕, 계비탕, 계지인삼탕, 곽향정기산, 궁귀조혈음, 귀비탕, 당귀산, 당귀작약산, 방기황기탕, 방풍통성산, 보중익기탕, 복령음, 복령음합반하후박탕, 복령택사탕, 사군자탕, 사령탕, 삼령백출산, 소요산, 시령탕, 시작육군자탕, 십전대보탕, 억간산, 억간산가진피반하, 여신산, 영강출가망, 영계출감탕, 오령산, 육군자탕, 위풍탕, 인삼탕, 인삼양영탕, 인진오령산, 자음강화탕, 자음지보탕, 전씨백출산, 진교방풍탕, 청서익기탕, 팔미소요산, 화식양비탕, 향사육군자탕, 창출과 백출을 모두 배합한 방제 : 반하백출천마탕, 보기건중탕, 분소탕, 실비음, 위령탕, 이출탕, 향사양위탕

비고

백출과 창출은 기원 식물이 비슷하여 구별이 어려워 순도실험에 의해 구별되지만, 순도실험으로도 구별 아니 되는 종류가 많다. 또 역사적 분리 사용도 분명하지 않다. 이 나님의 발단은 張仲景으로부터, 다른 하나는 陶弘景부터라는 두 설이 있다. 중국에서는 변별하여 사용한다.

◆ 약물명: 후박 厚朴 HouPo(라틴명 Magnoliae Cortex)

기원
- 목련과 Magnoriaceae 일본목련 *Magnolia obovata* Thunb.의 줄기 껍질
- 중국산 : 목련과 Magnoriaceae 당후박 *Magnolia officinalis* Rhed. et Wils. 천박, 호북 후박이라고도 한다.
- 요엽후박(凹葉厚朴) *Magnolia officinalis* Rehder et Wilson var. *biloba* Rehder et Wilson. 온주후박이라고도 한다.
- 위품 : 한국산 녹나무과 Lauraceae 후박나무(토후박, 紅楠皮) Machilus thunbergii Sieb. et Zucc. 이 식물의 이명은 토후박으로 전혀 다른 품종이다.

처방명
川朴, 川厚朴, 製川朴, 姜厚朴

성분
- 일후박이나 당후박의 성분은 정유가 약 1% 내외
- 주성분 : β-eudesmol(machilol)
- 알카로이드 : magnocurarine, magnoflorne, anonaine, michelarbine, iriodenine
  페놀 : magnonol, honokiol 등
- 그 외 : α-pinene, β-pinene, camphene, limonene, bornylacetate, caryophyllene epoxide, α-eudesmol, β-eudesmol, cryptomeridiol, phenylpropanioid 등 그러나 한국산은 이 두 식물과 전혀 별개의 품종이다.
- 한국산 : 녹나무과 후박나무인 토후박(한후박, 홍남피)에는 α,β-pinene, limonene 등이 들어 있어 일후박, 당후박과 공통이기는 하지만 한후박에는 기타의 정유 성분이 들어 있고 알칼로이드는 함유되어 있지 않다. 따라서 일후박, 당후박은 보비, 익기의 작용은 있으나 토후박에는 그러한 작용이 없다.

약리
1. 후박의 약리는 두 가지로 나뉜다. 곧, 흉복부 팽만감에 대한 소화기 질환과 정신신경 질환을 목표로 한다. 당후박은 전기 알칼로이드에 의해 운동신경원 motor neuron의 신경말초를 차단하여 다음의 작용을 한다.

   ㄱ. 진경(鎭痙) 효과 : Antispasmodic effect : Magnolol, honokiil은 지속적인 근

육 수축 완화 작용이 있다.

ㄴ. 항균작용이 있다 : Magnolol, honokiil은 그람양성균, 진균의 억제.

ㄷ. 소화관의 점막을 자극하고, 연동 운동에 반사자극 reflex excitation작용을 하여 결과적으로 견위 작용 stomachic effect을 가져온다. 특히 스트레스로 인한 위산과다 분비로 야기된 스트레스성 궤양에 유효하다. 그러나 유문폐색에는 효과가 거의 없다. 후박은 중추에 작용하여 위장의 공격인자 증가를 억제하므로 위궤양에 유효하다. 위산 분비를 억제하여 항소화성 궤양 작용도 한다.

2. 근육 이완 작용과 중추성 근육 이완 작용 : Acetylcholine의 유리로 인한 골격근 운동 말초를 강하게 마비시키기 때문에 항배강(項背强, Neck stiffness)에도 유효한데 이는 magnocurarine의 curare effect에 의한 것이다. 신경접합부에서 신경전달 물질을 차단한다. magnocurarine는 좌골신경골격근, 복직근의 신경전달 물질을 차단한다. β-eudesmol에도 신경근 접합부를 차단하는 작용이 있다.

3. 진경 작용 : Acetylcholine의 작용과 길항하여 교감신경을 흥분하므로 기관지 평활근 경련을 억제하여 기침을 진정시킨다. Magnolol, honokionl도 평활근 수축 억제 작용한다.

4. β-eudesmol은 항히스타민 작용을 하여 알레르기 천식을 완화한다. 당후박의 탕액이 접촉성 피부염(IV형 알레르기)을 가장 강력하게 억제한다.

5. Magnolol, honokinol은 중추 흥분을 억제하여 불안, 초조 등 항진된 정신 증상을 완화시킨다. 에틸알코올로 추출한 엑기스는 중추 억제 작용이 있어 호흡마비를 초래하지만, 탕액은 호흡 마비를 유발하지 않는다.

4. Magnolol은 저농도에서 세포 증식을 억제한다. DNA합성도 정지된다. 그 기전은 세포의 apotosis 유도 때문이다.

5. Magnolol은 암세포를 억제하는 농도에서 다른 정상적 세포에 대하여 영향을 주지 않는다.

6. 중국에서 당후박을 허혈성 심질환이나 두통에 사용하는 이유는 magnolol이 혈관내피 이완 인자(EDRF)와 칼슘 채널을 억제하기 하기 때문이다.

7. 강압 작용

8. 정신병자, 이상근 긴장 증상에 사용하고 또 파킨슨씨병을 치료하였다는 임상보고도 있다(치자후박탕, 대승기탕).

9. 기타 구충 작용도 있다.

약성가

厚朴苦溫 消脹滿 痰氣瀉痢 不可緩

효능

· 성미 苦, 辛, 溫

· 귀경 脾, 胃, 肺, 大腸

약능

行氣化濕 消滯 溫化痰 降逆氣

주치

흉복부의 팽만감, 통증, 반위, 음식물 정체, 가래와 기침, 습사로 설사

고전문헌

· 신농본초경 : 감기로 두통, 한열, 가슴의 두근거림, 기혈의 장애로 인한 저림과 통증, 조직 괴사를 치료한다.

· 명의별록 : 소화기계를 기능을 활성화하고 원기를 북돋우며, 가래를 삭이며, 소변이 잘 나오지 않는 증상, 곽란이나 복통 창만, 위장이 한랭하여 발생되는 구역질, 빈번한 구토, 설사, 소변이 방울방울 떨어지는 증상을 치료한다. 가슴이 두근거리는 증상을 없애며, 열이 울체되어 가슴이 답답한 증상을 없앤다.

· 약징 : 가슴과 복부의 팽만, 복통

주의사항

(1) 임신 중이면 사용금지한다.

(2) 음허로 진액이 고갈되었으면 신중해야 한다.

(3) 복부팽만해도 허약하면 사용량에 신중해야 한다.

임상적용

① 후박이 가진 두 가지 적응증 : 유형의 담, 습, 음식물 등으로 정체된 증상과 흉복부의 팽만감, 복통 등에 사용한다. 무형의 기가 정체된 데 사용한다. 중추성으로, 정신 신경적으로 불안, 몸이 떨리고, 매핵기 등으로 정신 긴장에 의한 골격근의 비정상적 긴장에 적용한다.

② 복부팽만과 복통, 설사를 멈춘다. 배가 더부룩하고 부푼 증상(복만 腹滿), 가슴이 답답한 증상(흉만 胸滿)에 사용하고, 또 기침, 숨이 차고, 변비 증상에도 사용한다.

③ 실증의 복부팽만(실창 實脹)에 소변량이 적고, 대변이 딱딱하게 굳고 맥활삭유력 증상에 적합하다. 특히 폭음폭식에 의한 소화불량(곡창 穀脹)이나 장염, 간염, 신경성 위장염 등으로 위장 기능이 실조되어 장관의 내용물이 부패 발효되어 가스가 정체(氣脹)된 데 효과가 있다.

④ 위실증(소화불량에 해당)에 의한 복부팽만, 음식의 위내정체, 탄산, 냄새나는 트림, 구토 증상에 사용한다. 건위 작용이 있으므로 상복부에 딱딱한 것이 뭉친(實痞) 데 효과가 있다. 이 작용을 고인은 평위(平胃)라 했다

⑤ 급성장염에 사용하면 후박만으로도 설사가 멈춘다. 후박 분말 9g을 일일 3회 뜨거운 물로 복용한다.

⑥ 가벼운 기침에는 후박 분말을 2.5-3g 뜨거운 물로 복용하면 효과가 있다.

⑦ 기관지 경련에 평활근 이완 작용을 적용한다 : 인통, 기침 등에 빈용한다. 호흡곤란, 기침을 멈추게 한다.

⑧ 비위기허로 소화기계 기능이 저하되어 생긴 복부팽만(虛脹 = 위아토니 증상), 복부가 냉하거나 찬 음식으로 인한 위장 기능 장애가 발생하여 복부팽만(寒脹)한 경우에는 많이 사용하지 않으며, 오히려 사용하지 않는 것이 좋다.

⑨ 스트레스로 인한 소화기계의 기능 저하에 사용한다.

⑩ 후박과 진피를 병용하고 때로는 후박과 지실도 사용한다. 후박은 복부만(腹部滿)에 사용하는데 만(滿)의 의미는 내용물이 없으면서 배가 차오르는 증상을 의미한다. 이 헛배가 부른 것의 영어 표기는 Fullness 이다. 흔히 허창(虛脹)으로 표기되지만 엄밀히 말하면 허창은 허만이 정확한 표현이 되겠다. 한편, 소화기계에 어떤 내용물이나 병인으로 인해 배가 팽창된 것은 실창으로 영어로는 Destention이다. 이 팽창인 경우는 곡창이나 한창 등이 포함되는 것이다.

⑪ 경방 : 기의 순환을 원활하게 하고, 기를 내려 긴장 완화, 진해거담, 위장을 따뜻하게 하며, 복부가 팽만되고 통증이 있는 것을 치료하여 음식물을 소화시키고, 과잉 분비된 위액의 순환을 이롭게 한다.

⑫ 후박과 지실의 비교. 지실 항을 보라
　·공통점 : 유형의 음식 정체로 인한 복통과 무형의 습을 없애는 데 사용
　·차이점

ㄱ. 지실 : 가슴과 명치부가 갑갑하고, 막힌 것 같고, 더부룩하고 아프며, 명치부를 압진하면 널빤지처럼 딱딱한 증상이 있으며, 대변이 잘 안 나오는 증상에 사용한다. 통증은 해소하지 못한다.

ㄴ. 후박 : 복부의 팽만감에 상하로 긴장된 느낌이 있고 통증을 해소한다.

사용량

일반적으로 3-9g 건위에는 소량. 행기 지사에는 대량

배합응용

· 후박 + 지실 = 식체, 구토, 복통, 흉복부의 팽만, 번민감을 없애 정신안정

· 후박 + 지실, 치자 = 흉복부의 번민감을 없애고, 정신안정

· 후박 + 감초 = 신경 긴장, 기가 위로 치밀어 오르는 것(上衝), 강한 복부팽만감

· 후박 + 반하 = 위기능 실조로 구토, 해수, 신경 긴장으로 매핵기 현상

· 후박 + 행인 = 허증으로 마황을 사용할 수 없는 경우의 진해거담의 기본 배합이다.

· 후박 + 행인, 마황 = 강한 실증의 천식과 기의 치밀어 오르는 데, 해수에 사용

· 후박 + 인삼 = 소화기계를 따뜻하게 하고 기를 돌려 복부의 팽만감, 더부룩한 증상을 해소

· 후박 + 창출 = 위내정수, 습으로 오심구토, 설사, 식욕부진, 소화불량, 복부팽만감 (가스)

· 후박 + 목향 = 기체(氣滯) - 스트레스, 담과 습, 식체 등으로 소화기계의 순환 정체

· 후박 + 건강 = 한체(寒滯)

· 후박 + 대황 = 열결(熱結)

방제

가미연각환, 가미평위산, 견우환, 계지가후박행인탕, 곽향정기산, 당귀탕, 대승기탕, 마자인환, 반하후박탕, 별갑전환, 보기건중탕, 복령음합반하후박탕, 분소탕 불환금정시산, 소승기탕, 소자강기탕, 시박탕, 신비탕, 실비음, 오적산, 왕불류행산, 윤장탕, 위령탕, 정향시체탕, 지실해백계지탕, 촉매탕, 치자후박탕, 통도산, 평위산, 향사양위탕, 향사평위산, 후박마황탕, 후박대황탕, 후박삼물탕, 후박생강감초인삼탕, 후박칠물탕

2. 방향화습약

2-1. 방향화습약

◆ **약물명: 곽향 藿香 HuoXiang(라틴명 Agastachis Herba)**

기원

- 꿀풀과 Lamiaceae 배초향(곽향 = 사천성 곽향) *Agastache rugosa* Fisch. et Mey. O. Ktze.
- 중국의 광동에서는 광곽향 *Pogostemon cablin* Bentham을 사용한다.(라틴명 Pogostemoni Herba)

처방명

토곽향, 排香草, 廣藿香

성분

- 잎과 줄기 : Methylchavicol, patchouli alcohol, poqostol
- 정유 : Limonene, pmethoxy cinnamic aldehyde, α-pinene, β-pinene, 3-octanone, 3-octanol, pcymene, β-farnesene, β-cadinene, calamene dlimonene, Linalool, anisaldehyde, caryophyllene, α-ylangen, β-humulene 등
- Flavonoid : Agastachoside, acacetin, tilianin, linarin, agastachin, diterpenoid, Isoagastachoside.
- 광곽향 : Atchoulialcoho(52-57%)l, eugenol, pogostol, α-gurjunene, β-elemene, β-patchoulene, cinnamic, aldehyde, calamenene, benzaldehyde.

약리

1. 건위 작용(stomachic effect) : 곽향은 위액의 분비를 촉진시켜 소화 작용을 증강시킨다. 위점막 모세혈관을 확장하여 위장 기능을 향상시킨다.
2. 제토(制吐 antiemetic effect) : 곽향은 위장신경에 대해서 진정 작용이 있다.
3. 해열 작용(antipyretic effect) : 혈관을 이완, 확장시켜 해열 작용을 한다.
4. 항진균 작용 : 시험관 실험에서 피부진균류에 대해서 강력한 억제 효과가 있다. 특히 서습(暑濕, summer moisture) 곧, 장기간에 걸친 위장 장애를 수반하는 발열성 질환에 효과 있다.

약성가

藿香辛溫 止嘔吐 發散風寒 霍亂主

효능

- 성미 辛, 微温
- 귀경 脾, 胃, 肺

약능

和中止嘔 化濕辟濁

주치

여름철 습도가 많을 때 감기, 위장형 감기, 한사로 발열, 두통, 복부의 더부룩한 증상, 구토, 설사, 말라리아, 입 냄새에 사용한다. 주로 위장형 감기로 구토할 때 사용한다.

고전문헌

명의별록 : 감기로 인한 부종, 곽란, 속이 쓰리고 아픈 증상

주의사항

음허화왕, 위열에 의한 구토에는 사용하지 않는다.

임상적용

① 대체로 화습약은 습사(濕邪)가 중초(中焦)에 장애를 주는 것을 치료한다. 약능에서 화습화중(化濕化中), 해서(解暑), 해표(解表)의 기능을 현대적인 해석에 따르면 소화기계의 전신 증상을 가리킨다.

② 여름철의 서습에 사용한다. 위장 기능이 저하되는 여름철에 사용한다.서습이라 함은 발열성 질환으로 위장 증상을 동반하는 증상을 말한다. 곧, 장기간에 걸친 미열, 사지가 노곤하고, 입맛이 없고, 복부가 팽만하고, 가슴이 쓰리고, 오심, 구토, 죽상변, 소변이 적고 짙고, 설태후니 등이다.

③ 여름철 위장 증상을 동반하는 감기로, 두통, 복만, 구토, 설사 등에 반하와 자소엽을 첨가하여 진토하고, 후박으로 설사를 멈추게 하며, 백지로 해표한다.

④ 급성위염에 사용한다. 날 음식, 찬 음식, 불결한 음식을 섭취하여 상복부가 팽만하여 괴롭고, 발열, 피로, 구토, 입 냄새, 설태후니 맥연완 등에 사용한다.

⑤ 열사병, 일사병으로 발열, 구갈, 오심, 구토가 있을 경우 곽향에 연교, 반하를 첨
가한다.

⑥ 대변이 잘 나가지 않을 경우, 설사의 경우, 그리고 학질이 있는 경우에 사용한다. 그
작용은 초두구보다 강하다.

⑦ 곽향, 자소엽, 노근의 비교

　　공통점 : 모두 구토를 억제한다.

　　차이점

　　ㄱ. 곽향은 건위, 지구 작용이 우수하다. 이 작용이 다른 방향건위제와 차이점이다.
　　　　해표 작용이 있다. 곽향 잎은 발산이 강하며, 곽향 줄기는 제토가 강하다.

　　ㄴ. 자소엽은 발한해표 작용이 강하다. 유산 방지

　　ㄷ. 노근은 위열로 구토가 있으면 효과 있다. 위열의 증상은 입이 쓰고, 입이 마르
　　　　고, 입 냄새가 나고, 설 홍태황 맥활삭 등이다.

⑧ 곽향과 패란의 비교

　· 공통점 : 여름철의 서습을 제거하며, 소화불량에 효과 있다.

　· 차이점

　　ㄱ. 패란은 현재 멸종위기 식물로 사용할 수 없다. 패란은 습열이 있을 때 사용한
　　　　다. 여름철 서습을 없애는 발표력은 약하나, 위장에 정체된 음식물이나 위액을
　　　　제거하는 능력이 우수하다. 입안이 끈적거리고 달콤한 맛이 나고, 입맛이 없고,
　　　　입 냄새가 심하고, 침이 많고, 거품있는 침을 뱉을 때 사용한다.

　　ㄴ. 곽향은 해표하며, 구토를 억제하는 작용이 더 강하다.

⑨ 향유와 비교

　· 공통점 : 화습, 해표, 해서 작용이 있고, 여름철 감기에 사용한다.

　· 차이점

　　ㄱ. 곽향 : 습을 없애고, 구토를 멈추게 한다.

　　ㄴ. 향유 : 발한해표 작용이 강하고, 이뇨 작용도 있다.

사용량

일반적으로 6-15g

배합응용

· 곽향 + 향유 = 여름철 습사로 인해 소화기능의 장애로 속이 답답하고, 팽만하고, 구토,

혹 습열로 인한 위장의 팽만감과 오심, 구토

· 곽향 + 사인 = 소화 기능을 개선하여 구토를 치료. 여기에 향부자를 가하면 임신구토, 기체로 식욕 감퇴에 좋다.

· 곽향 + 소엽 = 감기, 임신, 소화기능 저하 등으로 오심, 구토, 기침

· 곽향 + 반하 + 생강 = 한습으로 복부팽만감, 구토

· 곽향 + 백출 = 비위허약으로 구토, 설사

방제

곽향연교음, 곽향정기산, 불환금정기산, 전씨북출산, 정향시체탕, 향사육군자전, 향사평위산

◆ **약물명: 패란 佩蘭 국화과 Compositea 패란 *eupatorium fortunei* Turcz. 의 전초(라틴명 Eupatori Herba)**

멸종위기 식물이므로 생략한다.

2-2. 화습이기약

◆ **약물명: 백두구 白豆蔲 BaiDouKou(라틴명 Amomi Cardamomi Fructus)**

기원

생강과 Zingiberaceae 백두구 *Amomum cardamomum* Linne, 또는 자바백두구(爪白荳) *Amomum compactum* Soland ex Maton의 열매

유사품

· 생강과 白豆蔲 *Amomum kravanh* Pierre ex Gagnep 생강과 소두구 *Elettaria cardamimum* Maton

· 껍질이 있는 열매를 백두구, 껍질을 제거한 열매는 백구인이라 한다.

처방명

骨多, 白豆久, 白蔲, 白豆蔲(일)

성분

D-borneol, d-camphor, humulene, geraniol, limonene, myrcene, mystenol, car vone, carryophyllene 등

약리

1. 위액 분비 촉진
2. 장관 흥분 작용 : 장관의 연동 운동을 촉진
3. 제토 : 이상 발효 억제, 위내 가스의 하강 작용
4. 토끼 실험에서 지속적인 담즙 분비 촉진 작용. Terpenyl acetate와 terpineol이 활성 성분이다.
5. 진통 작용
6. Ethanol에는 항히스타민, 항바륨 작용이 있다.

약성가

白蔻辛溫 調元氣 能祛瘴瞖 嘔翻胃

효능

· 성미 辛, 溫
· 귀경 肺, 脾, 胃

약능

下氣止嘔 溫中化濕

주치

기체, 음식 정체, 흉부의 답답함, 복부 팽만, 구토, 반위

고전문헌

· 개보본초 : 냉기가 몸에 쌓인 것, 구토, 반위, 소화를 촉진시킨다.
· 본초강목 : 딸꾹질, 학질, 한열, 주독

임상적용

① 추운 상태에서 오래 체류하여 상복부 팽만, 구토, 복통이 있는 경우에 사용한다.
② 폭음폭식 후의 급성위염으로 상복부가 팽만하여 괴롭고, 오심, 구토, 복통 등의 증상

이 있을 때 사용한다.

③ 장티푸스 등, 온열병 초기에 머리가 무겁고 가슴이 괴롭고, 전신권태, 소변량 감소, 죽상변, 태백니 증상이 있으면 사용한다.

④ 소화불량, 구토에 응용한다.

⑤ 위장계의 통과 장애로 인하여 발생된 병증, 곧 만성위장염, 위하수증, 위장 종창 등으로 위장의 음식 정체 등에 사용한다.

⑥ 허실을 불문하고 사용한다.

⑦ 백두구와 초두구의 비교

· 공통점 : 모두 신온하다. 비위에 적용된다. 한습으로 인하여 복부가 팽만되고 아프며, 오심구토가 있고, 대변이 시원치 않고, 입안이 끈적거릴 때, 소화기계를 따뜻하게 하여 정체된 위액을 없애고 구토를 멈추게 한다.

· 차이점

ㄱ. 백두구 : 위장을 따뜻하게 하여 비위허한으로 정체된 위액을 제거한다.

ㄴ. 초두구 : 백두구보다 약능이 강하다. 위장이 한습으로 인하여 복부가 차갑고, 팽만, 구토 등에 사용한다.

⑧ 백두구와 사인의 비교

· 공통점 : 소화 기능을 돕고, 소화액의 정체 제거

· 차이점

ㄱ. 백두구 : 상초, 중초에 작용한다. 폐의 작용을 돕는다.

ㄴ. 사인 : 중초, 하초에 작용한다. 소화를 돕고 설사를 멈추게 하며, 유산 방지 작용도 있다.

⑨ 육두구와 비교

· 공통점 : 소화기계를 따뜻하게 하고, 비위기체증에 사용한다.

· 차이점

ㄱ. 육두구 : 설사를 멈추게 한다. 발암성이 있다.

ㄴ. 백두구 : 습을 제거하는 작용이 우수하다.

사용량

후하한다. 일반적으로 탕액에는 3-6g, 산제에는 1.5g-3g. 산제가 더 효과 있다.

배합응용

- 백두구 + 사인 = 구토, 설사
- 백두구 + 진피(陳皮) = 복부에 가스가 차서 팽만한 데
- 백두구 + 후박 = 한습으로 인해 비위의 팽만

방제

목향순기음, 반하후박탕, 백두구탕, 삼인탕, 태창환, 향사양위탕

◆ 약물명: 사인 砂仁 ShaRen(라틴명 Amomi Fructus)

기원

- 생강과 Zingiberaceae 양춘사(陽春砂) *Amomum villosum* Lour. 열매
- 유사품 : 생강과 녹각사(綠殼砂) *Amomum villosum* Lour. var. *xanthioides* T.L.
  생강과 해남사(海南砂) *Amomum longiligulare* T.L.Wu.의 열매
- 일본산 : 생강과 *Amomum xanthioides* Wallich

처방명

축사 縮砂, 砂仁, 春砂仁, 陽春砂, 縮砂仁

성분

D-camphor, d-borneol, bornyl acetate, nerolidol

약리

1. 건위 작용 : 방향성은 위액 분비 억제, 소화관 내용물 배설 작용, 위궤양 치유, 위점막 혈류량 증가
2. 담즙 분비 촉진
3. 항알레르기 작용
4. 소량으로 소장 운동 항진, 대량으로 억제한다. 양춘사의 0.25-0.75% 탕액은 유리장관을 흥분시키고, 1-1.25% 탕액 곧, 정유의 포화수용액은 억제한다. 축사 0.25-0.75% 탕액도 흥분 작용을 나타낸다.
5. 알레르기 반응에서 lgE 항체 작용을 감소시킨다. 항히스타민, 항바륨 작용

6. 피부과민성 항체 생산 억제 작용

7. Camphor는 중추신경 흥분 작용 : 발한, 해열, 흥분, 진통 작용. Borneol은 용뇌(龍腦) 또는 빙편(氷片)

약성가

砂仁辛溫 養胃進食 善通經 胎安痛息

효능

· 성미 辛, 溫

· 귀경 脾, 胃, 腎

약능

化濕止嘔 行氣健胃 安胎 補藥滯性

주치

소화기능 저하로 음식 정체, 목이 막혀 구토, 냉증으로 설사, 유산 방지, 명치부에서 복부의 복직근 긴장으로 통증

고전문헌

· 개보본초 : 허약자가 냉증으로 소화기능 약화, 설사, 또 이질, 배가 살살 아픈 증상을 치료한다.

· 본초강목 : 폐를 보하고 소화기능 회복, 원기를 조절, 체기를 소통시킨다. 한랭한 음식을 섭취한 후 복부의 결림과 통증, 딸꾹질, 구토에 사용한다. 자궁출혈, 인후와 구강의 감염을 치료한다.

주의사항

(1) 음허로 열이 많으면 사용하지 않는다.

(2) 음허로 열이 있으면서 설사하면 사용하지 않는다.

(3) 더위 먹어 설사하는 자에게는 사용하지 않는다.

(4) 몸에 열이 많아 태아가 움직이면(血熱胎動) 사용하지 않는다.

임상적용

① 소화불량에 사용한다. 복부팽만, 울체, 신경성 소화불량, 식욕 감퇴

② 한습(寒濕 추위하고, 사지가 차갑고, 배가 부풀어 오르고, 수양성 설사를 하고 태백 맥지) 등의 한증이나, 한습을 나타내는 소화기 증상이 외감에 의한 것과 비양허 등 내상에 의한 설사에 사용한다.

③ 상복통이 있고, 추위하고, 사지가 냉하고, 설담백반대, 맥윤 등의 허한 증상에 사용한다.

④ 비위허한으로 의한 임신 구토, 절박유산 threatened abortion에 축사를 사용하여 화위, 건위, 제토, 유산 방지에 사용한다.

⑤ 일본산 이즈 축사는 약효가 없으므로 사용하지 않는 것이 좋다.

⑥ 축사가 없으면 익지로 대용한다. 익지의 성미는 축사와 같고, 건위작용도 있다. 축사, 목향을 육군자탕(진하익기탕 陳夏益気湯)에 배합해도 소화기능 저하에 효과 있다.

⑦ 분말을 구입하면, 백두구, 초두구, 사인의 구별이 불가능하다.

⑧ 사인, 백두구, 초두구, 초과의 사용법

ㄱ. 행기 작용이 강한 순서 : 사인이 가장 강하고, 백두구, 초두구, 초과 순이다.

ㄴ. 조습 작용(체액을 말리는 작용) : 초과가 가장 강하고, 초두구, 백두구, 사인 순이다.

사용량

일반적으로 3-6g 후하한다.

배합응용

· 사인 + 후박 = 기울체, 습의 울체로 복부 팽만, 통증

· 사인 + 소회향 = 위장관의 냉증

· 사인 + 고량강 = 위장의 냉증, 통증

· 사인 + 향부자 = 소화기능 향상

방제

계비산, 금령산, 분소음, 삼령백출산, 소감환, 실비음, 안중산, 유산방지음, 위령탕, 정향시체탕, 촉매탕, 향사양위탕, 향사육군자탕, 향사평위산, 향성파축환

◆ 약물명: 초과 草果 CaoGuo(라틴명 Amomi Tsao-ko Fructus)

기원

생강과 Zingiberaceae 草果 *Amomum tsaoko* Crevost et Lemarie의 성숙 씨앗

처방명

草果仁, 草果子

성분

Isotsaokoin, tsaokon, terpinene-4-ol

약리

1. 장관 흥분 작용 : 소화관에 분포된 혈관 운동을 강화시켜 소화관내의 혈류를 촉진한다.
2. 건위 작용 : 위액 분비와 위장 혈류량의 증가가 강하다.
3. 진통 작용
4. 해열 작용 : 말라리아 성 증상 치료 작용
5. 진해 거담 작용
6. Terpinene-4-ol에는 진해, 거담, 진정, 진경, 해열 작용이 있다.

약성가

草果味辛 消食脹, 截瘧逐痰 辟瘟瘴

효능

· 성미 辛, 溫
· 귀경 脾, 胃

약능

强燥濕散寒 治瘧疾 消予脹滿/溫中燥濕 截瘧

주치

한랭한 체액이 정체되어 소화기계 기증 저하(脾胃虛寒)를 다스림은 초두구와 동일하다.

고전문헌

본초구원(本草求原) : 수종, 대하를 치료하며 약능이 초두구와 같다.

주의사항

(1) 온조하므로 다량으로 사용해서는 아니 된다.

(2) 소화능의 허약으로 인한 한습이 없으면 사용금지

(3) 음허에는 사용금지

임상적용

① 소화가 안 되어 음식물이 복부에 정체되어 복부가 팽만된 것을 없애고(消滯除脹) 특히 육식으로 인한 소화불량에 효과가 있다.

② 속이 거북하고 가스가 차고 변이 잘 안 나오는 경우에도 사용한다. 비위허한 증상 인, 소화 흡수가 나빠 상복부가 답답하여 아프고 반위(아침에 먹은 것을 야간에 토 하고 밤에 먹은 것을 아침에 토하는 것)에 사용한다.

③ 구토, 이완성 설사에 사용

④ 학질(오한전율, 발열, 발한이 정기적으로 나타나는 것, 말라리아. 신우염 등에서 보 인다)에 사용한다. 약능에서는 경험적으로 '초과는 상산의 길동무이다'고 하듯이 초 과의 방향 건위 작용으로 상산의 부작용인 최토를 억제한다.

⑤ 초과는 장에 문제가 있어서 속이 메스껍고 설사할 때 사용한다. 반하는 위산이 많이 나와 속이 메스꺼운 경우에 사용한다. 오매는 회충, 대장균, 기생충에 의해서 속이 메스꺼운 경우에 사용한다.

⑥ 초과와 초두구의 비교

· 공통점 : 초과와 초두구는 같은 생강과, 같은 속이며 그 작용과 약능도 유사하다. 이 양자를 잘 구별하지 않고 사용하는 경향이 있다.

· 차이점

ㄱ. 초두구는 건위 작용이 우수하다. 곧, 한습이 위장에 정체되고, 배가 부풀어 오 르며 아프거나, 소화가 안 되고 속이 더부룩하며 가득 찬 느낌일 경우에 사용 한다. 또 구역질이 나고, 식욕이 없으면서 설사와 복통이 있는 데 사용한다.

ㄴ. 초과는 초두구의 건위 작용에 덧보태어 학질에 약능이 있다.

사용량

일반적으로 1.5-6g, 식욕 증진에는 2-4g 정도

배합응용

- 초과 + 가자, 목향 = 위장을 따뜻하게 하여 구토를 멈추게 하고 허한으로 인한 설사, 장염, 치질을 치료한다.
- 초과 + 대복피, 후박 = 비위허한
- 초과 + 반하, 진피(陳皮) = 가슴과 늑골궁에 있는 담을 제거
- 초과 + 사인 = 소화 기능을 개선한다.

방제

과부탕, 달원음, 청비음, 초과음, 향상양위탕, 향사육군탕

◆ 약물명: 초두구 草豆蔻 CaoDouKou(라틴명 Alpiniae katsumadaii)

기원

생강과 Zingiberaceae 초두구 *Alpinia katsumadai* Hayata의 성숙한 과실을 채취하여 과피를 제거하여 말린 씨앗

유사품

생강과 초두구 *Elettaria cardamomum* Maton 초두구 *Elettaria cardamomum* Maton var. *minuscula* Bur

처방명

豆蔻, 豆蔻子, 漏蔻, 草蔻, 草蔻仁

성분

- Flavonoid : Cardamonin, helichrysetin, aplinetin
- Diarylheptanoid : Katsumadin A, B
- Stilbene : Pinosylvin

약리

1. 건위 작용 : 위액 분비와 위장 혈류량의 증가 저농도에서 장관의 흥분, 고농도에서는 억제 작용을 한다.
2. 진토 작용 : Katsmadain A, B는 구토를 억제
3. 알코올 중독 해독 작용
4. 중추신경 흥분 작용
5. 항히스타민 억제 작용
6. 그 외, 항산화 작용, 항암 작용

약성가

草蔻辛溫 食無味 嘔吐作痛 寒犯胃

효능

· 성미 辛, 溫
· 귀경 脾, 胃

약능

健脾燥濕 溫中止嘔

주치

소화기계를 따뜻하게 하여 소화 기능을 개선한다. 복부가 차갑고, 식욕부진, 오심구토, 설사

고전문헌

· 명의별록 : 위장을 따뜻하게 하고 복통, 구토, 구취를 치료한다.
· 개보본초 : 기를 아래로 내리고 구토, 설사를 멎게 한다.
· 본초강목 : 풍토병과 학질을 치료한다. 더위를 먹어 구토하고 설사하는 증상을 치료한다. 딸꾹질과 위장 질환을 치료하고 속이 더부룩하고 신물이 올라오는 증상을 치료한다. 적취와 담음을 제거한다. 부인의 입덧과 대하를 치료한다. 한습사기(寒濕邪氣)에 의한 각종 증상을 치료한다. 기가 울체된 것을 풀어주고 물고기의 독성을 제거한다.

주의사항

(1) 혈허, 음허에는 신중해야 한다.

(2) 진액 부족에도 신중해야 한다.

(3) 한습으로 비증이 없으면 신중해야 한다.

임상적용

① 위장의 연동 운동 조절, 소화흡수 촉진 작용, 제토 작용

② 위장의 한냉 증상으로 복통, 구토, 타액 분비 과다, 식욕 감퇴, 설담백맥지(급성 위염, 소화성 궤양에 해당)에 사용한다.

③ 허한에 의한 만성 설사(만성세균성 설사, 만성 결장염 등)에 사용한다.

④ 백두구와 약능이 유사한다. 백두구와 비교는 그 항을 보라.

사용량

일반적으로 3-6g, 환제나 산제로 하는 것이 좋다

배합응용

초두구 + 고량강, 당귀, 목향, 백두구, 백출, 육계, 정향, 陳皮 = 비위한습으로 복통설사

방제

달원음, 인진부자건강탕, 초과산, 초두구탕, 후박온중탕

제 7 장 화담지해약
Herbs that Transform Phlem and Stop Coughing

　이수삼습약에서 살펴본 것처럼 화담지해약은 담을 제거하며, 기침과 천식을 개선하는 본초이다. 한의학에서 담은 무형의 담과 유형의 담으로 나뉜다. 유형의 담은 병리적 원인으로 기도, 소화관, 피부, 근육 등에 정체된 끈적거리는 액체를 말하며 무형의 담은 뇌혈관 장애, 정신신경과적 장애의 병인이 되는 것이다. 화담약은 유형의 담을 말하는 것으로 폐에서 객출되는 가래를 말하는데, 폐는 담을 저장하는 기관이라 하듯이 화담약은 주로 폐의 비정상적 기능인 기침과 가래 등 호흡기계 증상에 적용되는 본초이다. 이런 연유로 화담약을 화담지해평천약이라고도 한다.

　유형의 담은 폐에 정체된 담, 폐에서 객출되는 가래, 담의 정체로 인한 장부 기능의 약화 또는 기능 상실, 경락에 담이 정체된 증상, 담이 굳어버린 상태(담결 痰結) 등으로 다음과 같은 증상이 나타난다. 첫째, 폐의 선산숙강 기능이 실조된 담증은 해수, 호흡곤란, 협통, 흉부가 막힌 듯한 증상, 흉통 등의 증상이 있다. 현대 의학에서는 급, 만성 기관지염, 폐기종, 기관지확장증, 폐렴, 백일해 폐결핵 등에서 나타나는 증상이다. 치료법은 담을 묽게 하여 기도에 정체된 비정상적인 분비물을 제거하고, 염증성 자극을 억제하여 기침을 억제하는 거담지해법이다. 거담지해약으로는 관동화, 자완, 패모, 행인 등이 있다. 둘째, 위장에 담이 정체된 경우는 소화기계의 기능이 저하(비의 운하 기능 실조)된 것이다. 이러한 경우에는 메스꺼움, 구토, 식욕부진, 상복부 불쾌감, 기침, 가래 등이 나타난다. 이와 같은 증상은 위장형 감기, 위장신경증, 급성 소화불량, 만성위염 등에서 나타나는 증상으로 치료법은 담을 묽게 만들어 제거하고 위장의 기능을 회복시키는 화위화담법(和胃化痰)이다. 반하, 비파엽, 선복화 등이 구토를 억제하고 소화 기능을 회복시키는 본초이다. 셋째, 담이 심장이나 심포에 울체된 경우이다(몽폐심규 蒙蔽心竅). 이 경우에는 담이 심 기능을 억제하여 의식장애, 아관긴폐, 전광, 번조, 착란, 침 흘림이 많은 증상이 나타난다. 이 경우는 담을 제거하여 거풍해야 하므로 백부자, 천남성 등으로 담을 제거하여 진정시키는 치료법이 선택된다. 넷째, 피부와 근육에 담이 정체된 경우이다. 담이 열과 서로 얽혀 담화(痰火)가 되어 발병되었다고 간주되는 갑상선염, 경부임파선염 등이 해당된다. 이러한 증상에는 딱딱하게 뭉친 담을 부드럽게 하여 그 담을 제거(연견소담 軟堅消痰)하는데 주로 염분성이 많은 곤포, 해조, 절패모로 소염하거나 요오드를 보충하는 치법이 사용된다. 마지막으로, 경락에 담이 정체되어 마비, 가려움, 저린감, 노곤하고 무거움 느낌, 권태 탈력감 등이 나타나는 경우이다.

담은 증상에 따라 풍담, 한담, 열담, 습담, 조담으로 나뉜다. 풍담은 기침, 가래, 인후 소양감, 오한, 발열 등의 증상이 나타난다. 감기로 인한 증상으로 오한이 심하고 맥부활이다. 오한이 적고 열이 많아 맥부삭인 경우는 풍열감기로 인한 증상이다. 이 풍담은 간장에 담이 정체되었다고 보는 내풍의 풍담과는 다르다. 간풍담은 간신음허가 발전되어 간양상항이 되고 그 결과 간양화풍이 된 증상으로 이 경우는 식풍약에서 다루어진다. 둘째, 한담은 풍한 감기로 체액대사가 원활하지 못해 담이 정체되거나 비신양허로 담이 정체된 경우이다. 손발이 차고, 백색의 묽은 가래가 있고, 침지한 증상이 나타난다. 셋째, 열담은 풍열감기나 온열병으로 인해 체액이 농축되어 정체된 경우이며 넷째, 조담은 열증으로 음허열 또는 삼초에 열이 정체되어 담이 농축되거나, 가을에 기온이 건조한 경우에 감기에 걸려 체액이 농축, 정체된 경우이다. 열담과 조담의 증상은 누렇고 끈적이는 담을 뱉고, 인후가 건조하여 아프고, 발열, 땀이 나고, 변비가 생기는 것이나, 열담은 열이 심해 안절부절못하는 증상에 설홍맥활삭이 나타난다. 한편, 조담은 설건조맥세활삭이 다른 증상이다. 열담은 감기, 상기도염, 급성 편도선염, 급성 인후염, 폐렴, 성홍열, 폐결핵 등 만성소모성 질환으로 체액이 고갈된 경우이다. 이에는 괄루근, 패모, 행인, 비파엽, 자완, 백부 등이 사용된다. 남은 것으로, 습담은 풍한습으로 호흡기계와 소화기계의 소화기능 상실과 연동 운동 저하로 체액이 정체되어 담이 생긴 경우이다. 증상으로는 기침, 가슴이 답답하고, 식욕이 감퇴되고, 메스꺼움, 구토, 다량의 묽은 담을 뱉으며, 몸이 묵직하고 노곤하며, 태후니맥유활/현활 증상이 나타난다.

화담약은 약능에 따라 다음과 같이 나뉜다.

청열화담약	청열담	열담	한	천축황
			미한	죽여
	윤폐화담	조담	한	괄루근, 절패모
			미한	천패모
온화한담약	윤폐화담	조담	온	반하, 천남성
			미온	천남성
지해평천약	지해		한	비파엽, 마두령, 상백피
			평	길경
			미온	선복화, 전호
			온	백부자, 소자, 자완(윤조), 행인
	평천		평	백과
			대한	정력자(이뇨)

한편, 거담약을 한담, 열담의 약능으로 나누면 다음과 같아진다.

온화한담약	열			담남성
	조습화담	지해		선복화
		인후		길경
		담다객출난 후중담명		백전
		천식		백전
		만성해수		백개자
	지구			반하, 선복화
	풍담 경련			천남성
	식풍			담남성
	지경			백부자, 천남성
	옹종			조각자
청화열담약	유옹			과루
	객담난출			과루피
	만성 해수			천패모
	급성해수			절패모
	천식			전호
	지구			죽여
	산견, 이수			해조

이 분류를 약능에 따라 재분류하면 다음 표와 같다.

		열담	한담	습담	조담	완담	제토거담	윤조화담	연견거담	이수거담	진경	완화	개규	배농	천식 기체천식	천식 폐기개방	천식 진해천식	한열병용
거담약	곤포*					+			+									
	관동화*																+	+
	과루근	+			+			+										
	길경													+				+
	마두령																	
	몽석*	+				+			+		+							
	반하		+	+			+											
	백과																	
	백부				+												+	+
	백부자*		+	+							+							
	백전																	+
	비파엽				+		+								+		+	
	상백피									+					+		+	
	선복화						+								+			
	소자											+			+		+	
	와릉자*								+									
	자완				+												+	+
	전호																	
	절패모	+						+									+	
	정력자									+						+	+	
	제남성										+							
	조각자*		+	+														
	조협		+	+								+	+					
	죽력*	+					+				+							
	죽여	+					+											
	천남성	+	+	+														
	천패모	+						+									+	
	천축황	+				+					+							
	천화분	+						+										
	패모	+			+			+	+									
	해조*					+			+									
	행인				+							+				+	+	+

화담약을 사용할 경우 주의해야 할 사항은 다음과 같다. 첫째, 화담약은 체액을 소모시키는 작용이 강하므로 폐음허증, 폐열로 객혈이 있으면 사용을 금지한다. 둘째, 마진 초기의 기침에도 사용해서는 아니 된다. 셋째, 청열화담약은 소화 기능이 약화되었거나, 한담, 습담에는 사용하지 않는다. 넷째, 온화한담약은 열이 있거나 열담 증상이 있거나, 음허로 인한 마른 기침을 하고 토혈하면 사용해서는 아니 된다. 마지막으로, 반하, 천남성, 백부자에는 독성이 있으므로 주의해야 하며, 오두와 반하, 패모, 괄루는 병용하지 않는다.

1. 청열화담약

1-1. 청열담약

◆ 약물명: 죽여 竹茹 ZhuRu(라틴명 Bambusae Caulis In Taeniam)

기원

· 벼과 Gramineae 솜대(淡竹) *Phyllostachys nigra Munro* var. *henosis* Stapf 또는 왕
  대 *Phllostachys bambusoides* Sieb. et Zucc. 겉껍질을 제거한 중간층
· 중국산 : 벼과 솜대, 왕대, 화미죽(花眉竹) *Bambusa tuldoides* Munro

           죽변(竹變) *Sinocalamus beecheyanus* Munro McClure var. *pubescens*
           PF Li
· 일본산 : 벼과 솜대, 왕대, 이외에 화미죽(花眉竹) *Bambusa tuldoides* Munro

처방명

죽상청피, 담죽의 속껍질, 靑竹茹, 姜竹茹, 淡竹茹

성분

Pentosan, lignin, cellulose, 당, 아미노산, 유기산2, 5-dimethoxy-p-benzoquinone

약리

1. 항균 작용 : 대장균을 강하게 억제한다.
2. 항염증 작용
3. 중추신경 억제 작용

4. 진해 작용

5. 항알레르기 작용 : 2, 5-dimethoxy-p-benzoquinone은 c-AMP phosphodiesterase 를 억제하여 항염 작용. 알레르기 반응에서 lgE 항체 작용을 감소시킨다.

약성가

· 竹茹止嘔 除熱痰 胃熱欬噦 不寐堪

· 《방약합편 586》은 한담으로 되어있으나 약능은 성미에 기초하면 열담이다. 따라서 약성가는 열담으로 수정하였다.

효능

· 성미 甘, 凉

· 귀경 肺, 膽, 胃

약능

清化痰熱 清熱止嘔 凉血止血

주치

청열, 혈열, 가래, 구토

고전문헌

· 명의별록 : 구역질, 따뜻한 사기(온사 溫邪)로 인한 한열왕래, 토혈, 붕루, 근육이 뭉치 는 증상을 치료한다.

· 본초강목 : 몸이 피곤하여 감기가 재발한 증상, 소아의 열증으로 인한 경련, 임신 상태 가 불안정한 것을 치료한다.

주의사항

(1) 위장이 냉하고 구토하면 사용하지 않는다.

(2) 한증 감기로 인해 구토하면 신중해야 한다.

임상적용

① 위열로 인한 구토에 사용한다. 급성위염, 소화성 궤양, 임신구토, 열병이 진행되는 과정에서 볼 수 있는 구취, 냉수를 마시고 싶어 하며, 신물이 올라오고, 구토, 태황 니 등의 증상이 있으면 사용한다.

② 위기허로 인한 딸꾹질인 경우, 열이 있으면 사용한다.

③ 열담에 의한 소화 불량, 우울상태, 번민, 불면, 잘 놀라고, 동계, 태황니 증상에는 죽여가 열을 내리고 담을 삭인다.

④ 호흡기 질환에서 기관지염, 천식 등 폐열로 인한 해수, 가래, 흉복부 팽만감, 불면, 불안, 동계 등에 사용한다.

⑤ 죽여를 생강즙으로 법제하면, 구토를 멈추게 하고 담을 없애는 작용이 강해진다.

⑥ 경방 : 위장의 염증, 음식물 구토에 사용

⑦ 죽여와 담죽엽의 비교

· 공통점 : 모두 청열 작용이 있다.

· 차이점

ㄱ. 죽여는 위열을 끈다.

ㄴ. 담죽엽은 심화를 꺼서 번열을 없앤다.

⑧ 죽여와 반하의 비교

· 공통점 : 모두 구토를 없앤다.

· 차이점

ㄱ. 반하는 습담에 의한 구토에 효과가 있다.

ㄴ. 죽여는 열담의 구토에 효과가 있다.

	청열	위열	심화(번열)	습담	열담	구토
죽 여	+	+	−	−	+	+
담죽엽	+	−	+	−	−	−
반 하	−	−	−	+	−	+

사용량

일반적으로 3-10g

배합응용

· 죽여 + 생강 = 위장의 염증, 구토에 사용

· 죽여 + 진피 = 위장의 염증, 소화기능 개선, 구토, 구역질

· 죽여 + 반하 = 구토, 가래 제거

· 죽여 + 길경 = 흉부의 염증

· 죽여 + 감초 = 소화 기능을 조절하고, 구토를 멈춘다.

방제

가미온담탕, 갈근죽여탕, 고과죽탕, 귤피죽여탕, 온담탕, 죽여탕, 죽여온담탕, 죽피대환, 청폐탕

◆ **약물명: 천축황 天竺黃 TianZhuHuang(라틴명 Bambusae Concretio Silicea)**

기원

· 벼과 Gramineae 왕대 *Phyllostachys bambusoides* Sieb. et Zucc. 의 마디에 분비된 수액의 덩어리
· 일본산 : 벼과 큰마디 대나무 大節竹 *Indosasa crassiflora* McClure
　　　　　　솜대 *Phyllostachys nigra* Munro var. *henonis* Stapf.
· 중국산 : 벼과 청피(青皮) *Bambusa textilis* McClure
　　　　　　사로죽(思勞竹) *Schizostachyum chinense* Rendle

처방명

竺黃, 天竹黃, 竹黃

성분

규산, 칼륨, 칼슘, SiO_2(90%), billineurine, betaine, nuclease, urease

약리

1. 진통 작용
2. 거담 작용
3. 진정 진경 작용

약성가

天竺黃甘 急慢風 鎭心解熱 颭邪功

효능

· 성미 甘, 涼
· 귀경 心, 肝

약능

定驚安神 淸熱豁痰

주치

소아의 경기, 열이 심하여 헛소리하는 증상, 전간, 담으로 인한 중풍으로 말을 못함, 중풍으로 인한 굴신불리

고전문헌

개보본초 : 소아의 경련성 질환을 치료하고 모든 풍열을 제거하며 마음을 안정시키고 눈을 밝게 한다. 창칼에 다친 상처를 치료하고 지혈시키며 오장을 자양한다.

주의사항

(1) 한담인 경우에는 신중해야 한다.

(2) 소화기능이 약하면 신중해야 한다.

임상적용

① 소아의 열증 경련(심하면 각궁반장)이나 의식장애로 인하여 해수 호흡 촉박, 점조한 담 등이 있으면 천축황으로 청열거담, 진정, 진경시킨다. 설홍황니의 열담증에 사용한다.

② 죽력, 죽여에 비하여 약능이 완만하다. 소아의 열을 내려 정신안정을 도모한다.

③ 성인이 발열성 질환으로 인해 의식 장애를 동반한 경우 청열약에 첨가하여 청열 효과를 높인다.

④ 뇌졸중(중풍담궐)이나 고열로 인한 중추신경 장애에 의해 의식장해, 호흡촉박, 목에서 가래소리가 그르렁거리는 소리나 나며, 두 손을 꽉 쥐고 기지개를 켠 것과 같은 상태(각궁반장, 후궁반장), 담이 잘 아니 나오는 증상에 천축황으로 거담시킨다.

사용량

일반적으로 3−10g, 분말은 0.3−1g/1회

배합응용

· 천축황 + 창포, 울금, 담남성, 전갈 = 열증 중풍, 의식 장애, 경련

· 천축황 + 조구등, 백강잠, 담남성, 치자 = 소아의 열증 경련, 밤에 울 때, 고열과 담으로 인한 의식장애, 경련

방제

대청고, 소담치풍방, 이경환, 천축황단, 천축황산, 축황탕, 포룡환

1-2. 윤폐화담약

◆ 약물명: 괄루근 括蔞根 GualLouGen(라틴명 Trichosanthis Radix)

청열약의 청열생진약을 보라.

◆ 약물명: 괄루자 栝蔞子 GuaLouZi(라틴명 Trichosanthis Semen)

기원

- 박과 Cucurbitaceae 하늘타리(쥐참외) Trichosanthes kirilowii Maxim. 노랑하늘타리 Trichosanthes kirilowii Max. var. japonica Kitamura 의 씨앗. 중국에서는 괄루인(栝蔞仁), 일본에서는 괄루실(括蔞實)로 통칭된다. 이는 열매에 대한 의미로 자(子), 인(仁), 실(實)의 차이이다.
- 중국산 : 박과 Cucurbitaceae *Trichosanthes multiloba Miq.*
- 일본산 : 박과 노랑하늘타리 *Trichosanthes kirilowii Max.* var. *japonicum* Kitamura
  박과 큰검은 하늘타리 *Trichosanthes bracteata Voigt*

처방명

하늘수박 씨앗, 하늘타리, 하눌타리, 瓜蔞仁, 括蔞子

성분

- 지방유(26%), 지방유는 포화지방산(30%)과 불포화지방산(66.5%)로 성립, Trichosantic acid가 주성분이다.
- Sterol : Campesterol, stigmasterol, sitosterol, stigmastenol, karounidiol

약리

1. 거담 작용 : 아미노산이 거담 작용을 한다.
2. 항염증 작용 : 혈관투과 억제 작용, 다리 부종 억제 작용, 귀부종 억제 작용을 한다.
3. 항암 작용 : Trichosantin에 의한다. 오이나 참외의 쓴맛을 내는 성분으로 스테로이드

배당체의 일종인 쿠커비타신 cucurbitacin류인 tricuspidatin과 2-O-glucocucurbitacin J가 암세포 증식을 억제한다(Mai le, P. et al. 2002). 박과(참외과)에 공통적으로 함유된 특히 하늘타리(괄루자 *T. kirilowii* Max.)에 포함된 multiflorane-type triterpenoids의 karounidiol은 발암 억제, 암세포 증식을 억제한다(Akihisa, T. et al. 2001).

4. 이뇨를 촉진한다. 땀샘 분비 항진으로 인한 과도한 피부의 땀 배설을 이뇨로 유도한다.

5. 관상동맥 확장 작용, 심근 허혈의 보호 작용,

6. 항혈소판 응집 작용

7. 항균 작용 : 기관지염, 늑막염, 폐렴

8. 위액 분비를 촉진한다. 식욕을 증진시킨다.

9. Bryonolic acid는 항알레르기 작용이 있다.

10. 사하 작용

약성가

栝蔞子寒 嗽痰劽 傷寒結胸 解煩渴

효능

· 성미 苦, 寒

· 귀경 肺, 胃, 大腸

약능

淸化痰熱 寬胸 滑腸 回復促進瘡瘍

주치

열증의 가래와 기침, 건조성 변비, 화농성 질환, 유즙 분비 부족

고전문헌

· 명의별록 : 가슴답답

· 본초강목 : 폐를 윤조하고 열을 내린다. 해수, 담을 없앤다.

· 약징 : 가슴답답, 겸하여 담음

주의사항

성미가 찬 약이며, 냄새도 고약하므로 복용할 경우, 비위가 약하면 구토, 죽상변을 유발한다.

금기

반: 오두

임상적용

① 심장, 호흡기계에 사용한다. 가슴속에서 명치 아래까지 답답하고, 아프며(민통 悶痛), 대변이 잘 나오지 않는 증상을 다스린다. 이러한 증상은 흉부와 상복부가 답답하고 아프며, 그 통증이 등으로 뻗치는 느낌이 있다. 끈끈한 가래를 내뱉는다. 대변을 며칠에 한 번 보는 증상도 있다.

② 건조성 호흡기 질환으로 해수, 담에 사용한다. 흉부에 있는 열담 중에 특히 흉통을 수반하는 해수 다담, 가래가 기관지에 달라붙어 잘 뱉어지지 않는 증상(燥痰)에 사용한다. 이러한 증상은 열중 급성기관지염, 늑간염, 폐렴 등에 나타난다. 괄루자의 산포닌과 지방유가 거담 작용을 한다. 괄루자는 패모, 행인, 반하, 동과자와 함께 윤조화담 작용에 활용된다.

③ 기체어혈로 발생한 흉비(관상동맥부전증에 의한 협심통)에 이기 관흉의 효과가 있다.

④ 건조성 변비에 사용한다. 특히 열담이 있고 구건 번갈이 있는 변비에 적합하다. 지방유가 많아 장관에 점액 분비가 부실한 변비(腸燥便秘)에 윤장 작용으로 통변시킨다.

⑤ 화농증에 사용한다. 폐농양, 폐괴저, 급성유선염, 급성충수염 등 염증이 심할 때 소염약의 보조약으로 과루인을 사용한다.

⑥ 경방: 흉부의 담음, 결흉, 천식, 해수, 다담, 흉심통, 흉비에 사용

⑦ 괄루자와 지실의 비교
· 공통점: 흉복부가 갑갑하고 통증이 있고 변비가 있는 증상에 사용한다.
· 차이점
ㄱ. 괄루자: 지실보다 가슴의 답답한 느낌이 더 심하다. 끈적거리는 가래를 뱉어낸다.
ㄴ. 지실: 가슴답답증보다는 복통이 더 심하다. 복부가 더부룩한 증상이 있다.

⑧ 백개자와 비교

- 공통점 : 가래를 없애며, 담이 가슴이나 폐를 막아 흉통이 있는 데 사용한다.
- 차이점
  ㄱ. 괄루자 : 약성이 한성이므로 열담으로 인한 기침, 호흡곤란으로 인하여 가슴이 팽만하고, 통증이 있을 경우 사용한다.
  ㄴ. 백개자 : 약성이 온성이므로 한담으로 기침, 호흡곤란, 열담으로 인한 가슴답답에 사용한다.

사용량

6-18g

배합응용

- 괄루자 + 해백 = 흉부의 비정상적인 체액을 제거, 흉비 치료의 기본 배합
- 괄루자 + 패모 = 열증의 담이 폐에 뭉쳐서 나는 기침
- 괄루자 + 지실 = 기가 막히고 진액 부족으로 인한 변비, 흉격부에 기가 막혀 통증
- 괄루자 + 반하 = 강력한 거담 작용, 흉부에 열과 담이 맺힌 것을 치료

방제

괄루지실탕, 괄루해백반하탕, 괄루해백백주탕, 소함흉탕, 시함탕, 시호함흉탕

◆ 약물명: 패모 貝母 BeiMu(라틴명 절패모 Fritillariae Thunbergii Bulbus)

기원

- 백합과에 속하는 여러해살이 풀인 패모 속 식물의 비늘줄기. 기원이 다른 본초가 많다. 또한 그 약효도 동일하지 않으므로 유의한다.
- 천패모 : 백합과 Liliaceae 권엽패모(중국명 川貝母) *Fritillaria cirrhosa* D. Don 또는 암자패모 *Fritillaria unibracteata* Hisao를 흔히 川貝, 松貝, 青貝, 西貝라 한다. 또 백합과 사사패모 Fritillaria delavayi와 감숙패모 *Fritillaria prezewalskii*를 천패모라고도 하나 이 양자는 위품이다.
- 절패모 : 백합과 Liliaceae 점패모(중국명 浙貝母) *Fritillaria thunbergii* Miq.에서 유래

된 식물을 淅貝, 大貝, 象貝라 말한다. 일본 상품은 대개 점패모이며 점패모 이외의 것
은 약용으로 사용하지 않는다.

패모의 각 종류는 다음과 같다.
· 유사품
　백합과 점패모(중국패모, 절패모) *Fritillaria verticillata Willd. var. thunbergii* Bak
· 위품
　백합과 패모 *Fritillaria spp.*
　백합과 조선패모(중국명 平貝母) *Fritillaria ussuriensis Maxim*
　백합과 湖北貝母 *Fritillaria hupehensis*
　백합과 사사패모 *Fritillaria delavayi* Franch
　백합과 감숙패모 *Fritillaria prezewalskii* Maxim
　백합과 암자패모 *Fritillaria unibracteata* Hisao
　백합과 신강패모 *Fritillaria walujewii*
　백합과 이패모　*Fritillaria pallidiflora*

처방명
· 貝母, 川貝母, 京川貝, 京川貝, 平貝母
· 川貝母의 이명 : 川貝, 松貝, 靑貝, 西貝, 甘肅貝母, 稜砂貝母.
· 淅貝母의 이명 : 淅貝, 象貝, 象貝母, 大貝, 大貝母

성분
· Alkaloid : Isosteroidal alkaloid, verticine, verticinone, verticlline, fritilline, fritillarine, isoverticine, apoverticine, eveideine, ebeiedinone
· 배당체 : Peiminoside, peimisine, peimiphine 등 패모는 5월에 채취하는 것이 가장 좋다.

약리
1. 패모에 함유된 알칼로이드를 과량 투여하면 호흡중추 마비를 초래한다. Peimine는 산동 작용, 진전 그리고 혈압과 심박수를 감소시킨다. 독성이 강한 물질은 peiminine 이다.

2. 중추신경계 작용 : Fritillarin은 중추신경을 마비하고 자발 운동 장애를 일으키며 심박수를 낮추고 심근 수축을 불완전하게 하여 혈압을 낮춘다. 강혈압 작용은 경동맥 폐쇄와 경부 미주신경을 차단해도 영향을 받지 않았다.

3. 기관지에 작용 : 호흡 운동 중추 마비 작용이 있고 구토 촉진 작용이 있다. 알칼로이드 성분은 호흡중추 마비 작용이 있다. 주요 활성 성분은 peimisine, peimiphine 등이다.

4. 진해 거담 작용(鎭咳作用)이 강하여 호흡 촉박을 완화시키는 효과가 있다. Peimine과 peinminine에는 중추성 진해 작용이 있고 또 거담 작용도 있다.

5. Peimine은 기관지 평활근 이완 작용이 강하다.
   peimine은 호흡 억제 작용도 있다.

6. 강혈압 작용 : Peimine과 Peiminoside는 혈압을 낮춘다. 평패모 *Fritillaria ussuriensis* 추출액은 혈압강하 작용을 하는데 그 기전은 ACE(angiotensin converting enzyme)를 억제하는 것이다.

7. 항암 작용 : 종양을 억제하는 작용이 있다.

8. Peiminine은 침샘 분비 억제 작용, 자궁근 흥분 작용, 장관 수축 작용

9. 구토 촉진 작용이 있다.

10. 혈당 강하 작용 : 경구 투여하면 초기에는 혈당 상승하고 그 뒤 내려간다.

약성가
貝母微寒痰嗽宣 開鬱除煩 肺癰痿

효능
· 성미 川貝母 : 苦,甘/微寒
　　　　浙貝母 : 苦/寒
· 귀경 心, 肺

약능
化痰止咳 淸熱散結

주치
풍열로 인한 기침, 폐의 화농성 질환으로 인해 인후가 막힘, 경부임파선염

고전문헌

- 신농본초경 : 감기가 들어 번열이 나고 소변이 잘 아니 나오는 증상을 치료하고, 극심한 하복통을 동반한 복부의 덩어리를 치료하며, 인후부가 부어 젖을 삼키기 힘든 증상을 치료한다. 또, 금속에 베어 경련이 일어나는 것을 치료한다.
- 명의별록 : 복부에 덩어리가 맺히고 명치부의 더부룩 증상을 치료하며, 아주 추운 오한과 눈앞 캄캄, 뒷목의 뻣뻣함을 치료한다. 또 기침이 심하여 혈압이 오르고 가슴답답, 갈증, 땀이 많이 나는 증상을 치료한다.

주의사항

(1) 비위가 약하고 차거나 습담이 있는 사람은 금한다.

(2) 한담, 습담에는 사용하지 않는다.

(3) 경우에 따라 구토나 심박수가 낮아져 서맥이 나타나고 혈압저하, 호흡마비, 중추신경 마비를 초래하므로 신중해야 한다.

(4) 다량으로 사용하면 구토한다.

금기

- 惡 : 도화
- 반 : 오두
- 외 : 秦芁

임상적용

① 진해, 거담, 배농, 최유 효과가 있어 감기, 폐질환(기관지염, 폐탄저, 폐렴), 경부임파선염 등에 사용한다.

② 폐허로 인한 만성해수, 담이 적고, 목이 마를 때 사용한다.

③ 기운이 허하여 기침과 가래가 나오는 증상(虛勞咳嗽), 가래를 뱉으며, 객혈하는 증상, 가슴답답(心胸鬱結) 등에 사용한다.

④ 외감풍열로 인하여 기침하고, 담열로 인한 기침에 사용한다. 이 경우, 담은 황색이고 점조하다.

⑤ 천패모, 절패모 모두 약능이 폐의 열을 내리고 가래를 없애 기침을 멈추게(淸肺化痰止咳)하므로 지모와 병용하여 담열로 인한 해수에 사용한다(二母散).

⑥ 천패모는 모양이 소형이며 성미가 달고 차므로 윤폐화담지해 작용을 한다. 만성해수

에 사용한다. 기력이 없어 기침이 나는 음허증에 사용하고 폐조해수에 사용한다. 천패모는 담을 없애면서 담의 분비도 억제하므로 담이 많을 때 사용해도 무방하다. 윤폐 약능도 있어 양음윤폐할 경우에는 왕왕 사삼, 맥문동, 천문동과 병용하여 폐허로 인한 만성기침, 담이 적고, 인후가 건조할 때 사용한다.

⑦ 절패모는 모양이 크다. 급성 해수에 사용한다. 절패모의 성미는 쓰고 차므로 풍열이나 담이 맺혀 열이 나는 실증 열증 해수에 사용한다. 풍열감기로 인하여 열이 있고, 담이 잘 뱉어지지 않을 경우에 효과 있다. 사하 작용과 열을 내리고, 뭉친 것을 푸는 작용이 천패모보다 강하다. 선폐거담약인 상엽, 우방자, 전호, 행인 등과 병용하여 외감풍열 또는 담열 기침에 사용한다. 또 청열산결의 약능으로 경부임파선염(나력 瘰癧), 만성 임파선염에 활용할 경우에는 현삼, 모려 등을 첨가한다(消瘰丸).

⑧ 창양, 유옹을 치료할 경우에는 백지, 금은화, 포공영, 천화분, 연교 등을 첨가하고 폐옹, 폐암을 치료할 경우에는 어성초, 노근, 의이인, 사삼, 은행, 석위 등을 첨가한다.

⑨ 갑상선 종양을 치료할 경우에는 절패모에 하고초, 해조, 곤포, 아출, 청피, 진피 등을 첨가한다.

⑩ 항암에 응용을 한다.

⑪ 위궤양에 많이 사용(오패산에서 해표초 = 오적골이 위산과다를 중화한다. 패모가 조직을 재생한다).

⑫ 경방 : 진해거담, 배농, 결흉

⑬ 현대의 응용으로는 급성기관지염, 폐렴 등으로 기침, 담이 많은 증상, 림프선 결행, 만성림프선염, 십이지궤양 등이다.

⑭ 반하와 패모의 비교

· 공통점 : 패모나 반하는 기침을 멈추게 하고 담을 삭이는(止咳化痰) 약능이 있다.

· 차이점

ㄱ. 패모는 성미가 고한하여 심, 폐에 작용하여 주로 담열, 조담에 활용한다.

ㄴ. 반하는 신온으로 비, 폐에 작용하여 한담, 습담에 사용한다.

용량

일반적으로 3-5g. 분말은 1-2g

배합응용

· 패모 + 길경 = 진해거담, 배농

· 패모 + 당귀 = 임신부의 림프염에 의한 소변불리

· 패모 + 행인 = 기침으로 인하여 호흡곤란하고 담이 많은 증상, 소아기침

· 천패모 + 맥문동 = 폐의 진액 보충하여 진해거담

방제

괄루지실탕, 길경백산, 당귀패모고삼환, 이모산, 자음지보탕, 청폐탕

2. 온화한담약

2-1. 빈용화담약

◆ 약물명: 반하 半夏 BanXia(라틴명 Pinelliae Rhizoma)

기원

· 천남성과 Araceae 끼무릇 *Pinellia ternata* Breitenbach. 뿌리의 코르크 껍질을 벗기고 건조한 것. 독성이 강하므로 법제를 해야 한다. 현재는 강반하를 많이 사용한다.

· 청반하(清半夏)는 물에 오래 담궈었다 쪄서 말린 것이다. 광동에서는 일반적으로 강반하를 사용하지 않는다.

위품

· 천남성과 Araceae 大玉半夏 *Pinellia tripartita* Schott

· 천남성과 천남성 *Arisaema spp.*

· 천남성과 수반하 *Typhonium flagelliforme*

· 천남성과 적수주 *Pinellia cordate*

· 천남성과 산주남성 *Arisaema yunnanensis*

처방명

끼무릇, 지전공, 대반하, 製半夏, 法半夏, 清半夏, 姜半夏

성분

· Phenol : Homogentisic acid, homogentisic acid glucoside,

· Alkaloid : l-ephedrine, coniine, nicotine, choline
· 그 외 : Diglycosilic benzaldehyde, β-sitosterol glucoside, β-sitosterol, phytosterol, phytosterin, saponin, 자극성 alcohol류 등
· 구토를 멈추게 하는 다당체인 가락트론산 칼슘이 포함되어 있다. 반하 특유의 쓰고 아린 맛은 3-4-diglycosilic benzaldehyde, 3-4-diglycosilic benzaldehyde diglucose 때문이다.

약리

· 추출액 : 타액 분비 항진
· 추출물 구토를 멈추게 한다.
1. l-ephedrine은 항천식 작용이 있다. 진해 작용은 미미하며, 중추신경에 작용한다.
2. 미끈거리는 점액질에 함유된 calcium oxalate는 바늘 형태이므로 구순 점막을 자극한다.
3. 생반하는 구토를 유발시킨다. 그러나 고열로 처리하거나 생강즙으로 처리한 법반하는 몰핀, 디기탈리스, 황산동에 의한 구토를 억제한다. 이 제토 작용은 구토 중추를 억제하는 것이다. phytosterin이 그 작용을 한다.
4. 항암 작용 : Trogoneline, β-sitosterol, quaternary ammonium 등이 작용한다.
5. 위액 분비 억제 작용
6. Coniine은 장 연동 운동을 촉진하여 정체된 음식물과 위액을 배출한다.
7. 경도의 안압 강하 작용
8. 항부정맥 작용
9. 임신 억제 작용
10. Coniine은 피부나 인후 점막의 발적, 동통을 해소한다.
11. 타액 분비 촉진 작용 : 타액 분비 촉진 작용으로 인후통의 완화

약성가

半夏味辛 咳嘔繩 健脾燥濕 痰頭疼

효능

· 성미 辛, 微苦, 溫 有毒
· 귀경 脾, 胃

약능

제습거담, 구토, 진해 一切痰 寒痰 濕痰 咽喉有痰 聲音不淸

주치

음식 섭취 후 복부팽만, 조식을 저녁에 토하고 저녁을 익일 아침에 토하는 증상(反胃 또는 胃反), 기침, 호흡곤란, 많은 가래, 구토, 복부팽만감, 두통, 현기증

고전문헌

- 신농본초경 : 감기로 인한 한열, 명치부가 팽만하여 딱딱하고 통증, 가슴답답, 기침, 현기증, 눈앞캄캄, 인후가 붓고 통증, 기침, 장명, 땀을 멈춤
- 명의별록 : 가슴과 명치 부위에 담열(痰熱)이 뭉쳐져서 그득하고 답답하며 기침하고 호흡촉박 증상, 명치부가 갑자기 아프고 딱딱한 것, 구토, 황달
- 본초강목 : 배가 팽만한 데, 눈을 감지 못하는 증상, 몽정, 대하
- 약징 : 담음과 구토 겸하여 가슴이 아프고, 기침과 음식물이 입으로 올라오는 데, 인후통, 장명

주의사항

(1) 반하와 천남성의 작은 것은 구별하기 어렵다. 반하가 비교적 고가이므로 남성을 반하로 판매하는 경우가 있으므로 조심해야 한다. 천남성과 식물은 모두 독성이 강하다.
(2) 과다투여하면 중추, 말초신경 마비, 사지가 마비된다.
(3) 음허, 열증, 출혈, 폐조로 인해 담을 뱉어내기가 어려울 때는 사용하면 아니 된다.
(4) 한습이 원인이 아닌 해수, 담, 구토에 사용해서는 아니 된다. 음허 해수에도 사용하면 아니 된다.
(5) 출혈자, 갈증이 있는 자, 땀이 나는 자, 음허 혈허자
(6) 사산과 유산 작용이 있다. 흰쥐의 실험에서 투약 24시간 후 혈장 progesteron이 하강하고 탈락 막에 변성이 생기고 배태의 발육이 정지되어 사망되었다.
(7) 임신 중에는 사용하지 않는 편이 좋다. 사용한다는 기록도 있으나 신중해야 한다.
(8) 발진이나 피부가 빨갛게 부풀어 오르므로 법제하지 않고는 사용할 수 없다.
(9) 생반하의 부작용으로는, 혀가 아리고, 입술이 아리고, 심하면 입술이 마비되어 침을 흘리고, 목구멍이 아리고, 식도가 답답하고 마비감을 느끼며, 목이 마르고, 목을 자

극하여 쉰 목소리, 발성이 아니 되며, 혀의 부어오름, 혀의 마비, 가슴답답, 등에서 식은땀이 나는 증상 등이 발생된다. 과량 투여한 경우는 말초신경 마비, 중추신경 마비, 사지마비를 초래한다. 생반하의 중독 증상을 없애기 위해 법제를 해야 한다. 법제 중에 명반(明礬)으로 포제하면 발성 장애를 제거하며, 생강을 사용하면 제토 작용에 상승 효과가 있다. 혹자는 반하의 부작용 제거를 위해 반하를 포제하면 약효가 떨어지므로 생반하를 빻아 날 생강에 10분정도 절이면 된다고 하지만 내복할 경우는 생반하를 사용해서는 아니 된다.

(10) 반하 먼지에 노출되면 기관지 천식을 유발한다.

(11) 반하는 끓인 물로 잘 씻은 다음 끈적끈적한 점액을 제거하지 않고 사용하면 인후를 자극을 하게 된다. 반하의 점액에는 옥살산칼슘 calcium oxalate 이 있는데 이것은 바늘 결정체이므로 입술과 구내점막을 자극한다. 이 바늘 결정체는 끓이면 소실된다.

금기

반 : 烏頭

해독

반하 복용으로 중독이 되었으면 설탕에 절인 생강편을 복용하거나 생강을 설탕물에 담근 즙을 마시면 그 독이 해소된다.

임상적용

① 생반하는 구토를 촉진한다. 그러나 반하를 생강즙에 고온 처리하면 구토 억제 작용이 있다. 반하의 독성을 제거하기 위해서는 생강과 배합하여 가열하여야 한다.

② 내복에는 반드시 법제한 반하(製半夏, 法半夏, 淸半夏, 姜半夏, 半夏麴, 竹瀝半夏)를 사용해야 한다. 부득이하게 생반하를 사용할 경우는 반드시 동일한 양의 생강을 함께 끓여야 한다.

③ 처방에 법반하(法半夏, 法夏), 강반하(姜半夏, 姜夏), 제반하(製半夏)로 되어 있으면 강반하를 사용한다.

④ 구토 억제, 담음의 빈용약이다. 목이 아프고 기침하고 숨이 차고, 목이 쉬고, 명치부에 동계가 있는 데 사용한다. 헛구역질에 사용한다. 오심구토에 침을 흘리고 삼키는 증상이 동반된다. 갈증은 없다. 안색이 누르스름하고, 윤택이 없고, 얼굴이 붓고, 인

후에 이물질이 걸린 느낌과 가슴답답, 두근거리고, 입안에 거품이 일고, 가래가 많은 증상에 사용한다.

⑤ 습사로 인한 구토에 효과가 있다. 경험적 약능은 위한의 구토에는 반하가 가장 좋다고 한다.

⑥ 급성 소화 불량증으로 인한 구토, 심와부가 답답하고 괴로울 때 사용한다.

⑦ 만성위염에 의한 구토로 상복부통, 트림, 식욕 감퇴 등 소화기능 저하(脾胃氣虛) 증상이 수반될 때 사용한다.

⑧ 위내정수를 제거한다. 생강과 함께 위액 분비 과다로 위내정수가 되어 생긴 구토에 사용한다. 위내정수는 T7, 8 부근에 손바닥 넓기 정도로 차갑다고 호소하는 경우가 많다. 이 경우 소반하가복령탕이 아주 우수하다.

⑨ 임신 구토에 사용한다. 이 경우 신중해야 한다. 임신 중에 사용해야 할 경우에는 반드시 법반하를 사용해야 하지만, 가능한 한 자완, 괄루피로 대용하면 좋다. 일반적으로 낙태 위험이 있으므로 사용하지 않는 것이 좋다. 반하를 사용한 처방으로는 《금궤요략》의 건강인삼반하환, 또 최씨반하복령탕, 반하복령탕, 선복반하탕 등이 있으나 가능한 한 사용하지 않는 것이 좋다.

⑩ 거담에 사용한다. 해수, 다담, 희고 점조한 담, 흉복부가 답답한 습담 증상에 사용한다. 이러한 증상은 만성기관지염, 기관지확장증에서 나타난다.

⑪ 한담으로 인한 호흡곤란, 해수 등으로 날 반하를 사용할 경우에는 생강을 다량으로 사용하여 독성 완화와 함께 거담 진해 작용의 상승을 도모해야 한다.

⑫ 담궐두통에 사용한다. 이 증상으로는 두통, 해수, 담이 많고, 침을 토하거나 추위하고 현훈 등이 있다. 약능에서 족태음 비경의 담궐두통에는 반하로 치료한다고 하는데 이것은 거담 진정을 의미한다.

⑬ 급성 녹내장에 대한 안압 저하 작용이 있다.

⑭ 반하 추출액은 소화기의 미주신경을 억제하여 미각을 자극하는데 생강과 반하를 배합한 탕액은 그러한 작용이 소실된다.

⑮ 반하를 사용할 경우 대부분의 경우 맥문동을 배합한다. 반하가 체액을 손상시키므로 맥문동으로 그 손실을 보충한다. 천문동은 맥문동보다 더 찬 약이므로 맥문동을 사용한다.

⑯ 청반하는 맵고 체액을 말리는 성질이 상당히 약하므로 소화기계가 허약하여 위액이 정체되고 습이 만들어져 담음과 타액이 많은 경우에 사용하며, 허약하여 담이 많으

나 한습이 심하지 않을 때 사용한다. 그 외 청반하와 밀가루로 발효시킨 반하 죽은 맵고, 조금 달콤하여 위장 기능을 회복시켜 정체된 음식물을 내려보내는 약능(溫胃化滯, 解矕)이 있으므로 복부가 부풀어 오르고 구토가 있는 비위기허비위기허에 적합하다.

⑰ 강반하는 생강과 백반과 함께 끓인 후 말린 것이다. 조습 거담 제토 작용이 강하므로 각종 구토, 곧 위장이 한랭하여 발현된 구토, 소화 기능 약화로 야기된 구토, 임신구토, 위내정수로 인한 구토 등에 사용하는 구토 억제 본초이다.

⑱ 법반하는 아리는 맛이 없어질 때까지 물에 담갔다가, 감초 탕액에 넣어 끓인 후 말린 것이다. 이것은 소화기계 기능 저하로 인하여 수분대사가 원활하지 못하여 위액이 정체되어 더부룩하고, 식욕부진, 대변이 무르고, 피곤한 경우에 사용한다. 이 경우 백출, 복령, 당삼 등을 배합한다.

⑲ 생반하를 빻아 화농증에 외용하면 말초신경 마비 작용으로 통증이 없어진다. 피부염에는 반하를 식초에 담근 즙을 사용한다.

⑳ 지나치게 하얀 반하는 표백했을 가능성이 있다. 갈색으로 변한 것은 오래된 것이다.

㉑ 경방 : 위내정수를 없애고, 위내정수로 인한 오심구토를 멈추게 하며, 심통, 기침, 동계, 복부에서 소리나는 것은 없어진다. 또 가슴과 복부에 담이 응결된 것을 없애므로 진해거담, 흉부의 이상 체액의 정체로 가슴답답을 치료한다.

㉒ 반하와 천남성의 비교 천남성 항을 보라.
   · 판별법 : 반하는 표피가 매끌매끌하고, 남성은 표피가 쭈글쭈글하고 거무스름한 것이 붙어 있다.
   · 공통점 : 온화한담약으로 습담, 풍담, 한담에 사용한다.
   · 차이점
   ㄱ. 반하 : 법반하는 구토 중추를 억제하므로 구토 억제 본초로 사용 한다. 습담에는 반하를 주약으로 삼고, 남성을 보조약으로 한다.
   ㄴ. 남성 : 구토 중추를 자극하여 구토하게 한다. 풍담에는 남성을 주약으로, 반하를 보조약으로 배합한다.

㉓ 반하와 천패모의 비교
   · 공통점 : 모두 거담 작용이 있다. 천패모와 반하를 병용하면 거담 효과가 증대된다.
   · 차이점
   ㄱ. 반하는 신온하므로 한담, 습담에 사용한다. 복령을 배합하여 위장의 담을 제거

한다.

ㄴ. 천패모는 고량하므로 열담, 조담에 사용한다. 천패모는 진피(陳皮)와 배합하여
폐의 담을 제거한다.

㉔ 건강과의 비교는 건강 항을 보라.

㉕ 감초와의 비교는 감초 항을 보라.

사용량

일반적으로 3-9g

배합응용

- 반하 + 후박 = 매핵기, 위기능 실조, 습이 정체되어 나타나는 위장의 창만감, 팽만감,
구토, 해수 - 반하후박탕
- 반하 + 마황 = 위장의 한랭을 없애고, 기침과 묽은 가래를 없앤다.
- 반하 + 괄루근 = 흉부의 양기 부족으로 담음이 가슴에 맺혀서 흉통이 심할 때
- 반하 + 생강 = 지구를 목적으로 한 기본배합 - 소반하가복령탕
- 반하 + 복령 = 위내정수를 제거하고 구토를 억제 - 소반하가복령탕
- 반하 + 오미자 = 위내정수를 제거하고 진해한다 - 소청룡탕
- 반하 + 건강 = 위장을 따뜻하게 하고 위내정수 제거, 구토 억제, 반하사심탕
- 반하 + 천마 = 습을 제거하고 위내정수를 제거, 구토 억제 - 반하백출천마탕
- 반하 + 진피, 사인, 목향 = 만성위염, 식욕 감퇴, 위장이 한랭하여 구토
- 반하 + 황련, 만삼, 생강 = 신경성 구토
- 반하 + 죽여, 지실, 백두구 = 임신 구토
- 반하 + 길경, 패모, 관동화 = 담, 해수, 후두염으로 마른 기침과 목쉼
- 반하 + 백출, 천마, 진피 = 담궐두통
- 반하 + 복령, 생강 = 심하비만

방제

- 가미온담탕, 갈근가반하탕, 감초사심탕, 건강인삼반하환, 견중탕, 계령오미감초거계가건
강세신반하탕, 고주환, 곽향정기산, 괄루해백가반하탕, 조등산, 당귀탕, 대반하탕, 대시
호탕, 맥문동탕, 반하건강탕, 반하마황환, 반하백출천마탕, 반하사심탕, 반하후박탕, 별
갑전환, 복령음가반하, 복령음합반하후박탕, 복룡간탕, 부자갱미환, 분돈탕, 불환금정기

산, 사간마황탕, 삼소음, 생강반하탕, 생강사심탕, 선복대자탕, 소반하가복령탕, 소시호
탕, 소시호탕가길경석고, 소자강기탕, 소청룡탕, 소청룡탕가석고, 소청룡탕가마행감석
탕, 소함흉탕, 시령탕, 시박탕, 시작육군자탕, 시함탕, 시호가망초탕, 시호가용골모려탕,
시호계지탕, 억간산가진피반하, 연연반하탕, 영감오미가강신반행대황탕, 오적산, 온경
탕, 온담탕, 월비가반하탕, 육군자탕, 이진탕, 이출탕, 정향시체탕, 죽여온담탕, 죽엽석
고탕, 청기안회탕, 청습화담탕, 향사육군자탕, 화식양비탕, 황금가반하생강탕, 황련탕,
후박마황탕, 후박생강반하인삼감초탕

방제에서 반하를 사용하는 목적에 따른 분류
· 구토 : 갈근가반하탕, 대소반하탕, 대소시호탕, 반하건강인삼환, 반하건강산, 부자갱미
  탕, 삼사심탕, 육물황금탕, 황금가반하생강탕
· 담음 : 감수반하탕, 괄루해백백주탕, 맥문동탕, 반하마황탕, 반하후박탕, 소함흉탕, 소청
  룡탕, 영감강미신하탕, 월비가반하탕, 후박마황탕
· 복창역만(腹脹逆滿) : 후박생강반하감초인삼탕, 온경탕
· 인후종통 : 고주탕, 반하산급탕

◆ 약물명: 천남성 天南星 TianNanXing(라틴명 Arisaemtis Tuber)

기원

· 천남성과 Araceae 둥근잎천남성 *Arisaema amurense* Maxim.의 껍질은 제거한 뿌리
· 유사품 : 천남성 *Arisaema consanguineum* Schott(*Arisaema erubescens* Schott)
  　　　　　두루미천남성 *Arisaema heterophyllum* Blume
· 한국산 : 천남성 *Arisaema amurense* for. *serratum* Kitag
  　　　　　섬천남성 *Arisaema negishii* Makino
  　　　　　점박이천남성 *Arisaema peninsulae* Nakai
  　　　　　눌맥이천남성 *Arisaema peninsulae* for. *convolutum* Y. S. Kim & S.T . Ko
  　　　　　큰천남성 *Arisaema ringens*(Thunb.)
  　　　　　둥근잎천남성 *Arisaema robustum*(Engl.)
  　　　　　둥근잎천남성 *Arisaema robustum* var. *purpureum*
  　　　　　섬남성 *Arisaema takesimense* Nakai

무늬천남성 *Arisaema thunbergii* Blume

· 생남성은 포제를 하지 않은 것

· 제남성은 생강으로 포제한 것

· 담남성은 소의 담즙으로 포제한 것

처방명

두여머조자기, 호장근, 虎掌, 南星, 生南星, 製南星

성분

Triterpenoid saponin, benzoic acid, amino acid, d-mannitol

약리

1. 강한 거담 작용 : 사포닌은 위장 점막을 자극하고, 그에 따라 기관지 분비가 반사적으로 작동하여 거담한다.

2. 진정, 진통, 항경련 작용

3. 항종양 작용 : hela 세포의 성장을 억제하고 종양을 억제한다.

4. 구토 자극 작용

5. 치사량은 0.2g : 중추 신경 마비, 운동 신경 마비, 호흡 마비로 수 시간 이내 사망한다.

약성가

南星性熱 治痰厥 破傷身强 風搐發

효능

· 성미 苦, 辛, 溫, 有毒

· 製南星은 微辛, 溫

· 胆南星은 辛, 苦, 微溫

· 生南星은 辛, 苦, 溫(帰経 : 肺, 肝, 脾経)

· 귀경 肝, 脾, 肺

약능

燥濕祛痰 散經絡風痰止痙 消腫止痛

주치

뇌졸중으로 인하여 혼수, 안면신경 마비. 반신불수, 간질, 파상풍, 현기증, 인후염, 경부
임파선염

고전문헌

- 신농본초경 : 심장의 동통, 한열, 사기(邪氣)가 울결되어 복부에 덩어리가 뭉친 것, 근
  육의 위축과 경련을 치료하고 소변이 잘 나오게 한다.
- 명의별록 : 성기 부위가 습한 것, 눈앞이 캄캄하고 어지러운 증상을 치료 한다.
- 본초강목 : 소아가 잘 놀라고 경련을 일으키는 증상, 안면신경 마비, 인후염, 구설창,
  소아의 성장 장애 때문에 머리의 소, 대천문이 닫히지 않는 증상을 치료한다.

주의사항

(1) 음허로 인한 마른기침에는 천남성을 사용불가.

(2) 임신 중이면 금지한다. 중독에 대한 해독은 반하와 동일하다.

(3) 간질환이 있으면 사용해서는 아니 된다.

(4) 체액을 소모시키므로 열극생풍, 혈허생풍, 음허해수 등에는 사용하지 않는다.

(5) 남성을 잘못 사용하면 혀가 마비되는데, 이 경우 방풍으로 해독한다.

(6) 생남성은 외용으로만 사용한다.

임상적용

① 만성적인 해수, 담이 지속되는 증상에 사용한다.

② 뇌졸중, 풍담 제거에 사용한다. 풍한담습이 경락을 막아 현훈, 안면신경마비, 반신불
  수, 수족경련, 아관긴폐 등(뇌졸중, 파상풍 등)이 있으면 사용한다.

③ 경련에 사용한다. 뇌졸중, 전간, 파상풍 등 의식 장애나 경련성 질병에 사용한다. 소
  아의 열증 경련에는 담남성을 빈용한다.

④ 화농증(寒冷膿瘍 한냉농양)으로 인하여 통증이 있을 경우에 사용한다. 타박 증상에
  는 생남성을 외용한다.

⑤ 입에서 침을 흘릴 경우 생남성 분말을 식초와 섞어 용천혈에 바르면 효과 있다.

⑥ 독성은 반하와 유사하다. 남성의 독이 반하의 3배 정도된다.

⑦ 남성과 반하가 배합된 환제는 반드시 열탕에 끓이되 초벌은 버린 후, 다시 끓여야
  한다.

⑧ 생천남성을 차로 끓여서 마시면(15g에서 점차 늘여 45g까지 사용) 국소에 작용하여 자궁경부암 치료에 효과가 있었다.

⑨ 생남성, 제남성, 담남성의 비교

ㄱ. 생남성은 독성이 강하여 내복에는 사용할 수 없다. 생남성을 내복할 필요가 있으면 끓인 탕액만을 사용하되 생강을 배합하여 충분히 달인다. 이는 생남성에 대한 포제의 의미가 있다. 탕액을 마셔 혀가 얼얼하거나 마비가 있으면 설탕이나 사탕을 복용하여 해독한다. 외용으로 피부에 도포하면 부스럼이나 종기를 없앤다.

ㄴ. 제남성은 독성이 약하여 풍한을 없애고, 경락을 통하게 하므로 뇌졸중이나 전간으로 인한 의식 장애나 경련성 질환에 적합하다. 경락의 풍담이나 오래된 담을 없앤다.

ㄷ. 담남성은 소의 담즙으로 법제한 것으로 성미가 쓰고 차(苦寒)다. 담남성의 강열한 조열을 많이 감소시켜 고한으로 바꾼 것이다. 化痰熄風이 강하고, 조열에 의한 음진의 손상이 없으므로 염증 감염증으로 열증을 나타내는 해수나 열담에, 또는 그로 인한 경련에 적합하다.

⑩ 반하와 비교 반하 항을 보라

· 공통점 : 구풍 진경, 제습거담. 담으로 인한 뇌졸중, 전간 등에서 구토하며, 머릿속이 흔들리고, 눈앞이 아찔캄캄한 증상에 사용. 경락에 조체된 풍담, 습담이 있으면 천남성과 반하를 병용한다.

· 차이점

ㄱ. 반하는 흉복의 습담을 치료한다. 반하는 辛散이므로 위장에 효과가 있고, 구토를 멈추게 하며, 위장이나 장관의 습담을 없애는 약능이 강하다.

ㄴ. 천남성은 상초의 풍담을 없앤다. 천남성은 辛燥하여 경락에 효과가 있어 풍한을 없앤다.

사용량

일반적으로 담남성, 제남성의 복용은 매회 3-6g, 암 치료로 내복할 경우 상황에 따라 3-15g까지 양을 늘인다.

배합응용

· 천남성 + 반하 = 습을 제거, 흉협의 창통

· 천남성 + 창출 = 풍습으로 인한 마비, 동통

방제

가미수성원, 가미청주백원자, 서근입안탕, 옥진탕, 정간환, 청습화담탕, 통종편

2-2. 온화화담약

원지는 안신약을 보라.

진피는 이기약을 보라.

3. 지해평천약

지해평천약을 분류하면 다음과 같다.

종합	기침		행인
	화담		관동화, 자완
	담다		자소자
기침	허증		백부, 자완
	실증	폐열	상백피
		화담	비파
		거담	정력자
이수			상백피
강위기			비파엽

3-1. 지해약

◈ **약물명: 길경 桔梗 JieGeng(라틴명 Platycodi Radix)**

기원

초롱꽃과 Campanulaceae 도라지 *Platycodon grandiflorum* A. DC의 뿌리에서 껍질을 제거, 건조한 것

처방명

도라지, 산도라지, 도랏, 경초, 苦梗, 苦桔梗, 玉桔梗

성분

· Saponin(3~5%) : Platycodigenin을 aglycon으로 변환하는 것은 platycodin A, C, D1, D2. Polygalic acid를 aglycon으로 하는 것은 polygalacin D, D_2 등이다.

· Platycoside(가수분해하면 platycodigenin을 생산), inulin, phytosterol, α-spinasterol, α-sponasterol glucoside, stigmast-7-enol 등

약리

1. 거담 작용 : 대표적인 진해 거담제이다. 기관지 분비를 촉진시킨다. 거담 작용을 발현한다. 탕액은 거담 작용 효과가 크다. Platycoside는 기관지 점막 분비를 촉진하여 거담 작용을 하고 약한 진해 작용을 한다. 길경 사포닌인 platycodin D, D3은 기도 상피세포에서 무틴 분비를 증가시켰다(Shin, CY. et al. 2002). 거담 효과는 암모늄염과 유사하나 작용이 약간 강한 편이다.

2. 중추 작용 : 길경 사포닌의 경구 투여는 아주 약한 중추 억제 작용이 있어 진정, 진통, 해열 작용이 있다

3. 기침 진정, 거담 작용, 혈관 확장 작용이 있어 혈압을 강하시키며 항콜린 작용이 증명되었다.

4. 항염증 작용 : 모세혈관의 투과성을 감소시켜 염증에 의한 혈액순환을 개선하고, 분비 증가에 의한 점막을 보호한다.

5. 진통 작용 : Iatycodin D의 사용량 의존적으로 진통 작용이 있다.

6. 사염화탄소에 의한 간 장애를 예방한다(Lee, KJ. et al. 2002).

7. 비만 억제 작용 : 사포닌 분획에서 triglyceride 함량의 감소와 체중 증가를 억제하였다. 이는 platycodin D에 의한 pancreatic lipase 활성을 억제하기 때문이다.

8. 직접적인 항균 작용은 없다. 간접적 항균 작용으로 대식세포의 탐식능을 향상시킨다.

9. 항소화성 궤양 작용 : 길경 사포닌은 위액 분비를 억제한다.

10. 항고지혈 작용

11. Chlorogenic acid, caffetannic acid는 항고지혈 작용을 한다.

12. 담즙 분비를 촉진하여 혈중 농도를 저하시킨다.

13. 타액 분비 촉진, 위장 점막 자극

14. 항알레르기 작용. 항알레르기 반응에서 화학물질 유리를 억제한다.

15. 췌장액 분비 촉진

16. 그 외 혈당 강하 작용, 위궤양 치료(위장 점막을 자극하는 작용도 있다)

약성가

桔梗味苦 療咽腫 載藥上昇 開胸壅

효능

· 성미 苦, 辛, 平

· 귀경 肺

약능

開宣肺氣 祛痰排膿 利咽喉 諸經引上

주치

감기로 인한 기침, 거담, 인후종통, 흉부팽만감, 협통, 복통설사, 화농성 질환

고전문헌

· 가슴과 옆구리의 작열통, 복부팽만, 약한 장명

· 명의별록 : 오장을 편안하게 하고 기와 혈을 보하면 한열과 풍비를 없애고 위장을 따뜻하게 하여 소화를 돕고, 인후통에 사용

· 본초강목 : 입이나 혀에 생긴 종기나 부스럼, 눈이 빨갛게 부어오른 데 사용

· 약징 : 침이 끈적거림, 고름이 생긴 종기, 겸하여 인후통

주의사항

(1) 길경 사포닌은 용혈 작용이 있으므로 위궤양에는 금지한다.

(2) 음허로 인한 만성 해수나 객혈에는 사용하지 않는다.

(3) 음허화왕에는 가능한 사용하지 않는 것이 좋다.

(4) Platycodin에는 강한 용혈 작용이 있으므로 주사액으로 사용해서는 아니 된다.

(5) 다량으로 경구 투여하면 구토중추를 자극하여 오심구토가 유발된다.

(6) 신허에는 신중해야 한다.

(7) 화를 잘 내거나 기가 상충한 증상에는 신중해야 한다.

임상적용

① 기침을 멈추게 하고 거담한다. 타액분비와 기도 분비를 촉진한다. 담을 없애고 기침을 진정시킨다. 기관지염 등에 사용한다. 약한 진해 효과가 있다. 헛기침하고 끈적거리는 가래가 잘 뱉어지지 않아 목이 답답한 경우, 목소리가 아니 나올 경우에 사용한다.

② 배농약으로 화농성 질환, 편도선염, 인후염, 인후통 등에 사용한다.

③ 길경, 지각, 지실, 진피(陳皮)가 곁들어져야 효과가 배가된다.

④ 길경, 시호는 감기약이고 향유, 창출은 습을 치료하는 본초이다.

⑤ 길경은 인후통, 폐에 이상이 있을 때 사용한다.

⑥ 길경, 지각은 흉비, 곧 가슴이 답답한 데 쓴다.

⑦ 껍질을 벗기면 약효 성분이 없어진다.

⑧ 경방 : 진해거담, 배농, 결흉

⑨ 현대의 응용은 호흡기 질환으로 인해 기침과 가래가 있을 경우, 폐농양 등 화농성 질환, 인후두부의 염증성 질환 특히 성대 염증으로 목이 쉰 데 좋다. 또한 소변이 잘 아니 나오고, 핍뇨 등, 배뇨 곤란증에 이수약과 병용하면 효과가 증대된다.

⑩ 행인, 길경의 비교

· 공통점 : 폐의 기분약이다. 외감 바이러스로 인한 기침, 호흡곤란에 사용하며, 가래가 많고, 인후통, 가슴답답에는 병용한다.

· 차이점

ㄱ. 행인 : 기침과 호흡곤란의 빈용하는 본초이다.

ㄴ. 길경 : 기관지 분비를 촉진하여 가래를 없애는데 그 결과, 인후를 이롭게 한다.

⑪ 선복화와 비교

· 공통점 : 담을 없앤다.

· 차이점

ㄱ. 길경 : 기관지 분비를 촉진하여 가래를 없애며 가래로 인한 기관지 통과 장애를 개선한다. 이를 폐기에 대해 선발 작용이 있다고 보는 것이다.

ㄴ. 선복화 : 기를 내리며, 위기상역으로 인한 트림, 딸꿀질 구토 오심 등을 개선한다.

사용량

일반적으로 3-9g

배합응용

- 길경 + 행인 = 진해거담
- 길경 + 감초 = 진해거담, 인후통. 길경탕 길경 : 감초 = 1 : 2 배농탕은 3 : 2
- 길경 + 패모 = 진해거담 작용과 배농 작용을 합한 것
- 길경 + 지실 = 폐의 화농성 질환, 축농증, 피부화농, 인후염
- 길경 + 박하 = 인후부의 염증, 거담
- 길경 + 우방자 = 인후통, 거담

방제

구풍해독탕, 계명산가복령, 곽향정기산, 길경탕, 길병백산, 방풍통성산, 배농산, 삼령백출산, 삼소음, 서여환, 소시호가길경석고탕, 시호탕가길경석고, 시호청간탕, 시호청폐탕, 십금내탁산, 십미패독산, 연년반하탕, 오적산, 죽여온담탕, 청상방풍탕, 청폐탕, 패독산, 향성파축환, 행소산, 형개연교탕, 형방패독산, 후씨흑산

◈ 약물명: 마두령 馬兜鈴 MaDouLing(라틴명 Aristolochiae Fructus)

기원

- 한국정품: 쥐방울덩굴과 Aristolochiaceae 지방울덩굴 풀(北馬兜鈴) *Aristolochia contorta* BUNGE 의 성숙 열매
- 중국정품: 쥐방울과 마두령 *Aristolochia debilis* SIEB. et ZUCC. 이 기원 식물의 열매는 마두령, 줄기와 잎은 천선등, 뿌리는 청목향이다. 독성이 있으므로 사용금지한다. 상세한 내용은 방기, 세신 항 등을 보라.

처방명

쥐방울덩굴, 방울풀열매, 마도령, 水馬香果, 馬兜零, 馬兜笭, 兜鈴, 木馬香果

성분

Aristolochic acid, aristolochine, magnoflorine, aristolochinic acid

약리

1. 약한 거담 작용

2. 항균, 진균 작용

3. 기관지 평활근 이완 작용과 항경련 작용

4. 면역 증강 작용 : Aristolochic acid에 항아세티콜린 작용이 있다.

약성가

兜鈴苦寒 熏痔漏 定喘消痰 肺熱嗽

효능

· 성미 苦 辛

· 귀경 肺 大腸

약능

淸肺降氣 止咳平喘 淸腸消痔 降低血壓 凉血 利水 消腫 淸咽喉熱

주치

인후염, 인후 건조로 인하여 목소리가 아니 나오는 데, 열성 기침, 객혈, 편도선염

고전문헌

· 개보본초 : 폐에 열이 있어 기침하고 가래가 나오지 않아 천식이 생기는 증상, 치질, 치루를 치료한다.

· 본초강목 : 이 본초를 복용하면 구토를 하여서, 치료하는 약이다. 향기가 있는 탓으로 독행(獨行), 목향(木香)이라는 명칭이 붙게 되었다.

주의사항

(1) 쥐방울과의 본초는 모두 aristolochic acid산을 함유하여 신장 장애를 유발하므로 사용하지 않는다. 이와 유사한 독성이 있는 본초는 세신, 목통, 방기, 천선등, 청목향, 마두령 등이다.

(2) 본초의 성질이 찬 약이므로 허한증에는 사용할 수 없다.

(3) 다량으로 사용하면 쉽게 메스꺼움, 구토를 유발한다.

(4) 본초의 성질이 쓰고 차므로 설사를 유발하는 작용이 있기 때문에 허한성 기침이나 소화 기능 허약으로 인한 죽상변에는 사용할 수 없다.

(5) 구토하기 쉬우므로 폐열이 있어도 임신오조나 위기허증에는 사용하지 않는다.

(6) 주의 사항은 세신 항을 보라.

임상적용

① 폐열로 인한 해수, 담이 기도를 막아 숨이 가쁘고, 폐허로 인한 만성해수에 사용한다.

② 청폐하여 대장의 열사를 제거한다.

③ 치질의 종통, 출혈에 사용할 수 있다.

④ 마두령은 완만하면서 지속적인 강압 작용이 있다.

⑤ 밀자한다.

⑥ 현대적 응용은 만성기관지염, 폐결핵, 폐암, 만성골수염, 만성화농성 질환, 만성편도선염에 사용한다.

사용량

4–12g

배합응용

· 마두령 + 상백피, 황금, 행인 = 열증 해수, 다담

· 마두령 + 행인, 우방자, 아교 = 폐허로 열이 있는 기침

· 마두령 + 아교, 백지 = 혈담

방제

보화탕, 계명환

◈ 약물명: 백부근 百部根 BaiBuGen(라틴명 Stemonae Radix)

기원

· 백부과 Stemonaceae 만생백부(蔓生百部) *Stemona japonica* Miq.의 뿌리

· 중국산 : 백부과 직립백부 *Stemona sessilifolia* FRANCH. 쌍엽백부(雙葉百部) *Stemona tuberosa* Lour.

317

처방명

파부초의 뿌리, 炙百部

성분

- Alkaloid 중
- 直立百部 : Sessilistemonine, tuberostemonine, protostemonine
- 雙葉百部 : Tuberostemonine, isotuberostemonine
- 蔓生百部 : Stemonine, stemonidine, isostemonidine, protostemonine

약리

1. 진해, 거담 작용
2. 기관지 평활근 경련의 이완 작용
3. 항균 작용 : 항진균, 대장균, 녹농균을 억제한다.
4. 항바이러스 작용 : A형 influenza virus를 억제한다.
5. 항결핵 작용 : 결핵 간균 억제 작용
6. 살충 작용 : 머리의 이, 요충, 회충

약성가

百部味甘 骨蒸療 殺疳蛔蟲 久嗽解

효능

- 성미 甘, 苦, 微溫
- 귀경 肺

약능

滅蝨殺蟲 潤肺止咳平喘

주치

피부옴, 오래된 기침, 습진, 백일해

고전문헌

명의별록 : 해수와 기침

주의사항

(1) 다량으로 복용하면 호흡중추 마비를 야기하는 경우가 있다.

(2) 소화 기능 허약으로 인하여 대변이 아주 묽으면 사용불가

임상적용

① 고인은 백부는 각종 급, 만성 해수에 사용하며 특히 만성해수에 적합하다고 하였다.

② 폐열로 인한 급성 해수나 담을 동반하는 호흡곤란에 사용한다.

③ 오래된 기침을 치료하려면 꿀에 볶는 것이 좋다.

④ 현대에는 다음과 같이 활용한다. 폐결핵에 사용한다. 항결핵약의 보조약으로 사용한다. 백일해에 사용한다. 요충에 사용한다. 백부의 탕액을 2-4일간 야간에 지속적으로 3g 정도로 관장하면 경구 투여 본초의 구충 효과를 강하게 한다.

⑤ 이(lice 虱)의 살충에 백부가루를 술로 초하여 도포한다.

⑥ 생용하면 이를 살충하고 밀자하면 윤폐 약능이 강해진다.

⑦ 자완과의 비교는 자완 항을 보라.

⑧ 천문동과 비교는 해당 항을 보라.

사용량

일반적으로 6-18g, 폐결핵에는 양을 늘린다.

배합응용

· 백부 + 길경, 전호 = 기침

· 백부 + 백합, 패모, 대조 = 폐결핵

· 백부 + 길경, 괄루자 = 폐에 가래의 정체

방제

백부탕, 백일해음

◆ 약물명: 비파엽 枇杷葉 PiPaYe(라틴명 Eriobotyrae Folium)

기원

장미과 Roasaceae 비파나무 *Eriobotrya japonica* Lindley의 잎

처방명

비파나무 잎, 生無杷葉, 炙杷葉

성분

· 정유 : Transnerolidol, pinene, camphene, transfarnesol

· Triterpenoid : Ursolic acid, oleanolic acid

· 당 : D-glucose, D-frauctose, sucrose

· 유기산 : Tartaric acid, citric acid

· 그 외 : Tannin, amygdalin(B17), vitamin B_1,C, sarbitol

약리

1. 항균 작용 : 항인플루엔자 바이러스

2. 진해거담

3. 항천식 작용, 히스타민 물질의 장관 경련을 억제한다.

4. 건위 작용 : Amygdalin이 진통 작용을 하고 가수분해 되어 benzaldenhyde가 되면 장내 가스의 생성을 억제한다.

5. 지혈 작용

6. 약하나 지속적인 이담 작용

7. 항암 작용

8. 이뇨 작용

9. 지구 작용

약성가

枇杷葉苦 偏理肺 解酒淸 上兼吐穢

효능

· 성미 苦, 平

· 귀경 肺, 胃

약능

淸熱除濕 鎭痛

주치

폐의 염증으로 기침, 토혈, 코출혈, 위장의 염증으로 구토

고전문헌

- 명의별록 : 딸꾹질이 그치지 않는 증상
- 본초강목 : 위장을 조화시키고, 기를 하강시키며, 열을 내리고, 더위 먹음을 치료하며, 각기병을 치료한다.

주의사항

(1) 복부가 한랭하거나 감기로 해수가 있으면 신중해야 한다.

(2) 잎을 탕액으로 사용할 경우, 앞뒷면의 잔털이 인후를 자극하여 알레르기 반응을 초래한다. 기름을 약간 묻혀 볶아서 포전하여 사용한다.

임상적용

① 폐열, 위열을 없애기 위한 빈용약이다.

② 폐열로 인한 천식에 사용한다.

③ 위장이 냉하고, 구토, 헛구역질에 사용한다.

④ 현대의 응용으로는 염증성 호흡기 질환으로 인한 해수, 담이 있을 때 사용하고, 위장 질환으로 인한 오심구토에 사용한다.

⑤ 백전과 비교

- 공통점 : 폐의 비정상적인 기침, 가래와 기침을 억제 개선한다.

- 차이점

ㄱ. 비파엽 : 폐열, 폐조로 인한 해수, 마른기침에 사용하며 구토도 억제한다.

ㄴ. 백전 : 온성이다. 기침을 멈추게 한다. 비파엽이 한성이라 체액 소모를 초래하지 않는데 비해 백전은 온성이므로 체액을 소모시키는 작용이 있다. 그러므로 가래를 없애는 작용이 강하다. 감기로 가래가 있으면 사용하고 또한 폐에 가래가 많이 정체되었으면(痰飮壅肺) 사용한다.

사용량

일반적으로 9-15g

배합응용

· 비파엽 + 신이 = 비염

· 비파엽 + 백합 = 폐, 기관지의 점액을 보충하고, 염증을 삭인다. 또 기침을 멈추게
  한다.

· 비파엽 + 맥문동 = 코와 인후의 점액을 보충하고, 염증을 삭인다. 또 진해거담한다.

방제

감로음, 비파엽음, 비파지구탕, 비파청폐음, 비파탕, 신이청폐탕

◆ 약물명: 상백피 桑白皮 SangBaiPi(라틴명 Mori Cortex Radicis)

기원

뽕나무과 Moraceae 뽕나무(백상 白桑) *Morus alba* L.의 껍질

처방명

뽕나무 껍질, 뽕나무 겨우살이, 상시회, 桑根白皮, 白桑皮, 生桑皮, 炙桑皮

성분

· Flavonoid : Mulberrochromene, morucin, cyclomorcim, kuwanon A, B, C, G
  cyclomulberrochromene, oxydilhydromorusin

· Triterpenoid : α-amyrin,

· 지방산 : Stearic acid, pectinum, palmitic acid

약리

1. 이뇨 작용
2. 진정 진통 작용
3. 항균 작용
4. 사하 작용
5. 항종양 작용

6. 일시적으로 혈당 상승 후 현저한 혈당 강하 작용이 있다.

7. 부교감 말초 신경을 흥분시킨다. 이는 아세티콜린 작용과 유사

8. 족저 부종 억제 작용

9. 심장 운동 억제

약성가

桑白甘辛 定嗽喘 瀉肺火邪 功不淺

효능

· 성미 甘, 辛, 寒

· 귀경 肺, 脾

약능

止咳平喘(蜜灸) 瀉肺熱 利水消腫 降壓

주치

폐의 염증으로 인한 기침, 토혈, 수종, 각기, 소변불리

고전문헌

· 신농본초경 : 소화기 장애, 월경불통, 자궁 출혈, 보혈 보기한다.

· 명의별록 : 폐의 병리적 체액, 가래에 피가 섞이는 것, 몸이 더워 갈증, 복부팽만, 촌충을 없애고, 창칼에 베인 상처

· 본초강목 : 가래, 기침, 어혈

주의사항

풍한 감기로 인한 가래와 기침에는 신중해야 한다.

임상적용

① 폐열로 인한 해수, 호흡곤란에 사용한다. 특히 폐기종에 감염이 합병되었을 경우와 급성기관지염 등으로 해수 호흡곤란에 사용한다.

② 피부의 수종(皮水)에 사용한다. 피수란, 안면, 사지의 부종, 발열, 구갈, 맥부, 요량 감소, 해수 등 열증이 특징이다. 오한은 없다. 급성 사구체신염, 알레르기성 혈관부종, 질병 후 체력소모로 인한 부종 등에서 열증이 동반되는 증상이다. 상백피는 이

뇨 작용이 있어 청열소종의 보조약이다.

③ 상백피는 오호탕에서 본초의 작용시간을 연장시킨다. 석고 항과 석결명 항을 보라.

④ 경방 : 검게 볶은 것을 사용하였다. 외상이나 화농성 부스럼을 치료한다. 내복하여 산후 출혈을 치료한다. 《금궤요략》에서는 진해 작용으로 사용한 예는 없다.

⑤ 현대적 응용에는 부종, 임신 부종에 사용하고, 급, 만성 기관지염, 기관지천식, 식도 암, 위암에 사용한다.

⑥ 뽕나무 잎은 상엽, 잔가지는 상지, 열매는 오디 또는 상심자, 뽕나무에 기생하는 겨 우살이 식물은 상기생, 뿌리껍질은 상백피이다.

　ㄱ. 상엽은 신량해표약이며, 열증 감기에 사용하는데, 두통, 발열, 구갈, 해수에 사 용한다. 주로 국화, 연교, 박하, 행인과 병용한다.

　ㄴ. 상지는 이뇨, 이수, 거풍습약으로 사용하며, 관절통, 사지의 저린감, 근육이 오 그라들어 신전 불가능 증상 등에 사용한다. 일반적으로 위령선, 강활, 진교 등 과 병용한다.

　ㄷ. 상심자는 간신음허에 사용하는 보음약, 보혈자음약으로 음허, 혈허로 인해 현 훈, 실면, 이명, 눈이 잘 아니 보이고, 조기에 백발이 되는 증상에 사용한다. 일 반적으로 여정실, 한련초, 숙지황, 구기자와 병용한다.

　ㄹ. 상백피는 화담지해평천, 이수소종으로 사용한다. 폐열에 해수가 있고, 담이 많 거나 점조한 경우, 얼굴이 붉고, 인후통이 있고, 기침이 심한 경우에 사용한다. 지골피, 감초, 황금 등과 병용한다.

　ㅁ. 상기생은 보익력이 없다. 상기생에는 짧고, 지속성이 없는 강압 작용이 있다. 이뇨 작용이 있다. 간염 바이러스 증식 억제 작용이 있다. 항혈전 작용이 있다. 풍습으로 인한 관절통에 사용한다. 오래된 관절통으로 각기, 허리와 무릎이 약 한 증상에 사용한다. 이 경우에는 독활, 인삼, 당귀, 두충과 함께 사용한다. 상 기생이 진품이 아니면 속단으로 대용한다. 경우에 따라서는 독활, 강활, 상지를 사용한다. 참나무에 기생하는 상기생은 독성이 있다. 속단 항을 보라.

사용량

일반적으로 3-18g

배합응용

· 상백피 + 왕불류행 = 지혈 작용, 칼에 베인 데 사용

· 상백피 + 행인 = 폐의 염증, 급성 기관지염, 폐기종으로 인한 기침

· 상백피 + 비파엽 = 폐의 염증으로 기침, 호흡 곤란

· 상백피 + 길경 = 폐의 염증, 거담

방제

가감삼요탕, 가미사백산, 보폐탕, 오피산, 오호탕, 청폐탕, 행소산, 화개산, 황기별갑탕

◆ 약물명: 선복화 旋覆花 XuanFuHua(라틴명 Inulae Flos)

기원

· 국화과 Compositae 금불초 *Inula japonica* Thunb

· 유사품: 국화과 금불초 *Inula britannica* var. *japonica*

· 중국산: 국화과 가는금불초 *Inula britannica* var. *linariifolia*

　　　　　국화과 구아선복화(歐亞旋覆花) *Inula britannica* L.

처방명

금불화, 금불초, 覆花 全福花, 金錢花

성분

· Flavonoid : Qyercetin, isoquercetin

· Sesquiterpen : Britanin, inulicin

· 그 외 : Taraxasterol, inusterol B, C, caffeic acid, chlonogenic acid

약리

1. 항천식 작용, 기관지의 항경련 작용 : ferulic acid가 진통, 진경, 평활근 이완 작용이 있어 소화관 경련, 임신 자궁의 수축, 경련을 억제한다.

2. 이뇨 작용

3. 제토 작용 : 위장신경증으로 인한 딸꾹질, 구토를 억제한다.

4. 진해 거담 작용

5. 이담 작용

6. 위장의 연동 운동 촉진 작용, 위액 분비 증가 작용

7. 지혈 작용

8. 항균 작용

약성가

金沸草寒 消痰嗽 逐水明目 風可救

효능

- 성미 苦, 辛, 微温
- 귀경 肺, 脾, 胃, 大腸

약능

引導降氣 袪痰 止嘔降逆

주치

담음, 천식, 풍한 두통, 심하비경, 소변불리, 변비, 수종

고전문헌

- 신농본초경 : 기가 뭉치고, 옆구리가 팽만하여 통증, 놀람, 비정상적인 체액을 배출하고, 오장의 한열 제거,
- 명의별록 : 가슴에 담이 맺히고, 아주 끈적거리는 침이 나오는 증상, 가슴과 옆구리에 담이 찬 증상, 방광의 수분 정체, 감기로 인한 통증, 피부 조직의 괴사, 눈곱이 많이 끼는 증상, 대장의 연동운동 촉진, 혈액순환 촉진, 얼굴의 혈색을 좋게 한다.

주의사항

(1) 음허로 인한 마른기침에 사용불가

(2) 풍열감기로 인하여 마른기침이 있으면 사용불가

(3) 설사, 죽상변에는 사용불가하다.

(4) 잔털이 인후를 자극하므로 포전해야 한다.

임상적용

① 트림, 입덧, 구역질에 사용한다. 비위허한 혹 습을 동반한 구토, 트림에 선복화의 기를 내리는 작용을 이용한다.

② 위장신경증으로 인한 트림, 딸꾹질, 소화 불량을 동반한 경우 사용한다.

③ 거담에 사용한다. 담이 가득 차서 기도가 막히고 해수, 만성이면서 완고한 담, 잘 아니 뱉어지는 담, 가슴이 막혀 답답한 증상(만성기관지염에서 볼 수 있다)에 사용한다.

④ 늑막염에 응용한다.

⑤ 유방암, 유옹에 응용한다.

⑥ 경방 : 심하비, 심하비경, 트림을 치료하고, 울체된 기혈을 통하게 하고, 유산으로 인한 자궁출혈, 간기체로 인한 흉중번민을 치료한다.

⑦ 길경과 비교는 해당 항을 보라.

⑧ 대자석과 비교(三浦 283)

　· 공통점 : 폐기와 위기(胃氣)를 내리고, 구역질, 천식에 사용한다.

　· 차이점

　ㄱ. 선복화 : 거담 작용이 있다. 담음으로 인한 해수, 천식, 명치끝이 더부룩하고, 가슴이 답답하고, 구토 등에 사용한다.

　ㄴ. 대자석 : 평간잠양 작용이 있다. 간화도 내린다. 또 지혈 작용도 있다.

사용량

일반적으로 3-9g 탕액에는 포전한다.

배합응용

· 선복화 + 대자석, 반하 = 위기허, 심하비경, 트림
· 선복화 + 총백 = 흉부에 울체된 기체와 비정상적인 체액의 정체를 치료한다.

방제

개결지출환, 금불초산, 금비초산, 선복대자탕, 선복지역탕

◆ 약물명: 자소자 紫蘇子 ZiSuZi(라틴명 Perillae Semen)

기원

· 꿀풀과 Lamiaceae 紫蘇 *Perilla frutescens* L. Britton var. *acuta*
· 꿀풀과 주름소엽 *Perilla frutescens* Britton var. *crispa* Decne. 열매

처방명

차조기, 자색 들깨 씨, 桂荏, 赤蘇, 蘇子, 紫蘇

성분

- 비타민 B_1, 1-limonene, α, β-pinene이 많다. Flavone과 그의 배당체로서는 apigenin, luteolin 등
- 1-octen-3-ol, citral, linalool, caryophyllene, α-farnesene, 8-p-menther-7-ol, 1-perillylalcohol

약리

1. 기관지 분비물 감소(止咳消痰)
2. 기관지 평활근의 경련 해소(下氣定喘)
3. 건위 작용이 있다.
4. 지혈 작용
5. 이질균 억제 작용
6. 소염, 해열 작용 : Phenylpropanoids에 속하는 rosmarinic acid, caffeic acid에 의한 것. Rosmarinic acid는 해열 효과가 강하다.
7. 수면 연장 작용 : Perillaldehyde와 stigmastelol과의 상호 작용에 의한 것.
8. 항균 작용 : 진균에 대한 작용이 있다. Perillaldehyde와 citral에는 항백선균 작용(抗白癬菌作用)과 antidermatophytic activity가 있다.
9. Caffeic acid는 항염 작용, xanthine oxidase inhibitor로서의 작용이 있다.
10. Xanthine oxidase inhibitor 기능은 통풍에 유효

약성가

蘇子味辛 開痰氣 止咳定喘 潤心肺

효능

- 성미 辛, 溫
- 귀경 肺, 大

약능

止咳平喘 降氣消痰 潤腸通便

주치

기침, 장조변비

고전문헌

· 명의별록 : 기침을 억제하고, 한열 사기를 제거한다.

· 본초강목 : 감기를 없애고, 기를 순조롭게 순환시키며, 호흡을 원활하게 하며, 대변을
이롭게 한다.

주의사항

(1) 죽상변, 설사에는 사용하지 않는다.

(2) 기허로 인하여 기침하면 신중해야 한다.

(3) 소화기계 기능이 약화되어 변이 무르거나 설사하면 신중해야 한다.

(4) 음허로 인하여 기침하거나, 소화 기능 약화로 인하여 묽은 변을 보면(陰虛喘咳 및
脾虛便溏者) 신중해야 한다.

임상적용

① 호흡곤란, 호기성 호흡곤란, 가슴이 팽만하여 괴롭고, 목에 가래 끓는 소리(喘鳴)가
나고, 심하면 기좌 호흡하는 기도의 통과 장애를 동반하는 해수(만성기관지염, 폐기
종 등)에 사용한다(下氣는 降氣로 기침 억제를 의미한다).

담이 많으면 기도 통과의 장애로 인하여 기침, 호흡곤란이 발생한다. 이를 한의학에
서는 담을 없애면 기침 호흡곤란, 가슴의 괴로움증 등의 증상인 폐기상역 증상이 좋
아진다고 생각하여 이를 하기(下氣) 또는 강기(降氣)시켜야 한다고 한다.

② 기침하면서 대변이 굳은자에게 적합하다. 자소자에 활장통편 작용이 있다.

③ 자소자의 작은 알맹이 100알의 무게는 약 0.2g이다.

사용량

일반적으로 3-9g

배합응용

소자 + 전호, 반하 = 가래를 없애고 기침을 억제

방제

가감삼요탕, 상피산, 소자강기탕

◆ 약물명: 자완 紫菀 ZiWan(라틴명 Asteris Radix)

기원

국화과 Compositae 개미취 *Aster tataricus* L. F.의 뿌리

처방명

개미취, 개미취 뿌리, 탱알, 紫菀茸, 紫菀頭, 炙紫菀

성분

Astersaponin, shinone, epifriedelinol, succinic acid, quercetin, friedelin, shionone

약리

1. 진해 거담 : 기관지 확장 작용. Astersaponin이 기도를 분비를 촉진하여 거담 작용을 한다. Ahinone의 진해 작용은 약하다.
2. 항천식 작용
3. 항균 작용 : 결핵균, 항바이러스
4. 항종양 작용 : 복수암 억제 작용
5. 이뇨 작용 : Quercetin에 이뇨 작용이 있으며, astersaponin의 이뇨 작용은 아주 강하다.

약성가

紫菀苦辛 痰喘咳 吐膿寒熱 並痿肺

효능

· 성미 辛, 苦, 溫
· 귀경 肺

약능

止咳祛痰

주치

풍한 감기로 인한 기침, 천식, 과로로 인한 기침과 가래에 출혈이 있는 경우에 사용한다. 인후종통, 소변불리에 사용한다.

고전문헌

· 신농본초 : 기침, 상기, 가슴에 한열의 사기가 울결된 증상을 치료한다.
· 명의별록 : 침에 농혈(膿血)이 나오는 것을 치료한다. 천식을 멎게 하며 과로로 인한 허약을 보충하고 소아가 놀라서 경련을 일으키는 증상을 치료한다.

주의사항

(1) 자완은 자음약이 아니므로 음허로 인하여 열이 많은 증상, 곧 폐음허로 인해 마른 기침, 구건 등이 있으면 사용하지 않는다.
(2) 실열이 있으면 사용하지 않는다.
(3) 자윤 작용이 없으므로 생용해서는 아니 된다.

임상적용

① 주로 만성 기침, 특히 가래가 많이 생기지만 잘 뱉어지지 않는 증상에 사용한다.
② 가래에 피가 섞여 나오는 냉증 기침(= 寒咳, 만성기관지염, 폐결핵 등)에 사용한다.
③ 음허로 인한 만성 기침이 있고 농혈 객출이 있을 때 사용한다.
④ 몸이 쇠약하여 체액이 고갈되어 기침이나 출혈이 있으면 밀자하여 사용한다.
⑤ 경방 : 폐기능을 조절하여 기를 내리고 진해거담한다.
⑥ 관동화와 병용한다. 관동화의 성분 중 파라디올 faradiol 아르니디올 arnidiol에는 발암성이 있어 주의를 요한다.
⑦ 자완과 관동화, 백부근의 비교
　· 공통점 : 기침에 사용한다. 한열 허실 불문하고 기침, 오래된 기침, 담이 막혀 기침하는 데 사용한다. 폐를 건조시키지 않는다.
　· 차이점
　ㄱ. 자완은 거담 작용이 진해 작용보다 강하다. 급성 기침보다 만성 기침에 사용한다. 외상, 내상 또 한증, 열증 기침에 불문하고 사용한다. 주로 풍한 감기로 인하여 담이 많고 기침하는 데 적합하고 형개, 진피(陳皮), 백전, 감초를 병용한다. 진액을 보충하는 자윤 작용은 약하다.
　ㄴ. 관동화는 진해 작용이 거담 작용보다 강하다. 윤폐에 사용한다. 한증으로 인해 담이 많은 데 사용한다.
　ㄷ. 백부 : 한열에 모두 사용한다. 각종 기침에 사용하나 오래된 기침과 폐허로 인한 기침에 적당하다. 폐허로 인하여 오래된 기침이 멎지 않고 거품이 이는 가

래를 뺄고 오후에 미열이 나면 백합, 사삼, 황기, 지골피 등을 배합한다.

사용량

일반적으로 5-9g

배합응용

- 자완 + 사간 = 진해거담을 강화한다.
- 자완 + 반하 = 진해거담
- 자완 + 오미자 = 담이 많은 기침, 호흡곤란으로 인한 자한
- 자완 + 행인 = 진해거담
- 자완 + 소엽 = 진해거담, 인후종통

방제

사간마황탕, 자완산, 행소산

◆ 약물명: 전호 前胡 QianHu(라틴명 Angelicae Decursivae Radix)

기원

- 미나리과 Umbelliferae 바디나물(紫花前胡) *Angelica decursivum* Miq.(= *Angelica decursiva* Frenchet et Savatier)의 뿌리
- 중국산: 미나리과 생치나물(白花前胡) *Peucedanum praeruptorum* Dunn.이 종이 많으므로 조심해야 한다.
- 위품: 우리나라에서 생산되는 동일한 식물명인, 전호 *Anthriscus sylvestris* (L.) Hoffm.은 위품이다.

처방명

바디나물, 사양채 뿌리, 嫩前胡, 粉前胡, 炙前胡

성분

- 精油, tannin 杭州白前胡는 pyranocoumarin을 포함
- 바디나물: Estragol, limonene, nodakenin, nodekenetin,decursidin, umbelliferone 등
- 생치나물: Dl-praeruptorin A, d-praeruptorin B, nodakenin, d-mannitol, pyranocoumarin

약리

1. 거담 작용(기도 분비액 증가) : 기관지 점액 분비 촉진
2. 관상동맥 혈류량 증가 : Pyranocoumarin이 유효 성분이다. 심박수, 심근수축에는 영향을 주지 않는다.
3. 항유행성 감기 바이러스
4. 항위궤양
5. 항경련,
6. 항알레르기
7. 항암 작용
8. 항균작용
9. 강심 작용 : Dl-praeruptorin A는 Ca에 길항 작용을 하여 심장 기능을 강화한다.
10. 생치나물 성분은 아세티콜린이나 히스타민에 의한 회장과 결장의 수축을 억제한다.

약성가

前胡微寒 寧嗽痰 寒熱頭痛 痞可堪

효능

· 성미 苦, 辛, 凉
· 귀경 脾, 肺

약능

降氣祛痰 解表風(熱)

주치

풍열로 인한 두통, 열증 기침, 메스꺼움, 흉격부의 답답함

고전문헌

· 명의별록 : 담이 가슴과 옆구리에 차서 답답하고 저린 것, 명치부에 기가 뭉친 것, 감기로 인한 두통을 치료한다. 가래, 기침, 감기로 인한 한열왕래를 치료한다. 신진대사를 촉진시킨다. 눈을 밝게 하고 精(정)을 북돋우는 약능도 있다.
· 본초강목 : 폐열을 없애고 담열을 삭이며 감기를 제거한다.

주의사항

(1) 음허화왕에는 사용하지 않는다.

(2) 성질이 찬 약이므로 한증 기침에는 사용하지 않는다.

임상적용

① 풍열 감기로 인한 두통, 발열, 코막힘, 콧물, 해수 등 열 증상이 있으면 전호의 소산 풍열 약능을 사용한다.

② 거담 작용 : 폐열증상(급성기관지염 등에 나타난다)의 해수, 잘 아니 뱉어지는 담, 호흡곤란, 가슴이 답답하여 괴롭고, 번열, 태황니 증상이 있으면 거담약으로 전호 를 사용한다.

③ 현대적 응용으로는 호흡기 질환에서 급성기관지염이나 폐렴 등에 나타나는 고열, 해 수, 끈적거리는 담, 호흡 곤란 등에 사용한다.

④ 거담 작용은 길경과 유사하나 진해 작용은 길경보다 약하다.

⑤ 전호와 시호의 비교는 시호 항을 보라. 시호와 그 작용이 유사하다.

⑥ 전호와 반하, 지실의 비교

· 공통점 : 모두 기침을 진정시키고 담을 삭인다(降氣化痰).

· 차이점

ㄱ. 전호는 한담(寒痰)에 사용한다.

ㄴ. 반하는 습담에 사용한다.

ㄷ. 지실은 실담(實痰)에 사용한다.

⑦ 전호와 백전의 비교

· 공통점 : 기침을 진정시키고 담을 삭인다(降氣消痰止咳). 이전(二前)이라 하여 병 용된다.

· 차이점

ㄱ. 백전 : 성미가 미온이므로 한증, 열증에 모두 사용할 수 있다. 담을 없애는 작용 이 우수하다. 기침이 나고 흰 가래가 많고 가슴이 꽉 막힌 것 같고, 호흡이 짧 은 데 사용한다. 한증에서는 자완, 반하를 병용하고 열증이면 상백피, 지골피 황금을 배합한다. 풍한 감기로 인하여 기침을 하면, 행인, 마황, 길경을 함께 사 용한다. 또 실증으로 오래된 기침, 기침을 많이 하여 얼굴이 부은 데, 인후에서 가래가 끓는 소리가 그렁그렁 나고, 가래가 가득차서 누워 있기가 불편한 데는

자완, 반하, 대극 등을 병용한다.

ㄴ. 전호 : 성미가 약간 차므로 열증에 사용한다. 기침을 멈추게 하는 약능이 우수하다. 풍열 감기에 사용한다. 기침을 진정시키고 노란 가래를 없앤다. 폐열 때문에 기침하며, 노란색 담을 뱉기 힘들고, 가슴답답한 데 사용하는데, 행인, 상백피, 복령, 패모와 같이 쓰고, 풍열감기에 걸려 기침하며, 가래가 많고, 호흡이 짧고, 인후통이 있으면 백전, 상엽, 길경, 박하, 우방자를 병용한다.

⑧ 전호와 행인의 비교

· 공통점 : 기침이나 호흡곤란을 치료한다.

· 차이점

ㄱ. 전호 : 성미가 약간 찬 약이므로 열증 가래를 없애고 감기로 인한 열을 내린다 (降氣消痰 散風淸熱).

ㄴ. 행인 : 따뜻한 약이므로 외감 한증을 없애고 기침과 호흡곤란을 없앤다(降氣止咳平喘, 散寒).

사용량

일반적으로 3-9g

배합응용

· 전호 + 길경 = 폐의 염증, 기침, 가래
· 전호 + 자소자 = 기침, 가래
· 전호 + 갈근 = 열을 내리고, 두통
· 전호 + 시호, 황금 = 열로 인한 가래

방제

가감삼요탕, 감모열해방, 금비초산, 삼소음, 소자강기탕, 전호산, 형방패독산

◆ 약물명: 행인 杏仁 XingRen(라틴명 Armeniacae Semenn)

기원

장미과 Rosaceae 살구나무 *Prunus armeniaca* L. var. *ansu* Maxim.의 성숙한 씨앗

유사품

- 장미과 살구나무 *Prunus armeniaca* var. *ansu*
- 아르메니아 살구 *Prunus armeniaca* L.
- 개살구 *Prunus mandshurica* Koehne var. *glabra*
- 시베리아 살구 *Prunus sibirica* L.

일반적으로 행인은 쓴맛인 강한 고행인(苦杏仁)과 맛이 단 첨행인(甜杏仁)이 있는데 약제로 사용하는 것은 고행인이다. 동속 식물의 형태적 차이는 없다. 건조한 행인에는 아미그달린 3.0% 이상이어야 한다.

異名

살구나무 씨, 北杏仁, 北香, 苦杏仁, 苦杏 廣杏仁, 廣香, 杏仁泥, 杏子

成分

청산배당체인 amygdalin 3%. 그 외, emulsin, 脂肪油, estrone conjugate, free-estrone, estradiol-17-β desmostero

약리

1. 청산배당체인 amygdalin이 효소(酵素) emulsin에 의해 분해되어 mamdelnitrile와 glucose가 되며, 완전 가수분해되면 시안화수소청산(HCN), hydrogen cyanide와 benzaldehyde를 생성한다.

2. 살구 씨의 독특한 향은 benzaldehyde의 냄새이다.

3. 분해산물인 benzaldehyde는 개의 적출 부신에 대한 실험에서, $1.2 \times 10-3g/ml$에서 catecholamine을 유리시키지만 매우 약한 것이다.

4. 분리된 청산은 저농도에서 동물의 경동맥의 화학수용체(化學受用體)에 작용해서 호흡 흥분을 일으킨다. 그러나 행인의 함량은 아주 적으므로 청산이 행인의 주요 작용 성분으로 보기는 어렵다.

5. 한의학에서는 대부분의 열매와 씨앗은 거의 통변 윤활제로 본다.

6. 윤폐지해 작용: 윤폐란 폐가 건조하여 마른기침, 끈적거리는 가래가 있을 때 폐를 윤활시켜 가래를 삭이는 것을 의미한다. 그 작용의 기전은 amygdalin, benzaldehydecyanhydrin이 호흡을 흥분시켜 진해, 거담 작용을 한다.

7. 항천식 작용

8. 강압 작용

9. Amylgdalin은 효소 작용에 의해 hyaroyanic acid를 생산함과 동시에 benzoic aldegyde를 생산하여 pepsin 활성을 억제하기 때문에 소화 기능에 영향을 미친다.

10. 항종양 작용

11. Estradiol은 난포 호르몬이다.

약성가

杏仁苦溫 風痰喘 大腹氣閉 便可軟

효능

- 성미 苦, 溫, 小毒
- 귀경 肺, 大腸

약능

降氣止咳平喘 潤腸通便

주치

거담지해, 천식, 통변

고전문헌

- 신농본초경 : 기침하고, 기가 위로 올라오고, 배에서 소리나 나며 인후가 막히는 것을 치료한다. 출산이나 창칼에 의한 외상 이후에 냉기가 하복부에서 위로 치솟는 증상을 치료한다.
- 명의별록 : 소아의 경기, 명치부가 열증으로 인하여 답답한 증상을 치료한다. 감기와 유행성 전염병에 의한 두통을 다스린다. 근육을 풀고 명치 부위의 갑작스러운 통증을 다스린다.
- 본초강목 : 기생충을 없애고 모든 부스럼을 치료한다. 종창(腫脹)을 삭이고 두면부의 풍기(風氣)를 없애며 여드름을 치료한다.
- 약징 : 흉협에 찬 수액을 없애 기침과 호흡곤란을 치료하고 겸하여 호흡촉박을 치료한다.

주의사항

(1) 행인의 꼭지에는 청산가리 독이 있으므로 반드시 제거해야 한다. 다량으로 복용할 경우, 경증이면 머리가 흔들거리고 구토가 나며, 심하면 의식장애, 경련, 호흡장애, 동공산대 등이 나타난다.

(2) 청산 배당체의 해독을 위해서는 amylnitrite와 thiosodium nitrate에 의한 종합 치료로 해독해야 한다.

(3) 약한 독성이 있으므로 다량으로 사용하지 않는다. 특히, 소아 유아에게는 아주 신중해야 한다.

(4) 윤장통변의 효과가 있으므로 대변이 무르거나 설사이면 신중해야 한다.

(5) 기허가 심하면 신중해야 한다.

임상적용

① 지해평천의 주요약이다. 가슴이 답답하고, 호흡이 가쁘고, 복부도 더부룩하면 사용한다. 변비에도 사용한다.

② 윤폐의 방제에는 행인을 반드시 배합한다. 윤폐란 폐가 건조하여 마른기침, 끈적거리는 담을 부드럽게 하여 가래를 제거하는 것을 말한다.

③ 풍열 감기로 인한 마른기침, 풍한 감기로 인한 마른기침에 사용한다. 호흡촉박을 치료한다. 기도의 통과 장애를 경감시켜 호흡을 편하게 한다.

④ 폐에 있는 흉중의 가래를 제거한다.

⑤ 노인성 변비와 산후 변비에 사용한다.

⑥ 싹과 껍질에는 독이 있으니 제거한 후에 사용한다.

⑦ 현대의 응용은, 만성기관지 천식, 만성기관지염, 기침, 건조성 변비, 악성종양, 악성 림프종, 기관지폐암, 만성골수성 백혈병, 흉막암, 다발성 직장암 등에 사용한다.

⑧ 경방 : 진해거담 작용으로 천식, 흉부의 답답함, 윤장통변 작용

⑨ 행인과 도인의 비교

· 공통점 : 성분이 유사하다. 지해평천, 윤장 통변에 사용한다.

· 차이점

ㄱ. 도인은 혈액순환을 원활하게 한다. 한증과 열증에 모두 사용한다. 침맥에 사용한다.

ㄴ. 행인은 기를 잘 통하게 한다. 폐기를 내리므로 지해평천에 우수하다. 한증의 해

수에 적합하다. 부맥에 사용한다.

⑩ 행인, 마황, 갈근, 해백의 비교
- 공통점 : 모두 기침에 사용할 수 있다.
- 차이점
  ㄱ. 마황은 심계가 없으며, 소화기계의 이상이 없으면 사용한다. 몸살기는 있고 관절통도 있다.
  ㄴ. 갈근은 항배강이 있다.
  ㄷ. 행인은 흉협에 체액이 정체되어 있다.
  ㄹ. 해백은 심흉통이 있어야 사용한다.

⑪ 전호와의 비교는 해당 항을 보라.

⑫ 도인과 행인의 판별법은 도인 항을 보라.

사용량

일반적으로 3-10g

배합응용

- 행인 + 마황 = 강한 진해거담
- 행인 + 세신 = 혈허나 위장이 약하여 마황을 사용할 수 없는 경우, 강한 오한, 한음이 있을 경우, 몸을 따뜻하게 하면서 진해거담한다.
- 행인 + 후박 = 표허증인데 마황의 발한 작용이 적합하지 않는 경우의 기침에 사용
- 행인 + 감초 = 기가 치밀어 올라 가슴에 맺힌 증상, 진해거담
- 행인 + 도인 = 건조성 변비
- 행인 + 대황 = 대황의 강력 사하 작용을 행인이 보조
- 행인 + 길경 = 진해거담
- 행인 + 소엽 = 감기로 인한 기침
- 행인 + 파두 = 파두의 강력 사하 작용을 행인이 보조

방제

가감삼요탕, 가미생맥산, 계지가후박행인탕, 마자인환, 마행감석탕, 마행의감탕, 마황탕, 복령행인감초탕, 소청룡탕합마행감석탕, 속명탕, 신비탕, 오호탕, 윤장탕, 청폐탕, 행소산

3-2. 평천약

◆ 약물명: 백과 白果 BiaGuo(라틴명 Ginkgonis Semen)

기원

은행나무과 Ginkgoaceae 은행나무 *Ginkgo biloba* L. 성숙 열매

처방명

銀杏, 銀杏仁, 白果仁, 白果肉

성분

- Ginnol, ginkgolic acid, hydroginkgolinic acid, tannic acid, ginkgol, bilobol, ginkgetin, asparagin, tannic acid, 칼륨, 당, 회분 등
- 은행 종자 : Cyanogenic glycoside와 여러 amino acid
- 은행잎 : 여러 종류의 monoflavonoids와 biflavonoid인 ginkgetin, ginnol, ginnon, n-hexenal, shikimic acid, ginkgolide B, bilobalide 등
- 목부(heart wood) : D-sesamin bilobalid 등

약리

1. 항박테리아 작용
2. 항진균 작용
3. 항이뇨 작용
4. 항결핵 작용 : Hydroginkgolinic acid가 작용한다.
5. PAF-Antagonist인 ginkgolide는 PAF-acether에 의해 유기된 혈소판 응집에 대해 선택적일 뿐만 아니라 매우 강력한 억제 효과가 있다.
6. PAF-Antagonist인 ginkgolide는 PAF가 천식, allergy, 기타 shook등의 질병을 발병시키는 데 대해 억제 작용을 한다.
7. 미국에서는 은행잎에서 추출된 EGb-761은 알츠하이머형 치매에 대한 예방과 개선 효과를 임상 실험하고 있다(Goldman, P. 2001).
8. 은행잎 추출액 EGb-761은 뇌혈관과 중추신경계에 효과가 있다. 이 경우 허혈과 인식 기능 손상에 대한 효과는 ginkgolide B의 수용기에 대해 PAF-Antagonist가 활성하기 때문이다.

9. 은행잎 추출액은 7일간, 2개월간의 투여에서 전두엽 피질과 해마의 β- adrenoreceptor 증가가 억제되어 학습과 기억이 증가되었다.

10. 피부 발진 물질은 ginkgolic acids와 그에 관련되는 alkylphenol 종류에 의한 것인데, 은행잎 추출액인 EGb-761에 대한 피부발진 물질의 허용치는 5ppm이다.

11. 피부 발진 물질은 신경계에 대해 기능적 세포 괴사를 유발하는데 그 기전은 단백질 가수 인산분해 효소 protein phosphatase 2C의 활성화에 의한 것이다.

12. 4-0-methylpyridoxine은 비타민 B6과 길항하여 강직성 경련을 일으킨다. 은행을 과다 복용한 소아는 구토 후에 의식 상실하고 간질성 경련을 발작하며, 심하면 사망한다.

13. 은행잎에는 혈소판 활성인자를 억제하는 작용이 있어 지주막하 출혈 및 경막 내 출혈을 유발하였다. 이 경우, 항혈소판 제제나 항응고제를 복용 중이면 출혈은 더욱 증가되었다.

14. 유독물질인 4-0-methylpyridoxine은 glutamic acid decarboxylase의 활성을 억제하여 GABA 생합성을 억제한다.

15. 알러지 물질은 alkylphenol이다.

16. 미성숙 백과에는 독성 성분인 청산 배당체가 있어 날것을 다량 섭취하면 중독우려가 있다.

17. 독성의 부작용은 구토, 설사, 두통, 복통, 호흡곤란, 전신 긴장성 경련 등이다.

약성가

白果甘苦 喘嗽敭 能治白濁 且壓酒

효능

· 성미 甘, 苦, 渋, 平, 小毒
· 귀경 肺

약능

斂肺益気 止咳平喘

주치

기침, 가래가 많은 기침, 유정, 백대하, 임탁, 빈뇨

고전문헌

- 의학입문 : 폐위의 탁기를 제거하고 담을 삭이며 기침을 멈추게 한다.
- 본초강목 : 익혀서 먹으면 폐를 따뜻하게 하고, 기운을 북돋우며 기침을 멎게 하며, 소변의 회수를 줄이고, 소변색이 뿌옇게 되는 증상을 치료한다. 날 것으로 먹으면 담을 없앤다. 소독 작용이 있다. 찧어서 즙을 코, 얼굴, 수족 부위에 바르면 딸기코, 기미, 손발이 튼 증상을 치료한다. 옴병, 음부의 피부질환을 치료한다.

주의사항

(1) 은행에는 약한 독성이 있다. 장기간 사용은 금물이다. 중독 증상은 두통, 발열, 구토, 복부 팽만, 호흡곤란, 경련 등이다.

(2) 다량 사용은 신중해야 한다.

(3) 생은행은 복부팽만, 호흡곤란 등을 일으킨다.

(4) 볶은 은행은 독성이 완화되지만 과량 복용과 장기간 복용은 금한다.

(5) 소아의 중독 증상에는 발열, 불안, 구토 등이 나타난다.

(6) 기침을 하는데 끈적거리는 가래가 잘 뱉어지지 않으면 신중해야 한다.

임상적용

① 주로 폐열로 인한 해수 호흡 곤란에 사용한다.

② 진해, 거담, 천식에 작용 : 날 은행은 거담청열 작용이 강하고, 찐 은행은 기침, 소변이 잘 안 나오는 데 약능이 강하다.

③ 은행잎은 Ginkgonis & Folium이라 해서 관상동맥경화, 흉통(胸痛), 협심증, 심계(心悸), 고혈압, 해소 등에 사용한다.

사용량

일반적으로 3-10g, 또는 5-10개

배합응용

- 백과 + 숙지, 오미자, 호도 = 신허증
- 백과 + 감초, 마황, 행인 = 풍한증
- 백과 + 마황, 상백피, 황금, 행인 = 폐열증
- 백과 + 당삼, 맥문동, 사삼, 야교 = 폐허증
- 백과 + 산약, 연교, 의이인 = 백대하

- 백과 + 산약, 차전자, 황백 = 습열 대하
- 백과 + 복분자, 산약, 숙지 = 신허로 빈뇨, 요실금

방제

압장산, 역황탕, 정천탕

참고사항

- 은행나무와 표기법의 유래
- 은행은 1690년 일본 에도 시대에 일본에 온 독일 의사 엥겔베르트 켐프페르 Engelbert Kaempfer에 의해 유럽에 소개되었다. 그 후 칼, 린네 등이 학명을 적을 때 철자를 잘못 적어 일본 발음과 다른 Ginkgo로 되었다.

◈ 약물명: 정력자 葶藶子 TingLiZi(라틴명 Drabae Semen)

기원

- 십자화과 Cruciferae 꽃다지(葶藶) *Draba nemorosa* L. var. hebecarpa Ledebour 또는 다닥냉이(獨行菜, 北葶藶子) *Lepidium apetalum* Willd.(라틴명 Lepidii Semen)의 성숙한 씨앗
- 유사품 : 십자화과 개갓냉이(桿菜) *Rorippa montana*(Wall.) Small
  재쑥(播娘蒿, 南葶藶子) *Descurainia sopia*
  민꽃다지(葶藶) *Cardanine flexuosa* With.

처방명

꽃다지, 두루미냉이의 씨, 꽃다지씨, 苦葶藶, 甜葶藶

성분

- 정유 : Benzly isothiocyanate, allyldisulfide, allyl isothiocyante
- 지방산 : Oleic acid, linolenic acid, erucic acid, palmitic acid, stearic acid
- 다닥냉이, 재쑥에는 강심배당체인 helveticoside, sinabin이 함유되어 있다. 민꽃다지에는 sinalbin가 함유되어 있으며, 개갓냉이는 rorippin을 포함한다.

약리

1. 강심이뇨 작용 : 심근 수축을 강화한다.

2. 진해거담, 항천식 작용

3. 항암 작용

4. 이뇨 작용

약성가

葶藶苦辛 利水腫 痰喘肝癰 癥瘕重

효능

· 성미 辛, 苦, 寒

· 귀경 肺, 膀胱

약능

瀉肺定喘 行水消腫

주치

소변불리, 천식, 가래가 많은 기침, 폐옹, 늑막염

고전문헌

· 신농본초경 : 아랫배와 상복부에 덩어리가 만져지는 증상, 기의 울결, 음식으로 인한 한열을 치료하며, 굳은 것을 부수고, 사기를 제거하며 소변이 잘 나오게 한다.

· 명의별록 : 방광에 저장된 수분을 배출시키고, 몸 속에 숨어있는 열을 배출시키며, 피부 수종, 얼굴과 눈이 붓는 것을 치료한다. 갑작스런 풍열(風熱)로 인한 땀띠와 가려운 증상을 치료하며 아랫배를 편안하게 한다.

· 개보본초 : 폐에 기가 울체되어 막히고, 상기(上氣)되어 기침이 나는 것을 치료하며 천식을 멎게 하고 가슴 속의 가래를 제거한다.

· 본초강목 : 월경을 통하게 한다.

· 약징 : 비정상적인 체액을 제거하며, 겸하여 폐옹에 사용

주의사항

(1) 신허로 인한 천식에는 사용금지한다.

(2) 소화 기능 약화로 인한 부종에는 사용금지한다.

(3) 감기가 들어 기침과 가래가 있으면 신중해야 한다.

(4) 소화기능이 허약하면 신중해야 한다.

(5) 체액이 부족하여 몸이 부은 자에게는 신중해야 한다.

(6) 오랫동안 복용하면 사람이 허약해진다.

임상적용

① 실증 염증 감염증으로 인한 호흡기 질병에만 사용한다. 기침하고 숨이 차고 흉복부가 팽만하고 코가 막히고 맑은 콧물이 흐르고 온몸이 붓고 특히 얼굴과 눈이 부은 증상에 사용한다.

② 염증성 해수나 담이 지속적으로 생기는 병증에 사용한다.

③ 심부전이나 흉복부 질환으로 인한 흉수, 복수, 수종이 있을 경우에 사용하고, 소아의 해수, 담, 천식에 사용한다.

④ 주로 흉강내의 수분을 배출(瀉肺)하는 데 사용한다(肺水腫, 濕性肋膜炎 등). 한의학에서 폐에 체액이 고여 호흡곤란, 수종이 생기는 것을 현대 의학으로 이해하면 폐나 늑막강 내에 다량의 분비물이나 체액이 정체되어 심장, 폐 기능에 영향을 미쳐 호흡촉박, 천식이 생기며, 심하면 심부전으로 부종이 발생을 말한다. 이러한 증상은 폐성심, 흉수에서 잘 나타나는데 이 경우 정력자가 적합하다. 사폐(瀉肺)란 이뇨소종과 거담평천 작용을 말한다.

⑤ 정력자는 상백피와 배합하여 이수작용을 강하게 한다. 특히 흉격, 곧 심장이나 폐에 수종이 있는 폐수종, 심낭염(水逆이라 할 수 있다)에 사용한다. 호흡곤란에 사용한다. 정력자는 폐의 가래도 없애지만 변비에 대한 약능도 있다. 상백피는 폐의 열을 내리며, 기침과 호흡곤란에 동반하여 누런 가래 잘 아니 나오는 경우에 사용한다.

⑥ 숙강, 이수작용은 다닥냉이(苦葶藶, 独行菜, 北葶藶子)가 재쑥(甛葶藶 播娘蒿, 南葶藶子)보다 강하다. 그 작용은 대황보다 강하고, 파두보다 약하다.

⑦ 실증에 사용하는 정력자는 약효가 강력하므로 작용을 허증에 사용할 경우는 반드시 대조와 병행하여 그 약능을 완화시켜야 한다. 대조가 정력자의 약능을 완화시킨다.

⑧ 대황과 후박은 흉복부의 팽만한 것을 치료하지만, 정력자는 온몸이 붓고 얼굴과 눈이 부은 증상은 치료하지 못한다.

⑨ 맛이 단 첨정력(甛葶藶)은 사하 작용이 완만하므로 소화 기능을 상하게 하지 않으나, 맛이 쓴 고정력(苦葶藶)은 사하 작용이 강하므로 비위를 상하게 한다.

⑩ 반드시 볶아서 사용한다.

⑪ 경방 : 강심이뇨 작용으로 전신부종, 진해거담에 사용한다. 뭉친 것을 풀고, 열과 종창을 제거하며 방광의 소변을 잘 보낸다.

⑫ 행인과 비교 : 행인보다 증상이 더 심한 경우에 사용한다. 기침이 나고, 숨이 차고, 흉복부의 팽만감으로 인하여 가슴이 답답하고 부종이 생기는 병증이 행인보다 더 심하다.

⑬ 정력자, 백개자의 비교

· 공통점 : 모두 비교적 강한 거담 작용이 있다. 실증에 사용한다.

· 차이점

ㄱ. 백개자 : 흉격의 한담과 경락을 잘 통하게 하므로 피부의 수분 대사를 원활히 하여 부종을 없앤다.

ㄴ. 정력자 : 폐의 실증에 사용한다. 기침을 억제하고 담을 없앤다. 수분 대사를 원활히 한다. 누워있어도 흉격에 담이 있어 괴롭고, 얼굴과 눈에 부종이 있을 때 사용한다.

사용량

일반적으로 3-9g

배합응용

· 정력자 + 택사 = 이뇨 작용을 증가시키는 배합

· 정력자 + 대황 = 사하축수 작용, 흉복부의 수종을 이뇨로 제거

· 정력자 + 대조 = 허증을 보하면서 수종을 제거, 진해거담, 정력자의 강한 이뇨 작용을 완화시킨다.

방제

대함흉환, 모려택사산, 별갑환, 정력대조사폐탕, 정력대조사폐탕가감

활혈거어약
Herbs that Invigorate the Blood

활혈거어약은 어혈에 사용되는 본초이다. 어혈이라 함은 병리적 원인 곧, 한냉, 심한 열 자극, 타박, 수술, 정신적 스트레스, 운동 부족 그리고 고지방 등에 의해 발생된, 혈액 순환 속도의 저하, 혈관 내 혈액 운행 장애의 발생으로 혈액 순환의 지연, 혈액의 정체, 혈액의 단절, 혈관 밖으로 유출되거나, 또는 세포 속으로 삼출되어 괴사된 혈액(혈전), 이른바 죽은 피 등을 말한다. 혈전의 형성은 혈소판이 응집된 다음, 혈소판 혈전이 형성되면 그 후에 혈액응고 구조가 작동되고 섬유소(fibrin)가 형성되어 혈전이 만들어진다.

활혈거어약은 이러한 혈액의 비정상적인 순환을 개선하고 혈소판 형성과 응집을 감소시키며, 혈소판의 표면 활성도 감소시키고, 말초혈관의 혈액 순환을 촉진시키는 본초이다. 이러한 혈액의 여러 문제를 치료하는 법을 활혈법이라 한다. 활혈법은 화혈, 행혈 그리고 파혈(축어)로 나뉜다. 화혈은 혈액 순환을 순조롭게 하여 전신의 기능을 조절하는 것이며, 약능은 완만하게 작용한다. 행혈은 혈관을 확장시켜 정체된 혈액 순환을 개선하는데, 화혈보다는 약능이 강하다. 이 작용을 행기라고도 하는데, 이때의 '기'는 혈액을 말초까지 밀어 주는 기의 추동 작용이며 또한 '기혈동원'이라는 의미에서 '혈액'을 의미한다. 마지막으로, 약능이 가장 강한 파혈은 혈관 확장과 함께 이미 형성된 어혈을 분해, 흡수하여 오래된 어혈이나 종양을 제거하는 작용을 말한다. 활혈거어약의 약리는 조혈 기능을 촉진하며, 혈관 확장, 혈관 내에서 혈행(혈액 순환) 촉진 작용, 지혈 작용, 혈전 또는 종양의 분해와 제거 작용, 상처의 치료 촉진 작용, 항균 작용, 진통, 소염 작용, 이뇨 작용, 배변 촉진 작용 등이다. 활혈거어약은 특히 심근경색, 뇌혈전, 혈전 폐색성 맥관염, 시망막 혈관 폐색 등으로 나타나는 혈전 폐색성 질병에 효과가 좋다.

활혈거어약은 그 약능에 따라 활혈화어약, 행혈화어약(또는 행기활혈약) 그리고 파혈축어약으로 나뉜다. 그 약능을 살펴보면 다음과 같다. 첫째, 활혈화어약은 혈관을 확장하여 혈행을 순조롭게 하며 조혈 기능도 한다. 이에는 단삼, 당귀 도인 목단피, 생지, 우슬, 익모초, 천산갑*, 택란, 홍화 등이 있다. 둘째, 행혈화어약은 혈행을 순조롭게 하고, 지혈 작용, 진통, 혈소판 표면 활성을 저하시켜 혈소판 응집을 억제하며, 플라스민 활성을 높여 혈액 순환이 잘 되게 함으로써 어혈을 개선하는 본초이다. 어혈은 혈액응고 체계와 항응고 체계의 기능이 실조되어 혈소판이 응집되고, 피브린의 용혈성이 낮아져 있는데 이에는 단삼, 익모초, 천궁 등이 cAMP의 농도를 높여 혈소판 응집을 억제한다. 혈소판 응집을 억제하는 본초는 계혈등, 당귀, 망충, 삼릉, 수질, 아출, 오령지, 익모초, 자충, 적작, 천궁, 현호색, 홍화 등이다. 또한, 칼슘 Ca^{2+}와 calmodulin도 혈소판 기능의 조절과 밀접하게 관련되어 있는데, 이 칼슘 이온과 카모둘린 단백질이 서로 결합되어 혈액을 응고시키며, 피브린, 프로트롬빈 등과 함께 칼슘 이온도 혈액을 응고시키는 것이다. 그러한 연유로 칼슘 길항제는 혈소판 응집 억제 작용도 포함하고 있다. 이와 같이 칼슘 길항이 비교적 강한 행혈화어약에는 단삼, 당귀, 도인, 삼릉, 적작, 천궁, 홍화 등이 있다. 마지막으로, 파혈축어약은 어혈에 의해 발생된 종양, 종류(이것을 징가(癥瘕), 적취(積聚)라 한다. 이것은 복부의 종양을 의미하는데 '징(癥)'은 딱딱하여 고정되어 있는 종양, '가(瘕)'는 움직이므로 촉지되지 않는 그것을 말한다)를 파괴하고 분해 흡수하며, 혈관확장, 항혈소판 응집 등의 작용이 특히 강하다. 이미 형성된 피브린을 용해하여 어혈, 혈전, 종류를 개선하는 파혈축어약으로는 도인, 수질, 아출, 천산갑 등이 있으며, 행혈화어약으로서 파혈축어 약능이 있는 본초는 익모초, 홍화 등이 있다. 성인병 중, 이러한 어혈성 만성 질환에는 계지, 대황, 목단피, 익모초, 작약, 홍화, 황금 등이 사용된다.

이를 사기로 분류하면 다음과 같다.

온성	아출, 유기노, 천궁, 홍화, 현호색, 오령지, 유향, 택란, 강황, 계혈등
평	도인, 삼릉, 수질, 몰약, 우슬, 포황, 소목, 왕불유행
량	망충, 자충, 천산갑, 단삼, 적작, 울금, 익모초

활혈약을 활혈의 강약 정도에 따라 분류하면 다음과 같다.

약능의 분류	약능의 강약	성미	종류
활혈화어약		한	단삼, 목단피, 생지, 익모초, 적작, 천산갑*, 호장*
		평	도인, 우슬, 왕불유행, 소목
		온	당귀, 계혈등, 홍화, 택란
행혈활혈약	강	한	천산갑*
	중간	한	단삼, 대황, 울금, 익모초, 전칠*
		평	포황, 소목, 우슬, 몰약*, 왕불유행
		온	강향*, 강황*, 천궁, 홍화, 현호색, 유향, 택란
파혈축어약	강	한	망충*, 자충, 천산갑*, 익모초
		평	도인, 삼릉, 수질, 혈갈*
		온	아출, 건칠*, 유기노*, 홍화
기타 본초			갈근, 계지, 구맥*, 매괴화*, 산사, 월계화*

*는 생략된 본초임

이를 다시 사기와 약효를 기준으로 분류하면 다음과 같다.

활혈약(강, 중, 약은 활혈 작용의 정도를 나타낸다)

행기	지통		현호색	중
		거풍	천궁	중
지통	풍습		유향	중
	소종		몰약	중
	간기울체		울금	중
	거어		적작	중
	허한성 어혈		강황	중
거어	파혈		도인	강
	통경		홍화	중
	소종		택란	중
		통경	왕불유행	중
	조경		익모초	중
		양혈	단삼	중
	간신음허	이뇨	회우슬	중
		풍습	천우슬	중
파혈축어			삼릉 아출	강
보혈			계혈등	약

활혈거어약을 사용할 경우 주의해야 할 사항은 임신 중에는 사용할 수 없으며, 월경과다 증상이 있지만 어혈 증상이 없으면 사용할 수 없다. 또 출혈 증상이 있는 경우는 신중하거나 사용금지해야 한다. 활혈거어약은 혈액을 소모시키므로 혈허증에 사용할 경우는 보혈약을 배합해야 한다. 몸이 허약한 경우는 우선 몸을 보한 후 어혈약을 사용해야 한다.

1. 활혈화어약

◆ 약물명: 계혈등 鷄血藤 JiXueTeng(라틴명 Spatholobi Caulis)

기원

콩과 Leguminosae 삼엽계혈등(密花豆) *Spatholobus suberectus* Dunnd

위품

· 중국산 : 콩과 Leguminosae 白花油麻藤 *Mucuna birdwoodiana* Tutcher

　　　　콩과 昆明鷄血藤 *Millettia reticulata* Benth.

　　　　향화암두등 *Millettia Diet sianna* Harms

　　　　양엽암두등 *Millettia nitida* Benth

처방명

밀화두, 血風藤

성분

Milletol, suberon, taraxeron, stigmasterol. sitosterol, Fe.

약리

1. 비정상적인 혈액 유동의 개선 : 혈소판 점착율 저하, 피브린 용해 촉진
2. 뇌가 산소결핍이면 호흡중추의 항진, 뇌조직의 산소 결핍에 대한 내구성을 높이고, 진정 최면 작용이 있다.
3. 심혈관계 작용 : 관상동맥 혈류량 증가, 심박수를 감소시키지만 심근 수축 력에는 영향이 없다.
4. 보혈 작용 : 헤모글로빈과 적혈구의 증가 작용
5. 자궁 수축 증가 작용
6. 강압 작용

약성가

鷄血藤溫 血虛宜 月經不調 痲木痛 鬼箭苦寒痛

효능

· 성미 苦, 微甘, 微渋, 溫
· 귀경 肝, 腎

약능

行血補血 舒筋活絡

주치

월경통, 생리불순, 혈어를 동반한 풍습비증, 중풍 후유증으로 관절통, 저림, 근육마비 등

고전문헌

본초강목습유 : 혈액순환을 돕고, 허리와 무릎을 따뜻하게 한다.

주의사항

① 방사선 치료 후 백혈구 감소증에 사용. 최근 종양 치료로 백혈구 감소에 사용하면 효과가 신속하며 지속적이다는 보고가 있다. 사용 후 3-4일 후부터 백혈구가 증가 된다. 계혈등의 정제인, 시럽제를 복용한다.

② 보혈과 활혈거풍으로 혈액 순환 상태를 개선하고 진통한다.

③ 풍습비증에 사용한다. 허약자나 노인, 여성의 만성 풍습에 가장 효과 있다. 근골격계 의 통증, 저린감, 좌골신경통, 다발성 신경염

④ 재생불량성 빈혈

⑤ 뇌졸중 후유증

⑥ 어혈과 혈어증이 있는 부인과 질환 : 생리불순, 무월경에 의한 복통에 사용한다.

⑦ 노인의 수족 위축, 무력, 저린감, 현훈에 사용한다.

⑧ 계혈등 추출물에는 두 가지 약능이 상존한다. 곧, 응고 촉진 작용과 항응고 인자, 항 응고 체계 효소의 부활 인자와 항응고 체계 인자가 공존하므로, 인체가 필요에 따라 선택적으로 이용한다.

⑨ 계혈등은 약성이 온화하므로 2-3개월 지속적으로 복용해도 부작용은 없다. 음허로 열이 있는 자에게 사용해도 좋다.

⑩ 계혈등을 끓여 엿처럼 졸여 만든 것을 계혈교(鷄血膠)라 한다.

사용량

일반적으로 일일 15-60g을 2-3회로 나누어 복용한다. 약주에 담가 복용해도 좋다. 대 량으로는 60g

배합응용

· 계혈등 + 숙지황, 당귀, 천궁, 속단 = 혈허증
· 계혈등 + 도인, 천궁, 향부자, 익모초 = 어혈증
· 계혈등 + 방풍, 우슬, 위령선, 해풍등 = 풍습비증
· 계혈등 + 계지, 황기, 당귀 = 기혈양허증으로 편마비

방제

계혈등탕, 재장방

◆ 약물명: 단삼 丹蔘 DanShen(라틴명 Salvoae Miltiorrhizae Radix)

기원

꿀풀과 Lamiaceae 단삼 *Salvia miltiorrhiza* Bunge의 뿌리 '丹'은 붉다는 뜻인 朱, 赤으로 표기되기도 하여 《명의별록》에는 '赤蔘'으로 수록되어 있다. 단삼의 뿌리 껍질이 붉은 것 또는 그 약능에 따라 紫丹蔘, 紅根, 活血根, 血蔘根이라 한다. 이는 단삼의 껍질이 붉기 때문이다.

처방명

참배암차즈기, 삼뱀배추, 분마초, 紫丹蔘, 血丹蔘

성분

· Alkaloid : Salivialmitamide Phenolic compound : Lithospermate B, benzoic acid, ferulic acid
· Diterpenoid : Tanshinone Ⅰ, Ⅱ A, Ⅳ, oleoyl neocryptotanshinone, oleoy danshenxinkun, dihydrotanshinone I, danshenxinkun A, B
· 그 외 : 비타민 E / 붉은 성분 : Tanshinone C이다.

약리

1. 순환기계 작용 : Tanshinone Ⅰ, Ⅳ, cryptotashinone는 심근의 허혈에 의한 합병증을 예방한다. Tanshinone Ⅳ는 일시적 허혈로부터 심근을 보호한다. 관상동맥 확장 작용, 관상동맥 혈류량 증가, 심근의 말초혈관 개선 작용, 심박을 완만하게 하고, 심장 수축력을 일시적으로 억제한 후, 다시 증가시킨다. 혈관 확장 작용, 말초혈관 순환 개선 작용, 항동맥 죽상 경화 작용, 항고지혈 작용

2. 항혈액 응고 작용 : 혈소판 응집 억제 작용이 있어 관상동맥 질환에 사용, 항혈전 작용, 적혈구 변형능 증가 작용, 적혈구 안정화 작용

3. 중추신경계 작용 : 도파민 유리를 촉진하였다. 허혈성 손상으로부터 대뇌 조직을 보호한다. 동물의 자발 운동을 억제하지만 수면에까지 이르게 하지는 못한다. 그러나

수면제를 복용한 경우 수면 연장 작용은 효과 있다.

4. 간 보호 작용 : 간세포 재생 촉진 작용, 담관 폐쇄 동물 실험에서 간 섬유화를 억제하였다. 또한 aflatoxin B에 의해 유도된 간암 발생을 억제하였다.

5. 항균 작용 : 알코올 추출액 1 : 100,000은 체외 실험에서 결핵균의 억제 작용이 있고, 콜레라균, 황색포도구균으로 야기되는 급성염증이나 감염성 관절종에 대해 항균 작용이 있다.

6. 알코올 섭취를 억제하였다.

7. 근 긴장과 비정상적인 운동을 유발한다.

8. 조직의 수복 및 재생 촉진 작용

9. 항암 작용 : 항암의 주약은 아니다.

10. 그 외, 항폐섬유화 작용, 항위궤양 작용, 신부전 개선 작용

약성가

丹蔘味苦 生新能 破積調經 除帶崩

효능

· 성미 苦, 凉
· 귀경 心, 心包

약능

活血破瘀 淸熱緩煩 活血祛瘀 凉血安神

주치

혈열증과 어혈증에 사용, 생리불순, 산후 어혈 복통, 심복통, 옹종, 창양, 불면, 지속적인 심계 항진

고전문헌

· 신농본초경 : 명치 부분에 뭉친 것, 장관에서 물소리 나는 데, 수양변 설사, 한이나 열로 뭉친 것, 종양, 가슴이 팽만하여 답답한 감 그리고 기운을 북돋운다.

· 명의별록 : 혈액 생성을 돕고, 명치부에 기가 뭉쳐 오래된 것, 허리와 척추의 강직, 다리가 저린 것, 감기로 발열.

· 본초강목 : 활혈하고 심포를 통하게 하며, 하복부 이하의 통증을 치료

주의사항

(1) 단삼은 성미가 온화하므로 출혈시간, 프로토롬빈 prothrombin 시간을 연장시키므로 출혈성 질환에 사용해서는 아니 된다.

(2) 구어혈약이므로 임신 중이면 사용불가

(3) 경구 투여할 경우, 부작용으로는 구갈, 현기증, 권태감, 둔감, 손의 감각마비, 호흡곤란, 빈맥, 오심, 알레르기 반응이 나타난다.

(4) 어혈이 없으면 신중해야 한다.

(5) 양약과의 상호 작용에서 부작용 있다. Warfarin과 병용하면 과도한 항응고 작용과 출혈 증상이 나타난다. 단삼은 warfarin의 흡수율, AUC, 최고 혈중 농도와 반감기를 증가시킨다.

금기

반 : 여로

임상적용

① 관상동맥성 질환, 협심증, 심근경색 : 관상동맥 부전의 통증에 사용한다. 이는 단삼의 어혈 제거(활혈화어) 작용과 혈관을 확장하는 작용을 이용한다. 심근경색의 응급치료에 단삼 주사액의 정맥 점적이 유효하다. 심전도에서 심근 허혈 증상이 급속도로 개선되고 혈중지질이 저하되었다.

② 뇌혈관성 질환 : 뇌동맥 경화증, 뇌졸중과 그 후유증에 사용한다.

③ 신경쇠약으로 동계, 불면, 번조, 불안 등 심혈허 증상이 있으면 단삼 12g의 탕액을 조석으로 나누어 복용한다.

④ 간울에 의한 협통 : 만성간염이나 간경화 초기에, 간비종대, 간 기능 장애가 있으면 단삼을 이용한다. 급성전염성 간염에 단삼을 이용하기도 하지만 간질환의 만성기에 가장 적합하다.

⑤ 가벼운 혈전성 정맥염에 사용한다. 고혈압증에 단삼의 진정 작용을 이용한다.

⑥ 혈관확장, 혈액응고 억제, 혈압강하, 진통, 항염증, 진정, 정신안정, 항균 작용을 기대하여 생리불순, 월경 곤란, 허혈성 심 질환, 혈전증, 고혈압증, 간장 질환, 신장 질환, 정신신경증 등에 사용한다.

⑦ 기체어혈에 의한 월경 곤란증, 생리통, 산후 오로 정체, 어혈에 의한 통증에 단방의 가루(단삼산)를 1회 60g씩 술이나 미지근한 물로 복용한다.

⑧ 그 외 혈전폐쇄성 맥관염, 자궁외임신, 임신중독증, 기능성 자궁출혈, 강피증, 결절성 홍반 등에 사용한다.

⑨ 단삼, 천궁의 비교

　· 공통점 : 활혈조경, 어혈의 제거, 지통, 종양이나 부스럼, 관절통에 사용한다.

　· 차이점

　ㄱ. 단삼 : 성미가 차므로 혈열로 인한 어혈, 생리통에 적합하다. 정신안정, 열증으로 인한 정신혼미에 효과 있다. 보혈 작용은 아주 약하다.

　ㄴ. 천궁 : 행기 작용이 우수하다. 감기로 인한 두통에 효과 있다. 약성이 따뜻하므로 한증의 기체어혈증에 적합하다.

⑩ 산조인과 비교는 해당 항을 보라.

사용량

활혈거어 6-15g, 대량으로 15-30g, 정맥염에는 30-60g, 중국에서는 6-30g/일을 달여서 복용하지만 한국인에게는 경험적으로 3g이 적당하다.

배합응용

· 단삼 + 당귀, 익모초, 천궁, 홍화 = 생리통, 생리불순, 복통, 흉통
· 단삼 + 삼릉, 아출, 택란, 별갑 = 가적취
· 단삼 + 오수유, 육계 = 한증의 어혈
· 단삼 + 생지, 황련, 죽엽 = 온열병으로 불면, 번조, 섬어 동계

방제

관심2호방, 단삼음, 단삼보혈탕, 단삼탕, 복방단산음, 단삼통맥탕, 단삼생맥산가미

참고사항

단삼은 어혈, 생혈, 양혈하므로 단삼을 단방으로 사용하면 사물탕과 동일한 효과가 있다고 하지만 이것은 약간 지나친 평가다. 단삼과 사물탕은 활혈거어 약능이 상호 유사하지만, 사물탕에는 활혈과 보혈의 작용이 있지만 단삼에는 보혈 작용이 없다.

또 다섯 가지 인삼인 오삼은 단삼(丹蔘=적삼=심), 인삼(황삼=비), 사삼(沙蔘 백삼=폐), 현삼(흑삼=신)=고삼을 말한다. 이는 오행설에 맞춘 것으로 본초의 색깔을 장기에 배당한 것이다. 이빈호(李瀕湖)가 설명하기를, 인삼은 비에 들어가므로 황삼, 폐에 들어가는 것은 백삼, 현삼은 검은 것을 의미하므로 신에 들어가니 흑삼, 모몽(牡蒙 자삼=간)은 간

에 들어가니 자삼(紫蔘), 단삼은 심에 들어가니 적삼(赤蔘)이라고 하였다. 또 옛사람들은 자삼(紫蔘)을 고삼(苦蔘)이라고도 하였다.

고삼은 우신 명문(右腎,命門)의 약이다. 옛사람이 자삼(紫蔘)인 모몽을 버리고 고삼(苦蔘)만을 사용한 것은 개념이 혼란되어 고삼도 자삼이라 했기 때문인데, 명문의 약인 고삼을 간의 자삼으로 사용한 것은 그 의미를 확실히 알지 못했기 때문이라고 말한다. 이것이 단삼을 적삼(赤蔘)으로 보는 근거이다.

적작약은 청열약을 보라.

◆ 약물명: 도인 桃仁 TaoRen(라틴명 Persicae Semen)

기원

· 장미과 Rosaceae 복숭아 *Prunus persica* L. Batsch. 또는 산복사 *Prunus persica* Franchet var. *davidiana* Maximowicz의 성숙한 열매의 씨. 건조품은 아미그달린 0.5% 이상이어야 한다.

· 중국산 : 장미과 산복사 *Prunus davidiana* Franchet

처방명

복숭아 씨, 廣桃仁, 桃仁泥

성분

Amygdalin(청산배당체 1.5%), emulsin, lactase, allontoinase, 지방유(45%), 비타민 B_1

약리

1. Amygdalin의 치사량은 성인이 200mg이다. Amygdalin은 진해 작용을 한다.
2. 시안산 화합물은 세포 호흡 효소인 cytochrome 산화 효소를 억제하여 독성 발현
3. 청산은 소량으로는 두통, 목과 가슴의 압박감, 동계, 근무력증을 야기하며, 다량으로 사용하면 사망한다.
4. 중독 증상으로는 말초감각 상실, 의식혼미, 현기증, 청색증, 연축과 강축
5. 항암 작용 : Laetrile(vitamin B_{17})
6. 뇌혈관과 말초 혈관 확장 작용

7. 항혈액 응고, 항혈전 형성 억제 작용 : 혈소판내의 cAMP를 증가시켜 ADP 형성에 따른 혈소판 응집을 억제하여 항응고 작용을 한다.

8. 장의 윤활 작용 : 장의 연동 운동을 촉진시키지는 않는다. 따라서 허약자나 노약자의 허증 변비에 사용한다. Multiflorine은 사하 작용을 한다.

9. 항염 작용

10. 간 보호 작용

11. 항알레르기 작용. IgE 항체 작용을 감소시킨다.

12. 진해거담, 항천식 작용 : 호흡중추를 진정시킨다.

13. 자궁 운동 항진, 산후, 자궁 수축 촉진하여 지혈한다.

14. 진통, 항염 작용은 해열진통제인 antipyrine의 약 1/2에 해당된다.

15. 과민성 항체의 생성을 억제한다.

16. 족저 부종을 억제한다. 100mg/kg

17. 초산으로 유발된 모세혈관 투과성을 억제한다.

약성가

桃仁甘寒 潤腸大 通經破血 瘀瘀良

효능

· 성미 苦, 甘, 平
· 귀경 心, 肝, 大腸

약능

活血祛瘀 潤腸通便 止咳平喘

주치

무월경, 가적취, 어혈로 발열, 종통, 관절 류마토이드, 말라리아, 타박상, 건조성 변비

고전문헌

· 신농본초경 : 주로 어혈, 월경 장애, 종양 등 뭉친 것
· 명의별록 : 기침, 명치부의 뭉친 것, 어혈, 월경곤란, 하복부 통증
· 본초강목 : 혈액순환 장애, 감기로 저린감, 음허발열, 학질로 열병, 산후 혈병에 사용한다.
· 약징 : 혈, 하복통 겸하여 장옹, 부인의 혈병

주의사항

(1) 임신 중이면 사용할 수 없다.

(2) 청산가리의 부작용은 소량으로는 두통, 목과 가슴의 압박감, 동계, 근무력증이 나타나고 대량 사용하면, 현기증, 청색증, 연축과 강축, 호흡 장애, 동공산대, 의식혼미 등으로 사망한다.

(3) 어혈이 없으면 신중해야 한다.

(4) 도인 속에 들어 있는 벌레는 달콤하지만, 청산을 함유할 위험이 크므로 신중해야 한다.

(5) 어혈이 없으면 신중해야 한다.

임상적용

① 거어의 빈용약이다. 혈액의 정체를 통하게 한다. 어혈 제거

② 도인은 단방으로는 그 약능이 약하므로 주약으로 사용하지 않고 다른 약에 첨가한다. 파어제에 배합하여 파어, 행혈제에 배합하여 행혈한다.

③ 생리통이나 무월경으로 하복부가 팽만하여 아프고, 월경이 말끔히 잘 안 나오며 덩어리가 있고, 월경색이 보라색이 짙어서 검게 보이며(紫黑色), 월경량이 적고, 심하면 수개월 동안 월경이 없고 설자설변자 맥침삽완 등 혈어 증상이 있으면 사용한다

④ 타박 염좌로 내출혈, 동통에는 급, 만성을 불문하고, 내, 외상을 불문하고 도인을 사용하여 어혈을 없앤다.

⑤ 행인과 도인은 변비에 효과가 있다. 행인은 행기하므로 기체를 동반한 변비에 적합하며, 도인은 행혈하므로 어혈을 동반한 변비에 적합하다. 맥진으로 나눌 때는 부맥은 기에 속하므로 행인을, 침맥은 혈에 속하므로 도인을 사용한다. 실제로는 도인과 행인을 병용하고, 상호 대용해도 된다. 장관의 연동운동을 촉진시키지 않으므로 허약자나 노약자의 허증 변비에 사용한다. 장의 연동 운동을 활성화하면 실증 변비약이 되겠다.

⑥ 행인과의 비교는 해당 항을 보라.

⑦ 열증 질환, 타박 손상에 의한 내출혈을 동반하는 변비에서 복부팽만과 통증, 섬어, 번갈, 맥침삽, 발열 증상에 사용한다.

⑧ 임신부의 변비에는 마자인에 후박을 첨가하여 대용한다.

⑨ 급성충수염, 폐농양에는 도인을 보조약으로 사용한다.

⑩ 도인에는 어혈에 의한 종양을 축소시키는 작용이 있다.

⑪ 목단피와 도인은 한성 구어혈제로 사용한다. 온성 구어혈제는 천궁, 당귀, 작약 항을 보라.

⑫ 장조변비에 사용한다. 특히 외상 후에 변비, 오래 누워있어 운동 부족으로 장의 연동 운동이 감소되어 생긴 변비에 적당하다. 도인의 지방유가 윤조 활장 작용을 한다.

⑬ 현대의 응용으로 어혈성 무월경, 생리통, 산후 복통, 타박상 등에 사용하고, 만성어혈성 염증성 질환인 만성간염, 간경화 초기, 혈전폐색성 맥관염에 사용한다. 안과 질환으로는, 중심성 시막망염, 시신경위축, 시망막 색소 변성에 사용한다. 또 허증 변비, 노인성 변비, 유선염, 이하선염 등에 사용한다.

⑭ 경방 : 복부 건조와 아랫배의 갑작스런 통증(小腹急結), 배꼽 아래의 옆 복부에 덩어리가 생겨 더부룩하고(少腹腫痞), 팽만하고(少腹滿), 딱딱하고(少腹硬), 아픈 증상(少腹痛)을 치료한다. 어혈을 없애며, 사하약을 완화시킨다.

⑮ 청산 배당체가 함유된 본초로는 행인, 도인, 욱리인, 오매(특히 청매은 다량으로 함유), 체리, 백과, 고사리, 죽순, 아마인, 아몬드 등이 있다.

⑯ 도인은 주로 살갗에 윤기가 없어 까칠하고 메마르고 거칠고 비늘이 많고 소변이 많은 증상을 치료한다. 도인을 사용하는 주안점은 소변이 잘 나오는 것이다. 소변불리에는 백출, 복령, 택사를 사용하지만 소변자리에는 도인을 사용한다. 소변이 잘 안 나오면 몸이 붓고 얼굴도 붓지만 도인은 소변이 잘 나오는 데 사용하므로 몸이 마르고 야위고 약한 체질에 사용한다.

⑰ 임신 중에 변비가 있으면 도인은 사용하지 않고 마자인과 후박으로 대용한다.

⑱ 도인과 행인의 감별법 : 열매로 두 씨앗을 판별하는 것은 일반인에게는 극히 힘들다. 도인은 지질이 높아 표피에 주름이 명료하지 않다. 타원형이다. 행인은 지질이 적어 표피에 주름이 있다. 외형은 가로 폭이 넓으며, 심장의 모양과 흡사하나 한쪽이 약간 오므라들어 있다.

사용량

일반적으로 3-9g. 대량으로 사용하지 말며, 가루로 빻아 사용한다.

해독

Amylnitrite, thiosodium nitrite 등으로 종합 치료해야 한다.

배합응용

- 도인 + 망충, 수질 = 강력한 어혈 제거 작용. 식물성 어혈약으로 적용이 되지 않는 오래된 어혈을 제거한다.
- 도인 + 자충 = 망충, 수질과 유사한 작용이나 그 정도는 약간 부드럽다.
- 도인 + 목단피 = 식물성 어혈 제거약의 기본 배합, 심한 어혈로 인한 여성 질환, 피부 질환, 타박상으로 내출혈, 종통, 치질, 화농성 질환
- 도인 + 대황 = 사하 작용이 필요한 어혈 제거의 기본 배합. 도인에 대황의 어혈 제거 작용이 덧보태어져 그 작용이 증강된다. 타박상, 내출혈로 동통, 어혈이 심한 여성 질환, 어혈성 변비, 여드름
- 도인 + 동과자 = 동과자의 거담, 배농, 이습 작용을 이용하여 어혈 제거와 배농의 증가
- 도인 + 행인 = 건조성 변비
- 도인 + 홍화 = 여성의 생리불순, 어혈로 복통

방제

격하축어탕, 계지복령환, 계지복령환가의이인, 대황목단피탕, 도인탕, 도핵승기탕, 별갑전환, 복원활혈탕, 생화탕, 소경활혈탕, 우슬산, 위경탕, 자혈윤장탕, 저당탕, 절충음, 진교방풍탕, 천금계명산, 하어혈탕, 혈부축어탕

◆ 약물명: 소목 蘇木 SuMU(라틴명 Sappan Lignum)

기원

콩과 Leguminosae 소목 *Caesalpinia sappan* L.의 줄기

처방명

다목, 紅柴, 赤木, 蘇方木, 蘇方

성분

황색 색소 성분은 brasilin인데 공기에 산화되면 홍색인 brasilein이 된다. D-α-phellandrene, ocimene

약리

1. 비정상적인 혈액 유동을 개선 : 적혈구 변형능의 촉진, 항혈소판 응집 작용이 있으나 혈액 점도에는 변화가 없다.
2. 관상동맥 혈류량 증가, 심근 수축력 증가
3. 중추 억제 작용 : 진정, 최면 작용이 있다. 대량으로는 마취 작용이 있지만 심하면 사망한다.
4. 자궁수축 작용이 있다.
5. 항균 작용 : 황색포도상 구균, 용혈성 연쇄상 구균
6. 소염 작용이 강하다.
7. 항산화 작용 : Galllic acid가 작용

약성가

蘇木甘寒 行積血 産後月經 兼撲跌

효능

· 성미 甘, 鹹, 平
· 귀경 心, 肝, 脾

약능

消腫止痛 行血破瘀

주치

통경, 질타손상, 오로불하, 천식, 설사, 파상풍, 화농성 질환, 어혈로 복통

고전문헌

당본초 : 어혈, 산후 어혈증

주의사항

(1) 임신 중이면 사용하지 않는 것이 좋다.
(2) 혈허 증상이 있으면 사용을 신중해야 한다.
(3) 어혈이 없으면 신중해야 한다.

임상적용

① 외상성 어혈증 : 타박이나 염좌에 의한 내출혈로 종창, 동통이 있으면 급, 만성을 불문하고 사용한다. 괴사된 피(죽은 피)와 혈액이 뭉친 덩어리(血腫)를 없애고 어혈을 없앤다.

② 협심증, 심근경색

③ 어혈증으로 위장 질환

④ 류마티스 관절염

⑤ 혈관성 편두통

⑥ 부인과에서 사용 : 산후 어혈로 인한 복통에 사용한다.

⑦ 산후 출혈이 많고, 머릿속이 흔들거리고 눈이 가물거리며, 숨이 끊어질 것 같은 증상이 있으면, 소목을 지혈의 보조약으로 사용한다.

⑧ 항균 작용이 있으므로 장염, 이질, 농혈변에 사용하며, 다른 청열조습약에 배합한다.

⑨ 골절이 잘 치유되지 않으면 소목을 끓인 물로 씻는다. 골절은 치유되었으나 관절 경직이나 근육 긴장이 남아있으면 환부를 따뜻한 탕액으로 씻고 마사지한다.

⑩ 이시진이 이르기를 '소량으로는 화혈하고, 대량이면 파혈한다'고 했으니 참고하라.

⑪ 홍화와 비교는 해당 항을 보라.

사용량

일반적으로 내복은 2.5-9g, 외용은 적당량

배합응용

· 소목 + 당귀 = 여성의 생리불순, 어혈 증상
· 소목 + 대황 = 혈열을 없애고 염증 소거, 통변

방제

당귀수산, 보기사영탕, 소목탕, 질타외세방, 통도산

◆ 약물명: 왕불류행 王不留行 WangBuLiuXing(라틴명 Merandrii Herba)

기원

· 기원 식물이 불명이므로 혼돈되고 있다.

· 추정되는 정품은 석죽과 Caryophyllaceae 장구채 *Merandrium Firmum* Rhorbach 이다.
· 현재 중국에서 사용되는 식물은 석죽과 Caryophyllaceae 맥람채 *Vaccaria segetalis* (*V. pyramidata*), 또는 야생목단과 Melastoma 야생목단 *candidum* D. Don의 열매이다. 광동에서는 뽕나무과 Moraceae 벽려(설협) *Ficus pumila* L.를 사용한다.

처방명

不留行, 王不留, 留行子

성분

Inositol, rutin, sitosterol ethyltaraxerol

약리

1. 자궁 수축 작용
2. 항종양 작용
3. 면역기능 증강 작용
4. 담낭 수축, 담석 배출 작용
5. 외용으로 대상포진에 유효하다.

약성가

王不留行 除風痺 調經催産 乳癰類

효능

· 성미 감 고 평
· 귀경 간 신

약능

活血通經 下乳 消癰瘡 利尿活血

주치

어혈성 생리불순, 생리통, 유즙 분비 촉진, 화농성 종양, 방광염, 요도염

고전문헌

· 신농본초경 : 금속에 베인 상처를 치료하고 지혈, 진통한다.

- 명의별록 : 심번을 없애고 코출혈을 멈추게 하며, 옹저, 악창, 유방의 부기, 난산을 치료한다.
- 약성론 : 풍독을 치료하고 혈액 순환을 촉진시킨다.
- 일화자제가본초(日華子諸家本草) : 등에 생기는 옹종, 역풍, 풍진, 월경불순, 난산을 치료한다.
- 진주낭(珠珠囊) : 젖을 나오게 하며, 이질을 치료한다.
- 본초강목 : 소변이 나오게 한다. 왕불류행은 혈분에 들어가므로 양명경, 임맥, 충맥의 약이다 민간 요법 중, 천산갑과 왕불류행을 부인이 복용하면 젖이 멈추지 않는다고 한다. 왕집중의 《자생경》에 의하면 부인이 임증에 걸려 백약이 무효하니 전금화(剪金花) 10잎을 달여 탕으로 복용시킨 결과 이튿날 아침에 8할이 나왔다. 《本草述》에 이르기를 《日華子諸家本草》에서는 월경불순을 치료한다는 설이 있고, 《명의별록》에서는 난산을 치료한다고 하였다.
- 본초종신 : 정창을 치료한다.
- 본초정의 : 열결에 적합하다.

금기
임신 중이면 사용불가

주의사항
(1) 임신 중이면 사용불가
(2) 부정성기출혈이면 사용불가

임상적용
① 최유 작용이 있으므로 유즙 분비 곤란에 사용한다.
② 고환염에 사용 : 유행성 이하선염에 고환염이 병발되었으면 사용한다.
③ 유선염에 사용한다.
④ 난산, 혈뇨, 화농성, 종창 칼에 베인 데 사용
⑤ 생리가 잘 안 나올 때 사용한다.
⑥ 경방에서 최유 작용이나 소종 작용, 활혈통경 작용으로 사용한 예는 없다.
⑦ 천산갑, 왕불류행은 모두 활혈, 유즙 분비의 요약이다. 천산갑은 그 작용이 강하므로 외풍 내풍을 없애고, 종기나 종양을 없애고, 배농을 촉진한다. 왕불류행은 천산갑에 비해 활혈통경 작용이 우수하고 이뇨 작용도 있다.

사용량

일반적으로 9-30g

배합응용

- 왕불류행 + 당귀, 천궁, 홍화, 향부자 = 어혈성 생리불순, 생리통
- 왕불류행 + 천산갑, 시호, 천궁, 구맥, 당귀 = 간기울결에 유즙 분비 촉진
- 왕불류행 + 천산갑, 황귀, 당귀, 천궁 = 기혈양허로 유즙 분비 촉진
- 왕불류행 + 천산갑, 포공영, 하고초, 연교, 괄루근 = 유즙 울체로 유옹
- 왕불류행 + 석위, 활석, 구맥 = 소변불리

방제

왕불류행산, 통유탕, 판왕소독음, 하유용천산

◈ 약물명: 우슬 牛膝 NiuXi(라틴명 Achyranthis Radix)

기원

- 비름과 Amaranthaceae 우슬 *Achyranthes bidentata* Blume.의 뿌리
- 비름과 Amaranthaceae 쇠무릎 *Achyranthes japonica*
- 일본산 : 비름과 털쇠무릎 *Achyranthes fauriei* H. Lev. & Vaniot

  토우슬 *Achyranthes longifolia* Lam.
- 중국산 : 회우슬 *Achyranthes bidentata*

  마우슬 *Cyathula capitata* Moquin

  천우슬 *Cyathula officinalis* Kuan

처방명

쇠무릎지기, 쇠무릅풀, 쇠비름 풀, 牛夕, 淮牛膝, 懷牛膝, 川牛膝

성분

- Steroid : Ecdysterone, inokosterone
- Sterol : β-sitosterol, β-sitosterol glycoside, stigmasteol, rubrosterone, oleanolic acid, ponasteroside

· 회우슬은 saponin(가수분해하면 oleanic acid, glucuronic acid 생성)과 다량의 칼륨염이 함유되어 있다. 천우슬(川牛膝)은 알칼로이드를 포함한다. 곤충변태 호르몬인 inokosterone, ponasteroside A 포함

약리

1. 면역계 작용 : 알레르기 반응에서 화학물질 유리를 억제하여 항알레르기 작용, 다당체가 천식에 유효하다.
2. 항종양작용 : 물 또는 메타놀 추출액은 Ehrlich 복수암을 억제한다.
3. 콜레스테롤 강하 작용
4. 이뇨 작용 : 칼륨염 이뇨 작용은 약하다.
5. 장관 수축 증가 작용
6. 간 기능 개선 작용
7. 진통 작용
8. 진경 작용 : 위장 평활근 경련의 억제하여 위장의 연동운동을 약하게 억제한다.
9. 단시간의 강압 작용 : 강압에 유효한 본초는 아니다.
10. 자궁 수축 작용, 항임신 작용
11. 항염 작용 : Achyranthosides E, F는 다핵백혈구의 내피세포 접착을 강하게 억제한다. 급성염증, 육아종 형성 억제
12. 인지력 개선, 건망증 개선
13. 곤충변태 호르몬인 inokosterone, ponasteroside A 등은 단백질 합성을 촉진한다.
14. Daucosterol은 전립선 비대를 완화하여 배뇨를 촉진한다.
15. 척수신경을 흥분시켜 허리 아래 부분의 마비와 신경 연축을 억제한다.
16. 혈당 강하 작용

약성가

牛膝味苦 濕痺除 補精强足 下胎瘀

효능

· 성미 회우슬 : 苦, 酸, 平. 천우슬 : 肝, 微苦, 平
· 귀경 肝, 腎

약능

驅瘀血 利尿 強精 通経

주치

소변불리, 혈뇨, 무월경, 가적취, 오로불하, 산후 어혈로 복통, 인후염, 화농성 질환, 타박상, 수족 경련, 운동마비

고전문헌

- 신농본초경 : 한습으로 다리가 약해지고 저린 증상, 사지가 땅기는 증상, 무릎이 아파서 굴신하지 못하는 증상, 화상, 유산
- 명의별록 : 위기능 저하로 영양 섭취 불량, 남성의 성기능 저하, 요실금, 두통과 요통 및 척추 통증, 월경이 안 나오고, 어혈이 생긴 것
- 본초강목 : 만성 학질로 한열왕래, 소변 찔끔, 혈뇨, 생식기 통증, 설사, 인후종통, 혓바늘, 치통, 종기, 외상

주의사항

(1) 임신 중이면 사용하지 않는데 유산 유발 때문이다.
(2) 우슬은 성질이 하행하여 배출시키는 힘이 강하므로 유정, 비허로 인한 죽상변, 부정성기출혈, 임신 등에는 사용하지 않는다.
(3) 생으로 사용하면, 파혈거어 작용이 강하며, 쪄서 말린 것은 보익력이 강하다.

임상적용

① 한습으로 인한 근육의 위축, 사지 긴장, 무릎이 아파 굽히지 못할 때 사용한다. 풍습, 한습 등 근골격계의 종창, 변형, 동통, 저린감을 치료하고 급, 만성 관절염을 치료한다.
② 간신을 보익한다. 각기나 요통, 산후 복통을 치료하는 방제에 첨가한다.
③ 신허, 풍습, 타박 염좌 등에 불문하고 허리나 요퇴통에는 우슬을 사용한다.
④ 신허로 인한 요통이면 우슬의 보익간신 약능을 이용한다. 풍습에 의한 요퇴통에는 우슬이 다른 약제를 하행시켜 거풍, 거습, 지통을 강화시킨다.
⑥ 염좌 타박에 의한 요퇴통에는 우슬이 활혈거어하므로 다른 활혈제, 간신보익제를 첨가한다.

⑦ 임증에 사용한다. 고인은 경험적으로 우슬이 임증의 요약이라고 하였다. 실제로는 주로 혈뇨나 요통을 동반하는 석림(신결석, 요로결석) 등의 증상에 적용한다. 신석방(腎石方)에는 우슬이 보조약으로 첨가되어 있다. 열림(요도염 등)에서 배뇨통, 배뇨 곤란 등에도 사용한다.

⑧ 기체어혈에 의한 생리통, 무월경, 월경이 어쩌다 있는 증상에는 자궁 수축 진통 효과를 이용하여 거어통경한다.

⑨ 풍습 비증에 사용한다.

⑩ 간양상항 증상인 고혈압증으로 두통, 머릿속이 흔들거리고, 눈이 가물거릴 때 사용한다.

⑪ 치주의 종창, 동토에 사용한다. 음허화왕에 의한 치주염 등에 적용한다.

⑫ 두충과 병용한다. 우슬은 하초로 인도하는 것이 주 약능이고, 간신을 보하는 약능은 속단, 두충보다 약하다.

⑬ 약능에서 우슬은 하행한다고 표현하였다. 하행이란 첫째, 생리를 순조롭게 하고, 둘째, 이뇨시키며, 셋째, 배변시키며, 넷째, 두부나 상반신의 혈액 순환을 촉진시켜 혈액을 아래로 끌어내려 신체 상부의 충혈을 경감시키는 것, 마지막으로 다른 본초의 약효를 아래쪽인 하반신에 도달시켜 질병을 치료하는 것 등을 의미한다.

⑭ 회우슬과 천우슬의 비교 : 실제로는 그 작용은 대동소이하다.

· 공통점 : 실제로는 약능이 비슷하여 엄격히 구별할 필요가 없다.

· 차이점

ㄱ. 회우슬(중국 하남성 회경)은 보익간신, 서근건위, 강근골 작용이 강하다.

ㄴ. 천우슬은 활혈거어 약능이 강하며, 관절을 잘 움직이게 한다.

사용량

일반적으로 6-15g, 대량으로는 30g

배합응용

· 우슬 + 홍화 = 무월경, 가적취

· 우슬 + 작약 = 어혈로 복통

· 우슬 + 지황 = 신을 보하고 염증을 삭인다.

방제

가미보음환, 가미사물탕, 가미삼묘환, 대방풍탕, 독활기생탕, 소경활혈탕, 우슬탕, 우차신기환, 절충음, 위증방, 평간강압탕

◆ 약물명: 익모초 益母草 YiMuCao(라틴명 Leonuri Herba)

기원

- 꿀풀과 Lamiaceae 익모초 *Leonurus sibiricus* L.의 전체
- 유사품 : 꿀풀과 익모초 *Leonurus altissimus* Bunge ex Benth.

　　　　　　익모초 *Leonurus artemisia*(Lour.) S.Y.Hu

　　　　　　익모초 *Leonurus condensatus* Hornem.

　　　　　　익모초 *Leonurus japonicus* Houtt.

- 중국산 : 꿀풀과 紅花艾 *Leonurus Sibiricus* auct. Korea(= *Leonurus japonicus* Houttuyn)
- 일본산 : 꿀풀과 익모초 *Leonurus heterophyllus* Sweet 익모초의 열매가 충울자이다.

처방명

암눈비앗, 육모초, 茺蔚草, 坤草

성분

- Alkaloid : Leonurine A, B. leonuridne, leonurinine, stachydrine
  Flavonoid : Rutin
- 유기체 : Benzoic acid, lauric acid, linolenic acid, fumaric acid, oleic acid
- 그 외 : Arginine, vitamin A, KCL, sterol, stachyose, 산화칼륨 4-guanidine-1-butanol, 4-guanidinobutyric acid, prehiopanolone

약리

1. 자궁 수축 작용 : Oxytocin 성 작용, 특히 leunurine는 자궁수축과 긴장을 증가시켜 유산을 유발한다. 항조기 착상 작용
2. 혈전 용해 작용, 항혈소판 응집 억제 작용, 말초혈관 순환 장애 개선, 출혈이 있으면 혈액 응고를 촉진한다. 이 작용은 미미하다.
3. 심장과 관상 동맥 혈류량 증가 작용. 소량으로는 심장의 수축을 증가시키며 대량으

로는 억제한다.

4. 소량으로 호흡 중추 흥분 작용, 다량으로 호흡 마비 유발. 소장 연동 운동 촉진 작용

5. 이뇨 작용 : 유효 성분은 leonurine이다.

6. 혈압하강

7. 자궁내막의 울혈을 제거하여 생리통을 완화한다.

8. 산후의 어혈을 없앤다.

9. 신장의 부종, 혈변에 대하여 소염 작용을 한다.

10. 유방암 발생을 억제하고 유즙 분비를 개선한다.

11. 피부 진균 억제 작용

약성가

益母草甘 最宜婦 去瘀生新 産前後

효능

· 성미 辛, 微苦, 凉
· 귀경 心, 肝

약능

行血祛瘀 消腫解毒 鮮者解暑

주치

생리불순, 생리통, 유산 방지, 오로불하, 산후 현기증, 어혈로 복통, 부정성기 출혈, 혈뇨, 혈변 설사, 화농성 질환

고전문헌

· 신농본초경 : 부스럼
· 본초강목 : 혈액순환 촉진, 어혈, 월경 조절, 난산, 오로불하, 각종 혈병, 자궁출혈, 설사, 치질, 대소변 불리

주의사항

(1) 다량 또는 장기 복용은 불임 초래하며, 시력을 저하시킨다.

(2) 혈허에는 신중해야 한다.

(3) 어혈이 없으면 신중해야 한다.

임상적용

① 부인과의 빈용약이다. 허혈성 무월경, 생리통, 산후 어혈성 복통

② 산후에 자궁 수축력이 약하여 출혈, 오로가 안 나오거나 조금씩 지속적으로 나오는 경우, 복부 팽창하여 통증 등이 있을 때(출혈양은 소량이고, 검은 색의 덩어리가 있고, 복부통이 강하다), 사용하면 자궁수축 작용에 의해 지혈되고 오로를 없앤다.

③ 기체혈어에 의한 생리통에 사용한다.

④ 복부에 만성 종양이 있고 기혈양허로 생식능이 저하된 불임증에는 익모초 30-60g을 물 300g으로 80g까지 달여 찌꺼기를 없애고 닭고기와 함께 삶아 장기 복용하면 좋고, 생리통에도 동일하게 복용한다.

⑤ 신염으로 부종, 혈뇨에 사용한다. 이뇨, 거어 약능이 있으니 복용하면 부종은 빠르게 없어지고 식욕 증가, 혈뇨가 멈추는 효과도 있다, 그러나 단백뇨에 대한 효과는 입증되지 않았다. 신염부종에는 60- 120g 정도 사용하지 않으면 효과가 없다.

⑥ 급성 신염에 효과가 있으나 만성신염에는 효과가 없다.

⑦ 신결석으로 인한 혈뇨에도 사용한다.

⑧ 불임 여성에게 익모초를 많이 쓰면 월경은 잘 나오는데 임신이 아니 된다. 불임자는 익모초가 첨가된 익모순금단을 복용하여 자궁을 깨끗이 한(淸血) 후, 월경을 잘 조절한 연후에 조경종옥탕을 쓰면 임신이 잘 된다.

⑨ 생리통에는 9g-15g까지 사용한다. 줄기는 약효가 약하다.

⑩ 활혈행혈하는 작용이 있으므로 익모초의 강한 작용에 의해 체액이 손상되므로 다른 자음제와 배합하여 사용해야 한다.

⑪ 현대적 응용으로는 협심증, 심근경색증, 급성사구체신염, 유선염, 만성자궁경부염, 자궁내막증, 나팔관염, 고지혈증, 중심성 시망막 맥락막염 등에 사용한다.

⑫ 택란과 비교

· 공통점 : 혈액순환을 돕고 어혈을 없애며, 이뇨 작용으로 부종을 없앤다. 생리불순, 생리가 안 나오면 통하게 하고, 산후 오로, 부종, 소변이 잘 안 나오는 데 사용한다.

· 차이점

ㄱ. 익모초 : 약성이 약간 찬 성질이므로 열이 있고 어혈이 있는데 사용한다. 이뇨 작용은 택란보다 우수하다.

ㄴ. 택란 : 작용이 완만하다. 어혈에는 한열을 불문하고 사용한다.

사용량

- 일반적으로 유효 성분의 함유량이 적으므로 끓일 경우에는 양을 많이 사용한다.
- 일반적으로 1회 10-30g, 15-60g, 신염 치료에는 더 많은 양을 사용하는데 건조품은 1일 90-120g, 신선품은 180-240g을 달여 2-3회 온복한다. 농축한 추출액은 1일 3-6ml를 3회 나누어 복용한다.

배합응용

- 익모초 + 당귀, 천궁, 적작약 = 타박상으로 어혈통
- 익모초 + 복령, 모근, 백출, 차전자, 상백피 = 수종과 소변불리
- 익모초 + 사향, 당귀 천궁 = 난산, 태반이 안 나올 경우 사용
- 익모초 + 홍화 = 어혈로 복통, 오로불하
- 익모초 + 당귀 = 어혈, 냉증, 생리불순
- 익모초 + 백출 = 신, 방광계의 염증, 이뇨, 수종

방제

궁귀조혈탕, 익모환, 조경탕

◆ 약물명: 택란 澤蘭 ZeLan(라틴명 Lycopi Herba)

멸종 위기 식물이다.

기원

- 꿀풀과 Lamiaceae 쉽싸리 *Lycopus lucidus* Turcz.
- 중국산 : 꿀풀과 지과아묘(地瓜兒苗) *Lycopus ramosissimus* var. *japonica* Kita.
  모엽지과아묘(毛葉地瓜兒苗) *L. lucidus* Turcz. var. *hirtus* Regel.
- 위품 : 국화과 Compositae 벌등골나무 *Eupatorium fortunei* Turcz.

처방명

쇠귀나물의 잎, 쉽싸리 잎, 澤蘭葉

성분

精油, 탄닌

약리

1. 혈액의 비정상적인 점도를 개선 : 적혈구 변형능을 촉진, 혈소판 점착율 저하, 피브린 용해 촉진 작용
2. 강심 작용 : 심근 수축을 강화한다.

약성가

澤蘭甘苦 消癰腫 打撲損傷 虛浮腫

효능

· 성미 苦, 甘, 辛, 微溫
· 귀경 脾, 肝

약능

行水消腫 活血祛瘀

주치

산후 복통, 산후 부종, 생리불순, 어혈로 생리곤란

고전문헌

· 신농본초경 : 수유하고 있는 여성이 코출혈이 있을 때, 외감병의 후유증, 복부 수종, 전신부종, 관절수종, 창칼 등에 의한 외상, 화농된 종기를 치료한다.
· 명의별록 : 출산 후와 창칼 등에 의한 손상으로 소변이 막힌 것을 치료한다.

주의사항

(1) 임신 중이면 사용불가하다.
(2) 빈혈에는 신중해야 한다.
(3) 어혈이 없는 자는 신중해야 한다.

임상적용

① 부인과 빈용약
② 어혈로 인한 무월경, 생리통, 월경이 드물게 있는 경우에 사용한다. 통경에 효과가 좋다. 어혈을 없애면서 보익하므로 정기가 상하지 않는다.
③ 보기보혈약과 병용해야 한다.

④ 산후 부종에 사용한다.

⑤ 타박에 의한 내출혈에 사용한다.

⑥ 이뇨 작용이 약하기 때문에 다른 이수제와 병용해야 한다.

⑦ 활혈 작용만 있고 보익성은 없으므로 어혈이 없으면 사용하지 않는다.

⑧ 익모초와 비교는 해당 항을 보라.

사용량

일반적으로 3-9g, 사용량은 6g

배합응용

· 택란 + 당귀, 천궁, 향부자 = 생리와 관계된 여러 증상

· 택란 + 방기 = 산후 부종, 빈뇨

· 택란 + 방기, 복령, 택사 = 복수

방제

백자인환, 보손당귀산, 택란탕

◆ 약물명: 홍화 紅花 HongHua(라틴명 Carthami Flos)

기원

국화과 Compositae 홍화 *Carthamus tinctorius* L.의 꽃수술을 건조. 꽃을 압축 건조한 것은 錢花라 한다. 서양산 safflower는 홍화의 개량품종인데 약제로는 사용불가하다.

처방명

잇꽃, 杜紅花, 南紅花, 紅藍花, 草紅花

성분

· Carthamin, 유기산으로는 palmitic, myristic, lauric, stearic, arachidic, uleic, linoeic, linolenic acid 등

· 꽃의 황색 색소 safflor yellow는 수용성색소인 carthamine과 saffloryellow A이다. Precarthamin은 발효 과정에 효소반응 oxidative decarboxylation에 의해 carthamin (quinochalcone pigment)으로 변하여 홍색이 된다.

약리

1. 관상동맥 확장 작용, 관상동맥 혈류량 증가 작용, 혈관 확장 작용, 가벼운 심장 흥분 작용. 이 경우는 소량인 경우이다.

2. 항혈소판 응집 작용, 항혈전 형성 작용

3. 항고지혈증 작용

4. 허혈성 뇌혈관 보호 작용

5. 장관 평활근을 흥분시키지만, 지속적이지 않다.

6. 강압 작용 : 장시간 지속적이다.

7. 통경 작용

8. 항염 작용 : 대식세포의 기능 증가 작용

9. 자궁 흥분 작용 : 소량 1-3g으로는 자궁 평활근 긴장성을 항진시켜 율동성 수축 작용을 하지만, 대량 6-15g 으로는 자율 운동 증가로 인하여 경련을 유발하는데 이 작용은 임신이 된 경우에 더욱 현저하게 나타나며, 지속적으로 작용한다.

10. 기관과 기관지 평활근 수축 작용, 신장 혈관 수축 작용으로 신장의 용량의 축소가 나타난다.

11. 전립선 비대 개선 : Daucosterol에 그 작용이 있다.

12. 혈관투과성을 억제하지만, adjuvan, 육아 형성에 의한 만성염증에는 효과가 약하다.

13. 족저 부종을 억제한다.

14. 대퇴 동맥 혈류량을 증가시킨다.

15. 그 외, 여성 호르몬 성 작용, 소장의 항진 작용, 장관에 대한 항경련 작용

약성가

紅花辛溫 消瘀熱 多則通經 少養血

효능

· 성미 辛, 微苦, 溫
· 귀경 心, 肝

약능

活血通經 祛瘀止痛

주치

무월경, 복부의 어혈성 덩어리, 난산, 사산, 산후 오로불하, 어혈 통증, 화농증 종기

고전문헌

- 개보본초: 출산 후 혈(血)이 부족해서 생기는 어지러움증, 구금(口噤), 자궁에 나쁜 피가 못다 나온 증상, 어혈로 인한 심한 복통, 태아가 자궁 안에서 죽은 상태를 치료한다. 이 경우 술과 함께 달여서 복용한다.
- 본초강목: 혈액순환을 촉진시키고 건조한 몸을 촉촉하게 하며 통증을 완화시키고 부종을 가라앉히며 월경이 막힌 것을 나오게 한다.

주의사항

(1) 자궁 수축 작용이 있으므로 임신 중이면 사용해서는 아니 된다.

(2) 유산 경험이 있으면 사용불가하다.

(3) 월경과다 출혈경향이 있으면 사용불가하다.

임상적용

① 대량으로는 활혈거어하고 소량으로는 양혈화혈한다.

② 어혈로 인한 생리통이나 무월경에는 홍화의 자궁 흥분과 활혈통경을 이용한다.

③ 도인과 마찬가지로 생리통이나 무월경, 산후오로, 하복부통, 타박 등에 의한 피하출혈이나 어혈 증상에 처방된다.

④ 협심증에 사용한다. 흉복통에는 천궁, 당귀를 배합한다.

⑤ 타박 염좌에 대한 효과는 도인보다 강하다. 좌상이나 염좌에 의한 내출혈, 동통, 종창에는 홍화기름인 홍화주를 환부에 바른다.

⑥ 기혈의 조정, 보양에는 양을 적게 해야 하며, 온보제에 소량의 홍화를 첨가한다.

⑦ 안과에서는 주로 청열소염약으로 사용한다.

⑧ 다량은 어혈을 제거하며 소량으로는 혈액순환을 활성화한다.

⑨ 현대의 응용으로, 관상동맥 경화성 질환으로 협심증, 심근경색에 사용한다. 혈관색전성 질환으로 뇌경색, 뇌혈전, 뇌색전, 혈전폐쇄성 맥관염 등에 사용하며, 부인과 질환에서 어혈성 생리통, 무월경, 산후 어혈성 질환에 사용한다. 또 급, 만성 외상성 연부조직통, 신경통, 복통 등에 사용한다.

⑩ 경방: 몸을 따뜻하게 하여 활혈하고 지통한다.

⑪ 도인과 홍화의 비교

· 공통점 : 어혈을 없애고, 혈허, 어혈, 출혈 등에 사용한다.

· 차이점

ㄱ. 도인 : 열증 어혈에 사용한다. 홍화에 비해 윤장통변, 지해 작용이 있다.

ㄴ. 홍화 : 흉부, 복부의 통증에는 홍화가 효과적이다. 환부에 도포한다. 도인에 비해 통락 작용이 우수하다.

⑫ 소목과 비교

· 공통점 : 혈액순환을 돕고, 어혈을 없애므로, 여성의 생리, 지통에 빈용한다. 소량으로 활혈하고 대량으로 파혈한다.

· 차이점

ㄱ. 홍화는 약미가 온성이며, 낙태 작용이 있다.

ㄴ. 소목은 약간 찬 약으로 거풍하고 화혈한다.

사용량

일반적으로 3–9g, 많게는 9–15g, 화혈양혈에는 1.2–1.5g

배합응용

· 홍화 + 도인 = 여성의 무월경, 어혈로 인한 복통, 각종 종통
· 홍화 + 우슬 = 무월경, 가적취
· 홍화 + 갈근 = 체표의 열증
· 홍화 + 천궁 = 어혈
· 홍화 + 당귀 = 혈액 순환을 촉진하여 월경을 조절한다.

방제

갈근홍화탕, 당귀홍화탕, 자혈윤장탕, 절충산, 진교강활탕, 진교방풍탕, 치타박일방, 통도산, 홍람화주, 홍화탕

목단피와 적작은 청열량혈활혈약을 보라.
당귀는 보혈약을 보라.

2. 행혈활혈약

◆ 약물명: 울금 鬱金 YuJin(라틴명Curcumae Longe Radix)

기원

· 이 본초는 기원식물의 명칭이 혼돈되고 있다.

· 정품은 생강과 Zingiberaceae 강황(薑黃) *Curcuma longa* L.의 뿌리를 쪄서 말린 것. 황울금(黃鬱金, 廣鬱金, 廣玉金)이라고도 한다. 단면의 색깔은 밝은 황색이다. 한국과 일본에서는 이것을 정품으로 본다. 이 식물의 뿌리 줄기를 강황이라 한다.

· 중국산 : 상기한 본초 이외에

　　　　생강과 온울금(溫欝金) *Curcuma wenyujin* Y. H. Chen et C. Ling

　　　　광서아출(桂鬱金) *C. kwangsiensis* S.G Lee & C.

　　　　봉아출 *C. phaeocaulis* Val.

　　　　녹사울금 *C. aeruginosa*

처방명

玉金, 川鬱金, 川玉金, 廣鬱金, 廣玉金, 宇金, 郁金(중국). 玉을 사용한 것은 鬱과 같은 소리로 읽기 때문에 사용되었고 郁은 鬱의 약자로 사용되었다.

성분

Curcumin, sesquiterpene, 세스키페놀, camphor, turmoerone, eugenol, eugenic acid 등 울금 특유 냄새는 turmerone 때문이다. 울금 색소는 카레 가루의 노란색으로 curcumin이며 이는 β-diketone에 속하는 황색 색소이다.

약리

1. 이담 작용 : Curcumin은 담즙 분비를 증가시키고 담즙 성분을 정상으로 회복시킨다. 색소는 담낭의 수축을 증가시키는 작용을 하고 그 작용은 약하지만 1-2시간 지속된다. Curcumin과 나트륨염에 이담 작용이 있으나 종합적으로 보면 cholic acid, 빌루리빈, 콜레스테롤의 분비량은 모두 증가되지만 지방산의 성분은 일정하다. Curcumin은 콜레스테롤을 녹이므로 담관 결석의 치료에 사용될 수 있다. 50% 탕액은 식욕을 증가시킨다. 또 이담 작용이 있는 curcumine, turmerone, cineol 등이 간 세포를 자극하여 분비를 증가시키며, 담즙 배설도 촉진하므로 이담약으로 분류된다.

대량으로는 간장의 지방 변성을 유발한다. Eugenol, eugenic acid에도 담즙 분비 촉진 작용이 있다.

2. 소화기 작용 : 타액 분비 항진 작용이 있다. 위장을 따뜻하게 하여 위장 운동을 항진시키고 분비도 자극한다. 이 작용에 의해 식욕 증진, 건위작용이 있게 된다. 위장의 점액 분비를 증가시켜 위점막을 보호한다. 소화관 운동에서 처음에는 긴장을 증가시키고 그 후 이완시킨다. 간 기능 장애로 인한 소화기능 약화에 적합하다.

3. 자궁에 작용 : Curcumin은 자궁 흥분 작용이 있고 자궁 누관을 주기적으로 수축시키고 I회 투여로 5-7시간 지속적으로 작용한다.

4. 강압 작용 : 강황의 알코올 추출액은 강압 작용이 있으나 에텔 추출액은 강압 작용이 약하다.

5. 심장에 작용 : 심방 심근의 수축력이 증가되었다. 다량 투여는 오히려 억제한다. 심장 촉진 작용과 호흡 흥분 작용도 있다.

6. 항균작용 : Curcumin과 정유 성분은 황색포도 구균에 대해 비교적 유의의한 항균작용이 있다.

7. 울금의 curcumin은 당뇨병에 효과 있다.

8. Curcumin은 암세포에 대해 적극적 기능적 세포괴사 apoptosis를 유도하는데 세포내 작용 기전은 caspase-8과 caspase-3의 활성화 때문이다. 또 curucumin에 의한 암세포의 아포토시스는 Bcl-2와 Bcl-xl의 형질 도입으로 억제되었다(Anto, R.J. et al. 2002).

9. 항암 작용 : 울금을 투여하면 간장에서 glutathione과 transferase 가 상승하여 암의 발생을 예방한다(Thapliyal, R. et al. 2002).

10. Eugenol, eugenic acid에는 항혈전 작용, 항염 작용, 항산화 작용이 있다.

11. 부신에서 콜티코스테로이드 유리를 촉진시킨다.

12. 혈중 콜레스테롤 증가

13. Curcumin은 당뇨병에도 유효하다(Arun, N. et al. 2002).

약성가

鬱金味苦 破諸血 淋溺見血 及鬱結

효능

- 성미 辛, 苦, 涼
- 귀경 心, 肺, 肝

약능

活血破瘀 行氣 淸心涼血 利膽消黃

주치

흉복부의 통증, 신경정신의 이상 흥분, 분노 억울, 열병으로 의식혼미, 토혈, 코출혈, 혈뇨, 황달

고전문헌

- 당본초 : 어혈, 위로 치밀어 오르는 기를 내리고, 피부재생, 지혈, 나쁜 혈의 제거, 혈뇨, 창칼에 벤인 상처에 사용한다. 울금의 줄기뿌리인 강황은 복부 어혈 치료에 대해 울금보다 강하다.
- 본초강목 : 기의 순환 촉진, 스트레스 울결, 어혈, 나쁜 기운이 심장으로 치밀어 올라 죽을 것 같은 상태, 생리불순에 사용한다. 강황은 풍비로 팔이 아픈 데 사용한다.

주의사항

(1) 전통적으로 정향과는 병용하지 않는다.

(2) 체액이 부족하며 출혈이 있으면 사용할 수 없다.

(3) 임신 중이면 사용하지 않는다.

(4) 울금과 강압제의 상호작용 : Amlodipine besilate는 지속성 Ca 길항제이며 고혈압증, 협심증 치료약이다. 이 양약에 울금의 알코올 추출액을 경구투여하면 강압 작용을 나타낸다. 따라서 의사에게는 울금을 복용하고 있음을 알려주어야 한다.

금기

외 : 정향

임상적용

① 소간, 해울, 지통의 중요약이다.

② 간기울혈 증상(기체혈어로 인한 흉협부통)에 사용한다.

③ 비뇨기 질환에 사용한다. 신 결석으로 인한 신장 통증에 울금의 이담 진통 작용을

이용한다. 이 경우 이뇨삼습약을 배합한다.

④ 어혈로 인한 생리통에 사용한다.

⑤ 습온에 의한 의식장애(유행성 뇌척수막염, 일본뇌염 등으로 인한 혼수상태 또는 몽롱한 상태)에는 울금에 창포를 배합하여 사용한다. 심열을 내리고 방향개규 약능이 있는 청열해독 방제에 배합하면 좋다.

⑥ 울금과 강황은 서로 유사하여 같이 사용하는 경우가 많다.

⑦ 행기, 양혈, 청심, 해울 작용이 있다. 간기울결, 기혈정체, 월경부조, 혈뇨, 토혈, 코출혈에 사용한다.

⑧ 이담 작용을 하고 황달을 없애는 약능이 있어 간염, 담관염, 담석증, 점액삼출성 황달 catarrhal jaundice에도 다용하는데 그 사용량은 분말로 6-20g/day 이다.

⑨ 간기울결에는 시호가 좋으나 시호가 체액을 말리는 작용이 강하여 정기를 손상하게 하는 등 나쁜 영향이 우려되면, 울금에 백작을 배합하여 대용한다.

⑩ 고가인 사프란에 대용되어 각종 프랑스 음식 부이, 베스, 바에리아의 착색 원료로 사용되고 있다.

⑪ 광울금과 천울금의 비교

· 공통점 : 약능은 거의 유사하다.

· 차이점 : 산지와 약능이 다르다.

ㄱ. 광울금(黃欝金) : 주로 사천산(四川産)이다. 행기하며 울체를 없앤다.

ㄴ. 천울금(黑欝金 = 薑黃) : 온주산(溫州産)이다. 활혈화어가 우수하다. 천울금은 약성이 부드러워 어혈을 제거하나 정기를 상하게 하지 않는 특성이 있어 허약자에게 사용하면 좋다. 그런데도 정유의 함유량은 강황이 4.5-6%, 울금은 1.5-5.5%이다.

⑫ 울금과 강황의 비교

· 공통점 : 활혈파어, 행기지통에 사용한다.

· 차이점

ㄱ. 울금 : 성미가 찬 약이므로 혈열로 인해 어혈이 있는 경우에 사용한다. 심장의 열을 내린다.

ㄴ. 강황 : 따뜻한 약이므로 냉증에 의해 기가 울결되고 어혈이 생긴 데 사용한다. 감기를 없애고 습을 없으므로 근육통에 효과 있다.

사용량

3-9g

배합응용

울금 + 황백 = 위장의 염증

방제

담도배석탕, 백금환, 선울통경탕, 울금음자, 울금사, 중황고

참고사항

일본에서는 옛부터 강황을 우콘이라 하였다. 그리하여 우콘이라는 이름으로 울금보다는 강황을 사용하는데 이는 약용 부위가 다른 것이다. 일본 처방을 참고할 경우에는 개념의 혼동이 없어야 한다. 추출액으로는 오끼나와산 우콘이 시중에 많이 유통되고 있다.

◆ 약물명: 유향 乳香 RuXiang(라틴명 Olibanum)

기원

감람과 Burseraceae 유향나무 *Boswellia carterii* Birdwood의 수지

처방명

明乳香, 燻陸香, 製乳香

성분

주성분 : Pinene : Boswellic acid, olibanoresene, boswellidinic acid

약리

1. 진통 작용
2. 혈액 이상 점도의 개선 : 적혈구의 변형능을 촉진하고 혈소판 응집을 억제한다.
3. 관상동맥의 혈류를 저하시켜 심박수를 감소시킨다.
4. 산소 결핍 상태에서 호흡중추 흥분 작용, 호흡수를 증가시킨다.
5. 혈청 T4의 저하, T3의 상승, 혈장 cAMP의 저하 작용
6. 항균 작용

약성가

乳香辛苦 止痛奇 心服卽安 瘡生肌

효능

· 성미 辛, 苦, 溫
· 귀경 心, 肝, 脾

약능

澁腸止瀉 醒酒解毒 溫中行氣

주치

어혈로 인한 복통, 심통, 화농성 질환, 타박상, 생리통, 산후 복통

고전문헌

· 명의별록 : 감기로 인해 몸이 붓는 증상, 감기로 피부 증상
· 본초강목 : 각종 종기의 독을 제거, 소화기능 향상, 혈액순환 촉진, 난산

주의사항

(1) 임신 중이면 사용할 수 없다. 자궁을 수축시키므로 유산된다. 조기 유산율이 아주
    높다.
(2) 어혈이 없으면 사용불가
(3) 종기에서 고름이 나오면 사용불가
(4) 약의 냄새가 좋지 않아 다량 복용하면 오심 구토하기 쉽다
(5) 볶아서 기름기를 제거한 후에 사용한다.

임상적용

① 외과, 정형외과에서는 진통약으로 사용 빈도가 높다. 몰약과 병용하는 경우가 많다.
② 어혈 통증에 대해 진통 작용이 있다.
③ 타박 염좌, 특히 외상으로 발생된 어혈 때문에 흉복부 동통이 있으면 다른 활혈약을
   배합하여 내복 또는 외용한다. 외상 출혈, 동통에는 유향탄, 몰약탄으로 초하여 사용
   한다. 유향, 몰약은 검게 볶으면 진통 효력이 약해진다.
④ 순환 장애에 의한 사지 통증에 사용한다. 혈전성 정맥염에는 유향, 몰약을 보조약으
   로 사용한다.

⑤ 관상동맥 부전에 의한 협심통에도 유향 몰약을 사용한다. 유향, 몰약은 협심통에 유효하며 활혈거어 방제에 유향 몰약을 배합하면 활혈진통 효과가 증가되며, 협심통 치료 효과도 향상된다. 특히 쥐어짜는 듯한 통증과 칼로 도려내는 듯한 극심한 통증에 사용한다. 탕액에 유향과 몰약을 9g 넣거나, 유몰편을 복용한다.

⑥ 근육 경련에 사용한다. 활혈진통하여 근육에 쥐가 나고 경련이 나는 것을 부드럽게 한다(舒筋活血). 기체혈어에 의한 근육 경련, 동통, 저린감, 운동제한에는 그 원인이 타박 염좌, 풍습, 혈액순환 장애 등이면, 활락 방제에 유향, 몰약을 첨가한다.

⑦ 화농성에 사용한다. 화농성 초기에 종창이 완전히 화농되지 않은 경우에 사용한다.

⑧ 외용하면 상처 치유를 촉진한다. 외상 감염 등으로 유발된 궤양의 상처가 잘 치유되지 않으면 유향 가루를 도포하거나 유향 기름을 바른다. 몰약을 배합한 가루를 상처에 발라도 좋으며 몰약으로 도포한 그 위에 다른 고약을 발라도 좋다.

⑨ 육아 형성 촉진, 진통 작용이 있다.

⑩ 소량으로는 자궁수축을 하고 대량으로는 자궁 근육 흥분 억제 작용을 한다.

⑪ 현대의 응용으로는 기체혈어증의 협심증, 심근경색, 복통, 혈전폐쇄성 맥관염, 생리통, 무월경, 외상 타박상의 후유증에 사용한다.

⑫ 유향과 몰약의 비교

· 공통점 : 어혈을 없애고 활혈한다.

· 차이점

ㄱ. 유향은 어혈을 없애고 혈액순환을 이롭게 한다. 근육 긴장을 해소한다.

ㄴ. 몰약은 어혈을 부수고 없앤다. 어혈 작용은 유향보다 강하다.

비고

옛사람들은 유향은 활혈(活血)하고, 몰약은 산혈(散血)한다고 구별하였다. 이 산혈과 활혈은 모두 어혈을 없애고 지통한다는 의미이나 산혈의 의미는 어혈을 없애는 작용이 활혈보다 더 강하다는 뜻이다.

사용량

일반적으로 3-9g, 많게는 15g까지

배합응용

유향 + 감초 = 근육 긴장, 경련, 통증

방제

유몰편, 정향시체탕, 해유산

◆ 약물명: 천궁 川芎 ChuanXiong(라틴명 Cnidii Rhizima)

기원

· 미나리과 Umbelliferae(일)천궁 *Cnidium officinale* 뿌리
· 중국산 : 미나리과 Umbelliferae 천궁 *Ligusticum wallichii* French.
　　　　　미나리과 토천궁(중국천궁) *Ligusticum chuanxiong* Hort.

처방명

궁궁이, 芎藭, 궁궁이씨, 미무, 川芎, 大川芎, 撫芎

성분

· 정유 : Cnidilide, ligustilide, neocnidilide, butylphthalide, sedanonic acid, anhydride, senkeyunolide A, B, C, D, E

　Alkaloid : Tetramethylpyrazine, perlolyriinem chuanxingzine, adenine, choline, trimethylamine

· 유기산 : Ferulic acid, caffeic acid, sedanic acid, folic acid, linolenic acid, protocatechuic acid, chrysophanol

· 그 외 : D-glucose, D-fructose, sucrose, vanilin, 비타민 A, E, 엽산,

약리

1. 강혈압 작용 : 정유 성분은 소량으로 혈압을 장기간 지속적으로 상승시키고 다량으로는 혈압을 내리고 혈류량을 증가시킨다.

2. 혈관 확장 작용 : 관상동맥 확장 작용 및 말초혈관 확장 작용이 있다. Tetramethylpyrazine은 혈액-뇌 장벽(BBB)을 쉽게 통과하여 뇌혈액 증가 등 뇌혈액 순환을 개선한다.

3. 항혈전 작용 : Ferulic acid는 혈소판 cAMP 함유량을 증가시켜 TX synthase를 억제하고 트롬보산(thromboxane A : TXA)합성을 감소시켜 항혈소판 응집 작용을 한다.

4. 말초혈관을 확장하여 미세한 말초혈액 순환을 개선한다.

5. 칼슘 길항 작용 : 소량으로는 심수축력을 증가시키고 심박수를 감소시키지만, 대량으로는 심근의 칼슘 유입을 억제하여 혈압을 내린다.

6. 심허혈성 심근이나 부정맥을 보호한다.

7. 혈액의 이상 점도를 조절한다.

8. 혈관 운동 신경 중추의 부활 작용

9. 파파페린 papaverin 유사 작용이 있다.

10. 엔돌핀 유사 작용

11. 항균 작용, 항진균 작용

12. 항평활근 경련 작용 : 특히 ferulic acid와 tetramethylpyrazine은 자궁 평활근의 경련을 완화한다. 이것이 생리불순, 생리통을 치료한다. 또 자궁수축 증가 작용도 있다. 소장의 수축도 억제한다.

13. 방사선 치료의 부작용으로부터 보호한다.

14. 강압 작용 : 일일 일회 3g 이하이면 혈압 상승, 3g 이상에서는 혈압을 내린다.

15. 진경, 진정 작용 : 중추성 근이완 작용. Ligustilide, cnidilide이 중추신경계에 작용하여 대뇌 활동을 억제하여 진정 작용을 한다.

16. 카페인의 흥분 작용에 길항한다.

17. Senkyunolide가 신전 반사 작용을 억제하여 진통, 관절통을 완화한다.

18. 항혈액 응고 : 사람의 혈장에서 혈액응고 시간 prothombine time을 연장시켜 혈액응고를 억제한다.

19. 항염 작용

20. Ligustilide가 담즙 분비를 촉진한다.

21. 그 외 비타민 E 결핍을 치료한다.

22. 탕액을 3일간 연속으로 경구투여하면 체온이 내려간다. 특히 직장의 체온이 내려간다.

23. 여성 호르몬을 자극한다.

약성가

川芎性溫 止痛疼 養新生血 開鬱升

효능

성미 辛, 溫

귀경 肝, 胆, 心包

약능

活血行氣 祛風止痛 治頭痛

주치

풍한 감기로 두통, 현기증, 흉협과 복부의 통증, 한사로 인한 근육의 긴장 마비, 무월경, 난산, 산후 오로불하, 화농증

고전문헌

- 신농본초경 : 감기로 두통, 한사로 인하여 저리고 근육경련이 있는 증상, 급, 만성 근육 경련, 금속성 창상, 어혈로 인한 불임증을 치료한다.
- 명의별록 : 머리 부분에 냉기가 돌고, 얼굴에 풍사가 침범한 데, 눈물, 콧물이 많은 증상을 치료한다. 갑자기 취한 것 같이 머리가 어지러운 증상, 여러 가지 한기로 인한 증상과 복통을 치료한다. 급성 부종, 옆구리 통증을 치료하고, 몸속의 냉증을 따뜻하게 한다.
- 본초강목 : 체내에 습(濕)이 쌓인 것을 없애고 설사를 멎게 하며 기를 순환시키며, 울결된 것을 풀어준다.

주의사항

(1) 성미가 맵고 따뜻하여 기를 위로 올리는 약능이 있으므로 음허 또는 실열로 열이 많아 두통, 발한과다, 월경과다증, 출혈성 질환이 있으면 신중하거나 사용하지 않는다.

(2) 천궁을 단방으로 다량 또는 장기 복용하면 아니 된다.

(3) 대량으로는 구토, 현훈 등이 생긴다.

(4) 위장에 부담을 주는 경우도 있다.

(5) 다량으로 사용하거나 기름을 제거하지 않으면 두통이 심해진다.

금기

- 惡 : 黃連, 黃芪, 山茱萸, 狼毒
- 반 : 藜蘆

임상적용

① 풍한 감기 두통이나 풍습으로 인한 편두통에 사용한다. 약능으로는 두통에 반드시 천궁을 사용한다고 하지만 사용할 때 주의해야 한다. 실제로 천궁은 성미가 辛散하

여 거풍 약능이 강하므로 주로 풍한감기의 두통이나 풍습에 의한 편두통에 효과가 있다. 진단이 다른 두통에 사용하는 것은 신중해야 한다.

② 풍습, 기체에 의한 혈관폐색, 근육에 영양공급 부족으로 인한 사지의 감각마비, 근류마티스, 만성관절류마토이드 등에 의한 통증 저린감, 경련 등에는 거풍양혈약(去風養血藥)에 천궁을 첨가한다.

③ 간기울결로 인한 어혈두통(신경증, 자율신경실조에 의한 두부 혈관의 수축, 확장이 장애된 경우에 나타난다)에도 사용한다.

④ 혈허에 의한 생리불순에 사용한다. 생리통에 사용한다. 생리가 있다 없다 하고, 생리량이 적고, 무월경으로 입술색이 담백하고 안면창백, 하복부 통증 등 혈허 증상에 천궁을 사용하여 활혈, 진통, 양혈한다.

⑤ 산후 혈허로 인한 가벼운 두통에 사용한다.

⑥ 고혈압증, 간양상항, 간염상염(안면홍조, 상기, 구고, 눈의 충혈, 이명 등), 심한 혈허증으로 인한 두통 등에는 천궁을 사용하면 현훈이 생기므로 질려자를 대용한다.

⑦ 그 외 담마진, 습진 등에 사용한다. 혈류를 촉진하고 다른 약의 작용을 돕는(載藥上行) 데 배합한다. 소량으로 사용한다.

⑧ 두통을 진정시키는 천궁인데도 기름을 없애지(去油) 않거나 많이 사용하면 두통이 더 심해진다. 통증은 후두부에서 무거운 둔통으로 시작되어 점점 심해진다.

⑨ 사물탕에서 행혈양혈할 필요가 있는 경우, 천궁의 매운 맛이 장애가 될 경우에는 단삼으로 대신한다.

⑩ 다량으로 사용하면 헛구역질이 난다.

⑪ 대황처럼 후하하는 것이 좋다.

⑫ 천궁은 혈중의 기를 잘 돌린다.

⑬ 당귀와 작약, 천궁을 배합하여 온성의 구어혈제로 사용하고, 보혈행혈하는 방제에 배합한다. 곧, 구어혈약, 냉증, 생리통, 두통, 사지통, 경련 등에 사용한다.

⑭ 여성 질환에 많이 배합한다. 빈혈, 냉증, 생리불순 등

⑮ 천궁은 여성 호르몬을 자극하므로 여성 호르몬 의존성 악성종양에 사용하면 아니 된다. 이는 당귀도 동일하다. 당귀 항의 약리 23항, 임상응용 ③항을 보라.

⑯ 늑골 아래 통증이 있으면 사용한다.

⑰ 협심증, 심근경색 등 관상동맥 질환에 사용하고, 뇌허혈성 질환인 일시적 뇌허혈 발작, 폐쇄성 뇌혈관 질환에 사용한다. 방사선 장애, 재생불량성 빈혈, 과립세포 감소

증, 혈소판 감소증에 사용한다.

⑱ 경방에서는 천궁이 당귀와 함께 복통을 주치한다고 하였다. 천궁의 복통은 범위가 넓어 상복부, 하복부, 흉협부, 등허리까지인데 더부룩하고 팽만하여 아프고 쑤시는 통증이 있고 명치부가 심하게 아픈 경우도 있다.

⑲ 시방에서는 주로 두통을 치료하게 되었는데 이 경우 복통이 있어야 한다. 이를테면 천궁다조산, 산편탕, 천궁산, 천궁환 등은 두통에 복증이 있다.

⑳ 경방 : 몸을 따뜻하게 하고, 정체된 기와 혈을 움직여, 복통, 생리불순, 생리통, 유산, 불임증, 두통, 내증을 치료한다. 발한약인 마황, 계지 등을 배합하여 풍습을 제거하고 관절염, 신경통을 없앤다.

㉑ 천궁은 소양경 편두통에 사용한다. 방광경 두정통에는 고본, 방광경 후두통에는 강활, 양명경 전액통 특히 미릉골 사이의 두통에는 백지, 태양혈 두통에는 만형자를 각각 사용한다. 또 고본, 백지는 풍한 두통, 만형자는 풍열 두통에 사용한다.

㉒ 소량으로는 혈압 상승이 있으므로 저혈압증에 사용한다.

㉓ 단삼과의 비교는 해당 항을 보라.

사용량

일반적으로 소량을 사용하는 것이 좋다. 대량으로는 구토, 현훈 등이 생기므로 사용량은 1-6g이다. 일반적으로는 3-5g, 생리불순에는 6-9g, 담마진, 습진의 인경약으로는 3g 이하이다.

배합응용

· 천궁 + 백출 = 보혈하고 유산 방지 작용
· 천궁 + 산조인 = 과로나 허증으로 혈액의 정체, 신경성 질환으로 불면증
· 천궁 + 마황 = 활혈행기 작용, 발한 작용. 혈류 개선, 발한, 거습 작용으로 관절염, 지통
· 천궁 + 백지, 형개, 계지, 세신 = 풍한두통
· 천궁 + 방풍, 강활, 독활, 세신 = 풍습두통
· 천궁 + 도인, 홍화 = 어혈두통
· 천궁 + 당귀, 백작약 = 몸을 따뜻하게 하고, 혈액순환을 촉진. 허혈 두통, 냉증, 생리통, 불임, 피부의 주름
· 천궁 + 백작약 = 혈액순환을 촉진. 생리통, 복통
· 천궁 + 황금 = 혈액순환 부전으로 신경불안, 상기감, 불면, 신경쇠약, 임신안정

방제

가미소요산합사물탕, 갈근탕가천궁신이, 광종산, 궁귀교애탕, 궁귀양혈탕, 궁귀조혈음, 당귀산, 당귀음자, 당귀작약산, 방풍통성산, 백출산, 분돈탕, 사물탕, 산조인탕, 서여환, 소경활혈탕, 속명탕, 시호청간산, 십미패독산, 십전대보탕, 억간산, 억간산가진피반하, 여신산, 오물해독산, 오적산, 온경탕, 온청음, 위풍탕, 저령탕합사물탕, 천궁다조산, 청상견통탕, 청상방풍탕, 향성파축환, 혈부축어탕, 형개연교탕, 형방패독산

◆ 약물명: 현호색 玄胡索 YanHuSuo(라틴명 Corydalis Tuber)

기원

· 양귀비과 Papaveraceae 들현호색 *Corydalis ternata* Nakai 의 뿌리

· 유사품: 현호색 *Corydalis bulbosa* DC.

현호색 *Corydalis Turtschaninovii* Besser var. *genuina*

왜현호색 *Corydalis ambigua* Chamisso & Schlechtendal

(*C. ambigua* var. *amurensis* Max.)

큰현호색 *Corydalis remota* Fischer var. *ternata*

Corydalis turtschaninovii Bess. *yanhusuo* Y. H. Chan et C. C. Hsu(*Corydalis yanhusuo* W.T. Wang)

· 중국은 *Corydalis yanhusuo*를 기원식물로 보고 있다.

· 중국명과 일본명은 연호색(延胡索)이다. 현호색의 명칭은 《濟生方》에 기록되어 있다. 대한약전에는 양귀비과 Papaveraceae로, 산림청의 국가표준식물목록에는 현호색과 Fumariaceae로 분류하고 있다. 일본과 중국은 양귀비과로 분류한다. 미나리아재비목을 현호색과로 분류한다면 APG 체계(1998)와 APG II 분류 체계(2003)에 따른 것이고, 양귀비과로 고정한다면 크론퀴스트 체계(1981)를 따르는 셈이다.

· 책에서는 대한약전외 한약생약규격집을 따랐다.

처방명

元胡索, 延胡索, 延胡, 元胡, 炒延胡

성분

- 알카로이드(중국산) : Phenathrene alkloid dir 0.65%, corydaline, dehydrocorydaline, protopine, tetrahydropalmatine, bulbocapnine, copticin, corubulbine, tetrahydrocoptisine
- 알카로이드(한국산) : Protoberberine계의 berberine, canadine, coptisine, corydine, tetrahydrocoptisine, tetrahydrocorysamine, tetrahydropalmatine, isocorypalmine, l-scoulerine, l-glaucine 등 Protopine계인 protopine, homochelidonine 등
- 중요한 것은 corydaline B, corydaline L, corydaline A, tetrahydropalmatine이다. Corydaline B는 진통제로 사용된다.

약리

1. 중추신경에 작용 : 진경, 진통작용. Corydaline, tetrahydropalmatine(THP)의 진통 효과가 가장 강력하다. Tetrahydropalmatine(THP)에는 정신불안이나 흥분 진정 작용, 제토 작용, 체온 강하 작용이 있다. 진통 작용은 몰핀보다 약하지만 장기 복용을 해도 내성 또는 습관성이 생기지 않는다. 진통 작용의 기전은 뇌의 도파민 수용체 차단에 의한 것이다. 대량으로 복용하면 파킨슨씨병 증상을 유발하는 수가 있다.

2. Tetrahydropalmatine은 조건반사를 억제하는 효과가 있다. 3급 염기에서 수면 시간을 강력하게 연장시킨다.

3. 소화기계 작용 : 위점막 저항성 강화 작용. 위산 분비 억제 작용은 dehydrocorydaline, d-corydaline의 작용이다. 이 성분들은 유문 폐색에서 위액 분비, 히스타민 자극으로 인한 위산 분비를 사용량 의존적으로 억제하였다. 반면, 항콜린 작용, 부교감신경 차단 작용은 하지 않는다. Dehydrocorydaline은 스트레스 궤양, 아스피린 궤양, 유문 폐색 궤양 발생을 억제한다. Tetrahydropalmatine 등은 serotonin과 길항하기 때문에 실험적 유문폐색과 aspirin복용에 의해 유기된 궤양에 대해 억제 효과가 있다.

4. 근 이완과 진경 작용 : Bulbocapnine Hydrochloride는 신전마비에 효과가 있다. Papaverine성 진경 작용이 있으나, 근 이완과 진경 작용이 강한 것은 tetrahydrocoptisine으로 그 작용은 papaverine보다 1.2배나 강하다. 기관지 평활근의 이완 작용이 있다. 소장, 자궁의 진경 작용이 있다.

5. Corydamine hydrochloride는 항경련 효과 antispasmodic effect가 증명되어 있어 진통제로서의 응용은 물론이고 중추 신경, 항위궤양, 시상하부에 작용해서 ACTH의 분비를 촉진시키는 내분비 자극에도 효과도 있다.

6. 항고혈압 작용 : Tetrahydropalmatine

7. Papaverine 작용 : 혈관근에 작용하여 평활근을 이완시킴으로 혈관을 확장시키기 때문에 진정제, 혈관 확장제로 사용한다. 마취 작용은 모르핀보다는 약하다. 관상동맥 확장. 말초혈관 확장, 고지혈증 개선, 세포내 Ca^2+를 억제하여 항부정맥 및 심근수축 억제, 심박수의 감소, 심박출량 증가를 나타내었다.

8. 하수체를 자극하여 부신피질 호르몬(ACTH) 분비를 촉진한다.

9. 한국산과 중국산의 약리는 berberine, tetrahydrocoptisine으로 구분될 수 있다. 한국산에는 tetrahydrocoptisine 함량이 적고 중국산에는 berberine이 없다.

10. 중추신경 작용, 건위 작용은 황련과 같으나 진통 작용은 중국산인 경우 고려해야 한다.

11. 알카로이드 성분인 bulbocapnine은 중정도의 농도에서 강경증 catalepsy 을 유발한다. 고농도에서 토끼와 흰쥐는 강직성 경련으로 사망한다. Catalepsy는 apomorphine과 l-dopa에 의해 길항되므로 dopamine 수용체 차단 작용으로 발생된다.

12. 항알레르기 작용 : 알레르기 부종억 억제하고 모세혈관 투과도 억제한다. 현호색의 장기 투여는 1차 염증, 2차 염증을 억제하고, 피브린 용해활성을 저하시켜 혈액 응고 작용, 혈관 내 혈액응고 작용을 억제하며, 적혈구 변성 능력도 저하시킨다. 항알레르기 작용의 기전과 같은 기전으로 현호색의 메타놀 추출액은 TNF-α 생산을 억제한다. IgE에 의한 지연성 알레르기 반응, 접촉성 피부반응을 억제한다.

13. 황련 항을 보라.

약성가

玄胡氣溫 治撲跌 心腹卒痛 幷諸血

효능

· 성미 辛. 苦. 溫

· 귀경 肝, 脾

약능

行氣止痛 活血散瘀

주치

심, 복부, 허리, 무릎의 통증, 생리불순, 복부의 덩어리, 자궁부정출혈, 산후 빈혈로 현기증, 산후 오로불하

고전문헌

- 개보본초 : 어혈, 월경이상, 복부에 덩어리가 맺히는 것, 부정기성기출혈, 산후의 혈액 증상, 갑작스러운 상부 출혈, 허약으로 하혈 증상
- 본초강목 : 혈액 순환을 원활히 하여 통증과 소변을 통하게 한다. 통경과 자궁 출혈에 사용한다.

주의사항

(1) 임신 중에는 사용불가

(2) 산후 혈액 부족으로 인한 생리통, 기허로 통증이 있으면 신중해야 한다.

(3) 다량 복용은 도파민을 차단하여 파킨슨씨 병증을 유발한다.

임상적용

① 피를 맑게 한다(淨血).

② 진통, 진경약으로 흉민, 위통, 복통, 생리통에 사용한다. 특히 월경불통에 의한 하복부 통증에 좋다.

③ 소장과 자궁의 경련에 사용한다.

④ 소화성 궤양 치료에 효과가 있다.

⑤ 진통약으로 협심증, 심근경색, 복부 내장통, 생리통, 분만통, 두통, 불면증 등에 응용한다.

⑥ 허증에는 보기보혈약을 배합해야 한다.

⑦ 식초에 초하면 약능이 강해진다.

⑧ 현호색, 유향, 몰약은 활혈지통약인데 지통의 약능이 가장 강한 것이 현호색이고, 응용 부위도 광범위하고, 지속 시간도 길며, 독성이 없어 활혈지통에는 아주 우수한 본초이다.

⑨ 현호색, 유향, 몰약의 비교(三浦 235)

- 공통점 : 활혈행기 작용이 우수하고, 기체어혈증으로 인한 통증에 사용한다.

· 차이점

ㄱ. 현호색 : 행기작용이 우수하다. 진통력이 가장 강력하다. 기체로 인한 통증, 복통, 사지통, 온몸의 통증에 사용한다. 한열 증상에 관계 없이 사용한다.

ㄴ. 유향 : 행기 작용이 있다, 진통력은 약하다. 부인과 질환, 풍한습비에 사용한다.

ㄷ. 몰약 : 지통 약능이 가장 약하다. 유향과 유사하다. 풍한습비증에는 사용하지 않는다.

사용량

일반적으로 3-9g 분말은 1.5-3g. 알코올 추출액이 훨씬 더 효과가 있다.

배합응용

· 현호색 + 우슬 = 어혈 제거, 여성의 여러 통증

· 현호색 + 계피 = 어혈로 월경통

· 현호색 + 천궁 = 어혈로 두통, 여러 통증

· 현호색 + 향부자 = 기의 순환을 이롭게 하고 복부의 긴장 완화, 월경통

· 현호색 + 소회향 = 냉증으로 하복통

· 현호색 + 작약 = 근육, 관절의 긴장 완화, 근육통

방제

고이호산, 고현갈산, 안중산, 현호색산, 우슬산. 절충음

비고

Merck에서 Bulbocapnine Hydrochloride로부터 신전마비의 내복액과 주사제를 개발하였다. 일본의 三共제약회사에서는 신경통 주사제를 개발하였다.

대황은 사하약을 보라.

전칠인삼은 보허약을 보라

포황은 지혈약을 보라.

3. 파혈축어약

◆ 약물명: 삼릉 三稜 SanLeng(라틴명 Sparganii Rhizoma)

기원

· 흑삼릉과 Sparganiaceae 흑삼릉 *Sparganium stoloniferum* Buchanan Hamilton의 덩이
뿌리

· 위품: 사초과(동방사니과)Cyperaceae 荊三稜 *Scirpus yagara* Ohwi.

　　　　사초과 매자기 *Scirpus fluviatilis*

　　　　　　　　Scirpus yagara

　　　　　　　　Sparganium stoloniferum

　　　　　　　　Sparganium erectum

처방명

매자기 뿌리, 멧자기 부리, 荊三稜, 京三稜, 山稜, 醋三稜

성분

정유, 전분

약리

1. 혈관을 확장하여 혈류량을 증가시키고, 혈관의 투과성을 조절한다. 이 작용이 복강
   내의 혈괴를 분해 흡수하고 육아종 형성을 억제한다.
2. 혈액 점도의 이상을 조절한다. 혈장 점도를 저하시켜 적혈구의 변형능을 촉진한다.
3. 항혈소판 응집 작용
4. 자궁외 임신에 대한 유효성
5. 악성종양인 원발성 간암에 대한 효과
6. 항암 작용 : 위암, 간암, 식도암, 자궁경부암, 유방암, 직장암, 폐암 등
7. 뇌혈전, 뇌색전, 뇌일혈로 인한 반신불수에 유효하다.
8. 관상 동맥 질환의 심근경색으로 인한 통증을 개선한다.
9. 지혈 작용
10. 이뇨 작용
11. 혈당 강하 작용

12. 아출과 유사하고 흡수 촉진 작용도 있다.

약성가

三稜味苦 利血癖 氣滯作疼 虛莫擲

효능

- 성미 苦, 辛, 平
- 귀경 肝, 脾

약능

破瘀(强) 行氣止痛 消積

주치

어혈로 인한 생리 불순, 산후 어혈 복통, 가적취, 음식물 정체, 복통

고전문헌

개보본초 : 오래된 적취, 가

주의사항

(1) 월경과다에는 사용불가

(2) 임신 중이면 사용불가

(3) 어혈 제거가 강하므로 허약 체질에는 신중해야 한다.

(4) 주의 사항은 아출과 같으므로 아출 항을 보라.

임상적용

① 인삼이나 당삼을 동등한 양으로 배합해야 한다.

② 아출에 비해 활혈 약능이 우수하다. 아출과 유사하여 이 두 가지를 병용한다. 활혈은 삼릉이 강하고, 이기는 아출이 강하므로 어혈을 없애고 뭉친 것을 없애는 데(去瘀消積)는 삼릉을, 행기지통에는 아출을 사용한다. 이 양자를 병용하면 파혈행기 효과가 증가되므로 복강 내 덩어리, 생리불순(무월경, 생리통)에 효과가 있다.

③ 최근 원발성 간암에 삼릉 아출의 추출액을 주사하고, 또 삼릉 아출을 경구 투여한 결과 효과가 있었다.

④ 현대의 응용으로는 원발성 간암, 만성간염, 간비종대, 복강 내 염증성 종창(충수염

등), 자궁근종, 난소 종양, 자궁외 임신, 만성림프절염, 갑상선종양 등에 사용한다.

④ 삼릉과 아출의 비교

· 공통점 : 어혈을 없애고 혈액순환을 원활히 한다. 어혈, 생리불순, 가, 식적복통에 병용한다. 정기를 손상하기 쉬우므로 인삼, 백출 등을 배합하여 보익도 겸비해야 한다.

· 차이점

ㄱ. 삼릉 : 활혈 작용이 강하다. 어혈을 없애는 데 사용한다. 정신계와 소화기계의 혈분에 작용하며, 혈액에 관계한다. 향기가 없다.

ㄴ. 아출 : 이기 작용이 강하다. 혈액 순환을 이롭게 한다. 지통에 사용한다. 향기가 있다. 간과 소화기계의 기의 작용에 관계한다.

사용량

일반적으로 3-9g

배합응용

· 삼릉 + 천궁, 우슬, 현호색, 아출, 단피, 대황, 당귀 = 여성 생리의 일시적 단절과 복통
· 삼릉 + 행인, 내복자. 맥아. 청피, 신곡 = 음식물 정체로 명치부의 팽만, 복만

방제

당관음자, 대이향산, 삼릉환, 아릉통경탕

◆ 약물명: 수질 水蛭 ShuiZhi(라틴명 Hirudo)

기원

거머리과 Hirudinidae 말거머리(螞蟥) *Whitmania pigra* Whitman의 전체를 건조한 것

유사품

· 갈색말거머리(柳葉螞蟥) *Whitmania acranulata* Whitman
· 녹색말거머리 *Whitmania edentula* Whitman
· 일본산 : 상기 품목 외에 *hirudo nipponia*

처방명

거머리, 馬蛭, 馬虫黃,

성분

거머리의 두부에서 분비되는 젤라틴과 같은 물질에는 hirudin, 히스타민성 물질, 항응혈소 등이 포함되어있다. 건조품에는 hirudin이 파괴되어 있다. 신선한 수질을 끓일 경우에 히루딘은 소실되지 않는다.

약리

1. 비정상적인 혈액 유동을 개선 : 혈액점도와 혈장점도를 저하시킨다. 항혈소 판 응집, 미세순환계를 개선하는 약능은 heparin과 유사하나 작용 시간이 짧다. Heparin의 과용으로 발생되는 출혈은 수질에서는 볼 수 없다.

2. 심혈관계 작용 : 관상동맥 혈류량 증가, 항심근 산소 결핍, 동맥경련 완화 작용

3. 항고지혈증 작용

4. Hirudin이 혈액응고 효과 결합하면 각종 응고 효소의 작용을 소실시키므로 정맥혈전이나 DIC에 효과 있다. 동맥 혈전에 대한 히루딘의 응고 억제는 정맥 혈전의 1/5이며 히루딘 20mg은 인체의 100g의 혈액 응고를 억제할 수 있다.

5. 항임신 작용

6. 파혈축어 작용 : '파혈'이란, 축혈(혈관 외부에 고여 있는 혈액, 내출혈)이나 어혈이 순환혈액 중에 흡수되든지 아니면 배설되는 것을 말한다. 현대 의학적으로 보면, 항응혈과 혈관 확장에 의해 혈액 순환을 개선하고 흡수 촉진한다는 의미다. 신선한 수질의 이러한 작용은 hirudin이 혈액응고를 억제하는데, 끓여도 이 히루딘의 항응고 작용은 소실되지 않으며, 또 분비물 중 히스타민 물질에는 혈관 확장 작용도 있다.

수질을 포제한 후, 항응고나 혈관 확장 작용의 유무, 유효 성분 등은 아직 실험에서 밝혀지지 않았다. 건조된 수질에는 히루딘이 없다.

약성가

水蛭味鹹 破積瘀 通經墮産 折傷除

효능

· 성미 鹹, 苦, 平有毒
· 귀경 肝, 膀胱

약능

破血逐瘀

주치

어혈로 생리불순, 소복통, 어혈로 만성피로증

고전문헌

- 신농본초경 : 나쁜 혈액, 어혈, 무월경, 불임 치료
- 명의별록 : 낙태시킨다.

주의사항

(1) 약성이 극심하므로 실증에만 사용한다.

(2) 체질 허약자, 맥연약 무력에는 사용하지 않는다.

(3) 임신 중이면 사용하지 않는다.

(4) 출혈이 있거나 출혈 경향이 있으면 사용하지 않는다.

(5) 빈혈이 있는 자에게는 사용하지 않는다. 빈혈자인 경우 빈혈이 더욱 악화되는 경우가 많다.

(6) 상한, 금궤에서는 볶아서(熬) 사용하라고 지시되어 있다.

임상적용

① 관상동맥 경화증 질병 : 협심증, 심근경색

② 부인과 질환 : 무월경, 난소암, 나팔관암, 자궁경부암

③ 종양성 질병 : 대장암, 식도암

④ 안과 질병 : 급만성 결막염, 익상편, 노인성백내장

⑤ 혈소판 증식증, 맥관염

⑥ 고지혈증, 허혈성 뇌경색, 만성신우염

⑦ 타박 염좌에 사용한다. 내장의 좌상으로 체내 어혈에 의한 종창이나 내출혈이 있을 경우에 사용한다.

⑧ 시험적으로 항암제로 사용하며 다른 항암제에 한약의 환, 산, 정제와 배합하여 내복한다.

⑨ 수질은 비린내가 나며, 끓이면 냄새가 더욱 심하게 나므로 불에 구워 분말로 만들어 캡슐에 넣어 다른 탕액과 마시는 것이 좋다.

⑩ 수질은 주로 소복부가 단단하고 팽만하고(小腹硬滿), 발광증이나 건망증이 나타나며 소변이 잘 나오는 데 사용한다. 소복부의 경만은 배꼽 아래의 양쪽을 누르면 단단한 증상이 있다. 수질의 적응증에는 발광이나 건망증 등이 발생되는 정신이상 증상이 나타나므로 도인의 어혈증보다 훨씬 더 심한 상태이다.

⑪ 경방 : 강한 어혈 제거 작용. 수질의 파혈 작용은 망충과 거의 유사하다. 《금궤요략》 에서는 항상 망충, 대황, 도인과 함께 배합한다.

⑫ 망충과 유사하나 파혈 작용은 망충보다 약하다.

⑬ 자충과의 비교는 자충 항을 보라.

사용량

· 다량으로 복용하는 것은 좋지 않다.

· 탕제로 할 경우에는 일반적으로 2-5g

· 항암제로는 최대 6-9g까지 끓인다.

· 산제로 할 경우는 0.3-0.6g, 최대 1.5-2.5g.

배합응용

· 수질 + 망충 = 강력한 어혈 제거 작용

· 수질 + 망충, 도인, 대황 = 어혈로 생리불순, 소복통

· 수질 + 망충, 대황, 도인, 행인, 작약, 지황 = 어혈로 만성 피로증

· 수질 + 인삼, 숙지, 황기, 당귀 = 허증으로 어혈성 생리불순

· 수질 + 도인, 삼릉, 아출 = 가적취

방제

대황자충환, 수질해조산, 저당탕, 지황룡경환, 축어해울탕, 탈명산

◆ 약물명: 아출 莪朮 Ezhu(라틴명 Curcuma Zedoariae Rhizoma)

기원

· 생강과 Zingiberaceae 蓬莪朮 *Curcuma zedoaria* Roscoe 뿌리 줄기

· 중국산 : 생강과 溫欎金 *Curcuma wenyujin* Y. H. Chen et C.

광서아출 *Curcuma kwangsiensis* SG Lee & CF

봉아출 *Curcuma phaeocaulis*

동일명 *Curcuma zedoaria* Rosc, *Curcuma phaeocaulis, Curcuma aeroginisa*
는 동일명이다.

처방명

蓬莪朮, 蓬朮, 醋莪朮

성분

· Sesquiterpenol : Curzerenone, zederone, curdione, curcolne, furanodienone,
curcumol

· Monoterpene : 1,4-cineol, d-camphor, d-camphene

· 그 외 : curcumin, saponin, antherone, flavon 배당체

약리

1. 항암 작용 : 복수형 간암, 백혈병 등의 암세포 억제 및 파괴 작용. 자궁경부암에도
   효과 있다. 그 기전은 아출의 정유 성분이 암세포에 대한 면역능을 향상시켜 암세포
   를 변성, 파괴시키고, 암세포에 대한 탐식능을 촉진시킨다.

2. 동맥혈류량을 증가시킨다.

3. 혈액의 이상 점도를 저하시키고 혈소판 응집을 억제한다.

4. 항조기 임신 작용과 항착상 작용이 있다.

5. 항균 작용 : 그람양성균, 음성균에 대한 억제 작용은 없다.

6. 백혈구 증가 작용 : 방사선 치료의 부작용을 경감시킨다.

7. 간장의 섬유화를 예방한다.

8. 평활근 억제 작용

9. 담즙 분비 촉진 작용

10. 항궤양 작용, 그러나 위산 분비나 위장 운동에는 영향을 주지 않는다.

11. 항히스타민 억제 작용이 있다.

약성가

莪朮溫苦 破痃癖 消瘀通經 止痛劇

효능

· 성미 苦, 辛, 溫
· 귀경 肝, 脾

약능

行氣破血 消積止痛

주치

어혈로 생리가 안 나오는 데, 산후 어혈로 복통, 가적취, 음식물 정체, 복통

고전문헌

개보본초 : 복통, 심한 구토와 설사, 몸이 찬 증상, 시큼한 소화액을 토하는 증상을 치료한다. 소화불량에 약재를 갈아서 술로 복용한다. 여성의 혈기가 울체되어 적취가 생긴 것을 치료하며 남성의 기가 하복부에서 위로 치솟는 분돈 증상을 치료한다.

주의사항

(1) 임신, 월경과다에는 사용불가
(2) 기혈이 부족하면 사용을 신중해야 한다.
(3) 소화 기능이 약하여 음식적체가 있으면 신중해야 한다.

임상적용

① 아출은 약성이 강렬하지는 않으나 파괴하는 본초가므로 삼릉을 배합하여 사용할 경우에는 같은 양의 인삼이나 당삼을 배합하여야 한다.
② 흡수 촉진 작용, 항종양 작용, 건위 작용
③ 어혈을 없애고 혈액 순환을 좋게 하므로 복강 내 종양에 대한 빈용약이다.
④ 생리불순에 사용한다. 기체혈어에 의한 생리통, 무월경으로 하복부 종양이 있을 때 적합하다.
⑤ 기체혈어에 의한 복강 내 종양, 흉복부통, 협통, 하복통에 사용한다.
⑥ 소화가 아니 된 음식이 위장에 정체되어 있을 경우 위장 잔류물에 대한 건위 작용

이 있다. 복부팽만을 나타내는 소화기 질환에 사용한다.

⑦ 암 질환에 사용한다. 초기 자궁경부암의 국소에 아출 주사액 10-30ml 를 매일 주사하면 3개월 후에 효과가 있다. 말기인 경우에는 효과 없다.

⑧ 현대의 응용으로, 자궁경부암 초기, 난소암, 악성림프종, 갑상선암, 백혈병, 피부암, 위암, 간경화, 간암에 다용한다. 협심증, 심근경색, 고지혈증에 사용한다. 방사선 부작용에도 사용한다.

⑨ 어혈을 제거하는 작용이 강하므로 2g에서 4g 정도로 사용한다. 어혈로 인한 생리통에는 1g 정도로 사용한다.

⑩ 삼릉과의 비교는 해당 항을 보라.

사용량

일반적으로 3-9g

배합응용

· 아출 + 몰약, 삼릉, 유향, 적작 = 생리통
· 아출 + 오약, 향부자 = 무월경

방제

갈환자, 광출궤견탕, 아능축어탕, 아출산, 정부탕, 치견배구급방

◈ 약물명: 자충 蟅蟲 TuBieChong(라틴명 Eupolyphaga)

기원

· 왕바퀴과(별염과 鱉蠊科) Blattidae 지별(地鱉) *Eupolyphaga sinensis* Walk. 암컷의 성충을 건조한 것
· 유사품 : 왕바퀴과 토별충 *Ophistoplatia orientalis*
　　　　　 왕바퀴과 기지별 *Steleophaga plancyi* Boleny
· 위품 : 물방개과 Dytiscidae의 물방개를 지별충, 또는 용슬이라 하여 판매되고 있는 것은 전혀 다른 위품이다.

처방명

地鱉蟲, 土元, 土鱉蟲

성분

Methyl myristate, ethylmyristate, methyl palmitate, methyl, palmitolate, ethyl palmitate, methyl oleate, methyl stealate, methyl arachidate

약리

1. 항혈전 작용
2. 간 보호 작용 : 간 출혈성 괴사 형성을 억제, 항응고 체계 활성화 작용. 이 작용은 망충도 그러하다.
3. 항종양 작용
4. 지방 조절 작용
5. 항산소 결핍 작용
6. Adjuvan 관절염에 대해 콜라젠 collagen 형성 증가를 억제. 망충도 그러하다.
7. HDL 콜레스테롤 수치를 증가시킨다.

약성가

蟅蟲鹹寒 破癥瘕 行瘀通經 接骨筋

효능

· 성미 鹹, 寒 有毒
· 귀경 肝

약능

續筋接骨 通經止痛 破血逐瘀

주치

복부의 종양, 골절로 인한 통증, 타박상, 산후 어혈 복통, 어혈로 월경불순 또는 중지

고전문헌

· 신농본초경 : 명치부의 한열이 그치지 않는 증상, 혈이 뭉쳐 어혈이 된 것을 치료하며 단단한 것을 풀고 월경 중지를 통하게 한다.

· 본초강목 : 출산 후 血(혈)이 정체된 오로를 없애고, 외상으로 인한 어혈을 치료하며, 혀 밑이 부은 증상, 혀가 굳은 증상과 입안의 종창을 치료하며, 소아가 복통으로 밤에 우는 증상을 치료한다.

· 약징 : 어혈을 치료, 겸하여 소복통, 생리불순

주의사항

(1) 임신 중이면 사용금지한다.

(2) 어혈이 없으면 신중해야 한다.

(3) 혈허이면서 어혈이 있으면 신중해야 한다.

(4) 《상한, 금궤》에서는 다리를 제거하고 볶아서(熬) 사용한다고 기재되어 있다.

임상적용

① 타박손상으로 내출혈이나 골절이 있을 경우에 사용한다.

② 종창을 가라앉히고 진통 작용을 촉진한다.

③ 내복에는 일일 6-9g을 약주와 함께 복용한다.

④ 만성간염이나 초기 간경화의 간종대로 둔통이 있을 때 울금, 전칠, 계내금 등을 배합하여 복용하면 활혈지통하는 효과가 있다.

⑤ 항간암에 시험적으로 사용하고 있다.

⑥ 술에 담근 후 볶으면 약능이 강해진다.

⑦ 자충은 주로 월경불순과 하복부 양쪽(少腹)에 꽉 차있는 듯한 증상을 치료한다. 생리불순이라 함은 생리가 제대로 나오지 않아 통증이 있는 증상이다.

⑧ 강한 어혈 제거 작용. 파혈약으로 사용. 경방에서는 어혈 제거 본초로 사용되었으나 후대에 와서 간 질환(간염, 간경화 등)에 사용되었다.

⑨ 망충, 수질, 자충 등은 동물약으로 파혈 효과는 강력하지만, 자충이 상대적으로 가장 완만한 약이다.

⑩ 수질과 망충, 자충의 비교

· 공통점 : 모두 파혈, 어혈을 몰아내고, 종양을 없앤다.

· 차이점

ㄱ. 자충은 행혈, 화혈 작용도 있고 약성도 강하지 않으므로 허증에 사용할 수 있다. 작용이 완만하므로 여성의 생리불순, 내과의 종양, 외과의 골절로 인한 접골에 자주 사용한다.

ㄴ. 수질은 파혈만 한다. 약성이 강하다. 일반적으로 허약자에게는 사용하지 않는
다. 약능이 망충보다는 약하나 지속적이다.

ㄷ. 망충은 파혈 작용이 가장 강하다. 수질과 작용이 유사하다. 혈액 순환을 순조롭
게 하며, 어혈과 종양을 없앤다. 파혈의 강약 순서는 망충이 가장 강력하고, 그
다음이 수질이며, 자충은 약능이 완만하다.

사용량

일반적으로 탕제에는 6-12g, 항간암에는 9-15g, 산제에는 1.2-1.8g

배합응용

· 자충 + 도인 = 구어혈약으로 동물약과 식물약을 조화시킨 것

· 자충 + 작약 = 어혈 복통, 혈변통

· 자충 + 토과근 = 동,식물 어혈약. 생리불순, 생리통

· 자충 + 술 = 술의 혈류 개선 작용으로 뭉쳐진 어혈을 파혈하기 쉽다. 사용 중에 출혈이
심한 경우가 있다.

· 자충 + 망충, 수질, 굼벵이(蠐螬) = 네 가지 동물약으로 가장 강력한 구어혈약이다. 강
력한 약성을 완화시키기 위해 작약, 계지를 배합한다.

방제

대황자충환, 별갑전환, 토과근산, 하어혈탕

제9장 　지혈약
Herbs that Stop Bleeding

　지혈약은 외, 내상성 출혈을 억제하는 약물이다. 내상성 출혈의 원인은 혈관투과성이 항진되는 경우로 이에는 감염과 과민증에 의한 혈관염, 비타민 C 결핍증, 단순 자반과 노인성 자반증, 부신피질 기능 항진 등이 있다. 혈소판 감소증(약물중독), 혈액응고 인자의 결핍, 간 장애로 인한 응고인자의 생성 불량, 플라스민 활성화 항진, 피브린의 용해 등으로 출혈이 발생된다. 지혈약을 현대의학적으로 이해하면, 다음과 같다. 첫째, 지혈약은 응고인자를 증가시켜 혈액 응고 과정을 촉진하며, 또한 응고 시간을 단축시킨다. 백급은 응고인자의 하나인 조직인자의 활성을 증가시키며, 트롬보플라스틴 thromboplastine의 생성 시간을 단축시킨다. 포황, 삼칠은 혈액 속의 트롬빈을 증가시킨다. 선학초는 혈소판수를 증가시키며, 천초는 헤파린에 의한 응고 장애를 개선하고 응고를 촉진한다. 그러나 천초는 신장암을 유발하므로 유의해야 한다. 둘째, 혈관에 작용하는 지혈약은 국소 혈관을 수축하여 지혈 작용하는데, 삼칠, 소극 등이 관계된다. 또, 혈관 투과성을 감소시켜 모세혈관의 저항력을 증가시키며, 혈관벽 기능을 개선하여 지혈 작용을 하는 본초는 괴화, 모근이다. 셋째, 플라스민의 활성을 억제하여 지혈한다. 백급, 대극, 소극, 지유, 애엽, 선학초 등에 그 작용이 있다. 응고 촉진 작용과 항응고 체계의 작용을 촉진 하는 지혈약은 삼칠, 포황, 천초 등이다.

　지혈약은 약의 성미에 따라 수렴지혈약, 양혈지혈약, 활혈지혈약, 온경지혈약으로 나뉜다. 수렴지혈약은 여러 출혈증에 사용되며, 한열이 동시에 나타나는 증상, 허증, 외상성 출혈에 응용된다. 주로 만성 출혈증에 사용된다. 이에 해당되는 본초로는 백급, 선학초, 우절*등이 있다. 우절*은 수렴 작용에 더하여 어혈을 없애는 작용도 있다. 특히 출산 후 어혈이 남은 경우에 사용된다. 또, 혈담, 토혈, 코출혈에 사용된다. 백급은 폐와 위장의 출혈증에 사용되며, 결핵으로 인한 객혈, 상부 소화관 출혈에 사용된다. 선학초는 광범위한 내출혈에 사용되며 출혈성 설사에도 사용된다. 수렴지혈의 약능을 보유한 다른 본초에는 오배자, 적석지, 오매, 춘근피*, 석류*, 형개탄*, 용골, 해표초 등이 있다. 음허증과 어혈의 출혈증에는 사용되지 않는다. 이 본초를 대량으로 사용하면 어혈이 잘 생긴다.

　둘째로, 양혈(凉血)지혈약은 혈분의 열을 제거하여 출혈을 지혈시키는 본초이다. 따라서 열증 출혈증, 실증 혈열망행으로 인한 출혈에 사용되며, 허증의 음허화왕증에도 사용된다. 이 경우 출혈은 선홍색이며, 구갈, 열감, 번조, 얼굴이 붉고, 설홍맥삭 증상이다. 이 본초에는 괴화, 대극*, 모근, 소극*, 지유*, 측백엽*, 등이 있으며 한성 출혈에 사용해서는 아니 된다. 어혈증에 찬 약을 사용할 경우에는 신중해야 한다. 양혈지혈 약능을 보유한 다른 본초에는 서각, 대황, 치자, 지골피, 석위, 대자석 등이 있다.

셋째로, 활혈지혈약은 지혈 작용이 있으되 어혈을 만들지 않는다. 어혈증을 겸한 출혈증에 사용된다. 증상은 검붉은 출혈, 피부의 자반 출혈, 종창, 고정성 동통, 설자맥삽이다. 이에 상응하는 본초는 삼칠근, 포황, 천초근(茜草根)* 등이 있다. 포황은 신체내외 상하의 출혈에 사용된다. 포황은 날것으로 사용하면 혈액순환에 좋고, 찌면 지혈 작용이 강해지며, 비뇨기계 염증성 질환 치료나 이뇨 작용도 있다. 이 활혈 지혈약은 혈허증에 사용하면 아니 된다. 화어지혈 약능을 가진 다른 본초에는 강향, 오령지*, 울금, 유기노, 혈갈 등이 있다.

마지막으로, 온경지혈약은 허한성 출혈에 사용된다. 특히 부정성기출혈(崩漏), 혈변에 사용된다. 담홍색의 만성 출혈, 추우면 더 심해지는 출혈증에 사용된다. 증상은 안색이 창백하며 누렇고, 피로감, 설담백맥지침이다. 이 본초에는 애엽, 적석지 등이 있다. 애엽은 월경과다에 사용되며, 임신 중 출혈성 대하에 많이 사용된다. 또 월경불순, 월경통에 사용된다. 포강은 지혈 작용은 약하나 허한성 토혈, 혈변, 월경과다에 사용된다. 온경지혈 약능이 있는 다른 본초는 속단, 포강, 등이다.

지혈약을 분류하면 다음과 같다.

지혈	량혈	혈열망행 소종	대계 소계
		하초출혈	지유
		대장습열 출혈	괴하미
		이뇨	백모근
		거담지해	측백엽
	수렴	만성설사	선학초
		창옹	백급
		화어 지통	삼칠
		거어	천초근
		이뇨	포황
	온경		애엽

위의 분류를 증상에 따라 재분류하여 도표로 나타내면 다음과 같다.

				각종 출혈	한증 출혈	허열성 출혈	외상성 출혈	코 출혈	토혈	혈뇨	혈변	치질 출혈	부정성 기 출혈
지혈약	수렴 지혈	만성 출혈	백급			+		+	+				
			선학초		+	+	+		+				
	양혈 지혈	혈분의 출혈	괴화						+		+	+	
			모근			+		+	+		+		
			측백엽*	+		+	+		+				
	활혈 지혈	어혈 겸 출혈	삼칠근 *	+			+						+
			포황	+	+		+			+			+
	온경 지혈	허한성 출혈	애엽 적석지										+

*는 생략된 본초임을 의미한다.

1. 수렴지혈약

◆ 약물명: 백급 白芨 BaiJi(라틴명 Bletillae Rhizoma)

기원

난초과 Orchidaceae 대암풀(자란) *Bletilla striata* Reichenbach fil.의 뿌리

처방명

대암풀, 자란, 白及, 白根

성분

Beltilla gum, mucilage. Polysaccharides가 가수분해되면 mannose, 포도당을 생성한다.

약리

1. 지혈 작용 : 국부출혈 지혈, 정맥성 출혈의 지혈에 효과가 있다.

2. 위, 십이지장의 출혈을 지혈

3. 항균 작용 : 항진균 작용

4. 혈압상승 작용

5. 항암 작용 : Polysaccharides는 비특이적 면역을 향상시켜 항체형성을 증가시킴으로 면역능 저하를 예방하고, 독성을 경감시킨다.

6. 폐결핵의 출혈에 사용

약성가

白芨味苦 收斂多 腫毒瘡瘍 主外科

효능

· 성미 苦, 甘, 澁, 凉
· 귀경 肺, 胃, 肝

약능

收斂止血 消腫生肌

주치

소화기계 출혈의 빈용약, 토혈, 코출혈, 객혈, 외상 출혈

고전문헌

· 신농본초경 : 종기와 심한 부스럼, 체액의 손상, 근육의 괴사, 소화 기능 감소에 사용한다.
· 명의별록 : 백선(무좀, 버짐)과 옴을 제거한다.

주의사항

(1) 감기가 들어 객혈하는 데는 신중해야 한다.
(2) 폐옹 초기와 폐와 위장에 실열이 있으면 신중해야 한다.

금기

반 : 烏頭, 附子

임상적용

① 폐, 위장 출혈에 사용한다.
② 지혈에 사용한다. 지혈 효과는 양호하다.
③ 간장이나 신장의 수술 후 정맥성 출혈에 효과 있다.

④ 폐결핵으로 객혈하는 경우에 사용한다. 백급에 보폐 약능이 있다고 하는 것은 폐결핵의 병소를 섬유화 석탄화를 촉진하기 때문이다.

⑤ 기관지 확장증으로 기침이나 혈담을 동반하면 단방으로 사용한다(1일 3회 3g씩).

⑥ 피부가 튼 곳에는 백급 가루를 참기름에 섞어 도포한다.

사용량

가루는 2-3g, 탕액은 3-10g, 많게는 24-30g까지

배합응용

· 백급 + 길경, 전호, 우방자. 절패모, 삼칠근 = 기침하면서 농담(濃痰)출혈
· 백급 + 모근 = 토혈
· 백급 + 생지, 맥문동, 우절, 아교 = 오래된 기침에 실핏줄이 나옴
· 백급 + 천패모, 백작, 사삼 = 폐가 허약하여 토혈

방제

백급비파환, 지혈탕, 치도상방

◆ 약물명: 선학초 仙鶴草 XianHeCao(라틴명 Agrimoniae Herba)

기원

· 장미과 Rosaceae 짚신나물(龍芽草) *Agrimonia pilosa* Ledeb.의 전초
· 유사품 : 장미과의 산짚신나물 *Agrimonia coreana*

처방명

짚신나물, 脫力草, 龍芽草(일본명)

성분

Agrimonines, agrimonine A-F. 비타민 K

약리

1. 지혈 작용 : Agrimonin은 혈관 수축, 혈소판 증가의 억제
2. 강심 작용 : 심장 혈관과 평활근을 고농도에서 흥분, 저농도에서 억제한다.

3. 항균 작용 : 탄닌은 포도상구균을 억제한다. 결핵균을 억제한다.

4. 구충 작용 : 촌충에 대하여 구충 작용이 있다.

5. 탕액은 질 트리코모나스 trichomonas에 효과가 있다.

6. 스트렙토마이신 내성균에 대해 효과 있다. 그러나 isoniazide 내성균에는 효과가 없다.

7. 설사를 촉진한다.

8. 장 연동 운동 억제 작용

9. 탕제인 경우 혈압강하 작용

약성가

仙鶴草澁 出血止 收斂補虛 勞傷愈

효능

· 성미 苦, 辛, 涼, 平

· 귀경 肺, 肝, 脾

약능

化瘀止血 止瀉治痢 殺蟲

주치

오래된 설사, 혈뇨, 혈변, 붕루, 토혈, 자궁출혈

고전문헌

진남본초(滇南本草) : 월경 기간의 단축 또는 지연, 적백대하, 만성 적백 출혈성 설사

주의사항

(1) 감기로 열이 반복되면 복용을 신중히 한다.

(2) 수렴 성질이 있으니 초기의 설사, 이질에 사용불가

임상적용

① 출혈에 사용한다. 코출혈, 토혈, 혈변, 혈뇨, 자궁출혈 등에 사용한다.

② 지혈은 그 효과가 완만하고 약하므로 다른 지혈약과 함께 사용한다.

③ 촌충 구충 작용, 트리코마나스 질염

④ 한열허실에 관계없이 사용한다.

⑤ 현대의 응용은 혈소판 감소성 자반증, 악성종양, 비인후암, 위암, 직장암, 메니에르병에 사용한다.

사용량

일반적으로 15-30g이다. 30-60g까지 사용한다.

배합응용

· 선학초 + 용골, 모려분 = 출혈이 있는 붕루

· 선학초 + 괴화, 지유 = 장관 출혈

· 선학초 + 아교, 우절 = 토혈, 객혈

방제

선백탕

2. 양(凉)혈지혈약

◆ 약물명: 괴화 槐花 HuaiHua(라틴명 Sophorae Flos)

기원

· 콩과 Leguminosae 회화나무 *Sophora japonica* L.의 꽃봉오리

· 꽃봉오리는 화뢰(花蕾), 괴미(槐米), 괴화미(槐花米)라 하고, 개화된 것은 괴화(槐花)라 하는데 약능은 대동소이하다. 열매는 괴각(槐角)이라 한다.

처방명

회화나무, 槐花米, 槐米, 生槐花 槐花炭, 槐米炭

성분

· Sophorin A, B, C, tannin, 약간의 rutin, 비타민A 주성분은 rutin 1 0~25%이상

· Flavonoids : Kaempherol-sophoroside, genistein, quercetin, sophoradiol, sophorol, maackiain, sophoricoside, sophoralioside, isoflavon, glycoside, biochanin 등

· Triterpenoid saponin은 가수분해되면 betulin, sophoradiol, glucose, glucuronic acid 을 생성한다.

약리

1. 혈관의 항상성 유지 : Quercetin : 모세혈관의 탄력성을 유지, 혈관의 투과성 감소, 말초혈관 수축 작용을 한다.

2. 폐출혈에 대한 지혈 : Rutin과 Quercetin을 다량으로 연속 투여한다.

3. 혈압강하. 혈액응고 시간을 촉진하여 지혈 작용 : Rutin과 Quercetin

4. 항염 작용 : Rutin과 quercetin

5. 부종 억제 작용

6. 혈전성 정맥염의 회복

7. 진경 작용 : Quercetin이 rutin보다 5배나 강하다.

8. 관상동맥 확장 작용

9. 반사성 위궤양에 대해서도 효과 있다.

10. 혈중 cholesterol의 저하 : Quercetin은 경구 투여 3시간 후에 혈액 속에 최고치를 나타내며 혈장단백과의 결합률은 70% 내외이다.

11. 항종양 작용

12. 항방사선 장애 작용

13. 일시적 혈당 상승 작용이 있다.

14. 심근의 자극 전도계의 장애를 유발하는 경우가 있다.

약성가

槐花味苦 殺蚘蟲 熱痢痔漏 及腸風

효능

· 성미 苦, 凉

· 귀경 肝, 大腸

약능

凉血止血 淸肝瀉火

주치

열로 인한 모든 출혈증, 주로 하반신의 출혈에 사용한다.

고전문헌

본초강목 : 목소리가 아니 나오는 데 사용, 인후종통, 토혈, 자궁출혈

주의사항

(1) 임신에는 사용불가

(2) 심장병이 있으면 사용불가

(3) 허한에는 사용하지 않는다.

(4) 소화기계 기능 부전에는 신중해야 한다.

(5) 약의 성질이 쓰고 차므로 장기 복용은 신중해야 한다.

임상적용

① 주로 열증의 출혈 : 토혈, 치질 출혈, 혈변, 특히 혈변에 사용한다.

② 동맥경화증에 대한 예방 및 치료에 사용한다. 간화상염으로 눈의 충혈, 두통, 가슴과 옆구리 위쪽이 답답한 데 사용한다.

③ 고혈압증, 궤양성 대장염에 사용한다.

사용량

일반적으로 5-15g

배합응용

· 괴화 + 천련자, 지유, 백작 = 장출혈

· 괴화 + 치자, 생지황 = 위장 출혈

· 괴화 + 별갑, 귀판 = 치질 출혈

· 괴화 + 백과, 모려분 = 백대하

· 괴화 + 치자. 지각, 우절, 목향 = 소변 출혈

· 괴화 + 황금 = 붕루부지

방제

가미괴화산, 괴유전, 괴화산

◆ 약물명: 모근 茅根(Bai)MaoGen(라틴명 Imperatae Rhizoma)

기원

- 벼과 Gramineae 띠(白茅) *Imperata cylindrica* Beauvois var. *koenigii* Durand et Schinz의 뿌리.
- 한국은 모근, 중국과 일본은 백모근이라 한다. 茅花는 꽃이삭이다.
- 중국산: *Imperata cylindrica* Beauvois var. *major* C.E Hubbard
- 일본산: *Imperata cylindrica* var. *major* (Nees)Hubb

처방명

띠뿌리, 白茅根, 白花茅根

성분

대량의 칼륨염, arundoin, cylindrin, coixol, stigmanterol, ampesterol, cylindrin, xylose, citric acid, malic acid, fructose, glucose, limonic acid, oxalic acid

약리

1. 중추 신경계: 진정, 진통, 해열 작용
2. 알코올 중독 해독 작용
3. 이뇨 작용
4. 혈액계 작용: 지혈 작용, 혈관투과성 감소로 출혈 시간을 단축한다.
5. 항고지혈증 작용
6. 항균 작용
7. 그 외 coixol은 근육 수축 억제 작용, 대량으로 항혈당 작용, 진해거담 작용

약성가

茅根味甘 善通關 吐衄客熱 瘀並刪

효능

- 성미 甘, 寒
- 귀경 肺, 胃, 小腸

약능

凉血止血 淸熱利水

주치

열증으로 토혈, 코출혈, 혈뇨, 수종, 황달, 호흡촉박, 구토

고전문헌

- 신농본초경 : 과로하여 쇠약한 데, 어혈, 소변불리. 소화를 돕는다.
- 명의별록 : 소변을 이롭게 하고, 위장과 장관에 있는 열을 없앤다. 갈증에 사용하며, 근육을 튼튼하게 하고, 자궁출혈에 사용한다.
- 본초강목 : 토혈, 코출혈 등 각종 출혈증, 감기로 구토하고, 폐에 열이 있어 숨이 가쁠 경우에 사용한다. 수종, 황달, 주독에 사용한다.

주의사항

(1) 허한에는 사용금지한다.

(2) 소화 기능이 약하면 신중해야 한다.

(3) 갈증이 없으면 신중해야 한다.

임상적용

① 열증의 객혈, 코출혈, 혈뇨, 혈변에 사용한다. 단방으로는 효과가 약하다.

② 급성 신염에 모근의 이뇨소종 작용을 이용한다.

③ 온열병이 번갈이 있으면 노근과 함께 사용하며, 오심구토에는 갈근과 병용한다.

④ 그 외 황달, 부종에는 모근을 돼지고기와 바특하게 졸이든지, 아니면 적소두와 함께 끓여 복용하면 효과가 있다.

⑤ 모근을 차처럼 마시면 청열이뇨한다.

⑥ 작용이 완만하므로 다량으로 사용해야 한다.

⑦ 모근과 노근의 비교

  - 공통점 : 진액을 보충하여 갈증을 멈추게 하고 위의 열을 내려 구토를 개선한다.
  - 차이점

  ㄱ. 노근 : 기분의 열을 없앤다.

  ㄴ. 모근 : 혈분의 열을 없앤다.

417

사용량

모근 꽃이삭은 3−9g, 모근은 12−30g, 많게는 30−60g

배합응용

· 모근 + 노근, 치자 = 열을 내리고 갈증을 없앤다.

· 모근 + 구기자, 맥문동, 생지 = 심한 노동으로 인한 내열

· 모근 + 맥문동, 비파엽 + 죽엽 = 심한 내열, 반위

· 모근 + 용담, 인진호 = 황달

방제

급성신염방, 모갈탕

3. 활혈지혈약

◈ 약물명: 포황 蒲黃 PuHuang(라틴명 Typhae Pollen)

기원

· 부들과 Typhaceae 부들(東方香蒲) *Typha orientalis* Presl.의 꽃가루

· 유사품 : 부들과 애기부들(水燭香蒲) *Typha angustifolia* L.

　　　　부들과 寬葉香蒲 *Typha latifolia* L.

　　　　부들과 *Typha davidiana* Hand.−Mazz.부들과 *Typha minima* Funk.

처방명

부들꽃가루, 부들꽃, 生蒲黃, 炒蒲草, 蒲黃炭

성분

· Steroid : α−typhasterol, α,β−sitosterol, β−sitosterol palmitate

· Flavonoid : Isorhamnetin, naringenin, quercetin, typhaneoside

· 지방유 : Palmitic, vanillic, succinic, arachidonic, protocatedhuic, stearic, lonoleic acid 등

약리

1. 자궁 흥분 수축 작용

2. 혈압강하, 말초혈관 확장 작용

3. 진경 작용

4. 지혈 작용, 혈액응고 촉진 작용. 포황 추출액은 혈관내피세포에서 PGI_2 생산을 촉진하여 혈소판 응집을 억제한다. 활성물질은 sorhamnetin-7-rhamnosyl-3-rutinoside 이다.

5. 항결핵 작용

6. 항고지혈증 작용 : 장에서 콜레스테롤 흡수를 억제한다.

7. 대식 세포의 탐식능을 항진시킨다.

8. 혈청 크레아틴의 양, 소변의 NAG 수치를 개선한다.

9. 혈관내피 세포 보호 작용

10. 이뇨 작용

약성가

蒲黃味甘 崩疼主 生則破血 炒可補

효능

· 성미 甘, 平
· 귀경 肝, 心包

약능

凉血止血 利尿通淋 淸熱解毒 活血消瘀

주치

어혈로 인한 복통, 산후 혈어 복통, 생리통

고전문헌

· 신농본초경 : 복부와 방광의 한열을 치료하고, 소변이 잘 나오게 하며, 지혈하고, 어혈을 제거한다.

· 본초강목 : 혈분의 열을 없애고, 혈액순환이 잘 되게 하며, 명치부의 모든 통증을 멎게 한다.

주의사항

자궁수축 작용이 있으므로 임신 중이면 사용불가하다.

임상적용

① 거어 지혈에 사용한다. 실증 출혈에 적합하다.

② 산후 오로가 나오지 않고 하복통 등 어혈 증상이 있을 때 사용한다.

③ 산후에 자궁수축 불량으로 출혈되는 경우에도 사용한다. 산후에 사용되는 포황의 주된 작용은 자궁수축이다.

④ 자궁하수가 있으면 사용한다.

⑤ 혈림의 빈용약이다. 방광이나 요도염에 의한 혈뇨, 배뇨곤란, 배뇨통에 사용한다.

⑥ 만성결장염에 의한 혈변, 농혈변, 복부의 불쾌한 통증에 볶은 포황을 사용한다.

⑦ 활혈거어에는 생으로 사용하고, 수렴지혈에는 볶아서 사용한다. 출혈과 어혈이 동시에 있으면 날것과 초한 것을 각각 반반씩 사용한다. 생포황에는 어느 정도의 지혈 작용이 있으므로 굳이 포황탄을 사용할 필요가 없다. 활혈거어에는 어혈성 협심증, 산후 어혈성 복통, 무월경, 생리통, 협심증, 심근경색, 고지혈증, 뇌동맥경화증, 뇌졸중에 사용한다. 오령지와 배합하면 상승 효과가 있다. 수렴지혈 작용에는 토혈, 하혈, 객혈, 코출혈, 혈뇨, 혈변, 월경과다, 기능성 자궁출혈, 외상성 출혈에 사용한다.

⑧ 자궁에 대해 흥분 작용이 있으며, 사용량이 증가될수록 수축 작용이 있다. 임신 착상이 아니 된 자궁에 대한 작용이 태아가 착상된 자궁에서 수축 작용이 훨씬 증가되었다.

⑨ 그 외 농양의 종창과 통증에 생포황가루를 꿀과 섞어 바르면 효과 있다.

사용량

일반적으로 5-9g, 6-12g, 탕액일 경우 포전한다. 분말을 충복하는 것이 좋다.

배합응용

· 포황 + 차전자, 우슬, 생지, 맥문동 = 혈뇨

· 포황 + 부자 = 관절통

· 포황 + 목통, 차전자, 상백피, 활석, 적작, 적복령, 감초 = 심신의 열로 소변불통

방제

실소산, 연경기방, 우황청심환, 포황산

전삼칠인삼은 보기약을 보라.

4. 온경지혈약

◈ 약물명: 애엽 艾葉 AiYe(라틴명 Artemisiae Argyi Herba)

기원

· 국화과 Compositae 황해쑥 *Artemisia argyi* Levl. et Vant.의 잎, 어린 줄기를 말린 것
· 국화과 강화약쑥 *Artemisia princeps* var. orientalis
· 국화과 산쑥 *Artemisia montana* Pampani
· 중국산 : 국화과 황해쑥 *Artemisia argyi* Levl. et Vant.
· 일본산 : 국화과 황해쑥 *Artemisia princeps* PAMPAN. 또는 산쑥 Artemisia montana
　　　　　(=*A. vulgaris* L. var *vulgatissima* Bess.의 잎을 건조한 것

처방명

쑥, 약쑥, 뜸쑥, 참쑥, 사자발쑥, 사재발쑥, 生艾葉, 醫草

성분

· 정유 : 1,8-cineole, selin-11-en-4-ol, α-pinene, camphere, camphor, borneol, phellandrene, cuprol, cadinene, thujylalcohol
· Flavonoid : Eupatilin, jaceosidin
· 지방산 : Capric acid, palmitic acid, stearic acid
· 그 외 : 비타민, adenine, amylase, invertase, catalase 독특한 냄새는 cineole이다. Eupatilin의 함량이 가장 높은 쑥은 백령도, 강화도에서 생산되는 쑥이다. 강화쑥이 약쑥으로 사용되는 이유가 이것이 되겠다.

약리

추출물 : 위궤양 위염에 사용

1. 지혈작용 : 혈액응고 촉진 작용이 있다. 활성 성분은 β-sitosterol, eupatilin이다. 가열 처리하면 지혈 작용이 증가된다.

2. 간장 보호 작용 : Eupatilin은 항산화, 항염증 효과와 간세포 보호 작용이 있다. Eupatilin이 담즙산 유도, 간세포 자멸사를 억제하는 효과가 있다. 담즙 분비는 증가시키지만, 담즙의 지질 배설은 저하시킨다.

3. 소화기계 작용 : Eupatilin은 위궤양, 위염 등 위장 손상을 강하게 억제한다.

4. 항암 작용 : Eupatilin은 300μm농도까지 사용량 의존적으로 인체 혈액 암세포 (HL-60)의 세포사멸을 유도하며 DNA합성의 지표인 thymidine 흡수를 억제한다. 이러한 eupatilin의 세포증식 억제와 세포사멸 유도 효과가 apoptosis에 의해 일어났다. 그 기전은 cytochrome C의 방출과 caspase 3, 7, 9의 활성화를 통해 일어난다. Eupatilin은 5-lipoxygenase inhibitor이며 prostaglandin synthase의 활성을 억제한다.

5. 면역 작용 : Jaceocidine이 면역력을 증가시킨다.

6. 항균 작용, 항염 작용

7. 평활근 이완 작용

8. 항천식 작용. 호흡을 촉진한다.

9. 진해거담 작용

10. 심근 억제 작용. 심장의 운동을 억제한다.

11. 혈압강하 작용

12. 저혈압에 대한 혈압 상승 작용

13. 모세혈관 투과성 억제 작용

14. 혈관내피 세포 증식 촉진 작용

약성가

艾葉溫平 驅鬼邪 胎漏心疼 竝可加

효능

· 성미 苦, 辛, 溫
· 귀경 肝, 脾, 腎

약능

溫經止血 調經安胎 散寒止痛 除濕止痒

주치

복부의 냉통, 설사로 인해 근육 경련, 만성 설사, 토혈, 코출혈, 하혈, 생리불순, 부정성기출혈, 대하, 유산, 습진(외용)

고전문헌

- 명의별록 : 뜸은 모든 병을 치료한다. 달여서 복용하면 피를 토하는 것과 설사를 치료하고, 음부의 부스럼을 치료하며, 여성의 부정성기출혈을 멎게 한다. 체액 순환을 조절하고, 새로운 피부와 새살을 잘 돋게 하며, 추위를 막아 잉태를 돕는다.
- 본초강목 : 위를 따뜻하게 하고 냉기와 습기를 제거한다.

주의사항

(1) 성미가 맵고 더운약이므로 음허로 열이 많으면 사용불가
(2) 음허로 출혈이 있으면 사용하지 않는다.

임상적용

① 여성의 자궁 출혈이나 유산 방지에 사용한다.
② 복통, 토사에 사용한다.
③ 민간에서는 상처의 지혈에 사용한다.
④ 쑥뜸으로 사용한다.
⑤ 허한성 출혈에 사용한다 : 기능성 자궁출혈, 월경과다. 생리불순, 토혈, 코출혈, 만성기관지염, 만성기관지 천식, 습진 담마진 등에 사용
⑥ 경방 : 애엽은 대맥의 병으로 복부가 팽만한 것을 치료하고 자궁을 따뜻하게 하여 자궁 냉증을 치료한다. 허한으로 출혈성 질환(자궁출혈, 혈변, 혈뇨, 토혈 등)을 치료하며, 몸을 따뜻하게 하여 혈허를 치료하고 유산을 방지한다.
⑦ 애엽과 육계의 비교
　· 공통점 : 한증 복통에 사용한다.
　· 차이점
　ㄱ. 애엽은 차가운 기운을 몰아내고 부종을 없앤다. 한습 복통에 사용하고 음허 내

열에도 사용한다. 지혈, 조경, 안태 작용도 있다.

ㄴ. 육계는 위장을 따뜻하게 하고 체온을 올리므로 허한의 복통에 사용하며, 사지의 냉증에 사용하고, 음과 양의 허증에 사용한다. 육계는 활혈하지만 지혈 작용은 없으며 정상 임신의 지속 작용(안태)도 없다. 유산을 발생시킬 수 있다.

⑧ 포강과 비교(三浦 231)

· 공통점 : 허한성 출혈에 사용한다.

· 차이점

ㄱ. 애엽 : 하초의 허한성 출혈에 빈용한다.

ㄴ. 포강 : 중초의 허한성 출혈에 빈용한다.

사용량

일반적으로 3-15g

배합응용

· 애엽 + 측백엽 = 지혈, 허한성 출혈증

· 애엽 + 아교 = 지혈, 몸을 따뜻하게 하고 혈허를 치료, 유산 방지

· 애엽 + 천궁 = 냉증으로 인한 복통, 생리통

· 애엽 + 당귀 = 혈을 보하여 빈혈 개선

방제

궁귀교애탕, 백엽탕, 교애사물탕, 교애탕, 대오계환

비고

동아제약의 스티렌은 애엽이 95%이다. 위점막의 손상을 막고, 손상된 점막은 회복시키고, 항염증 작용을 한다. 급성위염, 만성 위염의 위점막 개선, 비스테로이드성 소염진통제로 인한 만성 위염을 예방한다.

적석지는 고삼약을 보라.

제 10 장 평간식풍약
Substances that Extinguish Wind and Tremors

한의학에서 풍은 내풍과 외풍으로 나뉜다. 외풍은 진중풍이라고도 하며 감염 증상에 의한 것이므로 해표약을 사용하여 발산하고, 유중풍이라고도 지칭되는 내풍은 정신신경계의 기능 문란으로 발생된 것으로 간음허, 간화상염, 간양상항에 의해, 혈허생풍(허풍내동), 음허동풍, 열극생풍, 간양화풍이 발생된 것을 의미한다. 평간식풍약은 내풍을 진정시키는(식풍 熄風) 본초이다.

간풍내동 중 혈허생풍은 간혈허, 음허동풍은 간음허로 발생된다. 이 혈허생풍에는 머릿속이 흔들리고, 눈이 흐릿해지고, 이명이 있으며, 사지가 저리고, 심하면 사지 근육이 떨리며, 눈앞이 캄캄하여 넘어질 것 같은 증상이 나타난다. 이러한 증상의 현대 의학적 이해는 빈혈, 신경쇠약, 자율신경실조 등에서 자주 나타나는 증상이다. 이러한 증상에는 질려자(백질려), 천마, 석결명 등이 사용된다.

열극생풍은 고열에 의한 것이다. 감염에 의한 고열이나 심한 내열로 인해 뒷머리가 뻣뻣하며, 눈동자가 위로 붙고, 번조하고, 경련하며, 각궁반장, 의식혼미 증상이 나타난다. 이러한 증상은 유행성 뇌척수막염, 일본뇌염, 폐렴 등에서 열이 심할 경우에 나타나며, 소아가 감기로 인하여 상기도 감염이 된 고열 상태에서도 나타나는 경우가 많다. 이 경우에는 청열식풍약인 영양각, 백강잠 등, 해열, 항경련 완화제를 사용한다.

간풍내동 중 혈허생풍, 음허동풍이 간혈허 그리고 간음허로 발증된다면 간양화풍은 간신음허증으로 발병된다. 간기울체가 되어 전신의 대사 기능이 저하되어 간신음허가 심해지고, 간양이 위로 치밀어 올라 두통, 현기증, 눈이 흐리고, 이명이 발증된다. 심하면 가슴답답, 근육과 손발의 저린감, 손발과 혀가 흔들리고, 근육이 떨리고, 언어 장애, 걷기가 힘들게 된다. 이러한 증상은 고혈압, 동맥경화에서 자주 나타나는 증상이다. 이 경우는 간신을 보하고 평간식풍하는 조구등, 천마,(백)질려자, 석결명 등으로 혈압을 내리며, 진경 작용을 꾀한다.

내풍을 치료하는 평간식풍약은 그 종류에 따라 광물성과 패각류, 곤충류 그리고 식물약이 있다. 광물성, 패각류 약물은 평간잠양 약능이 우수한데 특히 안신 약능이 평간 약능보다 강한 것은 자석, 용골 등이며, 반면 평간 약능이 더 우수한 본초는 영양각, 모려, 석결명, 대자석, 귀판, 별갑 등이다. 곤충류 약물은 간풍내동에 의한 경련, 사지마비, 안면신경 마비에 사용되는데 실증에는 전갈, 오공 등이 사용되고 허증과 실증이 병존하면 백강잠, 지룡이 사용된다. 식물약으로는 조구등, 천마, 결명자, 질려자 등이 있다. 이 약물들은 다시 식풍지경약과 평간잠양약으로 나뉜다. 식풍지경약에는 영양각, 조구등, 천마, 백강잠, 전갈, 오공, 지룡, 결명자 등이 해당되며, 평간잠양약에는 결명자, 모려, 대자석, 질려자 등이 상당한다.

이를 일차적으로 분류하면 다음과 같다. 간양은 실증과 허증에 모두 적용된다.

간양	실증과 허증 모두		
식풍	사화식풍	청열식풍	외감사기로 인한 고열로 열극생풍
	평간식풍	진간식풍	간신음허로 간양이 상승
	화혈식풍		열병으로 인한 혈허로 간화 상승
	자음식풍		열병으로 인한 음허로 간화 상승

이를 재분류하면 다음과 같다.

평간잠양	간기체(소간이기)	명목	거풍	백질려
	간화(청간화)	구토	급성천식	대자석
	간양상항	명목	퇴예	석결명
평간식풍	지경			영양각
	해독			오공
	통락			전갈
	청열 해표			조구등
	거풍 화담			백강잠
	풍습			천마
	청열 평천			지룡

평간식풍약은 장기 복용하면 음액을 손상시키므로 신중해야 한다. 광물류와 패각류는 식물류보다 1시간 전에 먼저 달인 후(先煎) 남은 잔류물은 버리고 그 달인 탕액에 다른 식물류나 동물류를 넣어 다시 끓여야 한다.

1. 광물성, 패각류

· 귀판 龜板 GuiBan(라틴명 Testudinis Plastrum)은 보허약의 자음잠양약을 보라.

- 모려 牡蠣 MuLi(라틴명 Ostreae Testa)는 안신약의 중진안신약을 보라.
- 대자석 代赭石 DaiZheShi(라틴명 Hematitum)은 안신약의 중진안신약을 보라.
- 용골 龍骨 LongGu(라틴명Fossilia Ossis Mastodi)은 중진안신약을 보라.
- 별갑 鱉甲 BieJie(라틴명Amydae Carapax)은 보허약 자음잠양약을 보라.

◆ 약물명: 석결명 石決明 ShiJueMing(라틴명 Haliotidis Concha)

기원

- 전복과 Haliotidae 말전복(九孔鮑) *Haliotis gigantea* Gmelin 껍질
- 유사품 : 전복과 참전복 *Haliotis discus* hannai

  까막전복 *Haliotis gigantea discus* Reeve

  말전복 *Haliotis diversicolor* Reeve

  시볼트전복 *Haliotis Sieboldii* Reeve

  마대오분자기 *Haliotis diversicolor* diversicolor

  마대오분자기 *Haliotis diversicolor* supertexta

  오분자기 *Haliotis diversicolor* aquatilis

처방명

- 생복, 전복, 石決明肉, 九孔決明, 生石決明, 生石決, 煆石決, 煨石決明
- 성분 탄산칼슘(90% 이상), 유기물질(3.6%), Mg, Fe, conchiolin, 인산염 등

약리

1. 불에 구우면 탄산염이 분해되고, 유기물질도 파괴되어 무기물질과 껍질의 각질만 남는다.
2. 탄산칼슘은 위산에 의해 가용성 칼슘으로 바뀌어 흡수된다. 위산이 중화되어 오심구토, 위산역류로 인한 가슴답답이 개선된다.
3. 칼슘의 생리 작용에 의해 해열, 진정, 항경련 작용, 심근수축 기능 유지 작용, 혈액응고 촉진 작용, 혈관벽 강화 작용, 모세혈관 투과성 저하로 인한 백혈구 삼출을 억제하는 항염증, 항부종 작용이 있다.
4. 알카로이와 폴리페놀의 합성으로 탕액의 침전물 발생을 지연시킨다.

5. 외용으로는 수렴 작용이 있다.

약성가

石決明肉 鹹凉劑 最能明目 殼消翳

효능

- 성미 鹹, 凉
- 귀경 肝, 腎

약능

瀉火潛陽 明目退翳

주치

안질환의 빈용약. 간양상항으로 인한 두통, 현기증, 이명, 눈의 충혈, 시력약화

고전문헌

- 명의별록 : 눈에 군살이 생겨 시야가 흐리고 통증, 시신경 세포의 변성으로 인하여 시야가 좁아지고 시력약화, 시력상실
- 본초강목 : 소변이 방울지고 시원치 않는 증상

주의사항

짜고 찬 약이므로 비위허한증(소화기능 저하)이면 사용불가하다.

임상적용

① 간양상항(뇌양항진) 증상으로 인하여 머릿속이 흔들거리고, 눈이 가물거리고, 두통, 머리가 터질 듯 뻣뻣해지고, 귀에 소리가 나며, 불면 등에 사용한다.

② 고혈압증으로 인한 ①항의 증상이 있으면 자음약을 배합하여 자음잠양(鎮静, 降圧)의 효과를 증가시킨다.

③ 각막 혼탁에 사용한다. 오래되거나 급성이거나 각막 혼탁에는 석결명을 첨가한다. 특히 간화항성으로 인하여 눈이 충혈되고, 햇빛에 눈이 부시는 증상이 있는 각막 혼탁에 적합하다.

④ 간신음허에 의한 골증조열에 사용한다. 폐결핵, 자율신경 실조증에서 자주 나타나는 안면홍조를 동반한 미열에 적합하다.

⑤ 약능에는 석결명으로 '오림(五淋)'을 치료한다 하였다. 현재, 비뇨기계 염증에 한련
초 등을 배합하여 사용한다.

⑥ 석결명이 없으면 진주모 또는 합각(蛤殼)으로 대용한다.

⑦ 현대의 응용은 뇌양항진으로 인한 두통, 현기증, 고혈압, 녹내장, 백내장, 각막혼탁,
폐결핵의 발열, 객혈, 토혈, 고열로 인한 경련, 초조 불안감에 사용한다.

⑧ 석고처럼 탕액의 침전물 발생을 지연시켜 약물의 효과를 연장시킨다. 약리 4항을 보라.

⑨ 모려와 비교는 해당 항을 보라.

사용량

일반적으로 15-30g. 선전하여 오래 달인다.

배합응용

· 석결명 + 감초, 황국화 = 눈이 부심
· 석결명 + 석곡, 지골피 = 골증조열
· 석결명 + 모려, 백작 생지황, 우슬 = 뇌충혈

방제

석결명산, 육음탕

2. 곤충류약

실증에 사용(유독) 전갈 오공 허실 모두 사용(무독) 백강잠, 지룡

◆ 약물명: 백강잠 白僵蠶 JiangCan
(라틴명 Bombycis Corpus 또는 Bombyx Batryticatus)

기원

누에과 Bombycidae 누에 *Bombyx mori* L.가 실을 토하기 전에 백강잠균(白僵蠶菌)
Beauveria bassiana(Bals.) Vuill.에 자연 감염되어 죽은 누에를 건조한 것

처방명

白僵蠶, 僵蠶, 姜蠶, 炙姜蠶, 製僵蠶, 製天蟲, 製姜蟲

성분

지방단백, 초산칼슘. 누에의 흰표피는 ammonium oxalate을 함유한다.

약리

1. 최면, 항경련 작용
2. 항균 작용
3. 항암 작용
4. 그 외 부신피질 자극 작용, 해열, 진해거담, 진정, 항부종 등

약성가

殭蠶味鹹 治風癎 濕痰喉痺 瘡毒瘢

효능

- 성미 鹹, 平
- 귀경 肺, 肝

약능

去風止痛止痒 熄風止痙 化痰散結

주치

경련, 간질, 구안와사, 두통, 두풍, 경부임파선염, 매핵기, 안질환, 목이 쉰 데, 인후종통, 중풍, 파상풍

고전문헌

- 신농본초경 : 소아의 경련성 질환, 밤에 우는 증상, 얼굴 기미를 없애고, 남성의 음부 소양증
- 명의별록 : 자궁출혈, 피가 썩인 대하, 산후통, 가루를 종기에 도포하면 뿌리가 빠진다.
- 본초강목 : 감기로 인해 담이 뭉친 것, 임파선염, 두통, 풍치, 충치로 인한 통증, 감기로 인한 피부질환, 단독(丹毒 erysipelas)으로 인한 가려운 증상, 담이 많고 한열, 징가, 여성의 젖이 잘 나오지 않는 증상, 자궁출혈, 하혈, 소아의 영양실조로 생긴 피부 침식

과 비늘이 생기는 증상, 창칼에 의한 상처에 사용한다.

주의사항

(1) 심허로 인해 정신이 온전하지 못하면 신중해야 한다.

(2) 혈허로 인해 경락이 경련을 일으키면 신중해야 한다.

임상적용

① 열증 출혈에 왕왕 사용한다.

② 경련에 사용한다. 전간에도 사용한다.

③ 두부, 안면부, 구강 질환으로 인한 열증이 있을 때 사용한다. 특히 인후염, 인후부의 화농성 등으로 인한 인후의 종창동통, 목이 쉰 증상이 있으면 백강잠은 청열 소염, 종창을 없애 목소리를 정상으로 만든다. 인후통, 인두통에 대한 처방에 백강잠을 배합하면 좋다.

④ 유선염, 유행성 이하선염, 화농증, 급, 만성임파선염에 사용한다.

⑤ 기체를 해소하고 활혈에 사용한다.

⑥ 정신신경계의 기체를 해소(순기) : 뇌 기능을 정상적으로 만든다. 건망증이 있으면 뇌신경을 보강한다.

⑧ 약능에는 경련, 항불안, 열성 경련 등에 사용하고 현대적 응용으로는 경련 질환(전간, 뇌졸중 후유증, 열증 경련, 안면신경마비, 급성인후두염, 편도선염, 림프선염, 두통, 편두통, 담마진 피부소양증 등에 사용한다.

⑨ 백강잠, 전갈, 오공은 뇌졸중 치료약이다. 약능의 세기는 오공>전갈>백강잠 순서이다. 근육의 굴곡 경련과 오그라듦(抽搐)이 가벼우면 백강잠, 전갈을 사용하고 그것이 심한 증상으로 발전되어 이를 악물고 경련, 각궁반장에는 오공을 사용한다.

⑩ 백강잠, 오약, 우슬의 비교

   ㄱ. 백강잠 : 머리, 얼굴 부분의 기체를 순기시킨다(上氣).

   ㄴ. 오약 : 다리, 허리를 순기시킨다(下氣).

   ㄷ. 우슬 : 전신을 순기시킨다(全氣).

⑪ 선퇴와 비교

   · 공통점 : 감기로 인한 피부소양증을 없앤다. 간폐풍열에는 병용한다.

   · 차이점

   ㄱ. 선퇴 : 성미가 가벼워 투진한다. 눈이 흐릿한 데 사용한다(透疹退翳).

ㄴ. 백강잠 : 성미가 무거워 담을 없애고, 뭉친 것을 풀어 없앤다(化痰散結).
⑫ 지룡과 비교
· 공통점 : 경련에 사용하나 모두 약능이 약하여 경증에 사용한다.
· 차이점
ㄱ. 지룡 : 청열, 기침을 없애고, 혈액순환을 이롭게 하며, 이뇨 작용을 한다.
ㄴ. 백강잠 : 거풍, 담을 없애고, 뭉친 것을 풀고, 종기를 없앤다(散結消腫).

사용량

일반적으로 3-10g

배합응용

백강잠 + 오약, 우슬, 청피 = 순기, 활혈제로 사용

방제

백강잠산, 잠주정경탕, 강잠음

◆ 약물명: 지룡 地龍 DiLong(라틴명 Lumbricus)

기원

· 낚시지렁이과 Lumbricidae 갈색지렁이(황구인, 토지룡) *Allolobophora caliginosa* var. *trapezoides Anton*
· 낚시지렁이과 *Pericaeta communisma* Gate et Hatai
· 지렁이과 Megascolecidae 흰지렁이(백경구인, 蔘環毛蚓, 廣地龍)*Pheretima asiatica Michaelsen*(=*Pheretima aspergillum* E. Perrier)
· 지렁이과 *Pheretima aspergillum* E. Perrier의 내장을 제거하여 말린 것

처방명

지렁이, 蚯蚓, 乾地龍, 地龍肉, 鮮地龍, 土地龍, 廣地龍

성분

· Tyrosine 誘導体인 lumbrofebrin, lumbritin, terresto-lumbrolysin
· Steroid : Cholesterol, brassicasterol, sterol ester, provitamin D

· 그 외: 불포화지방산, 아미노산, choline, guanidine 광지룡에는 hypoxanthine, p-riboflavine

약리

1. 강혈압 작용 : P-riboflavine에는 완만하지만 지속적인 강압 작용이 있다.

2. 해열 작용 : Lumbrofebrin이 유효 성분이다. 대장균에 의한 발열을 해열한다. 갑상선 호르몬에 의한 말초성 발열에는 효과가 없다.

3. 항균 작용

4. 진정, 항경련 작용

5. 거담 작용

6. 기관지 확장 작용 : 항히스타민 작용으로 기관지 확장, 호흡곤란을 개선

7. 항혈전 형성 작용

8. 귀바퀴의 혈관 확장 작용이 있다.

9. 자궁을 수축한다.

약성가

蚯蚓氣寒 治大熱 傷寒瘟疫 狂譫絶

효능

· 성미 鹹, 寒

· 귀경 胃, 脾, 肝, 腎

약능

淸熱 平肝熄風 平喘 淸熱通絡 淸熱利尿

주치

풍열두통, 폐열로 인한 기침, 중풍으로 인한 반신불수, 원발성 고혈압, 열증 황달, 수종, 소변불리, 목적종통, 경련

고전문헌

· 신농본초경 : 기생충이 배속에서 뭉친 것을 치료한다. 전염병의 원인과 기생충, 회충을 제거한다.

· 명의별록 : 죽어서 물처럼 된 것을 사용하면 상한과 열이 몸속에 잠복하여 열이 심한

증상을 치료한다. 황달과 배가 팽만하여 부풀어 오르는 것을 치료한다.

- 본초강목 : 감기와 학질을 치료하며 열이 심한 광증과 가슴이 답답한 증상을 치료한다. 어른과 소아의 소변이 통하지 않는 것을 치료하고 급만성 경련발작, 전신의 관절통증, 생식기 피부질환, 완고한 두통, 안구 충혈, **뻣뻣해진 혀**, 인후가 붓고 호흡이 곤란한 증상, 콧속에 군살이 돋은 증상, 귓속에서 진물이 흐르는 증상, 대머리, 림프선염, 음낭종창, 탈항을 치료한다.

주의사항

(1) 몸에 열이 없고, 맥이 허하며, 죽상변(陽虛便溏)인 경우에는 사용하지 않는다.

(2) 성미가 찬 약이므로 소화 기능이 약화(脾胃虛寒)되었으면 신중해야 한다.

(3) 진경 작용은 전갈, 오공보다 약하다.

금기

외 : 소금, 총백

임상적용

① 기관지 천식에 지룡의 기관지 확장 작용을 사용한다.

② 강압 작용 : 현맥이 있는 고혈압에 지속적인 개선 효과가 있다.

③ 고열, 번조, 경련이 있을 경우 청열진경 약능을 이용한다. 병세가 심한 경우가 아니면 시판 감기약인 해열제의 보조약으로 배합하여 사용한다.

④ 뇌졸중이나 타박상 등으로 인한 운동장애, 대소변의 장애 등에 사용한다.

⑤ 임상적으로는 이뇨, 혈액순환 효과도 있다.

⑥ 현대의 이용은 열성 경련, 화농성 중이염, 유행성 이하선염, 기관지 천식, 기관지염, 핍뇨, 부종, 전간, 고혈압, 혈전성 질환, 뇌졸중 및 그 후유증, 습진, 담마진에 사용한다.

⑦ 지룡을 약주로 담아 복용하면 약능이 더 좋다.

사용량

일반적으로 6-12g 분말은 1-3g

배합응용

- 지룡 + 대청엽, 백강잠, 석고, 조구등 = 열증 경련

· 지룡 + 국화, 석결명, 하고초 = 간양상항
· 지룡 + 상지, 인동등, 적작 = 풍습열비로 인한 관절통, 종창
· 지룡 + 당귀, 천궁, 황기, 홍화 = 기허 혈어증으로 인한 중풍인 반신마비
· 지룡 + 마황, 석고, 지모, 행인 = 폐열증
· 지혈 + 석결명, 조구등, 하고초, 황금 = 고혈압

방제

보양환오탕, 소활락탕, 지룡탕

3. 식물약

결명자 決明子 JueMingZi 는 청열사화약 청간명목을 보라.

◆ 약물명: 조구등 釣鉤藤 GouTeng(라틴명 Uncariae Ramulus et Uncus)

기원

· 꼭두서니과 Rubiaceae 화구등 *Uncaria sinenssis* Haviland의 갈고리가시가 붙은 가지를 건조한 것. 조구등의 가시가 대칭을 이루는 것을 双鉤藤, 조구등의 갈고리 가시만 일컬을 경우는 鉤棘이라 한다.
· 규격품은 rhynocophylline이 0.03% 이상이 되어야 한다.

유사품

· 꼭두서니과 대엽구등 *Uncaria macrophylla* Wallich
  꼭두서니과 무병과구등 *Uncaria sessitructus* Roxb.
  꼭두서니과 모구등 *Uncaria hirsta* Haviland
  꼭두서니과 구등 *Uncaria rhynchophylla*(Miq.) Jacks.

처방명

釣藤, 釣藤鉤, 双鉤藤, 鉤鉤

성분

Alkaloid : Rhynocophylline, isorhyncophylline, corynoxein, isocorynoxein, corynantheine, hirsuteine, harmane, dihydrocorynantheine, akuammigine, strictosamide, angustoline, Flavonid : Hyperin, trifolin

약리

1. 항경련 작용(平肝止痙) : Rhynocophylline은 진경, 진정작용, 혈관경련 완화 작용, 골격근 수축 경련을 억제한다. 자율신경 전달을 억제한다. 항 α아드레날린 작용이 있다.

2. 혈압강하 작용 : 혈압 강하는 지속적이다. Rhynocophylline는 혈관을 확장하여 평균 동맥압을 하강시키고, 말초혈관을 확장하여 저항을 감소시키며, 심박수를 감소시킨다.

3. 대뇌피질 흥분 진정 작용 : Hirsuteine은 교감신경절을 차단하여 교감신경 흥분을 억제한다. 이로 인하여 신경 증상을 완화하고 심장, 뇌혈관 병변으로 인한 고혈압을 정상 혈압으로 개선한다.

4. Hirsuteine은 신경성 두통에 진통 작용을 한다.

5. 뇌파의 이상 방전을 억제하여 전간의 예방, 치료제로 사용한다.

6. 공간인식 장애 개선 작용

7. 장관 혈류량 증가 작용

8. 항혈소판 응집 작용, 항혈전 형성 작용

9. 항천식 작용. 소량으로는 호흡 흥분 작용을 하고, 다량으로는 운동실조가 나타나며, 호흡마비를 유발한다.

10. 체온강하

11. Hirsuteine는 아드레날린과 세로틴으로 인한 수축을 사용량 의존적으로 억제하지만, 칼슘 이온에 대한 작용은 없다. 칼슘 채널을 통해 세포외 칼슘이 세포내로 유입되는 것을 hirsuteine이 억제하여 세포내 칼슘 농도의 상승을 억제한다.

12. 수면 연장

약성가

鉤藤味寒 兒驚癎 手足口眼 瘈瘲刪

효능

· 성미 苦, 微寒

· 귀경 肝, 心包

약능

息風止痙 瀉肝熱鎭肝陽 解表

주치

소아 경련, 놀라서 경련(驚癎), 고혈압, 두훈, 목현, 반신불수, 간질

고전문헌

· 신농본초경 : 뇌졸중, 소아경련

· 명의별록 : 소아의 한열왕래, 경련발작

· 본초강목 : 성인의 머리가 어지럽고, 눈앞아찔, 간풍, 머리가 흔들림에 사용한다. 심열을 제거한다. 소아의 경련과 복통을 치료한다.

주의사항

(1) 풍열이나 실열이 없는 경우에는 신중해야 한다.

(2) 조구등을 오래 달이면 효과가 없다. 실험에 의하면 조구등을 20분 이상 달이면 강압 작용이 저하되었다.

(3) 쌍구가 구구보다 효과가 있다고 하나 실험적으로는 차이가 없다.

임상적용

① 구등의 유효 성분은 가열되면 파괴되므로 20분 이상 달여서는 효과 없다. 10분간이 가장 좋다.

② 남녀노소를 불문하고 고열로 인한 경련이 있으면 조구등을 사용한다. 특히, 열증 경련에 사용한다. 소아가 고열이 있어 경련이 발생될 우려가 있으면 예방효과에 좋고, 가벼운 경련을 가라앉히지만 심한 경련에는 약효가 약하다. 단방으로는 효과가 그다지 없으므로 영양각, 서각, 천마, 전갈 등을 배합하여 청열, 진경 작용을 강하게 한다.

③ 평간식풍, 간풍 증상에 사용한다. 그 증상은 고혈압으로 인하여 머릿속이 흔들거리고 눈앞의 아찔캄캄에 사용한다. 사지의 저린감에 효과 있다. 이 경우는 뇌질환의

뇌압을 강하시키는 것으로 생각된다.

④ Rhynocophylline은 말초혈관을 확장하여 진정, 진경 작용을 하므로 심열 제거, 간기 안정, 풍의 제거, 경련 완화의 약능이 있다.

⑤ 혈압강하제로 사용한다. 온담탕에 4g만 넣어도 좋다. 고혈압에는 희렴보다 효력이 약간 강하다.

⑥ 두통의 진통제로도 사용한다. 특히 후두부에서 천정에 걸친 두통에 좋다

⑦ 그 외 조구등에 마황, 오미자를 배합하여 탕액으로 복용하면 만성기관지염에 효과가 있다. 이는 조구등의 진정 작용과 마황의 평천 작용 때문이다.

⑧ 노인의 이명에는 구등산이 좋다.

⑨ 가시 부분에 성분이 집중되어 있으므로 가시가 많은 것이 상품이다. 가시가 아래 위의 두 마디에 있는 성분이 강압 효과가 우수하고 지속 시간도 길다. 오래된 가지 의 강압 효과는 아주 짧고, 줄기와 가지는 가시가 있는 것보다 강압의 지속 시간이 짧다.

⑩ 고전의 약능은 중추신경계의 질환으로 인한 뇌양홍분증이나 뇌풍내동증에 사용하였 다. 현대의 응용은 고혈압증, 편두통(뇌양홍분형), 열성 경련 질환에 사용한다.

⑪ 《방약합편 方藥合編 569》에는 다음과 같이 조구등의 적응증을 열거하였다.
- 天弔(天釣) : 감기로 인해 열과 담이 발생한 것. 또 수유기 여성이 맵고, 시고, 짠 음식, 술과 담배를 애호하면 발생된다고 하였다.
- 客忤 : 담력이 부족하여 이상한 물체를 보면 놀라는 증상
- 胎風 : 신생아가 출생 직후 구토, 심하게 울고, 구안와사 등 마비 증상

⑫ 천마와 비교는 해당 항을 보라.

사용량

일반적으로 6-15g, 많게는 24-30g까지

배합응용

- 조구등 + 국화 = 머리로 치솟는 기를 내리고 혈열을 식히고, 강혈압, 현기증에 사용
- 조구등 + 시호 = 간화상염, 간풍, 간기울결, 신경의 긴장 해소
- 조구등 + 황백 = 신경긴장을 안정, 염증

방제

구등산, 단간단, 억간산, 억간산가진피반하, 칠물강하탕

◆ 약물명: 질려자 蒺藜子 JiLiZi(라틴명 Tribuli Fructus)

기원

· 남가새과 Zygophyllaceae 남가새 *Tribulus terrestris* L. 의 성숙 열매
· 한국과 일본은 질려자, 중국은 백질려 白蒺藜 BaiJiLi 로 통용된다.
· 위품 : 콩과 Legminosae 동질려(사원질려, 사원자) *Astrefalus complanatus* R. Br.은 전혀 별개의 본초이다.
　　　콩과 동질려 *Astrefalus chinesis* L. f., *Swanisona salsula, Crotalaria* De sv.
　　　콩과 호질려 *Astrefalus adsurgens* Pall.

처방명

남가새 열매, 을리, 蒺藜子, 刺蒺藜, 硬蒺藜

성분

精油, aponin, alkaloid, 脂肪油, kaempferol, tribuloside, peroxidase, kaempferol-3-glucoside

약리

1. 혈압강하 작용, 혈압 조절 작용
2. 이뇨 작용 : 신장결석과 신장 감염에 사용
3. 심장 운동 억제
4. 항급성 전신 과민 반응 anaphylaxis 작용
5. 남성 홀몬 분비 촉진 작용 : 근육 발달 등
6. 콜레스테롤 저하 작용
7. 남성 생식능 증가
8. 각종 안과 질환의 소염 작용
9. 아세티콜린의 수축 작용에 길항한다. 특히 복직근 수축에 길항한다.

약성가

蒺藜味苦 瘡瘙痒 白瘢頭瘡 瞖目朗

효능

- 성미 辛, 苦, 微溫
- 귀경 肝, 肺
- 약능 平肝潛陽 明目 通暢肝氣 祛風熱 止痒

주치

두통, 신체의 소양증, 목적종통, 흉부의 팽만감, 갑작스런 기침, 징가, 유즙 분비 곤란

고전문헌

- 신농본초경 : 어혈, 징가(癥瘕), 적취(積聚), 갑작스러운 인후 폐색을 치료한다. 난산 (難産)을 치료한다.
- 명의별록 : 감기를 내몰고 눈을 맑게 한다. 감기로 인해 피부가 가렵고 폐의 손상으로 인해 기침이 심하고 숨이 찬 증상을 치료한다. 가슴이 답답한 것을 풀어주고 기침과 가래를 없앤다.
- 본초강목 : 혈허 증상이 있는데 감기가 들고, 변비가 있는 것을 치료한다. 회충을 구제 하여 복통을 멎게 한다.

주의사항

(1) 혈허 증상과 에너지가 약한 경우는 복용 금지
(2) 낙태시키는 작용이 있으므로 임신 중에는 사용하지 않는다.

임상적용

① 간양상항 증상인 머리가 어지럽고, 눈이 캄캄한 경우 혈압을 내리고 진정 작용을 한다.
② 안과의 빈용약이다. 눈의 충혈 눈물이 흐르며 가렵고, 시력장애, 각막혼탁 등에 사용한다.
③ 담마진, 신경성피부염, 만성습진 등 풍열에 의한 피부소양, 피진에 사용한다.
④ 간기울결 증상인 흉협부가 팽만하여 괴롭고, 아픈 증상에 사용한다.
⑤ 약능에는 질려자에 활혈거어 작용이 있다고 하여 현대에는 협심증에 질려자 9g, 삼

칠 2.5g을 내복하여 효과를 얻었다.

⑥ 천궁 대신에 질려자를 고혈압, 열증에 사용한다. 천궁 항을 보라.

⑦ 질려자와 사원자의 비교

　· 공통점 : 눈의 질환을 치료한다.

　· 차이점

　ㄱ. 질려자는 풍열 감기를 없애는 약능이 있어 풍열로 인한 두통, 눈의 충혈 등에 사용한다.

　ㄴ. 사원자(동질려)는 간, 신을 보하는 약능이 있으므로 간신음허로 인한 현기증, 눈앞캄캄(目眩) 등 내상으로 인한 장애에 사용한다.

⑧ 질려자, 결명자와 목적의 비교(三浦 284)

　· 공통점 : 눈을 밝게 하는 작용이 있고, 풍열로 인한 눈의 충혈, 눈이 붓고 아픈 데 사용한다.

　· 차이점

　ㄱ. 질려자 : 평간식풍 작용이 우수하고, 이기 거풍 지양 작용도 있다

　ㄴ. 결명자 : 평간식풍 작용이 있다. 윤장통변 작용도 있다.

　ㄷ. 목적 : 풍열감기의 표증을 없앤다. 감기로 인한 눈의 충혈에 사용한다.

사용량

일반적으로 6-12g

배합응용

· 질려자 + 당귀 = 혈허로 인한 빈혈
· 질려자 + 지황 = 피부 건조
· 질려자 + 백강잠 = 간양상항으로 인한 두훈, 목현, 두통
· 질려자 + 목적 = 풍열감기로 인한 눈의 충혈과 통증, 피부소양
· 질려자 + 하수오 = 신허와 간기체로 인한 두통, 불면

방제

당귀음자

참고사항

미국 FDA 승인으로 안전성이 입증된 식물추출물인 트리블러스는 다량 복용할 경우, 부작용으로는 메스꺼움, 목소리가 저음이 되고, 몸에 털이 많이 자란다. 트리블러스는 내 하수체에 의해 생산되는 Leutinizing Hormone(황체 호르몬)의 양을 증가시키며 남성호 르몬인 테스토스테론의 생산을 촉진시킨다. 그리고 내분비선의 평형을 유지하여 인체를 정상적으로 유지한다.

◆ 약물명: 천마 天麻 TianMa(라틴명 Gastrodiae Rhizoma)

기원

난초과 Orchidaceae 천마 *Gastrodia elata* Bl.의 뿌리. 천마는 뿌리의 껍질을 벗기고 열 탕에서 삶은 후 건조한 것이다. 겨울에 채취한 '冬麻'를 최상품으로 친다. 이 본초의 지상 부는《신농본초경》상품에 '赤箭'으로 기재되고 지하부의 뿌리는 '天麻'라 하여《開宝本草》 에 수록되어 있다.

처방명

天麻片, 明天麻, 煨天麻

성분

Gastrol, phenolic compounds, vanillyl alcohol, vanillin, gastrodin, daucosterol, citric acid, palmatic acid, sucrose acid, succinic acid, cirtronellol p-hydroxybenzylalcohol, p-hydroxybenzylaldehyde, 미량의 비타민 A

약리

1. 진정 작용: 중추신경 항진을 저하시킨다.
   Hydroxybenzyladehyde는 GABA transaminase 활성을 억제하여 진정 효과가 있다.
2. 항경련 작용: 천마의 메타놀 추출액은 카이닌산에 의해 발병되는 경련 시간을 단축 시키고 경련을 억제한다. 뇌파를 안정시켜 전간 발작을 억제한다.
3. 혈관 경련에 의한 두통을 억제한다.
4. 말초혈관, 관상동맥 혈관의 저항을 감소시켜 혈류량을 증가시키나, 뇌혈관 확장은 없다.

5. 심박수를 감소시키나 심근 장애는 없고 혈압저하도 없다.

6. 심장과 뇌혈류량의 증가 : 관상동맥의 혈류를 저하시킨 뒤 증가시킨다.

7. 호흡중추의 흥분 작용

8. 진해 거담 작용 : 에페드린이나 아미노피린 Aminopyrine에 의한 알레르기 기관지천식에는 sodium succinete를 사용한다. β−sitosterol도 진해 거담 작용은 있으나 항천식 작용은 없다.

9. 면역 증강 작용 : 세포성 면역과 체액성 면역을 모두 증강시킨다.

10. 산소 결핍증에 대한 내구력을 향상시킨다.

11. 평활근 수축 작용이 있다.

12. Citronellold에 담즙 분비 촉진 작용이 있다.

13. 체온 상승 작용이 있다.

약성가

天麻味辛 敺頭眩 小兒癎瘈 及癱瘓

효능

성미 甘, 微溫

귀경 肝

약능

祛風通絡止痛 熄風止痙 平肝潛陽

주치

현기증, 사지마비, 반신불수, 언어장애, 소아 경련, 간양두통, 간양현훈, 삼차신경통

고전문헌

· 명의별록 : 부스럼을 제거하고 하지의 부기를 내리며, 하복부가 냉하고 아픈 것을 치료하며, 하혈을 치료한다.

· 개보본초 : 주로 여러 가지 풍습 비증을 치료하고 사지경련, 소아의 경기를 치료하며 허리와 무릎을 강하게 한다.

· 본초강목 : 간경과 기분의 요약이다. 천마는 풍을 안정시키는 정풍초(定風草)라고 할 정도로 풍을 치료하는 신기한 약이다.

주의사항

(1) 등속식물의 뿌리 중 뿌리의 속이 비어 있고 얇으며, 뾰족한 것은 사용할 수 없다. 이것은 외관상 현삼과 유사하다.

(2) 천마는 어풍초근(御風草根)과 함께 사용할 수 없다. 병용하면 대소장이 막힌다.

(3) 혈허증과 담으로 인해 머리가 어지러운 증상, 뇌졸중에는 신중해야 한다.

임상적용

① 눈앞의 아찔캄캄(眩暈), 두통에 대한 빈용약이다. 맛이 맵지만 발산하지 않고, 달지만 보익성이 없다. 단방으로 사용하면 약능이 약하다. 성미가 미온하여 발산과 자보 어느 쪽에도 치우치지 아니 하므로 적당히 배합하면 외풍과 내풍 모두에 사용할 수 있다.

② 현훈, 특히 간풍내동에 의한 현훈에 효과가 있다. 고인은 눈앞이 아찔캄캄하고, 머릿속이 흔들거리고, 허풍이 안에서 일어나면 천마를 반드시 사용한다고 하였다. 이를 토대로 현재에는 고혈압, 메니에르 병, 뇌동맥경화증, 허약체질의 눈앞의 아찔캄캄에 사용하여 효과를 얻었다.

③ 혈허에 의해 눈앞이 아찔캄캄에는 일반적으로 보혈을 주약으로 하고 천마는 소량으로 사용해야 한다. 이는 천마의 따뜻하고 체액을 말리는 성미가 음액을 상하는 일이 없도록 해야 하기 때문이다. 보혈제에 첨가하여 4-5회 복용 후에는 중지해야 한다.

④ 중추신경계의 두통, 특히 간풍이나 담습에 의한 편두통에 효과가 있다.

⑤ 습의 증상이 심한 비증에서 사지의 저림, 운동 장애 등에 사용한다.

⑥ 근육 경련에는 다른 식풍진경 약에 배합하여 사용한다.

⑦ 현대의 응용은 전간, 두통, 편두통, 삼차신경통, 외상성 중추신경 항진, 파상풍, 뇌풍내동증으로 인한 경련, 각궁반장, 의식장애 등에 사용한다.

⑧ 천마의 대용은 다음과 같다.

  ㄱ. 질려자와 조구등의 병용

  ㄴ. 천궁과 강활의 병용 또는 천궁, 강활에 하수오, 방풍을 배합

  ㄷ. 토천마

⑨ 조구등과 비교

  · 공통점 : 평간식풍 작용이 있다. 두통, 눈앞이 아찔캄캄에 사용한다.

· 차이점

ㄱ. 조구등은 성미가 쓰고 찬 약이므로 심과 간의 열을 내려 전간, 경련, 중풍을 다스린다. 실열증으로 인해 발병된 내풍에서 두통, 현훈에 사용한다. 간양상항으로 인한 현기증, 두통, 눈의 충혈 등에 사용한다. 간과 심포의 열을 내려 식풍한다. 열극생풍으로 인한 사지굴신 불능에 사용한다.

ㄴ. 천마는 한열허실증과 외풍, 내풍증에 사용한다. 성미가 조성이므로 담습을 동반한 풍한의 두통, 현훈에 사용한다. 간음허로 인해 내풍이 발생된 두통, 현훈에 사용한다. 중풍 후유증으로 인해 사지가 저리고 사지굴신이 불가능한 데 사용한다. 이 경우 일반적으로 우슬, 두충, 지룡과 병용한다. 풍습으로 인한 지체의 저린감에는 우슬, 두충, 독활을 병용한다.

사용량

일반적으로 3-9g 분말은 1-2g

배합응용

· 천마 + 택사 = 위장 기능 저하, 간양상항으로 인한 현기증, 두통
· 천마 + 시호, 복령, 반하, 진피 = 열증 경련, 분노 경련 전간, 불면증
· 천마 + 국화, 방풍, 석고 = 고혈압으로 인한 두통, 현기증, 안절부절
· 천마 + 구등, 모려, 석결명 = 간풍내동으로 인한 현훈 두통, 사지마목
· 천마 + 반하 = 담음상역으로 인한 두훈, 두통
· 천마 + 천궁 = 풍담으로 인한 두통, 편두통
· 천마 + 방풍 = 거풍지통, 파상풍, 사지굴곡
· 천마 + 충울자 = 간풍으로 인한 어혈과 두통

방제

가미용호산, 강표환, 반하백출천마탕, 천마환, 천마구등산, 천마구풍탕, 침향천마탕, 편두통탕

제 11 장	**개규약** Aromatic Substances Open the Orifices

개규라 함은 의식 장애, 중풍 등으로 갑자기 뇌의 기능이 마비된 것을 각성 또는 회복시 킨다는 의미이다. 개규약은 중추신경계를 항진시켜 의식(뇌) 장애를 개선, 정신이 들게 하 고, 번조를 가라앉혀 심신의 안정을 도모하며, 경련 발작을 진정시키는 본초이다. 한의학에 서는 이때의 뇌를 심규(心窺)라 하고 어떤 이유에서 의식 장애가 발생된 것을 몽폐심규 (蒙閉心窺)라고 한다. 의식 장애(閉症)를 유발하는 병인은 한, 열, 담탁 등이다. 개규약은 맛이 맵고 향기가 많아 방향개규약이라고도 한다.

고열로 인한 뇌기능 장애의 증상은 얼굴색이 붉고, 호흡이 짧으며, 번조, 섬어, 근육경 련, 설황맥홍삭 또는 현삭 등이다. 이를 한의학에서는 열이 영분에 들어가서 발병되었다고 진단하는데 이것은 실증형 의식장애를 말한다. 곧, 고열, 담탁, 어혈, 중독 등으로 인한 중 추신경계의 장애로 의식장애, 언어장애, 입을 악물고 주먹을 펴지 못하며, 침을 흘리는 증 상이다. 현대에서는 유행성 뇌척수막염, 일본뇌염, 중증 폐렴, 화농성 감염증의 패혈증 단 계, 열사병, 일사병, 간성 혼수, 요독증, 뇌혈관 장애 등에서 흔히 나타나는 증상이다. 한 편, 한사로 인한 폐증은 허탈증 의식장애를 말하며 안면이 창백하고, 호흡미약, 인체가 차 고, 사지궐냉, 침을 흘리며, 땀을 흘리고, 대소변실금, 설백맥지 혹 맥미욕절 등의 증상이 나타난다. 이는 뇌혈관 장애, 중독 등에서 나타나는 증상이다.

방향개규약은 사향, 빙편, 조협, 세신, 우황, 등이 있다, 열증 의식장애에는 성미가 찬 양 개규약(凉開窺藥)이 사용되고, 한증에는 따뜻한 온개규약이 사용된다. 온개규약에는 소합 향, 안식향, 양개규약에는 빙편, 우황 등이 해당되며, 한열증 모두에 사용할 수 있는 본초 는 사향, 창포 등이다. 또 방향개규약과 화담개규약으로도 분류된다. 화담개규약에는 소합 향, 석창포, 안식향 등이다.

개규약을 분류하면 다음과 같다.

		개규성신	활혈	사향
방향개규약			화담	우황
			청열해독	빙편
화담개규약		개규	벽예	소합향
			화담	석창포

개규약의 유효 성분인 방향성은 휘발성이 강하므로 환제나 산제로 사용해야 한다. 반면, 창포는 끓여도 무방하다. 사향에는 유산 작용이 있으므로 임신 중에는 사용 금지하고, 빙편은 아주 신중히 사용한다. 개규약은 장기 복용 또는 많이 사용하면 체액 소모가 많으므로 증상이 없어지면 점진적으로 사용량을 줄여야 한다. 특히 발한과다, 심한 구토, 대출혈, 허탈증, 정신적 충격 등에 의한 허탈증에는 방향개규약을 사용해서는 아니 되며, 온리거한 약이나 보기제를 사용해야 한다.

1. 방향개규약

◆ 약물명: 세신 細辛 XiXin(라틴명 Asiasari Radix)

기원

· 쥐방울덩굴과 Aristolochiaceae 북세신 *Asiasarum heterotropoides* Fr. Schm. var. mandshuricum Maekawa의 뿌리 또는, 쥐방울덩굴과 Aristolochiaceae 한성세신 *Asiasarum sieboldi* F.

· 일본산은 북세신(遼 細辛)의 뿌리를 건조한 것

· 위품: 한국산: 미나리아재비과 Ranunculaceae의 獐耳세신 *Hepatica asiatica*(노루귀 = 독성이 강하다)

· 일본산: 쥐방울덩굴과 Aristolochiaceae 土細辛 *Asiasarum heterotropa nipponica* F. Maekawa

처방명

족도리풀, 遼細辛, 北細辛, 炙細辛

성분

Methyleugenol 50%, β-pinene, safrole, α-pinene, camphene, myrcene, sabinene, limonene, p-cymene, β-terpinene, terpinolene, borneol, estragole, asarone, elemicin, myristicin, eucarvone, asarinin, higenamine, phenol, demethylcoclaurim, kakuol

약리

1. 호흡기계 작용 : 추출액은 기관지 수축을 이완하고, methyleugenol도 기관지 근육을 이완한다. 마황부자세신탕과 소청룡탕은 세신을 이용한 것이다.

2. 심혈관 작용 : 정유 성분은 사용량이 적으면 심장 자극, 사용량이 많으면 심장을 억제한다. Higenamine은 심장 수축력 증가, 심박수를 증가시킨다. 혈중콜레스테롤 증가, demethylcoclaurim은 심혈관계의 활성 성분이다. 곧, 강심, 혈관확장, 심박출량 증가. 말초혈관 저항 감소, 평활근 이완, 지질대사 증가, 혈당을 상승시킨다. 이 성분은 부자, 오수유 등에도 있다.

3. 항알레르기 항염증 작용 : 알레르기 반응에서 화학물질 유리 억제 작용이 있다. 정유 성분은 passive cutaneous anaphylaxis(PCA)를 억제시킨다. 또 정유 성분은 항히스타민 작용이 있다. Kakuol, methyleugenold은 항히스타민 활성을 나타낸다.

4. 진통, 진정 작용 : 중추신경 억제 작용

5. 국소 마취, 면역력 증가 작용

6. 거담, 천식 치료 작용 : Isoproterenol과 유사한 작용이 있는데 이는 기관지 평활근을 이완시키고 점액 분비를 억제한다.

약성가

細辛辛溫 通關竅 少陰頭痛 風濕要

효능

- 성미 辛, 溫
- 귀경 心, 肺, 肝, 腎

약능

解表散寒 溫肺化痰 通竅止痛 通鼻竅

주치

냉증으로 인한 두통, 비염, 축농증, 치통, 기침, 가래, 류마토이드 통증, 마비

고전문헌

- 신농본초경 : 기침, 두통, 관절 굴신 불리, 풍습비통, 피부괴사. 시력저하 증상
- 명의별록 : 위장을 따뜻하게 하고, 기침, 담을 삭이고, 소변이 잘 나오게 하며, 인후통, 감기로 인한 학질에 사용한다. 젖이 잘 나오게 한다. 혈액순환을 좋게 한다.

· 본초강목 : 구설생창, 대변이 굳은 데 사용한다.

· 약징 : 병리적 체액의 정체로 인해 명치부가 팽만되어 기침하고, 옆구리 통증이 있는
데 사용한다.

주의사항

(1) 《방약합편 541》에는 단방으로 1회 1.87g 이상이면 기가 막혀 사망한다고 기재되
어 있다.

(2) 쥐방울덩굴과 Aristolochiaceae 식물에는 신장과 간장에 지방변성이 생겨 기능 장
애를 유발시키는 aristolochic acid가 함유되어 있다. 이 성분은 뿌리에는 없다. 세
신의 줄기, 잎을 사용해서는 아니 된다. 신기능부전 환자에게는 신중해야 한다.

(3) 중국산은 지상부 전체를 사용할 수 있으므로 주의를 요한다.

(4) 허약자는 약간의 세신에도 현기증을 유발한다.

(5) 기허로 인해 땀이 많으면 사용을 신중해야 한다.

(6) 혈허로 인한 두통, 내열이 있으면 신중해야 한다.

(7) 음허로 인해 기침하면 신중해야 한다.

(8) 줄기와 잎에는 발암성이 있다(뿌리에는 발암성이 없다). 발암성이 우려되는 본초에
는 aristolochic acid을 포함한 식물로서 마두령, 청목향, 천선등, 방기류(방기, 광방
기, 화방기, 목방기 등) 세신의 지상부, 목통류(목통, 관목통, 통초 등), 빈랑, 천초
근, 소철 등이 해당된다. Aristolochic acid는 노란 색을 띄므로 이들 본초가 짙은
노랑색이면 사용하지 않는 것이 좋다.

(9) 현재 한국에서는 마두령, 청목향, 세신은 사용금지 품목이다.

(10) 중국에서는 2005년 중화인민공화국약전에 뿌리만 사용하도록 명기하였다. 그러나
지방에 따라서는 관습적으로 전초를 사용할 수 있으므로 주의를 요한다.

(11) 열이 있고, 땀을 흘리고, 갈증이 있고, 혀의 색깔이 빨갛고 설태가 적고, 마른기침
을 하지만 가래는 없으며, 목이 아픈 경우, 손발 끝에서부터 위로 올라오는 냉증,
가슴과 배가 후끈 달아오르는 증상(심흉번열)에는 신중해야 한다.

(12) 정유의 소량을 장기 투여하면 중독 증상으로 간암이 발생되거나 간장, 신장의 지
방 변성이 28% 정도 발생된다.

(13) 부작용에 관해서는 방기 항을 보라.

금기

- 惡 : 黃芪 狼毒 山茱萸
- 외 : 消石 滑石
- 忌 : 生菜
- 반 : 여로

임상적용

① 독성이 있으므로 0.9g−1.5g을 사용한다. 약리 (1)항을 보라.

② 잎과 줄기에 특히 잎에 독성이 있으므로 사용하지 말고 가느다란 뿌리만 사용한다.

③ 주로 오한이 나고 갈증은 없고 기침이 있거나 손발이 한랭한 경우에 사용한다. 기침을 하는 경우에는 흰 가래가 많고, 맑은 콧물이 물처럼 흘러나오고, 심하면 입안이 차갑게 느껴지고 침을 삼키면 차가운 느낌이 있다.

④ 세신은 몸의 차가운 기운을 몰아내는 데(산한 散寒 = 혈액순환)는 효과가 있으나 발한력은 비교적 약하므로 다른 해표제 중에서 보조약으로 사용한다. 세신은 계지와 같이 말초순환 촉진제이나 세신은 손끝, 발끝에 냉감이 오면서 순환이 잘 되지 않는 경우에 사용한다.

⑤ 담음으로 인한 해수(만성기관지염, 기관지확장 등으로 대량의 묽은 담이 나오는 기침)에는 세신의 진해 작용에 덧보태어 건강, 오미자를 배합하여 사용한다. 약능에 '건강, 세신, 오미자는 담음에 의한 해수에 아주 좋은 약' 이라고 하였다. 그러나 폐결핵의 해수나 그 외 기침에는 사용하면 아니 된다.

⑥ 감기에 사용한다. 특히 코가 막히고 콧물이 많이 나며, 목에 가래가 갈갈거리는(분비물질이 많은) 증상일 때 적합하다.

⑦ 풍습이나 유행성 감기에 의한 두통, 관절통, 관절류마토이드, 신경통에 사용한다.

⑧ 윤폐하는 작용이 있으므로 각종 코병에 응용한다.

⑨ 심증, 심근경색으로 인한 심장통에 사용한다.

⑩ 그 외, 약능에 따르면, 성미가 열성인 세신을 한성약에 배합하여 열증에 사용하면 상호 작용하여 효과가 아주 좋다. 이를테면 위열로 인한 치통(치주염)에 석고를 배합하며, 황련을 배합하여 구내염(구설생창)을 치료한다.

⑪ 외용으로 세신을 배꼽 주위에 붙이면 아프타성구내염 stomatitis aphthosa에 효과가 있다고 한다. 방법은 세신 9−15g을 물에 개어 소량의 글리세린이나 꿀을 첨가하여

배꼽에 붙이면 3일 후에 동통이 경감되고 궤양도 치료된다.

⑫ 세신은 냉비(冷痺)에, 강활은 한비(寒痺), 위령선은 습비(濕痺)에 사용한다.

⑬ 세신이라는 의미는 뿌리가 가늘고 그 맛이 매운 것을 말한다. 이는 고인이 세신의 뿌리만을 사용한 것임을 말하며 세신의 지상부에는 독성이 있음을 그 옛날에 이미 파악하였음을 의미하는데 후대에 내려와 이 명명의 의미를 잊고 독성이 포함된 지상부도 사용하는 경우가 많아졌다.

⑭ 경방 : 해표 작용, 진해 작용, 사지말단의 혈류를 촉진하여 냉증을 없애는 데 사용한다. 세신은 기침, 가슴이 더부룩하고, 통증이 있으며, 위액이 옆구리, 협륵궁, 명치부에 정체되어 딱딱한 범위가 넓은 데 사용한다. 경방에서, 세신은 성미에 따라 처방의 사용이 다르다. 신온한 성미는 위기(胃氣)가 신에 공급되면 신기는 위기(衛氣)를 피부로 보내어 폐기를 하강시킨다. 방향성은 위기(胃氣)를 피부로 보내어 순환시킨다.

⑮ 세신과 오수유의 비교

· 공통점 : 두통에 사용한다.

· 차이점

ㄱ. 세신은 오한이 있다. 두통에 기침하며, 맑은 침을 내뱉고, 간혹 맑은 콧물을 흘리는 호흡기계 증상에 사용한다.

ㄴ. 오수유는 두통, 구역질하고, 맑은 침을 게워내며 가슴답답, 배가 아픈 소화기계 증상에 사용한다.

⑯ 백지와 비교

· 공통점 : 약성이 모두 맵고 따뜻하여 풍한 감기로 인한 두통, 지통, 콧물, 코막힘, 풍한습비증에 사용한다.

· 차이점

ㄱ. 세신 : 폐를 따뜻하게 하여 가래를 없애며, 해수, 호흡곤란, 흰 가래에 사용한다.

ㄴ. 백지 : 전액 두통에 사용한다. 소종배농 작용이 있고, 피부화농증에 사용한다. 대하에도 사용한다.

사용량

일반적으로 1-3g. 세신은 아주 매운 맛이므로 양은 1-3g을 사용하고 기혈양허인 경우는 0.5-1g으로 효과가 있으며, 많이 사용해도 1.2-1.5g 정도 사용한다.

배합응용

소청룡탕, 마황부자세신탕이 알레르기 비염, 기관지 천식에 세신이 다용되는 것은 추출액이 기관지 수축을 이완하고, methyleugenol이 기관지 근육을 이완하는 작용 때문이다.

방제

- 세신 + 포부자, 마황 = 오한이 강한 감기에 특효. 오한이 강한 해수
- 세신 + 오미자 = 진해거담, 한습으로 인한 기침
- 세신 + 오미자, 건강, 반하 = 진해거담, 위내정수, 지구
- 세신 + 백지, 석고 = 치통, 신경의 허열로 인한 치통
- 세신 + 당귀 = 오한, 수족냉을 동반한 신경통, 두통, 요도결석, 담석증

방제

강호탕, 강활충화탕, 계령오미감초거계가건강세신반하탕, 계지거작약가마황세신부자탕, 구미강활탕, 당귀사역탕, 당귀사역탕가오수유생강탕, 대황부자탕, 마황부자세신탕, 삼황탕, 소청룡탕, 소청룡탕가석고, 소청룡탕합마행감석탕, 오매환, 입효산, 진교강활탕, 천궁다조산, 청상견통탕, 입효산, 후박마황탕

◆ 약물명: 우황 牛黃 NiuHunag(라틴명 Bovis Calculus)

기원

소과 Bovidae 황소 *Bos taurus domesticus* Gmelin의 담결석 분말. 결합형 빌리루빈이 20.0% 이상이다.

처방명

西黃, 犀黃

성분

담즙산: Cholic acid(5−11%), dexycholic acid(2.0%), chenodeoxycholic acid (0.6−1.7%), bilirubin, biliverdin 그 외 칼슘염, cholesterol, ergosterol, palmitic acid, lecithine, 비타민D, 마그네슘 품질과 total bilirubin 함량이 가장 높은 것은 호주산이고 가장 낮은 것은 인도산이다. 담즙 색소는 bilirubin, biliverdin 등

약리

1. 중추신경계 작용 : Cholic acid의 작용. 중추성 흥분 억제 작용, 진정 최면 작용, 항경련 작용, 해열 작용, 진통 작용, 뇌 발육 촉진 작용

2. 혈액계 작용 : 적혈구 생산 촉진 작용, 혈구의 파괴와 생성 작용(일반적인 사용량으로는 파괴 작용이 없다), 백혈구에는 영향이 없다, 항응혈 효소 작용, 항혈소판 응집 작용이 있다. 적혈구 개수와, 혈색소량이 증대하면 빈혈 회복 효과가 있다.

3. 심혈관에 작용 : Cholic acid의 작용. 심수축 증강 작용, 혈압 강하 작용, 항심근 손상 작용(심근 장애에서, 심근 내에 유입되는 Ca^{2+}에 길항 작용을 한다), 항부정맥 작용을 한다.

4. 소화기계 작용 : 간 보호 작용, 담즙 분비 촉진 작용-Oddi 괄약근을 이완시켜 담즙 배설을 촉진한다. 장관의 연동 운동 촉진 작용, 지방, 인지질, 지용성 비타민의 소화 흡수 촉진 작용

5. 항염 작용, 항알레르기 작용

6. 진해 거담 작용

7. 항종양 작용

8. 해독 작용

9. 항방사선 백혈구 감소 작용

10. 항활성산소 작용에 의한 뇌 허혈성 장애를 개선한다. 저산소성 뇌 장애를 보호한다.

11. 짠 음식(식염음식)으로 인한 뇌졸중 고혈압에는 장기투여해도 뇌졸중 예방 효과는 없다.

약성가

牛黃味苦 治驚癎 安魂定魄 風痰刪

효능

· 성미 苦, 涼 小毒

· 귀경 心, 肝

약능

淸心開竅 醒神豁痰 淸肝解毒 息風止痙

주치

인두염, 피부 화농증의 빈용약, 유암, 폐옹, 장옹, 경부임파선염, 치핵, 심포의 열을 삭이고, 담을 제거하여 정신안정, 의식장애, 경련, 간질, 중풍의 근 강직, 소아의 열성 경련

고전문헌

- 신농본초경 : 열성 경련, 한열왕래, 열이 심하여 생긴 정신이상
- 명의별록 : 소아의 모든 병, 모든 열성 경련, 경련이 발작되면 치아를 악무는 증상, 성인이 정신이 광증인 경우에 사용한다. 낙태시킨다.
- 본초강목 : 천연두가 파랗게 변한 증상, 발광하면서 헛소리를 하는 환자

주의사항

(1) 임신 중이며 사용하지 않는다.

(2) 실열증이 아니면 사용하지 않는다.

(3) 소화기계가 허약하면 신중해야 한다.

임상적용

① 감염성 질환의 패혈증 상태에서 고열, 의식장애, 번조, 경련발작 등 신경계의 증상이 있을 때 사용한다.

② 만성간염으로 인해 간 기능이 악화되고 혈청 트랜스아미나제 수치가 하강하지 않을 때 우황청심환을 매일 1-2환을 복용하면 트랜스아미나제가 하강하고 간 기능도 개선된다.

③ 뇌졸중으로 인한 의식장애로 담이 많을 때, 폐의 감염증으로 인해 기침하고 담이 많을 때 사용한다. 담의 분비를 현저하게 감소시켜 거담한다.

④ 중풍에 대해서는 담이 막혀 의식이 없는 경우에만 사용한다. 가벼운 사지의 운동 불가, 안면신경마비, 감각둔화 등에 사용하면 오히려 사기를 장부로 끌고 들어가서 증상을 악화시킨다.

⑤ 사향과 우황의 비교

- 공통점 : 발열성 질환의 의식장애에는 사향과 우황을 동시에 사용한다.
- 차이점
  ㄱ. 우황(牛黃) : 개규가 약하다. 청열해독이 강하다. 청열해독은 황금, 황련, 연교보다 우수하다. 어혈을 없애는 데는 우황을 사용하지 않는다.

ㄴ. 사향 : 개규가 강하다. 온성이므로 통경산결이 우수하다. 활혈소종하므로 초기의
미란에 적합하다.

사용량

일반적으로 150mg−1,000mg, 0.15−0.3g, 0.3−0.5g. 환제나 산제에 첨가한다. 탕제에
는 사용하지 않는다.

방제

기융환, 안궁우황환, 우황청심원, 육신환, 대시련환, 양경환

2. 화담개규약

◆ **약물명: 석창포 石菖蒲 ShiChangPu(라틴명 Acori Graminei Rhizoma)**

기원

· 천남성과 Araceae 석창포 *Acorus gramineus* Solander 의 뿌리를 건조한 것(石菖根)
· 중국산 : 천남성과 석창포 *Acorus tatarinowii* Schott
· 천남성과 수창포(창포근 = 일본명) *Acorus calamus*
· 알타이 銀蓮花 구절창포 *Anemone altaica* Fisch

처방명

· 석창포(菖蒲, 昌本, 昌陽, 九節昌蒲).
· 수창포(白菖, 水昌, 水宿, 莖蒲, 대엽창포)

성분

· 석창포의 정유 : Asarone, β−asarone, 페놀성 물질
· 수창포의 정유 : Methyl eugenol, asaryl aldehyde

약리

1. 중추성 진정 최면 작용, β−asarone이 작용하고, 정유는 epherine에 의한 중추신경계
의 흥분 작용을 억제한다.

2. 항경련 작용, 중추신경 억제 작용

3. 진통 작용

4. 소화액 분비 촉진 작용(健胃作用)

5. 장 평활근 경련 억제 : 위장 내의 발효 억제 작용으로 위장 평활근 경련을 완화한다.

6. 항천식, 진해거담 작용

7. 항암 작용

8. 항균 작용

9. 항고지혈증 작용

약성가

菖蒲性溫 開心竅 去痺除風 出聲妙

효능

- 성미 辛, 溫
- 귀경 心, 肝

약능

開竅安神 化痰濕 和中辟濁

주치

전간, 담궐혼수, 열병으로 인한 혼수, 건망증, 이명, 이롱, 가슴답답, 위통, 복통, 풍한으로 인한 관절통, 화농성 종양, 타박상

고전문헌

- 신농본초경 : 풍한습으로 인한 저린 증상, 기침, 시력과 청력을 좋게 하고 목소리가 나오게 한다.
- 명의별록 : 청력 장애, 종기, 빈뇨, 사지가 습으로 인해 굴신 불리하고 통증, 소아의 열증, 청력과 시력을 좋게 하고 머리를 총명하게 한다.
- 본초강목 : 급작스런 사망, 이물질에 대한 반응으로 인해 기도가 막힘, 경련발작, 자궁출혈, 임신의 안정화

주의사항

음허나 혈허로 인한 다음의 증상이 있으면 신중해야 한다. 음허로 인한 음허양항, 번조, 다한, 해수, 토혈, 활정

임상적용

① 열증으로 인한 발열, 의식이 몽롱한 상태, 의식장애, 번조, 불안, 호흡촉박, 안면홍조, 눈의 충혈, 머릿속이 흔들거리고, 난청 등의 증상에 사용한다. 이것을 한의학에서는 무형의 담이 정신을 혼미하게 만들었다(痰濁蒙蔽心竅)고 한다. 현대 의학으로 보면 이 증상은 뇌막 또는 뇌실질의 염증성 자극에 의해 발병한 것으로 유행성 뇌척수막염, 일본뇌염 등에서 나타난다. 진정 작용이 있는 창포, 울금에 청열약을 배합하여 의식장애, 번조 등의 증상을 완화시킨다.

② 망상형 정신분열증에 사용한다.

③ 인두염, 성대부종 등으로 인한 쉰 목소리에 사용한다.

④ 소화불량증으로 인해 복부팽만하여 아프고, 복명, 가스가 많을 경우에 사용한다. 창포의 위액분비 촉진, 위장내의 이상 발효 억제 작용을 이용하고, 후박 진피 등을 배합한다.

⑤ 이뇨 작용이 있어 요도결석이나 염증의 보조약으로 사용한다.

⑥ 각막궤양에 사용한다.

⑦ 심장성 질환에 원지와 같이 사용(반드시 원지의 부작용을 보라)

　ㄱ. 심부전증에 의한 부정맥

　ㄴ. 심리적 심계항진

　ㄷ. 정신을 맑게 하고 강심한다

⑧ 강심에는 4-6g 사용

⑨ 향이 매우 강하여 개규안신, 습과 담을 없애는 약능이 있다.

⑩ 수창포는 작용이 너무 강력하기 때문에《동의보감》에서는 석창포를 사용하였다.

⑪ 구절창포는 방향개규의 약능이 석창포보다 강하다. 수창포는 소화기능을 회복시키고, 담을 묽게 하고 기침을 멈추게 하며, 옹종, 습진, 부스럼에 약능이 우수하다.

⑫ 현대의 응용으로는, 담탁성 고열로 인한 의식장애, 전간 등에 사용하며, 폐성 뇌증 혹은 뇌염 등으로 혼미한 증상에 사용한다. 기관지 천식에도 사용한다.

⑬ 원지와 비교

· 공통점 : 화담, 정신안정 작용, 개규 작용이 있다. 의식장애, 정신착란, 경련 등에
  사용한다.

· 차이점

ㄱ. 석창포 : 허증에 사용한다. 가슴과 복부가 팽창하여 괴로운 데 사용. 개규 작용
  이 강하다. 소화 기능을 개선하여 소화기계의 비정상적 체액의 발생(습)을 제
  거한다.

ㄴ. 원지 : 심신불안, 정신착란 등 정신안정 약능이 우수하고, 가래와 기침을 없애
  며, 유방 종통에 사용한다.

사용량

· 일반적으로 1.5−7.5g. 다량으로 사용해서는 아니 된다. 눈이나 인후에 사용할 경우
  1.5−3g, 의식장애나 번조에는 4.5−7.5g, 대소변이 잘 나오게 하는 데는 9g정도 사용
  한다.

· 해독즙을 마시면 파두와 대극의 독이 해독된다.

배합응용

· 석창포 + 방풍 = 감기

· 석창포 + 세신 = 감기, 지해거담

· 석창포 + 원지 = 담열

· 석창포 + 오미자 = 실음

방제

가감고본환, 사신탕, 안신정환, 창양사심탕, 창포개음탕, 창포울금탕

제 12 장 안신약
Substances that Clam and Spirit

한의학에서 정신 문제는 뇌가 아니라 심에 배당되어 있다. 이 사항은 동양사상으로 접근해 볼 여지를 제공하며, 또한 현대 의학의 호르몬 관점에서 생각해 볼 필요도 당연히 있겠다. 동양사상에서는 인간의 마음에는 변하지 않은 이성적인 그 무엇이 존재한다고 상정하며, 한편으로 마음의 변화를 유도하는 감성적인 것이 있음도 입론을 세워 사상을 전개하였다. 유교에 한정하면, 서양의 절대선, 절대미, 절대정신 등 변하지 않는 것을 공자는 성(性), 맹자는 성(誠)으로 설명하고 주자는 성(性)을 이(理)로 설명하였다. 한편, 인간을 감정적으로 동요시켜 본래의 청정한 마음을 잃어버리게 하는 것을 마음(심 心)의 동요로 가정하고 이를 기(氣)라 명명하였다. 이 마음을 요동시키는 요인에는 기쁨(희 喜), 성냄(노 怒), 슬픔(애 哀), 즐거움(낙(樂), 사랑(애 愛), 미움(오 惡), 바램(욕 欲) 등 칠정이 있다. 불교에서도 칠정(희, 노, 우, 구, 애, 증, 욕)을 제시하여 마음의 움직임을 경계하였다. 한의학에서 본다면 이(理)는 미분화된 음양이고, 기(氣)는 분화되는 음양으로 봄이 타당하겠다. 한의학에서는 질병이 없는 소체(素體)에 감정적인 문제가 개입되어 질병이 유발되는 것으로 보아 유교와 마찬가지로 칠정을 제시하였으니, 그것은 노, 희, 사, 우, 비, 공, 경이며, 그것을 오행에 대입하기 위해 다섯 가지로 한정하여 장부의 병인을 설명하고 있다. 한의학도 당시의 사상 조류를 벗어날 수 없었겠지만, 주리론, 주기론, 주기이원론 그리고 주기일원론이냐에 구애되지 않고 감정을 움직이는 일곱 요소의 경중(輕重)으로 질병이 초래되는 것으로 본 것은 크게 궤도를 벗어나지 않는다.

안신약에는 칠정이 모두 해당되지만 주로 간과 심의 문제로 귀결된다. 나머지 장기의 질병은 현대 용어로 말하면 적확하지는 않지만, 마음의 병이 육체로 나타난 심신증 Psychosomatic disease에 해당될 수 있다. 현대 의학에서 심신불안증은 정신신경과에서 다루어지지만, 한의학 고유의 장기 기능을 현대 의학과 견주어 보면, 간장이 신경 작용과 전신대사 기능을 담당하므로 한의학에서 간의 병리인 간기체, 간화상염 등이 중추신경을 과잉 항진시켜 정신불안을 초래할 수 있다. 또한, 심장의 박동을 조정하는 주 호르몬은 카테콜라민이므로 이 호르몬 중 도파민이 과다 분비되면 황홀감이나 정신분열증이 초래되는데 이는 한의학의 심화항성이 되는 것이니 실증으로 이해된다. 허증으로는 간혈허, 간음허가 중추신경을 흥분시키므로 뇌신경의 항진에는 다름이 없으나 그 원인이 다르므로 허증에 속하며, 세로토닌 이외에도 도파민의 분비 저하가 중추신경의 기능을 저하시키므로 우울증과 파킨슨씨 병 Parkinson's Disease을 초래하는 것으로 이해되니 역시 허증이 되겠다(Braunwald 443, 2399, 2549, 2555). 이 경우 실증이면 부맥, 허증이면 침, 약맥으로으로 나타난다. 실증에는 과다항진된 중추신경을 진정시키기 위해 중진안신약, 허증에는 뇌와 중추신경에 영양 공급을 주로 하는 양심안신약이 사용된다.

안신약은 마음과 정신을 안정시키는 작용이 있는 본초이다. 주로 불면, 다몽, 놀람, 동계, 불안감을 해소한다. 양의학적으로는 수면제, 정신안정제, 항우울증에 사용되는 본초가 되겠다. 안신약은 광물성 본초인 중진안신약과 식물성 열매가 주를 이루는 양심안신약으로 나뉜다. 양심안신약은 주로 심과 간을 자양한다. 그러므로 한의학의 간은 신경과 대사 증상, 심은 정신과 순환기 증상 등 각각 두 가지 기능이 있는 것으로 보아야 할 것이다. 안신약은 주로 수면 시간을 연장시키고, 체온을 낮추므로 이에 대한 고려가 필요하다.

중진안신약에는 광물류와 패각류가 해당되며, 진정 작용이 강하다. 불면, 심계, 전간, 광증 등 실증에 사용된다. 그 증상으로는 심한 공포감, 간기울결로 인한 초조감, 불안감, 우울감, 히스테리, 흉협부 통증 등이 있다. 광물성 약물은 위장 장애를 초래하므로 장기 복용은 삼가며 소화 기능을 북돋우는 본초와 함께 사용하는 것이 바람직하다. 양심안신약은 주로 식물의 열매이며, 심, 간의 허증을 보충하여 정신신경계의 항진을 안정시킨다. 심계, 불면, 다몽, 번조, 우울감 등 허증에 사용된다. 이 허증에는 심신불안증, 간허증, 중추신경계 기능 저하로 인한 불안, 불면, 건망, 황홀감, 심계항진, 과도한 생각, 심신 피로로 인하여 기혈 소모가 많은 증상 등이 나타난다. 기혈 소모로 인하여 중추신경계의 기능 저하가 발생된다. 허증은 대부분 간혈허 증상과 동일하다.

정신신경계의 기능 저하를 허증에 견주어 보면 이는 기허증과 혈허/음허증에 의해 간/심에 영양이 공급되지 않아 동계가 발생되고, 호흡이 짧고, 가슴이 답답하며, 또 땀이 나고, 불면, 다몽, 현기증, 건망증이 생긴다. 심음허인 경우에는 영심안신법(寧心安神法)을 택하며, 주로 심신음허증으로 인한 불안, 동계, 불면, 다몽, 건망 증상이 나타난다. 이 경우에는 산조인을 사용한다. 한편, 심기허, 심혈허로 인한 자한, 동계, 불면, 다몽, 건망, 현기증 등은 기혈양허증이므로 간기울결, 간혈허 간음허가 수반되어 허증과 실증이 병존하므로 양심안신법(養心安神法)을 택한다. 산조인, 용골, 모려, 백자인 등이 사용된다.

야교등은 중추신경계 기능 강화와 불안을 진정시킨다. 산조인은 심간 혈허로 인한 중추신경계 기능 저하를 강화시키며, 불면, 불안감 등에 대해 진정 약능이 있고, 허증으로 인한 자한, 도한 등을 수렴한다. 백자인은 중추신경계 기능 강화와 항진된 기능을 완화시키는 약능이 있다. 합환피는 기체 기울을 완화, 진정시키며, 더하여 활혈 작용, 종창을 제거하는 약능이 있다. 원지는 불면, 불안을 치료하며, 또 뇌졸중을 치료한다. 영지는 기혈을 증가시키며, 심신불안을 진정시킨다. 한편, 원지와 합환피는 담을 제거하여 심신을 맑게 하는 작용이 있어 흔히 화담안신약으로 분류되기도 한다. 안신약을 함유하고 있는 다른 본초에는 복령, 복신, 오미자 단삼, 영지, 인삼, 용안육, 석창포, 연자육 대조 등이 있다.

안신약을 분류하면 다음과 같다.

중진안신약	음허화왕		모려
	간음허		용골
	간신음허		자석
	놀람		진주
양심안신약	심음허	거담개규	원지
		간음허	산조인
		윤장통변	백자인
	간기체	화담	합환피
	혈허		야교등

안신약을 다룸에 있어 주의해야 할 사항은 다음과 같다. 안신약은 주로 대증치료(標)이므로 원인을 치료(本)하는 처방에 배합하는 것이 바람직하며, 증상이 완화되면 더 이상 복용해서는 아니 된다. 중진안신약은 초기에는 소화 기능을 저하시키고, 음액을 소모시키며, 그 후 위장 장애를 초래하므로 소화기계가 허약하면 신중해야 하며, 단방으로 사용하면 아니 되며, 보비건위 본초나 보익약 그리고 다른 처방에 첨가해서 사용해야 한다. 또한, 다량으로 사용불가하며, 장기 복용은 금물이다. 독성이 있는 본초 특히 원지, 주사 등은 신중에 신중을 기해야 하며 주사를 사용하면 수은 중독에 걸리므로 사용해서는 아니 된다.

1. 중진안신약

◆ 약물명: 대자석 代赭石 DaiZheShi(라틴명 Hematitum)

기원

삼방정계의 삼산화제이철인 적철광 Hematitum

처방명

丁頭赭石, 生赭石, 煨赭石

성분

이산화규소(40.25%), 산화제이철(51.52%)

약리

1. 철의 3가철은 반드시 2가철 이온으로 환원되어야 위장에서 흡수된다.

2. 철의 독성은 철단백 ferritin을 혈액에 방출하여 혈관성 쇽크를 유발한다.

3. 대자석을 복용하면 위장의 점막을 보호하고, 혈액에 흡수되어 적혈구, 혈색의 생성을 촉진한다.

4. 진정 작용

약성가

代赭石寒 下胎崩 疳痢驚癎 殺鬼能

효능

· 성미 苦, 寒

· 귀경 肝, 心包

약능

平肝潛陽 降逆氣 養血止血

주치

두통, 현기증, 이명, 딸꾹질, 구토, 토혈, 코출혈

고전문헌

· 신농본초경 : 전염병, 독한 사기, 복부 사기에 사용한다. 여성의 적 대하와 자궁출혈에 사용한다.

· 명의별록 : 모든 여성 질환, 난산(難産)으로 인해 태반이 배출되지않는 증상을 치료하며, 낙태시키기도 한다. 혈기(血氣)를 기르고 성인과 소아의 경련이 복부로 전달되는 경우와 남성의 발기불능에 사용

주의사항

(1) 쓰고 차고 무거운 광물질이므로, 허증이거나 한증에는 사용할 수 없다.

(2) 임신 중이면 사용할 수 없다.

(3) 장복할 수 없다. 미량의 비소(As)를 함유하고 있다.

임상적용

① 위기허 증상인 구토, 딸꾹질, 하품, 상복부 팽만감 등에 사용한다. 고인은 이 작용을 진역(鎭逆)이라 한다.

② 식도의 하부, 분문부의 경련, 폐색감이 있고 음식물 통과 장애가 있을 때 사용한다. 이 증상은 식도하부나 분문 부위의 경련에 의한다.

③ 간양상항증인 머릿속이 흔들거리며, 눈이 가물거리고, 머리가 부풀어 오르는 느낌이 있으며, 이명 등이 있는 고혈압 증상에 동계가 있고 보행할 때 몸이 흔들거리며, 손가락이 떨리고, 번조, 변비 등이 있는 경우에 적합하다.

④ 실증의 호흡곤란에 사용한다. 심장성 천식으로 인한 호흡 촉진, 가슴이 괴로운 증상 등 천식 발작이 일어날 것 같은 경우에 사용한다. 천식 발작 후에 하품하고 땀이 나는 증상에도 사용한다.

⑤ 간화, 위열로 인하여 토혈할 경우에 사용한다. 위기상역을 동반하고 기침을 하면 구토할 것 같은 데 사용하며, 가래에 피가 섞여 나올 때 사용한다.

⑥ 약능에서는 생용하면 중추신경에 대해 진정 작용을 하고 불에 구우면 수렴, 지혈 작용이 있다고 한다.

⑦ 경방 : 딸꾹질, 구토, 열병 질환 이후의 남은 열, 정신불안 해소

⑧ 현대의 응용으로는 간양상항으로 인한 두통, 현기증, 이명, 구토, 딸꾹질, 해수, 천식 등에 사용하고 각종 출혈, 자궁출혈, 하혈, 월경과다에 사용한다.

⑨ 선복화와 비교는 해당 항을 보라.

사용량

일반적으로 9–30g. 부수어 선전한다.

배합응용

· 대자석 + 반하, 선복화 = 위기허로 인한 심하비경, 딸꾹질

· 대자석 + 백합, 활석 = 크게 앓고 난 후의 남의 열, 정신불안

방제

대자석탕, 도화탕, 삼자배기탕, 선복화대자석탕, 자석평간탕, 진간식풍탕, 진령단, 진역탕, 한강탕, 활석재자탕

◆ 약물명: 모려 牡蠣 MuLi(라틴명 Ostreae Testa)

기원

· 조개과 Ostreidae 참굴 *Ostrea gigas* Thunb.(= *Crassostera gigas* Thunb.)의 껍질
· 중국산 : 조개과 근강모려 *Ostrea rivularis* Gould
　　　　　　조개과 대련만모려 *Ostrea talienwhanesis* Cross

처방명

석화, 굴껍질, 蠣蛤, 古賁, 牡蛤

성분

탄산칼슘(80−95%), 인산칼슘, 황산칼슘, keratin, glycogen, betaine, glutathion, taurine, adenine, oburidine, vererupin, glycolipide, trimethylamine, succinic acid, vitamin A, B, B_1, D, F

약리

1. 칼슘의 산중화 작용−이 작용은 끓이면 기대할 수 없다.
2. 미량의 유기 성분이 정신 안정 작용
3. 제산 진통 작용
4. 혈당강하 작용
5. 항궤양 작용, 위산 분비 억제 작용
6. 종양 억제 작용
7. 칼슘이 아세티콜린 합성을 촉진하여 교감신경 흥분을 완화한다.
8. 중추 신경 기능을 활성화한다.
9. 뇌파의 이상 발작을 억제한다. 용골 항을 보라.

약성가

牡蠣微寒 主澁精 痰汗崩帶 脇痛平

효능

- 성미 鹹, 澁, 凉
- 귀경 肝, 膽, 腎

약능

潛陽固澁 軟堅散結

주치

소아 경련, 현기증, 자한, 도한, 번조, 유정, 소변혼탁, 부정성 기출혈, 대하

고전문헌

- 신농본초경 : 감기로 인한 한열, 온병과 학질로 인한 고열, 화냄, 적백 대하에 사용한다.
- 명의별록 : 열증 관절통, 해열, 허열의 왕래, 가슴답답, 심통, 정신울 체, 어혈, 땀을 멈추게 하고, 활정을 치료한다. 설사, 인후종통, 기침.
- 본초강목 : 담을 삭이고 해열한다. 습을 없애고, 이질, 임증, 하복통, 적취, 임파선염, 기가 울체된 심(心)과 비(脾)의 통증
- 약징 : 가슴과 복부의 통증, 겸하여 번조, 발광

주의사항

(1) 염증이 있고, 고열, 맥실, 무한이면 사용하지 않는다.

(2) 대량 복용하면 위장 장애가 생기고 소화불량, 변비가 생기므로 위장 기능 보호 또는 개선하는 본초를 보조적으로 배합한다.

금기

惡 : 마황, 산수유, 신이화

임상적용

① 도한, 자한에 효과 있다. 모려 12-15g을 끓여 2-3회 나누어 복용한다.

② 경부임파선염, 임파절 종양, 갑상선종, 간장과 비장의 종대 등에 유효하나 그 기전은

밝혀지지 않았다.

③ 고혈압증 등에서 나타나는 몸이 뜨거워 답답하고, 쉬이 화를 내고, 머릿속이 흔들거리고, 얼굴이 붉게 달아오르고, 두부 열감, 불면, 동계 등의 간양상항증에 사용한다.

④ 흉복부의 동계, 근육 섬유의 경련에도 모려를 사용한다.

⑤ 몽정, 부정 성기 출혈, 대하에 사용한다.

⑥ 허열에 사용한다. 음허로 인한 조열, 열증 질병 후의 미열, 몸이 쇠약하고 땀이 많이 나면 생모려를 사용한다. 생모려는 수분을 머금고 있어 대변이 잘 나오게 하고 허열을 없애는 효과가 있다.

⑦ 위십이장 궤양에서 명치부에 통증이 있고 위산과다 등의 증상이 있으면 사용한다. 모려의 탄산칼슘이 위산을 중화시킨다.

⑧ 생으로 사용하면 진정, 연견, 해열, 항불안 작용이 강하고, 초하면 체액을 소모시키는 성질(燥性)이 되므로 수렴고삽, 제산 작용을 하게 된다.

⑨ 용골과 모려의 복진은 배꼽에서 왼쪽으로 비스듬하게 경사져서 3cm 떨어진 부분에서 촉진된다. 또한 흉골 바로 아래(구미) 심하비 위에 통증이 있으면 모려를 사용해야 할 경우도 있다.

⑩ 가슴과 옆구리가 답답하여 안달이 나고 놀랜 증상(煩驚)에 사용한다. 번경은 안절부절못하고 놀라서 정신을 못 차리고, 가슴이 심하게 두근거리고, 불면에 시달리고 도한이 있는 증상에 사용한다. 정신적으로 긴장되거나 불면증에 시달리면 가슴과 옆구리에 결리는 느낌과 통증이 있을 수 있고 심장의 고동이 심하여 벌떡벌떡 뛰는 느낌이 있다.

⑪ 경방 : 모려는 가슴과 복부 울렁거리는 것을 치료하는 것이 우선이다. 놀라거나 가슴이 답답하여 안절부절못하는 것과 환각, 불면, 옆구리가 더부룩하고 결리는 증상 등은 이차적 치료 증상으로 본다. 기를 내려 정신안정, 동계, 불면, 번조를 치료한다. 자한, 도한을 치료한다. 간헐적인 오한전율, 고열, 학질 등을 치료한다.

⑫ 모려와 용골의 비교 :

· 공통점 : 모두 동계를 멈춘다. 정신안정, 간기항진을 가라앉히며(평간잠양), 수렴고삽 작용이 있다. 용골과 모려를 병용하면 상기된 열증을 내린다.

· 차이점

ㄱ. 모려는 복부 동계에 사용한다. 가슴과 옆구리가 단단하고 더부룩하면서 심하게 박동한다. 모려에는 연견산결 약능이 있다. 평간잠양 작용이 우수하다. 음허에

자주 사용한다. 제산 작용이 있다.

ㄴ. 용골은 제하의 동계에 사용한다. 용골은 모려보다 정신안정 작용이 강하다. 동계는 배꼽아래에서 심하게 박동한다. 용골에는 연견산결 작용이 없다.

⑬ 석결명과 비교(三浦 283)

· 공통점 : 평간잠양 작용이 있다.

· 차이점

ㄱ. 모려 : 정신안정 작용이 있다. 심신불안을 동반하는 간양상항증에 사용한다. 또 연견 산견, 수렴고삽, 제산 작용이 있다.

ㄴ. 석결명 : 간기항진을 가라앉히는 잠양 작용이 우수하고, 또 눈을 밝게 하는 작용도 있다.

사용량

일반적으로 15-30g, 경부임파선염에는 90-120g까지 사용한다. 패각류이므로 선전하고, 분제는 매회 3-6g을 충복한다.

배합응용

· 모려 + 용골 = 흉복부의 동계가 있는 경련발작, 번조, 불면, 다몽, 현기증
· 모려 + 계지 = 기의 상충과 부조화로 인한 번조, 동계, 불면
· 모려 + 작약 = 체표의 기를 조정하여 땀을 멎게 한다.
· 모려 + 시호 = 진액 부족(음허)을 동반한 미열, 자한, 도한에 사용
· 모려 + 괄루근 = 청열, 지한, 지갈 작용이 상승된다.

방제

계지가용골모려탕, 계지감초용골모려탕, 계지거작약가촉칠모려용골구역탕, 괄루모려산, 모려탕, 모려택사산, 백출산, 소루환, 시호가용골모려탕, 시호가계지탕, 시호계지건강탕, 청폐탕, 풍인탕

◆ 약물명: 용골 龍骨 LongGu (라틴명 Fossilia Ossis Mastodi)

기원

용골 Fossilia Ossis Mastodi은 고대 대형 척추, 포유동물의 화석

처방명

竜骨, 花龍骨, 生龍骨, 鍛龍骨, 白龍骨

성분

탄산칼슘, 인산칼슘

약리

1. Ca^+이 acetylcholin 합성을 촉진하여 교감신경 항진을 완화한다. 그로 인해 땀을 멎게 하고 발모를 촉진한다.
2. 갑상선 기능 항진을 억제한다.
3. 골격근의 경련을 완화한다.
4. 허약 체질을 개선한다.

약성가

龍骨味甘 精可慳 崩帶腸癖 風熱癎

효능

· 성미 甘, 澁, 平
· 귀경 心, 肝, 腎

약능

平肝潛陽 鎭驚固澁 鎭心安神

주치

정신불안으로 인한 발작, 동계, 불안, 건망, 불면, 다몽, 자한, 도한, 유정, 소변혼탁, 토혈, 코출혈, 혈변, 부정성기 출혈, 대하, 설사, 탈항, 상처가 장기간 아물지 않는 경우에 사용

고전문헌

· 신농본초경 : 기침, 이질, 월경과다, 종양, 소아의 열증 경련
· 명의별록 : 가슴답답, 명치부에 화가 치미는 증상, 사지위약, 땀이 많이 나는 증상, 잠결에 놀라는 증상, 장옹, 뿌리가 깊은 종기, 생식기 종기, 혈뇨, 몽정과 배뇨할 때 정액이 흘러나오는 증상

· 본초강목 : 신(腎)을 돕고 놀란 것을 진정시킨다. 학질, 탈항, 새살을 돋게 한다.
· 약징 : 배꼽 아래 동계, 겸하여 놀라서 동계, 실정

주의사항

수렴하는 작용이 있으니 습열, 실열이 있으면 신중해야 한다.

임상적용

① 간양상항증으로 인한 고혈압이나 신경쇠약 등에서 나타나는 번조, 불면, 머릿속이 흔들거리고, 눈이 가물거리는 증상에 사용한다.

② 신양허로 인하여 몽정, 활정(주간에 무의식적으로 정액이 흘러나오는 것), 설사, 대하, 부정성기출혈 증상이 있으면 용골의 수렴 약능을 이용한다.

③ 도한, 자한에 사용한다.

④ 객혈하고 번조, 불안 증상이 있으면 용골의 진정 작용을 이용한다.

⑤ 난치성 피부궤양에 사용한다.

⑥ 용골은 날 것으로 쓰면 정신안정에, 볶아서 사용하면 수렴 약능이 강하다.

⑦ 모려와 병용하면 뇌파의 비정상적인 발작을 진정시키는 작용이 증가된다.

⑧ 심신이 불안하여 잘 놀라며, 잠을 잘 깨는 경우와 가슴이 두근거리고 벌떡거려서 누워도 앉아도 불안하고 가만히 있지 못 하는 데 사용한다.

⑨ 대개 배꼽아래가 벌떡거리며 뛰는 느낌이 있으면 용골이 아주 효과적이다.

⑩ 얼굴이 검누렇게 뜨고, 몸이 부어 묵직하고, 맥침세하면 용골을 사용함에 신중해야 한다.

⑪ 경방 : 기가 위로 치밀어 오르는 것을 내리고, 정신안정, 불안, 동계, 불면에 사용, 또 기허를 보충하여 익기강장, 유정, 몽교에 사용한다. 용골은 배꼽 아래의 동계가 일차적 치료 목표이다. 놀램(煩驚), 유정 등은 부차적 목적으로 삼았다. 《상한론》에서는 계피, 감초, 용골, 모려를 배합하여 진정 작용에 사용하였다.

⑫ 용골의 복진은 모려 항을 보라. 모려와 비교도 보라.

사용량

일반적으로 9-30g. 고삽제로 사용할 경우는 대량으로 사용한다.

배합응용

- 용골 + 모려 = 흉복부에 동계가 있는 경련발작, 번조, 불면, 다몽, 현기증
- 용골 + 계지 = 상충한 기를 내리고 정신안정, 불면, 혈압을 내린다.
- 용골 + 복령, 시호 = 흉복부의 번민감, 정신불안
- 용골 + 계지, 작약 = 하복부의 기허로 인한 유정, 몽교, 정신안정

방제

계지가용골모려탕, 계지감초용골모려탕, 계지거작약가촉칠모려용골구역탕, 고정환, 시호가계지용골모려탕, 천웅산, 풍인탕

2. 양심안신약

◆ 약물명: 백자인 柏子仁 BaiZiRen(라틴명 Thujae Semen)

기원

측백나무과 Cupressaceae 측백나무 *Biota orientalis* Endl.(= *thuja orientalis* L.)의 씨

처방명

측백나무 씨, 側柏仁, 柏子霜, 柏仁, 柏實

성분

대량의 지방유, borneol, saponin, catechin, luteolin, nezukone

약리

1. 윤장 사하 작용
2. 강장 작용 : Catechin이 간 질환을 개선한다.
3. 진정, 항불안 작용
4. 최면 작용
5. 항바이러스 작용 : Luteolin이 유효 성분이다.
6. 항진균 작용 : Nezukone이 유효 성분이다.

약성가

栢子味甘 汗可開 扶虛定悸 補心劑

효능

· 성미 甘, 辛, 平

· 귀경 心, 肝, 腎

약능

寧心安神 潤腸通便 止汗

주치

허증으로 인한 간헐적 심계항진, 불면, 도한, 노인성 장조 변비

고전문헌

· 신농본초경 : 놀라서 가슴이 뛰는 것, 풍습을 없애고, 오장을 편안하게 한다.

· 명의별록 : 정신이 몽롱, 쇠약하여 숨이 가쁜 증상, 관절과 허리가 무겁고 아픈 증상, 혈액 생성을 돕고, 땀을 그치게 한다.

· 본초강목 : 심장을 강하게 하고 신장의 체액을 보충하고, 정신을 안정시킨다.

주의사항

(1) 설사에는 사용불가하다.

(2) 담음이 많으면 신중해야 한다.

(3) 음허로 인하여 열이 많으면 신중해야 한다.

임상적용

① 완만한 정신안정과 동시에 보익성이 있다.

② 심혈허로 인한 불면, 동계, 변비, 자한 등이 있으면 보양약으로 빈용 복용한다.

③ 불면에 사용한다. 성미, 약능은 산조인과 유사하므로 병용하는 수가 많다. 백자인은 심혈허로 인한 불면에만 사용하나 산조인은 간양상항에 의한 불면에도 효과가 있다.

④ 변비에 사용한다. 성미가 온화하여 부작용이 없으므로 음허, 산후, 노인 등의 장조변 비에 적합하다.

⑤ 도한에 사용한다.

⑥ 경방: 정신불안, 번민하여 기침하는 것을 치료

⑦ 산조인과 비교는 그 항을 보라.

사용량

일반적으로 6-10g

배합응용

백자인 + 계지, 감초 = 정신불안, 번민하여 기침할 경우에 사용

방제

백자인환, 양심탕, 오인환, 죽요대환가백실, 죽피대환, 천왕보심단

◆ 약물명: 산조인 酸棗仁 SuanZaoRen(라틴명 Zizyphi Semen)

기원

· 갈매나무과 Rhamnaceae 묏대추 *Zizyphus jujuba* Miller var. *spinosus* Hu(*Zizyphus Vulgaris Lamark*. var. *spinosa* Bunge, *Zizyphus spinosa* Hu)의 성숙한 열매의 씨앗. 산조인은 열매가 둥글고 대조는 타원형이다.

· 위품: 버마에서 수입되는 면조인 *Zizyphus mauritian*

· 중국산: 옻나무과 Anacardiaceae Spondias *axillarix* Roxb.

　　　　　옻나무과 *Allospondias lokonenis* Stapf.

처방명

메대추씨, 멧대추씨, 生棗仁, 炒棗仁, 棗仁

성분

· Jujuboside A, B, B1, betulic acid, betulin, saponin, β-sitostero Cyclopeptide계 alkaloid: Sanjoinine A-G, mauritine A, mucronin-D, jubanine A, B

· Peptide alkaloid: Sanjoinine

· Aporphine계 알칼로이드: Zizyphusine 등

기타

Betulic acid betulin, spinosin-6-p-coumaryl spinosin, 6-feruloyl spinosin 등 Ebelinlactone은 가수분해되어 Jujubogenin이 된다. 이것은 Jujubogenin Jujuboside A, B 와 마찬가지로 dammarane glycoside계에 속한다.

약리

1. 수용성 성분 : 방어성 조건반사의 연장, 혈압의 일시적 강압작용, 진정 작용, 최면 작용은 pentylenetetrazole의 흥분성에 대한 길항 작용이 있다. Pentobarbital에 의한 수면 연장 작용이 있다. Frangufoline, nornuciferine에 강한 최면 작용이 있다. Nornuciferine은 중추신경 흥분을 억제하여 진정 작용을 한다.

2. 지용성 성분 : Hexobarbital 최면연장 작용, 진통 효과, 정신신경안정 효과 작용, 항불안 작용, 혈압의 지속적 상승 작용

3. 항고지혈 작용 : 고콜레스테롤 모델에서 LDL, triglycerride 등의 혈중농도를 감소시키고 HDL 혈중농도를 증가시켰다.

4. 면역 작용 : Jujuboside A, B, C에는 현저한 면역 증가 작용이 있다. 세포성 면역과 체액성 면역을 향상시킨다. 대식세포의 탐식능을 증가시킨다.

5. 항방사선 작용

6. 자궁 흥분 작용이 있다.

7. 메탄올 및 탕액 분획에 대한 약리 실험에서는 인체 저항력의 강화 작용이 확인되었다.

8. Saponin분획, c-flavonoid 분획, peptide성 alkaloid 등에 대한 약리 실험은 서로 유사한 점이 많아 주성분의 판단에는 아직 미해결 상태다.

9. 대뇌 흥분 저하 작용 : 지방유 성분이 중추신경 흥분을 억제하여 진정 작용을 한다. 볶으면 지방유의 소실로 인하여 진정 작용을 기대할 수 없다.

10. 혈압 강하 작용, 항부정맥 작용, 심근허혈 개선 작용, 항고지혈증 작용, 항혈소판 응집 작용

11. 장 평활근 수축 작용

12. 진통 작용

약성가

酸棗味酸 汗煩鎬 生能少睡 炒多眠

효능
- 성미 甘, 酸, 平
- 귀경 心, 脾, 肝, 膽

약능
養心陰 益肝血 安神 異常發汗 寧心安神 斂汗生津

주치
혈허로 인하여 잠들기 힘들고, 심한 정신 불안으로 인한 지속적인 동계, 심한 갈증, 소모성 발한

고전문헌
- 신농본초경 : 복부의 한열, 사기가 뭉친 증상, 사지가 시큰거리고 아픈 증상, 습으로 인한 저린 증상을 치료한다.
- 명의별록 : 마음이 번잡하고 답답하여 잠을 못 이루는 증상, 배꼽 주위 특히 상하로 아픈 증상, 출혈을 동반한 오래된 설사, 식은 땀, 갈증을 치료한다. 위를 따뜻하게 하고 간기를 북돋우며 근육과 뼈를 튼튼하게 하고 체액을 증가시킨다.
- 약징 : 마음이 답답하여 안절부절, 불면

주의사항
(1) 실열로 인한 열증이 있는 자에게는 사용하지 않는다.
(2) 습담으로 인하여 열이 있어 정신 불안정이 있으면 사용하지 않는다.
(3) 다량으로 사용하면 혼수, 감각 상실 등 부작용이 있다.
(4) 설사에는 신중히 사용한다.

금기
惡 : 방기

임상적용
① 약성이 부드러워 정신안정 및 자양 강장 작용이 있다.
② 중추신경계의 과도한 흥분으로 발생되는 불면, 불쾌감에 사용한다. 가슴에 열이 나서 무척 답답하고 불면 증상이 있으며 특히 동계, 불안, 자한, 도한 등의 증상(신경쇠약, 특히 심장신경증)에 적합하다.

③ 허혈성 불면증, 신경쇠약형 불면증

④ 허증의 도한, 자한

⑤ 동계, 불안함

⑥ 일반적으로 볶아서 사용한다. 실험 자료와 임상 경험에 의하면 생산조인은 각성 작용이 있고 볶은 것은 최면 작용이 있다. 또 생산조인 또는 반쯤 볶은 산조인은 진정 작용이 강하므로 허열, 몽롱한 상태, 번조, 쉽게 피곤한 경우에 사용한다. 양나라 시대의 도홍경이 《명의별록》에서, 볶은 산조인은 불면을, 생산조인은 다면을 치료한다는 것을 근거로 이 주장을 따르고 있는데 이는 수용성 성분과 지용성 성분의 작용을 의미하는 것이다. 지용성 성분이 소실되도록 볶으면 오히려 진정 최면 작용이 감소될 수 있다.

⑦ 볶은 산조인은 비위기허 증상으로 소화불량, 자한, 정신 안정 등에 사용

⑧ 산조인과 연자육은 상승 효과를 낸다.

⑨ 경방 : 허로, 허번, 정신불안, 동계, 불면

⑩ 산조인과 백자인의 비교

· 공통점 : 불면, 땀을 멈추게 하는 데 사용한다.

· 차이점

ㄱ. 산조인은 간양상항으로 인한 불면에 사용한다. 허번불면 심계불안, 자한, 도한에 사용한다.

ㄴ. 백자인은 심혈허로 인한 불면에 사용한다. 잘 놀라고, 잠을 못 이루며, 꿈이 많고, 기억력 쇠퇴, 대변이 굳은 데 사용한다.

⑪ 단삼과 비교

· 공통점 : 정신안정 작용이 있다.

· 차이점

ㄱ. 산조인 : 활혈 약능이 없으나 보익 약능은 우수하다. 음허증인 도한, 자한 등에 사용하며 나아가 심허 증상으로 심번, 불면이 있으면 다용한다.

ㄴ. 단삼 : 활혈 약능이 있다. 약미가 차므로 실열증이나 열이 많아서 잠을 못 이루거나(불면) 심장의 동계가 심하여 안절부절못할 경우(심번)에 사용한다.

⑫ 황련과 비교는 해당 항을 보라.

⑬ 오미자와 비교는 해당 항을 보라.

사용량

9-18g. 대량으로는 21-24g 사용. 최대 30g까지 사용하여 혼수, 감각 상실을 초래했다는 보고가 있으므로 주의한다.

배합응용

· 산조인 + 지모 = 허로로 인한 번민감, 불면
· 산조인 + 복령 = 위장 기능 저하와 신경쇠약으로 인한 불면
· 산조인 + 천궁 = 과로, 소모성 질환 등으로 인하여 혈액 순환이 안 좋고, 불면
· 산조인 + 감초 = 감초의 진정, 긴장 이완 작용과 더불어 불면
· 산조인 + 당삼, 백작, 오미자 = 허약자의 다한
· 산조인 + 치자 = 심화항성으로 인한 번조감, 불면
· 산조인 + 원지 = 정신불안, 불면, 건망, 갑작스런 동계

방제

가미귀비탕, 가미온담탕, 귀비탕, 대온경환, 반하탕, 산조인탕, 안심산

◆ 약물명: 야교등 夜交藤 YeJiaoTeng(라틴명 Polygoni Multiflori Caulis)

기원

마디풀과 Polygonaceae 何首烏 *Polygonum multiflorum* Thunb.덩굴줄기 대한약전외 생약규정에는 등재되지 아니 하였다. 《中葯学》에서도 하수오의 부약(附藥)으로 등재되어 있으며, 이명은, 하수오의 등굴이므로, 수오등이라고 하였다(234).

처방명

首烏藤, 棋藤

성분

Emodin, physcion, chrysophanol

약리

1. 진정, 항불안 작용
2. 활혈 진통 작용

약성가

夜交藤平 失眠宜 皮膚痒瘡 肢體痛

효능

- 성미 苦, 甘, 平
- 귀경 心, 肝

약능

祛風通絡 養心安神 解毒止痒

주치

다몽, 불면, 풍습비통, 경부임파선염, 정신불안, 혈허통, 허번

고전문헌

본초강목 : 감기로 인한 가려움증에는 달인 물로 씻고 목욕한다.

임상적용

① 혈허증으로 인한 신경쇠약, 빈혈 등으로 불면, 동계 등이 있을 때 사용한다.

② 꿈을 자주 꾸고, 잘 놀랄 때 적합하다.

③ 혈허 증상이나 동맥경화증으로 인한 근골격계의 통증에 사용. 저린감, 사지가 노곤하고, 통증에 사용한다.

④ 피부소양에는 잎을 데친 물에 씻으면 효과 있다. 항급성 전신과민 반응 anaphylaxis 작용이 있다.

⑤ 합환피와 비교는 해당 항을 보라.

사용량

일반적으로 15-30g

배합응용

- 야교등 + 원지, 산조인, 백자인 = 심혈부족으로 인한 불면, 다몽
- 야교등 + 당귀, 숙지황, 계혈등 = 혈허로 인한 전신 통증

방제

갑을귀장탕, 교등음

3. 화담안신약

◆ 약물명: 원지 遠志 YuanZhi(라틴명 Polygalae Radix)

기원

· 원지과 Polygalaceae 세엽원지 *Polygala tenuifolia* Willd. 의 뿌리. 뿌리의 심부를 제거한 것을 약용으로 삼기 때문에 遠志筒이라고 한다. 식물 전체를 사용할 경우에는 소초 (小草)라 한다.

· 유사품 : 원지과 세네가 *Polygala senega*

원지과 시빌리카 *Polygala sibilica*

처방명

소초, 아기풀의 뿌리, 遠志肉, 遠志筒, 炙遠志, 炒遠志

성분

· Triterpenoid : Onjisaponin A–G. Tenuifolin은 가수분해하면 tenuigenin A, tenuigenin B로 바뀐다.

· Xanthone : 2, 6, 7–tetramethoxyanthone, 3–hydroxy–2, 6, 7, 8–tertamethoxyxanthone

· Oligosaccharide polyester : Tenuifoliose A–Q

· 그 외 : Pollygallitol, onsicin.

약리

1. 항불안 작용 : 정신 불안에 사용한다. 신경쇠약이나 질병 후의 불면, 동계, 몸이 뜨거워서 답답한 증상에 사용하는데 반드시 허증이어야만 한다. Saponin 분획이 대뇌피질 홍분을 억제하여 진정 작용을 한다.

2. 거담 작용 : Tenuifolin은 위 점막을 자극하여 약한 오심을 유발시키므로, 반사적으로 기관지 점막의 분비물을 증가시킨다. 작용은 약하다.

3. 뇌세포 보호 : OnjisaponinA–G는 성상세포로부터 신경 성장 효소의 분비를 촉진하

여 치매 등에 활용된다. Scopolamine으로 유도된 인지 장애를 회복시킨다.

4. 항소화성 궤양. 원지 5g(추출액 1.42g에 해당)/kg을 경구 투여하면 스트레스 궤양 억제가 87%이었다. 이 작용은 정신안정제 chlorpromazine보다 억제율이 높다. 항 스트레스 궤양 작용이 있다.

5. 인터페론 유기 작용이 있다.

6. 수면 연장 작용 : Hexobarbital이 작용한다.

7. 항종양 작용

8. 이뇨 작용

9. 자궁 수축 작용

10. 항경련 작용

11. 항염 작용

12. 항부종

13. 이뇨 작용

약성가

遠志氣溫 驅悸驚 安神鎭心 益聰明

효능

· 성미 苦, 辛, 溫

· 귀경 肺, 心, 腎

약능

寧心安神 祛痰淸竅 祛肺痰 消散癰腫

주치

심하게 놀라서 동계. 건망증, 몽정, 불면, 해수담다

고전문헌

· 신농본초경 : 감기로 인한 기침, 몸을 보하고 사기를 없애며, 구규를 잘 통하게 한다. 기억력 향상, 눈과 귀를 밝게 한다.

· 명의별록 : 정신안정, 경련, 명치부의 답답증, 피부의 열, 얼굴과 눈이 누렇게 된 증 상, 몽정

· 본초강목 : 모든 종기

주의사항

(1) 허증에 사용하고 실증에 사용해서는 아니 된다.

(2) 성미가 온조하여 자극성이 비교적 강하므로 실증의 열이 있거나 담으로 인한 열이 있으면 사용불가

(3) 독성이 있다. 다량으로 사용하거나, 장기 복용하면 구토, 설사, 위장관 장애, 현기증, 심계, 번조가 생긴다.

(4) 위염, 위궤양에는 신중해야 한다.

(5) 음허로 인하여 열이 많은 자는 신중해야 한다.

임상적용

① 자극성이 강한 본초이지만 강심, 청심하는 약능이 있다.

② 거담약으로 사용한다. 만성기관지염과 해수, 담이 많은 증상에 사용한다. 거담제는 주로 머리가 복잡하고, 건망증이 있는 증상에 정신을 맑게 하는 약능으로 사용되는 경우가 많다.

③ 진정 작용: 신경증, 신경쇠약으로 인해 잘 놀라고, 불안, 불면, 심계 항진, 등에 사용한다. 잠이 많아 수면 방해가 있으면 사용한다. 음허증에 사용한다. 실열증이면 사용하지 않는다.

④ 원지는 거심을 해야 한다. 거심을 하지 않으면 입안이 허는 경우가 있다. 심하면 번조감이 생기고 심계가 생긴다. 원지 사포닌은 용혈 작용이 있다. 위 점막을 자극한다.

⑤ 거심 요령은 약제가 젖어 있을 때 심(芯)을 제거하는 것이 요령이다. 법제 방법은 감초 달인 물에 버무려서 볶는 것이다.

⑥ 원지, 석창포는 머리를 맑게 하는 약능이 있다고 하여 일반적으로 귀비탕에 쌍화탕을 합방해서 수험생에게 처방할 경우 석창포를 넣는다. 그런데 원지의 부작용으로 법제를 아니 하고 다량으로 사용하면 번조감과 심계가 생길 수 있다. 귀비탕의 부작용이 원지 때문이라고 말하기도 한다. 실례로 일본의 大塚敬節은《漢方治療の實際》의,《椿庭夜話》에서, 신경성 우울증에 맥침세를 허증으로 진단하여 귀비탕을 처방했는데, 복용 후 기가 머리로 치밀어 올라(상역), 발광하였다. 지붕에 오르거나, 우물에 뛰어들어 자살, 사망한 실례를 실었다. 귀비탕을 실증에 사용하면 사망한다.

⑦ 원지는 건망증(益精强志)에 효과가 없다는 이론도 있다. 고인은 거담에는 사용해도

(활담이기 豁痰利氣), 의지를 굳세게 하는 데는(益精强志) 효과가 없다고 하였다. 그런데 《中藥学》에는 일차 목표 중의 하나가 건망으로 되어 있다(p.193).

⑧ 복령과 비교

· 공통점 : 정신안정 작용이 있다. 겸하여 화담 작용 도 있어 기침과 가래가 많은 데 사용한다.

· 차이점

ㄱ. 원지 : 가래가 기도를 막아 실신한 경우에 사용한다가 문자적 해석이지만 한의학에서는 정신혼미 또는 실신하여 의식불면한 경우를 무형의 담이 의식을 방해한 것으로 본다. 그러므로 화담개규 작용이라고 하는 것은 무형의 담이 심규를 막아 의식 장애를 초래한 것을 개선한다는 의미이다. 또 유형의 담이 끈적거려 뱉기가 곤란한 증상에 도 사용한다.

ㄴ. 복령 : 한의학의 병리에서는 소화 기능이 상실되면 비정상적인 체액(습)이 발생되는 것으로 보기 때문에 의식 장애는 습이 원인이 되므로 복령은 습을 생산하는 비허증이나 심비양허증에 의한 정신 장애에 사용한다. 소화 기능의 약화로 발생된 습이 진전되어 담을 생산하고 그것이 의식 장애를 가져온 것으로 진단하기 때문에 습의 발생을 개선하고자 하는 것이 복령이다. 또한 유형의 가래가 담으로 발전하기 전 단계에서 가래가 묽으며 잘 뱉어지는 증상에 사용한다. 이 점이 원지와의 차이점이다.

⑨ 석창포와 비교는 해당 항을 보라.

사용량

일반적으로 3-9g, 사용량은 5g, 《방약합편 535》에는 4-8g/일로 기재되어 있지만 1.2-1.5g/일을 사용하는 것이 바람직하다.

배합응용

· 원지 + 용안육 = 기를 보충하고, 정신안정

· 원지 + 산조인 = 정신불안, 불면, 동계, 건망

· 원지 + 길경 = 진해거담

· 원지 + 복령 = 정신허약으로 인한 심계, 다몽

· 원지 + 오미자 = 해수, 가래를 뱉기 곤란한 경우

방제

가미온담탕, 가미귀비탕, 가미온담탕, 건강산, 고정환, 귀비탕, 묘공산, 원지탕, 인삼영양탕, 정지환, 총명탕

◆ 약물명: 합환피 合歡皮 HeHuanPi(라틴명 Albizziae Cortex)

기원

콩과 Leguminosae 자귀나무(合歡) *Albizzia julibrissin* Durazz.의 껍질

처방명

자귀나무, 자릿나무껍질, 合昏皮, 夜合皮

성분

Albigenic acid, acacic acid, enchinocystic acid, saponin, tannin

약리

1. 최면 작용 : 대뇌피질 홍분 억제 작용
2. 항용혈 작용
3. 거담 작용

약성가

合歡皮甘 安心志 活血消腫 解鬱良

효능

· 성미 甘, 平
· 귀경 肝, 心, 肺

약능

接骨續筋 解鬱安神 活血止痛 消腫療瘡 消癰

주치

심신불안으로 인한 우울감, 허번불안, 건망, 불면, 옹종, 폐옹으로 인한 기침, 가슴답답, 농이 있는 가래

고전문헌

- 신농본초경 : 오장을 안정시키고 마음을 조화시키며 근심 걱정 없이 환락의 기분에 잠기게 한다. 사람의 마음을 기쁘게 하고 근심이 없게 한다.
- 본초강목 : 혈액을 조화시키고 부기를 가라앉히며 통증을 완화시킨다.

주의사항

(1) 풍열 감기로 인한 자한이 있으면 신중해야 한다.

(2) 감기로 인한 불면이 있으면 신중해야 한다.

임상적용

① 주로 정신신경쇠약증인 우울성 불면, 스트레스, 흉민, 식욕 감퇴 등의 증상에 사용한다.

② 합환피에는 해울 작용(대뇌피질 흥분 억제)이 있는데 효과는 미미하여 장기간 연속 복용하여야 효과가 있다.

③ 그 외 타박으로 인한 종창, 동통에 사용하고 특히 관절이나 근육의 만성동통에 사용한다.

④ 약능이 완만하고 약하기 때문에 오래 동안 복용해야 효과가 있다.

⑤ 야교등과 비교

- 공통점 : 동계가 심하여 정신불안, 불면에 사용한다.
- 차이점
ㄱ. 합환피 : 실증으로 분노, 억울감이 있고, 허증으로 불면이 있는 데 사용한다. 담을 없애고 혈액순환을 이롭게 하고 종기를 없앤다(化痰活血消腫)
ㄴ. 야교등 : 혈허증으로 인한 불면, 다한에 사용한다. 감기로 인한 관절통 등에 사용한다. 또 감기로 인한 지양 에도 사용하므로 소양증의 일반에도 사용한다.

사용량

15-30g

배합응용

합환피 + 동과자, 백급, 어성초 = 농이 있는 가래

방제

합환음, 합환탕, 황기탕

제13장	**보허약** Tonifying Herbs

보허약은 인체의 면역력, 저항력을 증가시키는 본초이다. 보익약(補益藥)이라고도 하며 허증을 치료한다. 허증이란 인체를 구성하는 물질적 측면의 하나인 체액의 부족과 기능적 부분을 담당하는 에너지가 부족된 상태를 말한다. 이러한 허증은 조산이나, 고령 출산 또는 선천적으로 영양이 부족한 상태로 태어나거나, 출생 후 영양 공급의 부실, 정신적 스트레스, 피로, 노령, 만성질환 등으로 인체의 구성과 기능이 온전하지 못한 상태이다.

이러한 상태는 각각 기허, 양허, 혈허, 음허로 나뉜다. 기허는 전신 또는 장기의 기능 저하로 에너지 생산의 부족이며, 양허는 체온의 저하, 에너지 부족, 활동 기능의 저하, 기력의 쇠약으로 인해 인체에 냉증 상태가 발생된 것이며, 혈허는 혈액의 부족과 혈액 공급 저하로 인한 생리 기능이 저하된 상태이며, 음허는 체액의 부족과 영양실조, 또 각 장기 조직의 영양이 부족된 상태로 인하여 인체의 저항력이 저하된 상태를 의미한다.

이와 같은 허증 상태를 보강하는 방법에는 인체의 전체적 허증 상태(기혈음양의 허증)를 보충하는 보기, 보양, 보혈, 보음, 기혈쌍보가 있으며, 또 각 장기의 허증을 보하는 방법에는 보심, 보간, 보비, 보폐, 보신 등이 있다. 이처럼, 보허약은 이러한 인체의 부족 상태를 증강시켜 정상적인 생리 활동이 가능하도록 하는 본초이다.

이러한 사항은 다음과 같이 정리된다.

보기	호흡기계의 기허증 소화기계의 기허증	감초, 당삼, 대조, 백편두, 백출, 봉밀, 산약, 인삼, 황기
보혈		계혈등, 구기자, 당귀, 백작, 숙지황, 아교, 용안육, 하수오, 황정
보음	간음허, 심음허, 위음허, 폐음허, 신음허, 간신음허	구기자, 귀판, 맥문동, 백합, 별갑, 산수유, 석곡, 여정실, 오미자, 옥죽, 천문동, 현삼
보양		골쇄보, 구척, 녹각, 녹용, 동충하초, 두충, 보골지, 부자, 선모*, 쇄양, 오가피, 육계, 육종용, 음양곽, 익지, 자하거*, 토사자, 파극천
장부의 보법	보간, 보심, 보비, 보폐, 보신	

성미의 관점에서 보허약은 주로 단맛이 많으며, 성질에서 보양약은 따뜻한 약, 보음약은 찬 약이 많다. 적응증은 허증과, 허증이 진행되어 허실이 병존하는 상태(허실착잡증), 망양 망음증이며, 치법은 각각 보허, 부정거사, 부정고탈이다. 구체적인 내용은 각 장을 참고하라.

보허약의 주의 사항은 다음과 같다. 보허약은 소화불량을 초래하며, 가슴과 복부의 팽만 감과 막힌 듯한 느낌, 더부룩한 느낌, 식욕 부진을 수반한다. 그러므로, 소화 기능의 저하 나 오랜 병, 또는 수술 후 소화 기능이 저하된 상태에서는 보허약은 삼가해야 한다. 질병 이 심한 실증인 경우에 보허약을 사용하면 질병이 악화되는 경우가 있으므로 신중해야 한 다. 이러한 경우를 연사(戀邪), 유사(留邪)라고 하는데, 이는 사기를 없애는 약(祛邪藥)을 사용해야 할 증상에 보허약을 처방하면 질병이 치료되지 않고, 오래 동안 끊어지지 않는다 는 의미이다. 그런 의미에서 보허약을 다룸에 있어 가장 유념해야 할 사항은, 부정거사의 의미를 음미할 필요가 있으며, 실증이 허증으로 바뀌거나, 그 반대로 허증이 실증으로 전 변되거나, 아니면 허증과 실증이 서로 혼합되어 나타나는 경우이다. 이 경우에는 신중에 신중을 기해야만 한다. 또한, 보허약은 음식을 대신해서는 아니 되며 끼니를 제대로 먹어 야 하며, 보허약은 보조적인 수단으로 생각해야 한다.

1. 보기약 Herbs that Tonify the Qi

보기약은 이기약에서 언급된 것처럼 기함, 기탈 등 기허증을 개선하는 본초이다. 기허증 은 주로 장기의 생리적 기능이 저하된 상태를 의미하는 것으로, 일반적으로 소화기계의 허 증인 비기허, 호흡기계의 허증인 폐기허를 의미하며, 또 심기허도 해당된다. 기허의 일반적 인 증상은 안색이 창백하고, 호흡이 약하며, 피로, 무기력, 땀이 절로 나고, 활동을 하면 여러 증상이 악화되며, 설담맥허무력이다. 비기허증은 일반적인 기허증에 덧보태어 안색이 누렇고, 식욕부진, 식후에 복부창만, 수양변 등이 나타난다. 비기허 상태가 심하여 각 장부 에 영양 공급이 아니 되면 장기 하수 상태로 위하수, 탈항, 자궁하수 등이 나타나며, 또 비 불통혈로 인하여 출혈, 비양허로 사지냉증이 나타난다. 폐기허증은 기허증에 폐기허증인 해수, 호흡이 짧고, 희고 묽은 가래가 많고, 목소리가 낮고, 소리에 기운이 없으며, 추운 것을 싫어하는 증상이 덧보태어 나타난다. 심기허증은 기허 증상에 덧붙여 호흡이 짧으며, 심계 증상이 나타난다.

한의학에서는 기와 혈은 밀접한 관계가 있다고 보아 기허증에는 보혈약을, 혈허증에는 보기약을 배합한다. 또 기허증, 특히 비기허증으로 인한 출혈에도 보기약을 사용한다. 중요한 보기약으로는 당삼, 백출, 산약, 서양삼, 인삼, 태자삼, 황기 등이 있으며, 보기건비약에는 백출, 백편두 산약 등이 있으며 이들로 소화 기능을 향상시킨다. 보중조화약은 보기약에 비해 약능이 약하다. 이 본초는 소화 기능을 향상시키며, 위장의 보호, 다른 본초의 강한 자극이나 강력한 약성을 중화시키며, 복통을 완화한다. 그런데 이 보중조화약은 습이 심한 증상에는 사용하지 않는다. 중요 약으로는 감초, 대조, 이당, 봉밀 등이 있다. 보기의 약능을 가진 다른 본초에는 복령, 연자육 등이 있다.

보기약을 하위 분류하면 다음과 같다.

보위기	·········· 조습 이수 ·········· 백출
	·········· 양혈 ·········· 대조
보비폐기	·········· 원기 ·········· 인삼
	·········· 승양 고표 ·········· 황기
	·········· 보중 ·········· 당삼
	·········· 양위 고삽 ·········· 산약
	·········· 지통 ·········· 감초, 이당
	·········· 지해 ·········· 봉밀

※ **보충**: 기의 생성은 비이며 산포는 폐이므로 비와 폐가 귀경이다. 보비위기는 귀경에 폐가 없고. 오로지 비위이다.

보기약의 성미는 주로 단맛이 많으며, 약물의 농도가 짙어 소화가 잘 아니 되는 경우가 많아 가슴과 상복부의 답답함과 더부룩함이 나타나므로 이기약인 목향, 지실을 첨가하는 것이 바람직하다.

1-1. 주요 보기약

◆ 약물명: 인삼 人蔘 RenShen(라틴명 Ginseng Radix)

기원

오가피나무과 Araliaceae 인삼 *Panax ginseng* C.A. Meyer(*Panax Schinseng Nees*)의 가는 뿌리를 건조한 것(백삼). 홍삼은 껍질을 제거하지 않고 훈증한 것이다. 개성 인삼은 직삼, 풍기 인삼은 반곡삼, 금산 인삼은 곡삼이라 한다. 중국 길림성과 요녕성에서 나는 야생인삼은 길림삼(石柱蔘, 白條蔘(邊條蔘))이라 한다.

처방명

高麗蔘, 白蔘, 紅蔘, 百濟蔘

성분

- 주성분 : 트리텔페노이드 사포닌(triterpenoid saponin) 진세노이드(Ginsenoside Ro, Ra,-Rh). 아세틸렌 유도체(바나키시놀) : 혈관을 수축하여 지혈, 지통한다.
- 정유 : Panacene, panaquilon, panaxin, panaxynol(falcarinol), panaxydol, β-elemene, panaxacol, dihidropanaxacol 등
- 지용성 성분 : β-sitosterol, β-sitosterol glucoside

  당분 : D-glucose, D-fructose, sucrose, maltose, trisaccharide A, B, C 등
- 그 외 : 비타민A, B_1, B_2, C, 무기염, 점액, 자당, 포도당, 과당, 맥아당, choline 등

약리

- 추출액 : 기도분비 촉진 사포닌 종류 : 골수에서 DNA, RNA 단백질, 지질 등의 합성을 촉진. 혈장 ATCH와 콜티코스테로이드의 증가. 신경계 흥분
- 추출물 : 대뇌피질 자극에 의한 콜린 작동성 작용, 혈압강하, 혈중 지질강하, 고지혈증 발생 억제, 호흡촉진, 고혈당 개선, 인슐린 작용 증가, 항피로, 진경, 위궤양 억제, 성기능 증강, 강심, 항이뇨 작용. 자양 증강 작용의 기전은 다음과 같다. 신경계 흥분작용, 하수체, 부신피질 흥분작용, 성기능 증가 작용, 강심작용, 혈당강하 작용, 고콜레스테롤성 질환 억제 작용, 혈중 콜레스테롤 강하 작용, 항이뇨 작용, 항과민증(aphylaxis) 작용이 있기 때문이다.

1. 중추신경 흥분작용 : 에타놀 추출액은 콜린성 작용으로 대뇌피질을 자극하여, 호흡 촉진, 인슐린 작용 증가, 소화계 운동 항진, 적혈구 증가, 스트레스에 대한 부신피질 기능 증가 작용이 있다.

2. 중추신경 억제 작용 : 진세노사이드 Rb 1, Rb 2, Rc 등은 중추신경 억제, 진통, 진정 작용이 있다.

3. 항스트레스, 피로회복 작용 : 인삼 추출액이 운동 부하의 혈중 글루코스를 높여 빌루비린산 유산 생산을 억제하는 작용으로 피로 회복 작용이 있다. 인삼 사포닌 중 Rb1, Rb2, Rc, Rg1, Re, 20s-prosapogenin 등은 항스테레스 작용이 있으며, 학습 능력 저하나 성기능 저하 방지능이 있다.

4. 강장 작용 : 소모성 질환자의 자각 증상을 개선한다.

5. 남성 호르몬 증가

6. 대사 촉진 작용 : 진세노사이드 ginsenoside Rb 1, Rb 2, Re, Rg1 등은 혈당강하, 지질대사 개선, 요소 생산 억제, 단백합성 작용이 있다.

7. 방사선 치료 부작용 회복 작용

8. 뇌혈류량 증가 작용 : 내경 동맥, 외경동맥 그리고 추골 동맥의 혈류량이 증가되었다.

9. 학습 및 기억력 회복 작용

10. 항염증 작용

11. 혈압강하 작용 : 본태성 고혈압에는 약한 혈압 저하가 나타났다. 식염고혈압에 투여하면 초기에는 혈압이 상승되지만 그 후 혈압이 저하되었다. 뇌졸중을 쉽게 발생하는 본태성 고혈압에는 지속적으로 미세동맥 Aorta caudalis, caudal artery 혈압을 저하시켰다.

12. 심장 순환 개선 작용 : 홍삼 추출액은 말초혈관을 확장시켜 심장의 수축 부하를 감소시키고, 정맥 순환 혈류량을 증가시켜 이완 부하를 감소시켰다. 1회 박출량, 심박출량을 증가시켰으나 심근의 산소 소비량은 증가시키지 않으면서 심장 피로를 경감시켰다. 심장 운동 중 반사적 혈압상승, 심박수 증가는 억제되고, 심근 산소 소비량은 감소되었다.

13. 혈당 강하 작용 : 혈당강하 및 케콘체 감소, 인슐린 분비를 촉진한다. Ginsenoside Rb2는 당 대사 및 지방 합성을 촉진한다.

14. 지질 대사 개선작용 : 인삼 분말을 3개월 이상 투여하면 고지혈증 환자의 총콜레스테롤, 중성 지방, 유리지방산, 과산화 지방의 저하와 HDL 콜레스테롤의 상승이 나타나고 동맥경화 지수가 낮아졌다.

15. 혈액응고 억제 작용 : Panaxynol과 ginsenoside Ro, Rb2, Rc, Rg1, Rg 2 는 트롬보기산 대사를 억제하였다. Ginsenoside Ro, Rg1, Rg 2, arginine, 20S, 20R-ginsenoside-Rg 3 등에는 인체의 혈소판 중 ADP, 콜라겐 arachidonic acid, Ca ionophore A23187 등으로 인한 응고 억제 작용이 있다. 20R- ginsenoside-Rg 3, 20S, 20R-ginsenoside-Rh 1 에는 트롬빈 억제 작용이 있다. Ginsenoside Ro는 비블린 형성을 억제하고 용해 촉진 작용이 있다.

16. 향정신 작용 : 공격 행동을 억제한다.

17. 간장 장애 억제 작용 : ginsenoside Ro는 D-galactosamine 유발 급성 간염의 s-GOT, s-GPT 상승 억제하고 CCl 4 유발 만성간염에 대해 간장과 혈관의 섬유

화를 억제하였다.

18. 요단백 감소 작용

19. 신경 성장 촉진 작용 : Ginsenoside Rg1는 뉴런의 신경돌기 성장을 활발하게 하였다. Ginsenoside Rd는 신경세포 생존율을 증가시키며 ginsenoside Rb1, Rd는 신경 성장 인자 작용을 증가시켰다.

20. 항노화 작용

21. 항위궤양 작용 : Ginsenoside Rb1, Rg2 는 스트레스 궤양, 초산으로 유발된 궤양, 국소 냉동 궤양을 방지하였다. 엔도톡신이나 세로토닌에 의한 위점막 혈류량의 감소를 예방하고 개선하였다. 궤양 억제 작용이 있다.

22. 면역부활 작용 : Ginsenoside Rc, Rb1은 PFC의 증가를 초래하여 강한 항원보강제 adjuvant 효과가 나타났다. Rg1도 PFC를 증가시키고 NK 세포, 보조 T세포, 항원 제시 T세포도 증가시켰다. 항체 생산 세포 증가가 나타났다. Panaxan A,B에는 항보체 활성이 인정되었다.

23. 항종양 작용 : Ginsenoside Rc, Rb2, Rd, Rf는 종양증식 억제 작용

24. 세포 수명 연장 작용 : Ginsenoside Rb1에 세포 수명 연장 작용이 있다. 세포 부활 작용이 있다. 죽절인삼에는 이 세포 부활 작용이 약하다.

25. 항균 작용

26. 뇌간 노아드레날린, 도파민 량의 증가, 세로토닌 순환 AMP량의 감소, 페닐알라닌의 뇌관문 통과 촉진 작용

27. 알레르기 반응에서 항보체 활성 작용, IgE 항체 작용을 감소시킨다.

약성가

人蔘味甘 補元氣, 止渴生津 調營衛

효능

· 성미 甘, 微苦, 微温
· 귀경 肺, 脾

약능

大補元気 安神益智 健脾益気 生津止渴

주치

피로감, 허약체질, 질병 후 체력저하, 전신권태, 호흡곤란, 구갈, 건망, 동계, 불안감, 식욕부진, 양허증으로 인한 해천, 탈수증, 부정성기출혈, 만성소모성 질환

고전문헌

· 신농본초경 : 오장을 보양, 정신안정, 경계를 멈추게 하고, 사기를 제거, 시력을 좋게 한다.

· 명의별록 : 소화기계의 냉증, 복부가 붓고 아프고, 가슴과 옆구리가 답답하며, 곽란토사, 갈증 등을 치료한다. 혈액순환을 원활히 하며 기억력을 증진시킨다.

· 약징 : 심하비, 심하비견, 심하비경, 심하지결을 치료한다. 겸하여 음식 생각이 없고, 구토하고, 침이 흘러나오고, 가슴이 아프고, 복통이 있으며 가슴이 두근거리는 증상을 치료한다.

주의사항

(1) 백삼을 단방으로 장기 복용하면 흥분, 설사, 불면, 고혈압을 유발하는 경우가 있다.

(2) 실열증에는 사용금지 : 호흡이 고르지 못하고 발열이 있으며, 맥활실유력하고, 변비가 있으며, 소변량이 적으면 사용을 금한다.

(3) 간양상항으로 인한 고혈압, 두통, 어지럼증, 기가 위로 치밀어 오르는 증상, 눈앞캄캄, 화를 잘 내는 증상 등이 있는 경우 인삼을 다량으로 사용하면, 뇌에 충혈이 생기고, 심하면 뇌졸중을 야기하므로 사용금지 한다.

(4) 폐에 화열이 있는 자, 사기가 표에 있는 자. 음허가 심하고, 극도로 피로한 자, 토혈, 두진 초기에 몸에 열이 있고, 반점이 약간 있는 자는 사용금지 한다.

(5) 맥이 홍대한 자, 흉민담다자, 오한이 있고, 몸에 열이 많으며, 춥지 않는 자는 금기한다.

(6) 습열로 생긴 부종에 항이뇨제인 인삼을 복용하면 심해지는 경우가 많다.

(7) 실증의 불면, 번조에 사용하면 수면장애가 더욱 심해진다.

(8) 허한 증상인 경우에는 소량을 사용한다. 허증으로 인한 감기 증상에 열이 있으면 소량을 사용한다.

(9) 수축기 혈압이 180mmHg 이상인 경우에는 어떤 유형의 고혈압증에도 사용해서는 아니 된다.

(10) 신기능 부전으로 인해 소변량 감소가 있는 경우에는 사용하지 않는 것이 좋다.

(11) 인삼을 장기간 복용하면 두통, 불면, 동계, 혈압상승 등이 생기는데 이는 복용을 중지하면 점차 소실된다.

(12) 실험적으로 간장에, 부신피질호르몬 과잉증, 육아종을 형성한다.

(13) 허증의 심하비경에만 사용

금기

- 惡 : 溲疏, 자석영, 인수, 皀莢, 흑두
- 반 : 藜蘆
- 외 : 五靈脂
- 忌 : 鐵

해독

인삼 해독에는 맥문동이나 밤송이를 끓여 마신다.

임상적용

① 체액성, 세포성 면역계에 작용한다. Rh2가 암세포를 억제한다.

② 홍삼은 단백질과 deoxyribonucleic acid의 합성을 촉진하여 세포분열을 회복시킨다.

③ 신경쇠약으로 인한 홍분형(심신불교) 환자에게 정신 안정, 동계의 진정, 안절부절못하는 상태를 회복시킨다. 신경세포를 활성화하여 노인에게 많은 대뇌피질의 홍분을 억제하여 현기증, 쉽게 화냄을 개선하고 기억력, 집중력을 높인다.

④ 인삼사포닌 중 Rb1은 모세혈관 확장 작용이 강하다.

⑤ 갱년기 여성의 난포호르몬 분비를 촉진시켜 자율신경 균형을 잡는다.

⑥ 소화기계에 보기 작용을 한다. 경험적으로 인삼의 주작용은 보비건비로 보아, 소화 흡수 기능이 약화(비위기허) 되었을 때 사용하였다. 설사를 멈추게 하고 소화 흡수를 촉진하여 체력 증강을 도모한다. 소화기계의 질환인 간염, 만성위염, 소화성 궤양 등으로 발생된 상복부 불쾌감과 답답함, 식욕 부진, 구토, 설사 등 궤양 등으로 생긴 위장 기능 허약 증상에 인삼을 사용한다.

⑦ 생진 작용도 있다. 고열로 인하여 진액이 손상된 경우 생진하며 구갈을 멈추게 한다.

⑧ 생식기계에서는 성기능 쇠약, 발기부전증, 조루증, 정자수의 증가 등에 효과가 있다. 성기능 장애로 특히 발기부전증이나 조루증이 있는 성기능 장애에 효과가 있다.

⑨ 호흡기계에는 폐 기능의 활성화, 진해거담, 호흡 기능 등을 높인다.

⑩ 보혈약만으로는 빈혈에 대한 효과가 없을 경우 인삼 등 보기약을 첨가하면 효과가 있다.

⑪ 인삼은 열성이 강하므로 복용으로 인하여 열증이 심해질(助火) 우려가 있을 때는 맥문동, 천문동 등, 찬 약이며 음액을 보충하는 약(凉潤藥)을 보조약으로 가미한다.

⑫ 인삼으로 인해 기체가 생기는 경우는 패모, 진피(陳皮)를 가미한다.

⑬ 산모가 소음인이면 유즙이 많이 분비되고 소양인이면 유즙 분비가 급감된다

⑭ 방사선 치료에 병용하면 면역력을 증강시켜 체력 회복을 빠르게 한다.

⑮ 인삼에는 좀이 잘 생기는데 뚜껑을 봉해 두면 장기복용이 가능하고 또 세신과 함께 넣어 두면 오래 두어도 변질되지 않는다.

⑯ 음이 허하면 사삼을 사용한다. 폐질환으로 인하여 토혈하거나, 장기간 기침을 하거나, 얼굴빛이 검고, 혈허 증상이면 사삼을 사용하는 것이 바람직하다. 인삼은 양을 보하고 사삼(더덕)은 음을 보한다.

⑰ 여름철에는 양을 적게 사용한다. 양이 많으면 명치부에 불쾌감이 발생된다.

⑱ 번갈이면 죽절인삼, 당뇨에는 고려인삼, 홍삼을 사용

⑲ 인삼의 노두를 사용하면 구토하는 경우가 있다.

⑳ 만성 전염병에 유효하다고 하나 장티푸스 등 급성 열성전염병에는 금기하며 결핵에는 역효과가 있다.

㉑ 인삼, 황련, 복령의 비교

　　· 공통점 : 약능이 대체로 유사하다.

　　· 차이점

　　ㄱ. 인삼은 심하비경이 있고 동계(心下痞硬而悸)가 있을 때 사용하고

　　ㄴ. 황련은 심하번이 있고 동계가 있으면 사용하고,

　　ㄷ. 복령은 근육이 떨리고, 땅기고, 가슴이 뛰는 것(肉瞤筋惕而悸)을 치료한다.

㉒ 인삼, 당삼, 서양삼의 비교

　　ㄱ. 인삼 : 보기, 생혈 작용이 우수하며, 정신안정 작용이 있으나, 열을 내리는 약능은 없다.

　　ㄴ. 당삼은 보기하는 약능이 인삼보다 약하며 서양삼과 동등하다. 익지안신 작용은 없다.

　　ㄷ. 서양삼은 생진 약능이 우수하며, 열을 내리는 작용이 강하지만, 정신안정 약능

은 없다.

㉓ 《상한론》과 《금궤요략》에서 인삼은 소화기계와 호흡기계를 보충하고, 원기를 보충한다. 心下痞, 心下痞堅, 心下痞硬, 心下支結, 腹中雷鳴, 腹直筋 拘攣, 腹痛을 주로 치료하였다. 인삼의 울체증은 명치부에서 느껴진다. 심하비(心下痞)에서 비(痞)는 분문부가 있는 심하 Antecardium/epigastrium 부위에서 더부룩하고 뭉쳐있는 듯한 느낌으로 통증은 없고 자각 증상이 있는 경우를 의미한다. 복부 전체가 부풀어 오르는 느낌은 만(滿 fullness)이다. 내용물의 정체가 없으므로 창(脹 Destention)과는 다르다. 심하비견(心下痞堅)은 심하비가 더 진행된 증상으로, 의사가 환자의 심하 부위를 압진할 경우 저항이 있는 타각 증상을 말한다. 심하비경(心下痞硬)은 심하비견이 더 진행되어 환자가 스스로 저항을 느끼고 또 압진할 경우 저항에 덧보태어 통증이 동반되는 증상이다. 이 경우는 분문부의 평활근이 이완 불능된 증상이 복벽으로 나타난 것이다. 이 증상이 더 진전되면 심하지결(心下支結)이 나타나는데 이 증상은 심하의 복직근이 솟아올라온 상태를 의미한다. 심하비, 심하비견, 심하비경 그리고 심하지결처럼 분문부에 내용물 정체로 인한 발증이 아닌 경우 《상한론》에서는 인삼을 사용한다. 일본 한방 또는 고방파에서는 망초를 사용한다고 하지만 이는 횡행결장의 문제가 아니므로 고려되어야 한다. 위치와 내용물에 관한 만 fullness, 창 destention에 관해서는 후박의 임상적용 ⑩항을 보라. 또한 만 滿과 고 苦의 방향에 대하여는 황금의 임상적용 ⑩항을 보라.

사용량

일반적으로 1-9g, 많을 때는 30g까지 사용한다.

배합응용

· 인삼 + 감초 = 정신적 피로로 인한 식욕 감퇴, 사지권태감, 상복부팽만감, 해수, 위장 기능 향상, 하리복통 = 감초사심탕
· 인삼 + 건강 = 허한증으로 인하여 위가 약한 자
· 인삼 + 녹용 = 몸을 따뜻하게 하고 간신을 보익한다—녹용산
· 인삼 + 백출 = 위장 기능 쇠약으로 인한 식욕 감퇴, 권태무력, 소화불량, 복부팽만감, 만성하리, 현기증, 빈혈, 자한—인삼탕 삼령백출산
· 인삼 + 부자 = 쇼크로 인한 기절, 사지말단의 냉감, 청색증을 나타내는 증상, 한사로 인한 위장 기능 저하, 복통, 하리—부자탕, 부자이중환

- 인삼 + 산조인 = 말초성 질환에 의한 심계 항진, 불면, 정신불안−귀비탕
- 인삼 + 석고 = 생진, 갈증 해소−백호가인삼탕
- 인삼 + 지황 = 조혈 빈혈−십전대보탕
- 인삼 + 오미자 = 보원기, 천식 증상이나, 호흡 촉진, 자한−인삼영양탕, 생맥산
- 인삼 + 자소엽 = 허약자의 감기에서 표열증인 기허증
- 인삼 + 황기 = 비위허약으로 인한 피로, 병으로 인한 체력저하, 당뇨병, 중기하함인 위하수, 탈항, 자궁하수 = 보중익기탕
- 인삼 + 대황, 망초 = 허증의 변비−완고한 변비증이 있는 기허증
- 인삼 + 맥문동, 오미자 = 만성기관지 천식, 기관지염 등으로 기허와 음허를 합병한 증상
- 인삼 + 산조인, 용안육 = 허약자의 불면증,
- 인삼 + 석고, 지모 = 당뇨병으로 인해 열이 있고 건조감을 느낄 때 사용
- 인삼 + 숙지황, 천문동 = 기혈양허, 특히 폐신(肺腎)의 음허증
- 인삼 + 천화분, 산약 = 기음양허증으로 인한 건조 증상−당뇨병 등
- 인삼 + 합개 = 중증 기관지 천식−호흡이 짧고 호흡 곤란자 경방운용보기구탈(補氣救脫) 기를 보하여 탈증을 치료한다.
- 인삼 + 포부자(溫補) = 부자탕, 구통환
- 인삼 + 생부자(溫補強心) = 사역가인삼탕, 복령사역탕
- 인삼 + 건강(溫補脾胃) = 이중환, 인삼탕, 대건중탕, 계지인삼탕, 사역가인삼탕보익비폐(補益脾肺) 소화기계와 호흡기계의 기능을 회복시킨다.
- 인삼 + 감초(補氣強壯) = 이중환, 인삼탕
- 인삼 + 대조(補氣健胃) = 반하사심탕
- 인삼 + 생강(止嘔) = 생강사심탕
- 인삼 + 백출(補氣利水) = 이중환, 인삼탕
- 인삼 + 복령(補益強壯) = 복령사역탕
- 인삼 + 귤피(止嘔健胃) = 복령음, 귤피죽여탕 생진지갈(生津止渴)
- 인삼 + 석고(淸熱) = 백호가인삼탕, 죽엽석고탕
- 인삼 + 맥문동(生津) = 맥문동탕, 죽엽석고탕, 익지(益智)
- 인삼 + 용골(降氣安神)+모려(降氣安神) = 시호가용골모려탕

방제

가감팔물탕, 가미귀비탕, 가미온단탕, 감초사심탕, 건강황련황금인삼탕, 계지가작약생강인삼탕, 계지인삼탕, 귤피죽여탕, 내탁산, 대건중탕, 대반하탕, 대방풍탕, 대백중음, 대도화탕, 단리탕, 당귀탕, 당귀념통탕, 독활기생탕, 맥문동탕, 목방이탕, 목방이거석고가복령망초탕, 반하사심탕, 백호가인삼탕, 복령음, 복령사역탕, 분돈탕, 사비탕, 사비탕가룡골모려, 생강감초탕, 생강사심탕, 선복화대자석탕, 소시호탕, 시령탕, 시박탕, 자완산, 시작육군자탕, 시호가망초탕, 시호계지탕, 시호거반하가괄루탕, 시호가용골모려탕, 시호사물탕, 여신산, 역만탕, 연년반하탕, 오수유탕, 온경탕, 위풍탕, 의왕탕, 이공산 익기양영탕, 인삼탕, 인삼양영탕, 자감초탕, 자신명목탕(신기명목탕), 전씨백출산, 죽엽탕, 죽엽석고탕, 천사군자탕, 청서익기탕, 청심련자음, 청열보기탕, 칠미백출탕, 칠현산, 팔미환합인삼탕, 팔물탕, 팔진탕, 화식양비탕, 황련탕 후박생강반하감초인삼탕, 해급촉초탕, 황기별갑탕, 황련소독음, 향사륙군자탕

비고

· 후세방에 배합되는 홍삼은 인삼과 거의 비슷하나 보기, 자윤 효과는 백삼보다도 뛰어나다. 약용주로 담글 경우 홍삼이 백삼보다 더 좋다.
· 인삼의 체액성 면역과 세포성 면역에 관해서는, 주세종(2008. 3)을 보라.

인삼과 유사한 본초

1. 竹節人蔘(竹蔘) P. *japonicus* C. A Meyer : 일본인삼인 죽삼은 인삼에 비해 자양강장 작용은 떨어지나, 심하비경, 진해거담, 건위, 해열 작용은 우수하다. 소시호탕의 변방으로 사용 가능하다.

2. 전삼칠(전칠, 전삼칠, 삼칠인삼) P. *notoginseng* (Burk.) F. H. Chen : 또는 인삼삼칠 *panax pseudoginseng* Wall.의 뿌리. 지혈 작용이 강하다. 지혈, 어혈, 지통 등에 사용한다. 객혈, 치질출혈, 자궁출혈 등 내과 질환에 복용하며 외과 질환에는 분말을 사용한다. 모세혈관의 혈류를 개선한다. 관상동맥의 혈류량을 증가시킨다. 심근의 산소소비량을 줄인다. 허혈성 심장 질환에 유효하다. 혈압강하, 혈당강하 작용이 있다. 혈전 용해 작용이 있다. 폐암, 피부암, 간암에 효과가 있다.

3. 서양인삼 *P. quinquefolium* Linne : 피로 회복 작용은 인삼에 뒤떨어진다. 자음, 청열 작용은 인삼보다 우세하다. 따라서 열증 환자의 자양강장에 적합하다.

◆ 약물명: 황기 黃芪 HuangQi(라틴명 Astragali Radix)

기원

- 콩과 Leguminosae 단너삼 *Astragalus membranaceus* Bunge. 또는 몽고 황기 *Astragalus membranaceus* var. *mongholicus* Bunge 뿌리
- 위품 : 콩과 홍기(중국명 : 紅芪 = 束芪. 일본명 : 晉芪 和黃芪) *Hedysarum iwawogi* Hara(=*Hedysarum vicioides* Turcz.) 중국에서 유통된다.
- 콩과 식물에는 옥살산 칼슘(calcium Oxalate 수산칼슘)이 포함되어 있다. 이 수산칼슘은 요결석을 유발한다. 이 요결석은 단단하여 반드시 수술을 해야 한다. Astragalus 속 식물에는 이 옥살산 칼슘이 포함되어 있지 않다. 이 점이 위품인 홍기와 구별되는 이유이다. 본초의 횡단면에 수산칼슘 결정체를 육안으로 확인할 수 있으면 위품이다.

처방명

단너삼, 단너삼, 黃芪, 生黃芪, 炙黃芪

성분

- Flavonoid : Formononetin, 3-hydroxyformononetin, 4-dihydroxy-5, 6-dimethoxyisoflavone
- Triterpenoid saponin : Astragaloside I-VIII, soyasaponin I
- 당 : D-glucose, D-fluctose, sucrose
- 그 외 : Folic acid, astraisoflabon, Choline, Amino acid, GABA, linoleic acid, linolenic acid, β-sitosterol, choline, β-aminobutyric acid, polysaccharide, betaine.
- 한국산 황기는 혈압강하 성분인 β-aminobutyric acid가 주성분이며 함유량은 0.024% 이다. 당질도 높다.

약리

1. 심혈관계 작용 : 강심 작용. 중독성, 피로성 심장 피로에 유효하다. 강심 작용은 astragaloside에 의한 Na+, K+, ATPase에 의한 것이다.

2. 항피로 작용 : 부신피질 기능 향상에 의한 것이다.

3. 혈액에 작용 : 백혈구 총수 증가, 다핵구 증가, 골수조혈 기능 등이 있고 모세혈관 투과성을 억제한다. 자한, 도한을 완화한다.

4. 말초혈관 확장 작용 : 관상동맥과 말초혈관 확장. 허증의 수종과 고혈압증에 응용된다.

5. 강장 작용 : 사람의 정자 운동성을 증가시키고, 성 기능을 개선한다.

6. 대사계 작용 : 세포의 대사생리 촉진, 골수조혈 세포의 DNA 합성 촉진. 투약 후 혈장에서는 cAMP 상승, cGMP가 저하되지만 간장에서는 그 반대가 되고, 비장에서는 모두 증가된다.

7. 피부 분비선을 폐쇄한다 : 지한 작용과 발한과다 억제 작용

8. 면역계에 작용 : 체액성, 세포성 면역 기능 촉진 작용. 비특이성 면역 기능의 증가, 세망내피세포 reticuloen- dothelial cell의 탐식능을 증가시킨다. 추출액은 MMC로 억제된 면역능(복수 중 Mφ수, ConA 반응, Mφ화학주성 등)을 현저하게 회복시켰다. 산성다당 성분(AMe-P 2)은 개량 carbon clearance법에 의해 탁월한 세망내피계 부활 활성이 있었다. T-dependent antigen에 대한 항체 반응을 강화, 인터페론 생성 촉진, 대식세포의 탐식 능력 활성화, 체액성 면역 기능 촉진, 세포성 면역의 증강, 항균작용(이질균A군, 용혈성 연쇄구균, 폐렴쌍구균, 황색포도구균)이 있다. Polysacch-aride는 항체생산 촉진, 비장과 간장의 RNA 합성 증대 등 면역부활 작용이 있다.

9. 항종양 작용 : 발암 인자 12-o-tetra-decanoylphorbol-13-acetate로 인한 염증을 억제하였다.

10. 항산화 작용 : Formononetin, afromosin, calycosin, odoratin은 리놀산 공기 산화 시험법에 의해 항산화 활성이 인정되었다.

11. 방사선에 대한 생존 보호 효과가 인정되었다.

12. 간장 보호 작용 : 메타놀 추출액은 stilbamidine에 의한 약제성 간장 장애에 대한 방어 효과가 있다. 간의 글리코겐 감소 억제. 간세포 재생 촉진 작용이 있다.

13. 혈압강하 작용 : 탕액과 에타놀 추출액은 앤지오텐신 변환 효소의 억제가 인정되었다. ACE 억제 성분으로는 nicotianamin이 인정되었다. 강압 작용은 δ-aminobutyric acid이다. 동물실험에서 수용성 에타놀 70%를 정맥투여하자 혈압강하를 나타내었다. 사포닌 성분과 GABA의 정맥 투여로 경동맥압이 내려가므로 GABA는 혈압강하를 나타내었다.

14. 항염증, 항알레르기 작용 : Heterogous passivecutaneous an aphylaxis(PCA) 반응은 2시간 후에 유의하게 억제되었다. 황기의 사포닌 성분에는 항염증 작용, 혈장 중 cyclic AMP 농도 상승 작용이 인정되었다. Astragaloside Ⅳ에서 항염증 작용이 인정되었다. 만성 염증을 개선한다. 항히스타민 작용이 있다.

15. 비뇨기에 작용 : 이뇨 작용이 강하다. 탕액을 피하 투여하니 이뇨 작용이 인정되었다. 단백뇨 개선 작용, 신염 발생을 억제한다. 소량으로는 강한 이뇨 작용, 대량으로는 소변량이 감소된다.

16. 저온과 고온에 대한 내구성이 향상된다. 급성신부전-혈청뇨소와 크레아티닌의 상승, 크레아티닌 글리어런스가 저하, 나트륨 배설율이 상승하는 증상-에 대황이 가장 강하게, 그 다음 황기가 개선효과를 나타내었다. 홍화는 다른 기전으로 신부전을 개선하였다.

17. 동맥경화 예방 작용

18. 혈관 확장 작용이 우수하여 피부의 비생리적 수분 제거, 피부 영양 향상

19. GABA가 신경 흥분을 완화하여 안정시킨다.

20. 중추신경 흥분 작용이 있다.

21. 소화흡수 촉진 작용이 있다.

약성가

黃芪甘溫 收汗表 托瘡生肌 虛莫少

효능

· 성미 甘, 微溫
· 귀경 脾, 肺

약능

固表益氣 補中益氣 升陽 生肌托瘡退腫

주치

기혈양허증, 자한, 도한, 부종, 기허하함, 화농성 상처 회복, 지속적인 대하, 소화기계의 허약으로 인한 설사, 탈항, 기허로 인한 빈혈에 사용한다. 소갈의 요약, 소아과에서 빈용한다.

고전문헌

· 신농본초경 : 오래된 종기를 터뜨리고 고름을 배출시키고 나병과 같은 피부병과 치질, 치루를 치료하며, 소아의 모든 병을 낫게 하며, 원기를 회복시킨다.

· 명의별록 : 여성의 자궁에 풍사(風邪)가 침범한 것과 오장의 어혈을 제거하며 남성의 쇠약, 피로한 것을 치료한다. 갈증, 복통, 설사를 멎게 하고 원기를 북돋우며 생식능을 이롭게 한다.

· 약징 : 피부의 수종, 황달, 도한, 신체의 부종

주의사항

(1) 황기의 부작용으로 피진이 출현되는 수가 있다. 진황기보다 면황기가 더 잘 나타난다.

(2) 고혈압증, 안면에 염증이 있으면 사용불가

(3) 열이 심하면 사용하지 않는다. 사용할 수 없는 열 증상을 '인삼처럼 화동(火動)' 또는 '가슴에 기가 뭉쳤다'고 표현한다.

(4) 감기가 표실증이면 사용하지 않는다.

(5) 음식이 정체되어 있으면 사용하지 않는다.

(6) 상초에 열이 있으면 사용하지 않는다.

(7) 하초가 허한 자는 사용하지 않는다.

(8) 간기울체 등 쉽게 화를 내면 사용하지 않는다.

(9) 혈분에 열이 있으면 사용하지 않는다.

(10) 음허로 인해 열이 많으면 사용하지 않는다.

(11) 황기를 다량으로 사용하면 배에 가스가 차는 부작용이 있다.

(12) 안색이 하얗고, 몸이 수척하고 근육이 단단하고, 목이 빨갛게 잘 붓고 아프며, 변비가 있는 경우에는 황기 사용을 신중해야 한다.

(13) 아카시아 뿌리를 황기로 판매하는 경우도 있어 조심을 요한다. 아카시아 뿌리는 부작용은 없으나 효과가 없다.

금기

오 : 귀판, 백선피 외 방풍

임상적용

① 소모성 질환에 의한 기허증, 중기하함으로 인한 탈항, 자궁하수, 내장하수증, 유정, 요실금, 부종, 반신불수, 당뇨병, 심부전, 백혈구감소증, 기능성 출혈, 만성설사, 궤양, 영양불량, 땀 배출 기능 부전, 급, 만성 신염 등에 응용된다. 장기간 다량으로 복용해야 효과가 있다. 황기의 중추신경 흥분 작용을 이용한다.

② 지한 작용 : 황기가 적용되는 발한(땀)은 아주 심한 것인데 옷이나 이불을 흠뻑 적시며 땀자국이 누렇다. 식사할 때 땀을 많이 흘리고 특히 상체에 땀이 많이 난다. 이뇨를 촉진하여 땀을 멈추게 하며, 신체허약 및 표허증으로 인한 자한을 치료한다. 도한도 치료한다. 자한에는 볶은 황기(蜜水炒)에 자감초를 조금 넣어 탕제로 복용한다.

③ 보기를 할 경우 단너삼(黃芪)은 위아토니 증상이나 위무력증에 사용한다. 쓴너삼(苦蔘)은 약성이 쓰(苦)므로 건위, 소염, 설사에 사용한다. 숙지황은 보혈에 사용한다. 허열이 뜰 경우 인삼 대신 황기를 사용한다. 허로로 인하여 야위고 체력이 허약하면 밀자하여 탕제로 복용한다.

④ 보기 승제 작용 : 비위를 보하여 양기를 상승시키는 작용이 있어 양허증에 사용한다. 곧, 빈혈, 얼굴색이 푸르고, 현기증 등이다.

⑤ 배농 작용 : 열이 나지 않는 종창에 사용한다. 배농을 촉진하여 회복을 빠르게 한다. 또 화농성 체질개선약으로도 사용한다. 만성 염증과 말초 피부의 염증을 개선하므로 궤양 효과가 우수하나, 급성 염증에 사용하면 항체가 과잉 증가되어 알레르기를 유발한다.

⑥ 이수 소종 작용 : 이수작용에 의해 부종 및 수종을 해소시켜 빈혈, 저혈압 등 소모성 질환과 허약 체질자의 수종에 사용한다. 피부 표면에 있는 피수, 부종, 도한을 제거한다. 부종은 온몸이 모두 붓고, 특히 다리의 부기가 심하다. 체위에 따라 아침에는 얼굴이 붓고 오후에는 다리가 붓는다.

⑦ 피부 표면의 저항력이 약하면 사용한다.

⑧ 황기는 아토피성 피부염 등 피부 표면에 열이 있으면 사용해서는 아니 된다.

⑨ 남성 불임에 사용한다.

⑩ 유년기의 성장 촉진에 사용한다.

⑪ 황기의 약능은 그 쓰이는 용도에 따라 약효가 달라진다. 곧, 補昇散行固을 말한다. 이 약능을 유도하려면, 補의 약능을 이용하려면 보익약을 첨가하고, 昇의 약능을 꾀

하려면 승제약(昇提藥)을, 散의 약능을 기대하려면 발산약을, 行의 약능을 유도하려면 행기약을, 固의 약능을 얻으려면 고삽약을 배합한다.

⑫ 노두와 잔뿌리를 제거한 후 사용한다.

⑬ 삼초(상, 중, 하초)의 위기를 충실히 한다.

⑭ 大塚敬節은 피부에 습이 있고 물렁살이 있으면 감각이 둔해지고 저린감이 있는 상태로 판단한다. 황기에는 피부 영양을 좋게 하고 체표에 정체되어 있는 습을 제거하므로 물렁살이 찌고 감기를 자주하는 유아에게 사용하며, 수포성 피부염에 사용한다. 허약아에게서 나타나는 소아 담마진성 태선 strophulus에 사용한다. 황기에는 모세혈관 확장능이 있다. 어깨 결림에 효과가 있다고 하였다. 음허이면 소량을 사용하는 것이 바람직하다.

⑮ 황기를 장기간 복용하여 열증 증상이 생기면 지모, 현삼 등을 배합하여 청열한다.

⑯ 경방 : 기의 활동을 활성화하여 강장 작용, 신체허약과 표허증에 의한 자한, 습을 제거하여 근육, 관절의 움직임을 원활히 하므로 근육통과 관절통에 사용한다.

　ㄱ. 허증에 사용하는데 실증에 사용하는 마황과 같다.

　ㄴ. 맥중의 기를, 맥외의 기를 보충하여 밖으로 보낸다.

　ㄷ. 소장의 기를 끌어올린다.

　ㄹ. 인삼의 기허는 기의 소모를 막아 위기를 지키려는 것이고, 황기의 기허는 전신에 기가 모자라므로 위기를 전신에 공급하는 것이다.

⑰ 황기, 인삼, 당삼(黨蔘)의 비교

　· 공통점 : 보기 약능이 있다. 인삼과 황기를 동시에 사용하면 보익력이 전면적으로 증강된다.

　· 차이점

　ㄱ. 황기의 대보원기는 인삼에 비해 열등하다. 몸을 따뜻하게 하는 것은 인삼보다 강하다. 때문에 땀을 멈추게 하고, 피부 생성을 돕고, 이뇨 하여 피부의 수종을 없앤다. 피부의 기를 보하므로 표허에 사용하는 중요 본초이다. 기허, 양허에 치우친다.

　ㄴ. 인삼, 당삼은 오장의 기를 보하므로 이허증에 사용한다. 인삼은 대보원기가 강하고 체액을 보충하며, 정신안정을 꾀한다. 내과병에 기허가 있으면 우선적으로 선택한다.

　ㄷ. 당삼을 인삼 대용으로 사용할 경우 그 양은 인삼의 3-4배이다.

⑱ 황기와 백출의 비교 백출 항을 보라.

- 공통점 : 소화기능의 감소를 회복시키므로 두 본초를 병용하면 효력이 상승된다. 식욕부진, 소화불량, 복부 팽만, 설사, 피로, 자한, 다한, 이뇨에 사용한다.

- 차이점

  ㄱ. 황기는 보기력이 강하므로 기허 증상을 치료한다. 또 신체 에너지를 향상시켜 기허하함 증상인 위하수, 자궁하수, 탈항 등에 좋으며, 오랜 설사에도 좋다. 또 허증으로 인한 종기나 창양의 배농에 효과 있다.

  ㄴ. 백출은 소화기 허약으로 인하여 소화불량, 음식물이 정체되고, 복통이 있고 심계, 임신안정에 사용한다.

⑲ 생용하면 배농하고 이뇨하는 편이고 밀자하면 보기 승양하는 약능이 있다고 한다.

⑳ 자한과 도한이 있어도 촌맥이 강하고 가슴이 답답하면 사용하지 않는다.

㉑ 황기와 방기의 비교는 해당 항을 보라.

사용량

일반적으로 9-15g. 탈항에는 30g을 사용

배합응용

- 황기 + 계지 = 체표의 위기를 조절하여 자한을 멈추게 하며, 체표의 습을 제거한다.
- 황기 + 계지, 작약 = 기의 활성화, 장 기능의 활성화, 신체의 강장
- 황기 + 방기 = 거습약을 배합하여 근육통과 관절통을 치료하며, 익기고표, 거습한다. 이뇨로 거습하고, 도한을 치료 – 방기황기탕
- 황기 + 마황 = 발한, 거습, 진통
- 황기 + 마황, 모려 = 기허표열증 – 허증감기
- 황기 + 당삼, 보골지, 백출, 복령 = 기허로 인한 암환자에게는 10-3g탕액 복용
- 황기 + 인삼 = 만성소모성 질환, 비위허약으로 인한 피로감, 만성병으로 체력저하, 당뇨병, 중기하함 = 보중익기탕
- 황기 + 백출 = 만성위장 질환 – 기허와 위장 기능 허약을 나타내는 증상
- 황기 + 백출, 방기 = 기허위약자의 부종 – 심부전증
- 황기 + 길경 = 저항력 저하로 황색포도구균에 의한 부스럼 furuncle이나 농창 이 터진 후에 육아형성을 촉진하고 만성 화농증을 치료한다 – 천금내탁산
- 황기 + 승마 = 기허증으로 인한 위하수, 탈항, 자궁하수를 치료 – 보중익기탕

- 황기 + 당귀 = 보혈, 하초에 침체된 기를 올린다. 치질, 탈항, 자궁하수. 야뇨증, 기혈양
  허증 – 현기증, 현훈 = 보중익기탕, 십전대보탕
- 황기 + 당기, 천산갑 = 기혈양허증으로 화농성 질환 – 허약자의 화농성 질환
- 황기 + 천궁, 홍화 = 기허와 어혈의 합병증, 만성두통
- 황기 + 산약, 천화분, 맥문동 = 기허와 건조성 증상 – 당뇨병
- 황기 + 부자 = 식은땀, 심부전 – 기부탕
- 황기 + 방풍 = 교원병 – 표허증으로 관절통

방제

가미귀비탕, 계지가황기탕, 귀비탕, 내탁황기산, 당귀음자, 당귀탕, 대방풍탕, 반하백출천마탕, 방기복령탕, 방기황기탕, 보양환오탕, 보중익기탕, 삼황탕, 십전대보탕, 옥병풍산, 옥액탕, 인삼영양탕, 자근모려탕, 진교강활탕, 청서익기탕, 청심연자음, 칠물강하탕, 투농탕, 투맥탕, 황기건중탕, 황기계지오물탕, 황기별갑탕, 황기작약계지고주탕, 황기탕

참고

당나라의 종해는 《본초문답 21》에서 황기가 삼초의 약이라는 것을 설명하기 위해 황기의 구조와 약능을 설명하면서 인체의 피하지방과 진피의 사이(油膜 = 網膜)를 삼초라고 간주하고, 이 피하지방(膏油)을 비(脾)로 이해하고 이 지방은 비에 속한다고 설명한다.

1-2. 보기건비약

◆ 약물명: 백출 白朮 BaiZhu(라틴명 Atractylodis Rhizoma Alba)

기원

- Compositae 삽주 *Atractylodes japonica*의 뿌리에서 콜크질을 제거하고 건조한 것
- 중국산 : 국화과 唐白朮 *Atractylodes macrocephala*
- 일본산 : 국화과 중국백출 *Atractylodes ovata* A.P.D.C. 또는 국화과 삽주 *Atractylodes japonica* Koizumi 중국산 당백출 *Atractylodes macrocephala*와 일본산 *Atractylodes ovata*는 동일품종이다. 당백출은 전량 수입품이다.
- 겨울에 채취한 것을 동출(冬朮)이라 하며 품질이 우수하다. 절강성 생산품이 가장 좋다고 하며, 이것을 야어출(野於朮), 어출(於朮)이라 한다. 경방에는 백출로 기재하였

503

다.《신농본초경》에는 尤로 기재,《신농본초경집주》에 백출과 적출을 구별하여 기재하였다. 창출은 송나라의《本草衍義》에 처음으로 명기되었다. 그 후《본초강목》에서 구분되었다.

처방명

삽주, 흰삽주, 白尤, 生白尤, 炒白尤, 於尤, 野於尤, 冬尤 일본산은 和蒼尤, 三好白尤, 玉白尤

성분

· 정유 Atractylol(1.5-3.0%), Atractylon(20%), 비타민 A 등
· Sesquiterpene : Atractylon, atractylenolide I, II, III
· Polyacetylstractlylodio : Diacetylatractylodiol, tetradecadiene-8, 10-diyne-1, 3-diol diacetate β-eudesmol, hinesol 등
· 수용성 성분 : Atractan A, B, C 등

약리

1. 이뇨 작용 : 세뇨관의 재흡수를 억제하여 이뇨 작용을 한다. 에타놀 추출액은 경도의 이뇨 작용, Na^+ 배설 촉진 작용이 있다. Atractylon은 신장의 K+-Na+ ATPase 활성을 강력하게 억제하여 약한 이뇨 효과(비정상적인 체액(水滯) 제거 작용)를 나타낸다. 경구 투여하면 이뇨 작용과 관련이 적다.

2. 항스트레스 작용 : 스트레스로 인한 위, 간, 신, 비(胃, 肝, 腎, 脾)에서 조직 혈류량 저하 및 혈중 11-OHCS 상승을 억제하였다.

3. 혈당 강하 작용 : 전당 및 에타놀 추출액은 혈당 강하 작용. AtractanA -C 는 혈당 저하 작용이 강하다.

4. 혈액 응고 억제 작용 : 탕액은 urokinase 에 의한 항응고 작용을 약하게 항진시켰다.

5. 소화기계 및 간장 장애 억제 작용 : Atractylon은 과산화지질의 생성 및 간 장애를 억제하고 초산에틸 추출액은 담즙 량의 증가를 나타내었다.
   Atractylodin : 간 장애 억제, 이담 작용, 소화관 연동 운동 조절 작용, 담즙 분비 촉진 작용이 있다. 소화 흡수를 촉진하고 정체된 위액을 배출한다.

6. 항소화성 궤양 작용 : 메타놀 추출액은 스트레스 궤양을 강하게 억제하였다. Atractylenolide는 HCl-에타놀 궤양을 강하게 억제하였다. 그 작용은 항궤양 약

cetraxate보다 강하였다. 항스트레스 궤양 작용도 있다. β-eudesmol은 H_2 수용체를 차단하여 제산 작용을, hinesol은 위산 분비를 억제한다. 폴리아세틸론은 위궤양에 대한 공격 인자에 영향을 주지 않고 방어인자인 위 점액의 분비를 촉진하여 위 점막을 보호한다. 이 부분이 백출의 건비익기(소화기계 기능 개선)의 보기 작용이다.

7. 항염증 작용 : Atractylenolide I, eudesma-4(14), 7(11)-dien-8-one 등은 혈관 투과성 항진을 억제한다. 탕액은 애주번트 관절염 adjuvant arthritis을 현저하게 억제하였다.

8. 면역 증가 작용 : 탕액은 인터페론 유기 작용이 있다. 세망내피세포 reticuleondothelial cell의 탐식능 증강, 백혈구 증식 작용, 세포 면역능 증강

9. 방사선 장애 보호 작용

10. 항암 작용 : 탕액은 Meth-A 종양 증식을 억제하고 체액성 항체 생산을 증가시켰다. 메타놀 추출액은 발암 인자인 12-o-tetradecanoylphorbol-13-acetate에 의한 염증을 억제하였다. Aractylon은 백혈병 세포주에 대한 성장 억제 작용이 있으며, 또한 aractylon에는 세포 사멸 유도 작용도 있다.

11. 항진정, 항경련 작용 : β-eudesmol, hinesol이 중추신경 흥분을 억제하며 진정 작용을 한다. 소량이면 진정 작용을 하지만 항경련 작용은 약하다.

12. 심혈관계 : 혈관확장 작용, 심장 억제 작용이 있다.

13. 초산복막염에 의한 혈관투과성 항진억제(β-eudesmol, Atractylenolide가 관계 - Atractylenolide은 에타놀에서 잘 녹고, 메타놀에서는 녹기 어렵고 물에서는 거의 녹지 않으므로 탕제로는 추출되지 않는다).

14. 추출액은 HIV-1 역전사 효소와 HIV-1 protease를 억제한다.(Min, B.S. et al. 2001).

15. 지한 작용은 atractylon이다 창출의 atraactylodin은 발한 작용한다.

16. 유산 방지 작용 : 자궁 평활근의 경련을 억제한다. NK 세포의 수가 현저하게 감소되고, IL-2 분비량이 감소했는데 이 효과는 산모의 면역계에 영향을 미쳐 유산 방지 작용을 한다. 당귀작약산은 배란 과정에서 IL-8β TNF-α의 분비를 촉진한다.

17. 혈관 확장 작용, 심장 억제 작용

약성가

白朮甘溫 健脾胃 止瀉除濕 兼痰痞

효능

- 성미 甘, 微苦, 溫, 微香
- 귀경 脾, 胃

약능

補脾益氣 燥濕利水 固表止汗 安胎

주치

소화기계가 약하여 허약한 체질, 식욕 감퇴, 피로권태, 설사, 위내정수, 황달, 관절염, 관절종통, 신경통, 각기, 소변곤란, 현기증, 도한, 저단백부종, 임신부종

고전문헌

- 신농본초경 : 풍한으로 습비가 생긴 것, 근육 괴사, 경련, 황달
- 명의별록 : 신체와 얼굴의 풍, 감기두통, 눈물, 담수, 심하비
- 약징 : 수분대사를 원활하게 한다. 소변자리(빈뇨), 소변불리(핍뇨)

주의사항

(1) 백출은 따뜻하고 쓴맛이 있으며, 체액을 소모시키는(溫, 燥, 苦) 성질이 있으므로 조습이나 열증에 사용할 경우에는 신중해야 한다. 곧, 고열, 음허로 열이 심한 경우, 탈수, 구강건조, 번갈, 소변양이 적어 색깔이 짙거나, 이질, 급성 세균성 장염, 폐열로 인해 기침하는 경우에는 사용하지 않는다.

(2) 신체가 단단하고 오심이 있고 잘 토하며, 상복부가 더부룩하고, 변비가 있고 열이 있으면 백출을 사용할 수 없다.

(3) 몸에 종기가 생기는 경우도 있다.

금기

忌 : 복숭아, 오얏, 숭채(菘菜), 참새고기

임상적용

주로 소화기계의 작용을 원활히 하는 데 사용한다.

① 건위 작용 : 인삼, 복령 등, 건위제와 배합하면 위장 기능이 저하되어 나타난 식욕 감퇴, 상복부가 팽창하여 괴롭고, 설사, 설담백 태백 맥침 등에 사용하면 효력이 있

다. 이러한 증상은 대부분 위장 기능이 나쁘고, 대, 소장에서 흡수 능력이 감퇴되어 발생된다. 만성소화불량증, 만성 비특이성 결장염에서 잘 나타나는 증상이다.

② 지한 작용(Atractylon) : 비허로 인한 표허증의 자한에 사용하면 비위의 기능을 향상 시켜 소변이 잘 됨으로써 자한을 해소한다. 특히 질병 후 소아가 식욕 감퇴 신체쇠 약, 자한 등의 증상이 있으면 반드시 사용한다.

③ 폐의 병리적 체액- 흡수를 제거한다.

④ 이뇨 작용 : 습이 원인이 되는 체표나 사지말단의 부종, 얼굴색이 푸르고, 식욕 감퇴, 변당, 수양변, 기운이 없고, 사지가 차고 맥침 등 비양허증이 있을 때 사용(신성 부 종, 저단백성 부종, 임신부종)한다.

⑤ 갈증이 있으나 소변이 잘 나오지 않는 데 사용한다. 겸하여, 팔다리가 묵직하고 명 치부가 팽만하며 설사, 변비가 있다. 안색이 누르스름하고 붓고, 아침에 부기가 더 현저하고 다리도 자주 붓는 데 사용한다.

⑥ 이뇨제인 저령, 택사와 배합하면 이뇨 작용이 더 강력하게 부종을 치료한다.

⑦ 백출을 마황, 계지 등 발한제와 배합할 경우 체표나 근육의 습을 소변으로 제거하는 작용이 강하기 때문에 신경통이나 풍습에 의한 관절통(만성류마토이드 관절)등에 많 이 사용한다.

⑧ 유산 방지에 사용한다. 온리약인 당귀, 천궁 등과 배합하면 유산 방지를 높인다.

⑨ 지방유가 많은 것을 선택하는 것이 좋다.

⑩ 경방 : 위장 기능 활성, 이뇨, 거습, 정신안정. 특히 소변과 관계없이 비정상적인 체 액인 담음, 그로 인한 통증, 침을 자주 흘리고, 머리가 어지러운 증상 등을 소변으로 내보내 치료한다.

⑪ 백출과 창출의 비교

《신농본초경》에는 '朮로'만 기재되어 있다.《명의별록》에 赤, 白 두 종류가 있다 고 하였다. 송나라 시대의《本草衍義》,《정화본초》에서 창출이란 명칭이 나타 났다.《본초강목》에서 백출, 창출로 구분되었고 약능은, '朮'은 지한 작용 '창출' 은 발한 작용으로 기술되었다.

· 공통점 : 건비 조습의 약능이 있다. 흉격과 폐에 정체된 병리적 수액을 제거한다.

· 차이점

ㄱ. 백출과 창출의 차이는 약리적으로 atractylon, atractylol(= Eudesmol + hinesol) 의 함유 여부에 있다. 백출은 보기약으로 정유 함량이 1.5–3.0%이고, 주성분

은 atractylon이며 지한 작용이 있다. 성미가 달고 약간 쓰기 때문에 발산보다는 보익력이 강하여 보비, 익기, 조습, 화중, 자한, 수종, 임신안정에 사용한다. 백출은 건비의 약능이 강하며, 소화기계가 약한, 허증에 사용한다.

ㄴ. 창출은 방향화습제로 정유 함량은 5-9%이며, 주 정유 성분은 hinesol과 β eudesmol 이다. 주성분은 atractylodin이며 발한 작용이 있다. 성미가 맵고 열성이며 조습의 성질이 강하지만 보익력은 약하다. 소화기계 기능 저하로 인하여 위액이 정체되거나, 간신부족으로 인해 안질환이 있거나, 감기로 인하여 수분대사가 원활하지 못하기 때문에 체액이 정체되어 부종, 또는 관절통이 있는 경우에 발한시켜 제거하는(燥濕健脾, 祛風濕發汗) 작용이 있으므로 실증으로 인한 상하복부의 팽만창통을 치료하며 설사, 수종을 치료한다. 비정상적인 체액의 제거, 발산하는 약능은 강하지만 보익력은 백출보다 약하다.

⑫ 백출과 황기의 비교. 황기 항을 보라.

· 공통점 : 이뇨 작용이 있어 부종, 소변불리, 갈증, 어지러움증을 치료한다.

· 차이점

ㄱ. 백출은 체내에 있는 비정상적인 수분을 제거하므로 갈증, 어지러움증, 몸의 부종, 대변의 묽은 것을 치료한다.

ㄴ. 황기는 체표에 정체된 체액을 제거하므로 자한, 도한, 피수 등을 치료한다.

⑬ 복령과의 비교는 해당 항을 보라.

⑭ 택사와의 비교는 해당 항을 보라.

⑮ 산약과의 비교는 해당 항을 보라.

사용량

6-15g

배합응용

· 백출 + 건강 = 침체된 활동에너지(양기)를 돌리고, 하초의 냉증과 부종을 없앤다.

· 백출 + 계지 = 체표의 습을 제거, 신경통 류마티스에 사용

· 백출 + 당귀 = 복부를 따뜻하게 하여 혈류를 촉진하고, 빈혈, 유산, 부종을 치료한다.

· 백출 + 복령 = 비허로 인한 위장 연동 운동 실조, 위액 정체, 토사, 수종

· 백출 + 부자 = 신체를 따뜻하게 하고 기혈의 유통을 촉진시키고 습을 제거하고 신경통 류미티스 관절통을 치료한다.

- 백출 + 인삼 = 위장 기능 쇠약으로 인한 식욕 감퇴, 권태무력, 소화불량, 복부팽만감, 만성 설사, 현기증, 빈혈, 자한
- 백출 + 저령 = 체내의 수분대사를 촉진하고 구갈을 멈추고 이뇨를 촉진하고 부종을 없앤다.
- 백출 + 창출 = 비위가 양허하여 한습 정체로 인한 복통창만, 구토
- 백출 + 황금 = 태동불안
- 백출 + 황기, 방풍 = 표허증으로 인해 자한이 많을 경우 사용
- 백출 + 인삼, 복령(황기) = 임신중독증의 부종
- 백출 + 진피, 반하 = 임신중독증의 오심 구토
- 백출 + 진피, 축사, 자소엽 = 임신중독증의 복만감, 복통, 불안

방제

백출을 배합한 방제 : 가미귀비탕, 가미소요산, 가미소요산합사물탕, 계지인삼탕, 계비탕, 곽향정기산, 궁귀조혈음, 궁귀조혈음제일가감, 귀비탕, 당귀산, 당귀작약산, 반하백출천마탕, 방기황기탕, 방풍통성산, 보중익기탕, 복령음, 복령음합반하후박탕, 복령택사탕, 사군자탕, 사령탕, 삼령백출산, 소요산, 시령탕, 시작육군자탕, 십전대보탕, 억간산, 억간산가진피반하, 여신산, 영강출감탕, 영계출감탕, 오령산, 육군자탕, 위풍탕, 인삼탕, 인삼양영탕, 인진오령산, 자음강화탕, 자음지보탕, 전씨백출산, 진교방풍탕, 청서익기탕, 팔미소요산, 향사육군자탕, 화식양비탕 등

비고

겨울에 채집한 것은 冬朮이라 하는데 성질은 微甘,柔潤하다. 현재에는 일반적으로 冬朮과 夏朮을 구별하지 않고 있다.

◆ 약물명: 백편두 白扁豆 BaiBianDou(라틴명 Dolichoris Semen)

기원

콩과 Leguminosae 제비콩 *Dolichos lablab* L.의 종자

처방명

까치콩, 변두콩, 扁豆, 南扁豆, 炒扁豆, 白眉豆

성분

17-beta(H)-Trisnorhopanone, Brassinolide, Castasterone, 6-Deoxocastasterone, 6-Deoxodolichosterone, Dolicholide, dolichos lablab lectin, Dolichosterone,(+)-D-Ononitol, galactosyl-ononitol, Gibberellin A1-3-O-beta-D-glucopyranoside, homodolicholide, Homodolichosterone, Hop-22(29)-ene, -Jasmonic acid, 전분, 비타민 A, B, C, nicotic acid Trypsin inhibitor, amylase inhibitor, 적혈구응집소 A, B, stigmasterol, 인지질인 phosphatidyl ethanolamine, raffinose, stachyose, glucose, galactose, fructose

약리

1. 적혈구 응집
2. 항바이러스
3. 항종양 작용 : 종양 세포의 억제

약성가

扁豆微凉 酒毒却 下氣和中 轉筋霍

효능

· 성미 甘, 微温
· 귀경 脾, 胃

약능

消暑化濕(生用) 補脾止瀉(炒用)

주치

위장형 감기로 인한 복부 팽만감, 더부룩한 위, 여름철 습사로 인한 구토, 설사, 소화기계 기능 허약으로 인한 오랜 설사, 출혈을 동반한 대하, 소아의 만성 소화불량

고전문헌

· 명의별록 : 소화기계를 돕고 구토, 딸꾹질 등을 내린다.
· 본초강목 : 설사, 이질, 습열, 갈증. 소화기계를 따뜻하게 한다.

주의사항

(1) 가열하면 독성이 매우 약해진다.

(2) 외부 바이러스에 의한 질병, 곧 감기 등이 심한 급성기에는 신중해야 한다.

임상적용

① 여름철의 위장형 감기, 급성위장염, 소화불량 등으로 인한 두통, 악한, 번조, 구갈, 물을 마시고 싶어 하며, 상복통, 구토, 설사, 식욕 감퇴 등의 여름철 습사의 증상이 있을 때 생백편두에 방향화습약을 배합하여 사용한다.

② 위장 기능 회복에 약능이 있으므로 비허로 인한 만성설사에 효과 있다. 볶은 것이 좋다.

③ 질병 후 몸이 허약한 상태에서 최초로 보약을 투여할 경우 백편두가 가장 원만하다. 그 까닭은 소화 장애가 없기 때문이다.

④ 백편두의 보익력은 산약, 백출보다 약하지만 소화 장애를 유발하지 않으며, 여름철 더위 먹음을 해소하는 약능이 있다.

사용량

일반적으로 6-18g

배합응용

· 편두 + 산약 = 비양허로 인한 설사, 위장 기능 향상

· 편두 + 향유 = 여름철 찬 음식, 몸이 차서 토하고 설사할 때

· 편두 + 인삼 = 만성 위장 허약, 식욕 감퇴

· 편두 + 백출(복령) = 위내정수를 이뇨시키고, 설사 치료

· 편두 + 산약 = 소화기계 허약으로 인한 설사, 위장 기능 개선

방제

삼령백출산, 육화탕

◆ 약물명: 산약 山藥 ShanYao(라틴명 Dioscoreae Rhizoma)

기원

· 마과 Dioscoreaceae 마(길쭉한 마) *Dioscorea batatas* Decaisne 의 뿌리를 건조한 것.
· 참마 *Dioscorea japonica* Thuberg
· 중국산 : 마과 *Diosvorea opposita* Thuberg
· 위품 : 목서 *Manihot esculenta*
        고구마 *Ipomoea batatas*

처방명

참마, 마, 옥연, 토저, 生山藥, 炒山藥, 薯蕷

성분

· Steroid saponin : Dioscin
· 당류 : Glucose, fructose, sucrose, dioscin 등
· 아미노산 : Phenylalanine, valine, lysine 등 전분(16%), 당단백질, saponin, arginine, allantoin, amylase, choline 등
· Sterol : Cholesterol, ergosterol, campesterol, stigmasterol, β− sitosterol

약리

1. 다당체 discoran A−F : 혈당강하, 소화관의 기능 조정, 비허 치료 작용, 항노화 작용
2. 소화기계의 기능을 정상적으로 조절한다.
3. 방사선 장애 보호 작용
4. 항혈당 작용 : 다당체인 dioscinA−F에 혈당 강하 작용이 있다.
5. 남성 호르몬 증가 작용 : 탕액의 경구 투여로 전립선, 고환의 무게가 증가 되었다.
6. 항염증 작용 : 다당체에서 항염, 항암 작용이 보고되었다. Dioscin에도 항암 작용이 있다.
7. 면역 작용 : 산약에서 IgE 결합원이 발견되었다. 부작용으로 기관지 협착 을 유도하는 증상과 천식 반응 등이 관찰되었다.
8. 항비만 작용 : Dioscin에 의한다.
9. Dioscin의 배당체 diosgenin은 부신피질 호르몬의 중간 원료로 사용된다.

약성가

薯蕷甘溫 善補中 理脾止瀉 益腎功

효능

- 성미 甘, 平 /甘, 苦, 微溫
- 귀경 脾, 胃, 肺, 腎
- 약능 補脾胃 益肺腎 止瀉 去痰

주치

비양허로 인한 설사, 만성 설사, 신체 허약으로 인한 기침, 당뇨병, 유정, 대하, 빈뇨

고전문헌

- 신농본초경 : 소화 기능을 회복시키고, 쇠약해진 것을 회복시키고, 한열사기를 제거, 근육을 자양한다.
- 명의별록 : 얼굴과 머리의 풍증(風症)을 없애고, 머리가 어지럽고, 눈앞이 캄캄한 증상을 치료하며, 기가 치밀어 오르는 것을 내리며, 요통을 치료하고, 쇠약해서 신체가 수척해진 것을 치료하며, 오장을 튼튼하게 하고 가슴이 답답하고 열이 나는 증상을 치료한다.
- 본초강목 : 신(腎)을 북돋우며 소화기능을 회복시켜 설사와 이질을 그치게 하고 담음을 없애고 피부를 윤택하게 한다.

주의사항

(1) 염증성 설사에는 사용하지 않는다.

(2) 대변이 딱딱하게 굳었으면 사용하지 않는다.

(3) 천식이나 기침이 있으면 사용할 수 없다. 산약의 IgE 결합원의 부작용은 기관지 협착을 일으키고 심하면 천식 반응을 나타낸다.

(4) 비허라도 배가 팽만되고 헛배가 불러 괴로운 경우에는 사용불가

(5) 알카리성 본초와 혼합하거나, 끓이는 시간이 길어지면 함유된 아밀라제의 효력이 없어진다.

(6) 다량으로 복용하거나, 장기간 복용하면 오히려 기체(氣滯)하기 쉽다. 음을 보하여 습을 생성하므로 습이 많고, 몸에 살이 많으면 사용을 신중해야 한다.

임상적

① 소화기계 작용 : 소화기계의 강장약이다. 식욕 감퇴, 소화불량, 복부팽만감, 만성설사
에 사용한다.

② 소화 기능의 허약으로 인하여 설사를 할 경우 사용한다.

③ 일반적인 음과 기를 보하므로(滋養補益) 비신의 허증에 사용한다.

④ 비허로 인한 설사에 사용한다. 위장의 보약으로 비위의 허약성 설사에 사용한다. 산
약만을 대량으로 사용하면 보비하여 소화를 돕고 설사가 멈춘다. 산약 60g을 매일
차 대신 마신다.

⑤ 소화기계의 체액(脾陰)을 돕는다. 질병 후 쇠약자에게 산약 가루로 산약죽을 쑤어
먹는다.

⑥ 폐결핵성 기침이 있는 폐신음허이면 날것을 사용하고, 소화기계 기능의 강화나 설사
멈춤에는 볶아서(炒)하여 사용한다. 당귀는 변을 무르게 하므로 당귀가 첨가된 처방
을 복용하고 설사하는 경우 당귀 대신에 산약을 볶아서 대용한다.

⑦ 만성해수로 인하여 묽은 담이 다량으로 나오고, 식욕 없고, 몸이 마르고, 기운이 없
는 폐비양허 증상(폐결핵에서 보이는)이 있으면 산약에 당삼, 천패모, 복령, 행인
등, 보기, 지해화담제를 배합한다.

⑧ 폐신음허증을 나타내는 결핵성 기침에는 생으로 사용하고 소화기계의 강장, 지사에
는 볶아서 사용한다.

⑨ 가벼운 또는 약간 심한 당뇨병의 소갈증에 많은 효과가 있다. 150g의 산약을 탕액
으로 만들어 장복하면 좋다.

⑩ 신허로 인한 유정, 빈뇨, 대하에 사용

⑪ 기허증으로 인한 당뇨병

⑫ 찬 음식이나 약을 많이 복용하여 설사를 할 경우, 생산약 60-120g을 진하게 달여
복용하면 효과가 있다.

⑬ 당귀의 대용으로 사용한다.

⑭ 당귀가 첨가된 처방을 복용 후 설사를 하면 당귀 대신에 산사를 볶아서(山藥炒) 사
용한다.

⑮ 당귀를 복용하면 변이 물러지는데 이 경우 산약을 볶아서 첨가하면 호전된다.

⑯ 약성이 중간이므로 대량 복용해도 안전하다.

⑰ 양이 많으면 탕액이 죽처럼 뭉치는 경우가 있다.

⑱ 경방 : 소화기계의 허약을 돋운다. 체액의 부족을 메우며, 번열을 없앤다.

⑲ 껍질 제거하여 사용

⑳ 위품인 목서와 고구마는 절편된 산약과는 구별이 어렵다. 절편을 물에 담갔을 때 풀어지면 산약이 아니다.

㉑ 산약과 백출의 비교

· 공통점 : 모두 소화기계의 강장약이다.

· 차이점

ㄱ. 산약은 호흡기계와 생식기계에 의한 만성폐질환, 만성기침, 신허로 인한 유정 등의 질환에 유효하다. 한방적 표현은 보기양음하여 폐신음허에 사용하고 폐허로 인한 기침, 호흡곤란, 소갈, 유정, 대하에 사용한다. 산약은 몸에 비정상적인 체액의 정체가 있고, 위장이 팽만한 데는 사용 금지한다.

ㄴ. 백출은 이수, 지한 작용이 우세하여 담음, 부종, 자한 등에 유효하다. 보중이기, 조습건비하고 비허로 인한 토사 이외에 담음수종, 표허 자한에 사용한다. 음허로 인해 체액 소모가 많은 데는 사용금지한다.

㉒ 산약과 백편두의 비교

· 공통점 : 소화기계의 기능을 활성화한다(비기허). 소화기계의 기능 저하로 인하여 위액이 정체되어 변이 무르거나 설사, 식사가 적고, 피로, 백대하의 과다 등에 사용한다.

· 차이점

ㄱ. 산약은 보기, 보음한다. 폐기허로 인한 오랜 기침이나 천식에 사용한다. 이 경우 당삼, 오미자, 산수유를 배합한다. 신음부족으로 인하여 상화가 치성하여 유정, 활정, 현기증, 피곤, 불면 다몽에 사용하고 이 경우 숙지황, 지모, 산수유, 황백을 배합한다.

ㄴ. 백편두는 여름철 더위먹음, 찬 음식 등으로 소화 기능 저하(비허증)로 인한 구토, 설사, 복통, 발열, 가슴답답에 사용한다. 이 경우 방향화습약인 곽향, 후박 등을 병용한다.

㉓ 황정과 비교(三浦 336)

· 공통점 : 자음익기 작용이 있다. 기도 보하고 음도 보한다.

· 차이점

ㄱ. 산약 : 설사를 멈추게 하고 대하를 멈추게 한다. 소화기계 기능 허약(비허증)으

로 인한 설사에 적합하다.

　　ㄴ. 황정 : 점액이 많아 자양력이 우수하다. 열병 후기에 기와 음이 모두 고갈된 증상에 적합하다. 음허 변비에 사용한다.

㉔ 연자육과 비교(三浦 368)

　　· 공통점 : 비신을 보하여 설사를 멎게 하고, 정액이 절로 흘러나오는 것을 막고, 소변을 축적한다. 비허나 신허로 인한 만성 설사, 요실금, 유정, 대하 등에 사용한다.

　　· 차이점

　　ㄱ. 연자육 : 체액이 비정상적으로 흘러나가는 것을 방지하는 작용이 강하다. 정신 안정 작용이 있다. 허증으로 인하여 가슴이 벌렁거리고, 불면, 가슴이 뛰는 데 사용한다. 부정성기출혈에도 사용한다.

　　ㄴ. 산약 : 보익 작용이 강하다. 보음 보기하나. 비허증이나 신허증을 개선한다. 또 폐허로 인한 기침과 가래가 있으면 사용한다.

사용량

9-30g, 많을 때는 60-120g. 음료수로는 최고 250g까지 사용해도 좋다.

배합응용

· 산약 + 숙지황 = 음허로 인한 도한, 번열, 구갈, 피로, 기혈양허로 만성빈혈증
· 산약 + 인삼 = 비위허약으로 인한 식욕 감퇴, 권태감, 설사 = 삼령백출산, 서여환
· 산약 + 인삼, 백출, 복신 검실, 금앵자, 오미자 = 신허로 인한 유정, 빈뇨, 대하
· 산약 + 당삼 = 비위허약으로 인한 식욕 감퇴, 권태, 설사
· 산약 + 복령 = 구갈, 비허로 인한 설사, 오랜 병으로 인한 비위의 기혈 부족으로 인한 위장의 더부룩한 감, 식욕 감퇴, 정신권태
· 산약 + 복령, 백편두 = 위장 허약과 부종 및 설사
· 산약 + 백출 = 위장계의 허약, 식욕 감퇴, 피로, 소모성 발한을 치료
· 산약 + 백출, 검실 = 위장 허약형 부인병-위장 허약과 부종 및 대하 증상
· 산약 + 우방자 = 만성기관지 천식- 호흡기계의 기능 저하, 천식
· 산약 + 산수유, 오미자 = 신허로 인한 만성기관지 천식
· 산약 + 지실 = 설사, 유정, 백대하, 요실금
· 산약 + 산수유, 금앵자 = 비뇨생식기계의 강장 작용, 특히 유정, 조루, 발기부전증

- 산약 + 숙지황, 국화, 우슬 = 항노화 작용에 사용하는 경우가 많다.
- 산약 + 익지, 오약 = 신허로 인해 빈뇨가 심한 경우(縮泉丸)
- 산약 + 황기, 천화분, 갈근, 오미자 = 기음양허의 당뇨병(玉液湯)

방제

가미지황환, 가감팔미환, 계관환, 계비탕, 괄루구맥환, 금궤신기환, 산약탕, 산약소갈음, 서여환, 옥액탕, 우차신기환, 육미지황환, 팔미지황환. 화폐음

1-3. 보중조화약

◆ 약물명: 감초 甘草 GanCao(라틴명 Glycyrrhizae Radix)

기원

- 콩과 Leguminosae 감초 *Glycyrrhiza uralensis* Fisch 또는 광과감초 *Glycyrrhiza glabra* Linne의 뿌리나 줄기. 건조된 본초에는 글리시린산이 2.5% 이상, 리퀴리틴 1.0% 이상 함유되어야 한다.
- 중국산 : 콩과 창과감초(신강감초) *Glycyrrhiza inflata* Batal
- 동북감초 : *G. uralensis* 감초. 내몽고가 산지. 글리시린산 함량이 더 많다. 박피가 쉽다.
- 서북감초 : *G. glabra* 합서성, 하북성, 산서성이 산지. 박피가 어렵고, 색은 붉으며, 잘 게 썰기 쉽다.

처방명

生甘草, 生草, 粉甘草, 炙甘草, 炙草, 甘草梢

성분

- Triterpenoid saponin : Glycyrrhizin, glabric acid 등
- Flavonoid : Liquiritin, licoricone, licoflavone, licoricidin, formononetin
- 그 외 : Putrescin, glycyrol, isoglycyrol, glycyrin, glcycoumarin, deoxoglycyrrhetol 등이다.
  글리시린산은 칼슘염과 칼륨염으로 구성되는 글리시리진을 포함한다. Glycyrrihizic

acid를 가수분해하면 glucuronic acid와 glycyrrhetic acid로 되며, liquiritigenin
C21H22O9, glucose, mannitol, malic acid, asparagine 등을 포함한다.

약리

- 추출물 : 글리시리진 산 glycyrrhizic acid : 글리시리진의 분해물은 인체의 간장에서 유해물과 결합하여 해독 작용을 하며, 항알레르기, 항염증, 항궤양, 부신피질 자극 호르몬 작용, 진해, 인터페론 유리, 항이뇨 작용 등이 있다.

- 비글리시리진 산 함유화분(Fm100) : 항궤양, 위산 분비 억제, 궤양 수복, 진경, 췌장액 분비 촉진 작용을 한다.

- 플라보노이드 : 평활근 운동을 억제하는 진경 작용이 있다.

- 글리시린 산 glycyrrhetic acid 콜티코이드 작용 : 부신에 의해 유리된 알도스테론은 세뇨관에서 Na^+ 과 K^+ 의 교환으로 Na^+ 을 재흡수시켜 혈압상승, K^+ 배출을 증가시킨다. 이 경우에 알도스테론이 직접 작용하지 않으나 작용이 같으므로 위알도스테론증이라 한다, 수분 재흡수, 고 Na^+ 혈증, 저 K^+ 증, 부종, 고혈압 등의 증상이 나타난다. 저칼륨증이 되면 심계, 호흡촉박, 권태감, 현기증 등 심부전 증상이 나타난다.

- 그 외 해수 중추를 억제하며, 점막을 자극하지 않는다, 거담 작용, 위산분비 억제, 항암 작용. 500mg/ml 이상에서 암세포 증식을 억제한다.

1. 진정, 경련 억제 작용 : 글리시리진을 거의 포함하지 않는 FM100은 중추 억제 작용, 자발운동 저하, 체온강하, 진정 작용이 있고 수면제 hexobarbital 수면 시간 을 연장한다. 또 근육경련성 동통을 완화한다. 그 기전은 말초신경에 작용한다.저칼륨 혈증이 원인이 되어 근육의 긴장도 상실, 근력저하 등이 심해진다. 이 경우 혈중 근효소 저하 미오글로빈의 상승이 나타난다. Loop diuretics 계 이뇨제, Thiazide diuretics 계 이뇨제와 병용하면 저칼륨증이 나타나기 쉽다.

2. 진해 작용 : 글리시리진산염은 인후 점막의 자극을 완화하여 기침 진정 억제 작용이 있다.

3. 항소화성 궤양 작용 : 위액 분비를 억제하여 위장 점막을 보호한다. 유럽에서는 예부터 위궤양의 민간약으로 사용되었는데 그에 대한 약리 연구로 글리시리진에 항궤양 작용이 인정되었다. 글리시리진을 포함하지 않는 FM100에도 위액 분비를 억제하고 궤양 수복을 촉진하는 작용이 인정되었으며, shay 와 aspirin 궤양, 강압제인 레셀루핀 궤양 등 각종 본초 유발 궤양에 대해 억제 작용이 있으며, 또한 스트레스 궤양,

histamine성 궤양, 초산 궤양, 유문 폐색 궤양, 등에 대한 억제 효과가 있다. 점액 분비 촉진 작용이 있다. 위장 점막 혈류량 증가 작용

4. 이담 작용 : 글리시리진은 담관 폐쇄성 황달에서 혈중 빌루빈 양의 증가를 억제하여 담즙 분비를 촉진한다.

5. 만성간염에 효과 : 글리시리진은 혈청 트랜스아미나제 수치의 개선 및 간 장애에 따른 여러 증상을 개선하였다. 또 HBe 항원 양성인 만성 간염 환자에게 투여하여 혈청전환 seroconversion 이 확인되는 CCl 4 에 의한 간염을 억제하며, macrophage-mediated cytotoxicity 및 ADCC에 의한 간세포 장애의 억제 등 간세포막의 안정화, 간 보호 작용 등이 인정된다. 과산화 지질에 의한 간세포 장애를 억제하였다.

6. 항염증 작용 : 글리시리진 및 그 게닌은 혈관투과성 항진 억제, 백혈구 유주 저지, 육아 형성 억제 등 염증 I-III기를 억제하였다.

7. 항알레르기 작용 : 알레르기 반응에서 항보체 활성, IgE 항체 작용을 감소시킨다. 글리시리진 및 글리시린 산은 화학 매개물 chemical mediators 유리를 억제하는 작용이 있고 알레르기성 피부 질환을 개선하였다. 비만세포의 conA, compound 48/80에 의한 히스타민 유리를 억제하였다.

8. 면역계에 작용 : 글리시리진은 말초혈관에서 NK 세포 활성 증가, 인테페론 유리 작용, PWM 자격에 의해 항체 생산도 증가시켰다. 대식세포의 탐식능을 활성화하고 면역기억 세포의 생성을 촉진한다.

9. 스테로이드 호르몬 작용 : 감초 탕액 및 글리시리진, 글리시리산은 내인성 스테로이드 대사 효소를 억제하고 내인성 스테로이드 작용을 증가시킨다. Steroid가 간장에서 $4,5-\beta$-redyctase/11β-HSD에 의해 불활성화되는데 이 과정에서 glycyrrhizin은 이 효소를 억제하여 부신피질 호르몬인 aldosterone의 분비 과잉으로 위알도스테론증이 유발된다. 노약자나 여성에게 나타나기 쉬운데 이는 가역성으로 약물을 중지하면 개선되지만, 심할 경우에는 항알도스테론제 Spironolactone을 사용한다.

10. 항당뇨병 작용

11. 혈소판 응집 억제 작용 : 글리시리진은 혈소판 콜라겐 collagen에 의한 응집을 억제하였다. Gu-7은 트롬빈에 의한 혈소판 응집을 억제하고 혈소판 활성화에 관여하는 20K와 40K 단백 인산을 억제하고 세포내 Ca^{2+} 농도 상승과 포스포디에스테라제 phosphodi-esterase 활성을 억제하였다.

12. 혈소판 응집 촉진 작용 : 글리시리진을 세정 혈소판에 작용시킨 결과 혈소판 응집

과 세로토닌 유리가 확인되었다.

13. 항동맥 경화 작용 : 글리시리진은 대동맥 경화가 억제되었다. 간장에서 VLDL 합성을 억제하고 대동맥 평활근으로 LDL의 진입을 저하시켰다.

14. 항종양 작용 : 글리시리진은 발암 억제 효과가 있다.

15. 항변이원 억제작용 : 감초 탕액과 글리시리진에는 Trp-P-1, Trp-P-2, Glu-P-1, 3-methylcholanthrene, DAB, N, N'-dimethylnitrosamine 및 변이원성 생약 등의 변이원 물질을 억제하는 작용이 있다. 그 활성 성분은 건조한 감초에 0.1% 정도 포함된 putrescin이다.

16. 항바이러스 작용 : 글리시리진은 수두 바이러스 VZV의 증식을 억제하였다. 단순 대상포진의 불활성화 작용도 있다. 에이즈 바이러스 증상이 나타나지 않은 보균자에게 글리시리진을 대량 투여한 결과, 비정상적으로 증식된 Leu2와 Leu15 양성 세포의 감소가 인정되었다.

17. 항균 작용 : 서북 감초 등에는 황색포도구균, 고초균(Bacillus subtilis, 枯草菌) 등에 대해 항균 작용이 있는데 그 활성 성분은 Isoflavone, Coumarin 등이었다.

18. 방사선 부작용 보호 작용

19. 항노화 작용

약성가

甘草甘溫 和諸藥 生能瀉火 炙溫作

효능

· 성미 甘, 平(炙後微溫)
· 귀경 脾, 胃, 肺

약능

清熱解毒 補中益氣 溫中 潤肺止咳

주치

인후종통, 화농성 종창, 약독, 소화성 궤양, 식중독, 비위허약(자감초), 식욕 감퇴, 복통과 소화가 아니 된 대변, 피로에 의한 발열, 폐 기능 쇠약에 의한 해수, 동계, 경련, 심혈허로 인한 부정맥 동계를 치료

고전문헌

· 신농본초경 : 오장육부의 한열사기를 없애고, 근골을 견고히 하며 피부와 근육을 도와 기력을 돋운다. 칼로 베인 상처를 아물게 한다.

· 약징 : 급한 병증, 경련을 주치하고 겸하여 사지가 찬 것, 번조

· 상한론 : 심계, 불면에 자감초탕, 상한으로 인하여 맥결대, 심계에 자감초탕을 사용

주의사항

(1) 감초는 일일 15g을 초과하면 부종을 발생한다. 수분(濕) 배출 억제, Na^+ 체액 정체를 유발한다. 글리시리진 150mg/일이면 부작용이 적고 300mg/일 이상이면 위알도스테론 증이 나타나기 쉽다.

(2) 당뇨병에는 신중해야 한다.

(3) 껍질을 제거한 감초를 탕제로 사용하면 약효가 없다.

(4) 설사할 경우는 사용불가

(5) 복부팽만감, 구토, 부종 등의 증상이 있는 경우는 신중해야 한다. 감초처럼 약미가 달콤한 본초는 복부팽만에는 신중해야 한다.

(6) 감초 단방만 장기복용하면 부종, 고혈압 등 부작용이 생긴다.

(7) 술을 즐겨 마신다면 장기 복용과 다량 사용은 금한다.

(8) 감초의 주요 성분인 글리시린산을 다량으로 복용하면 위알도스테론증(pseudoaldosterone 저칼륨증 : 혈압상승, 부종, 근육쇠약, 다뇨증, 다한증 등)과 저칼륨증에 의한 근력 저하, 근위축, 근무력증 myopathy 증상이 나타날 수 있다. 약리 9항을 보라.

(9) Cortisol 양이 많아지고 cortisone으로 변화가 아니 된다.

(10) 전해질 대사 이상 발생

(11) 만월증 moon face 유발

(12) Thiazide계 이뇨제와 병용 불가 : 저칼륨증을 유발하여 오심구토, 다음, 다뇨, 근무력, 사지 경련을 초래

(13) 감초와 상산은 구토를 유발한다.

금기

· 반 : 감수, 대극, 원화, 해조, 정력자

· 기 : 돼지고기

임상적용

① 강기 진정 작용. 감초에는 기가 치솟는 것을 내리는 강기 작용과 안신 작용이 있다. 이 약능을 증가시키기 위해서 계지, 대조, 치자, 소맥 등과 배합하는 것이 좋다. 정서가 불안하고 안절부절못하는 조증에 사용한다.

② 근육 긴장 이완 작용 : 감초는 평활근의 활동을 억제한다. 체표 사지의 근육 관절 복부의 긴장을 완화하고 진통한다. 특히 하지통, 복부통에는 작약을 배합하면 이 작용이 강해진다. 작약은 중추신경에 작용하고 말초에는 작용하지 않지만, 감초는 중추와 말초에 작용하므로 작약과 병용하면 중추신경에는 작용이 증가되고 말초신경에는 서로 길항하면서 조정한다. 또 부자를 배합해도 이 기능이 강해진다. 부종이 있는 경우에는 효과가 없다.

③ 거담 인통 치료 작용 : 감초의 단방으로 사용할 경우 인후종통, 곧 목이 마르고 따끔거리고 아프며, 국소 충혈로 빨갛게 붓은 증상에 사용한다. 감기 등으로 가래가 생겼을 때 거담제의 역할을 한다. 인후부의 염증, 궤양을 치료하고 거담한다. 특히 길경이나 행인과 배합하면 이 작용이 강해진다. 단, 몸이 누렇게 부어있으면(비습) 비록 인후에 통증이 있고 기침이 나고 끈적거리는 가래가 나와도 신중히 사용해야 한다.

④ 온보 회양 작용 : 양기를 돋우고 기를 돌리는 작용이 있다. 특히 건강이나 부자와 배합하면 이 작용이 강해진다.

⑤ 사하제에 대한 완화 작용 : 대황이나 망초 등의 강한 사하약과 배합하면 사하 작용을 완화하고 진통한다.

⑥ 진액 보충 작용 : 사하, 발한, 청열제와 배합하여 진액 소모를 방지한다. 갱미와 배합하면 더욱 강해진다.《상한론》에서는 땀이 많이 나며, 많이 토하고, 설사를 많이 하는 데 사용하고, 또 큰 병 뒤에 사용하여 진액을 보충하였다.

⑦ 건위, 강장, 지사 작용 : 위장의 궤양을 치료하기 위해서는 인삼, 대조, 생강, 백출, 복령 등과 배합하면 좋다.

⑧ 마황탕에 사용된 마황은 자극성이 많은 계지의 매운 맛을 방지한다. 조위승기탕에서는 대황, 망초의 강렬한 맛을 감초로서 완화하여 강력한 사하력을 억제한다.

⑨ 생강, 대조와 배합하면 조화의 작용이 강해진다.

⑩ 자감초는 처방의 작용을 완화하고 여러 약의 중화하는 작용이 강하다.

⑪ 감초의 부작용인 부종, 근무력증에는 오령산을 투여한다.

⑫ 감초의 글리시리진과 양약의 이뇨제, thiazide(저칼슘 유발증이 나타남), 프로세미드 frosemide 등과 steroid 계열의 본초와 병용하면 부작용이 더욱 잘 유발된다.

⑬ 《방약합편》중 80%가 감초가 배합된 처방이다.

⑭ 감초와 스테로이드 제제와의 병용은 항알레르기, 항염증 작용을 강화하고 스테로이드제의 부작용을 예방한다.

⑮ 한약 복용 후 부종, 체중 증가가 있으면 이는 감초로 기인된 것인지 의심해야 한다.

⑯ 양약의 이뇨제와 병용할 경우와 부작용인 혈청칼륨 저하, 저칼륨증으로 인하여 근무력증 초래, 위알도스테론증 pseudoaldosteronism이 있으면 일일 2.5g을 초과해서는 아니 된다.

⑰ 감초가 배합된 처방에는 혈청 칼륨 함량, 혈압 상승 등에 유의해야 한다.

⑱ 감초가 많이 배제된 처방의 장기 복용은 피한다. 수종을 유발한다.

⑲ 신장 질환 치료용의 처방, 또 처방 중 소변을 유도하는 처방에는 감초가 배합되어 있지 않다.

⑳ 감초는 보기약으로는 효과가 있으나, 보음, 보양, 보혈약으로 그 작용이 약하다. 보음약으로 사용할 경우는 밀자한다.

㉑ 경방 : 정신안정, 인후통과 거담 배농, 긴장이완, 진통에 사용하며, 양기를 보충하고, 대황의 사하 작용을 완화하는 데 사용한다. 심한 통증이 있으면 사용한다. 경방에서 처방된 증상에는 痛, 厥, 煩, 悸, 咳, 上逆, 驚狂, 悲傷, 痞硬, 利下 등이 있다. 경방에서는 석고와 용골의 처방에는 100% 감초를 배합하고 계지에는 95% 배합하였다. 그 다음으로 대조 90%, 생강 87.1%, 시호 85.7%, 작약 81.8%, 반하 77.7% 인삼 77.2%, 건강 70.8% 순이다. 이것은 감초가 기와 진액의 부족에 사용되었음을 방증한다.

㉒ 감초의 양이 감수보다 많으면 상반 작용이 발생하여 위부의 팽창이 나타나고 심하면 사망한다. 대극 원화와 배합하면 이뇨, 사하 작용이 현저하게 억제되고 원화의 독성이 더 심해진다. 감초의 양이 많을수록 더욱 그러하다.

㉓ 감초와 반하와 비교

· 공통점 : 목이 아픈 데 사용한다.

· 차이점

ㄱ. 감초는 인후가 빨갛게 부어오르고, 따끔거리며 아픈 증상에 사용

ㄴ. 반하는 목구멍에 이물질이 걸린 느낌, 끈적거리는 가래가 있고 메스꺼운 증상

이 있는 인후통이 적응증이다.

사용량

일반적으로 3-6g 주약(군약)으로 할 경우는 9-30g

비고

손사막이 처음으로 독을 푼다고 하였다. 견권(甄權) : 모든 약의 독을 풀고 약을 조화롭게 한다. 이 경우 감초가 군약

배합응용

· 감초 + 계지 = 발한 과다로 인한 기의 상충, 심하부의 동계, 가슴 속이 불안한 경우에 사용한다. 표한증의 심한 오한을 동반한 두통, 기의 상충을 내려 정신안정 도모/《상한론》에서는 심계항진 - 계지감초탕
· 감초 + 대조 = 제하 동계가 있고 정신불안, 약의 조화
· 감초 + 치자 = 흉부의 번민, 불면, 정신불안, 흉부의 염증
· 감초 + 건강 = 몸을 따뜻하게 하고, 비위허한에 의한 위통, 구토, 음식물해독. 이한허증, 궐냉에 탁효. 감초건강탕, 감초사심탕
· 감초 + 길경 = 배농, 진해거담, 인후통, 편도염. 길경의 구토 작용을 감초가 억제한다.
· 감초 + 행인 = 진해거담
· 감초 + 건강 = 냉증을 없애고 신진대사를 활발히 한다.
· 감초 + 대황 = 대황의 사하 작용을 완화시킨다.
· 감초 + 맥문동 = 인후, 폐, 위장의 진액을 보충한다.
· 감초 + 마황 = 마황의 발한 작용으로부터 정기 손상을 방지한다. 피부나 호흡기관의 비정상적인 체액의 정체를 제거한다.
· 감초 + 대조, 생강 = 위장을 보호하고 기를 증강시키고, 강장한다.
· 감초 + 백작 = 근육의 긴장이나 경련을 치료한다. 이허증, 근육긴장 해소하고 통증을 치료
· 감초 + 복령 = 심비부족에 의한 심계항진, 호흡촉박, 정신불안, 불면 치료.
· 감초 + 석고 = 표열증의 구갈을 동반한 두통과 오한

방제

가미귀비탕, 가미소요산, 갈근가반하탕, 갈근탕, 갈근탕가천궁신이, 갈근황금황련탕, 감

맥대조탕, 감수반하탕, 감초탕, 감초건강탕, 감초건강복령백출탕, 감초마황탕, 감초부자탕, 감초분밀탕, 감초사심탕, 감초소맥대조탕, 거계가백출탕, 계비탕, 계지탕, 계지가작약탕, 계지가작약대황탕, 계지감초탕, 계지감초룡골모려탕, 계지가갈근탕, 계지가계탕, 계지가대황탕, 계지가부자탕, 계지가용골모려탕, 계지가작탕, 계지가황기탕, 계지가후박행자탕, 계지거작약탕, 계지거계가복령백출탕, 계지거작약가부자탕, 계지거작약가마황세신부자탕, 계지거작약탕, 계령오미감초거계가건강세신반하탕, 계령오미감초탕, 계지마황각반탕, 계지부자탕, 계지시호계지건강탕, 계지이월비일탕, 계지이마황일탕, 계지인삼탕, 계지작약지모탕, 괄루계지탕, 귤피죽여탕, 궁귀교애탕, 귀비탕, 길경탕, 대방풍탕, 대황감초탕, 당귀탕, 당귀건중탕, 당귀사역탕, 당귀사역가오수유생강탕, 당귀음자, 도핵승기탕, 마행감석탕, 마황탕, 마행감석탕, 마행의감탕, 맥문동탕, 문합탕, 배농산급탕, 반하사심탕, 방기황기탕, 방풍통성산, 백호가인삼탕, 보중익기탕, 복령감초탕, 복령사역탕, 분돈탕, 사군자탕, 사역산, 사역탕, 사역가인삼, 산조인탕, 삼소음, 생강사심탕, 건중탕, 선복대자탕, 소건중탕, 소경활혈탕, 소시호탕, 소시호가길경석고, 소청룡탕, 소풍산, 승마갈근탕, 시박탕, 시령탕, 시함탕, 시호가망초탕, 시호가용골모려탕, 시호거반하가괄루탕, 시호계지탕, 시호계지건강탕, 시호청간탕, 신비탕, 십전대보탕, 십미패독산, 안중산, 억간산, 억간산가진피반하, 여신산, 영감강미신하인탕, 영강출감탕, 영계감조탕, 영계출감탕, 오림산, 오적산, 오호탕, 온경탕, 왕불류행탕, 용담사간탕, 월비탕, 월비가출탕, 월비가반하탕, 육군자탕, 윤장탕, 위령탕, 을자탕, 의이인탕, 이중탕, 이진탕, 이출탕, 인삼탕, 인삼양영탕, 입효산, 자감초탕, 자음강화탕, 자음지보탕, 작약감초탕, 조등산, 조위승기탕, 죽엽석고탕, 죽여온담탕, 천궁다조산, 청상방풍탕, 청서익기탕, 청심연자음, 청폐탕, 치두창일방, 치타박일방, 梔子甘草쟈탕, 통맥사역탕, 평위산, 향소산, 황기건중탕, 황련탕, 황금탕, 황금가반하생강탕, 황토탕, 형개연교탕, 후박생강반하감초인삼탕, 후박칠물탕

◈ 약물명: 대조 大棗 DaZao(라틴어 Zizyphi Fructus)

기원

갈매나무과 Rhamnaceae 대추나무 *Ziziphus jujuba* Mill. var. *inermis* Bunge Rehd. 또는 보은 대추나무 *Zijujuba* var. *hoonensis*의 열매

처방명

大紅棗, 紅棗

성분

Triterpenoid : Oleanolic acid, betulinic acid, alphitolic acid, p-coumaric acid의 에스텔 류, ursolic acid, oxonuciferine, Trterpenoidsaponin(zizyphus saponin 1, 2, 3), 유기산, 당류, 고농도의 cyclic AMP, cyclic GMP 등 단백질, 지방, 칼슘 등 비타민 C가 풍부하다.

약리

추출물 항알러지, 위궤양 예방

1. 항알레르기 작용 : 탕액 추출액은 reagin 항체(반응항체) 생산을 억제하고 48h homologous PCA를 억제했는데 그 활성성분은 ethyl-α-D-fructofuranoside인데 말초혈관이나 백혈구내의 cyclic AMP 수치를 증가시켰다. 또 이 성분은 이뇨를 촉진한다. 기관지 천식 치료 촉진 작용이 있다. 접촉성 피부염을 억제하고, I형과 IV형의 알레르기를 억제한다. IgE 항체 자극에 의한 leukotrien D4 유리를 억제한다.

   대조 추출액 100mg/kg을 5일간 투여하면 면역억제제인 아자티오프린 Azathioprine 과 동등하게 IgE 항체 생산을 억제한다.

2. Sialidase(포도당 가수분해 효소) 억제 작용 : 억제치는 36.8%이었다.

3. 항소화성 궤양 작용

4. 항스트레스 작용 : Zizyphus saponin 신경섬유의 회복과 성장을 증가시켰다.

5. 혈액응고 억제 작용 : Thromboplastine 시간을 연장시키고 항프라스민 활성, 에피네프린, 콜라겐 collagen에 의한 혈소판 응집을 약하게 억제하였다.

6. 진정 작용 : 알칼로이드 성분 중, daechualkaloid-A, C(lysicamine)와 E(nornuciferine), aechucyclopeptide-I, zyzyphusine 등에 hexobarbital 수면 연장이 확인되었다.

7. Aldose reductase 억제 작용

8. 신 장애 개선 작용 : 사구체 기저막 신염에 대해 BUN(Blood Urea Nitrogen 요소 질소, 정상범위 5-23mg/dl) 상승을 억제하고 사구체의 부핵 paranucleus 을 감소시켰다.

9. 뇌세포 기능 강화 작용

10. Oxonuciferine은 강력한 최면 작용을 한다.

11. Nornuciferine에는 최면 작용이 있고 진경 작용을 한다.

12. Maslinic acid가 항염 작용을 하고 히스타민에 의한 장관 경련을 억제한다.

13. 그 외, betuinic acid는 항HIV작용, 강력한 종양 억제 효과가 있다.

약성가

大棗味甘 和百藥 益氣養脾 滿休嚼

효능

· 성미 甘 溫

· 귀경 脾 胃

약능

補脾和胃 益氣生津 安神

주치

위장계 허약으로 인한 식욕 감퇴, 신경성 동계, 불안, 여성의 히스테리

고전문헌

· 신농본초경 : 복부를 편안하게 하고 소화를 돕는다. 기와 진액 부족을 약간 보충하고 신체 허약을 돕는다. 놀람에 사용하며, 약제성 독을 제거한다.

· 명의별록 : 소화기계를 돕고, 정신적 스트레스 제거.

주의사항

(1) 쪄서 껍질과 씨를 없애고 사용한다.

(2) 삭은이(충치)의 통증, 복부팽만감, 변비 등에는 사용하지 않는다.

임상적용

① 소화기계 기능 허약의 보조약으로 사용 : 보기의 방제에 사용할 경우는 반드시 생강과 함께 사용한다. 대조에 의해 생기는 복부팽만을 생강의 위장 자극으로 감소시키고, 생강의 위장 자극을 대조로 완화시킨다. 대조와 생강을 동시에 사용하면 식욕이 늘고 소화가 좋아지므로 다른 보기약의 작용이 좋아진다.

② 작용이 강한 본초에 배합하면 그 성질을 약하게 하여 소화 기능에 대한 장애가 적어진다.

③ 매운 맛과 쓴맛이 많은 본초를 사용한 처방에 대추를 사용하면 맛을 교정하고 약성

을 부드럽게 한다.

④ 보기 방제에 첨가할 때는 반드시 생강과 병용한다.

⑤ 빨간 대추(홍조)는 체액을 소모시키는 작용(燥性)이 약간 강하고 보양력이 약하므로 보익제로서는 일반적으로 사용하지 않지만 알레르기성 자반병에 효과가 있다.

⑥ 꿀에 버무린 대추(蜜棗)는 맛이 아주 달고 농도가 짙어 윤조, 해독에 효과가 있다.

⑦ 항알레르기 작용을 응용하여 기관지 천식에 사용한다.

⑧ 근육 긴장에 사용한다. 단맛이 급성 근육 긴장을 완화한다.

⑨ 경방 : 心下支結, 心下支飮, 脇下水氣, 腹部乾燥, 腹直筋 拘攣, 腹痛, 奔豚에 사용한다. 소화기계 기능 향상, 긴장 완화, 정신안정에 사용. 특히 근육이 굴곡 긴장되어 신전할 수 없는 경우에 사용한다. 《상한론》에서 씨앗을 제거하고, 과육은 찢어서 (擘) 사용하라고 적기되었다.

⑩ 대조와 작약의 비교
- 공통점 : 근육 긴장에 사용한다.
- 차이점 : 근육 긴장에서,
  ㄱ. 작약의 근육 긴장이 훨씬 강하고, 감각은 떨어진다. 작약은 수종이나 부종이 있으면 사용하기 곤란하다.
  ㄴ. 감초는 근육 긴장은 작약보다 약하나 감각적 느낌은 훨씬 강하다. 근육 굴곡 통증이 심하고 이수 작용이 있다. 수종이나 부종이 있어 작약을 사용할 수 없는 경우에, 감초의 이뇨 작용을 이용하여 작약 대용으로 사용한다.

사용량

5-20g

배합응용

- 대조 + 정력자 = 폐수종, 천식, 부종. 정력자의 강한 작용을 허증에 사용할 경우는 반드시 대조와 병행하여 그 강함을 완화시켜야 한다.
- 대조 + 감초 = 건위 작용, 긴장 완화, 정신안정
- 대조 + 백출 = 위 기능 향상, 에너지 순환을 이롭게 한다.
- 대조 + 소맥 = 제하부의 기허를 보충하고, 배꼽 주위의 동계를 동반한 정신불안에 사용한다.

방제

갈근탕, 가미귀비탕, 갈근탕, 갈근탕가천궁신이감맥대조탕, 감맥대조탕, 계지가황시탕, 계지가갈근탕, 계지가후박행인탕, 계지가작약탕, 계지가작약대황탕, 계지가부자탕, 계지가룡골모려탕, 계지탕, 귀비탕, 대방풍탕, 대시호탕, 당귀건중탕, 당귀사역가오수유생강탕, 맥문동탕, 반하사심탕, 배농산급탕, 보중익기탕, 사군자탕, 삼소음, 삼출건비탕, 소건중탕, 소시호탕, 소시호탕가길경석고, 시박탕, 시령탕, 시함탕, 시호가룡골모려탕, 시호계지탕, 십조탕, 오수유탕, 오적산, 육군자탕, 월비탕, 월비가반하탕, 위령탕, 자감초탕, 청폐탕, 평위산, 황기건중탕, 황련탕

◆ 약물명: 이당 飴糖 YiTang(라틴명 Saccharum Granorum)

기원

벼과 Gramineae 찹쌀 *Oryza sativa* var. *glutinosa* 멥쌀 *Oryza sativa* L. 밀 *Triticum awstivum* L. 보리 *Hordeum vulgare* L.로 만든 검은 엿

처방명

餳糖, 膠糖, 飴糖 膠飴

성분

맥아당, 덱스트린(dextrin), 소량의 단백질

약리

장관의 흡수불량으로 인한 저혈당증이 발생되면 당분을 보충하여 세포의 에너지 대사를 원활하게 한다.

약성가

飴糖味甘 潤肺脾 止渴消痰 滿休施

효능

· 성미 甘, 溫
· 귀경 脾, 胃, 肺

약능

補虛建中 緩急止痛 潤肺止咳 緩和 安神 安蛔

주치

과로로 인한 소화기계의 질환, 허한성 복통, 폐의 건조로 인한 마른기침, 토혈, 구갈, 인후통, 변비

고전문헌

명의별록 : 허를 보하고 지갈하면 지혈한다.

주의사항

(1) 교이는 너무 달아서 복부팽만이 발생되기 쉽고, 다량으로 복용하면 구토를 유발하므로 복부팽만, 오심, 구토 등의 증상이 있으면 사용하지 않는다.

(2) 변당, 치통 등에도 사용하지 않는다.

임상적용

① 허한 증상에 나타나는 소화성 궤양, 만성위염, 장관유착 등에 사용 : 증상은 누르면 통증이 감소하는 복통(喜按), 공복 시 통증, 식후 통증 감소, 미각이 둔하고, 뜨거운 음식을 좋아하고, 타액이 많고, 설담홍백현완 혹 침지 등이다

② 폐허 증상인 만성기관지염, 폐결핵에 사용 : 증상은 마른기침, 담은 없고, 목소리에 힘이 없고 약간 움직여도 숨이 차고, 날숨(呼氣)이 긴 증상이다.

③ 오두, 부자 중독에는 교이를 복용하면 해독하는 데 도움이 된다.

④ 허한성의 복통에 사용

⑤ 경방 : 허증과 소화기계를 보하고, 긴장을 완화하며, 진통한다. 교이는 담을 만들고, 열을 많이 내므로 음허증에는 사용하지만, 양실, 양허, 한사로 인한 실증에는 사용하지 못 한다. 표증에는 적당하지 않고, 내과 증상에 적합하다.

⑥ 교이, 밀당(꿀)의 비교

　ㄱ. 교이는 보중익기력이 있으므로 보약제에 배합하여 사용

　ㄴ. 꿀(蜂蜜)은 폐와 장의 음액을 보충한다. 마른기침, 변비에 청열자윤제나 사하제를 배합하여 사용한다.

사용량

탕제에는 15-60g/일을 녹여 2-3회로 나누어 복용

배합응용

· 교이 + 계지 = 비위를 따뜻하게 하고, 기력을 북돋우며, 허증을 보한다.
· 교이 + 인삼 = 비위를 보하고 허증을 보한다.
· 교이 + 감초 = 태음병, 허증, 복통
· 교이 + 건강 = 소화기계 허한
· 교이 + 황기 = 과로로 인한 여러 증상
· 교이 + 작약, 감초 = 복통을 완화한다.

방제

귀기건중탕, 당귀건중탕, 대건중탕, 소건중탕, 황기건중탕

2. 보혈약 Herbs that tonify the Blood

보혈약은 혈허를 개선하는 본초이며, 이혈약이라고도 한다. 한의학에서 혈이라 함은 혈액을 지칭하기도 하지만, 혈액이 포함되는 영양 작용을 말하는 경우가 많다. 혈허는 혈액에 의한 영양 작용의 저하로 보는 것이 바람직하다. 혈허의 기본 증상은 안면이 창백하고, 입술, 손발톱이 창백하며, 어지럽고, 눈이 흐릿하고, 시력감퇴, 피로, 동계, 불면, 손발의 저림, 피부의 건조, 생리량이 적거나, 생리 주기가 지연되고, 심하면 폐경이 나타나고 설담백맥세무력 등이다. 또한 혈허는 심혈허, 간혈허에 발병되는 것으로 보아, 심혈허에는 기질적 기능의 결여로 인한 빈맥, 부정맥, 동계, 현기증이 있으며, 기능적 측면에서 건망, 불면, 다몽, 정서불안 등 정신적 측면의 증상이 있다. 간혈허에는 영양실조 증상인 현기증, 손발의 저린감, 눈이 침침하고, 근육의 경련, 코출혈, 월경과소, 성기의 부정 출혈 등이 나타난다. 현대 의학에서는 이러한 증상이 혈액과 관계된 자율신경 실조증, 심부전증, 만성 간염 등에서 나타난다.

보혈약은 주로 심, 간에 적용되는 약으로 그 약능에 따라 중요 보혈약과 온화보혈약으로 나뉜다. 중요 보혈약은 보혈 작용이 우수하여 혈허증에 많이 사용되는 본초이며, 점성이

아주 강한 본초이다. 이에는 당귀, 백작, 숙지황, 아교 등이 해당된다. 온화보혈약은 점성이 약함과 동시에 약의 성질도 부드러운 본초이며, 하수오, 용안육 등이 있다. 보혈 약능을 함유한 다른 본초에는 계혈등, 단삼, 산조인, 상기생, 생지황 등이 있다.

보혈약을 하위분류하면 다음과 같다.

자음	········· 간신음허 ··········	숙지
	혈허 ··········	아교
활혈	········· 조경 ··········	당귀
	간기울결 ··········	백작
	간비부조 ··········	백작
심비양허	········· 안신 ··········	용안육
간신음허	········· 익정 ··········	하수오

보혈약은 점성이 강하여 소화 불량을 초래하므로 장기간 복용, 또는 다량으로 복용하는 것은 바람직하지 않으며, 소화 기능을 강화하는 건비화중약을 배합해야 한다. 그리고 보혈약을 사용할 경우에는 항상 보음약을 배합하는 것이 좋다.

2-1. 주요 보혈약

◆ 약물명: 당귀 當歸 DangGui(라틴명 Angelicae Gigantis Radix)

기원

- 기원에 따라 성분이 다르다.
- 한국산: 미나리과 Umbelliferae 참당귀 *Angelica gigas* Nakai의 뿌리를 뜨거운 물에 데쳐 말린 것. 일본 종자 *Angelica acutiloba* Kitagaw 로 재배 가공한 것을 사용하는데 그 명칭은 甘當歸, 왜당귀라 한다.
- 중국산: 미나리과 Umbelliferae 唐당귀 *Angelica sinensis*(OLIV.) DIELS
- 일본산: 미나리과 Umbelliferae 일당귀 *Angelica acutiloba* Kitagawa 또는 북해도산 당귀 *A. acutiloba* Kitagawa var. *sugiyamae* Hikino.
- 한국산 참당귀는 꽃이 빨간색이고 중국당귀는 흰색이다. 보혈용으로는 중국당귀(唐당귀)가 우수하다.
- 당귀 뿌리의 머리 부분을 歸頭, 뿌리 덩이를 歸身, 잔뿌리를 歸尾(또는 당귀鬚)라 한

다. 현재는 全當歸라 하여 귀두와 귀신을 포함하여 말한다. 중국당귀의 歸頭를 분말한 것을 歸身이라 하고, 大深當歸(日式當歸)는 일당귀 *A. acutiloba* Kitagawa를 중국에서 재배 가공한 것을 말하며, 片當歸는 중국당귀 *A. sinensis* Diels을 옆으로 잘라 가공한 것을 말한다. 일본에서는 대심당귀 *A. acutiloba* Kitagawa를 가장 좋은 상품으로 본다.

· 화학적 분석에서 일당귀 *A. acutiloba* Kitagawa와 중국당귀 *A. sinensis* Dielsd는 큰 차이가 있으나 북해도 당귀 *Angelica acutiloba* Kitagawa var. *sugiyamae* Hikinor와는 차이가 없다.

처방명

숭검초 뿌리 當歸, 全當歸, 西當歸, 當歸身, 當歸尾, 當歸鬚, 酒當歸, 土炒當歸

성분

· 참당귀 : 열매에 0.69% 정유는 뿌리에 0.31%.

· Coumarin : Decursin, decursinol, decursino angelate, marmesin, xanthotoxin, umbelliferine, isoimperatorin, nodekentin

· Polyacetylene : Octadeca

· 일당귀 : 정유 : Phthalide, ligustilide, N-butylidenephthalide, safrol, sedanonic acid, lactone지방산 : Palmiticacid, linolic acid

· Coumarin : Bergaptene, scopoletin umbelliferone

· Polyacetylene : Falcarinol, falcarindiol, falcarinolone

· 그 외 : Vitamin B_{12}(혈액 생성), nicotic acid

약리

1. 면역 부활 작용 : 탕액은 B세포 분화 촉진, T-help 세포 활성화, 항체 생산 증가, 대식세포 활성화가 있고 당귀 다당체는 항보체 활성화가 있다. 또 항체 의존성 탐식을 증가시켰다.

2. 중추 억제 작용 : 정유 성분에는 진정, 수면 연장, 혈압하강, 체온저하 작용이 있다. 탕액은 진정, 자발 운동 억제 작용이 있다.

3. 진통 작용 : 탕액은 진통 작용이 있다. 그 성분인 falcarindiol은 aminopyrine보다 강하다. 또 폴리아세틸렌 화합물에도 진통 작용이 있다.

4. 해열 작용 : 당귀 정유 성분은 체온저하, 해열 작용이 있다. 이것은 말초혈관 확장으로 방열하기 때문이다.

5. 근 이완 작용 : 메타놀 추출액은 근 이완 작용이 있고 그 활성성분은 ligustilide이다.

6. 자궁 수축 작용 : 자궁 운동 항진 후 억제한다. 자궁내압이 있으면 흥분 작용, 자궁 내부의 불규칙적 수축을 정상 수축으로 조절한다. 자궁내압이 없으면 억제한다. 알칼리성 물질은 자궁근을 수축하고 정유 성분은 그것을 이완한다. 자궁 기능 조정 작용, 자궁 발육 촉진, 진정, 진통 작용, 이뇨 작용, 비타민 E 결핍증에 길항한다. 지궁이 수축되면 이완시키고, 이완되면 자궁을 수축시켜 불규칙적 상태를 조절하여 유산을 방지한다. 비타민 E가 또한 자궁 발육을 촉진시킨다. Ferulic acid가 자궁 평활근의 경련에 대한 진통, 진경 작용과 평활근 이완 작용을 통해 장관의 경련이나 임신자궁의 수축, 경련을 억제한다. 결과적으로 임신, 임신안정을 꾀하고, 유산을 방지한다.

7. 혈압강하, 말초혈관확장 작용 : 에텔 추출액, 탕액은 심박의 진폭을 감소시키고 혈압강하 작용, 이관혈관 확장 작용, 말초혈관 확장 작용이 있다. 안압 저하와 일시적인 급격한 혈압하강 후에 지속적인 혈압하강이 있다. 안압의 저하는 혈압 강하로 인한 눈물 생성의 억제 때문이다.

8. 혈액응고 억제 작용 : 항응고체계를 경도로 항진시키는 혈소판 응집 억제 작용이 있는데 그 성분은 adenisine이다. 혈관투과성 억제 작용이 있다.

9. 항염증 작용 : 탕액은 관절염 억제 작용이 있다.

10. 항알레르기 작용 : 알레르기 반응에서 IgE 항체 작용을 감소시킨다. 탕액은 혈 중 레아긴 항체 생산을 약하게 억제한다.

11. 항종양 작용 : 탕액의 다당은 복수암에 대해 항종양 작용이 있고 그 성분은 Arabinogalactan AR-4E-2로 확인되었다. 항독소-L에 대해 억제작용을 하였다. senkyunolide F는 세포독성을 나타내었고, 발암 전환제 12-0-tetradecanoylphorbol-β-acetate에 의한 염증을 억제하였다. Decursin, decurainol angekate는 다양한 암 세포주에 대해 강한 세포 독성을 나타내었다.

12. 복막염에 대한 진통 작용이 있다.

13. 항바이러스 작용 : 메타놀 추출액은, EB바이러스를 억제하였다.

14. 발모 작용 : 탕액은 발모 재생 속도가 증가하였다.

15. 항암제의 부작용을 경감 : 메타놀 추출액은 항악성 종양제 cisplatan 의 신독성(腎毒性)을 경감시켰다.

16. 비타민 E 결핍증에 길항한다.

17. 윤장하여 통변하고 간장을 보호하며 간장의 글리코겐 감소를 예방한다.

18. 다당체는 아세토아미노펜 acetoaminophen에 의한 간 장애를 억제하는데 이것은 hepatic GSH 수치의 저하, 억제, 항산화, 그리고 NOS 활성화를 억제하는 것이다.

19. 골아세포 증식을 저농도에서 증가시켰다.(숙지황)

20. 급성 부종 억제 작용

21. 항천식 작용 : N-butyphtalide가 기관지 평활근 경련을 억제하여 평천 작용을 한다.

22. 항아세티콜린 작용

23. 뇌세포 보호 작용 : Decursinol을 장기간 복용하면 β-amyloid peptide에 의한 기억력 손상을 예방한다. Decursin은 acetylcholine esterase 효소 활성을 억제하여 건망증 개선 효과를 나타낸다.

24. 당귀의 사과산나트륨 Sodium DL-Malate는 항암제인 시스플라틴 Cisplatin 등 백금유도체 계열 항암제의 부작용을 아주 유효하게 억제한다. 반면, 사과산나트륨은 여성 호르몬을 자극하므로 유방암에 사용해서는 아니 된다.

25. Cox2 억제 효과가 있으므로 이것으로 인한 원인불명의 통증, 섬유근 통증에 효과 있다.

약성가

當歸性溫 主生血 補心扶虛 逐瘀結

효능

· 성미 甘, 辛, 溫
· 귀경 心, 肝, 脾

약능

補血 行血 潤腸,

주치

생리불순, 생리정지, 복통, 복부에 어혈이 뭉친 것, 부정성기출혈, 빈혈성 두통, 현기증, 마비, 건조성 변비, 설사, 화농증

고전문헌

· 신농본초경 : 기침, 학질로 인한 오한 신열, 자궁출혈, 불임증

· 명의별록 : 위장을 따뜻하게 하고 지통한다. 객혈, 중풍으로 인한 경련, 땀이 안 나는 것, 몸이 찬 데 사용

· 본초강목 : 두통, 명치부의 여러 통증, 위장과 장관, 근골, 피부를 윤조하며, 종기를 배농시키며, 지통, 보혈한다.

주의사항

(1) 당귀는 온성이므로 폐음허, 간화항성, 토혈을 막 멈춘 자 등에게 사용불가

(2) 당귀는 활혈 약능이 강하므로 성기 출혈이 많으면 사용불가하다.

(3) 당귀에는 연변 작용이 있으므로 비양허로 소화기계 기능 저하로 설사(脾虛泄瀉)하면 사용불가하다.

(4) 당귀의 대량 사용은 자궁수축을 유발하므로 신중해야 한다.

(5) 항응고제와는 신중해야 한다.

(6) 당귀를 장기간 또는 다량 복용하면 음허열이 위로 치밀어 오르고(虛火上炎, 陰虛火旺) 인후통 발생, 코 속에서 뜨거운 작열감 등이 나타난다.

(7) 평소에 변이 무르면 백출, 복령을 적당히 첨가해서 당귀의 윤장통변 효과를 억제할 필요가 있다.

(8) 당귀는 위장 기능이 허약하면 식욕저하와 소화가 아니 되어 위의 더부룩한 증상을 야기한다.

(9) 열이 있고 몸이 부어 통증이 있으면 신중해야 한다.

임상적용

① 보혈, 행혈이 필요할 경우는 혈증(어혈, 혈허, 출혈의 총칭), 허증, 표증, 화농성을 불문하고 당귀를 사용한다.

② 부인과의 주요 약이다. 유산 방지, 생리통, 무월경, 생리 불순에 효과 있다. 월경조정 방제에는 당귀를 사용하여 행혈, 진통 작용(자궁을 수축하여 어혈을 배출하고 자궁의 경련을 이완시켜 진통)을 이용한다. 이는 사과산나트륨이 여성 호르몬을 자극하기 때문이다.

③ 당귀는 여성 호르몬 의존성 악성종양에는 사용하면 아니 된다. 이는 천궁도 동일하다. 약리 23항을 보라.

④ 보혈에 사용한다. 심혈허 증상으로 동계, 건망, 불면, 정신불안 등의 증상에는 당귀로 보혈하여 진정한다. 비허로 수척하고 피부색이 나쁘면, 당귀로 소화흡수 촉진(健脾)에 사용한다. 간혈허 증상으로 머릿속이 흔들거리고, 눈이 가물거리며, 이명, 근육이 실룩거리는 증상에는 당귀로 보혈하여 스트레스의 울체를 풀어 준다(유간 柔肝).

⑤ 어혈에 사용한다. 타박, 염좌 등, 외상이나 혈관 질환에 의해 발병된 내출혈, 혈액순환의 정체, 종창, 동통에 대해 어혈을 제거(순환을 개선하여 진통)하므로 타박, 염좌, 혈전성 동맥염에 사용한다.

⑥ 복통에 사용한다. 혈한으로 기혈이 정체되어 생긴 복통에 적합하다. 농혈성 설사나 복통을 동반한 이질 초기나 부인의 변비, 복통 등 기체어혈증에 사용한다. 복통의 부위는 대부분 아랫배이며 통증은 찌르는 듯, 쑤시듯이 아프고, 등과 허리로 뻗쳐나가는 느낌이다.

⑦ 만성화농성에 사용한다. 당귀의 활혈, 보혈, 지통으로 혈액순환 개선, 인체의 저항력을 높인다.

⑧ 통변 작용 : 장조 변비에 사용한다. 기혈양허에 적합하다. 평소에 변이 무르면, 당귀가 숙지황보다 더 설사를 유발하는 경향이 있다.

⑨ 기혈양허자가 표증이나 어혈에 의한 두통이나 관절통이 있으면 사용한다.

⑩ 경방 : 몸을 따뜻하게 하고, 혈을 보하고, 한사를 없애며, 활혈하여 어혈을 없애고, 혈액순환을 개선하며, 월경을 조절하고, 유산 방지, 불임을 치료한다.

⑪ 약능에 歸頭는 보혈하고, 뿌리덩이(歸身)는 養血하고 잔뿌리(歸尾)는 파혈한다. 이 모두를 사용하면 활혈하고, 歸頭는 상초(頭部, 頸部, 胸部)를 보하고 歸身은 몸체를 보하고 歸尾는 사지를 보한다고 되어 있지만 임상에서는 구분할 필요가 없다. 임상에서 사용하는 것은 일반적으로 당귀 전체(全當歸)이다. 또 특별히 구별할 필요가 없으나 혹시 세분하여 사용할 경우라면 다음을 참고하라.

   ㄱ. 당귀 전체(全當歸)는 혈액순환 개선이나 해표제에 사용

   ㄴ. 당귀 뿌리덩이(歸身)는 보혈에 사용한다. 혈허 치료나 생리 조절에 사용한다. 정유 성분은 당귀미보다 적다.

   ㄷ. 당귀 잔뿌리(歸尾)는 정유가 많이 포함되어 있어 혈관 운동능을 강화하며 혈액순환 촉진 작용이 강하다. 활혈에 사용한다. 타박, 염좌의 종창이나 동통(어혈), 관절의 운동 장애에 사용한다.

⑫ 당귀와 작약, 천궁을 배합하면 보혈행혈하므로 온성의 구어혈제로 사용하고, 목단피

와 도인은 한성 구어혈제로 사용한다.

⑬ 당귀를 장기간 또는 다량으로 복용하여 인후통, 콧속에서 뜨거운 작열감 등이 나타
날 경우 금은화, 생지황 등 청열량혈약을 적당히 가하면 증상이 개선된다.

⑭ 당귀와 계혈등의 비교

· 공통점 : 온성이며, 활혈과 보혈 작용이 있다, 혈허증에 사용한다.

· 차이점

ㄱ. 당귀 : 활혈보다는 보혈 작용이 뛰어나다. 혈허증, 음허증에 사용한다. 생리불순
에도 우수하다. 부인과 질환에 빈용한다. 윤장통변 작용도 있다.

ㄴ. 계혈등 : 보혈보다는 활혈 작용이 우수하다. 근육 긴장을 해소하는 작용도 있다.
혈허나 어혈증으로 인한 비증, 피부소양증에 사용한다.

⑮ 백작과 비교는 해당 항을 보라.

사용량

일반적으로 9-12g, 표증에는 소량으로 3-9g. 보혈하여 혈액순환, 변비 개선에는 약간
대량으로 12-30g, 최고 60g까지 사용한다. 예를 들어 산후의 혈허에 사용하는 당귀생강
양육탕에서 당귀의 양은 30g 이상인데 당귀보혈탕의 당귀는 6g이고 황기를 보조적으로 사
용한다. 처방명에 보혈이라 하나 실제로는 보기하는 것보다 행혈하는 것을 의미한다.

배합응용

· 당귀 + 작약 = 빈혈로 인한 동계, 현기증, 이명, 생리불순, 경련, 냉증, 복통
· 당귀 + 감초, 계지, 작약 = 사지궐냉, 진통
· 당귀 + 천궁 = 혈행촉진, 냉증, 생리통, 불임증 피부주름살
· 당귀 + 숙지 = 여성의 빈혈로 인한 동계, 건망, 신경쇠약, 불면, 생리불순, 불임
· 당귀 + 황기 = 보혈, 치질, 현기증 눈앞캄캄, 탈항, 자궁하수, 야뇨증
· 당귀 + 계지 = 위장관의 혈행 촉진, 복통, 냉증
· 당귀 + 목단피 = 만성 어혈을 제거
· 당귀 + 백출, 작약, 천궁, 황금 = 유산 방지 작용의 증가

방제

가미귀비탕, 가미소요산, 귀비탕, 궁귀교애탕, 내보당귀건중탕, 대방풍탕, 당귀산, 당귀음
자, 당귀건중탕, 당귀사물탕, 당귀사역가오수유생강탕, 당귀작약산, 당귀패모고삼환, 당귀

탕, 마황승마탕, 방풍통성산, 보중익기탕, 분돈탕, 사물탕, 소경활혈탕, 소풍산, 속명탕, 승마별갑탕, 십전대보탕, 시호청간탕, 억간산, 억간산가진피반하, 여신산, 온경탕, 오매환, 온청음, 오적산, 오림산, 용담사간탕, 윤장탕, 을자탕, 의이인탕, 인삼양영탕, 자음강화탕, 자음지보탕, 자운고, 저령탕합사물탕, 칠물강하탕, 청서익기탕, 청폐탕, 통도산, 형개연교탕

◆ 약물명: 백작약 白芍藥 BaiShaoYao(라틴명 Paeoniae Radix)

기원

· 작약과 Paeoniaceae 참작약 *Paeonia lactifora*(= *Paeonia albiflora*) Pall.의 뿌리껍질을 제거하여 삶은 후 건조한 뿌리. 건조품은 패오니플로린 2.0% 이상이어야 한다.

· 유사품 : 작약과 백작약 *Paeonia japonica* Miyabe et.

　　　　　털백작약 *Paeonia japonica* Miyabe et, var. *pilosa*(잎의 뒷면에 털이 난다)

　　　　　산작약 *Paeonia obovata*(암술대가 길게 자라서 뒤로 말리며, 꽃은 붉은색)

　　　　　민산작약 *Paeonia obovata* var. *glabra*(산작약 중에서 잎의 뒷면 에 털이 없는 것)

　　　　　참작약 *Paeonia albiflora*

· 중국산 : 중국의 적, 백작 기원은

　　　　　작약과 Paeoniaceae 적작약 *Paeonia lactifora*(= *Paeonia albiflora*) Pall을 말한다.

　　　　　산작약(草芍藥) *Paeonia obovata* Maxim

　　　　　川芍藥 *Paeonia veitchii* Lyrch

　　　　　《신농본초경》에 작약으로 기재되고, 도홍경이 적, 백작으로 구별했으나 사용은 그러하지 않았다. 성무기가 비로소 적, 백작의 쓰임을 구분하였다.

처방명

함박꽃 뿌리, 芍藥, 大白芍, 杭白芍, 生白芍, 炒白芍, 炒杭芍, 酒芍

성분

· paeoniflorin, oxypaeoniflorin, benzoylpaeoniflorin, albiflorin, triterpenoid, paeonolide, Paeonin. benjoic acid(1.7%), tannin, paeonol과 그 배당체, paeonoside, sucrose, benzoic acid, β—sitosterol 꽃에는 gallotannin, astragalin paeonoside, populin, 13—Methyltetradecanoic acid, kaempferol pentosane 등이 있고 잎에는 탄닌이 있다.

· 작약의 약효 성분은 Paeoniflorin으로 확인되어 있다. Paeoniflorin과 albiflorin의 함유 량이 2.3% 이상이어야 한다.

약리

1. 진정, 진경, 진통 작용 : Paeoniflorin은 진정, 진경, 진통 작용이 인정되었다. 작약은 진경 진통제로서 두통, 신경통, 위통 등은 물론이고 여성의 약으로서도 효과가 높다. 작약 탕액은 DMPP등에 의한 수축을 억제하였다. 아세톤 추출액은 방광 평활근의 수축을 억제하였다.

2. 말초혈관확장 작용 : Paeoniflorin은 말초혈관을 확장하고 말초혈류량의 증가를 촉진시켰다.

3. 항염증 작용 : Paeoniflorin은 초산에 의한 부종, carrageenin 족저 부종을 억제하였다. 카라게닌은 말초신경에는 작용하지 않는다. Paeonol은 아슈반 관절염 발생을 현저하게 억제하였다. Paeonol도 항염 작용이 있다. 특히 작약의 약리는 염증이 만성화되어 혈소판응집(血小板凝集)이 연속적으로 발생되고 그 결과 결국 혈액순환이 느려져 혈류가 저하되면 위장 기능이 저하되어 파생되는 이른바 팽만(膨滿)에 대해 유효하다. 작약이 구어혈약(驅瘀血藥)으로 쓰일 수 있는 것은 어혈 제거의 유효 성분인 paeonolide이 있기 때문이다.

4. 항알레르기 작용 : 작약 탕액은 접촉성 알레르기를 억제하고 그 효과는 강하면서 지속적이었다. Paeoniflorin은 접촉성과민반응 및 피부의 급성 전신과민 반응 anaphylaxis을 억제하였다.

5. 면역부활 작용 : 작약을 끓인 탕액은 복강 대식세포의 탐식능을 항진시켰다. 적작을 끓인 탕액은 노화 방지 작용이 있다. 또 PMA 첨가로 작용이 증가되었다. 작약의 다당류에는 세망내피계의 부활 활성이 인정되었다.

6. 위장 운동 촉진 : Paeoniflorin은 위장 운동을 항진시켜 장관 내용물의 운반을 촉진시켰다.

7. 항위궤양 작용 : 위산 분비 억제 작용이 있다. Paeoniflorin은 스트레스 궤양을 억제하였다.

8. BUN 저하 작용 : 혈중뇨소량을 저하시켰다. 유효 성분은 1, 2, 3, 4, 6-penta-o-galloylglucose이다.

9. 혈액응고 억제 작용 : Paeoniflorin, benzoylpaeoniflorin은 항응혈 작용이 있다. 혈

소판 응집 억제 antiplatelet coagulation effect가 있다. Coronary vessel dilation, antiplasmin, antiplasminogen activity가 있다. 구어혈(散瘀, antistagation)작용이 있다.

10. 호르몬 작용 : 작약 추출액은 난소의 황체기에 작용하여 혈액이나 난소에서 프로게스테론을 증가시켰다. 혈중 PRL 상승을 현저하게 억제하고 혈중 테스토스테론 수치의 상승을 억제하였다.

12. 당뇨병으로 폴리올 대사 경로에 이상이 발생되면 당뇨병의 만성합병증이 나타난다. 당은 aldose reductase(AR)에 의해 sorbitol이 되고 세포내 sorbitol 농도가 높아지면 세포 내로 수분이 유입되어 세포의 변성이 일어난다. 작약 탕액은 이 대사에 관계하는 AR을 현저하게 억제한다. 작약은 AR활성을 농도 의존적으로 억제하고 적혈구의 sorbitol 축적을 억제하였다. 그 활성 성분은 1, 2, 3-galloylglucose 등이다.

13. 방사선 장애 예방 작용

14. 기억학습 장애 개선 작용 : Paeoniflorin은 나이가 듦에 따른 학습지연을 유의의하게 개선하고 Step-down 형 수동적 회피학습에서 전기 충격에 의한 단축을 유의의하게 연장시켰다.

15. 근 이완 작용 : Paeoniflorin은 평활근 이완, paeoniflorigenone은 신경근 접합부 차단 작용이 인정되었다. 근육 이완 작용에 특출한 성분은 paeoniflactone A로 밝혀졌다. 또 내장 평활근 긴장을 이완하고, 진경, 진통하는데 그것은 paeoniflorin이 말초혈관(末梢血管)을 확대하고 평활근을 이완하며, 근육통에도 유효하기 때문이다. 감초의 글리시린산과 병용하면 그 효과가 증대된다.

16. 항균 작용 : 그람양성균, 그람음성균의 증식을 억제하였다.

17. 진경(鎭痙), 진정(鎭靜)작용은 순환기계에도 작용해서 혈압 강하에 기여한다. 혈압에 대한 작용은 paeoniflorin이 말초혈관(末梢血管)을 확대하고 일반 평활근에 대해 이완(弛緩) 작용을 하기 때문에 근육통에도 유효하다. Paeoniflorin은 신경근 접합부 차단 효과는 paeoniflorigenone보다 약하지만 감초 성분인 glycyrrhizin과 함께 상승 작용을 한다. 이 기전은 탈분극성 차단 작용, 세포내 Ca^{2+}의 억제, 니코친성 아세틸콜린 수용체 활성을 제어하는 칼슘 이동을 연장시켜 탈감작시키는 것이다.

18. 임상 관찰에서 지한, 이뇨 작용이 확인되었다.

19. 작약의 paeoniflorin 성분은 지실의 neohespridin, nagringin과 협동하여 항부종 작

용을 증가시킨다. 혈액 성분 중의 수분에 대한 이뇨 작용이 있다.

20. Guanethidine으로 유도된 혈압 상승을 정상적으로 회복시켰다.

21. 항종양 작용 : Galloylpaeoniflorin

22. 혈관내피 세포를 완화하여 대동맥 혈관을 확장시킨다.

23. 고지방 음식으로 생성된 고지혈증을 개선한다.

24. Paeoniflorin은 혈관 평활근 경련을 억제하고 정맥의 근육 운동 능력을 강화한다. D-catechin은 정맥 모세혈관의 혈소판 응고를 억제한다.

25. Benzoic acid는 골격근과 소화관 경련을 억제하여 복통을 완화한다.

26. 자궁 운동은 항진 후에 억제한다.

약성가

白芍藥 : 白芍酸寒 腹痛痢 能水能 補虛寒忌

효능

· 성미 苦, 酸, 凉

· 귀경 肝, 脾

약능

養血調經 鎭肝陽止痛(柔肝) 斂陰調營衛

주치

흉협과 복부의 동통, 설사로 인한 복통, 자한, 도한, 음허발열, 생리불순, 부정자궁출혈, 대하

고전문헌

· 신농본초경 : 복통, 어혈 제거, 적취 제거, 한열로 인한 하복통에 사용

· 명의별록 : 혈액순환을 돕고, 소화를 돕는다. 어혈과 나쁜 피의 제거, 부종, 방광과 대, 소장 기능을 활성화한다. 종기, 전염병에 의한 발열, 복통, 요통에 사용

· 본초강목 : 설사와 복통을 그치게 하고 배변 후 뒤가 묵직한 느낌을 치료한다. 소변을 이롭게 한다.

· 약징 : 경련 겸하여 복통, 두통, 굴신불리, 복부팽만, 기침, 종기

주의사항

(1) 한성이므로 산후에는 사용불가. 열증이라면 신중해야 한다.

(2) 허한으로 인해 복통이 있고 설사하면 신중해야 한다.

(3) 체온이 낮아 항상 추운 자는 신중해야 한다.

(4) 간 기능이 약화된 경우 장기 복용은 금한다.

(5) 다량으로 사용하면 변비를 초래한다.

(6) 근육이 단단하지 않고 물살이 쪄서 물렁물렁하고 온몸이 누렇게 부어 있고 혀에 치아 자국이 있으면 신중해야 한다.

금기

반 : 여로

임상적용

① 주로 지통하며 간 보호 작용, 보혈, 보음에 사용한다.

② 근육이 굳어져 땅기는 것을 치료한다. 특히 다리에 쥐가 나는 경우에 사용한다. 전체적인 가지미근, 비복근 긴장에 대해서는 모과 항을 보라.

③ 또 복통, 두통, 지각마비, 동통, 복부팽만, 계속적인 기침, 설사, 화농성 등을 치료한다.

④ 간기울결로 인한 간비불화, 간위불화로 인한 복통에 사용한다.

⑤ 생리불순이나 부정기 출혈로 인한 하복부 불쾌감, 동통 등이 수반되면 사용한다.

⑥ 혈허로 인한 사지 근육 경련에 사용한다.

⑦ 간음부족으로 인한 현훈, 이명에 사용한다. 고인은 작약을 '간 보호의 주약'이라 하여 간음허 증상(만성간염, 빈혈, 고혈압, 동맥경화증 등)인 현훈, 이명, 눈이 침침하고, 사지의 저린감, 근육의 경련, 설담백 맥현세 혹 현유력 등에 사용하였다.

⑧ 발열성 질환으로 인한 탈수에 사용한다. 음허로 인해 땀이 많이 나면 사용한다.

⑨ 수족 동통, 설사에 사용한다.

⑩ 소량으로는 피부에 작용하고 다량으로는 내부 장기에 작용한다. 계지는 피부에 작약은 내부에 사용한다는 것은 영위조화에 사용하는 것으로 자율신경의 균형을 조절한다는 의미이다.

⑪ 작약의 적용 체질은 주로 몸이 수척하고 근육이 단단하게 뭉쳐있고 혀가 많이 부풀어 있는 경우이다. 살결이 물렁하고 온몸이 누렇게 부어 있고 혀의 옆 부분에 치아

자국이 있으면 신중해야 한다.

⑫ 경방 : 심하비, 심하지결, 복만, 복직근 긴장, 사지, 복통, 두통, 근육통, 관절통, 경련, 장관 경련의 긴장완화 작용, 기침, 설사, 지통, 배농 작용, 보혈, 혈류촉진, 어혈 제거, 생리불순, 생리통 치료에 사용한다. 작약은 혈중의 수분을 소변으로 내본다.

⑬ 백작과 적작의 비교는 적작의 임상적용 ⑧항을 보라.

⑭ 백작과 오수유의 비교는 오수유 항을 보라.

⑮ 작약과 감초의 비교

· 공통점 : 경련에 사용한다.

· 차이점

ㄱ. 작약은 중추에 작용하여 감각중추에 대한 진정 작용이 있다. 척수반사궁의 흥분에 대한 진경 작용이 있으나 말초신경의 흥분에 대한 완화 작용은 없다.

ㄴ. 감초는 급성 또는 심한 경련에 사용한다. 중추에 대한 억제 작용은 없다. 진경 작용은 근육에 대해 papaverine성 작용(혈관근에 작용하여 평활근을 이완시켜 혈관을 확장시킨다)을 한다.

병용할 경우 : 중추에 작용하는 진경 작용은, 병용할 경우 그 작용이 증가된다. 말초 적으로는 서로 길항하면서 조정한다.

⑯ 백작과 당귀의 비교

· 공통점 : 혈허증에 사용하여 보혈한다.

· 차이점

ㄱ. 당귀는 한증 혈허증에 사용한다. 성미가 따뜻하므로 한증에 적합하다. 또 보혈도 하고 혈액순환(활혈) 촉진으로 통증(不通卽痛)을 없앤다. 활혈 약능이 있으므로 기체나 어혈로 인한 통증에도 응용한다.

ㄴ. 작약은 열증에 사용한다. 성미가 약간 차므로 음허, 혈허에 열이 있으면 사용한다. 보혈자음하며 평간지통한다. 간에 음혈을 보충하여 통증을 멎게 한다. 간경에 사용한다. 간의 기능은 근육과 근건을 통제하므로 경련성 동통에 응용한다.

⑰ 백작과 목과의 비교

· 공통점 : 근육의 경련, 근육의 떨림에 사용한다.

· 차이점

ㄱ. 백작 : 혈을 공급하여 간혈허를 개선함으로써 근육의 긴장을 해소한다.

ㄴ. 목과 : 화습 작용을 하여 근육 긴장을 해소한다. 여름철의 습으로 인한 근육의

경련, 근육 긴장 등에 사용한다. 보익 작용은 없다.

사용량

일반적으로 6-12g, 대량으로는 15-30g

배합응용

· 작약 + 계지 = 복통, 피로를 치료. 작약의 양이 많으면 하초의 양기를 보하여 복통, 강장 작용, 통변 작용을 한다. 체표의 기를 조절한다. 발한을 억제한다.

· 작약 + 감초 = 근육통, 내장통을 완화시킨다. 이 경우 습이나 비정상적인 체액의 정체로 발생된 통증에는 효과가 없다.

· 작약 + 대황 = 사하 작용을 완화

· 작약 + 지실 = 배농 작용을 한다. 근육 긴장을 완화하여 흉협고만, 흉협 팽만감을 치료한다.

· 작약 + 당귀 = 보혈하고 혈류 촉진, 몸을 따뜻하게 하고, 여성의 여러 질병을 개선한다. 곧, 생리통, 생리불순, 불임, 냉증을 치료한다. 유산 방지 작용도 있다. 빈혈로 동계, 이명에 사용한다.

· 작약 + 인삼 = 보기

· 작약 + 백출 = 위장 기능을 개선한다.

· 작약 + 건강, 대조 = 몸을 따뜻하게 하여 비정상적인 체액의 정체를 개선한다.

방제

가감사물탕, 가미소요산, 갈근가반하탕, 갈근탕, 갈근탕가천궁신이, 괄루계지탕, 계지탕, 계지가갈근탕, 계지가계탕, 계지가대황탕, 계지가부자탕, 계지가작약탕, 계지가작약대황탕, 계지가출부탕, 계지가용골모려탕, 계지가후박행자탕, 계지가황기탕, 계지마황각반탕, 계지복령환, 계지복령환가의이인, 계지이마황일탕, 계지이월비일탕, 궁귀교애탕, 기산환, 내보당귀건중탕(당귀건중탕), 당귀탕, 당귀사역가오수유생강탕, 당귀음자, 당귀작약산, 대방풍탕, 대시호탕, 대황자충환, 마자인환, 마황승마탕, 방풍통성산, 배농산, 배농산급탕, 보양환오탕, 분돈탕, 사물탕, 사역산, 서각지황탕, 서여환, 선방활명음, 소건중탕, 소경활혈탕, 소청룡탕, 소청룡가석고탕, 승마갈근탕, 시호계지탕, 시호청간탕, 십전대보탕, 오적산, 오림산, 온경탕, 온청음, 왕불류행탕, 의이인탕, 인삼양영탕, 자음강화탕, 자음지보탕, 작약감초탕, 작약감초부자탕, 자초쾌반탕, 자혈탕, 저령탕합사물탕, 지실작약산, 진무탕, 칠물강하탕, 토과근산,

통규활혈탕, 황금가반하인삼탕, 황금탕, 황기건중탕, 황기계지오물탕, 황기작약계지고주탕, 황련아교탕, 형개연교탕

참고사항

· 중국의 적, 백작약의 기원 식물은 작약과 Paeoniaceae 작약 *Paeonia lactifora* Pallas（=*Paeonia albiflora*)를 말한다. 그런데 백작약은 그 기원 식물을 재배한 것인데 그 재배종의 외피를 벗긴 뿌리가 백작이며, 적작약은 그 식물의 야생종의 외피를 제거하지 않고 건조한 것이다. 작약의 주성분인 paeoniflorin은 외피가 있는 적작에 더 많고, 재배종보다는 야생종에 더 많이 함유되어 있다.

· 일본에서는 분말약으로 사용할 경우에 paeoniflorin의 함유량이 많은 재배종의 외피가 있는 것을 사용한다. 따라서 적, 백작의 개념 정의가 필요하다.

◈ 약물명: 숙지황 熟地黃 ShuDiHuang(라틴명 Rehmanniae Radix)

기원

· 현삼과 Scrophulariaceae 적지황 *Rehmannia glutinosa* Liboschitz var. *purpurea* Makino의 뿌리를 약주(黃酒)로 구증구포한 것
· 중국산 : *Rehmannia glutinosa* Liboschitz

처방명

乾地黃, 熟地黃, 山笒根, 熟地, 地髓

성분

· Iridoid : Catalpol, aucubin
· 스테로이드: β-sitosterol. mannitol, D-glucose, D-galactose, D-fructose, sucrose, raffinose, stachyose
· Caffeory glycoside : Acetoside, forsythiaside, desrhamnosylacetoside
· 그 외 : 아미노산 arginine, rehmannin, xylitol, glucose, mannitol, 철분, 비타민 A

약리

1. 이뇨 작용 : Catalposide, des-p-hydroxybenzoyl catalposide 등이 관여. 신장 혈관

확장 작용으로 이뇨 작용

2. 완만한 설사 : Catalpol는 완만하면서도 지속적인 설사 작용

3. 혈당강하 작용 : 활성성분은 rhamnosideD, rehmananA-D이다. Catalpol은 alloxan 당뇨에 대하여 혈당강하 작용이 인정되었다(맥문동도 동일).

4. 혈액응고 억제 : 탕액은 내독소나 트롬빈에 의한 혈관 내 응고를 억제하였다. 항트롬 빈 작용이 있다. 적혈구 변형능도 인정되었다.

5. 혈류량 증가 : 말초혈관 순환 장애 개선. 소량으로 혈관수축, 대량으로 혈관확장

6. 안지오텐신 변환 효소 억제 작용 : Catalpol은 안지오텐신에 의한 혈관 수축을 억제 하고 또 사용량 의존적으로 혈관 수축을 억제하였다.

7. 강압 작용 : 건지황 메타놀 추출액은 좌심방의 운동을 억제하는데 그 성분은 adenosine이나 숙지황에서는 소량이 추출되었다.

8. 면역조절 작용 : 탕액은 대식세포의 면역 복합체 소화능에 대하여 항진 작용이 있다.

9. 항종양 작용 : 각종 암에 대한 생존 기간을 연장시켰다.

10. 효소활성 : 악하선 아르기닌 아미노펩티다아제 활성 또는 악하선 트립신 단백 분해 효소인 protease가, 활성이 잘 아니 되는 여름철에는 상승시키고, 활성이 활발한 겨울철에는 변화가 없었다.

11. 항알레르기 작용 : 탕액은 히스타민 수치를 저하시켜 전신성 알레르기 반응과 피부 과민 반응을 억제한다.

12. 골격 형성 촉진 작용 : 골아세포의 증식과 활성을 강화하는 반면, 파골세포의 생성 과 활성을 억제한다.

13. 지황에는 조혈 작용이 있는 것이 아니라 혈액 성분 변화로 발생된 혈류의 이상을 정상화하는 작용이 있다.

14. 생지황은 stachyose 양이 상대적으로 적고, manninotriose 양은 상대적으로 많다. 또 iridoid 배당체와 catalpol의 양이 상대적으로 적다.

15. 비타민 A가 피부 각화를 예방한다.

16. Adenosine은 강력한 항혈전 작용, 항류마티스 작용을 한다.

17. Argininie은 간에서 암모니아를 해독하여 간 기능을 개선한다.

18. Glutamic acid는 장점막을 회복시킨다.

약성가

熟地微溫 滋腎水 補血烏髭 益精髓

효능

· 성미 甘, 苦, 微溫
· 귀경 心, 肝, 腎

약능

補血養陰 養血補精 滋陰

주치

음허발열, 골증조열, 도한, 심계, 유정, 당뇨, 코출혈, 부정성기출혈, 혈허로 인한 생리불순, 임신불안, 건조성 변비

고전문헌

· 신농본초경 : 건지황은 내상병을 치료한다. 어혈로 인하여 저린 증상을 치료하고, 골수를 채우며, 살집을 좋게 한다. 끓여서 복용하면 한열왕래, 적취, 부러지고 근육이 끊어진 것을 치료한다.
· 명의별록 : 건지황은 남자의 과로로 인한 쇠약, 여성의 내상으로 인한 자궁하수와 하혈을 치료하고, 어혈을 제거하며 혈뇨를 치료한다. 대장과 소장의 작용을 원활히 하고 음식물을 소화시킨다. 오장이 내상병으로 손상된 것을 보충하고 혈액순환을 원활히 하며, 기력을 북돋우며 눈과 귀를 밝게 한다.
· 본초강목 : 골수를 보충하고, 피부와 근육 혈액 생성, 혈액순환 촉진, 시력과 청력을 좋게 하고 머리카락과 수염을 검게 한다. 남자의 피로와 여성의 생리불순, 임신, 출산에 관계된 각종 질병에 사용한다.
· 약징 : 비정상적인 혈액과 체액에 관련된 질병

주의사항

(1) 숙지황은 맛이 달고 철분이 많아 장기간 복용하면 소화 장애를 일으켜 헛배가 부르고(腹脹), 설사, 위장의 불쾌감 등, 부작용이 발생된다.
(2) 감기, 소화불량, 비위허한, 설사가 있을 때는 사용하지 않는다.
(3) 급성기관지염, 염증성 증상을 수반할 때는 사용하지 않는다. 곧, 외감, 실열, 허한

에는 사용금지한다.

(4) 가슴을 답답하게 하므로 가슴 답답증이 있거나, 담이 많거나, 복부가 팽만하면 복용을 피한다.

(5) 숙지황의 부작용 : 소화 장애, 설사

임상적용

① 열증에 사용한다.

② 설강, 구건 변비, 수면 불안 등 탈수 증상이 있을 경우 현삼, 맥문동 등을 배합하여 (增液湯) 사용한다. 증액이란 체액을 증가시키는 것이 아니라 청열하여 체액 소모를 줄이는 것을 의미한다.

③ 혈열로 인한 출혈에 사용한다. 양허, 기허에 의한 출혈, 또는 그 반대로 출혈로 인한 양허, 기허가 생긴 경우 생지황을 사용해서는 아니 된다.

④ 음허내열에 사용한다. 자음청열 처방에 생지황을 사용하는 까닭은 음허화왕에 의한 대변이 굳은 데 사용한 것이다.

⑤ 음허로 발생된 장관의 점액 부족이 원인이 된 습관성 변비(虛秘)에는 생지황 60g과 돼지고기 60-120g을 함께 끓여 복용한다.

⑥ 담마진, 습진의 혈열에 의한 피부질환에 사용한다.

⑦ 숙지황으로 인한 가슴답답증은 숙지황을 생강즙으로 법제하여 사용하면 그 증상이 없어진다.

⑧ 음허로 인한 기침, 천식에 사용한다.

⑨ 숙지황이 위장에 정체되면 이를 해소하기 위하여 황금, 황련을 배합하는 것도 한 방법이다.

⑩ 장기간 복용의 부작용을 없애기 위해 대용약으로 하수오나 용안육을 사용한다.

⑪ 부종이 있는데 숙지황을 사용하면 부종이 더 심해진다. 음허일 경우에는 사용해도 무방하다.

⑫ 경방 : 보혈과 제하불인, 복통, 배꼽 양 옆의 팽만감과 통증(少腹滿, 少腹痛)을 주목표로 하고, 지혈, 청열하여 번열, 가슴과 복부의 급작스런 통증을 치료하고, 이뇨, 지갈 작용, 마른기침, 진액부족 등, 기타 증상을 이차적 목표로 삼는다. 《상한, 금궤》에서는 생지황과 건지황을 사용하고 숙지황은 사용하지 아니 하였다. 숙지황은 송나라의 《본초도경》에 비로소 기재되었다. 당시는 철분에 대한 고려보다는 몸을 차게

하지 않으려는 이유로 증기로 쪄서 사용하였다. 현대에는 생지황, 건지황은 청열량혈약이고 숙지황은 보혈약으로 구분된다.

⑬ 선지황, 생지황, 숙지황의 비교

· 공통점 : 현삼과 적지황의 뿌리

· 차이점

개념의 정의 : 적지황의 뿌리를 채취한 날것을 선지황, 선지황을 햇볕에 말린 것을 생지황이라 하고, 선지황을 황주에 구증구포한 것을 숙지황이라 한다. 한편, 생지황의 生이 날것을 의미하므로 말리지 않은 본초를 생지황, 말렸다는 의미로 건지황으로 통용되고 있다. 선지황은 중국 용어이다.

ㄱ. 생지황은 청열생진 효과가 우수하다. 열증으로 진액이 소모되어 나타난 구갈, 소갈, 혈열망행, 통혈, 하혈 등의 증상에 사용한다. 생지황은 점액질이 많아 소화불량을 초래하므로 다량 복용은 금한다. 기혈양허인 임신부, 비위기허로 인한 죽상변이면 사용불가하다.

ㄴ. 건지황은 양혈, 자음 윤조하므로 열병 후기에 미열, 마른기침, 피로 등에 사용한다. 청열은 생지황보다 약하며, 자음력 은 숙지황에 뒤진다. 철분이 많아 소화불량을 초래한다.

ㄷ. 숙지황은 황주로 소화불량을 개선하였다. 심, 간, 신에 작용하여 간, 신의 진액을 보충하며, 자음보혈하므로 혈허로 인하여 얼굴이 노랗고, 머릿속이 어지럽고, 눈앞캄캄, 심계, 불면 등에 사용한다.

⑭ 숙지황과 하수오 비교

	숙지황	하수오
보익력	보신력이 강	보간력이 강
소화 장애	+	−

사용량

일반적으로 9-30g

배합응용

· 지황 + 아교 = 출혈성 질환의 기본 배합이다. 보혈지혈 작용, 부인과 질환, 해수, 심번, 불면, 심계항진에 사용한다.

· 지황 + 백합 = 진액 보충, 청열, 번조, 허번으로 인한 불면, 정신안정

- 지황 + 고삼 = 수족의 번열감, 염증성 피부염, 피부소양증
- 지황 + 목단피 = 혈열, 번열, 피부소양증
- 지황 + 작약 = 혈허로 인한 현기증, 월경량의 감소, 각종 혈허증
- 지황 + 택사 = 소변불리
- 지황 + 황금 = 온병에서 구건 설심홍, 변비. 불면
- 지황 + 애엽 = 혈열로 인하여 발생된 코출혈, 혈뇨, 토혈, 치질 출혈
- 지황 + 현삼 = 음허발열로 인한 인건, 심번, 오심번열, 설강맥세삭

방제

- 생지황을 처방한 방제 : 갈근홍화탕, 방기지황탕, 백합지황탕, 시호청간탕, 오림산, 자감초탕, 자음윤장탕, 형개연교탕
- 건지황을 처방한 방제 : 궁귀교애탕, 대황자충환, 독활갈근탕, 삼물황금탕, 서여환, 팔미신기환, 팔미지황환, 황토탕
- 숙지황을 처방한 방제 : 가미소요산합사물탕, 가미온탕망, 궁귀조혈탕, 사물탕, 소경활혈탕, 소풍산, 십전대보탕, 우차신기환, 육미지황환, 인삼영양탕, 저령탕합사물탕,
- 그 외 : 가미팔미환, 감로음, 온청음, 금수육군전, 내보원, 대방풍탕, 당귀음자, 사물탕, 소경활혈탕, 소풍산, 시호청간탕, 십전대보탕, 양의고, 오림산, 용담사간탕, 우귀환, 우차신기환, 육미지황환, 윤장탕, 인삼양영탕, 자감초탕, 자음강화탕, 저령탕, 칠물강하탕, 형개연교탕, 황백지황환

◆ 약물명: 아교 阿膠 EJiao(라틴명 Asini Corii Collas)

기원

- 말과 Equidae 당나귀 *Equus asinus* L.의 털을 제거한 가죽을 가열하여 추출한 것. 주성분인 콜라겐 collagen이 변성된 것으로 정제하면 젤라틴이 된다. 젤라틴에 비해 아교는 불순물이 많다.
- 소과 Bovidae 소 *Bos taurus* L. var. *domesticus*의 가죽으로 만든 것은 황명교(黃明膠)라 한다.

처방명

갖풀, 陳阿膠, 生阿膠, 驢皮膠, 阿膠珠, 蛤粉炒阿膠, 蒲黃炒阿膠

성분

Delatin, collagen. 가수분해하면 lysin, arginine, histidine, cysteine이 된다.

약리

1. 조혈 작용 : 적혈구, 혈색소, 백혈구 생산 촉진하여 보혈하는 작용이 있다.

2. 지혈(가벼운 출혈)에 사용한다. 중증 출혈에는 효과가 없다.

3. 진행성 근육 영양 장애를 예방하는데 ceratine, crearinine을 정상화하여 예방적으로 작용한다. 이는 음식물 중의 비타민 E가 산화되는 것을 방지하는 것이다.

4. 아교에 포함된 glycine이 Ca 흡수를 촉진하여 칼슘의 체내 평형을 유지한다. 칼슘은 모세혈관의 투과성을 저하시키고, 삼출을 감소시켜 소염, 종창을 축소한다. 항알레르기 작용을 한다.

5. 근육 단축증에 작용 : 저단백이 되면 점진적 근위축증 progressive muscular dystrophy 이 발생되는데 아교를 투여하면 회복된다. 이것은 근육 세포와 근육 섬유의 퇴화가 아교로 재생되는 것을 의미한다.

약성가

阿膠甘溫 咳膿宜 吐衄胎崩 幷虛羸

효능

· 성미 甘, 平
· 귀경 肺, 肝, 腎

약능

補血 養血止血 滋養潤陰

주치

혈허, 과로로 인하여 기침, 토혈, 코출혈, 혈변, 생리불순, 다량으로 부정성기 출혈, 오로 불하, 붕루, 유산

고전문헌

- 신농본초경 : 내상 출혈, 자궁출혈, 과로가 심해서 학질처럼 춥고 덥다 하다 몸이 차가운 증상, 요통, 복통, 사지가 시큰거리고 아픈 증상
- 명의별록 : 남성의 하복부 통증, 과로, 쇠약, 체액 부족, 다리가 시큰거려서 오래 동안 서있을 수 없는 증상
- 본초강목 : 피를 토하고, 코피가 나고, 혈뇨, 출혈, 대변출혈, 이질 등에 사용한다. 여성의 월경이상, 불임, 자궁출혈, 대하, 해산 전후의 여러 질병에 사용한다. 남녀의 모든 관절통, 수종, 쇠약으로 인한 기침, 폐결핵의 농
- 약징 : 혈허 증상, 겸하여 허열로 인한 동계, 잠들기 어려움

주의사항

아교는 점성이 강하고 소화되기 어려워 가슴이나 복부가 팽만되는 비위기허(소화기능저하)에 복용하면 구토, 설사 등 소화 장애를 유발한다.

임상적용

① 신체 허약에 사용한다. 혈변, 자궁출혈, 혈변 등에 사용한다.

② 음허 출혈에 사용한다. 특히 마른기침, 허열 등의 증상이 있는 폐결핵의 객혈에 적합하다.

③ 기능성 자궁출혈에 대한 빈용약이다.

④ 심혈허에 사용한다. 가슴이 뜨거워 괴롭고, 불면, 설홍맥세삭 등 심혈허(신경쇠약)의 증상이 있으면 아교에 황련, 황금 등을 배합하여 청열하고, 진정 효과를 높인다(황련아교탕).

⑤ 폐조에 의한 해수에 사용한다.

⑥ 경련 발작, 근육 경련에 사용한다. 혈중 칼슘 농도를 증가시키고 신경근육의 과도한 흥분을 저하시켜 경련을 억제한다.

⑦ 기침을 멈추게 한다.

⑧ 설사를 멈추게 한다.

⑨ 여성의 하혈을 낫게 하고 임신을 안정시킨다.

⑩ 소가죽으로 만든 아교는 노랗고 투명하다. 중국의 산동아교는 검고 납작한 것이다.

⑪ 거담에는 합분(蛤粉)에 볶고, 지혈에는 포황에 초하며, 기타의 경우에는 밀자한다.(阿膠珠)

⑫ 지혈에 사용할 경우, 만성화된 허증에 적합하다. 실열이나 어혈이 있을 때 조기에 사용하면 오히려 정체되거나 혈체되는 경우가 있다.

⑬ 경방의 용법

보혈: 음액, 진액으로 전환된다. 보음보혈, 혈관 내의 진액과 혈관 밖의 진액 곧, 혈관 밖에 존재하는 세포간질액(氣津, 皮氣津, 肌氣津)을 증가시킨다. 지혈 작용, 건위 작용, 지사 작용으로 사용

⑭ 녹각교와 비교(三浦 352)

· 공통점: 음혈을 보하고 지혈 작용도 한다.

· 차이점

ㄱ. 녹각교: 보혈 지혈 작용이 약하다. 간신을 따뜻하게 보하여 정혈을 자양한다. 양허증에 덧보태어 정혈 부족이면 빈용한다.

ㄴ. 아교: 보혈 지혈 작용이 우수하다. 혈허증에 출혈이 있으면 사용한다. 폐를 자양하고, 임신안정 작용이 있다.

사용량

일반적으로 6-15 g 탕액에 사용할 경우에는 이미 끓인 찌꺼기를 제거한 탕액에 넣어 다시 끓인다.

배합응용

· 아교 + 당귀 = 혈액을 보충하여 빈혈 치료
· 아교 + 지황 = 음허로 인한 수척, 기침, 심번, 불면 심계항진, 지혈
· 아교 + 애엽 = 지혈과 보혈. 냉증이 강한 출혈, 불면증, 번조
· 아교 + 황련 = 청열한다. 번민감, 정신불안, 혈허, 지혈, 지사
· 아교 + 감초 = 설사, 음허증
· 아교 + 맥문동 = 열병 후 음허 증상, 소모성 질환으로 인하여 기침, 가래가 심하고, 가래가 피가 나오는 증상

방제

가미괴각환, 가미양영환, 교애사물탕, 궁귀교애탕, 궁귀아교탕, 대황감수탕, 백두옹가감초아교탕, 별갑전환, 보폐아교탕, 서여환, 자감초탕, 저령탕, 황련아교탕, 황토탕

2-2. 온화보혈약

◆ **약물명: 용안육 龍眼肉 LongYanRou(라틴명 Longanae Arillus)**

기원

- 무환자나무과 Sapindaceae 용안나무 *Dimocarpus longan* Lour 열매
- 일본은 용안나무 학명을 *Euphoria longan*(Lour.) Steud.로 표기하나 이는 국제식물 명명규약에 인정되지 않는다.
- 위품 : 무환자나무과 리치(= 여지핵) *Litch chinesnsis* 의 열매

처방명

圓肉, 桂圓, 桂圓肉 元肉, 桂元肉

성분

Amino acid, glucose, 비타민A, B$_1$, 포도당, tartaric acid

약리

1. 진정 작용 : Adenosine에는 항불안 작용과 진통 작용이 있다.
2. 스트레스 억제 작용
3. 체중 증가 작용
4. 면역 기능 활성화 작용
5. 항균 작용 : 옴균을 억제
6. 항산화 작용

약성가

龍眼味甘 主歸脾 健忘怔忡 益智宜

효능

- 성미 甘, 溫
- 귀경 心, 脾

약능

補心安神 養血益脾

주치

　기혈부족, 몸이 심하게 허약한 상태, 불면, 건망증, 정신불안으로 인한 발작, 동계, 불안, 출산 전후 쇠약, 뇌 활동 부진

고전문헌

- ·신농본초경 : 오장을 치료, 마음 안정, 식욕과 소화 촉진
- ·명의별록 : 벌레의 독을 제거
- ·개보본초 : 머리를 총명하게 한다.

주의사항

(1) 중초에 습이 울체되거나 담열이 있으면 사용금지

(2) 당뇨에는 신중해야 한다.

(3) 다량으로 복용하면 코출혈이 있다.

임상적용

① 심혈허증으로 인한 주로 신경쇠약, 불면, 건망, 잘 놀라고, 동계 등에 사용한다.

② 신경 예민자, 신경쇠약자의 뇌신경을 완화하며, 뇌기능을 돕고, 보양, 보혈한다. 건망증, 불면증, 치매에도 좋다.

③ 허증 출혈(혈변, 혈뇨, 혈담을 동반한 폐결핵의 기침 등)에 보익 작용으로 사용한다.

④ 질병 후 쇠약, 빈혈, 권태, 땀이 많은 경우, 산후 기혈양허증, 부종이 있으면 보익하는 효과가 있다.

⑤ 대조의 육질과 유사하여 건강식품, 영양제로도 많이 사용한다.

⑥ 숙지황이 맞지 않는 경우 원육(元肉)을 대신 쓰면 무난하다. 임상에서 숙지황을 12-24g씩 넣어야 할 경우 숙지 8g, 원육 8g으로 반반씩 넣으면 약 맛도 좋아지고 소화도 좋아진다.

⑦ 소화불량, 묽은 변에 사용한다.

⑧ 산조인과 관습적으로 배합한다. 귀비탕의 주요약이다.

⑨ 보혈에 사용한다. 생각이나 고민이 많고, 피로하여 소화 기능, 심기능이 저하되어 잘 놀라고, 불면, 건망, 음식을 적게 먹고, 쉬이 피로하고, 현기증이 있은 증상에 사용하며, 일반적으로 당귀, 인삼, 산조인, 백출 등을 병용하여 양혈익기 안신약으로 사용한다.

사용량

일반적으로 9-15g, 많게는 30-60g까지 사용한다.

배합응용

- 용안육 + 백자인 = 심계항진 정충 심번 의식혼란, 불면, 건망증
- 용안육 + 산조인 = 음혈 부족으로 심번, 불면. 노약자의 질환 후 기혈부족
- 용안육 + 석창포 = 양심안신, 혈허로 인한 건망, 두훈, 신경피로증
- 용안육 + 당귀 = 혈을 보충하여 빈혈을 치료한다.
- 용안육 + 인삼 = 소화 기능을 돕고, 자양강장한다.

방제

가미귀비탕, 귀비탕, 보익기원주, 정심탕

◆ 약물명: 하수오 何首烏 He Shou Wu(라틴명 Polygonum Multiflorum Thunb.)

기원

- 기원식물이 혼용되고 있어 주의를 요한다. 의료용은 적하수오(赤何首烏)의 뿌리이다.
- 마디풀과 Polygonaceae 하수오 *Polygonum multiflorum* Thunb.
- 위품 : 중국에서는 이름이 하수오, 백하수오 등 기원식물이 다른 본초가 통용되는 경우가 많으므로 유의한다.
- 박주가리과 Asclepiadaceae 耳葉牛皮消 *Cynanchum auriculatum* Royle
- 박주가리과 Asclepiadaceae 大根牛皮消 *Cynanchum Bungi*
- 박주가리과 Asclepiadaceae 격산牛皮消 *Cynanchum Roilfordi*
- 한국산 백수오는 기원식물이 다른 것으로 박주가리과 Asclepiadaceae, 큰조롱(은조롱) *Cynanchum wilfordii*(Max.) Hems의 뿌리로 한국에서만 사용하고 있다.

처방명

새박뿌리, 赤何首烏, 首烏, 鮮首烏, 生首烏, 製首烏

성분

- 주성분 : Chrysophanol, emodin

· 그 외 Anthraquinone, rhein, monomethyl-ether, lecithin(4%) 탕액은 부신피질 호르몬성 성분을 포함한다. 사하 작용이 있는 생약(대황, 결명자, 노회(알로에), 번사엽)의 공통 성분인 anthraquinone 종류나 stilbene 종류를 포함한다.

약리

1. 콜레스테롤 강하작용 : 동맥경화 억제작용, 동맥죽상경화 atherosclerosis 를 억제한다. Lecithin이 작용한다.
2. 탕액을 투여하면 SOD의 증가, 부신, 흉선 중량의 감소를 억제
3. 항바이러스 작용 : 결핵 간균을 억제한다.
4. 부신피질 호르몬(corticotropin) 성 작용(1-4항을 자음(滋陰) 작용이라고 본다)
5. Anthraquinone은 신경계를 흥분시킨다. 우울증 신경쇠약 개선
6. 항산화 작용
7. 뇌 세포 보호 작용
8. 강심 작용
9. 항anaphylaxis(급성전신과민반응) 작용
10. Anthraquinone은 빈혈과 간 장애를 초래한다.
11. 사하 작용 : Anthraquinone 성분, emodin의 작용
12. 장의 연동 운동 촉진 : Chrysophanol이 작용한다.
13. 하수오는 급성 간염을 유발하는 경우도 있다(Park, GJ. et al. 2001, 鄔良春 외 2009). Anthraquinone은 빈혈과 간염을 초래한다.
14. 면역의 증가 작용 : 백혈구 증가, 대식세포의 탐식능 증가, 인터페론 생산 증가, 세망내피세포의 활성화
15. 탕액을 토끼에게 경구 투여하면 30-60분 동안은 혈당 상승하고 그 후부터는 하강하여 6시간이 되면 평상치보다 0.03% 낮아진다.

약성가

何首烏甘 宜種子 益精黑髮 顔光美

효능

· 성미 苦, 甘, 澁, 溫
· 귀경 肝, 腎, 大腸

약능

(製熟) 能補肝腎 益精血(生用) 能通便 解瘡毒

주치

음허로 인한 혈액순환 불량, 새치, 백발, 근골의 영양 불량, 두훈, 요슬산통, 유정, 붕루, 장조변비

고전문헌

개보본초 : 임파선염을 치료하고 부스럼을 가라앉히기 때문에 머리와 얼굴에 나는 부스럼을 치료한다. 치질, 심장통(心痛)을 그치게 하고 血과 氣를 보익하며 수염을 검게 하고 안색을 좋게 한다. 산후의 대하 등 부인과 질환을 치료한다.

주의사항

(1) Anthraquinone은 빈혈과 급성간염 등 간 장애를 유발한다.

(2) 장관 운동을 활성화하므로 변이 무르거나 설사하면 신중해야 한다.

(3) 습담이 있으면 신중해야 한다.

금기

忌 : 파, 마늘

임상적용

① 뿌리를 건조한 것은 생하수오라 하고 흑두의 즙과 황주로 쪄서 말린 것을 제하수오라 한다. 생하수오를 법제하면 당이 증가되며, 결합 anthraquinone은 감소되고, 유리 anthraquinone이 현저하게 증가되는 것으로 보아 법제(炮製)의 목적은 사하 작용이 있는 결합 anthraquinone을 가수분해하여 사하 작용이 없는 유리 anthraquinone으로 만드는 데 있다.

② 생하수오는 윤장, 윤하, 소염력이 강하다.

③ 제하수오는 보익간신 작용이 강하다. 쪄서 말린(製熟) 후에는 보익력이 비교적 강해지고 겸하여 수렴하므로 습담이 많이 있는 자는 복용을 신중해야 한다.

④ 하수오는 소화가 잘 된다. 신체가 허약하여 보약을 인체가 수용하지 못하거나 다른 따뜻한 약제를 수용하지 못하는 환자에게 사용한다.

⑤ 하수오는 보익성이 있으면서도 소화가 잘 된다.

⑥ 혈허 증상으로, 체질 허약, 허리와 무릎의 무력, 머리가 어질어질하고 눈이 캄캄한 증상, 새치와 백발, 빨리 늙고, 유정, 대하 등이 있을 경우 자음약으로 사용한다.

⑦ 혈허 증상이 있고, 동맥경화증으로 손발의 마비감, 사지가 노곤하고, 사지 통증에 사용한다.

⑧ 동맥경화, 고혈압, 관상동맥 부전에 사용한다. 단방으로는 혈청 콜레스테롤을 감소시킨다.

⑨ 스트레스형 신경쇠약자에게 안신약과 함께 사용하면 전신 치료가 된다.

⑩ 신경쇠약, 빈혈 등으로 불면, 동계, 다몽, 잘 놀라는 자에게 사용한다.

⑪ 피부가 간지러운 데는 하수오의 잎을 끓여 씻으면 좋다.

⑫ 담마진, 피부소양증 등 혈조에 의한 피부 질환에 생하수오를 사용하면 좋다.

⑬ 백일해에도 효과가 있다. 장조변비 화농증에도 효과가 있다.

⑭ 하수오에 전호와 황기를 첨가하면 심장에 효과 있다. 이는 허혈이 발생된 후 재환류가 될 때 심근 장애를 보호하는 전호와 황기에 하수오를 첨가하면 그 효과가 증가된다.

⑮ 숙지황의 대용약

⑯ 하수오와 숙지황의 비교

· 공통점 : 혈허에는 모두 사용한다.

· 차이점

ㄱ. 하수오는 간 보호 작용이 강하다. 심장과 뇌의 혈액 공급 부족에는 하수오를 사용한다. 하수오는 보익하지만 숙지황처럼 소화불량을 초래하지는 않는다.

ㄴ. 숙지황은 신장과 신의 기능을 보하는 약능이 강하다. 숙지황은 기혈양허로 인하여 사지말단과 말초혈관에 혈액 공급 부족하여 순환이 잘 안 되고 손발이 찬 경우에 사용한다.

사용량

일반적으로 9–15g

배합응용

· 하수오 + 질려자 = 신음허와 긴기울결로 인해 일어서면 눈앞캄캄, 두통, 불면

· 하수오 + 당귀 = 혈을 보하여 빈혈을 치료한다.

· 하수오 + 천궁 = 모세혈관의 혈류를 촉진한다.

· 하수오 + 구기자 = 두발의 조기 백발
· 하수오 + 우슬 = 두훈, 지체마목
· 하수오 + 상기생 = 근육 통증

방제

근골비통방, 당귀음자, 수오연수편, 지보삼편환, 칠보미발단, 하수오환, 하인음

3. 보음약 Herbs that Tonify the Yin

보음약은 음허에 사용되며, 달리 양음약이라고도 한다. 음이란 체액 전체를 의미하며, 혈액, 모든 영양물질, 호르몬 등을 의미한다. 보음은 양음(養陰), 자음(滋陰), 육음(育陰) 등으로 표현되는데 이는 체액 대사를 조절하여 청열, 이뇨, 가래를 없애며, 체액을 증가시키고, 통변이 되게 하며, 갈증을 해소하며, 정신을 안정시키며, 지혈, 강장 등의 약능을 의미한다. 그리고 술어의 사용에서, 양음은 신음과 간음을 보하고, 위음과 폐음을 청열보양한다는 의미에서 폐, 위, 간, 신 등의 전반적인 보음에 사용된다. 자음은 주로 신음을 보하는 의미이었는데, 일반적인 보음, 양음의 의미로 사용되는 경우가 많아 그 혼동을 피하고, 개념의 정의를 명확히 하기 위하여 자신(滋腎)이라고 적기하는 경우가 많다. 또, 육음은 간음을 보하는 의미로 사용된다. 보음약은 대부분 간음허, 위음허, 폐음허, 신음허에 사용되는데 그 중에서도 주로 위음허와 신음허에 사용된다. 증상은 음허와 혈허의 감별이 중요하다. 공통 증상은 몸이 마르고, 현기증, 불면, 설태박맥세이다. 음허증은 혈허증보다 더욱 진전된 상태로, 도한, 오심번열, 오후조열, 미열, 얼굴의 광대뼈 주위가 붉게 상기되고, 설홍소태 혹 무태 맥세삭 등이 나타난다.

간음허는 두 가지가 있다. 첫째, 간혈허가 진전된 상태이므로 간혈허 증상에 시력감퇴, 현기증, 이명, 안구건조, 손발톱이 갈라지는 증상이 첨가된다. 주로 만성 간질환에서 나타난다. 이 증상에는 여정실, 한련초에 보혈약을 배합한다. 둘째, 자율신경계의 기능 항진 상태인 간양상항이다. 현기증, 이명, 구강인후 건조, 불면, 설홍소태 맥현세삭 등이 주요 증상이다. 이는 고혈압증에서 자주 관찰되는 증상이다. 여기에는 귀판, 별갑을 사용하며, 자음하여 항진된 자율신경을 억제하는데 이를 육음잠양(育陰潛陽), 양음잠양(陽陰潛陽)이라고 한다. 위음허는 위액의 부족 상태를 말한다. 식욕 감퇴, 가슴이 타는 느낌이 있고, 마른

구토, 심한 갈증, 입안과 혀의 건조, 변비 증상이 나타난다. 이러한 증상은 심한 발열로 인한 탈수 상태에서 볼 수 있다. 이에 적용되는 본초는 맥문동, 백합, 사삼, 석곡, 옥죽, 천문동, 황정 등이며, 이들의 해열, 이뇨, 통변, 거담 작용을 이용한다. 위음과 폐음은 항상 함께 다루며, 폐위음허로 간주한다. 다음으로 폐음허 증상은 마른기침, 목쉰 소리, 인후 건조, 피부 건조, 거품이 있는 가래 등이다. 이러한 증상은 상기도염, 기관지염에서 나타난다. 이와 같은 증상에는 맥문동, 백합, 사삼, 옥죽 등으로 청열자윤시킨다. 폐음허가 더욱 심해지면 폐위라 하여 도한, 조열, 만성 기침과 가래, 객담, 객혈 등이 나타나는데 이는 폐결핵에서 흔히 볼 수 있는 증상이다. 마지막으로, 신음허는 만성병에 공통되는 허약 증상을 말한다. 주요 증상은 현기증, 이명, 허리와 무릎이 허약하고, 오심번열, 오후에 미열이 있고, 소변색이 짙으며, 심하면 유정이 나타나며, 설홍건맥세삭무력이다. 신음허는 간음허를 초래하므로 주로 간신음허증으로 본다. 구기자, 귀판, 별갑, 산수유, 상기생 여정실, 한련초, 호마, 호마 등으로 간신을 동시에 보하여 항진된 자율신경을 정상적으로 개선시킨다. 자음을 함유한 다른 본초에는 현삼 등이 있다.

보음약을 하위분류하면 다음표와 같다.

음허				상심자
위, 신음				석곡
폐음허				사삼, 서양삼
폐음허	제번			맥문동
	만성해수			백합
폐기, 음허 비위기허				황정
폐위음허				옥죽
폐신음허				천문동
간신음허	명목	익정		구기자
		어혈		여정자
	간풍내동			별갑
	간양상항	내풍		귀판, 흑지마
	지혈			한련초

보음약을 사용할 경우에 유의해야 할 사항은 보혈약과 동일하다. 곧, 점성이 짙은 본초이므로 소화 불량을 초래한다. 그러므로 소화 기능이 약하여 소화관에 위액이 정체되어 있는 경우에는 사용하지 않는 것이 바람직하다. 사용해야 할 경우에는 소화 기능을 강화하는 본초와 습사를 제거하는 본초를 배합해야 한다. 구체적인 내용은 보혈약 항을 보라.

3-1. 보음약

◆ 약물명: 맥문동 麥門冬 MaiMenDong(라틴명 Liriopis Tuber)

기원

- 백합과 Liliaceae 맥문동 *Liriope platyphylla* WANG et TANG 또는 소엽맥문동 *Ophiopogon japonicus* Ker-Gawler의 뿌리를 건조한 것
- 중국과 일본은 소엽맥문동만을 사용한다. 라틴명은 Ophiopogonis Tuber
- 위품 : 중국 호북성산인 백합과 개맥문동 *Liriope spicata* Lour.

처방명

겨우살이의 뿌리, 인동의 뿌리, 門冬, 麥門, 寸麥冬, 寸冬

성분

- Steroid saponin Ruscogenin 배당체인 ophiopogonnin A-D, Homoisoflavonoid : OphiopogonanoneA-F, ophiopogononone A-c
- Sterol : β-sitosterol, stigmasterol, campesterol
- 그 외 : 다량의 포도당, 점액질, 소량의 히스타민 A

약리

1. 호흡기계 작용 : 기관지 점액의 분비 촉진(潤燥生津), 기관지 섬모 운동 촉진 작용(化痰止咳)
2. 기침 억제 작용 : 기관지 점막의 자극에 의한 기침을 유효하게 억제한다. 그러나 상후두 신경의 전기 자극에 의한 기침에는 효과가 없다. 소엽맥문동의 주성분인 ophiopogonin 중 ophiopogonin B, C, D는 각종 매개물에 의해 유발된 기침에 대해 말초성 억제 작용을 한다.
3. 폐에 대해서는 Substance P를 억제하는 작용이 아주 강하다.
4. 순환혈장량을 증가시키는 것은 부신피질 호르몬 분해효소를 억제하기 때문이다.
5. 항무스카린 작용이 있다.
6. 스테로이드 분해 억제. 스테로이드 사용량을 줄일 수 있다.
7. 항균 작용, 항알레르기 작용 : 폐렴쌍구균, 황색포도상구균, 용혈성 연쇄상구균에 대해 항균 작용이 강하다.

8. 항종양 작용 등이 있다.

9. 족저 부종을 유효하게 억제한다.

10. 체액성 면역 촉진 작용

11. 핵산 대사 조절 작용

12. 혈당 강하 작용 : 지속적으로 강하시킨다.

13. 랑게한스섬 세포의 회복 촉진 작용

14. 신경계 작용 : 신경교세포에서 세포 성장 인자 분비를 증가시킨다.

15. 소엽맥문동의 주성분인 ophiopogonin 중 ophiopogonin D는 IgM 항체 생산 억제 작용을 한다. 백색 포도구균, 대장균이나 장티푸스균을 억제한다.

16. 강심, 이뇨 작용

17. Ophiopogonnin D에는 IgM 항체 생성 억제 작용이 있다.

약성가

麥門甘寒 除虛熱 淸肺補心 煩渴撤

효능

· 성미 甘, 微苦, 寒

· 귀경 心, 肺, 胃

약능

潤肺止咳 益胃陰生津 淸心除煩 潤腸 滋陰淸熱 淸心利尿

주치

폐의 진액 부족을 보충하고 마른기침, 토혈, 객혈, 폐의 화농증, 허증으로 인한 열이 나고 흉부의 답답함을 제거한다. 기침을 멈추게 하며, 가래를 제거한다. 열병으로 인한 체액 소모, 인후건조, 건조성 변비에 사용한다.

고전문헌

· 신농본초경 : 명치부에 기가 뭉친 것, 한사로 인한 복부팽만에 사용

· 명의별록 : 몸이 무겁고 눈에 황달, 명치부에 뭉친 것, 피로하여 열이 나고, 입이 마르고 갈증, 구토에 사용한다.

주의사항

(1) 기허, 복부가 냉하여 소화 기능이 약화된 데, 죽상변에는 사용하지 않는다.

(2) 외감 풍한이나 습담으로 인한 기침, 소화 기능 허약으로 설사하면 사용금지한다.

(3) 입안에 맑은 침이 고이고, 갈증이 없고, 추위를 싫어하고, 사지가 냉하면 신중해야 한다.

(4) 맥문동은 거심해야 한다. 거심(胚芽)하지 않으면 가슴(胸部)에 열이 생기기 쉽다.

임상적용

① 약성이 차므로 소화불량을 초래한다. 소화기가 약하면 신중히 사용한다.

② 약능은 천문동과 대동소이하다.

③ 폐열로 인한 기침 증상인 마른기침, 가래가 없고, 객혈, 구건, 인건 등 건조감과 열감이 있는데 사용한다.

④ 폐음허로 인한 만성 해수에 적용한다. 폐결핵, 만성기관지염, 만성인후염 등 기침에 사용한다.

⑤ 약능으로는 외감(감염증)에 의한 마른기침에는 맥문동을 사용하지 않는다. 맥문동은 점액질이 많아 심장을 열을 내리고 폐에 체액이 윤활되도록(淸心潤肺)하여 폐를 보하지만 담이 생기기 쉬워 해표에는 좋지 않다. 실제로 발열, 코막힘, 오한, 오풍, 무한 등의 증상이 있는 중증 감염증에 발한해표가 필요할 때는 점액질이 많은 맥문동은 적합하지 않으며, 고열, 코막힘이 없이 마른기침만 있는 경증에는 유효하다.

⑥ 발열성 질환의 후기에 변비, 열감, 번갈 등의 진액소모(탈수) 증상이 있으면 청열량혈약을 배합하여 청열을 강화한다. 발열성 질환의 회복기에 음허, 혈허 증상에는 맥문동을 자음보혈약에 배합한다. 맥문동의 적응증인 인후불리와 기역은 다음과 같이 이해된다. 기역은 기침이 나고 숨이 차는 증상, 숨이 가쁜 증상, 가슴이 두근거리는 증상, 헛구역질을 하고 식욕이 없는 증상 등을 말한다. 인후불리는 목에 건조한 증상, 목에 통증이 있는 증상, 끈적거리는 가래를 잘 뱉을 수 없는 증상 등이다. 이 모든 경우에 맥문동을 사용한다.

⑦ 강심에 사용할 경우에는 땀이 많이 나고, 빈맥, 혈압 저하로 쇼크 상태 등 허탈 증상이 나타날 경우에 사용한다.

⑧ 약미가 따뜻하여 체액을 말리는 반하와 상대적이기 때문에 결점을 상호 보완한다. 반하가 들어가는 경우에 맥문동을 같이 사용하여 반하의 조성을 보완한다. 점액질이

많은 맥문동은 소화불량을 초래하며, 반하는 성미가 체액을 소모시키는 작용이 강하므로 그 작용이 서로 상반된다. 그리하여 폐가 건조할 때 조담제로 써야 할 경우 반하와 맥문동과 같이 사용하면 서로의 결점을 보완한다.

⑨ 음허로 인한 열증 감염증, 염증 감염증으로 야기된 고열로 탈수성 건조 증상에 가장 유효한 본초이다.

⑩ 천문동은 맥문동보다 점액질이 더 많아 윤폐시키지만 더 찬 약인 것을 유념한다.

⑪ 이맥은 약성이 차기 때문에 소화불량을 가져온다.

⑫ 경방 : 인후, 폐, 위장과 장관의 진액 보충, 기침과 딸꾹질, 트림, 헛구역질, 구토, 마른기침에 사용한다.

⑬ 천문동과 비교는 해당 항을 보라.

⑭ 반하와 비교는 해당 항을 보라.

⑮ 사삼과 비교

　· 공통점 : 양음윤폐 작용이 있다. 생진 작용도 있다.

　· 차이점

　ㄱ. 맥문동 : 음허열로 인한 번조 불면에 사용하므로 심화를 내린다고 한다. 진액을 보충하므로 윤장통변 약능이 있으나 그 작용은 완만하다.

　ㄴ. 사삼 : 약한 보기 작용이 있다.

사용량

6-18g, 강심에는 대량으로 사용한다.

배합응용

· 맥문동 + 감초, 인삼 = 생진 작용의 기본 배합, 특히 인후, 폐, 위장과 장관 진액 보충, 기역, 기침, 구토, 피로에 사용

· 맥문동 + 죽엽 = 폐의 진액을 보하고, 염증을 삭이고, 진해거담한다. 폐결핵, 만성기관지염, 만성인후염에 사용한다.

· 맥문동 + 반하 = 위장의 상역감 : 메스꺼움, 구토 딸꾹질 등을 치료하고 체액을 보충하며, 기침을 멈추게 하고 가래를 없앤다.

· 맥문동 + 천문동 = 폐의 진액을 보충하고 염증을 삭이며, 진해거담을 촉진한다.

· 맥문동 + 오미자 + 인삼 = 여름에 땀이 많고 입이 마를 때 사용한다.

방제

맥문동탕, 보기건중탕, 보폐탕, 생맥산, 서여환, 신이청폐탕, 온경탕, 자감초탕, 자음강화탕, 자음지보탕, 조등산, 죽여온담탕, 죽엽석고탕, 청상견비탕, 청서익기탕, 청심연자음, 청폐탕

◆ 약물명: 백합 百合 BaiHe(라틴명 Lilii Bulbus)

기원

· 백합과 Liliaceae 참나리 *Lilium lancifolium* Thunberg의 비늘줄기
· 중국산 : 백합 *Lilium brownii* F. E. Brown var. *colchesteri*
　　　　　 백합 *Lilium brownii* F. E. Brown var. *viridulum*
　　　　　 세엽백합 *Lilium pumilum* DC.
· 일본산 : 사사백합 *Lilium japonicum* Thunb.

처방명

참나리, 野百合, 生百合, 炙百合

성분

Colchiceine, 전분, 단백질, 지방

약리

1. 항암 작용 특히 유방암에 효과 있다. Colchicinamice
2. 기관지 확장 작용
3. 이뇨 작용
4. 진해 작용

약성가

百合味甘 安心膽 咳浮癰疽 皆可啖

효능

· 성미 甘, 苦, 凉
· 귀경 心, 肺

약능

潤肺淸熱止咳 淸心安神

주치

폐결핵으로 인한 만성기침, 기침과 혈담, 열병 후 잔열이 없어지는 않는 경우, 음허열로 인한 가슴답답, 심한 정신불안으로 인한 심계항진, 정신황홀, 각기로 인한 부종

고전문헌

- 신농본초경 : 복부팽만과 통증, 대소변 불리, 소화기계를 돕는다.
- 명의별록 : 부종, 복부팽만과 통증, 배가 그득하고, 결리고 아픈 증상, 한열, 온몸이 아픈 증상, 젖이 잘 안 나오는 증상, 인후종통, 눈물을 멎게 한다.
- 약징 : 가슴이 뛰고 근육이 실룩거리고, 겸하여 소변불리, 현기증, 가슴답답하여 가만히 있지 못함

주의사항

약성이 차므로 풍한 기침에 가래가 있고, 복부가 냉하여 변당이면 사용하지 않는다.

임상적용

① 허증 폐질환으로 인한 만성적인 마른기침, 끈적거리는 점조담, 만성기침에 사용한다.
② 폐열의 회복기에 열이 아직 남아 있으면서 기침을 할 때 백합으로 청열진해를 보조한다.
③ 폐음허로 인해 객혈할 경우는 보음약과 청열량혈약을 배합한다.
④ 청심안신에 사용한다.
⑤ 발열성 질환의 회복기에 아직 열이 남은 상태(염증)에서 동계, 번조, 증상이 야간에 더 나빠지고, 소변이 짙은 경우에 백합으로 이뇨, 청열, 진정시킨다.
⑥ 경방 : 정신안정, 해열에 사용
⑦ 심한 정신불안에 사용한다. 심계 항진이 발작적이면 경계(驚悸), 지속적이면 정충(怔忡)이라 한다.

사용량

9-30g 소량으로는 효과가 없다.

배합응용

- 백합 + 지모 = 열병 질환 후에 미열이 남아있어 정신불안, 번조
- 백합 + 생지황 = 진액 보충, 청열, 정신 안정, 불면
- 백합 + 활석 = 백합병(열병 이후 정신불안)으로 인하여 발열이 심할 때 사용
- 백합 + 신이 = 만성 인후 건조에 콧물이 흐르는 데, 코막힘에 사용한다.

방제

백합계자탕, 백합고금탕, 백합지모탕, 백합지황탕, 백합활석산, 신이청폐탕

◆ 약물명: 석곡 石斛 ShiHu(라틴명 Demdrobii Herba)

기원

- 난초과 Orchidaceae 금채석곡 *Dendrobium nobile* Lindl.의 줄기
- 유사품 : 난초과 세엽석곡 *Dendrobium hancockii* Rolfe
  철피석곡 *Dendrobium candium*
  마편석곡 *Dendrobium fimbriatum.*
  소환채 석곡 *Dendrobium loddigesii* Rolfe *Dendrobium officinale* K. Kimura et
- 중국 광동산 : 동피석곡 *Dendrobium crispulum* K. Kimura et Migo
  계조란 *Dendrobium Kwantungense* Tso

처방명

석곡풀, 金石斛, 金釵石斛, 鐵皮石斛

성분

Dendrobine, 점액질, 전분

약리

1. Demarobine에 약한 진통, 해열 작용이 있다. 연수에 작용한다.
2. 건위 작용 : 위장의 연동 운동을 촉진한다. 특히 소장 평활근을 수축하고 긴장을 높인다.

3. 위액 분비를 촉진한다.

4. 다량의 점액질이 체액을 보충한다.

약성가

石斛味甘 郤驚悸 冷閉虛損 壯骨餌

효능

· 성미 甘, 凉, 微鹹

· 귀경 肺, 胃, 腎

약능

養胃生津 補養肝明目 强筋骨

주치

온열병으로 인한 체액 소모, 온열병 후기의 소갈, 위음허로 인한 식욕부진, 음액 손상으로 인한 입이 마르고, 심한 갈증, 허열이 계속 있고, 위통, 헛구역질 등에 사용

고전문헌

· 신농본초경 : 감기로 인하여 근육이 저린 증상, 오장 허약으로 인한 쇠약, 생식능 증가

· 명의별록 : 생식능 증가, 쇠약, 소화기능 강화, 근육 강화, 땀띠, 무릎이 시리고 아픈 증상

· 본초강목 : 발열, 식은땀, 종기의 농을 배출

주의사항

(1) 석곡은 청열과 보익을 동시에 하므로 음허로 열증이 있을 때 가장 적합하다. 그러나 허증이라도 열 증상이 없고 태후니, 복부가 팽만한 실열증에는 사용하지 않는다.

(2) 저체온에는 신중해야 한다. 따라서 온열병이 아직 체액을 소모시킨 증상(燥症)이 아닌 경우에는 사용불가하다.

임상적용

① 위장의 진액을 자양하는 데 빈용한다. 위음을 자양하는 주요약이다. 위음허에 의한 허열 증상이 있을 경우에 가장 적합하다. 만성위염 등으로 식욕 감퇴, 먹으면 토하

고, 간혹 헛구역질을 하고, 설심홍광탈무태(설태가 완전히 탈락되어 미뢰가 없어진 설의 형태로 경면설이라 한다) 증상에 석곡은 위열을 끄고, 위음을 보한다. 위열(실열)이 있으면 먹어도 배고프고, 많이 먹고, 상복부 불쾌감, 몸이 수척하고, 쉬이 피로하며, 구건, 구고, 구갈, 잇몸이 부어 출혈, 혀가 마르고, 많은 음식의 섭취, 구취, 설홍태황건조맥활삭(소갈증이나 당뇨병에서 나타난다)에 사용한다.

② 발열성 질환으로 탈수(熱病傷津)에는 석곡의 열을 내리고 체액을 보충하는(청량자윤) 약능을 이용하여 해열하고, 위음을 보한다. 특히 발열성 질환의 후기에서 덥다 춥다가 반복되고, 시력감퇴, 구갈, 근육통, 관절통, 설건홍맥연약무력, 증상이 야간에 심해지는 경우(營分証)에 사용한다.

③ 온열병(일본뇌염 등에서 볼 수 있는 발열성 질환으로 처음부터 열증만 나타난다) 초기에 발열, 구갈, 번갈, 설홍 등의 증상(氣分証)이 있을 때 사용한다.

④ 석곡은 종류가 많은데 성미, 약능은 대동소이하다. 육질이 두껍고 줄기가 굵고 광택이 있고, 노란 것이 상품이다. 생석곡은 청열이 강하므로 온열병에 사용한다. 석곡은 해열, 생진 작용이 강하고 자윤하지만, 소화 장애가 없으므로 음허로 인한 번열에 사용한다.

⑤ 천화분과 비교
  · 공통점 : 체액을 생산하므로, 음을 보하여 청열한다. 위음허나 온열병으로 체액 소모가 많아 진액이 부족한 데, 진액 부족으로 발생된 갈증에 사용한다.
  · 차이점
  ㄱ. 석곡 : 천화분보다는 체액 생산(생진) 약용이 우수하다. 보신 작용도 있으므로. 신음증으로 인한 시력감퇴, 요통 하지 무력 등에 사용한다.
  ㄴ. 천화분 : 담을 없애는 약능이 양호하다. 특히 열이 있는 담을 없애며, 소종배농 작용도 있다.

사용량

일반적으로 6-12g. 선전한다.

배합응용

· 석곡 + 맥문동, 백복령, 진피, 감초 = 익신하고 사지를 강하게 한다.
· 석곡 + 맥문동, 비파엽, 진피 = 기를 내린다.
· 석곡 + 백작, 지모, 천문동 = 장조 변비

· 석곡 + 치자 = 위의 열을 내린다.

· 석곡 + 모려, 백작 = 자한, 도한

방제

가감내고환, 생숙지황환, 석곡야광환, 석곡탕, 소갈방, 청열보진방

◆ 약물명: 옥죽 玉竹 YuZhu(라틴명 Polygonati Odorati Rhizoma)

기원

· 백합과 Liliaceae 둥굴레 *Polygonatum odoratum* Druce var. *pluriflorum* Ohiwi의 뿌리 줄기

· 유사품 : 백합과 층층갈고리둥굴레 *Polygonatum sibiricum* Red.

· 진황정 *P. falcatum* A. Gray

· 대황정 *P. kingianum* Coll. et Hemsl

· 계두황정 *P. sibiricum*

· 강형황정 *P. cyrtonema* Hua.

· 둥글레 *P. officinalle All.* 의 뿌리

· 용둥굴레 *P. involucratum* Max,

· 퉁둥굴레 *P. inflatum Kom*

· 왕둥굴레 *P. robustum Nakai*

· 죽대 *P. lasianthum* var. *coreanum*

       P. officinale P. odoratum Druce var.

· 중국산 : 무늬둥글레 *P. odoratum* Druce var. *pluriflorum*

· 위품 : 백합과 권엽황정 *P. cirrhifolium*

         열하황정 *P. macropodium*

         호북황정 *P. zanlanscianense*

일반적으로 동속 식물의 노두가 큰 것을 황정이라 하고 작은 것을 옥죽이라 한다.

처방명

둥글레, 肥玉竹 萎蕤, 萎蕤

성분

· 강심배당체, chelidonic acid, alkaloid, 비타민A, nicotinic acid, convallamarin, convallarin 등

· Flavonoid : Kaempferol-glycoside, quercitrin-glycoside, mucilage

약리

1. 경도의 혈당을 강하 작용
2. 일시적 강압 작용
3. 강심 작용 : 심수축력 증가, 심근 허혈 보호 작용. Convallamarin, convallarin
4. 관상동맥을 확장하여 혈류량을 증가시킨다.
5. 항고지혈증 작용
6. 강혈당 작용
7. 항균 작용
8. 평활근 조절 작용
9. 부신피질 호르몬과 같은 작용을 한다.
10. 윤장통변 작용
11. 그 외, 면역증강, 항암, 항방사선 작용, 진해, 항천식 작용, 이뇨 작용

약성가

玉竹甘凉 養陰津 燥熱咳 治煩渴

효능

· 성미 甘, 凉

· 귀경 肺, 胃

약능

養陰潤燥 生津止渴 强壯

주치

폐와 위의 열로 인한 진액 손상, 음허로 인한 발열, 해수, 다한, 다뇨, 유정

고전문헌

- 신농본초경 : 감기로 인한 발열, 운동 장애, 다리의 근육이 뭉치는 증상에 사용하며, 모든 허증에 사용한다.
- 명의별록 : 가슴과 복부에 종양으로 인한 허열, 습으로 인한 요통, 생식기의 냉증, 안구 통증, 눈꼬리 부분이 짓무르고 눈물이 나는 증상에 사용
- 본초강목 : 풍습, 자한, 소화기 기능 허약, 빈뇨, 유정, 모든 쇠약증을 치료

주의사항

(1) 심박수가 증가되고, 혈압이 상승되므로 빈맥, 고혈압에는 사용불가하다.

(2) 소화 기능 저하로 인한 습담이 있으면 신중해야 한다.

임상적용

① 윤조, 자윤에 사용한다.

② 음허자가 감기로 인한 풍열해수의 증상, 곧 누런 가래, 끈쩍거리는 가래, 인후통, 입 안 건조 등의 열증과 발열, 오풍, 두통 등 표증이 수반되는 해수에 사용한다.

③ 폐조(폐음 부족) 증상이 있을 때 사용한다. 옥죽에는 청열의 작용은 없으나 해표제를 배합하여 발한과 자음을 동시에 가늠하면 해표약의 발한 작용으로 인한 탈수(傷陰)를 예방할 수 있다.

④ 류마토이드성 심질환에 사용한다.

⑤ 옥죽은 효과가 완만하므로 허약체질자의 자음약으로 사용한다.

⑥ 관상동맥 부전이나 협심통에 사용한다.

⑦ 주로 인삼, 지황 대신에 사용한다. 인삼, 황정 대신에 사용한다고 적혀있지만, 이것은 과대평가된 것이다. 실제로 자보의 약능은 황정 정도이다. 황정과 옥죽은 윤폐하고 아주 조금 자보한다. 윤조의 약능은 맥문동 정도이며, 심한 기혈양허(기음양허)에는 효과가 없다.

⑧ 작용이 완만하므로 장기 복용할 필요가 있다.

⑨ 경방 : 진액 보충, 인후가 건조한 데 사용

⑩ 현대의 응용으로는, 폐음허증(만성기관지염, 폐암 등)의 마른기침, 인후 건조감, 기

관지 점막의 가래 등에 사용한다. 위음허로 인한 구갈, 인후 건조증 등에 사용한다.

⑪ 옥죽과 황정의 비교
- 공통점 : 양음윤조의 약능이 있어, 폐와 위의 음액이 소모된 데 사용한다. 폐음허로 인한 마른기침, 인후건조, 끈적거리는 담에 사용한다.
- 차이점
  ㄱ. 황정 : 뿌리에는 진액이 많아 소화 장애를 유발한다. 소화 기능 약화로 인한 식욕부진, 소화불량, 피로에 사용한다. 이 경우 일반적으로 인삼, 황기, 백출, 복령을 병용한다. 신허증 또는 큰 병을 앓고 난 뒤 허약하여 허리와 다리에 힘이 없고, 현기증, 가슴이 뛰고, 눈이 마르고, 시력이 약해진 경우에 사용한다.
  ㄴ. 옥죽 : 소화 장애를 일으키지 않는다. 음허로 인해 열이 있으면 사용한다. 음허증에 감기가 들어 나타나는 여러 증상에 사용하며, 폐와 위의 진액 부족으로 인하여 인후가 건조하여 마른기침, 담이 적은 경우에 사용한다.

⑫ 천문동과 옥죽의 비교
- 공통점 : 보음한다.
- 차이점
  ㄱ. 옥죽은 청열의 효력이 약하다. 보음하되 소화 장애를 일으키지 않는다.
  ㄴ. 천문동은 청열의 효력이 강하다. 보음하지만 점성이 많아 소화가 잘 되지 않는다.

	보음	청열	소화 장애
옥죽	+	약	-
천문동	+	강	+

사용량

일반적으로 옥죽은 효력이 약하므로 다량으로 사용한다. 10-15g. 강심제로 사용할 경우에는 30-60g

배합응용
- 옥죽 + 맥문동, 사삼, 상엽, 패모 = 폐음허
- 옥죽 + 괄루근, 백부, 지골피, 지모, 패모 = 폐조열증
- 옥죽 + 맥문동, 사삼, 생지 = 위음허
- 옥죽 + 갈근, 산약, 천화분 = 열증의 소갈증

방제

사삼맥문동탕, 옥죽맥문동탕, 익위탕

◆ 약물명: 천문동 天門冬 TianMenDong(라틴명 Asparagi Radix)

기원

백합과 Liliaceae 天門冬 *Asparagus cochinchinensis*(Lour.) Merr.의 뿌리

처방명

호라지좆 뿌리, 明天冬, 天門, 天冬

성분

Asparagine, β-sitosterol, 5-methoxymethyl furfural

약리

1. 면역 증강 작용
2. 백혈구 증가 작용
3. 백혈병 세포 억제 작용
4. 진해 거담 작용
5. 항균 작용: 상기도 감염균, 용혈성 연쇄구균, 폐렴쌍구균, 포상상구균 등에 항균 작용이 있다.
6. Asparegine 등이 세포에 진액을 공급하여 갈증을 완화한다.
7. 지혈 작용

약성가

天門甘寒 肺癰痿 喘嗽熱痰 皆可宜

효능

· 성미 甘, 苦, 大寒
· 귀경 肺, 腎

약능

養陰淸熱 潤燥生津

주치

음허발열, 기침할 때 토혈, 폐농양, 폐괴저, 인후종창, 구갈이 있는 당뇨병, 건조성 변비

고전문헌

- 신농본초경 : 갑자기 발생하는 모든 저린 증상과 한쪽만 저린 증상을 치료한다. 골수를 강하게 하며, 기생충을 없앤다.
- 명의별록 : 폐기를 튼튼하게 하고 오한 발열을 없애고 피부를 자양하며 기력을 보양하고 소변이 잘 나오게 한다. 차가운 성질이 있지만 신체를 보양한다.
- 본초강목 : 신체를 촉촉하게 하고 체액을 자양하며 폐의 열을 내린다.

주의사항

(1) 비위허한으로 인한 설사가 있거나, 풍한감기로 인해 기침하면 사용불가
(2) 비양허로 인한 죽상변이면 사용불가하다.
(3) 기침의 초기 증상과 만성 장염에는 신중해야 한다.

임상적용

① 주로 음허하왕, 허열 해수에 사용한다.
② 폐음허증으로 인한 마른기침(폐결핵 등)에는 천문동과 맥문동을 병용한다.
③ 폐음허로 인한 해수에 사용한다. 노인의 만성기관지염, 폐결핵 등으로 담이 끈적거려 잘 뱉어지지 않고, 만성 해수 등, 열증이 있는 폐음허에 사용한다.
④ 폐음허보다 심한 폐위, 폐농양에 사용한다. 천문동으로 청열자윤하여 해열한다.
⑤ 음허로 인한 미열이 있을 때 사용한다.
⑥ 맥문동보다 차다.
⑦ 기침 초기에 사용하면 기침이 오래간다.
⑧ 경방 : 진액을 보충하고 해수, 토혈, 인후 건조에 사용
⑨ 천문동과 맥문동의 비교
- 공통점 : 폐기를 돕는다. 마른기침, 객혈, 체액소모로 인한 갈증, 장조변비에 적합하다. 폐결핵의 마른기침에는 천문동과 맥문동을 모두 사용한다. 폐신음허에는 모두 사용한다.

· 차이점

ㄱ. 맥문동은 청폐윤조, 소폐윤조(消肺潤燥)의 효력이 강하고, 심번, 불안, 위음 부족에 사용한다. 폐와 위의 진액이 소모된 데 사용한다. 신음허에는 사용하지 않는다.

ㄴ. 천문동은 폐와 신을 보하며(滋補肺腎), 폐를 보하는 약능(滋補肺虛)이 강하다. 간신음허의 허열에 사용한다. 위음허에는 사용하지 않는다.

	천문동	맥문동
滋補肺虛	+	–
消肺潤燥	–	+
심번 불안		+
위음 부족		+
간신음허로 인한 허열	+	
寒性	강	약

⑩ 천문동, 맥문동, 천화분의 비교

· 공통점 : 소폐윤조(消肺潤燥)의 약능이 있다.

· 차이점

ㄱ. 천화분 : 위열로 인하여 생긴 폐열에 사용

ㄴ. 맥문동 : 심열로 인한 폐열에 사용

ㄷ. 천문동 : 신음허로 생긴 폐조에 사용한다.

		천문동	맥문동	천화분	옥죽
滋補肺虛		+			
消肺潤燥	위열로 인한 폐열			+	
	심열로 폐열		+		
	신음허로 肺燥	+			
	폐허	+			
보음		+	+	+	+
청열		+	+	+	–
소화장애		+	+	+	–

⑪ 백부와 비교(三浦 260)

· 공통점 : 윤폐지해 작용이 있다.

· 차이점

ㄱ. 천문동 : 폐를 자양한다. 주로 폐음허나 폐조열증으로 인한 해수에 사용한다.

ㄴ. 백부: 폐를 건조시키지 않는다. 해수의 한열증, 급, 만성을 가리지 않고 사용한다.

사용량

일반적으로 6-15g

배합응용

· 천문동 + 맥문동 = 폐의 진액을 보충하고 진해거담한다.

· 천문동 + 지황 = 진액을 보충하여 입의 건조, 설홍, 폐음허로 인한 기침

방제

가감사물탕, 가미고본환, 이동고, 자음강화탕, 천문동환, 청폐탕

◆ 약물명: 황정 黃精 HuangJing(라틴명 Polygonati Rhizoma)

기원

· 백합과 Liliaceae 층층갈고리둥굴레 *Polygonatum sibiricum* Red. 뿌리

· 유사품, 중국산은 옥죽 항을 보라.

· 위품 : 백합과 권엽황정 *P. cirrhifolium*

　　　　　　열하황정 *P. macropodium*

　　　　　　호북황정 *P. zanlanscianense*

처방명

둥글레, 죽대 뿌리, 製黃精

성분

알칼로이드, 전분, 당분

약리

1. 항균 작용 : 장티푸스균, 황색포도구균 등을 억제

2. 폐결핵에 효과 있다.

3. 그 외 강압 작용, 아드레날린에 의한 고혈당을 억제하고, 간세포에 지방이 침윤되는 것을 억제한다.

약성가

黃精味甘 安臟腑 五勞七傷 皆可補

효능

· 성미 甘, 微溫

· 귀경 脾, 肺, 腎

약능

補脾益氣 潤肺滋陰 益精 壯筋骨

주치

식욕부진, 마른기침, 폐결핵, 질병 후의 허약, 피곤, 소갈증, 고혈압, 두훈

고전문헌

· 명의별록 : 소화 기능을 돕고 감기를 몰아내고 습사를 없애며, 오장의 기능을 돕는다.

· 본초강목 : 각종 허증 증상을 보하고, 한열을 멎게 하며, 원기를 돕는다.

주의사항

(1) 소화불량자, 습담이 있으면 사용불가

(2) 기침하고 가래가 많으면 신중해야 한다.

임상적용

① 쪄서 말리는 과정을 여러 번 반복하여 사용해야 한다.

② 질병 후 쇠약 만성병에 사용한다.

③ 말초성 영양 부족(氣血兩虛)에 자양강장약으로 사용한다.

④ 작용이 완만하므로 장기 복용해야 한다.

⑤ 황정과 산약의 비교(三浦 336)

· 공통점 : 기를 돕고, 체액을 보충하는 작용이 있다.

· 차이점

ㄱ. 산약은 소화 기능이 약하고 변이 무른 경우에 사용한다.

ㄴ. 황정은 체액을 보태어 건조한 증상을 개선(益陰潤燥)하는 약능이 산약보다 우수하다. 따라서 음허로 변이 굳은 경우에 사용한다.

⑤ 옥죽과의 비교는 해당 항을 보라.

⑥ 산약과 비교는 해당 항을 보라.

사용량

일반적으로 9-30g

배합응용

· 황정 + 구기자 = 신을 보한다.

· 황정 + 갈근 = 기허로 표열증

· 황정 + 석고, 생지 = 자음퇴열

방제

선인반, 우선익수단

3-2. 자보간신음약

◈ 약물명: 구기자 枸杞子 GouQiZi(라틴명 Lycii Fructus)

기원

· 가지과(구기자과) Solanaceae 구기자(津拘杞) *Lycium chinense* Miller의 성숙열매. 건조품은 베타인 0.5% 이상이어야 한다.

· 중국산 : 영하구기자(寧夏拘杞子, 西拘杞) *L. barbarum* L.(= *L. halinifolium* Mill) 신강구기자 *L. dasystemum*

· 위품 : 홍콩 시장에 유통되는 물푸레나무과 Oleaceae 모엽탐춘(중국명) *Jasminum giraldii* Diels

처방명

괴좆나무 열매, 구구재, 물고추나무, 甘杞子, 拘杞, 甘拘杞

성분

Betaine 0.8-1.2%, zeaxanthin, zanxanthin, dipalmitate, cerbroside, tocopherol, 비타민 A, B₁, B₂, C, 칼륨, 인산, 철. 색소는 zeaxanthin에 있으며, 껍질에는 physalein가 있다.

약리

1. 강장 작용이 포함된 영양 성분이 있다. 생장 촉진 작용, 항산화 작용. Carotinoid, vitamin B_1 등이 간 기능을 강화하고 피로 회복을 촉진하며, 강장 작용을 한다.
2. 지방간 억제 작용 : 간세포 내의 지방 축적을 억제하고, 간세포의 신생을 촉진한다.
3. Betaine 대사물에 의해 항지방간, 혈당강하와 혈압강하의 작용이 있다.
4. 혈압 강하 작용이 강하다. 이 기전은 경부의 양쪽 미주신경을 활성화하기 때문이다. 항동맥경화 작용이 있다.
5. Betaine에는 점액 분비 촉진 작용이 있다.
6. 면역 기능의 촉진, 조절 작용이 있다.
7. 항악성 종양 작용
8. 여성 호르몬 성 작용
9. 혈당 강하 작용
10. 조혈 기능 촉진 작용, 특히 항암제나 방사선치료 후의 백혈구 감소를 억제한다.
11. Hydroxyproline이 많이 함유되어 있어 노화의 지연, 피로 회복, 식욕 증진
12. 항고지혈 작용 : 총콜레스테롤과 인지질 증가를 억제하였다. Linoleic acid가 작용
13. 구기자 탕액은 atropine과 유사한 부교감신경 차단 작용이 있다.
14. 장관의 연동 운동을 억제한다.

약성가

杞子甘溫 添精髓 明目祛風 陽事起

효능

· 성미 甘, 平
· 귀경 肝, 腎

약능

保養肝腎 滋陰潤肺 益精明目

주치

간신음허로 인한 피로, 요통, 두훈, 안질환, 발기부전

고전문헌

- 명의별록 : 폐, 간, 신을 보한다. 눈을 밝게 한다. 허리와 무릎 통증, 눈앞캄캄, 눈이 침
  침하고 눈물 나오는 데 사용
- 본초강목 : 폐와 신을 보하고 눈을 밝게 한다.

주의사항

(1) 구기자의 보익력은 동질려(潼蒺藜)보다도 강한 평보(平補, 음양을 가리지 않고 모
   두 보익하는 것)이나, 내열이 있으면 사용하지 않는 것이 좋다.

   동질려 : 콩과 Leguminisae 동질려 *Astragalus complanatus* R. Br.의 성숙 열매
(2) 비허변당에는 사용하지 않는다.

임상적용

① 일반적으로 신허에 사용한다.
② 약성이 평이므로 한열 증상, 음허양허증 모두에 사용하지만, 음허에 더 적합하다.
③ 간 질환에 사용하는데 부작용은 없으나 다만 염증 증상이 강한 질환에 투여하면 염
   증(熱症)이 심해지므로 적당한 청열약을 보탠다.
④ 간기상역으로 열이 치밀어 오르면 시호를 사용하고 간기허약으로 피로하면 구기자를
   사용한다 .
⑤ 간신음허를 평보하는 빈용약이다. 특히 시력저하, 현기증, 이명, 머리가 무겁고, 고지
   혈증, 고혈압, 유정, 생식능 불능에 사용한다.
⑥ 남녀의 불임증에 다용한다.
⑦ 안과에 사용한다.
⑧ 구기자와 여정실의 비교는 해당 항을 보라.
⑨ 구기자와 산수유의 비교
   - 공통점 : 간신음허로 현기증, 머리가 무겁고, 허리와 하지의 무력감, 발기부전, 유
     정, 조루, 당뇨병에 사용한다.
   - 차이점
   ㄱ. 구기자는 주로 간음허에 사용한다. 특히 시력저하, 두중감, 현기증 등에 사용한
      다. 간신음허로 인한 눈앞캄캄하고 검은 별이 보이는 증상에 사용한다. 윤폐 작
      용도 있다.

ㄴ. 산수유는 주로 신음허에 사용한다. 신음허 증상인 유정, 빈뇨, 도한 등에 사용
한다. 간신음허의 요슬산연, 현기증, 이명, 유정, 조루, 월경이 멈추지 않는 데
사용한다. 산수유는 땀을 멈추게 하는 약능도 있다.

사용량

일반적으로 6-18g

배합응용

· 구기자 + 산수유, 산약, 숙지황, 토사자 = 간신음허증
· 구기자 + 산수유, 육계, 부자 = 신음허, 신양허증상, 시력저하, 유정, 발기부전
· 구기자 + 당귀, 하수오, 토사자, 황정 = 혈허증으로 인한 불면 다몽, 새치, 흰머리
· 구기자 + 산약, 천화분, 황기, 생지황 = 보간, 생진지갈, 소갈, 진액소모

방제

국정탕, 귀록이선교, 기국지황환, 보간산, 우기환, 칠보미염단, 좌귀환, 팔미환

◆ 약물명: 산수유 山茱萸 ShanZhuYu(라틴명 Corni Fructus)

기원

· 층층나무과 Cornaceae 산수유나무 *Cornus officinalis* Siebold. et Zucc.(= *Macrocarpium officinale* Nakai)의 성숙한 열매의 건조. 씨앗은 사용하지 않는다.
· 위품 : 전혀 다른 가짜 상품에 유의한다. 중국산동성 출품인 매자나무과 Berberidaceae 매자나무 속 *Berberis sp.*의 열매는 위품이다.
· 일본산 : 일본 산수유는 보리수나무과 Elaeagnaceae 산보리수 *Elaeagnus umbellata* Thunb.의 열매인데 이 열매는 정품과 약효가 전혀 다르므로 주의해야 한다.

처방명

山萸肉, 萸肉, 淨萸肉, 棗皮

성분

· Iridoid 배당체 : Morroniside, loganin
· Secoiridoid : Sweroside

· Triterpenoid : Ursolic acid, oleanolic acid

· Saponin : Cornin

· Tannin : Tellimagrandin I·II, isoterchebin, cornusiin A−C

· 유기산 : Tartaric acid, malic acid

약리

1. 항당뇨 작용 : 고혈당을 저하시킨다. 에텔 추출물 특히 ursolic acid와 oleanolic acid 는 혈당, 소변의 당 개선에 효과가 있고, oleanolic acid는 인슐린 분비 촉진 작용이 있고 인슐린 작용도 한다.

2. 항알레르기 작용 : 산수유 추출액을 경구 투여하면 항혈청에 의한 48h homologous PCA 에 대해 Evans blue 정맥주사로 발생되는 색소 누출량을 억제했다 비만세포의 탈과립을 억제하고 항히스타민 작용을 한다. 소장에 대해서도 항히스타민, 항아세티 콜린 작용이 있다.

3. 면역부활 작용 : 탐식 작용의 항진

4. 간장 장애 개선 작용 : CCl4에 의한 간 장애에 oleanolic acid는 GOT, GPT를 현저 하게 억제하였다.

5. 항종양 작용 : Cornusiin A, C는 sarcoma 180에 대해 연명 효과가 있다.

6. 항바이러스 작용 : Cornusiin A, tellimagrandin I 등은 herpesimplex virus에 대해 세포로 흡착되는 것을 현저하게 억제하였다.

7. 강한 이뇨 작용 : 빈뇨를 억제한다.

8. 혈압 강하 : 일시적 작용

9. 심장 수축력 증강, 심장 운동 강화, 말초혈관 확장 작용

10. 항혈소판 응집 작용

11. 항암제, 방사선 치료에서 백혈구 감소를 억제

12. Cornin은 부교감신경의 흥분 작용이 있다.

13. Loganin은 기억력 증진 작용

14. Cornuside는 혈관평활근 확장 작용

15. 항균 작용 : 황색포도상구균, 이질간균, 녹농균, 피부진균을 억제한다.

16. Cornin, morroniside, loganin 등의 배당체는 부교감신경을 항진시킨다.

17. 지방 분해 억제 작용 : 탄닌 중 isoterchebin, tellimagrandin I, II은 지질과산화 억

제 지방분해 억제 작용이 있다. 산수유 추출액은 아드레날린이나 ACTH 등에 의한 지방 분해 촉진을 유의하게 억제하였다.

18. 소변량의 증가를 억제한다.

약성가

山茱性溫 治腎虛 精髓腰膝 耳鳴如

효능

· 성미 酸, 微溫
· 귀경 肝, 腎

약능

補益肝腎 收斂固澁

주치

허증으로 인한 오한발열, 심기능 부전으로 인한 부정맥, 발기부전, 현훈, 이명, 유정, 빈뇨, 허리와 무릎의 무력, 허증으로 인한 땀이 멈추지 않는 증상, 허증으로 인한 월경과다, 붕루

고전문헌

· 신농본초: 명치 부위의 한열 증상, 소화기계를 따뜻하게 하고, 한습으로 인한 비증을 치료하고 기생충을 제거한다.
· 명의별록: 소화기계의 한사, 한열, 징가, 하복부와 생식기통, 감기, 코막힘, 눈이 노랗게 되는 증상, 이롱, 여드름을 치료한다. 위장을 따뜻하게 하고 생식능을 강하게 하고 빈뇨에 사용한다. 눈을 밝게 한다.

주의사항

(1) 씨앗은 제거한다.
(2) 음허로 인해 열이 많거나 습열이 몸 안에 있으면 사용하지 않는다.
(3) 소변보기가 어려우면 사용하지 않는다.

임상적용

① 산수유는 보익력은 충분하나, 약성이 부드러우므로 자양과 수렴 약능이 있고, 항균

작용도 있어서 정기를 보하고 사기를 물리친다. 또 혈액 순환을 촉진하므로 해표에
도 약능이 있다.

② 기혈양허에 의한 부정성기출혈, 월경과다에 사용하는데 단방으로는 효과가 약하므로
다량으로 사용하거나, 태운 지혈약을 배합하면 효과가 있다.

③ 급, 만성의 허탈 상태(망양증)에서 땀이 멈추지 않을 때 효과가 있다. 허탈 상태에
서 대량의 땀(자한, 도한, 망양증)이 쏟아지거나 사지가 얼음처럼 찰 때 산수유를
반드시 사용한다. 단방으로 30-60g을 사용하거나 오미자, 당삼을 배합한다.

④ 신허(신음허와 신양허)에 효과가 있다. 좌귀음(左歸飮 = 補腎陰), 우귀음(右歸飮 =
補腎陽)에 산수유가 사용된다.

⑤ 간신음허(중추신경, 생식기계의 기능 저하)의 요약이다. 간신음허로 인하여 머리가
무겁게 느껴지고(두중감), 현기증, 고혈압, 동맥경화, 핍뇨, 부종, 발기부전, 요통, 요
슬무력, 도한, 여성의 생리불순 등을 개선한다.

⑥ 간신음허 증상에 상복통이 덧보태어지면 사용한다. 이는 산수유가 고삽 약능 이외에
이기 진통의 약능이 있기 때문이다.

⑦ 산수유와 오미자의 신맛은 위장을 자극하여 위장 장애를 초래할 수도 있다. 위산과
다에 사용하면 소화가 안 되고 악화되는 수도 있다. 산수유의 신맛은 산약의 알칼리
와 짝이 되며, 또 소화가 덜 되는 숙지황에 산수유를 첨가하면 숙지황의 소화를 돕
는다.

⑧ 소화 장애를 유발하므로 산수유는 4g 이상 사용하지 않고, 오미자의 경우 2g 이상
사용하지 않는 것이 좋다.

⑨ 산수유에 이뇨 작용이 있다는 약리 보고는 전통적 약능인 항이뇨 작용(固澁小便)과
다르므로 임상보고를 기다려야 할 것이다.

⑩ 쪄서 사용한다.

⑪ 구기자와 산수유의 비교는 구기자 항을 보라.

⑫ 금앵자와 비교(三浦 336)

· 공통점 : 간신양허증으로 인한 유정, 요실금, 자한, 도한, 붕루 등에 사용한다.

· 차이점

ㄱ. 산수유 : 보간신 약능이 있어 간신음허증에 사용한다.

ㄴ. 금앵자 : 보익성이 없으며 수렴 작용만 있다.

⑬ 복분자와 비교(三浦 368)

· 공통점 : 간신을 보하고 수렴 고삽 작용이 있고, 유정, 요실금, 빈뇨에 사용한다.

· 차이점

ㄱ. 산수유 : 보익력이 강하고, 간신양허증으로 인한 각종 증상에 사용한다.

ㄴ. 복분자 : 보신 작용이 우수하다. 정액이 흘러나오는 것을 막고, 소변을 축적하는 작용이 우수하다. 시력을 좋게 한다.

사용량

일반적으로 3-9g. 허탈에는 60-120g

배합응용

· 산수유 + 지황 = 유정, 요슬산통, 현기증, 도한

· 산수유 + 택사 = 배뇨촉진, 소변혼탁, 잔뇨감

· 산수유 + 모려, 오미자, 익지 = 음허로 인하여 땀이 많고, 소변빈삭

· 산수유 + 금액자, 보골지, 토사자 = 음정을 보한다. 특히 여성이 허약하여 월경과다와 붕루가 멈추지 않을 때 사용한다.

· 산수유 + 오미자 = 폐신음허로 인한 유정, 도한, 자한, 기혈부족으로 동계, 호흡곤란, 안면창백, 맥세약(맥미지황환)

방제

가감팔미환, 가미보음환, 맥미지황환, 우차신기환, 육미지황환, 칠현산, 팔미지황환

◆ 약물명: 여정실 女貞實 NuZhenShi(라틴명 Ligustri Fructus)

기원

물푸레나무과 Oleaceae 제주광나무 *Ligustrum lucidum* Aiton 또는 광나무 *Ligustrum japonica* Thunb.의 성숙한 열매 한국은 여정실, 중국과 일본은 여정자(女貞子 NuZhenZi)라 한다.

처방명

광나무 열매, 女貞實, 熟女貞

성분

Oleanolic acid, d-mannite, oleic acid, linoleic acid

약리

1. 항균 작용
2. 강심 이뇨 작용 : Oleanolic acid
3. 항암제나 방사선 치료에 따른 백혈구 감소를 개선한다.
4. 면역 증강 작용
5. 간 보호 작용

약성가

女貞實苦 烏髭髮 祛風補虛 壯筋骨

효능

· 성미 苦, 平
· 귀경 肝, 腎

약능

補養肝腎 淸虛熱 明目

주치

간신음허로 인한 골증조열, 요슬산연, 조기 백발, 두훈, 이명, 시력저하

고전문헌

· 신농본초경 : 소화 기능을 활성화하며, 오장을 편안하게 하며, 정신을 기르고 모든 병을 없앤다.
· 본초강목 : 체액을 보충하며, 허리와 무릎을 튼튼하게 하며, 눈을 밝게 한다.

주의사항

(1) 소화 기능 저하로 인하여 설사하면 사용하지 않는다.
(2) 몸이 찬 사람은 신중해야 한다.

임상적용

① 안과에서 자주 사용한다.

② 중심성 망막염, 초기의 노인성 백내장에 사용한다.

③ 신음허에 사용한다. 신음허 증상인 머릿속이 흔들리고, 눈이 가물거리고, 허리와 무릎에 힘이 없고, 무력감, 새치, 병적인 백발 등에 사용한다. 간신음허에도 사용한다. 보음보다는 허열을 내린다.

④ 숙지황, 구기자, 상심자, 여정실의 비교

ㄱ. 여정실 : 보음의 효력은 숙지황보다 열등하지만 보하면서도 소화 장애를 초래하지 않으며, 간신을 자음하는 작용은 구기자보다 못하며, 상심자와 유사하고, 허혈을 없애는 작용이 우수하다. 여정실은 자음 작용은 있으나 양기를 돕지 못하고 간신음허를 다스리는 데 치우쳐 있어서 보혈 작용은 없다. 음허내열증에도 사용한다.

ㄴ. 구기자 : 음양을 평보할 수 있어 간신부족의 음허양허에 모두 적용한다. 여정실보다 보음 작용이 우수하다. 윤폐 작용도 있다.

ㄷ. 상심자 : 간신의 음을 보하면서 보혈한다.

	보양	보음	보혈	소화 장애	간,신	
숙지황		+		+		
구기자	+	+			+	음허양허
상심자	_	+	+		+	
여정실	−	+	−	−	+	간신음허

사용량

일반적으로 6-15g

배합응용

· 여정실 + 의이인, 황정 = 백혈구 감소증, 전신기능 저하, 면역 저하

· 여정실 + 목단피, 백미, 생지 = 허열로 인한 골증조열, 상기감

· 여정실 + 구기자, 숙지황, 토사자, 하수오, 한련초, 황정 = 간신음허로 인한 두훈, 이명, 권태무력감, 유정, 백발

· 여정실 + 구기자, 복분자, 숙지, 토사자, 황정 = 간신음허로 인한 시력저하

방제
망막염방, 여정탕, 이지환

◈ 약물명: 한련초 旱蓮草 HanLianCao(라틴명 Ecliptae Herba)

기원
· 국화과 Compositae 한련초 *Eclipta prostrata* L.
· 유사품: 국화과 예장초 *Eclipta alba* (L.) Hassk. 전초

처방명
墨旱蓮

성분
Nicotin, ediptine, tannin, 비타민 A

약리
1. 간 보호 작용
2. 항균 작용: 황색포도구균에 강한 항균 작용이 있으며, 이질균 B군에 대해서는 억제 작용이 있다.
3. 지혈 작용
4. 항암 작용
5. 면역 증강 작용

6. 항염 작용
· 약성가
· 旱蓮草甘 能止血 生鬚黑髮 赤痢泄

효능
· 성미 甘, 酸, 寒
· 귀경 肝, 腎

약능

養陰益腎 凉血止血

주치

간신음허로 인한 두훈, 현훈, 조기 백발, 객혈, 토혈, 혈변, 붕루

고전문헌

- 당본초 : 출혈을 동반한 이질, 침구 치료로 인한 부스럼, 대량의 출혈이 그치지 않을 경우 상처에 붙이면 즉시 낫는다. 즙을 눈썹이나 두발에 바르면 빨리 무성하게 자란다.
- 본초강목 : 머리를 검게 하고 신음을 보충한다.

주의사항

소화 기능의 저하로 인하여 대변이 아주 묽으면 사용금지

◆ 약물명: 흑지마 黑脂麻 HeizhiMa(라틴명 Sesami Semen)

기원

참깨과 Pedaliaceae 참깨 *Sesamum indicum* L.의 검은씨의 건조

처방명

검은참깨, 巨勝, 청양, 黑胡麻, 胡麻仁(HuMaRen)

성분

Oleic acid, linoleic acid가 주된 지방유 45−55%, 비타민 E, 흑지마유(sesame oil)에는 sesamine이 포함되어 있다.

약리

1. 불포화 지방산인 linoleic acid 등이 고콜레스테롤을 개선한다.
2. 통변 작용

약성가

胡麻仁甘 疗腫瘡 熟補虚損 筋力强

효능

- 성미 甘, 平
- 귀경 肺, 脾, 肝, 腎

약능

滋養肝腎 潤燥滑腸

주치

백발을 검게 한다. 대변 건조

고전문헌

명의별록: 뼈와 근육을 튼튼하게 하고 눈과 귀를 밝게 하며 갈증을 없앤다.

임상적용

① 고혈압증, 동맥경화증, 자율신경 실조증으로 인하여 머리가 어지럽고, 눈이 흐릿하며, 이명, 두통 등 간신음허 증상이 있을 때 상엽을 배합(桑麻丸)하여 복용하면 혈허로 인한 저린감, 음허로 인한 협통, 딱딱한 변비에도 효과가 있다.

② 기허 변비에 사용한다. 참기름 1-2 숟가락에 계란 1개를 잘 저어 열탕에 넣어 반숙으로 만든다. 이 반숙을 약간의 꿀과 함께 장기간 복용하면 신허에 효과가 있다.

③ 상심자에 비해 윤장통변 작용이 우수하다.

사용량

일반적으로 9-30g

배합응용

- 흑지마 + 구기자, 상엽, 여정실 = 간혈허로 시력저하, 눈이 뿌옇는 데 사용
- 흑지마 + 당귀, 인삼, 하수오, 황기, 황정 = 유즙이 안 나오는 데 사용
- 흑지마 + 당귀, 마자인, 육종용, 백자인 = 음허로 인한 장조 변비

방제

상마환

3-3. 자음잠양약

◆ 약물명: 귀판 龜板 GuiBan(라틴명 Testudinis Plastrum)

기원
· 남생이과 Testudinidae 남생이 *Chinemys reevesii*(Gray)의 복부, 등껍질

처방명
龜甲, 生龜板, 炙龜板, 敗龜板

성분
지방, 칼슘, 인

약리
1. 해열진정 작용이 있다. 이에는 칼슘이 작용한다.
2. 진정 작용이 있다.
3. 궤양을 수렴한다.
4. 유산을 유발할 수도 있다.
5. 설사를 유발할 수도 있다.

약성가
龜板味甘 滋陰迅 逐瘀續筋 醫顱顋

효능
· 성미 甘, 微鹹, 寒, 平
· 귀경 腎, 心, 肝

약능
滋陰潛陽 益腎健骨 子宮出血 瘡瘍 潰瘍

주치
음혈부족, 골증조열, 음허열, 온병 후 진액 부족, 허리와 다리의 무력, 소아 소, 대천문이 아니 닫힐 경우에 사용. 만성설사, 만성기침에 사용

고전문헌

- 신농본초경 : 적백대하, 종양, 치질, 음부 소양증, 팔다리가 묵직한 데, 유아의 대, 소천문 불폐에 사용
- 명의별록 : 머리의 부스럼, 여자의 생식기 옹종, 신체가 한랭한 데 사용
- 본초강목 : 요슬산연, 만성이질과 설사, 난산, 종기에 사용

주의사항

(1) 임신 중이면 사용불가

(2) 신허이지만 열 증상이 없으면 사용불가

(3) 양허로 인하여 설사하면 사용불가

(4) 감기가 해결되지 않았으면 사용불가

임상적용

① 자음에 사용한다. 음허로 인한 열이 있으면 사용한다.

② 폐결핵 및 음허자 특히 골증조열, 유정, 부정기 출혈, 만성신염 등에 사용한다.

③ 음허형의 만성신염에 사용하며 단백뇨에 효과 있다.

④ 신경쇠약에 사용한다. 귀판의 진정 작용을 이용한다.

⑤ 만성화농성 질환, 피부궤양에 사용한다.

⑥ 혈열로 인한 부정성기출혈, 대하에 사용한다.

⑦ 소아의 발육부진, 근골격의 발육부진 등에 사용한다.

⑧ 30g 이상 다량으로 복용하면 설사하는 경우도 있다.

⑨ 별갑과 비교

- 공통점 : 음을 보충하고 허열을 내린다(자음잠양). 음허로 인한 열이 많아 현기증, 눈앞캄캄, 소아의 소, 대천문이 봉합되지 않을 경우에 사용한다.

- 차이점

ㄱ. 귀판 : 신음을 보하는 약능이 강하다. 신음허로 인해 허리와 다리가 연약하고, 근골이 약하며, 소아의 대천문 소천문의 닫힘이 불량한 데 사용한다. 음허로 인한 붕루, 월경과다에 사용한다.

ㄴ. 별갑 : 음허로 인한 허혈을 없앤다. 보익력은 귀판보다 약하지만 복강 내의 종양에는 효과가 더 강하다. 귀판보다 소화 장애가 거의 없다. 열을 내리는 작용이 강하다. 응어리진 것을 부드럽게 하고, 어혈을 없앤다. 밤에 열이 심하고 낮

에 열이 없는 증상, 몸이 마르고, 맥삭설홍소태 등 허열 증상에 사용한다. 간비 종대, 여성의 생리불순에 사용한다.

사용량

일반적으로 9–30g

배합응용

· 귀판 + 당귀, 백작, 생지 = 생리의 주기가 빠른 데
· 귀판 + 황백 = 대하, 자궁염
· 귀판 + 괴화 = 치질 통증
· 귀판 + 백작, 황금, 황백 = 생리 과다, 음허열로 인한 갈증
· 귀판 + 인삼, 구기자, 녹각교 = 신정을 보함

방제

대보음환

◆ 약물명: 별갑 鱉甲 BieJie(라틴명 Amydae Carapax)

기원

· 자라과 Trionychidae 자라 *Amyda maakii* Brandt 배껍질, 등껍질
· 중국별갑 *Trionyx sinensis* Wiegmann(= *Amyda sinensis* Wiegmann)(라틴명 Carapax Trionycis)
· 일본별갑 *Pelodiscus sinensis* Wiegmann
· 토별갑 *Amyda japonica Temmink* et Schlegel

처방명

별갑은 남생이 배껍질 , 단어, 生鱉甲, 炙鱉甲, 別甲

성분

단백질(이마노산 20종), 섬유소, vitamin D, 아교, 칼슘, 인, 필수지방산

약리

1. 스트레스에 의한 성 기능 약화
2. 기억력 보호
3. 항암 작용
4. 면역기능 강화
5. 조혈 작용

약성가

鼈甲酸平 嗽骨蒸　散瘀消腫 除痞崩

효능

· 성미 鹹, 平
· 귀경 肝, 腎

약능

滋陰潛陽(生用) 散結消癥(破瘀血)(醋炙黃)

주치

음허발열, 골증조열, 도한, 간풍내동, 허풍내동으로 인한 경련발작, 만성 말라리아로 인한 비장비대의 여러 증상, 복부의 딱딱함, 생리지연, 부정성기출혈

고전문헌

· 신농본초경 : 복부의 덩어리, 음식적체, 한열왕래를 치료하고 뱃속이 결리 는 것을 치료한다. 비정상적인 조직을 제거하고 생식기의 침식되는 증상, 치질과 나쁜 군살을 제거한다.
· 명의별록 : 온병, 학질, 징가, 요통 및 소아의 갈비뼈 아래가 단단한 것을 치료한다.
· 본초강목 : 오래된 학질을 치료하고 복통, 피로하여 재발된 질병, 음식으 로 인한 질병의 재발을 치료하며, 피부병에서 반진과 천연두를 치료한다. 가슴의 답답함, 천식을 치료한다. 소아의 경련성 질환, 여성의 월경이 나오지 않는 증상, 난산, 산후 자궁이 빠지는 증상, 남성의 생식기에 부스럼이 생기고 고름이 나며, 소변이 잘 나오지 않는 증상을 치료하며, 종기가 터진 것을 아물게 한다.

주의사항

(1) 임신 중이면 신중해야 한다. 유산을 유발하는 경우도 있다.

(2) 짜고, 차고, 탁하므로 소화 기능이 약하여 식욕 감퇴가 있으면 신중해야 한다.

(3) 설사하는 경우도 있다.

임상적용

① 피를 맑게 하고 허혈을 없애고 조혈 작용한다.

해독 작용을 하는 간장과 혈중 노폐물을 배설시키는 신장의 기능을 높인다. 다량으로 포함된 비타민A, E가 말초혈관을 강하게 하고 혈류를 좋게 한다. 아미노산의 일종인 그리신이 동맥 경화를 유발하는 혈전을 녹이고 필수아미노산인 DHA, EPA가 콜레스테롤을 삭혀 동맥경화를 예방한다. 또 철분, 기타 미네랄, 아미노산이 풍부하게 포함하게 포함되어 있어서 빈혈이나 신경쇠약을 개선, 예방한다. 생활습관병인 고혈압, 동맥경화 당뇨병, 여성 질환인 갱년기 장애, 히스테리, 생리불순, 불임증 냉증, 신경질환인 신경통, 요통, 어깨 뭉침과 결림 등을 개선, 예방한다.

② 자양강장 작용 : 영양분이 풍부하고 흡수성이 우수하다. 소아의 발육불량, 근골격의 발달부진, 운동능 부족, 허약체질, 소모성 질환, 만성 질환의 피로회복, 면역력 저하, 노화, 골다공증, 만성설사, 안구 피로, 시력감퇴 등의 개선과 예방에 좋다.

③ 복용 후 2, 3일부터 일주일이 되어, 몸 상태가 노곤하고, 설사, 잠이 오고, 습진, 소양증 등이 나타난다. 심한 경우에는 설사가 심해지는 경우도 있다.

④ 만성소모성 염증으로 인한 체력 저하, 면역 기능 저하에 영양을 공급한다.

⑤ 음허화왕, 음허 번열에 사용한다. 폐결핵의 조열 도한에 사용한다. 열증 질환 후기에 탈수, 염증이 잔존하고 주야로 열이 있으면 사용한다.

⑥ 만성소모성 질환인 폐결핵, 만성간염, 간경변증으로 인한 간종대, 간비종대 등에 영양공급용으로 사용한다.

⑦ 만성 말라리아 비장의 종대에 사용한다.

⑧ 난치성 화농증, 궤양에 효과 있다.

⑨ 여성의 월경과다. 부정성기출혈에 사용한다.

⑩ 미백 효과 : 피를 맑게 하여 주름, 색소침착, 주근깨, 거친 피부, 미백, 산후 주름, 상처의 개선과 예방에 좋다.

⑪ 경방 : 진액을 보충하고, 청열한다.

⑫ 귀판과의 비교는 해당 항을 보라.

사용량

일반적으로 9-30g 분쇄하여 선전한다.

배합응용

- 별갑 + 승마 = 인후통, 반진
- 별갑 + 시호 = 해열

방제

삼갑복맥탕, 별갑산, 별갑환, 승마별갑탕, 승마별갑탕거웅황촉초, 연년반하탕

4. 보양약 Herbs that Tonify the Yang

보양약은 양허증을 개선하는 본초이다. 기허증이 진행되면 양허증이 된다. 양허증은 장부의 기능이 저하되고, 인체의 열에너지 생산이 저하된 상태이다. 인체의 열에너지 생산의 근본은 신의 원양, 또는 진양에 있다고 보기 때문에 양허증을 개선하는 보양약은 주로 신양을 증강시키는 본초이다. 보양은 달리 조양(助陽), 부양(扶陽), 장양(壯陽), 온신(溫腎), 보신(補腎) 등의 용어로 사용되기도 한다.

신양허는 전신 기능의 쇠약이다. 양허증의 주요 증상은 추위하며, 사지가 차고, 소변 색이 투명하며 양이 많고, 빈뇨, 수양변, 허리와 무릎에 기운이 없고, 심하면 부종, 생식능 감퇴, 유정, 여성 불임, 백대하, 야뇨, 호흡기계에 영향을 주어 해수, 호흡곤란, 천식 등을 유발시키며, 소화기계에 영향을 주어 만성 설사, 냉통, 새벽녘 설사, 설담눈 맥허침지 등이다. 신양허는 현대 의학적으로는 내분비 기능과 에너지 대사의 저하, 갑상선 기능 저하, 부신피질, 뇌하수체의 기능 실조, 당분해 기능의 저하 등에서 나타나는 증상이다. 그러므로 보양약은 부신피질 기능의 개선, 에너지 대사의 조절, 당대사의 조절, 생식 기능의 회복, 성장 발육의 촉진, 면역력의 증강에 관련된다.

보양약은 온신강장약, 온신강건골약, 온신온비지사약, 온신납기약, 음양쌍보약으로 분류된다. 온신강장약은 생식 기능을 개선시키는 본초로 발기부전, 여성 불임에 사용된다. 주요 본초는 녹용, 녹각, 선모*, 쇄양, 양기석*, 육종용, 음양곽, 파극천, 호로파* 등이다. 온신온

비지사약은 비신양허증으로 설사, 요실금, 유정, 대하 등에 사용되는 본초로 보골지, 익지 등이 해당된다. 온신납기약은 신의 납기 작용을 강화하는 본초로 만성 해수, 호흡곤란에 사용되는 본초이다. 이에는 합개, 호도, 동충하초 등이 있다. 마지막으로, 음양쌍보약은 신양을 보함과 동시에 신음도 보하는 본초이며 기혈음양의 각 허증에 사용하는 초본이다. 자하거, 토사자 등이 상당된다. 보양약의 약능이 있는 다른 본초에는 부자, 사상자, 상기생, 오가피, 우슬, 육계 등이 있다.

보양약을 하위분류하면 다음과 같다.

폐신허				합개
간신음허	정혈	강근골		녹용
	안태	강근골		두충
		부정성기 출혈		속단
		축뇨		토사자
	풍습			구척
	익정			자하거
보신				골쇄보
신양허	화담			동충하초
	양위	풍습		음양곽, 파극천
		만성비증		선모
		축한습		호로파
		명목		사원질려
		축뇨		보골지, 익지인
		익정		육종용
		간음허		쇄양
		납기		호도인

보양약의 주의 사항은 대부분의 성미가 따뜻하여 체액을 소모시켜 체내에서 열을 발생시키기 쉬우므로 음허증에는 신중을 기하고, 음허화왕증에는 사용하지 않는다. 여름철에게는 약의 용량에 신중을 기해야 한다.

4-1. 온신강장약

◈ 약물명: 녹용 鹿茸 LuRong(라틴명 Cerviparvum Cornu)

기원

· 사슴과 Cervidae 매화록 *Cervus nippon* Temminck var. *mantchuricus* Swinhoe 각질화 아니 된 뿔
· 마록 *C. elaphus* L. var. *xanthopygus* Milne−Edwards
· 대록 *C. canadensis erxleben*

처방명

鹿茸片, 鹿茸血片, 鹿茸粉片, 鹿茸粉

성분

젤라틴, 단백질, 아미노산, 복합지질, 칼슘, 인, 마그네슘, 미량의 oestrone

약리

1. 생약학의 약리 작용은 강장제(tonifying effect)이다. 신체의 활동력 향상, 수면과 식욕의 개선, 근육의 피로도 저하, 생장과 발육의 촉진 등이다. 중추신경계 시냅스에 유리형 노아드레날린을 증가시켜, 노아드레날린 신경계 기능을 촉진한다.

2. Pantocrinum은 강심 작용 cardiotonic effect을 하여 심장운동 증가, 심폭증대, 심박수 및 박출량을 증가시키며, 또 조혈 작용 hemopoietic effect으로서 적혈구 hemoglobin 와 혈색소를 증가시킨다.

3. 활성 다당질은 항궤양 작용, 부교감신경의 흥분, 신경과 근육계의 기능 개선, 내분비계의 항진

4. 성장 촉진 작용

5. 자궁 수축 작용

6. 면역 증진 효과

7. 조혈 기능 촉진

8. 간지질의 과산화 장애를 억제한다. 간 조직의 단백질 합성 촉진 작용, SOD활성 회복 작용, MAO 활성 억제 작용

약성가

鹿茸甘溫 滋陰主 泄精溺血 崩帶愈

효능

· 성미 甘, 鹹, 溫
· 귀경 肝, 腎

약능

壯元陽 生精髓 強筋骨

주치

원기부족, 추워함, 사지연약

고전문헌

· 신농본초경 : 나쁜 피, 한열로 인한 경련성 질환, 기혈을 보한다.
· 명의별록 : 피로하여 한기가 들고, 쇠약, 팔다리가 쑤시고 통증, 빈뇨, 유정
· 본초강목 : 생식능 증강, 혈을 보하고 몸을 따뜻하게 한다. 쇠약, 눈앞깜깜, 허약하여 설사하는 데 사용

주의사항

(1) 열이 있으면(음허화왕, 혈분에 열이 있으며, 폐유담열, 위화 등) 사용불가
(2) 감염 증상이 아직 남아 있으면 사용불가
(3) 고혈압에는 사용하지 않는다.
(4) 알래스카 산은 기원과 약능이 입증되지 않았으므로 신중해야 한다.

임상적용

① 원양(元陽)을 보하는 중요약이다. 현대 의학적으로 원양이란 생식, 생장 등 기본적인 생리 기능을 포괄하는 것이다.
② 생식 기능 촉진 : 남성의 발기부전, 여성의 허한으로 인한 백색 대하, 불임증에 사용한다. 성호르몬 작용이 있다.
③ 성장 발육의 촉진에 사용한다. 소아의 발육 불량, 근육이나 골격의 발달부진, 운동 능력 발육 부진, 걷은 것이 늦어지고, 치아의 성장이 늦고, 대, 소천문 폐쇄가 늦어

지는 증상에 사용한다.

④ 고도의 빈혈(氣血兩虛)에 사용한다. 활혈, 보익 작용이 있어 조혈 기능 자극 작용이 있다. 재생 불량 빈혈에도 효과가 있다.

⑤ 심부전에 사용한다. 특히 류마토이드성 심 질환에서, 동계, 허리가 노곤하고 무겁고, 소변량의 감소, 배뇨곤란 등 신양허 증상이 있으면 사용한다.

⑥ 신경쇠약이나 질병 후 쇠약한 데 사용한다. 머릿속이 흔들거리고, 이명, 허리가 노곤하고 무겁고, 원기가 없고, 사지에 힘이 없고, 소화불량, 소변량과다 증상에 대해 강장 작용이 있다.

⑦ 신양허로 인한 부정성기출혈에 사용한다.

⑧ 양허로 인해 백대하가 심할 때는 녹각상을 사용한다.

⑨ 양허로 인한 토혈, 붕루(자궁출혈)에는 녹각교를 사용한다.

⑩ 현훈, 팔다리가 저린 신성 고혈압에는 계혈등, 두충, 산수유, 우슬 등을 배합하여 사용한다.

⑪ 녹용 분편은 색깔이 흰 것이다. 녹용 혈편보다 약력이 열등하다.

⑫ 녹용은 고가이므로 일반적으로 녹각상이나 녹각교를 대용한다. 효과가 없으면 녹용을 사용한다.

⑬ 그 외, 난치성 궤양에 사용한다.

⑭ 사용할 경우에는 적은 양에서 시작하여 점차적으로 양을 늘리는 것이 좋다. 일회에 다량으로 사용하면 양이 위로 솟아 눈의 충혈, 코출혈, 하혈한다.

⑮ ㄱ. 녹각(鹿角) : 녹용이 완전히 성장하여 털이 없어지고 각질화된 것. 6-9g 사용

　ㄴ. 녹각교(鹿角膠) : 녹각을 찐 것. 6-9g 사용－아교와 비교는 해당 항을 보라.

　ㄷ. 녹각상(鹿角霜) : 녹각을 달이어 엿기름으로 만든 후, 남은 물질 6-9g 사용

⑯ 녹용, 녹각과 계지와 부자의 비교

　· 공통점 : 인체의 신진대사를 활성화하여 에너지(양)를 생산한다.

　· 차이점

　ㄱ. 육계(계지), 부자는 성미가 따뜻하므로 한기와 냉증을 겸한 데 사용하므로 에너지 쇠퇴에 사용한다. 양기를 따뜻하게 하는 작용은 강하나, 정혈을 자양하는 작용은 없다.

　ㄴ. 녹용, 녹각은 에너지 부족에, 혈액과 생식능이 모자랄 경우 사용한다.

⑰ 녹용과 자하거의 비교(三浦 352)

· 공통점 : 신양을 보하고, 정혈을 자양한다.

· 차이점

ㄱ. 녹용 : 간신에 작용하여 보양하는 작용이 강하다. 발기부전(양위), 허한증에 의한 불임증에 아주 우수하다.

ㄴ. 자하거 : 기혈양허의 모든 허증에 사용한다. 간신은 물론, 폐에도 작용하며, 폐허증으로 인한 해수, 천식 등에 사용한다.

사용량

일반적으로 0.5-3g. 1.5g 정도를 사용하는 경우가 많다. 다량으로 복용하면 코출혈, 머리가 무거워지므로 5-6g 이상은 사용하지 않는다.

배합응용

· 녹용 + 구기자, 두충, 보골지, 산수유, 숙지황 = 신허요통, 발기부전
· 녹용 + 부자 = 기, 혈, 정의 소모에 사용, 도한
· 녹용 + 부자, 산약, 산초 = 냉증으로 인한 복통
· 녹용 + 당귀, 백작, 숙지황 아교 = 여성의 혈허 유산
· 녹용 + 백작, 부자 = 신허로 인한 냉증, 하지 냉증

방제

녹용대보탕, 녹용산

◆ 약물명: 쇄양 鎖陽 SuoYang(라틴명 Cynomorii Herba)

기원

쇄양과 Cynomoraceae 쇄양 *Cynomorium songaricum* Ruprecht의 줄기

처방명

육종용뿌리, 쇄양, 不老藥, 瑣陽, 地毛球 뇌양(惱陽)

성분

· Troterpenr : Acethyl ursolic acid, ursolic acid, anthocyanin, triterpenoid saponin, tannin 등

· Steroid : 수용성 β-배당체로서 β-sitosterol palmitate, β-sitosterol, daucosterol

약리

1. HL-60(사람의 혈액암세포)에 쇄양을 투여하면 세포괴사 apoptosis를 나타내었다.
2. 쇄양의 EA 추출물은 항산화 효과가 우수하다.
3. 항염증 작용
4. 동맥경화 작용
5. 혈압하강
6. 장관 운동 항진
7. 대식세포 탐식능 활성화

약성가

鎖陽鹹溫 益精氣 潤燥養根 滑大腸

효능

· 성미 甘, 溫
· 귀경 肝, 腎
· 약능 補腎壯陽 養血益精强骨 潤腸通便

주치

· 육종용과 유사. 부족한 정혈을 보하고, 허약한 근골, 골증조열, 장조 변비에 사용

고전문헌

· 本草衍義補遺神 : 체액을 보충하고 허약으로 인한 변비에 사용
· 본초강목 : 체액을 보충하고 근육을 보강한다.

주의사항

(1) 성욕 항진에는 사용불가
(2) 소화 기능 약화로 인하여 설사하는 데는 사용불가
(3) 음허로 인하여 열이 많거나, 실열로 인한 변비가 있으면 사용을 신중해야 한다.

임상적용

① 신양허로 인한 사지의 근위축에 사용한다.

② 각종 운동마비 특히 말초성 운동마비로 인하여 하지 근육이 위축된 데 사용한다.

③ 기허 변비에 사용

④ 성기능 저하 등에 사용한다.

⑤ 육종용의 작용과 용도가 동일하여 그 대용으로 사용한다.

⑥ 물가 담가 2~4시간 지나서 사용해야 한다.

⑦ 육종용과의 비교는 해당 항을 보라.

사용량

일반적으로 3-9g

배합응용

쇄양 + 용골, 육종용, 상표초 = 신허로 인한 유정

방제

속사단, 자음환

◆ 약물명: 육종용 肉蓯蓉 RouCongRong(라틴명 Cistanchis Herba)

기원

· 열당과 Orobanchaceae 육종용 *Cistanche deserticola* Y. C. Ma
　관화육종용 *Cistanche tubulosa*(Schenk) R. Wight의 줄기
· 중국산: 열당과 육종용 *Cistanche salsa*(C.A. Mey.) G.
　　　　　미육종용 *Cistanche ambigua*(Bge.) G. Beck.

처방명

오리나무더부살이, 淡蓯蓉, 甛蓯蓉, 淡大蕓, 甛大蕓

성분

Phenylethanoid glycoside : Echinacoside, acteoside, cisacteoside, Iridoid glyciside : Daucosterol, succinic acid, triancontanol, betaine

약리

1. 혈압강하

2. 타액 분비 촉진

3. 호흡 마비 개선

4. 수면 시간 연장

5. 항염 진통 작용

6. 항산화 작용

7. 비뇨기 생식기계 작용 : 정낭선과 전립선 무게 증가. Daucosterol이 전립선 비대를 개선한다.

8. 뇌하수체에 작용하여 난소의 황체 기능 강화한다.

9. 면역세포를 활성화하여 면역 기능을 향상시킨다.

약성가

從蓉味甘 補精血 若驟用之 反便滑

효능

· 성미 甘, 鹹, 温

· 귀경 腎, 大腸

약능

補腎壯陽 益精 潤腸通便

주치

신허로 인한 발기부전, 유정, 요슬냉통, 자궁발육 부전, 여성 불임, 대하, 장조변비

고전문헌

· 신농본초경 : 오로(五勞)와 칠상(七傷)을 치료하며, 소화기능 향상, 생식기의 한열로 인한 통증, 오장의 기능 회복, 생식능 회복, 부인의 종양

· 명의별록 : 방광의 질병, 요통, 설사

주의사항

(1) 실열 변비에는 사용불가하다.

(2) 음허로 인해 열이 많은 자는 신중해야 한다.

(3) 대변이 무르거나 설사하면 신중해야 한다.

(4) 갑자기 다량으로 사용하면 소변이 잘 나오지 않게 된다.

임상적용

① 신허에도, 보양에도, 자음에도 사용한다. 신허 증상으로 신경쇠약, 원기 없고, 권태감, 허리가 무겁고, 건망, 청력 감퇴 등에 가장 적합하다.

② 신양허로 인한 성욕감퇴, 발기부전, 조루, 여성불임, 부정성기출혈, 백색 대하 등에도 사용한다.

③ 노인의 기허 혈허로 인한 변비에 육종용과 돼지고기로 만든 죽을 복용시킨다.

④ 일반적인 보양약은 조성이고, 자음약은 점액질이 많은데, 육종용은 보하면서 조하지 않고, 자음하면서 소화 불량이 없다. 약성이 온화하므로 표증을 동반한 신허증에 사용해도 무방하다.

⑤ 일반적으로 담종용을 사용하나 빈뇨나 활정에는 고삽작용이 있는 함종용을 사용한다.

⑥ 남성의 유정, 혈뇨, 소변이 방울지는 데 사용

⑦ 여성의 대하와 생식기 통증

⑧ 봄, 가을에 채취하여 건조한 것을 담종용, 가을에 채취하여 소금에 담가 건조한 것을 함종용이라 한다. 일본에서는 봄에 채취하여 건조한 것을 첨종용, 가을에 채취하여 소금에 담가 건조한 것을 함종용, 함종용을 햇볕에 말린 후 염분을 제거하고 찐 것을 담종용이라 한다.

⑨ 약능이 약하여 소량으로는 효과가 없다.

⑩ 육종용과 쇄양의 비교

· 공통점 : 신양부족, 정혈부족, 장조변비에 사용한다.

· 차이점

ㄱ. 육종용 : 작용이 완만하다. 장관 윤활이 강하다. 신양을 보하여 성기능 촉진이 강하다. 또 간신부족으로 허리와 무릎의 냉증과 통증, 근골허약에 사용한다. 쇄양보다 온신장양이 강하고 파극천보다 체액을 보충하는 약능이 강하고 약성이 온화하다.

ㄴ. 쇄양 : 장관 윤활이 약하다. 성기능 촉진이 약하다. 육종용에 비해 정혈을 보하

는 약능은 약하나 양기를 올리고 신정을 붙잡아주는 작용은 강하다. 간신음허로 인하여 근골이 허약하고, 하지무력, 보행곤란 등에 사용한다. 이 경우 숙지황, 우슬 등을 병용한다.

사용량

일반적으로 6-18g, 변비에는 12-18g

배합응용

- 육종용 + 두충 = 신허로 인한 요통, 무력증에 속단을 첨가하면 상승효과
- 육종용 + 마자인 = 노인의 기혈이 부족하고 대장의 점액 부족으로 인한 변비
- 육종용 + 산수유 = 신허로 인한 발기부전, 성욕저하, 요슬무력증에 보골지를 가하면 상승 효과
- 육종용 + 쇄양 = 신허로 인한 양위 요슬냉통, 정혈부족으로 인한 변비

방제

사정환, 육종용환

◆ 약물명: 음양곽 淫羊藿 YinYangHuo(라틴명 Epimedii Herba)

기원

- 매자나무과 Berberidaceae 삼지구엽초 *Epimedium koreanum*의 꽃봉오리와 잎 그리고 줄기(全草)
- 유사품 : 중국산 : 매자나무과 Berberidaceae
  - 전엽음양곽 *E. sagi ttatum*(Sieb. et Zucc.) Maxim
  - 음양곽 *E. brevicornum* Maxim
  - 유모음양곽 *E. pubescens* Maxim
  - 무산음양곽 *E. wushanense* T. S. Ying
  - 일본산 : 碇草, 錨草 *Epimedium grandiflorum* var. *thunbergianum*
- 위품 : 매자나무과 錨草 *Epimedium macranthum* Morr. et Decne. var *violaceum* Franch.
  - 黃花錨草 *Epimedium cremeum* Nakai
  - 常盤錨草 *Epimedium sempervirens*

梅花錨草 *Epimedium diphyllum* Morr. et Decne
- 강원도 산 : 미나리아재비과 꿩의다리 *Thalictrum aquilegifolium*
- 은꿩의 다리 *Thalictrum actaefolium* Siebold & Zucc
- 전라도 송광사 판매 : 범의귀과 Saxifragaceae 노루오줌풀 *Astilbe chinensis* var. *davidii* 도 위품이다.

처방명

仙靈脾, 三枝九葉草

성분

- Flavonoid : Icariin, icarisided, epimedosideA−E, epidemin A−C 등
- 줄기와 잎 : Icariin, 비타민 E
- 뿌리 : Demothoxyicariin, magnoflorine
- 그 외 : Ikarisoside A ,icarisid II. 5월에 채취한 것에 flavonoid 함량이 가장 높다.

약리

1. 성기능 흥분(補腎壯陽) 작용 : Epimedin은 성호르몬 분비를 촉진하는데, 이는 정낭에 정액이 충만하여 감각 신경이 자극되면 정액의 분비 등, 간접적으로 성욕이 향상되는 것이다. Demothoxyicariin은 말초신경을 자극하여 혈관 확장을 하게 되어 남근의 해면체를 팽창시키고 흥분을 유도한다.
2. 신기능 향상 : 부신피질 기능을 촉진한다. 소량으로는 이뇨, 대량으로는 항이뇨 작용한다. 신장의 기능이 현정하게 저하되고 이에 수반되는 기허 증상을 완화하는 작용이 있다.
3. 면역기계 작용 : 세포성 면역과 체액성 면역을 증강시킨다. 임파 모세포의 전환을 촉진하며 T세포의 탐식능을 활발하게 하며 인체의 면역능력을 높인다.
4. 순환기계 작용 : 허혈성 심질환에 효과가 있고, 혈압강하 작용이 있다.
5. 진해 거담 작용
6. 항균 작용 : 장의 바이러스, 황색포도구균, 폐렴쌍구균, 결핵균에 대한 억제작용이 있다. 항박테리오파아제 작용이 있다.
7. 항노화 작용
8. 간세포 부활 작용

9. 혈압 강하 작용 : 심근 수축력을 억제하고 말초혈관을 확장하여 혈압을 내린다.

10. 관상동맥 확장 작용

11. 개체 세포의 에너지 대사를 증강시켜 이른바 양허증을 개선한다.

12. 그 외 강혈당, 천식 해소 작용이 있다.

약성가

淫羊藿辛 陽陰興 堅筋益骨 志力增

효능

· 성미 辛, 溫
· 귀경 肝, 腎

약능

補腎壯陽 祛風除濕 補陰陽 制動肝陽上亢

주치

명문의 요약. 신양허, 발기부전, 요슬무력, 사지의 저린감, 관절통, 소변이 시원하게 나오지 않은 데 사용

고전문헌

· 신농본초경 : 발기불능, 골절, 생식기통, 소변불리, 기력을 증강시키고 기억력을 좋게 한다.
· 명의별록 : 근골을 튼튼하게 하고 임파선염, 생식기 부위 부스럼에 사용한다.

주의사항

(1) 음양곽은 조성이 강하므로 음액을 손상시키고 열이 많아져 머리가 어지럽고 구토, 구건, 코출혈 등의 증상을 유발한다.
(2) 음허로 인한 열이 많아 오심번열, 다몽, 유정, 성욕 항진 등의 증상에는 사용해서는 아니 된다.
(3) 장기 복용은 신중해야 한다.

임상적용

① 신양허로 인한 발기부전이나 여성 불임증에 사용한다. 고인은 경험적으로 음양곽을

약주로 이용한다 : 음양곽 30g을 탁주나 청주 500g과 함께 20일간 복용한다. 약주로 정제한 음양곽 액 20g을 식전에 5ml를 복용하면 성기능 회복, 유정, 조루에 효과 있다. 또 정신이 우울하여 신경쇠약인 권태무력, 반응이 느린 증상과, 기억력 저하에 효과가 있다. 에타놀로 추출하여 정제한 액 이외에 다른 처방, 이를테면 양곽삼자탕을 사용해도 좋다. 불임증에는 음양곽을 응용하면 좋다.

② 풍한습비에 사용한다. 특히 하지의 동통성 운동마비, 근육, 관절의 경련, 사지의 저린감에 사용한다. 음양곽, 상기생에 소아마비 바이러스인 poliovirus 억제 작용이 있어 소아마비의 급성기, 후유증에 응용하여 효과가 있었다.

③ 고혈압증에 사용한다. 말초혈관 확장 작용이 있다.

④ 안색이 창백하고 허리와 무릎에 힘이 없고 야뇨, 설담백맥세인 남성인 경우 성기능 불능, 활정, 여성의 생리불순 등 음양양허 증상에 적용한다.

⑤ 밀자한 음양곽은 히스타민이나 아세티콜린 등으로 유발된 천식이나 기침을 억제한다.

⑥ 민간요법으로는 강장약으로 약주를 담그고, 한방 처방에서는 생식능 향상 본초(補益精)로 사용하나, 처방에 배합된 비율은 극소하다.

⑦ 파극천, 육종용과 비교

· 공통점 : 파극천, 육종용, 음양곽의 약능은 유사하다. 신양을 돕고, 근골을 튼튼히 한다. 음양곽과 파극천은 풍습을 없애므로 각종 관절통에 사용한다.

· 차이점

ㄱ. 음양곽 : 성미가 따뜻하고 습을 말리는 성질이 있다. 음양곽은 자윤 작용이 없으므로 음액 손상이 심하다. 생식능을 향상시키고, 근육과 뼈대를 강건히 하며, 습을 말리는 성질이 강하여 풍한습비로 인한 근육통, 관절통에 사용한다. 이 경우, 위령선, 천궁, 방풍, 당귀 등을 병용한다. 신허로 인한 해수에는 보골지, 호도, 오미자를 배합한다.

ㄴ. 파극천 : 음양곽보다 습을 말리는 작용이 약하다. 거풍습 작용은 약하다. 보양약으로 근골을 강하게 하고, 습을 없애는 약능이 있다. 약맛은 따뜻하나, 체액을 소모시키지 않고, 달콤한 맛은 보하지만 소화 장애가 없다. 간신부족, 근골허약, 풍습이 오래 되어 간신이 허한 증상에 사용한다.

ㄷ. 육종용 : 보양보음약이다. 몸의 에너지를 활성화하고, 정혈 부족을 채운다.

사용량

· 일반적으로 6-12g.
· 약주에는 쇄양, 대조 등을 첨가한다.

배합응용

· 음양곽 + 파극천, 호로파 = 남성 성기능 불능
· 음양곽 + 지모, 황백 = 신음허, 신양허로 인한 초조감
· 음양곽 + 숙지황, 구기자 = 신양허로 인한 성욕 저하, 불임, 빈뇨

방제

선령비산, 양곽삼자탕, 양곽상기탕, 이선탕, 찬육단

◆ 약물명: 파극천 巴戟天 BaJiTian(라틴명 Morindae Radix)

기원

· 꼭두서니과 Rubiaceae 파극천 *Morinda officinalis* How.의 뿌리
· 위품 : 꼭두서니과 四川虎刺 *M. damnacanthus officinalum*
　　　　　　　羊角藤　*M. umbellta* L.
　　　　　　　恩施巴戟 *M. damnacanthus indicusc* L.
　　　　　　　가파극 *M. shunghugeusis*

처방명

부조초 뿌리, 巴戟肉, 巴戟, 戟天

성분

Asperuloside, asperulosicid acid, morindolide, morofficinaloside, monotropein, rubiadine, tectoquinone, alizalin, rotungenic acid tetraacetate, isoalizarine, 비타민C, 糖類, 樹脂

약리

1. 콜티코이드성 작용
2. 강압 작용

3. 항균 작용

4. 항콜린작용과 APP와 PS-1,2 발현에 대한 억제 능력이 있으므로 치매 치료에 사용한다.

5. 항우울 작용

6. 혈당 강하 작용

약성가

巴戟辛甘 補虛損 精滑夢遺 壯筋本

효능

· 성미 辛, 甘, 微溫
· 귀경 肝, 腎

약능

· 補腎助陽 强筋骨 袪風除濕
· 주치 신양을 보양, 발기부전, 조루, 여성 불임, 근골을 강하게 한다.

고전문헌

· 신농본초경 : 심한 감기, 발기불능을 다스린다. 근육과 뼈를 튼튼하게 하고 오장의 기능을 활성화하며, 소화 기능을 돕는다.
· 명의별록 : 머리와 얼굴 부위의 감기 증상 및 소복부와 생식기 부위가 서로 당겨서 아픈 증상을 치료한다. 상기감을 내리고 생식능을 좋게 한다.
· 본초강목 : 각기를 치료하고 풍병(風病)을 제거하고 혈액 생성을 활성화한다.

주의사항

(1) 반드시 거심해야 한다.
(2) 음허화왕이면 사용불가
(3) 소변량이 적으면 사용불가
(4) 습열이 있으면 사용불가
(5) 입과 혀가 건조하면 사용하지 못한다.

임상적용

① 음양곽과 동일하나 그 약능은 약하며 완만하다. 체액을 손상시키는 성질이 적으므로 여성의 자궁 냉증으로 불임, 생리불순, 소복 냉통에 적합하다.

② 신양허로 인한 성기능 감퇴 또는 불능, 유정, 요통에도 사용한다.

③ 신양허에 의한 요실금, 빈뇨에 사용한다. 온신(溫腎)의 약능을 이용한다.

④ 실제로는 근골을 강하게 하고 한습을 없애는 힘이 강하므로 하초(간, 신, 방광), 허리, 무릎에 들어온 한습을 없앤다.

⑤ 풍습에 의한 허리나 무릎의 동통, 각기의 부종, 근육이 위축되어 무력한 자, 만성질 환자 등이 신양허 증상이 있으면 사용한다.

⑥ 음양곽과 육종용의 비교는 음양곽 항을 보라.

사용량

일반적으로 6-12g

배합응용

· 파극천 + 두충 = 신허로 인한 요슬통, 풍습비통

· 파극천 + 산수유 = 양위, 유정, 허한으로 인한 대하에 사용. 보골지를 가하면 상승 효과

· 파극천 + 토사자 = 신허로 인한 양위, 유정, 자궁냉증, 하복부 냉통, 요슬무력, 자궁출혈, 대하

방제

보양성장탕, 파극거비탕, 파극환

4-2. 온신강근골약

◆ 약물명: 골쇄보 骨碎補 GuShiBu(라틴명 Drynariae Rhizoma)

기원

· 고란초과 Polypodiaceae 곡궐(넉줄고사리) *Drynariafortunei J.* Smith 위품

· 넉줄고사리과 Davalliaceae 대엽골쇄보 *Davallia orientalis* C. Chr.

처방명

넉줄고사리의 뿌리, 申姜, 毛姜, 猴姜

성분

Naringin 1%, epiafzelechin, flavan−3−ol, propelargonidin, triter pnenoid

약리

1. 골형성 촉진 작용
2. 파골세포 osteoclast에 의한 뼈의 흡수 억제와 파골세포의 사멸을 유도
3. Flavan−3−olfb와 propelargonidin dimer와 trimer는 조골세포의 증식을 촉진
4. 근력 향상 작용
5. 진통 작용

약성가

骨碎補溫 骨節風 折傷血積 破血功

효능

· 성미 苦, 溫
· 귀경 肝, 腎

약능

補腎 促進筋骨回復 刺戟毛髮發育 補腎 續絶傷 活血

주치

· 신허로 인해 열이 두부로 올라와 치통, 이명, 이롱, 치은출혈, 활혈, 골절상, 근육인대
  의 손상(當歸鬚散 加 骨碎補)에 사용한다.

고전문헌

· 개보본초: 어혈, 지혈 작용, 골절상에 사용
· 본초강목: 가루를 내어 돼지 콩팥과 함께 구워서 빈속에 먹으면 이명과 신허로 인하여
  오래된 설사를 치료한다.

주의사항

(1) 급성 염증(實火), 혈허 등으로 인한 치통에는 사용하지 않는다.

(2) 음허로 인한 내열이 있으면 사용하지 않는다.

(3) 실열이나 혈허로 인한 치통에는 사용하지 않는다.

임상적용

① 신허로 인한 치통, 치은출혈(치주염)에 사용한다.

② 타박, 염좌에 사용한다.

③ 활혈, 진통 작용이 있다. 특히 근육, 인대 손상이나, 비개방성 골절에 사용한다.

④ 골다공증, 갱년기 장애 등에 사용한다.

⑤ 그 외, 신양허로 인한 습관성 설사, 이명, 하지무력에도 사용한다.

사용량

일반적으로 3-9g, 보신(補腎)에는 30g까지 사용해도 무방하다.

배합응용

· 골쇄보 + 보골지, 우슬, 육계 = 허리통, 하지통

· 골쇄보 + 복령, 산수유, 숙지, 택사 = 이명, 청음 장애

· 골쇄보 + 감초, 노봉방, 석고, 지골피, 현삼 = 치주염

방제

골쇄보산, 신효방, 접골산

◆ 약물명: 구척 狗脊 GouJi(라틴명 Cibotii Rhizoma)

기원

구척과 Dicksoniaceae 금모구척 *Cibotium barometz* L. J. Smith

처방명

고비의 뿌리, 갈비고사리 뿌리, 生狗脊, 金毛狗脊, 製狗脊, 熟狗脊

성분

Kaempferol, 탄닌, 유효 성분은 미상

약리

1. 지혈 작용, 혈소판 상승 작용
2. 진해 작용

약성가

狗脊味甘 治諸痺 腰背膝疼 酒蒸試

효능

· 성미 苦, 甘, 溫
· 귀경 肝, 腎

약능

補肝腎 壯腰脊 祛風濕 利關節

주치

간신음허로 인한 요통, 허리의 굴신불리, 관절통, 근골무력, 요실금, 대하

고전문헌

· 신농본초경 : 허리뻣뻣, 한습으로 인한 관절통, 무릎 통증
· 명의별록 : 소변을 참지 못하는 증상, 남자의 허리와 다리의 연약, 감기로 인하여 구슬 땀이 나는 데 사용
· 본초강목 : 간신을 보하고 뼈를 튼튼하게 한다.

임상적용

① 간신 부족으로 인한 관절 류마토이드에 사용한다. 보간신의 효과는 약하나 보익성이 있어 풍한습사를 없애므로 허약한 노인의 한습에 의한 관절통이나 요통에 적합하다.
② 현대에는 류마티스교원병, 변형성 요추증, 변형성 슬관절통, 뇌졸중 후유증, 노인성 치매 등에 응용한다.

사용량

일반적으로 5-9g 탕액 또는 술에 담가 사용한다.

배합응용

· 구척 + 두충, 호도 = 신허 요통
· 구척 + 토사자, 침향, 호도 = 발기부전, 유정, 빈뇨
· 구척 + 인삼, 호도, 오미자 = 신양허로 인한 납기 불능, 허한성 천식, 호흡곤란, 기침

방제

사보단, 구척음

◆ 약물명: 두충 杜仲 DuZhong(라틴명 Eucommiae Cortex)

기원

두충나무과 Eucommiaceae 두충나무 *Eucommia ulmoides* Oliv.의 껍질을 건조한 것. 일반적으로 소금물에 초한다.

처방명

厚杜仲, 綿杜仲, 炙杜仲, 焦杜仲, 炒杜仲, 杜仲炭

성분

· Irinoid : Aucubin, harpagide, acetate, ajugoside, reptoside, ulmoside,
  Cyclopentenoid : Eucommiol, eucommioside, bisdeoxeucomminol eucommin A
· 줄기껍질에는 Gutta-percha 함유량이 6-10%, 뿌리껍질에는 10-20%이다.

약리

1. 하수체 부신피질 조절 작용
2. 강심 작용, 혈관확장 작용
3. 이뇨 강압 작용
4. 이담 작용
5. 항암 작용
6. 혈압강하 작용 : 지속시간이 짧다. 귀의 동맥을 확장시키고 혈압강하 작용이 있다.

혈압과 심박수를 낮추고 소변량의 증가를 나타내었다.

7. 항피로, 항스트레스 작용 : Geniposidic acid가 스트레스 궤양을 억제하였다.

8. 근육 세포에서 lactate dehydrogrnase 활성이 증가되어 lactate의 분해를 촉진시켜 항피로 작용을 나타내었다.

9. 피부에 작용 : 피부의 콜라겐 collagen 합성을 억제하였다.

10. 약한 진통 작용이 있다.

11. 비특이적 면역능을 향상시킨다.

12. 근육의 장력을 강화하여 근육 위축으로 인한 요통, 하지통을 개선하고 자궁근의 장력을 강화하여 유산을 방지한다.

약성가

杜沖辛甘 固精能 小便淋瀝 腰膝疼

효능

· 성미 甘, 微辛, 溫
· 귀경 肝, 腎

약능

補肝腎 强筋骨 安胎

주치

간신을 보한다. 근골을 튼튼히 한다. 신허로 인한 요통, 현기증, 성욕 저하, 소변빈삭, 소변이 시원하게 나오지 않는 데, 유산 불안, 임신 중 하복통, 자궁출혈

고전문헌

· 신농본초경 : 허리와 등의 통증, 보중익기, 근골을 강하게 하고, 음낭이 축축한 증상, 잔뇨감
· 명의별록 : 발바닥이 시큰거리고 아파서 디디지 못하는 데 사용한다.

주의사항

① 요통에 사용한다. 특히 신양허로 인한 요통에는 반드시 사용한다.

② 임신 중에 신양허로 인한 하복부통, 성기출혈(유산의 전조 증상)에 사용한다. 두충

에는 유산 방지 작용이 있다.

③ 고혈압증에 사용한다. 허리가 노곤하고 아프며, 양손의 척맥이 약한 증상을 동반하는 신허증에 적합하다. 다만, 임상적인 강압 작용에는 효력이 약하므로 고혈압증의 특효약이 될 수는 없다. 단방은 유효율이 적다. 두충은 양기를 보하여 몸을 조정하는 작용이 주안점이므로 간양상항에 의한 고혈압에는 효과가 없다.

④ 우슬과 병용하여 허리와 무릎 통증을 치료하며, 신경 경락에 허한이 들었으면 독활과 병용한다. 또 허증이 있고 그에 따른 냉증(虛冷)으로 인한 붕루 또는 임신 중 태동불안에 임신안정 효과가 있다.

⑤ 우슬과 병용하여 요부의 인경약(요슬통, 류마티스관절염)으로 사용

⑥ 음낭이 축축하고 가려운 데 사용

⑦ 소변이 방울지는 데 사용

⑧ 속단에 비해 간신을 보하는 약능이 강하다.

사용량

일반적으로 6-15g 단방으로 고혈압에 사용할 경우는 15-30g

배합응용

· 두충 + 보골지, 속단, 육종용, 토사자, 호도 = 신허요통
· 두충 + 속단, 숙지황, 우슬 = 간신음허로 인한 허리통, 관절통
· 두충 + 숙지황, 자석, 천마 = 신허로 인한 이명, 현기증
· 두충 + 보골지, 산수유, 토사자 = 신양허로 인한 빈뇨, 요실금, 발기부전

방제

가미사물탕, 대방풍탕, 두충환, 청아환

◆ 약물명: 속단 續斷 XuDan(라틴명 Dipsaci Radix)

기원

· 산토끼꽃과 Dipsacaceae 천속단 *Dipsacus asperoides* C.Y 뿌리
· 유사품 : 산토끼꽃과 천속단(川續斷) *Dipsacus asper* WALL.
· 산토끼꽃과 *Dipsacus japonicus* Miq.

· 위품 : 주로 우리나라한국에서 유통되는 꿀풀과(순형과) 한 속단은 위품이다.

· 꿀풀과 Lamiaceae 큰속단 *Phlomis umbrosa*

· 꿀풀과 큰속단 *Phlomis umbrosa* Maxim.

· 꿀풀과 큰속단 *Phlomis umbrosa* Regel

· 꿀풀과 큰속단 *Phlomis maximowiczii* L.

· 꿀풀과 큰속단 *Phlomis maximowiczii* Regel

· 꿀풀과 큰속단 *Phlomis maximowiczii* Kom. & Aliss.

· 꿀풀과 속단 *Phlomis umbrosa* Turcz.

　　　　　　흰속단 *Phlomis umbrosa* for. *albiflora* Y.N.Lee

· 꿀풀과 속단 *Phlomis umbrosa* var. *typica* o

· 꿀풀과 산속단 *Phlomis koraiensis*

　　　　　　왜광대수염 *Lamium album* L.

· 일본산 : 국화과 Compositae 왜속단 *Cirsium spp.*

처방명

川續斷, 川斷, 川斷肉, 炒續斷

성분

Lamalbid, 6-desoxylamalbid, alboside A, B, sweroside, loganin, lamalboside, acteoside, chlorogenic acid, rutoside, tiliroside, quercetin, kaempferol 3-0-glucoside, oligosaccharide, mucilage

약리

1. 뉴런 보호 작용 : 속단 사포닌은 β-amyloid protein에 의한 산화 스트레스로 유발된 뇌신경 보호 작용이 있다.

2. 배농 작용

3. 지혈 작용

4. 진통 작용,

5. 유즙 분비 촉진 작용

6. 조직 재생 촉진 작용

7. 전신성, 국소성 과민 반응 억제 작용

8. 면역 조절 작용

9. 항균 작용

10. 항종양 작용

11. 자궁 발육 촉진 작용

약성가

續斷味辛 接骨筋 跌撲折傷 固精勳

효능

· 성미 甘, 辛, 溫

· 귀경 肝, 腎

약능

補肝腎 續筋骨 止崩漏 安胎止痛

주치

신허 요통, 근 무력, 신허로 인한 이명, 현기증, 신양허로 인한 빈뇨, 요실금, 발기부전, 태동불안, 습관성 유산, 임신 중 하혈

고전문헌

신농본초경 : 끊어진 근골을 이어준다.

주의사항

음허로 인해 열이 심하면 신중해야 한다.

임상적용

① 요통, 하지무력에 사용

② 유정, 부정성기출혈에 사용

③ 간신을 보한다.

④ 활혈 작용도 있다.

⑤ 보하면서도 소화 장애가 없다.

⑥ 절박 유산, 습관성 유산에 사용한다.

⑦ 타박, 염좌, 화농성 궤양에 사용한다.

⑧ 두충과 속단의 비교

· 공통점 : 허리와 하지의 통증에 사용한다. 보간신, 안태 작용

· 차이점

ㄱ. 속단 : 활혈 약능이 있다. 타박, 염좌, 골절에 사용한다.

ㄴ. 두충 : 신양허로 인한 요통, 강근골, 유산 방지에 사용한다.

⑨ 우슬과 비교

· 공통점 : 간신부족, 하초 혈분의 풍한 감기, 습으로 인한 통증에 사용한다.

· 차이점

ㄱ. 우슬 : 하행하는 힘이 강하다.

ㄴ. 속단 : 보익력이 강하다.

⑩ 상기생과 비교

· 공통점 : 보간신, 강근골, 임신안정 작용이 있다. 간신 부족으로 인해 허리와 무릎이 아프거나, 습관성 유산에 사용한다.

· 차이점

ㄱ. 상기생 : 보간신 약능은 약하지만 거풍습 작용은 강하다.

ㄴ. 속단 : 보간신 작용이 강하다. 활혈 작용과 강근골 작용이 있다. 외상 타박상에 사용한다. 지혈 작용이 있고, 지혈하여 임신안정을 꾀한다.

사용량

일반적으로 6-12g

배합응용

속단 + 구척, 두충, 상기생, 토사자 = 신허 요통, 유정

속단 + 독활, 상기생 = 만성 냉증 관절통

속단 + 두충, 상기생, 아교, 토사자 = 신허로 인한 임신불안, 습관성 유산, 임신출혈

방제

속단환, 수태환, 오뢰환, 접골산

4-3. 보신온비지사

◆ 약물명: 보골지 補骨脂 BuguZhi(라틴명 Psoraleae Semen)

기원

콩과 Leguminosae 파고지(補骨脂) *Psoralea corylifolia* L.의 성숙한 열매

처방명

破古紙, 黑故子, 胡故子

성분

· Psoralen 류: Psoralen, isopsoralen, angelicin, psoralidin
· Flavone: Coryfolin, bavachin, corylifolinin, neobavaisoflavone, bavachromene, corylin, Chalcone인 oumarin성 물질

약리

1. 관상동맥 확장 작용: 유효 성분은 corylifolinin이다.
2. 혈류량 증가 작용
3 면역계 작용: 백혈구 증가 작용, 대식세포 탐식능 촉진 작용, 체액성 면역 조절 작용
4. 기관지 평활근 경련 억제 작용
5. 조혈 작용: 적혈구 및 헤모글로빈 생산 촉진 작용
6. 지혈 작용
7. 항산화 작용
8. 항암 작용
9. 솔라렌 psoralen은 자외선 조사에 의해 프로스타글라딘(PG) 합성을 증가하고, 특히 PGF2의 증가가 현저하다. 자외선 과민 물질을 흡수한다.
10. 광선 과민 작용: 자외선 조사에 대해 피부의 과민 반응으로 색소 침착이 나타나기 쉽다.
11. 국부조직 영양개선 작용
12. 항균 작용: 결핵균 증식을 억제한다.
13. 육종 억제 작용: Coumarin이 유효 성분이다.
14. 축뇨 작용: Corylifolinin은 야간 빈뇨를 개선한다.

15. 여성 호르몬 성 작용, 항조기 임신 작용
16. 외용하면 피부 멜라닌의 새로운 생산을 촉진한다.

약성가

破古紙溫 鹽酒炒 腰膝痛及固精巧

효능

· 성미 辛, 苦, 大溫
· 귀경 脾, 腎

약능

補腎壯陽

주치

신허로 인하여 냉증이 발생되고 그로 인하여 성욕 부진, 유정, 요통, 냉통, 빈뇨, 유뇨에 사용한다.

고전문헌

· 개보본초 : 피로, 몸이 차가운 증상, 골수 손상, 신장이 냉하여 정액이 저절로 흐르는 증상, 여성의 혈액 이상 이상으로 인한 유산
· 본초강목 : 신의 양기가 부족하여 유정, 단전(丹田)을 따뜻하게 하고 정신을 맑게 한다.

주의사항

(1) 경험적으로 보골지는 체액을 말리는 성질(燥性)이 강하므로 함부로 사용해서는 아니 된다.
(2) 현대의 임상적 관찰에서도 열성이 강한 본초이므로 복용 후에는 구갈, 혀나 인후가 마르고, 통증이 있는 등 열증 증상이 생기므로 음허화왕에는 사용할 수 없다.
(3) 위장에 심한 자극을 주므로 위장 질환이 있는 자에게는 신중해야 한다. 허한으로 인한 소화성 궤양이라면 사용해도 무방하다.
(4) 열성 변비에는 신중해야 한다.

임상적용

① 비신양허의 빈용약이다.

② 신진 대사를 촉진하여 오장의 기능을 회복한다.

③ 소화기계의 기능 향상 작용 : 신양허에 의해 야기된 만성설사, 특히 오경설사에 사용한다. 오경설사(새벽설사)란 날이 밝기 전에 복통, 복명과 함께 설사하고 그 후에는 정상 상태가 되며, 설담백니 맥침세이다. 장결핵, 국소성 장염, 만성결장염 등에서 볼 수 있다.

④ 비양허 때문에 생긴 식욕 감퇴, 헛배가 부르고, 장명이 있고, 구역질, 소화가 아니된 내용물을 설사(완곡불화 完穀不化, 완곡불리 完穀下利)하는 데에는 약간 볶은 보골지를 가루내어 약 1.5g씩 따뜻한 물과 복용하면 효과 있다.

⑤ 신양허로 인한 빈뇨, 야간 다뇨에 사용한다.

⑥ 신양허로 인한 음부가 차고, 유정, 유뇨, 요통, 조루, 호흡곤란, 해수에 사용한다.

⑦ 관상동맥을 확장하나 현재로는 관상동맥증의 주약은 아니다. 관상동맥 부전에서 신양허로 인한 야간 다뇨, 사지가 아주 냉한 경우에 사용하는데 치료방제에 보골지를 6-9g 배합하여 비뇨기계를 돕는다.

⑦ 백반증에 사용한다. 에틸알콜 100ml 속에 보골지 30g을 일주일간 담가 두었다가 그 추출액을 환부에 도포하면 국소의 색소가 되살아나 백반을 축소한다.

⑧ 토사자와 비교

· 공통점 : 신체의 에너지를 활성화하고, 소화 기능을 활성화하여 설사를 멈추게 한다.

· 차이점

ㄱ. 보골지 : 신양을 보하고 소화기계를 따뜻하게 한다. 신양허, 비신양허로 인한 오래된 설사, 새벽설사를 치료한다. 납기를 조절하여 호흡곤란을 치료하는 작용도 있다. 일반적으로 육두구, 오미자, 오수유를 배합한다.

ㄴ. 토사자 : 보하지만 소화 장애가 없다. 주로 비기허 설사에 사용한다. 신양을 돕고 정혈 자양 작용도 있다. 간신음허증으로 인한 안질환, 임신불안정, 산후하혈 등에 사용하며, 소화 기능 허약으로 인한 설사에 사용한다.

⑨ 익지와 비교는 해당 항을 보라.

사용량

일반적으로 3-6g, 다량복용은 아니 된다.

배합응용

· 보골지 + 육두구 = 비신양허의 만성 설사
· 보골지 + 동중하초 = 노약자의 신허성 천식
· 보골지 + 토사자, 금앵자, 용골 = 발기부전

방제

고지핵도방, 고진음자, 금쇄정원단, 사신환, 이신환

비고

이빈호는 고인들이 婆故脂를 破故紙라 한 것은 약능에서 성립된 명명이 아니라 음역에 의한 것으로 보았다.

◆ 약물명: 익지 益智 YiZhi(라틴명 Alpiniae oxyphyllae Fructus)

기원

· 생강과 Zingiberaceae 익지 *Alpinia oxyphylla* Miquel의 열매 껍질을 벗기고 소금물에 초한 것
· 한국에서는 익지로, 중국에서는 익지인(益智仁 YiZhiRen)으로 통용된다.

처방명

益智子, 益智, 益智仁

성분

Nookatone, β-notkatol, β-pinene, p-cymene, yakuchinone, tectochrysin, terpene, sesquiterpene

약리

1. 심장 수축력 증가
2. 복수암세포 억제

3. 회장(回腸) 수축력 증가

4. 항이뇨 작용

5. 타액 분비 억제 작용

6. 항궤양 작용 : Nootkatone

7. 대뇌피질 보호 작용

8. 항염증 작용

9. 항종양 작용

10. Ethanol에는 항히스타민, 항바륨작용이 있다.

11. Nookatol에는 Ca^{2+}의 세포내 유입을 억제하여 발생된 평활근 이완 작용과 심근 억제 작용이 있다.

12. 항히스타민 억제작용

약성가

益智辛溫 治區要 安神益氣 遺精溺

효능

· 성미 辛, 溫

· 귀경 脾, 腎

약능

補腎固精 溫脾止瀉 縮尿

주치

신허로 인한 냉증이 발생되어 소변빈삭, 유뇨, 혼탁뇨, 설사, 복부 냉통, 식욕부진, 구토, 타액분비와, 침 흘림에 사용

고전문헌

본초강목 : 냉기로 인한 복통, 심기 부족, 몽정, 열증으로 인한 심장계 장애 토혈, 자궁출혈

주의사항

(1) 맵고 따뜻한 성미가 있어 체액을 소모시키므로 음허화왕에는 사용금지한다.

(2) 열이 많아 유발된 유정, 소변빈삭, 붕루 등에는 신중해야 한다.

임상적용

① 비신양허로 인한 설사, 유뇨, 빈뇨에 보신제와 고삽제를 첨가하여 사용한다.

② 비위허한으로 인한 복부의 냉통, 구토, 설사, 식욕 감퇴, 타액분비 과다에 사용한다.

③ 산약을 첨가하면 익지의 강한 열성을 방지할 수 있다.

④ 건위약으로 축사의 대용이다.

⑤ 보골지와 비교

· 공통점 : 모두 비신양허로 인한 유뇨, 설사에 사용

· 차이점

ㄱ. 익지는 소화기계를 강화하는 약능(補脾)이 강하므로 건위, 지구, 복부통에 사용한다.

ㄴ. 보골지는 보신(補腎)의 약능이 강하므로 무릎, 허리의 냉통, 발기부전, 성기능 저하에 사용

⑥ 패란과의 비교

· 공통점 : 침이 많이 흘러나오고, 입안이 끈적거려 불쾌한 경우에 사용

· 차이점

ㄱ. 익지는 허한에 사용하고,

ㄴ. 패란은 습열에 사용한다.

⑦ 복분자, 금앵자, 검실의 비교는 복분자 항을 보라.

사용량

일반적으로 3-9g

배합응용

· 익지 + 복분자, 산약, 오약, 토사자 = 신양허로 인한 빈뇨, 요실금, 유정, 특히 요실금에 사용

· 익지 + 건강, 백출, 사인 = 복통, 설사

· 익지 + 당삼, 백출, 인삼, 진피 = 소화기능 허약, 소아의 침을 많이 흘림

방제

균기환, 대칠기탕, 지미칠기탕, 축천환, 침향천마환

4-4. 보신납기약

◈ 약물명: 합개 蛤蚧 GeJie(라틴명 Gecko)

기원

도마뱀부치과 Gekkonidae 큰도마뱀 *Gekko gecko* L. 의 내장을 제거한 후 전체를 말린 것

처방명

仙蟾 蛤蟹

성분

단백질

약리

1. 남성 호르몬 작용이 있다.
2. 자궁과 난소의 중량을 증가시킨다.

약성가

蛤蚧鹹平 嗽肺痿 下淋通水 助陽奇

효능

- 성미 鹹, 平, 小毒
- 경 肺, 腎

약능

利腎補肺 助腎陽 益精血 納氣定喘

주치

폐결핵으로 인한 기침, 객혈에 사용한다. 폐신허약으로 천식에 사용한다.

고전문헌

- 개보본초: 만성 폐결핵, 해수에 사용하며, 소변을 잘 나오게 한다.
- 본초강목: 폐기 정혈을 보익하고 천식 해수를 멎게 하며, 폐옹과 소갈증을 치료하고, 성기능을 북돋운다.

주의사항

(1) 머리에 독이 있다. 머리, 눈, 다리, 등에 있는 비늘을 없앤 후 사용한다.

(2) 감기로 인한 기침, 담음으로 인한 기침, 호흡곤란에는 사용금지한다.

(3) 음허화왕에 사용금지

(4) 성기능이 왕성하면 사용금지

임상적용

① 수치 : 머리, 눈, 다리는 독이 있으므로 제거하고 나머지는 술에 담갔다가 종이를 이중으로 싸고 천천히 말린 후 하룻밤 지나서 사용한다. 또는 몸체의 비늘과 배속의 장기를 없앤 후 물로 잘 씻은 다음 밀자하여 사용한다.

② 허증 천식 해수에 사용한다. 신양허나 폐음허에 의한 만성 천식 해수로 기관지 천식, 심장성 천식, 폐기종에 나타나는 증상에 사용한다. 특히 폐결핵 혈담의 빈용약이다.

③ 신양허로 인한 발기부전, 성기능 감퇴, 오경설사, 빈뇨에 사용한다. 약능은 사상자. 음양곽, 해마보다 약하다.

④ 합개의 보양 작용은 녹용, 해구신에 비해 열등하나, 기침, 호흡촉박에는 우수하다.

⑤ 폐결핵에 마늘, 합개, 백하수오를 사용한다.

⑥ 합개와 동충하초의 비교(三浦 352)

· 공통점 : 폐기를 보하고 신의 납기를 보하며, 정혈을 자양한다.

· 차이점

ㄱ. 합개 : 납기를 조절하여 호흡곤란을 진정(定喘)시키는 작용이 우수하다.

ㄴ. 동충하초 : 허증을 보하는 작용이 뛰어나다. 일반적인 허증에 사용한다. 질병 후 체력 회복에 좋다. 지혈 작용과 담을 삭이는 작용이 있다.

사용량

분말은 1-1.5g, 많게는 3-6g. 분말을 사용하는 것이 효과 있다.

배합응용

· 합개 + 자완, 관동화, 별갑, 조각자, 행인 = 기침

· 합개 + 인삼, 행인, 패모 = 가래에 피가 섞인 경우

· 합개 + 당삼, 오미자, 육계, 호도 = 폐기종

· 합개 + 맥문동, 백합, 사삼, 산약 = 폐결핵의 석탄화 흡수기
· 합개 + 녹용, 보골지, 육계, 육종용, 파극천 = 조루

방제

인삼합개산, 합개산

◆ 약물명: 호도 胡桃 HuTao(라틴명 Juglandis Semen)

기원

가래나무과 Juglandaceae 호도 *Juglans sinnensis* Dode의 열매의 속을 건조한 것. 한국에는 호도로, 중국에서는 호도인(胡桃仁 HuTaoRen), 일본에서는 호도육(胡桃肉)으로 각각 통용된다.

처방명

胡桃, 核桃肉

성분

Linoleic acid가 주성분인 지방유 40-50%, 단백질 비타민 등

약리

1. 이뇨 작용
2. 통변 작용
3. 기침 억제 작용

약성가

胡桃肉甘 能補腎 黑髮猶復 過莫緊

효능

· 성미 甘, 溫
· 귀경 肺, 腎

약능

補腎强背膝 溫肺助腎納氣 潤腸通便 補腎强腰膝 斂肺定喘 潤腸

주치

신허 요통, 가슴이 팽만하고 급한 기침, 기침과, 호흡촉박으로 인하여 눕지를 못하는 데 사용한다. 만성 변비, 장조 변비에 사용한다.

고전문헌

개보본초 : 많이 복용하면 소변이 잘 나온다.

주의사항

(1) 열증 기침, 죽상변 혹 설사에는 사용하지 않는다.

(2) 습관적으로 호도는 농도가 짙은 차와 함께 복용해서는 아니 된다.

임상적용

① 노인, 허약자의 자양강장에 사용한다.

② 신허의 천식, 해수(만성 천식, 기관지염 등)에 사용한다. 호도를 매일 1-2개씩 1-2개월 계속 먹으면 효과가 있다.

③ 약능에서는 보혈에 사용할 경우는 껍질을 없애지만, 기침에는 껍질을 그대로 복용한다고 되어 있다. 얇은 껍질에는 떫은맛이 있어 호흡 기능을 조절하고 호흡 곤란을 줄이는 약능(염폐정천 斂肺定喘)이 강하므로 껍질 채 복용하는 것이 좋다. 떫은맛을 줄이는 데는 흑설탕을 약간 사용하거나 대추와 함께 복용한다.

④ 신양허로 인한 요통이나 하지 무력에 보신약을 배합하여 사용한다.

⑤ 그 외 신결석으로 인한 요통, 신결석 치료 처방에 호도를 첨가한다. 약능으로는 뭉친 것을 풀고 어혈을 없앤다고 하나 약리적으로는 이뇨와 보양 작용이다.

⑥ 노인의 기허변비(습관성 변비)에는 생호도 4-5개를 꿀과 섞어 취침 전에 복용하면 효과가 있다.

사용량

일반적으로 9-30g

배합응용

· 호도 + 백합, 천패모 = 허약성 기침

· 호도 + 생강 = 위의 냉증, 기침

· 호도 + 조각, 지각 = 이질이 멈추지 않는 데

· 호도 + 인삼, 행인 = 만성 설사

방제

인삼호도탕, 청아환

4-5. 음양겸보약

◈ 약물명: 동충하초 冬蟲夏草 Dongchongxiacao(라틴명 Cordyceps)

기원

맥각균과 Clavicipitaceae 동충하초균 *Cordyceps sinensis*(Berk.) Sacc.이 박쥐나방과 (Hepialidae) 곤충의 유충에 기생하여 자란 자실체(字實體)와 유충의 몸체를 건조한 것. 겨울철에는 유충의 양분을 흡수하여 유충을 죽이고, 여름철에 유충의 머리 부분에서 발아하여 막대모양의 균핵(菌座)을 형성하여 풀이 된다. 이런 연유로 이름이 생겼다.

처방명

冬蟲草

성분

Quinic acid의 변형인 cordycepic acid, cordycepin

약리

1. 기관지 확장
2. 진정 작용, 최면 작용
3. 항균 작용 : 피부진균, 포도구균, 탄저균, 결핵균을 억제한다.

약성가

冬蟲夏草 味甘性溫, 虛勞咯血 陽痿遺精味

효능

· 성미 甘, 溫
· 귀경 肺, 腎

약능

滋肺補腎 止咳化痰

주치

음허로 인해 헛기침이 나고, 가래에 피가 섞여 나오며, 신허로 인한 발기부전, 유정, 질병 후 허약

주의사항

(1) 폐열로 인한 객혈에는 사용하지 않는다.

(2) 표실증에는 사용하지 않는다.

임상적용

① 주로 질병 후 신체 건강 상태의 조정에 사용한다. 보익에 사용한다.

② 질병 후 쇠약하여 머릿속이 혼들리며, 식욕이 없으며, 자한, 빈혈 등의 증상이 있을 때 사용한다. 특히 호흡기 저항력이 약하여 풍한 감기에 걸리기 쉬운 경우 자양성 식품으로 먹으면 저항력이 증가된다. 오리고기, 돼지고기, 닭고기, 자라와 함께 약한 불로 장기간 달여 복용한다.

③ 임상에서는 동중하초의 흡수 촉진 작용이 보익제의 작용을 증가시킨다.

④ 발기부전, 성 불능, 하반신이 노곤하고 힘이 없고, 유정 등의 신양허에 사용한다.

⑤ 폐음허인 폐결핵, 해수, 객혈, 흉통에 사용한다.

⑥ 만성신염 환자에게 복용시켜 체질을 강화한다.

⑦ 허한, 자한에도 사용

⑧ 폐신양허증으로 인한 기침, 호흡곤란, 천명,

⑨ 동충하초는 효과가 완만하여 장기 복용해야 효과가 있다.

⑩ 합개와의 비교는 해당 항을 보라.

사용량

일반적으로 9-15g

배합응용

· 동중하초 + 사삼, 아교, 패모, 맥문동, 백합 = 허약하여 기침을 하는데 경도의 객혈이나 가래를 동반한 증상

· 동중하초 + 인삼, 호도, 오미자, 합개 = 허약하여 기침하는 증상

방제

동중초탕

◆ 약물명: 토사자 菟絲子 TuSiZi(라틴명 Cuscutae Semen)

기원

메꽃과 Convolvulaceae 실새삼(菟絲) *Cuscuta chinensis* Lam 또는 메꽃과 새삼 *Cuscuta japonica* Choisy의 성숙한 씨앗. 술에 4-5일 담가 사용한다.

처방명

· 새삼, 실새삼의 씨, 菟絲實, 菟絲餠
· 성분 토사자 배당체, amylase, 비타민 A

약리

1. 비특이적 면역력 증가 작용
2. 간 기능을 강화한다.
3. 항종양 작용
4. 항염증 작용
5. 중추신경 흥분을 억제한다.
6. 항고지혈 작용

약성가

菟絲甘平 治夢遺 添精强筋 腰膝痿

효능

· 성미 辛, 甘, 平
· 귀경 肝, 腎

약능

補肝腎 益精髓 明目

주치

- 보간신의 요약 : 간신부족으로 인한 성 기능 감퇴, 태동불안, 이명, 현기증, 소변빈삭, 뇨탁, 유정, 대하, 신허요통
- 비신양허 : 변당 식욕부진, 죽상변, 설사, 비허로 인한 오랜된 설사

고전문헌

- 신농본초경 : 베인 상처를 이어 준다. 허약한 신체를 보충하며 기력을 충만하게 하며, 눈을 맑게 한다.
- 명의별록 : 근육을 자양하고 영양을 보충하여 근골을 강하게 한다. 생식기가 냉하고 유정, 소변이 방울지며, 입이 쓰고 말라 갈증이 있고 몸이 차서 어혈이 생긴 것을 없 앤다.

주의사항

(1) 음허화왕에는 신중해야 한다.

(2) 대변이 굳었으면 신중해야 한다.

(3) 소변이 적고 색이 짙으면 신중해야 한다.

임상적용

① 신허로 인하여 몸이 쇠약한 자에게 사용한다. 음허, 양허 어느 쪽에도 사용 가능하 나 신양허의 보익에 자주 사용한다. 토사자는 평보이며 성미가 강한 것이 아니므로 유정, 조루, 허리나 등이 노곤하며 아픈 증상에 보양약을 배합하면 효과가 있다.

② 만성신염으로 신허에 의한 요통을 동반한 경우에는 신염의 처방에 토사자를 배합 한다.

③ 비신양허로 인한 식욕 감퇴, 죽상변, 설사 등이 있으면 토사자의 지사 약능을 사용 한다.

④ 임신 중 신양허로 인한 복부통(유산의 전조 현상)에 사용한다. 보신과 유산 방지(유 산 방지)의 약능, 신음허로 인한 생리불순, 월경과다. 월경과소, 월경이 빠르고, 늦고 할 경우에도 사용한다.

⑤ 안과에 사용한다. 주로 간신 부족에 의한 시력장애, 초기 노인성 백내장에 사용한다.

⑤ 토사자는 성미가 온화하여 음양의 평보약으로 사용하는 수가 많으나 보양에 편중되 어 있다.

⑥ 허한에 사용하면 대변은 잘 나오지만, 혈허 증상이나 열증에 사용하면 변비가 된다.

⑦ 보골지와 비교는 해당 항을 보라.

사용량

일반적으로 9-15g

배합응용

- 토사자 + 구기자, 두충, 산수유, 상기생 = 대퇴, 하퇴의 통증과 허약
- 토사자 + 구기자, 복분자, 오미자 = 성 기능 감퇴, 유정
- 토사자 + 모려, 상표초, 오미자, 육두구 = 요실금, 야간뇨, 빈뇨
- 토사자 + 검실, 복령, 연자육 = 백색 대하

방제

(1) 복토환, 수태음, 오자연종환, 주경환, 토사자환

(2) 한증이고, 비위허한증으로 인한 설사, 신양허증에는 사용하지 않는다.

임상적용

① 수렴성 강장약으로 사용한다.

② 주로 간신음허, 간화항성으로 인한 출혈에 사용한다.

③ 토혈, 혈뇨, 혈변, 출혈성 설사, 자궁출혈 등에 사용하고 특히 염증성 객혈, 토혈, 혈뇨, 혈변에 사용한다.

④ 월경과다, 외상성 출혈에 사용한다.

⑤ 여정실보다 간신을 보하는 작용은 열등하나, 열을 내리고 지혈하는 작용이 있다.

사용량

일반적으로 6-15 g

배합응용

한련초 + 숙지황, 황정, 토사자, 구기자, 하수오 = 간신음허증, 특히 허열이 많은 데 사용

방제

이초단, 영혈탕

제14장 고삽약
Herbs that stabilize and Bind

고삽약은 체외에서 유실되는 땀, 체내에서 유실되는 소변, 대변, 정액, 대하 또는 자궁하수, 탈항 등이 흘러나가지 않고 멈추게(固) 하거나 정지하게(澁) 하는 본초를 의미한다. 이러한 비정상적인 체액의 유실과 장기 하수를 활탈(滑脫)이라고 한다. 이 본초는 달리 수렴약이라고도 한다. 과도하게 땀을 흘리지 않게 하며, 만성적인 가래를 없애며, 설사를 멈추게 하며, 정액이 절로 흘러나가지 않도록 하고, 대소변 실금이 없도록 하며, 대하가 비정상적으로 나오지 않게 하며, 지혈하며, 종기 등의 삼출액을 방지하는 본초이다.

비정상적인 이러한 증상은 신체가 허약하여 자율신경 실조 곧, 자한, 도한, 요실금, 장관의 연동 운동 항진으로 설사 등이 발생된 것이다. 또 근육 긴장의 저하, 괄약기능의 저하 등도 해당된다. 대부분의 고삽약은 떫은맛이며, 탄닌을 포함하므로 수렴, 항균 작용이 있다. 설사에는 가자, 육두구; 유정에는 금앵자, 검실, 연수; 자한 도한에는 마황근, 부소맥; 다뇨에는 상표초, 복분자; 기침가래에는 가자, 오미자; 월경 과다에는 오배자가 각각 사용된다. 산수유와 오미자가 그 중 강력한 고삽약이다.

고삽약은 다음과 같이 분류된다.

· 일반적인 작용 : 오매 오미자, 오배자, 해표초

· 지한약 : 땀을 멈추는 본초 : 마황근, 부소맥, 도한에는 자음약을 병용한다. 지한약을 함유하는 다른 본초는 모려, 백작약, 산수유, 산조인, 용골 등이 있다.

· 삽장지사약 : 설사에 사용하는 본초; 가자, 오매, 육두구, 적석지, 등

· 고정축뇨지대약 : 빈뇨, 유정, 대하 등에 사용하는 본초 : 금앵자, 복분자, 산수유, 상표초, 연자육, 해표초

이를 다시 약능에 따라 재분류하면 다음과 같다.

땀	…………… 익기	…………… 지한	…………… 부소맥
담	…………… 만성해수	…………… 담다	…………… 백과
신정	…………… 보비지사	…………… 고정	…………… 검실, 연자육
소변	…………… 신양허	…………… 축뇨	…………… 상표초
신정	…………… 삽정지사		…………… 금앵자
		지한 안신	…………… 오미자
		축뇨	…………… 복분자
		지혈 청심	…………… 연수
		지혈 지대	…………… 해표초
		간신음허	…………… 산수유
설사	…………… 만성설사	…………… 만성해수 지갈	…………… 오매
		지해	…………… 가자
		온중	…………… 육두구
		지혈	…………… 적석지
		조습	…………… 춘근피

고삽약은 비정상적인 체액 손실을 방지하는 증상에 사용하는 본초이므로 반드시 질병의 근원을 진단하여 보익약을 배합해야 한다. 또, 외감병이 아직 남아 있거나 설사, 가래기침의 초기에 사용하면 증상이 악화되는 경우가 있다. 나아가, 급성 질병이나 실증인 경우에는 사용금지한다.

◆ 약물명: 가자 訶子 HeZi(라틴명 Terminalia Fructus)

기원
- 사군자과 Combretaceae 가자 *Terminalia chebula* Retz.의 열매
- 중국산 : 사군자과 융모가자 *Terminalia chebula* Retz var. *tomentella* Kurt.
  모가자 *Terminalia Billerica*(Gaertn.) Roxb.

처방명
가지, 가려륵의 열매, 訶子肉, 訶梨勒, 訶黎勒, 隨風子

성분

Tannin(20-40%), chebulic acid, chebulin, terchebin, ellagic acid, gallic acid, quinic acid, arabinose

약리

1. 설사를 멈추게 한다.
2. 항균 작용 : 녹농균 억제
3. 지혈 작용
4. 항종양 작용
5. 진경 작용 : Chebulin에는 papaverine 성 평활근 경련 완화 작용이 있다.
6. 쉰 목소리 치료
7. 항바이러스 작용 : Influenza virus에 저항성이 있다.

약성가

訶子味苦 澁腸可 痢嗽痰喘 降肺火

효능

- 성미 苦, 酸, 平
- 귀경 肺, 大腸

약능

澁腸止瀉 抑制肺氣泄 止咳 利咽喉

주치

만성 기침으로 목소리가 아니 나오는 증상, 만성 설사, 탈항, 혈변, 부정성기출혈, 대하, 유정, 빈뇨

고전문헌

- 당본초 : 냉기로 인한 복부의 팽윤, 오래된 음식물을 배설한다.
- 해약본초 : 스트레스로 가슴답답, 헛배가 부르고, 여러 설사에 사용

주의사항

(1) 급성병에는 사용하지 않는다.

(2) 초기 해수나 설사에는 사용할 수 없다. 떫은 맛이 강하여 수렴하기 때문에 증상이 더 심해진다.

(3) 기허에 사용하면 양기를 소모시키는 경우도 있으므로 신중해야 한다.

임상적용

① 만성 설사와 해수에 사용한다. 하복부가 더부룩하여 소화가 아니 될 때 사용한다. 변비에도 사용한다.

② 법제를 하지 않은 것은 윤폐 작용을 위해 사삼, 맥문동, 오미자를 첨가하여 폐음 부족, 기침, 오래된 기침, 실음, 인후가 건조한 데 사용한다.

③ 볶은 것은 건강, 육두구를 첨가하여 오래된 설사, 이질, 혈변, 붕루, 대하에 사용한다.

④ 설사에 사용하는 본초들: 육두구, 가자육, 계지, 작약, 감초, 당목향.하체가 냉하여 설사하면 수분 흡수 향상을 위해 육두구, 가자육 배합

⑤ 경방: 소화 기능 약화로, 복부가 팽만하고 설사, 가스 등에 사용

⑥ 육두구와 가자의 비교

· 공통점: 허한성으로 오래된 설사, 이질에 사용한다.

· 차이점

ㄱ. 육두구: 소화기계의 허한으로 오래된 설사, 새벽 설사, 기체 복통에 사용한다. 오경설사에는 오수유, 오미자, 보골지를 병용하여 위장를 따뜻하게 한다.

ㄴ. 가자: 설사를 멎게 하고 폐를 윤활하여 기침을 멈추게 한다. 습열 설사가 오래된 데 사용한다. 가자의 폐에 대한 약능은 육두구의 그것보다 강하다. 오래된 기침에는 오미자, 맥문동, 오매 등을 배합한다. 가자는 허증으로 인한 폐의 질환에 사용한다. 실증에 사용하면 기침이 심해진다.

사용량

일반적으로 2-5g 대량으로는 6-10g

배합응용

· 가자 + 당귀, 우슬 = 하복부가 더부룩한 경우 배설시킨다.

· 가자 + 길경 = 만성기침으로 목소리가 아니 나오는 데

· 가자 + 감초 = 인후통, 거담

· 가자 + 연교 = 인후염

방제

가여늑환, 가자산, 가자청음탕, 보폐탕, 철적환, 향성파축환

◆ 약물명: 금앵자 金櫻子 JinYingZi(라틴명 Rosae Laevigatae Fructus)

기원

장미과 Rosaceae 금앵자 *Rosa laevigata* Michx.의 성숙 열매

처방명

野石榴, 刺梨子, 刺榆子, 山石榴, 山鷄頭子

성분

Tannin, malic acid, citric acid, 비타민C, saponin, resin 등

약리

1. 항균, 항바이러스 작용이 아주 강하다. 포도구균의 억제가 강하다. 장티푸스균, 이질균, influenza virus를 억제한다.
2. 위액 분비 촉진 작용
3. 지사 작용
4. 해독 작용
5. 암을 유발한다.
6. 축뇨 작용
7. 혈청 콜레스테롤 강하 작용

약성가

金櫻子甘 禁滑通 夢遺遺尿 寸白蟲

효능

· 성미 酸, 澁, 平
· 귀경 腎, 大腸

약능

固腎澁精 澁腸止瀉

주치

신허로 인한 유정, 요실금, 백대하, 만성설사, 자한, 도한 부정성기출혈, 자궁하수, 탈항

고전문헌

명의별록 : 유정

주의사항

(1) 염증감염성 요로 질환으로 인한 빈뇨, 배뇨통에는 사용불가

(2) 실열증, 여타의 실증에는 사용하지 않는다.

(3) 장기 복용 또는 대량으로 사용하면 변비, 복통 등이 나타난다.

임상적용

① 주로 보허, 고삽에 사용한다. 보익성은 없다.

② 적응증은 검실과 거의 동일하여 함께 사용한다. 연자육 항을 보라.

③ 신양허로 유정, 빈뇨, 야뇨, 비허로 수양성 변, 죽상변, 백색 대하 등에 사용한다.

④ 현대의 응용은, 만성설사, 유정 대하, 야뇨, 빈뇨 등에 사용한다.

⑤ 복분자와 익지의 비교는 복분자 항을 보라.

⑥ 산수유와 비교는 해당 항을 보라.

⑦ 검실(芡實)과 비교

· 공통점 : 정액의 흘러나가는 것(유정) 고정시키고 소변을 축적시킨다(고정축뇨). 빈뇨와 설사를 멈추게 한다. 신허증으로 인한 유정, 빈뇨, 요실금, 비허로 인한 설사 등에 사용한다.

· 차이점

ㄱ. 검실 : 보익성이 있다. 습을 제거하는 약능이 있어 소화기계 기능 약화로 인한 설사(脾虛下利)에 빈용한다.

ㄴ. 금앵자 : 보익성이 없다. 신허증에 사용한다. 신허로 인한 유정, 빈뇨, 요실금에 사용하는데 그 약능이 검실보다 우수하다.

사용량

일반적으로 3-15g, 많게는 15-30g

배합응용

· 금앵자 + 검실, 연자육, 복령, 당삼 = 기허로 만성설사

· 금앵자 + 용골 = 금속에 베인 데

· 금앵자 + 복분자 = 소변과다

방제

수륙이선단

◆ 약물명: 복분자 覆盆子 Bogbunja(라틴명 Rubi Fructus)

기원

· 장미과 Rosaceae 복분자 딸기 *Rubus coreanus* Miquel의 미성숙 열매

· 위품 : 중국산 : 장미과 장엽(掌葉) 복분자 딸기 *Rubus chingii* Hu. 절강성, 복건성, 호
　　　　　북성 생산품

　　　　한국산 : 장미과 산딸기 *Rubus crataegifolius* Bunge

· 멍석딸기 *Rubus parvifolius* Linne var. *tiphyllus* (*R. parvifolius R. idaeus* Var. *microphyllus*)

· 장엽 복분자 딸기는 복분자보다 작고, 산딸기나 멍석딸기는 복분자보다 훨씬 크기 때
문에 육안으로 식별이 가능하며, 화학적으로는 더욱 감별이 용이하다.

처방명

나무딸기 열매, 覆盆, 烏藨子, 蕨藟

성분

· 비타민A, C, malic acid, tartaric acid, citric acid, nigaichigoside F1, nigaichigoside
F2, Suavissimoside, coreanoside F1, fupenzic acid

· 복분자의 약효 성분으로 지갈, 간 보호 성분인 coreanoside F1은 기원식물인 장미과
Rosaceae 복분자 딸기 Rubus coreanus Miquel에서만 검출된다. Coreanoside F1은
dimeric triterpene glycosyl ester로서 ursan type의 triterpene이며 이 성분이 이 생

약의 주효한 물질이다. 이는 19 α–hydroxyursolic acid(coreanogenoic acid)가 그 배당체인 genin에 해당된다.

약리

1. 항염 작용 : Nigaichigoside F
2. 항산화 작용
3. 항헬리코박터 파이로리 작용
4. 호르몬 작용 : LH, FSH, estrogen 함량은 저하되지만, 흉선에서 분비되는 LHRH과 혈중 testosterone의 함량을 증가시킨다.
5. 항히스타민 작용
6. 항바이러스 작용
7. 항이뇨 작용
8. 유기산은 진해거담 작용

약성가

覆盆子甘 益腎精 續嗣烏鬚 目可明

효능

· 성미 甘, 酸, 微温
· 귀경 肝, 腎

약능

補肝腎 澁精縮尿

주치

소변 빈삭, 유정, 양위

고전문헌

· 명의별록 : 기를 돕고 몸을 가볍게 하며, 머리카락이 검어지는 것을 방지
· 개보본초 : 허한 것을 보하며, 몸을 따뜻하게 하고, 피부를 윤택하게 하며, 위장을 따뜻하게 하고, 간을 보하며, 눈을 밝게 한다.

주의사항

(1) 약성이 온성이다. 소변을 농축하므로, 소변량 감소나 음허양항, 신허로 열이 많으면 사용불가

(2) 성욕이 심하게 일어나는 경우에도 사용을 금해야 한다.

임상적용

① 신허로 인한 유정, 빈뇨, 요실금, 야뇨에 사용한다. 상표초에 비해 고정축뇨 작용이 우수하다.

② 익지, 금앵자, 검실과 비교

· 공통점 : 신허증으로 소변이나 정액의 고삽 기능 저하되어 유정, 조루, 유뇨, 빈뇨, 유미뇨에 사용한다.

· 차이점

ㄱ. 익지 : 소화기 기능 저하로 복부가 냉하고, 구토하며, 음식 생각이 없고, 설사하는 증상에 사용한다. 이 경우 인삼, 백출, 건강, 반하, 백출, 진피 등을 함께 사용한다.

ㄴ. 복분자 : 간신음허에 사용한다. 눈앞캄캄하여 검은 별이 보이고(兩目昏花), 시력이 약화된 증상에 사용한다. 구기자, 차전자, 토사자를 배합한다. 복분자의 소변 축뇨 작용은 익지보다 강하다. 소변이 남은 증상(잔뇨), 유뇨, 야간 빈뇨에 사용한다.

ㄷ. 금앵자 : 오래된 설사에 사용한다. 인삼, 백출, 등을 사용한다. 만성장염이나 오래된 설사에 사용한다. 수렴, 정액 축적 작용이 강하지만, 보익성은 없다.

ㄹ. 검실 : 정액과 소변을 축적한다. 비허 설사에 사용한다. 소화 기능을 활성화하여 위액을 제거하고 설사를 멈추는 데 사용한다. 이 경우 산약, 백출 등을 배합한다.

③ 산수유와 비교는 해당 항을 보라.

사용량

일반적으로 3-9g

배합응용

· 복분자 + 오미자, 구기자, 토사자, 보골지 = 발기불전, 유정

- 복분자 + 상표초, 익지, 산수유 = 빈뇨, 요실금
- 복분자 + 파극천, 육종용, 산수유 = 시력 저하

방제

복분자환, 오자연종환, 오자환, 천금연수단

산수유는 보허약을 보라.

◆ 약물명: 상표초 桑螵蛸 SangPiaoXiao(라틴명 Mantidis Otheca)

기원

- 사마귀과 Mantidae 사마귀 *Paratenodera sinensis* De saussure가 뽕나무 가지에 만든 알집을 건조
- 유사품 : 황라사마귀 *Mantis religiosa*
    - 좀사마귀 *Statila maculata*
    - 왕사마귀 *Tenodera aridifolia*
    - 넓적배사마귀 *Hierodula patellifera* Serv.

처방명

사마귀알집, 식우, 螳螂子, 桑蛸, 螵蛸, 螳螂殼

성분

단백질, 지방, 철, 칼슘, 카로틴

약리

1. 수렴, 주로 항이뇨 작용
2. Hemicellulose, celluose, lignin은 세포벽을 형성
3. 땀을 멎게 한다.

약성가

桑螵蛸鹹 腰痛疝 淋濁精泄 虛損患

효능

- 성미 鹹, 平
- 귀경 肝, 腎, 胃

약능

腎肝止血 止帶下 制酸止痛 止瀉 濕疹

주치

유정, 적백대하, 유뇨, 요실금, 소변빈삭

고전문헌

- 신농본초경 : 위장 장애, 하복통, 발기부전, 불임, 월경 중지, 요통, 소변불리
- 명의별록 : 남성의 쇠약, 수면 중 정액이 흘러나옴, 소변을 지리는 증상

주의사항

(1) 방광에 열이 있어 소변이 짙으면 신중해야 한다.

(2) 음허화왕 증상이 있으면 신중해야 한다.

임상적용

① 빈뇨, 야뇨, 뇨실금에 사용한다. 신허 빈뇨의 빈용약

② 성인의 신허로 인한 다뇨, 소아의 야뇨증에 사용한다.

③ 신양허로 의한 유정, 활정에 사용한다.

④ 몽정에도 보신제와 다른 고삽제의 보조약으로 사용한다.

⑤ 발기부전, 정력 감퇴에 사용한다.

⑥ 민간에서, 상표초로 편도선염을 치료한다. 사마귀 알을 냄비 등으로 불에 뽁아 검게 태운 다음, 그 가루를 편도선에 불어 넣고는 약 2분 정도 후에 뱉어낸다.

⑦ 날 것을 그대로 사용하면 설사를 유발하므로, 밀자해서 사용한다.

⑧ 해표초와 비교는 해당 항을 보라.

사용량

일반적으로 3-9g

배합응용

- 상표초 + 토사자, 육종용, 보골지 = 신양허로 요통, 발기부전, 조루
- 상표초 + 익지, 용골, 창포, 원지 = 소변불리, 요실금, 여성의 요실금, 유정, 과다 백대하

방제

고포탕, 상표초산

◆ **약물명: 연자육 蓮子肉 LianZiRou(라틴명 Nelumbinis Semen)**

기원

- 수련과 Nymphaeaceae 연꽃 *Nelumbo nicifera* Gaertner의 성숙한 열매, 석련자(石蓮子), 첨련자(甛石蓮)의 껍질을 제거하고 종자씨(蓮肉, 蓮子)를 건조한 것. 중국은 연자심, 일본은 연육이라 한다.
- 유사품 : 수련과 왜개연꽃 *Nuphar pumilum*(Timm) DC.의 뿌리는 어혈을 없앤다. 약제명은 川骨이다.
- 수련과 Nymphaeaceae에는 수련속 *Nymphaea*, 개연꽃속 *Nuphar*, 연꽃(황련, 백련)속 *Nelumbo*, 순채속 *Brasenia* 등이 있다. 수련과 순채 *Brasenia schreberi* J. F. Gmel.의 새싹은 식용한다.
- 위품 : 콩과 Leguminosae 苦石蓮 *Caesalpinia minax* Hce는 사용할 수 없다.

처방명

연밥, 蓮子, 建蓮肉, 湘蓮肉

성분

- Alkaroid : lotusine, oxoishinsunine, neferine, nuciferine, demethyl coclaurine (higenamine), liensinine
- 그 외 : Raffinose, 칼슘, 인, 철

약리

1. 항산화 작용 : 연꽃 수술에서 분리된 flavonoid에 항산화 작용이 있다.

2. 간장 보호 작용 : 사염화탄소, aflatoxin B1에서 유도된 간장 장애에 대해 보호 작용이 있다.

3. 순환기계 작용 : Nuferine에는 항부정맥 작용, 혈압저하 작용이 있다. 혈소판 응집 억제 작용, 관상동맥 확장 작용

4. 해열효과

5. 평활근 이완 작용, 자궁평활근 이완 작용 : Demethyl coclaurine이 작용

6. 연근에서 에타놀로 추출된 액은 혈당치를 내리고, 글루코스 내성을 개선하고, 내인성 인슐린 효과를 증대시킨다.

7. 비암(鼻癌)과 인후암에 대하여 억제 작용이 있다. Oxoushinsunine은 코와 인후두의 종양 생성을 억제한다.

8. Higenamine는 강심 효과가 있는 알칼로이드로 부자의 알칼로이드와 동일하다.

약성가

蓮肉味甘 健脾胃 止瀉澁精 養心氣

효능

· 성미 甘, 渋, 平
· 귀경 肝, 腎, 心

약능

鎮静 滋養強壯 止瀉

주치

다몽, 유정, 소변혼탁, 만성 허증으로 설사, 부정성기출혈, 대하, 동계

고전문헌

· 신농본초경 : 소화 기능을 회복시킨다.
· 본초강목 : 수액대사를 원활히 하며, 위장 기능을 강화한다. 근골을 강하게 하며, 허약을 회복하고, 눈과 귀를 밝게 하며, 한습 제거, 소화 기능 저하로 오랜 설사, 대하, 자궁출혈에 사용한다.

주의사항

(1) 열증, 변비에는 사용하지 않는다. 알칼로이드는 심계를 항진시킨다.

(2) 복부가 팽만하고 딱딱하며 통증이 있으면 신중해야 한다.

(3) 해열 작용으로 정상 체온이 저하되므로 신중해야 한다.

임상적용

① 수렴성 강장약으로 보조적 역할에 불과하다.

② 심화를 끄고 정신을 안정시킨다. 심화가 심하여 발병된 번조와 신음허로 생긴 번조, 수면 불안, 동계, 번열, 구건, 몽정, 소변이 짙음 등(심신불교)에 사용한다. 심계에 의한 수면 장애를 치료하는 방제에 배합된다.

③ 청열, 진정작용(청심화)이 있다.

④ 흥분성 신경쇠약에 해당되는 중증에는 청열제와 보익제를 첨가해야 한다.

⑤ 비위를 도와 설사를 멈춘다. 비위기허로 인한 식욕 감퇴, 소화흡수불능에 사용한다.

⑥ 연근의 뿌리는 식용하지만 뿌리의 접합 마디는 식용하지 않는다. 한약에서 우절(藕節 = 연뿌리 마디)이라 하여 토혈, 위궤양, 십이지장궤양, 하혈 등 지혈 목적으로 민간에서 이용해 왔다.

⑦ 유사한 본초로는 검실(芡實)이 있는데 이는 기원이 전혀 다른 가시연꽃 Asin euryale 의 열매이다. 약능은 연자육과 유사하나 수렴, 진정 작용이 더 우수하다.
  · 검실 QianShi : 학명 Euryales Semen
  · 기원 : 수련과 Nymphaceae 가시연꽃 Euryale ferox Salisb. 씨앗 검실과 금앵자의 비교는 금앵자 항을 보라.

⑧ 산약과 비교는 해당 항을 보라.

사용량

일반적으로 6-12g

배합응용

· 연자육 + 인삼 = 심신양허(心腎陽虛), 강장, 이뇨

· 연자육 + 황기 = 기혈을 보하고, 자양강장

· 연자육 + 산약 = 비위를 보하고, 설사를 멈춘다

· 연자육 + 복령 = 비신의 기를 보하고, 수분대사 촉진, 지사

방제

계비탕, 삼령백출산, 청심련자음, 현토단, 황련청심음

◆ 약물명: 오매 烏梅 WuMei(라틴명 Mume Fructus)

기원

- 장미과 Rosaceae의 매실나무 *Prunus mume* Siebold & Zuccarini. mume의 미성숙 열매를 연기에 쪼여 말린 것
- 유사품: 매실나무 *Prunus mume*

　　　　　매실나무 *Prunus mume* var. *rosea* Ingram

　　　　　매실나무 *Prunus mume* var. *typica* Maxim

　　　　　향매실나무 *Prunus mume* var *tanciniata*

　　　　　흰매실 나무 *Prunus mume* for. *alba*(Carr.) Rehder

　　　　　만첩흰 매실나무 *Prunus mume f. alboplena* Rehder

　　　　　만첩홍매실 *Prunus mume* for. *alphandi* Rehder

처방명

烏梅肉, 大烏梅, 烏梅炭

성분

Succinic acid, citric acid, malic acid, tartaric acid, sitosterol, oleanolic acid, linalool, geraniol benzlylalcohol 등 성숙시에는 청산염인 amygdalin 등

약리

1. 소화기계 작용: 소화액 분비 촉진
2. 담즙 분비 촉진: oleanolic acid는 GPT를 내린다. Oddi 괄약근을 이완시키고 담낭 수축 작용을 하여 담즙 분비를 촉진한다.
3. 항균 작용: 대장균, 적리균, 장티푸스균, 파라티푸스균, 녹농간균, 콜레라균 등과 음성 장내병원균, 진균 등
4. 기생충 구제 작용: 담관과 회충에 대하여 억제 작용
5. 혈액 순환 개선 작용, 항돌연변이 작용, 항급성 전신과민반응 anaphylaxis 작용

6. 항암 작용 : 자궁암세포를 90% 이상 억제, 자궁경부암 억제 작용

7. 면역계 작용 : 백혈구의 탐식능을 향상

8. 항천식 작용 : 히스타민성 천식에는 효과가 없다.

9. 항알레르기 작용 : 동물성 단백질이 항원인 경우에 효과 있다.

10. 항종양 작용

11. 지사 작용

약성가

烏梅酸溫 收斂肺 止渴生津 瀉痢退

효능

· 성미 酸, 澁, 溫

· 귀경 肝, 脾, 肺, 大腸

약능

止肺氣泄 止咳 澁腸止瀉 生津止渴蚘蟲

주치

진해, 거담, 해열

고전문헌

· 신농본초경 : 열증으로 인한 가슴 답답증, 사지통증, 반신불수 피부 괴사를 치료한다.

· 명의별록 : 설사, 타액을 자주 뱉어 입이 마르는 증상, 근육통

· 본초강목 : 폐와 장을 수렴한다. 만성 기침, 설사, 번위, 회충으로 구토와 설사

주의사항

(1) 신맛이 강하므로 외감 감기로 인한 열증, 표증이 있고 기침이 있으면 사용불가

(2) 피부병이 있는 사람은 금기한다.

(3) 오매는 신맛이 강하여 위산과다에는 좋지 않다.

임상적용

① 오미자와 거의 유사하게 사용한다.

② 지사, 지혈 효과는 오미자보다 우수하다. 설사에 사용한다. 오매는 만성설사, 특히

출혈성 설사에 적합하다. 또한 생진지갈 효과는 오미자보다 우수하다.

③ 건위 작용이 있어 소화불량 및 상복부 팽만감에 적합하다.

④ 오매는 장관 운동 억제 작용이 있어 장관과 총담관의 경련을 억제한다(이로 인하여 회충이 담관에서 나온다).

⑤ 오매는 진해, 거담, 진토, 해열 구충을 목적으로 하는 방제에 배합된다.

⑥ 현대의 응용은 만성기관지염, 만성기관지천식, 만성설사, 궤양성 대장염, 회충, 부정 성기출혈, 혈변 등에 사용한다.

⑦ 경방 : 명치부의 팽만감, 복통을 치료한다. 회충 활동을 억제, 배설시킨다. 위장을 보하고, 만성 설사를 멈추게 한다. 진액을 보충한다.

⑧ 산미가 강하다. 탕액은 맛이 아니 좋아 복용하기가 곤란하다.

사용량

일반적으로 3-15g 대량으로는 30g

배합응용

- 오매 + 황련 = 음허내열로 심번, 구갈, 습열로 설사, 복통
- 오매 + 오미자 = 안면부종, 진해거담
- 오매 + 소엽 = 설사, 기침
- 오매 + 감초 = 설사, 복통
- 오매 + 소엽 = 설사. 기침
- 오매 + 촉초, 황련 = 회충 활동을 억제하고 배설한다.
- 오매 + 인삼, 황련, 황백 = 위장을 보하고 만성 설사

방제

오매환, 고장환, 칠제향부환, 진교별갑탕, 촉매탕, 행소산

◆ 약물명: 오미자 五味子 WuWeiZi(라틴명 Schizandrae Fructus)

기원

- 오미자과 Schizandraceae 한국오미자(北五味子) *Schizandra chinensis* Baillon의 성숙 열매는 검은색이므로 약용으로 사용된다.

· Schizandrin, gomicin A의 합이 0.7% 이상이어야 한다. 오미자는 목련과와 오미자과로도 분류된다.

· 중국산 : 목련과 Mognoliaceae 南五味子 *Schizandra sphenanthera* REHD. 열매가 홍색이다.

· Schizandraceae 화중오미자 *Schisandra sphenanthera* 중국에서는 이 식물을 오미자로 대용하고 있다.

· 일본산 : Schizandraceae *Schizandra nigra* Maxim

· 위품 : *Kadsura* 속은 다른 식물이다. Schizandraceae

· 남오미자 *Kadsura longipedunculata*(*Kdsura peltigera*)

　　　　　　Schizandra Kadsura japonica Dunal

처방명

· 北五味子, 北五味, 五味

· 성분 정유 : citral, α,β−chamigrene

· 향 : Citral, β−chamigrene, β−chamigrenol

· 신맛 : Citric acid, malic acid, tartaric acid, fumaric acid, ascorbic acid

· 수렴미 : P rotocatechuic acid

주요성분

Schizandrin, Schizandrol, β−Schizandrin, Wuweizi A, B, gomisin A−J, N−Q, desoxyschizandrin, gomisin K1, K2, K3 등 Schizandra sphenanthera에서 Wuweizisu C, Wuwerzichun B, Schsantherin A, B, C, D가 분리되었다. Schizandrahenryi에서는 Schisanphenol, Schisantherine 등이 분리되었다.

성분

1. 간장 보호 작용 : Gomisin A의 작용은 다음과 같다.

㉮ 사염화탄소, 아세토아미노펜, 갈락토사민(glucosamin에서 전환) 등을 장기 투여하여 발생된 만성간장애로 인한 간섬유화의 진행을 감소시킨다. 이 기전은 gomisin A, wuweizisu A,B,C 등이 활성화되기 때문이다. 해독 작용, 간세포 수복 작용, 간섬유화 억제 작용.

㉯ 간절제술에 의한 간장의 재생 능력을 증가시킨다.

ⓒ Lipopolysaccharide(LPS), propioni-bacterium의 투여에 의한 면역학적 간 장애를 현저하게 개선하였다.

ⓡ 약물의 용해 보조제인 tween80, carboxymethyl cellulose 투여로 인한 간 장애를 억제한다.

ⓜ 대식세포 활성화로 인한 arachidon acid 유리로 leukothriene의 증가가 유발하는 간장애의 경우, arachidin acid 유리를 억제하여 간장애를 억제한다.

ⓑ 오미자의 우수한 약효는 gomisin A와 schizandrin에 신경 안정 작용이 있고 간세포 부활 작용이 강하며 병적으로 상승된 GPT, GOT 수치를 저하시키는 작용이 있어 간 기능 저하를 회복, 개선시킨다.

2. 중추신경 작용 : 중추 신경계의 흥분 작용이 있고, 호흡중추를 자극하여 호흡수와 호흡 강도를 증가시킨다.

3. 혈압강하 작용 : 혈관 확장을 통한 혈압 강하 작용이 있다.

4. 시력의 감수성 증가, 약능에는 허증을 보충하여 눈을 밝게 한다(補虛明目)라고 한다.

5. 에텔 추출물로는 부신피질 기능 촉진 작용이 있다.

6. 호흡기계 작용 : 히스타민에 의한 기관지 수축 반응을 억제한다. 천식에 사용

7. 진해거담 작용

8. 자궁 흥분 작용

9. 항균 작용

10. 트랜스아미나제 강하 작용

11. Schisandrin C가 약리 효과가 강하고 더 강한 것은 이들보다 구조가 단순한 biphenyl dimethyl dicarboxylate에 가장 강력한 간 기능 강화 작용이 있다.

12. 활응원성 adaptogenic activities 작용이 있다. 곧, 중추신경계의 흥분 효과, 대뇌의 활성 증가, 심맥계(心脈系)의 혈액의 순환 조정 등이다.

13. Gomisin A는 중추신경계에 대해 신경안정 작용이 있다. 오미자는 거담, 진해 작용도 있는데 작용 물질은 gomisin A에 의한 것이다.

14. 분만기 자궁에 작용해서 그 생리 작용을 강화시켜 준다. 곧, 자궁평활근을 자극하여 그 주기적인 수축을 강화시켜 주는 작용도 있으며 schizandrin은 진통 작용을 한다.

15. 정신노동에 의한 과로(過勞)를 풀어주는데 이때 작용하는 물질은 gomisin A 및 반

합성의 biphenyl dimethyl Carboxylate 등에 있다.

16. Schizandrin은 위액 분비 억제, 항소화성 궤양, 항스트레스 궤양

17. Schizandrin은 이담 작용 : 담즙 분비 촉진

18. 항방사선 장애 작용

19. 아세티콜린에 의한 회장 운동 항진을 억제한다.

20. 위장의 자발 운동과 약물에 의한 위장 운동의 항진을 억제한다.

약성가

五味酸溫 能止渴 久嗽虛勞 金水竭

효능

- 성미 酸, 溫
- 귀경 肺, 腎

약능

止咳 生津斂汗 澁精止瀉

주치

폐허로 인한 기침, 구강건조로 구갈, 자한, 도한, 과로로 수척, 몽정, 유정, 발기부전, 만성설사

고전문헌

- 신농본초경 : 원기를 돕는다. 기침, 쇠약, 남성의 생식능 향상
- 명의별록 : 오장을 보하고 열을 제거하며 몸을 살찌게 한다.
- 약징 : 기침하고 감기에 사용

주의사항

(1) 열담의 해수, 호흡곤란에는 사용불가. 급성 염증이나 고혈압증, 동맥경화증에는 사용하지 않는 것이 좋다.

(2) 신맛이 강하여 위벽을 자극하므로 위산과다인 위염, 위궤양이 있으면 신중해야 한다.

(3) 열매를 건조할 때, 벌레의 침해를 막기 위해 소금물에 절여서 말리는 경우가 많다.

열매의 겉 표면이 하얗게 되어 있으면 소금이 건조된 것인가를 확인하고 물에 담가 소금기를 빼고 사용해야 한다. 이러한 소금기의 제거는 국화에도 해당된다.

(4) 유효 성분은 물에 잘 녹지 않으므로 분말이나 환제로 사용한다.

(5) 복용 후 드물게 가슴답답, 복통이 있다.

임상적용

① 주로 폐신양허로 한증에 의한 기침, 설사, 유정에 사용한다. 표허로 자한, 음허로 도한, 불면, 불안감, 건망 등에 사용한다. 주로 기침을 하고 숨이 차오르고 간혹 머리가 아찔해지는 증상(咳逆上氣)에 사용한다. 이러한 증상(해역상기)은 호흡이 촉박하여 등을 기대고, 또는 바로 누워서 숨쉬기 힘들고, 가슴이 팽만한 듯 치밀어 올라 숨이 차서 입을 벌려 숨을 쉬면서 어깨를 들썩인다. 가만히 앉아 있으면 숨이 고르나 움직이면 할딱숨을 쉬고 심하면 땀을 많이 흘리고, 어지럽고, 눈이 아찔하며, 머리에 물건을 올려둔 것 같은 느낌이 드는 증상이다.

② 허한으로 호흡곤란, 해수에 사용한다. 해수에는 생용한다.

③ 기허자, 말 많이 하는 자의 인후통, 목쉰 데 사용한다.

④ 폐허의 호흡곤란, 해수에 사용 : 폐허로 인한 다량의 묽은 담, 한담, 습담 증상(노인성 만성기관지염, 기관지확장증 등)에 건강을 배합한다. 허증 해수에는 북오미자, 풍한 해수에는 남오미자가 좋다고 한다. 오미자는 산미로 수렴과 발산으로 진해평천의 효과가 있다. 약능에 오미자는 건강이 없으면 폐기를 내리고 신기(腎氣)를 고정할 수 없다 했는데 이를 현대 의학적으로 보면 약물의 상호 작용으로 상협 작용(synergism)을 의미하는 것이다. 이 경우 오미자는 소량(3g 이하)을 사용해야 한다.

⑤ 표증의 해수에도 건강이나 생강을 배합한다. 오미자는 수렴하고 건강은 발산한다.

⑥ 신양허로 만성 설사가 있으면 보골지를 배합하는데, 발한과다, 몸이 나른하고 힘이 없는 경우에 사용한다. 사신환에 오미자를 보익약으로 사용하고 맥문동, 당삼을 배합한다.

⑦ 신경쇠약에 사용한다. 오미자의 강장 작용과 신경 흥분 작용을 이용하여 심한 피로, 사고력 저하 기억력 및 주의력 감퇴 등에 적용한다.

⑧ 메니에르 병에 사용한다. 산조인을 배합하면 일시적인 이명 및 현훈이 감퇴 또는 소실된다.

⑨ 알레르기성 소양성 피부질환에 사용한다. 오미자 10g을 80% 알코올 1,000ml 에 담

가 일일 3회 5-6ml을 탕액으로 복용하면 담마진, 혈관운동, 신경성 질환에 효과가 있다.

⑩ 만성간염에 사용한다. 단방으로 밀환이나 인진호, 대조를 배합한 밀환을 투여하면 트랜스아미나제 수치를 저하시키는데 유효율은 약 80%이다.

⑪ 4g 이상 사용하면 소화에 지장이 있을 수 있다. 1.5g 정도로 사용하면 맛은 새콤하고, 소화를 돕는다.

⑫ 보약으로는 쪄서 말린 것을 사용하고, 허증으로 인한 발열(虛火)에는 날것을 그대로 사용한다.

⑬ 시고 떫은맛이 강하므로 탕액으로 할 경우 잘게 부수어 사용하고, 환제에는 밀환으로 만든다.

⑭ 신맛 때문에 상복부 불쾌감, 흉민이 있으면 염산수소나트륨을 투여한다.

⑮ 경방 : 지해거담, 강기, 지구, 기의 상충을 내린다.

⑯ 기침에는 1.5-3g, 익기자음에는 6-9g을 사용한다.

⑰ 오미자와 오배자는 약능이 유사하다. 오미자는 따뜻한 약으로 기침, 신허에 사용하고, 오배자는 찬 약이며 땀을 멈추게 하고 설사를 멎게 하는 데 사용한다.

⑱ 산조인과 비교(三浦 369)

· 공통점 : 진액을 보충하여 갈증을 멈추고, 땀도 멈추게 한다. 정신 안정 작용이 있다. 음허증으로 인한 동계, 불면, 번조 등에 사용한다.

· 차이점

ㄱ. 오미자 : 심음을 보하고 신기를 보하여 정신 안정을 꾀한다. 또 기침, 정액이 흘러나오는 것을 멎게 하고, 소변을 축적하고, 설사를 멎게 한다. 이를 통틀어 수렴고삽 작용이라고 한다.

ㄴ. 산조인 : 심음과 간혈을 보하여 정신 안정을 발휘한다.

사용량

일반적으로 1.5-9g

배합응용

· 오미자 + 세신 = 기가 상충하여 흉부에 맺히고, 기침이 심하며, 흉부가 팽만한 느낌을 치료

· 오미자 + 마황 = 해표, 담음, 진해거담

- 오미자 + 사간 = 폐의 염증, 기침
- 오미자 + 감초, 계지, 복령 = 사지의 냉증이 심하고 기가 하복부에서 올라와 가슴과 인후에 맺힌 것을 치료
- 오미자 + 반하, 건강 = 위내정수, 기의 상충으로 현기증, 구토
- 오미자 + 황기 = 여름에 땀이 많이 날 때
- 오미자 + 맥문동, 인삼 = 땀이 많이 날 때-생맥산

방제

계령오미감초거계가건강세신반하탕, 계령오미감초탕, 맥문동음자, 보폐탕, 사간마황탕, 생맥산, 소청룡탕가마행감석탕, 소청룡가석고, 소청룡탕, 영감강미신하인탕, 영감오미강신탕, 영계오미감초탕, 오미자환, 인삼양영탕, 청서익기탕, 청폐탕, 행소산, 후박마황탕

참고사항

오미자의 간 장애 보호 성분인 schizandrin C를 합성하는 과정에서 schizandrin C보다 우수한 DDB(Dimithyl Dimethoxy Biphenyl Dicarboxylate)가 중국에서 개발되었다. 이 제품은 만성 간염치료제로 사용된다. B형 간염 바이러스 독성 물질과 약물 등으로 인한 간세포 파괴를 억제하며, 간세포 RNA를 증가시켜 간세포 재생을 촉진한다.

◈ 약물명: 오배자 五倍子 WuBeiZi(라틴명 Galla Rhois)

기원

- 옻나무과 Anacardiaceae 붉나무 *Rhus javanica* L.의 잎 위에 면충과 Pemphigidae 오배자진딧물 Melaphis chinensis Bell, 또는 오배자 면충 *Schechrendalia chinensis*이 기생하여 만든 벌레집(蟲廮 또는 角倍)
- 중국산 : 옻나무과 염부목(鹽膚木) *Rhus chinensis* Mill.

  청부양(靑麩楊) *Rhus potaninii* Maxim.

  홍부양(紅麩楊) *Rhus punjabensis* var. sinica(Diels) Rehd. et Wils.
- 일본산 : 옻나무과 Anacardiaceae 붉나무 *Rhus javanica* L. 벌레가 지은 집을 두배(肚倍) 또는 두배(杜倍)와 각배로 구분한다. 탄닌의 함류량이 많다.

처방명

붉나무 벌레집, 북나무 열매, 木附子, 文蛤, 百倉蟲

성분

Gallotannin 50-80% 포함, 소량의 gallic acid, 지방

약리

1. 탄닌은 수렴 작용이 있고, 조직의 단백질과 결합하여 불용성 물질을 생산하여 혈관 수축 작용을 한다.
2. 지혈 작용 : 분비세포의 조직표면을 덮어 모세혈관을 압박하여 혈액을 응고를 촉진하여 지혈시킨다. 약능에 지혈, 지한 작용이 있다고 한다.
3. 혈관 수축 작용을 하여 감각마비를 초래한다.
4. 위장의 이상 발효를 억제
5. 항균 작용 : 황색포도구균, 이질균, 장티푸스균, 탄저균, 녹농균 등을 강하게 억제한다.
6. 항바이러스 작용 : A형 influenza virus를 억제한다.
7. 지사 작용

약성가

五倍苦酸 療齒疳 痔癬瘡膿 風熱覃

효능

· 성미 酸, 鹹, 寒
· 귀경 肺, 腎, 大腸

약능

收斂固澁 固精縮尿 腸止瀉 收斂止汗 收斂止血 解　　毒消腫

주치

만성 설사, 만성 혈변, 도한, 붕루, 유정, 자궁하수, 자한, 폐허로 기침

고전문헌

· 개보본초 : 감기로 피부 종기, 가렵고 고름 나는 증상, 소아의 영양실조로 인한 안면부

피부질환

- 본초강목 : 폐기를 수렴하고 화기를 내리고 痰을 삭인다. 기침, 갈증, 도한, 구토, 출혈, 오래된 설사, 황달, 복통, 소아가 밤에 우는 증상, 눈의 충혈, 인후가 부어 호흡 곤란, 종기가 터져서 진물이 나는 것, 창칼에 베인 상처, 탈항, 자궁하수

주의사항

(1) 감기와 폐의 실열 기침에는 사용불가

(2) 음식 적체가 배설되지 않은 설사에는 사용불가

임상적용

① 폐기허로 기침이 지속적인 경우에 사용한다.

② 자한, 도한에 사용한다.

③ 유정에 사용한다.

④ 위점막 보호에 사용한다. 위십이장 궤양에 내복하면 수렴, 진통 작용이 있다.

⑤ 지혈 작용에 사용한다. 특히 부정성기 출혈, 기능성 자궁출혈, 월경과다 증상이 심할 때 오배자를 배합하면 지혈 작용이 강해진다.

⑥ 수렴 작용이 있어 탈항에 사용한다.

⑦ 항균 작용이 있다. 피부염에는 오배자를 끓인 탕액으로 씻는다. 화농성 종창에 오배 자를 사용하면 효과가 있다.

⑧ 오미자, 오매, 오배자 중 오배자의 수렴 약능이 가장 강하다. 오미자와 마찬가지로 광범위하게 사용한다. 보익 작용은 없다.

⑨ 오미자와 비교는 해당 항을 보라

사용량

일반적으로 탕제는 2-6g

배합응용

- 오배자 + 오미자, 맥문동 = 기침, 호흡곤란
- 오배자 + 오미자, 용골, 상포소, 토사자 = 축뇨
- 오배자 + 오미자, 가자 = 만성 허증 설사
- 오배자 + 가자, 해표초, 오미자 = 각종 출혈

방제

금쇄정원단, 동록산, 방맥정종방, 신효구풍, 산옥소단, 오배자산, 오배자탕, 자금정, 해독단

◆ 약물명: 육두구 肉荳蔲 HouDouKou(라틴명 Myristicae Semen)

기원

육두구과 Myristicaceae 육두구나무 *Myristica fragrans* Houtt. 성숙 열매의 껍질을 제거한 것

처방명

玉果, 肉果, 煨肉果

성분

정유: α-camphene, α-pinene, myristicin(유독물질), d-borneol, dl-terpineal, geraniol, myristic acid, eugenol, safrole, oleanolic acid

약리

1. Mystricin은 맹독성 페놀화합물로 환각 작용이 있다. 이러한 식물에는 후추, 샐러리, 딜, 파세리 등이 있다.
2. Mystricin을 15g 이상 섭취하면 환각성 빈맥을 유발하고 사망하기도 한다.
3. 부작용은 오심, 변비, 빈맥, 감각마비, 고독감, 비현실감, 인격장애 등을 초래한다.
4. 소량으로는 위액 분비를 촉진하여 위장의 연동 운동을 촉진한다. 대량으로는 오히려 억제 작용이 있다.
5. 간 보호 작용
6. 항균 작용
7. 진해 거담 작용
8. 발암물질인 isosafrole, dihydrosafrole을 포함한다. 동물실험에서 폐암, 식도암을 유발하였다.
9. Oleanolic acis에는 약한 강심 작용과 이뇨 작용이 있다.

약성가

肉蔲辛溫 胃虛冷 瀉痢不止 功可等

효능

- 성미 辛, 溫
- 귀경 脾, 胃, 大腸

약능

澁腸止瀉 醒酒解毒 溫中行氣

주치

구토, 복부팽만, 위냉으로 담음, 두통, 설사, 식욕부진, 음식물 정체

고전문헌

- 개보본초 : 위장을 따뜻하게 하고, 위장의 냉기로 명치부 팽만과 통증 극심한 구토와 설사, 침을 많이 흘리는 증상, 소아가 젖을 먹고 구토와 설사를 하는 증상
- 본초강목 : 소화기계를 따뜻하게 하고, 대장을 튼튼하게 한다.

주의사항

(1) 급성위장염으로 인한 염증성 설사에는 사용불가하다.

(2) 습열이 심하여 대하가 있을 때 초기에는 사용할 수 없다.

(3) 생두구에는 설사 작용이 있으므로 과다복용은 아니 된다.

(4) 열증 설사에는 신중해야 한다.

임상적용

① 허한성 위장 질환 : 허한으로 인한 설사에 사용하고, 죽상변이나 수양변, 곧 만성결장염, 장결핵에 사용한다.

② 위장 기능 활성에 사용한다. 비위허한 증상인 식욕 감퇴, 고창, 복부팽만감, 복명, 복통에 적합하다.

③ 제토 작용도 있다. 소아가 젖을 너무 많이 먹어 젖을 토하는 데 사용한다. 소화불량에 사용한다.

④ 볶아서 사용하면 설사를 멎게 한다. 볶은 후 분쇄하여 사용하는 것이 좋다.

⑤ 육두구에 발암 성분이 있는 것처럼 발암성이 우려되는 본초에는 aristolochic acid를 함유하는 것으로 마두령, 청목향, 천선등, 광방기, 세신의 지상부, 빈랑, 관목통, 천초근, 소철 등이 있다.

⑥ 가자와의 비교는 가자 항을 보라.

⑦ 백두구와 비교는 해당 항을 보라.

사용량

일반적으로 1.5-4.5g, 산제는 1.5-3g

배합응용

· 육두구 + 인삼, 백출 = 소화기능의 약화롤 설사
· 육두구 + 육계, 건강, 가자 = 비위허한으로 설사
· 육두구 + 보골지, 오미자, 오수유 = 신양허로 오경설사

방제

사신환, 육두구환, 진인양장탕

◈ 약물명: 적석지 赤石脂 ChiShiZhi(라틴명 Halloysitum Rubrum)

기원

· 고령토 Halloysitum rubrum을 구운 것 산화제이철 Fe_2O_3가 다량으로 함유된 운모상의 점토

처방명

고령토, 紅土, 紅高嶺, 赤石土, 赤符

성분

규산 알미늄 Al2, 철분, 칼슘, 마그네슘, 소량의 망간

약리

1. 항염 작용
2. 해열 작용

3. 지사 작용 : 적석지는 흡착 작용이 있다. 내복하면 소화관의 독물이나 P, Hg, 세균 독소 그리고 음식물의 이상 발효에 의한 생산액을 흡수하여 소화관 점막을 보호한다.

4. 항균 작용

5. 지혈 작용 특히 소화관 출혈에 유효하다.

약성가

赤石脂溫 固腸胃 潰瘍主肌 止瀉痢

효능

· 성미 甘, 淡, 澁溫
· 귀경 脾, 胃, 大腸

약능

收斂止血 收澁固脫 收濕斂瘡

주치

만성 설사, 만성 이질, 대하, 붕루, 탈항, 월경과다, 토혈

고전문헌

· 신농본초경 : 황달, 설사, 농혈변이 있는 급성 전염성 장염(腸澼膿血), 트리코모나스 질염(陰蝕), 출혈성 점액성 대하(赤白出血帶下), 옹종, 치질 등을 치료한다.
· 명의별록 : 심기(心氣)를 기르고 시력을 좋게 하며 정(精)을 보익한다. 복통, 농혈변, 농혈성 이질(赤白痢疾), 소변이 잘 나오지 않는 증상, 옹저, 치질을 치료한다. 여성의 붕루(崩漏), 난산(難産)과 태반이 배출되지 않는 증상을 치료한다.
· 본초강목 : 심혈을 보충하고 새살이 돋게 하여 근육을 생성하고, 위장과 장관을 튼튼하게 하고 비정상적인 체액의 정체(水濕)를 제거하며, 탈항을 치료한다.
· 약징 : 수종, 농혈변

주의사항

(1) 실열에는 사용하지 않는다. 급성 장염, 설사, 이질 초기의 실열증에는 사용하지 않는다.
(2) 성미가 온성이고 고삽 약능이 있어 급성장염이나 초기의 이질에는 사용할 수 없다.

(3) 습관성 변비가 있으면 사용불가

(4) 임신 중이면 신중해야 한다.

(5) 장기 복용하면 식욕 감퇴를 초래한다.

금기

- 반 : 官桂
- 외 : 芫花, 大黃, 黃芩, 松脂

임상적용

① 허한성 만성 설사의 빈용약이다.

② 허한으로 인한 부정성기 출혈, 월경과다에 사용한다.

③ 혈변에 사용 : 소염, 진통 작용 있어 장관 출혈에 사용

④ 만성설사에 출혈이 있을 경우에 사용

⑤ 탈항에 사용

⑥ 치질, 탈항, 부스럼에는 피부 생성을 촉진한다.

⑦ 유통되는 대용품은 흙을 구워 만든 도자기나 사기그릇을 부수어 분말로 만든 것이므로 주의한다.

⑧ 경방 : 하초의 냉증이 강하고, 설사와 하혈에 사용

사용량

일반적으로 9-184g

배합응용

- 적석지 + 우여량 = 인삼탕보다 냉증이 강하고, 하초의 냉증이 강한 경우의 설사와 출혈에 사용
- 적석지 + 건강 = 강한 냉증에 동반되는 설사, 농혈변에 사용

방제

난궁환, 대단하환, 대도화탕, 도화탕, 풍인탕, 적석지우여량탕, 팔보단

◆ 약물명: 해표초 海螵蛸 HaiPiaoXiao(라틴명 Sepiae Os)

기원
갑오적과 Sepiolidae 갑오징어 *Sepia esculenta* Hoyle의 골질. 일본명은 오적골이다.

처방명
오징어 뼈, 烏賊骨

성분
탄산칼슘(80-85%), 인산칼슘, 소량의 AaCl, 인산마그네슘, chitin 등

약리
1. 지혈 작용, 칼슘 Ca^{2+}는 혈액 응고성을 높여 혈관 투과성을 감소시킨다.
2. 칼슘은 신경계의 흥분을 억제하고 아드레날린을 항진시킨다.
3. 칼슘은 장 연동 운동을 억제하고, 제산 작용을 한다.
4. 소화성 궤양에 응용된다.
5. 변비를 유발한다.

약성가
烏賊魚平 能通經 益氣益精 骨主崩

효능
· 성미 鹹, 微溫
· 귀경 肝, 腎

약능
固精止帶 澁腸止瀉 收斂止血 收濕斂瘡生肌 制酸止痛

주치
각종 출혈증, 백대하, 유정, 위산을 중화, 삼출액을 억제하여 창상을 치료

고전문헌
· 신농본초경 : 여성의 적백 대하, 폐경, 생식기 부스럼, 불임증을 치료한다.
· 명의별록 : 생리 중에 복통, 배꼽 주위나 생식기가 냉하고, 붓는 증상을 치료한다. 또

부스럼에 고름이 많고, 마르지 않는 증상을 치료한다.

· 본초강목 : 여성의 혈허 증상, 간이 상한 것, 입으로 피를 흘리거나 하혈 증상을 치료한다. 학질을 치료한다.

주의사항

(1) 성미가 약간 온하여 체액을 손상할 우려가 있으므로 음허내열과 열이 많으면 사용불가

(2) 자궁내막염 출혈에는 신중해야 한다.

(3) 혈열로 인한 출혈에는 신중해야 한다.

(4) 위산 부족으로 인한 위통에는 신중해야 한다.

임상적용

① 지혈에 사용 : 부정성기출혈, 소화기계 출혈, 기관지 확장성 출혈, 코출혈, 혈뇨, 비뇨기 생식기계의 출혈, 외상성 출혈에 사용한다.

② 제산 작용, 진통에 사용 : 소화성 궤양, 위십이지장 궤양에 대한 효과는 확실하며, 포함된 탄산칼슘이 위산을 중화하며, 신물 올리는 것, 심번을 경감시켜 동통을 해소한다. 또 식사 요법을 병용하면 궤양 치료가 촉진된다. 해표초 분말을 단방으로 사용해도 좋으나 대량의 탄산칼슘을 포함하므로 다량으로 복용하면 변비가 생긴다.

③ 설사에 사용한다. 장기간 지속적인 비허 설사로 배꼽 주위에 통증이 있는 자에게 효과가 있다. 이 경우 약간 대량을 사용하고 다른 지사약을 배합한다.

④ 안과 영역에 사용한다. 해표초와 용뇌(龍腦)를 분말로 만들어 점안하여 각막혼탁을 치료한다. 현대에서는 해표초(해표초를 연필처럼 뾰쪽하게 갈아 열탕에 소독한 것)에 트라코마 치료약을 발라 안검결막을 긁어 여포성 트라코마를 치료한다. 작용은 완만하지만 근치가 가능하고 치료 기간도 단축된다.

⑤ 상표초와 비교(三浦 368)

· 공통점 : 허증으로 인한 유정, 대하에 사용한다.

· 차이점

ㄱ. 상표초 : 보신 작용이 있다. 정액이 절로 흘러나오는 것을 막고, 대하를 멈추게 한다.

ㄴ. 해표초 : 보신 작용은 없다. 지혈, 제산, 지통 작용을 한다.

사용량

일반적으로 3-12g

배합응용

· 해표초 + 산수유, 오배자, 황기 = 부정성기 출혈, 과다 생리

· 해표초 + 모려, 백지 = 백대하

· 해표초 + 산수유, 질려자, 토사자 = 신허로 유정

방제

고충탕, 마제환, 백지산, 사오적골, 오용단, 오작산, 오패산

제 15 장	**온리약** Herbs that Warm the Interior and Expel Cold

온리약은 장부에 들어오거나 이미 들어와 있는 한사(裏寒)를 구축하는 본초이다. 산한약, 거한약이라고도 한다. 본초의 매운 성미가 이기 작용을 하여 한사를 몰아내며, 따뜻한 성질이 인체 내부를 데운다. 소화관을 따뜻하게 하여 그 기능을 활성화시킨다.

체내의 한증을 가져오는 원인으로는 허한증(양허증)과 실한증이 있다. 허한증은 만성소모성 질환으로 인해 몸의 기능이 쇠약하여 에너지 대사가 저하되고, 순환 장애가 발생된 경우이다. 이러한 상태는 인체의 열량 부족 곧, 에너지 대사의 저하로 칼로리 생산이 부족해진 것이다. 이 경우 신경 기능의 억제가 비정상적으로 항진된다. 특히, 부교감신경의 항진이 두드러지며, 심근 기능의 저하, 심박동의 감소, 유효 순환 혈액량의 부족, 혈압하강, 기초대사의 저하가 나타난다. 이러한 상태가 가벼운 증상일 경우는 손발이 차고, 추워하며, 한랭한 음식을 싫어하고 따뜻한 음식을 좋아 하며, 안면이 창백하며, 소변량이 많고, 수양변, 설백맥지 증상이 나타나지만, 심한 경우에는 망양이라 하여 오한이 들고, 자한, 사지가 팔꿈치, 무릎까지 냉증이 올라오고, 맥침미 증상이 나타나는데 이는 허탈증이나 순환 부전 상태에서 나타나는 증상이다. 실한증은 추운 환경에 노출되거나, 찬 음식을 섭취하여 위장 기능이 저하된 것으로 딸꾹질, 구토, 설사, 복부 냉통 등의 증상이 나타난 경우이다. 이는 급성위염, 급성위장염 등에서 자주 나타나는데 한의학에서는 이러한 상태를 한사가 장부에 들어왔다고 본다.

온리약은 강심 작용이나 위장관 운동 중추를 항진시키는 성분이 있어 전신이나 국소의 혈액순환을 촉진시켜서 해당 증상을 개선시킨다. 또 소화계의 기능을 회복시켜, 에너지 대사를 항진시킨다. 이 본초의 적용은 이한증, 망양증, 한사로 인한 비증이다. 이한증은 실한증과 이한증으로 나뉜다. 실한증은 한사가 비, 위, 대장에 침범하여 양기가 억제되므로 구토, 설사, 식욕부진, 복부냉통, 딸꾹질 등의 증상이 나타난다. 허한증은 양허로 인해 한사가 발생된 것이다. 허한증의 증상은 안면이 창백하고, 손발끝이 찬 느낌, 맑은 소변이 많이 나오고, 설담백반대 맥약지이다. 이러한 증상은 비위허한증, 심양허증, 신양허증, 한음옹폐 등에서도 볼 수 있다. 망양증은 심이나 신의 양기가 소진되어 안면이 창백하고, 손끝에서 팔굽까지, 발끝에서 무릎까지가 찬 느낌이 들고, 땀이 많으며, 맥미 증상 등이 나타난다.

한사로 인한 비증은 한사가 경락에 정체된 증상이다. 증상은 관절통, 한체간맥으로 인해 하복부나 성기가 아프고, 자궁냉통 등이 나타난다.

이 본초는 크게 온중산한약과 온중이기약으로 분류될 수 있다, 이 경우의 중(中)은 중초라는 의미로 소화기계, 특히 위장을 지칭하는 경우가 많다. 온중산한약은 비위허한증의 복통, 구토, 설사 등을 개선하기 위하여 소화기계를 따뜻하게 하여 차가운 냉기는 몰아내는 본초이다. 여기에는 산초, 호초, 고량미, 필발 등이 사용된다. 온중이기약은 복부냉통, 구토, 딸꾹질 등에 더하여 방향성이 있는 본초로 소화기계의 기 순환을 항진시키는데, 여기에는 정향, 소회향 등이 사용된다. 온리 약능이 있는 다른 본초에는 애엽, 초과, 계지, 오약, 선모, 유황 등이 있다.

이를 도표화하면 다음과 같다.

전체 작용약				건강, 부자, 세신, 육계, 오수유
국소 작용약	온중산한		심양허	부자, 건강, 육계, 계지
			신양허	부자, 육계
			비양허	건강, 부자, 육계
			온폐화음	건강 세신
			온위산한	건강, 고량강, 오수유, 정향, 산초
			온위지구	고량강, 소회향, 오수유, 정향
			온간산한	소회향, 오수유, 육계,
	온경산한 : 통증		소복통	소회향, 오수유, 육계
			한증 관절통	부자, 세신, 육계
			월경통	건강, 부자, 소회향, 오수유, 육계
	온중이기			소회향, 정향
	회양구역 : 사지궐냉			부자, 건강, 육계
	다른 본초			계지, 애엽, 오약, 유황, 초과

이를 다시 약능에 따라 세분하면 다음과 같다.

회양구역		부자
	화담	건강
거풍산한		초오
조양허냉		육계
온중	회양구역 화담	건강
	산한 지구	오수유
	중초한증	고량강
	구토 설사	호초
	복통	필발
	신양허	정향
	지통	촉초
소복통		소회향

온리약 사용의 주의점은 본초가 대체로 맵고 따뜻한 성미를 가지므로 체액을 소모시키는 작용이 크다는 점이다. 그러므로 열증, 음허증, 열증 출혈증 등의 증상에는 사용금지해야 하며, 혈허증에는 신중해야 한다. 독성이 있는 본초는 부자, 세신, 오두, 오수유, 촉초 등이므로 사용에 신중을 기한다. 또 소량을 사용해야 하는 본초로는 부자, 세신, 오두, 오수유, 육계, 촉초, 호초 등이 있다. 더구나, 몸에 열이 많은 자나, 여름철에는 사용량을 적게 해야 하는 것이 마땅하다.

1. 전체 작용약

◆ 약물명: 건강 乾薑(乾姜) GanJiang(라틴명 Zingiberis Siccatum Rhizoma)

기원

생강과 Zingiberaceae 생강 *Zingiber officinale* Roscoe의 뿌리를 건조한 것(싹이 나지 않은 묵은 생강이 좋다, 쪄서 말린 것을 온리약으로 사용)

처방명

乾薑, 干姜, 淡乾薑, 乾薑片, 炮姜, 黑姜

성분

精油, gingerol zingiberol, zingiberone, curcumene, sesquiphellandrene, β-pinene, camphene, limonene, p-cymene, cineol, geraniol, borneol, linarool, neral, geranial, cumene, heptanol, nonanol, nonylaldehyde, decylaldehyde, methylheptenone, 생강과 동일하다.

약리

1. 혈액 순환 촉진 : 혈액순환을 촉진하므로 복용하면 위장에 따뜻한 느낌이 있다. 이것을 온중산한온중산한(溫中散寒)이라 한다.

2. 건위 작용 : 구토를 멈추게 한다. 처음에는 위산과 위액 분비가 억제되나 그 후 촉진된다. 위수축 운동을 억제한다. 중추성 구토는 억제하지 못한다. 전분 소화능이 있으며 이 작용은 타액과 혼합되면 소화 능력이 더욱 증가된다.

3. 승압 작용 : 혈관운동 중추를 반사적으로 흥분시켜, 교감신경계의 항진에 의해 혈압을 올린다. 매운 맛의 자극은 건강인의 혈압을 올린다.

4. Zingiberone은 쪄서 건조되는 과정에서 진경 진통 작용이 강해지는 shogaol로 변한다. 6-gingerol도 6-shogaol로 변한다. 이 shogaol이 gingerol보다 작용이 강하다. 이것이 건강이 생강보다 작용이 강한 이유이다.

5. 강심 작용에는 8-gingerol이 가장 강하다. 심장 수축시에 유리되는 Ca을 증가시킨다.

6. 중추 신경계 작용 : 진경 진통 작용, 수면시간 연장 작용

7. 항염 작용 : 생강은 prostagladin에 의한 수축 반응을 증가시키지만 건강은 오히려 억제한다.

8. 생강 항을 보라.

약성가

乾薑味辛 解風寒 炮苦逐冷 虛熱安

효능

· 성미 大辛, 大熱
· 귀경 心, 肺, 胃, 腎

약능

溫中祛寒 回陽救逆 祛內寒 溫肺化痰 溫經止血

주치

가슴과 소화기계를 따뜻하게 한다. 냉증으로 인한 통증, 구토, 설사 사지냉, 병리 체액의 정체, 냉증으로 인한 기침, 풍한습비, 양허증, 코출혈, 하혈

고전문헌

- 신농본초경 : 가슴답답, 기침, 위를 따뜻하게 하고, 지혈, 발한
- 명의별록 : 한랭으로 인한 복통, 곽란, 창만, 감기, 침 흘림
- 당본초 : 감기, 기침, 지혈, 약한 발한
- 의학입문 : 위장을 따뜻하게 한다. 복부가 냉하여 발생된 수양성 설사, 만성학질, 곽란, 복부냉통, 토혈, 적리, 자궁출혈
- 약징 : 수분대사 부전, 겸하여 구토, 기침, 설사, 궐냉, 변조, 복통, 흉통

주의사항

(1) 임신에는 사용하지 않는다.

(2) 취침 전에 복용하면 땀이 많이 나서 탈진된다(건강의 신온한 성미가 모공을 열기 때문이다).

(3) 음허내열(陰虛火動), 맥실삭이면 사용하지 않는다. 또한 음허내열로 인한 인두통이 있거나 땀이 많으면 사용하지 않는다.

(4) 대량 복용하면 인건, 인후통이 나타난다.

임상적용

① 양허 또는 한이 응결되어 냉감이 있고 추워하며 동통이 있는 데 사용한다.

② 쇼크에 사용한다. 찬 음식이나 찬 공기로 인하여 폐의 한이 응결되어 기침, 호흡곤란, 묽은 담에 사용한다.

③ 침을 많이 내뱉고, 갈증이 없는 증상에 사용한다. 또 입안에 끈적거리는 가래가 생기고, 헛구역질, 맑은 침이나 거품을 게우는 증상에 사용한다.

④ 혈액순환을 촉진하므로 위장에 따뜻한 느낌을 준다, 이것이 온중산한(溫中散寒)이다.

⑤ 위장에 자극을 주므로 보익제로 사용할 경우에는 감초, 대조를 배합하여 자극성을 완화시킨다.

⑥ 경방 : 양기를 올리고, 신체를 따뜻하게 하고, 냉증을 없앤다, 소화기계와 호흡기계를 따뜻하게 하여 폐에 정체된 냉증을 없애고, 가래를 없애고 기침을 멈추게 한다. 허한성의 토혈, 혈변, 부정출혈을 치료한다. 구토를 없애고, 기침, 통증, 설사 등 비정상적인 체액의 정체로 인한 증상을 치료한다. 감초와 배합하여 생부자의 독성을 해독한다.

⑦ 자궁출혈에서, 만성이며, 월경색이 흑색이며, 덩어리가 있는 경우 또는 월경 후기로 혈색이 흑색이고 하복통이 있는 데 사용

⑧ 건강과 부자의 비교

· 공통점 : 비정상적인 체액을 없앤다.

· 차이점

ㄱ. 건강은 위장을 따뜻하게 하여 소화기능이 우수하다. 건강은 상초의 비정상적인 체액을 없애는 것이 일차적이고 하초의 습을 없애는 것은 그 다음이다. 또 소화기계 질환이 있고, 구토가 있고 설태가 하얗고 끈끈한 상태에 사용한다. 건강의 작용은 강하고 지속적이다. 폐에 한기가 들어 가래가 찬 것을 해소한다.

ㄴ. 부자는 하초의 열 대사를 촉진한다. 부자는 건강과 반대로 하초의 습을 먼저 치료하고 겸하여 상초의 습을 제거하는 것이다. 전신의 장기에 작용한다. 또 신체통에 사용한다. 부자의 작용은 신속하지만 지속성이 없다.

⑨ 건강과 반하의 비교

· 공통점 : 갈증이 없는 구토에 사용한다.

· 차이점

ㄱ. 반하는 인후에 이물질이 걸린 느낌, 가슴이 눌린 듯이 답답한 증상에 사용한다. 상초의 질병에 사용한다. 기도 경련을 억제하며, 담을 없앤다.

ㄴ. 건강은 배가 부풀어 올라 더부룩하고, 설사가 날 경우에 사용한다. 하초 질병에 사용한다.

⑩ 수당시대, 손사막은 《천금방》에서 건강이 없으면 생강을 2배로 사용한다고 하였다. 이것이 생강을 건강 대신으로 사용하는 용법이 되었다.

⑪ 포강(炮薑)은 건강을 검게 구운 것으로 맛은 맵고 쓰다. 뜨거운 약으로 약능은 건강과 유사하다. 인체 내부를 따뜻하게 데우며, 지혈의 효과가 있다. 주치는 허한증으로

인한 여러 출혈, 붕루, 산후혈허하고 냉증, 어혈로 인한 복통 등에 사용한다.

⑫ 생강 항을 보라.

사용량

일반적으로 3-9g   대량으로 12-15g

배합응용

· 건강 + 감초 = 사지말단의 냉증을 없앤다.
· 건강 + 감초, 복령, 백출 = 양기 부족으로 인한 사지말단의 냉증, 하반신의 이상 체액 정체를 없앤다.
· 건강 + 오미자, 세신 = 폐의 냉증을 제거하여 진해거담한다. 만성기관지염
· 건강 + 적석지 = 농혈변
· 건강 + 반하 = 위내정수, 강한 지구 작용, 위장의 냉증으로 구토하는 경우에 사용
· 건강 + 인삼 = 위장계의 냉증으로 기능 저하 구토, 설사, 복부팽만감, 복통, 장폐쇄
· 건강 + 반하, 후박 = 해독
· 건강 + 백작 = 온경산한

방제

· 건강을 사용한 처방 : 강부고충탕, 이중탕, 생부사물탕, 영계오미강신탕
· 포강을 처방한 처방 : 생화탕, 여성산(如聖散)
· 생강을 배합한 처방 : 생강사심탕 소반하가복령탕, 치자생강시탕, 황금가반하생강탕

참고사항

중추성 구토는 신경성으로 인한 뇌압항진(뇌종양, 뇌수종, 뇌막염 등), 뇌진탕, 뇌출혈, 편두통, 현기증, 히스테리 등에 의해서 발증된다. 또한 혈행성으로 세균독소, 약물중독, 체내독 등에 의하여 일어난다. 이밖에 호흡기 질병, 내분비 질병에서도 생긴다.

◆ 약물명: 계피 桂皮 GuiPi(라틴명 Cinnamomi Cortex)

기원

· 녹나무과 Lauraceae 계수나무 *Cinnamomum cassia* Blume의 줄기에서 콜크층을 제거

한 껍질. 건조품에는 cinnamic acid가 0.03% 이상이어야 한다.

· 유사품 : 실론 계피(옥계) *Cinnamomum zeylanicum* Blume

　　　　　안남 계피　*Cinnamomum obtusifoliu*

　　　　　자바 계피　*Cinnamomum burmanni*

　　　　　서양 계피 *Cinnamon verom* J. S. Prel.(Cinnamonm bark)

　　　　　타이 계피 *Cinnamoum iners* Reinw. ex Blume

　　　　　대만 계피 *Cinnamoum pseudo-loureirii* Hay

· 위품 : 녹나무과 일본계피 *Cinnamoum siebodii* Meis는 제과용으로 사용하고 약용으로
는 사용하지 않는다.

처방명

肉桂, 官桂, 玉桂, 桂心, 紫桂

성분

· 정유 : Cinnamic aldehyde, methoxycinnamic aldehyde, cinnamyl acetate, phenylpropyl
acetate, cinnamic acid

· Diterpenoid : Cinncassiol A-E, cinnzeylanol, Cinnzeylanine

· Sesqueterpenoid : Cinnamoside

· 당 : D-glucose, D-fructose, sucrose

· 탄닌 : Epicatechin, procyanidin B-2, B-5, procyanidin C-1, cinnamtannin I

· 그 외 : Melilotic acid, melilotic acid-o-glucoside 계피향은 cinnamaldehyde이다.

약리

1. 정유에는 위장, 장관 연동 운동 항진 작용이 있다. 감기를 제거하는 효과가 있다. 수
면연장, 체온상승을 약하게 억제, 해열 작용, 완만한 중추 억제 작용으로 진정 작용
이 있다. 정유에는 위장관 운동 항진 작용이 있다.

2. 발한해열 작용 : 현저한 해열 작용이 있다. 탕액을 경구 투여하면 무스카린 수용체
자극에 의해 발한이 증가된다.

3. 진정, 진경 작용 : Cinnamic aldehyde은 소량으로 운동 억제, 안검하수를 초래한다.
소량으로는 각성 작용, 다량으로는 각성 억제 작용

4. 혈액에 작용 : 중추 및 말초 혈관 확장 작용, 혈액 순환 증가 작용이 있다. Cinnamaldehyde

는 부신에 직접 작용하여 혈중 catecholamine 농도를 상승시켜 다음과 같은 작용을 한다 : 말초혈관확장 작용. Cinnamic aldehyde는 지속적인 말초혈류량의 증가를 나타내었다. 말초혈압 강하 작용-혈압강하, 심박수 감소, 혈당 상승 작용, 국소 자극 작용

5. 항혈전 작용 : 혈소판 응집 억제 작용이 있다. 혈액응고 시간을 연장시키고, 응고 억제 작용이 있다. Cinnamic aldehyde은 혈소판 응집과 세로토닌 serotonin 유리를 억제 곧, cyclooxygenase계의 억제, 프로스타노이드 prostanoid 생성을 억제한다.

6. 방사선 부작용 보호 : 방사선 치료에서 혈소판 증가, 백혈구 증가 작용

7. 건위 작용 : 항스트레스 궤양 작용, 위산 분비 억제, 위점막의 혈류량 증가, 소화흡수 억제 작용, 장관 운동을 조절한다 : 이완과 긴장을 하고 연동 운동의 항진과 억제 작용을 한다.

8. 항염증, 항알레르기 : 보체 활성 억제 작용

9. 항균 작용

10. 지방 분해 억제 작용 : 아드레날린과 ACTH 등에 의한 지방 분해 촉진을 현저하게 억제한다.

11. 아미나아제 aminase 활성 억제 작용

12. 수분대사 조절 작용 : 저농도의 cinnamic aldehyde(10mg/kg) 은 소변량 증가를 나타내었으나 고농도에서는 인정되지 않았다. Immuno complex형 신염의 요단백량을 감소시킨다.

13. 당뇨병성 신경증 개선 작용

14. 항종양 작용 : Cinnamaldehyde는 Ehrlich 복수암 세포의 생성과 발육을 지연시킨다.

15. 활성산소 생성 억제 작용

16. 부신피질 호르몬성 작용은 없으나 부신피질 기능을 흥분, 촉진시키는 작용은 있다.

17. 소변에서 17-OHCH 배설을 촉진한다.

18. 중독이 될 정도의 cinnamaldehyde 투여는 운동 억제, 안검하수, 귀의 혈관확장, 호흡촉진 작용을 초래하고, 심하면 사망한다.

19. Cinnamaldehyde는 히스타민 또는 β-아드레날린 수용체와 관련없이 평활근 이완 작용에 직접 작용한다.

20. Cinnamaldehyde의 혈압상승, 혈압하강 작용은 부신의 콜린 작동성 수용체 이외에 작용하여 카테콜라민을 유리시키는 것이다. 또 심장의 내인선 catecholamines를 유

리하여 강심 작용을 한다.

21. 알레르기 반응에서 항보체 활성 작용, 화학물질 유리를 억제한다.

22. 계지의 작용을 참고하라.

약성가

肉桂辛熱 通血脈 溫補虛寒 腹痛劇

효능

- 성미 辛, 甘, 熱
- 귀경 心, 肺, 膀胱

약능

発汗解表 溫通経脈 通陽化気 溫中補陽 散寒止痛

주치

감기로 인한 두통, 견배통, 사지통, 관절통, 가슴답답(흉민), 생리불순

고전문헌

- 본초습유 : 소화기계의 여러 가지 냉증
- 해약본초 : 허리와 다리를 따뜻하게 하고 산후 어혈, 직장 궤양 출혈
- 약징 : 계지와 동일 주치. 곧, 기가 위로 치밀어 오는 증상과 겸하여 배꼽 주위가 벌떡 거리고 두통, 발열, 오풍하고 땀이 나는 것

주의사항

(1) 임신이면 사용불가

(2) 음허로 인하여 열이 많은 경우는 사용금지

(3) 발적, 발진, 소양증 등 과민반응이 나타날 수 있다.

임상적용

① 건위, 감기, 발한, 해열, 진통약으로 중추신경계 흥분을 진정시키고 수분대사를 조절하여 체표의 독을 없애고, 조화시키는 작용이 있어 두통, 발열, 상기, 감기, 신체 동통 등에 응용한다.

② 식욕 감퇴, 소화불량에는 가루를 사용한다.

③ 감기약, 진통, 진경약, 보건강장약, 여성과 관련된 처방에 배합한다.

④ 비뇨생식기계의 기능 저하로 인한 허한 증상에 특효약으로 사용한다. 신양허로 인한 유정, 조루, 발기부전, 허리와 하지의 무력감, 냉증 등에 부자와 병용한다. 또 신양허로 인해 복부가 냉하며, 새벽설사(오경설사)에 사용한다.

⑤ 계지, 계피, 육계의 비교

· 공통점 : 모두 혈관 확장 작용이 있어 허한증에 적합하다.

· 차이점

ㄱ. 계지 : 어린 가지. 땀을 내어 피부의 한사를 없애는 해표 작용이 중심이다. 발한 해기, 온경통맥, 토양화기 작용이 중심이다. 곧, 사지말초가 쑤실 때 사용한다. 사지를 따뜻하게 하여 에너지 순환을 원활히 한다. 맛이 순하여 중초에 작용하여 위를 따뜻하게 한다. 피부의 한사를 없애며, 사지를 따뜻하게 하여 혈액 순환이 잘 되게 한다(主上行而散表寒 主四枝而溫經通脈).

ㄴ. 계피 : 껍질이 얇은 것이다. 몸통이 쑤실 때 사용한다. 계피와 계지는 해표 작용을 중점으로 한다. 이는 육계를 염두에 둔 내용이며, 계지와 계피를 비교할 경우, 계피는 온중보양, 산한지통, 온경통맥이 중심이다.

ㄷ. 육계 : 맛이 강하므로 하초에 작용한다. 해표보다는 강장 작용에 중점이 있다. 신을 따뜻하게 하여 체내의 냉증을 없앤다. 계피보다는 약효가 강하다. 오래 달이면 정유 성분이 소실되어 효력이 없다. 하초에 작용하여 신양을 회복시키고, 인체의 에너지를 돕는다(主下行而補腎陽 溫補腎陽 引火歸元).

ㄹ. 관계 : 관청에 납품하는 양질의 육계로 수령 10년 이상의 나무에서 채집한 것을 말한다.

⑥ 육계는 부자와 약능이 유사하지만 부자는 기분에 작용하고 육계는 혈분에 작용한다. 육계는 부자보다 성미가 완만하며, 땀을 나게 하므로 땀이 많이 나거나 망양증, 허탈증에는 사용하지 않는다. 또 혈액순환을 촉진하는 데 사용하며 이 경우 부자는 사용하지 않는다.

사용량

일반적으로 3-6g

배합응용

· 계피 + 부자, 숙지황, 호도 = 신양허로 인한 기관지 천식

- 계피 + 부자, 숙지황 = 양허증을 나타내는 관절류마토이드
- 계피 + 구기자, 보골지 = 백혈구 감소증(양허증)
- 계피 + 마황 = 강한 발한 작용으로 감기를 제거한다.
- 계피 + 생강 = 표허증으로 인해 자한이 있을 경우 약한 해표 작용
- 계피 + 작약 = 체표의 위기를 조절하여 발한을 억제한다. 작약을 배로 늘여 요통 치료에 사용한다.
- 계피 + 도인 = 어혈로 인한 냉증, 생리불순, 생리통
- 계피 + 황기 = 표허증으로 인한 자한이 심한 경우
- 계피 + 모려 = 기의 상충, 기의 부조화로 답답, 동계, 불면
- 계피 + 감초 = 기의 상충, 정신불안

방제

갈근탕, 갈근탕가천궁신이, 견중탕, 계령환, 계마각반탕, 계지탕, 계지가갈근탕, 계지가작약탕, 계지가작약대황탕, 계지가작약생강인삼탕, 계지가출부탕, 계지가령출부탕, 계지가용골모려탕, 계지가황기탕, 계지가후박행인탕, 계지감초탕, 계지복령환, 계지복령환가의이인, 계지인삼탕, 귀기건중탕, 당귀탕, 당귀건중탕, 당귀사역가오수유생강탕, 당귀사역탕, 도핵승기탕, 독활갈근탕, 독활탕, 마황탕, 목방기탕, 방기복령탕, 백호가계지탕, 보원탕, 보폐탕, 복령택사탕, 소건중탕, 소복축어탕, 소자강기탕, 소청룡탕, 소청룡탕가석고, 소청룡탕합마행감석탕, 시령탕, 시호계지탕, 시호계지건강탕, 시호가용골모려탕, 십전대보탕, 안중산, 여신산, 영계감조탕, 영계출감탕, 오적산, 오령산, 온경탕, 우슬산, 우차신기환, 위령탕, 위풍탕, 의이인탕, 인삼양영탕, 인진오령산, 자감초탕, 절충음, 정향시체탕, 촉매탕, 치타박일방, 팔미지황환, 황기건중탕, 황련탕

◆ 약물명: 부자 附子 FuZi(라틴명 Aconiti Tuber)

기원

- 미나리아재비과 Ranunculaceae의 바꽃 *Aconitum carmichaeli* Debeaux의 가지뿌리를 독을 줄여 가공
- 일본산: 미나리아재비과 *Aconitum japonicum* Thunberg

· 중국산 : 천오두는 *Aconitum carmichaeli* Debeaux를 기원으로 하는 재배종

초오두는 *Aconitum kusnezoffi* Reichb를 기원으로 하는 야생종

부자는 바꽃의 가지뿌리. 겨울에 채집한다. 오두는 바꽃의 굵은 뿌리. 봄에 채집한다. 천웅(天雄)은 바꽃의 잔뿌리. 명의별록에서 부자와 오두의 구별은 채집 시기에 의하며, 이시진은 생산지를 기준으로 구별하며, 그 후로는 뿌리의 형상으로 구분하였다. 명대 이전까지는 명확한 판별이 없었다.

처방명

바꽃의 뿌리, 川附子, 黑附子, 熟附子, 淡附子, 炮附子, 製附子, 加工附子(일본), 黑附片

성분

알카로이드 : Aconitine, mesaconitine, aconine, coryneine, hypaconitine, jesaconitine, aconitine, mesaconitine, hypaconitine, lipoaconitine, lipomesaconitine, benzoylaconine, higenamine 등

약리

1. 심장에 작용 : 부자가 배합된 탕액은 강심 작용이 있다. 그 활성물질은 Higenamine 이다. 또 혈압을 올리는 성분은 corynerinechloride이다. Aconitine은 심박수 항진, 자극전도계의 장애로 인한 부정맥, 그리고 확장기 심정지 등 3단계로 작용한다. 동방결절에 직접 작용하여 심계 항진을 유발한다. Dl-DI-metylcoclaurine(DMC)은 β-수용체 자극제가 되어 우심내 심전도의 A-H간격을 수축시키지만 H-V 간격에는 영향이 없다. 그러한 기전으로 방실전도 속도가 빨라져 심근수축력의 증가, 심박수의 증가, 심박출량의 증가 심근의 산소 소모의 증가 등으로 강심 작용을 한다. 부자는 방실전도 이상을 개선하여 심박수를 조절하므로 항부정맥을 개선한다.

2. 진통작용 : Aconitine계 알칼로이드 특히, mesaconitines는 dopamine을 매개로 하여 중추성 진통 작용을 나타내었는데 그 작용은 β-차단제로 억제되었고 또 내, 외인적으로 변화시킨 cyclic AMP에 의해 증가되었다. 그 진통 작용은 dl-α-methyl-p-tyrosine과 dopamine 수용체 차단제로 증가되며, l-dopa와 dopamine으로 길항되는 lipo-alkaloid류는 억제 작용을 나타내었다.

3. 항염 작용 : Aconitine계 알카로이드는 급성염증 제 I기, II기와 육아형성에 대해 억

제 효과를 나타내었다. 포부자에는 글루코콜티코이드성 작용이 있다. 염증 부위에 대해 항염증 작용을 하는데 경구 투여하면, 위장에 대한 히스타민성 점막장애 활성이 있으며, 이 장애는 백출에 의해 억제되었다.

4. 혈당 강하 작용 : 부자 추출액은 혈당강하 작용이 있고 그 활성 성분은 aconitan A-C이다.

5. 혈관 확장 작용 : Aconitine은 소량에서 귀바퀴 혈관 auricular vessel, 후지혈관 postramus vessel 을 확장하며, mesaconitine, benzoylmesaconitine은 혈관 평활근을 이완시킨다.

6. 간장에서 단백질 생합성 촉진 작용 : Mesaconitine, aconine, hypaconitine은 간장에서 류신 leucine 흡수를 높여 단백질 생합성을 촉진시킨다.

7. 항스트레스 궤양 작용 : 부자 추출액은 위궤양을 억제하였다.

8. 신기능 개선 작용 : 탕액은 아데닌 adenine 유발 만성신부전에서 GFR, RPF, RBF, 요중 Cr과 MG 배설량을 유의하게 개선시켰다. Aconitine은 나트륨 채널을 활성화한다.

9. 하수체-부신계에 작용 : 부신피질 호르몬 성 작용. 부자 추출액은 심박수 감소, 혈압 저하, 신장 조직 혈류저하, 간장의 글리코겐 수치의 상승, 부신의 중량 증가, 11-OHCS의 상승 등을 억제하였다.

10. 성호르몬 작용 : 혈관 운동신경 증가를 호소하는 갱년기 장애자에게 가공한 부자 가루을 투여한 결과, LH, FSH를 유의하게 저하시켰다.

11. 면역작용 : Mesaconitine은 림프구가 약해지는 것을 고농도에서 억제하였다.

12. SOD성 활성 작용 : 가공부자의 탕액은 사용량 의존적으로 SOD활성이 인정되었다.

13. 악하선에 작용 : 부자 추출액은 악하선 알긴아미노페티타제를 활성화한다.

14. 미주신경중추의 흥분 작용, 교감신경 종말지 흥분, 장관에서 부교감신경절 후섬유에서 아세티콜린 유리

15. 평활근 이완 작용

16. 항냉증 작용

17. 항알레르기 작용

18. 국소 마취 작용

19. 부자를 섭씨 120도에서 40분간 끓이면 독성은 1/5-1/350이 된다. 또한 부자와 흑두, 생강, 건강, 차전자와 함께 열탕으로 추출하면 부자의 급성 독성이 감소된다.

20. 부자를 가열하면 aconitine독성은 줄어들지만 다른 독성분인 chloroform 의 독성은 감소되지 않는다.

21. Aconitine은 강한 신경독이 있다. 피부에 바르면 신경을 자극, 가려움증이 나타난 후 마비된다. 이 성분을 정맥 주사로 소량 투여하면, 호흡 증가, 혈압 상승, 심장 박동이 빨라진다. 다량으로 주사하면 오히려 혈압강하, 호흡마비를 가져와 사망에 이른다. 사람에 대해 mesaconitine이 가장 강한 독성을 가진다. 일시적으로 중추성 catecholamine을 유리시키고 그 결과 충혈성 폐수종과 심실성 부정맥에 인해 사망한다.

22. Mesaconitine과 그 분해물인 벤조일메스아코닌은 심전도 변화, 전도 장애를 초래한다. 또 강한 호흡 억제 작용이 있다.

23. Dl-Demetylcoclaurine은 오심구토, 가려움증, 근육경련, 번조, 저체온, 현기증, 불안, 허약, 마비, 이상 감각(입술, 혀에서 시작되어 사지로 퍼짐), 다발성 심실의 조기 수축, 날카로운 통증, 산통, 극심한 작열감, 타액분비 항진, 동공축소, 혈관확장, 호흡 촉박, 호흡기 마비, 의식불명 등이 나타난다.

약성가

附子辛熱 走不留 厥逆回陽 宜急投

효능

· 성미 大辛, 大熱, 有毒
· 귀경 心, 脾, 腎

약능

回陽救逆 溫脾腎 補火助陽 溫中止痛 逐風寒濕邪

주치

양허로 인한 심한 냉증(回陽救逆), 발한과다로 인한 양기 부족, 각기부종에 사용한다.

고전문헌

· 신농본초경 : 감기로 인한 기침에 사용한다. 위장계를 따뜻하게 한다. 창칼에 베인 상처, 복부의 종양, 복부 어혈, 한습으로 인하여 잘 걷지 못하는 증상, 무릎 통증
· 명의별록 : 다리가 아프고 시린 증상, 허리와 척추가 아프고 시린 증상, 복부가 차고 시린 증상, 곽란으로 인한 근육경련, 피와 점액질을 동반한 설사
· 본초강목 : 한사가 삼음경(三陰經)에 침범한 증상, 한사로 인한 하복통, 위장형 감기, 담과 기가 뭉쳐서 사지가 싸늘해지는 증상, 경련, 소아의 만성적인 경련발작, 풍습(風

濕)의 사기로 인하여 저리고 감각이 없는 증상, 각기병, 완고한 두통, 신기(腎氣)의 쇠약으로 인한 두통, 갑작스러운 설사로 인한 양기(陽氣)의 소실, 오랜 이질로 인하여 소화기가 쇠약해서 설사를 하는 경우, 한사(寒邪)로 인한 학질, 풍토병, 오랜 병으로 인해 구토하는 경우, 구토가 심하고 목이 막히는 경우, 종기가 잘 아물지 않는 경우, 오랫동안 진물이 흐르는 한성(寒性) 종기에 사용한다. 조선파의 즙과 함께 귀를 막으면 귀먹은 증상 치료한다.

- 약징 : 비정상적인 체액을 몰아내고, 신체와 사지관절 동통, 몸이 무겁고, 굴신불리, 몸의 냉기, 겸하여 복통, 실정, 설사에 사용한다.

주의사항

(1) 중독증 : 처음에 입술, 혀의 마비감, 사지의 마비감(손가락부터 시작), 현기증, 쇠약감, 발한, 침을 많이 흘리고, 오심 등이 있고, 심하면 동계, 부정맥, 혈압강하, 경련, 의식 상실 후 사망한다.

(2) 음허화왕에 사용불가

(3) 임신 중이면 사용불가

(4) 맥실삭 혹 홍대에 사용불가

(5) 열결변비에 사용불가

(6) 고열에 사용불가

(7) 몸속에는 열이 있으나 춥다고 하는 증상(진열가한, 내열외한(內熱外寒 = 체표에는 열이 없고, 사지궐냉, 오한, 구건, 구갈, 냉수를 마시고 싶어 하고, 변비, 설홍맥삭유력 등 이열(內熱) 증상이 있다. 체내에 염증이 왕성하나 반사적으로 체표 혈관이 수축되어 있는 상태이다). 이는 모두 열증이므로 부자를 투여하면 열증이 강해지고 치은 출혈, 심하면 경련을 발작한다.

(8) 방실간 차단이 동반되는 심질환에 사용해서는 아니 된다.

(9) 일반적으로 심근 장애, 간기능 장애에는 사용할 수 없다.

(10) 생부자는 중독, 부작용을 유발하므로 법제한 것을 사용해야 한다. 1시간 이상 달이면 심장에 대한 독은 약해지나 강심 작용은 변하지 않으므로 부자가 배합된 방제는 적어도 1시간 이상 달여야 한다. 실험에 의하면 숙부자편(熟附子片)은 감초나 건강과 함께 달이면 독성이 저하된다. 부자의 부작용인 심실조동을 감초가 해소한다. 고인이 부자가 들어간 처방에 감초, 건강을 배합한 이유가 여기에 있다.

(11) 우리나라에서는 현재, 세잎돌쩌귀 *Aconitum triphyllum* Nakai가 '초오(草烏)'로, 백부자 *Aconitum koreanum* R. Raymond가 '백부자(白附子)'로 유통되고 있다.

(12) 독성이 있으니 법제, 가공, 포제한 부자를 사용해야 한다.

금기

· 반 : 貝母, 半夏, 括蔞, 白芨, 白薇

· 외 : 人蔘, 黃耆, 甘草, 防風, 犀角, 綠豆, 童便

해독

경증일 때는 위장을 세척한 후 따뜻하게 하며, 생강 120g, 감초 15g을 끓여 마신다. 또는 녹두 90g~120g을 짙게 끓여 복용한다. 또 녹두 생즙을 복용한다. 심하면 수액이나 atropin 주사

임상적용

① 수분 대사를 왕성하게 하여 수분의 편재를 제거하여 오한, 사지관절통, 노곤한 것, 감각마비, 수족냉증을 치료하고, 복통, 유정, 활정, 몽정, 설사를 치료한다.

② 부자는 전신기능이 쇠약한 자(양허)에만 사용한다.

③ 부자를 응용할 때는 다음을 유의한다. 맥침지 무력 혹 세약, 추위하고 한냉을 싫어하고 사지가 냉하고 허리나 다리가 차고, 소변량의 과다, 죽상변을 자주 보고(양허설사), 안색창백, 입술에 핏기가 없고, 침을 많이 흘리고 태백니반대, 하지 부종, 잠만 자고, 자한 등에 사용한다.

④ ③항의 그러한 기본증상 외에 다른 증상도 참고로 한다.

⑤ 음증으로 인한 수종(陰水)에 사용한다. 전신 기능의 쇠약증을 동반한 수종은 음수로 만성신염, 심부전에 흔히 나타난다. 이 경우는 확실한 비신양허 증이므로 일반적인 이수제로는 효과가 없으므로 반드시 부자, 건강 등을 첨가하여 전신 기능(주로 혈액순환 기능)을 개선하고 온신거한(溫腎去寒), 온비이수(溫脾利水)로 부종을 개선해야 한다.

⑥ 쇼크, 허탈(亡陽厥逆)에 사용한다. 피부가 얼음처럼 차고, 호흡이 약하고, 사지궐역, 맥미세 혹 침복(沈伏, 가볍게 눌러도 잡히지 않고 깊게 눌러야 겨우 잡히는 맥) 등 순환부전 증상이 있을 때 사용한다.

⑦ 양허로 인해 쇠약한 데 사용한다. 특히 하반신의 냉감, 허리나 무릎이 노곤하고 무

력, 냉증으로 인하여 아프고, 하복부에 냉증이 있으면서 당기는 통증, 빈뇨, 맥세약 등 신양허 증상이 있으면 사용한다(만성질환, 노년에 따른 쇠약에서 나타난다). 이 때는 보익제에 부자를 첨가하는 것이 좋다.

⑧ 풍한습에 의한 비통에 사용한다. 특히 한냉을 싫어하고, 심한 두통, 한냉으로 인하여 통증이 있고, 따뜻하게 하면 통증이 완화되고, 추위하고, 사지가 차고, 태백맥현세 등, 확실한 한증을 동반한 관절류마토이드에 사용한다.

⑨ 한증 복통에 사용한다. 복명, 복통, 상복부통, 침을 많이 흘리고, 담다, 죽상변, 설사, 수족냉, 맥현세 등 비위허한 증상(소화성 궤양, 신경성 위장염, 만성결장염 등에 나타난다)에 사용한다.

⑩ 그 외, 추위하고 등에 냉감이 있고, 묽은 담이 다량으로 나오고, 숨쉬기 괴롭고, 기침, 태백 등 한증이 현저한 폐의 담음(기관지 천식 혹 만성기관지염 등)에 부자를 첨가하여 온신해야 한다.

⑪ 소금물에 제한 것을 염부자라고 한다. 수입된 염부자는 '당포부자(唐匍附子)'라 한다. 당포부자를 한국에서 재가공한 것은 '경포부자(京匍附子)'라 한다.

⑫ 포부자(炮附子)는 약 120℃로 가열하여 독성을 완화시킨 것이다.

⑬ 현기증이 있거나, 얼굴이 붉은 자, 더위를 많이 타는 자 등에는 사용하지 않는다.

⑭ 경방 : 몸을 따뜻하게 하여, 한사를 없애 지통하고, 땀을 내고, 이뇨에 사용한다. 복부에서 꾸르륵 소리가 심하게 나고(腹中雷鳴), 복부가 차갑고, 복통이 있고, 배꼽 주위에 통증이 있는 증상과 허리와 등의 통증을 치료한다. 《상한론》에서 생부자를 사용한 예는 소음병, 궐음병이 심한 경우에만 사용하였다. 사역탕이 이에 상당되는데 반드시 건강, 감초를 배합하여 해독을 고려해야 한다. 현대에는 반드시 포부자를 사용하는 것이 좋다.

⑮ 1회에 0.5g, 1일 1g의 범위 내에서 사용하여 소량을 시험해 보는 것이 가장 안전하다. 최대 8g을 초과해서는 아니 된다.

⑯ 배합 약물보다 1시간 먼저 끓이고 반드시 70분 이상 달인다. 맛을 보아 입안이 얼얼한 감각소실이 없어야 사용한다.

⑰ 환이나 산재로 사용할 경우는 극소량을 사용해야 한다.

⑱ 부자의 독성은 체내에 축적되므로 20일 이상 장기 복용은 금물이다. 궐냉증 치료 중 부작용이 나타나면 즉시 중단해야 한다. 약리와 주의사항을 주지하라.

⑲ 숙부자는 감초나 건강을 배합하여 달이면 독성이 저하된다. 방제 중 거한제에 부자

와 감초 건강을 배합한 것은 이 까닭이다.

⑳ 부자를 소량으로 사용하면 말초혈관을 확장한다. 그러므로 심기능 저하로 신진대사율이 저하되어 냉증이 있고 맥침, 카테콜라민이 저하된 경우에 사용한다. 《상한론》의 소음병이 이 경우이다. 부자를 다량으로 사용하면 말초혈관이 수축된다. 이 경우는 도파민과 동일하다. 법제를 하지 않은 부자는 말초혈관 수축을 초래하므로 사용해서는 아니 된다.

㉑ 부자와 오수유의 비교

· 공통점 : 헛구역질과 손발이 찬 증상에 사용한다.

· 차이점

ㄱ. 부자는 맥이 침하고 약하다. 통증이 있으면 맥현긴이 있다(대황부자탕). 정신이 몽롱한 경우에 사용한다.

ㄴ. 오수유는 맥이 세하고 현하다. 정신이 비교적 맑은 상태에 있다.

㉒ 수치법 : 염부자를 잘게 썰어, 물에 담가 염분을 제거한다. 그리고 말린다. 다시 감두탕 탕액에 24시간 담가 독성을 제거한 후 말려서 사용한다.

㉓ 중독이 심하면 atropin을 주사한다.

사용량

일반적으로 중독을 피하기 위해 사용량에 조심해야 한다. 일반적인 숙부자 절편의 사용량은 3–9g, 보익제의 작용을 강하게 할 경우는 1.5–5g, 강심, 온중산한 지통에는 5–9g, 허탈, 쇼크 등 구급에는 18–24g. 부자 분말은 0.6 그램에서 시작하여 0.9, 1.2, 1.5, 2.0, 3.0까지 단계적으로 환자의 상태를 보아가며 약간씩 증량한다.

배합응용

· 포부자 + 감초, 작약 = 표허로 인하여 땀이 멈추지 않고, 사지가 단축되어 신전을 못할 경우 사용

· 포부자 + 대황 = 음허로 인한 변비에 사용한다. 사하제를 사용하면 양허증이 생기는데, 양기를 보하면서 사하시킬 경우에 사용한다.

· 포부자 + 갱미 = 한냉에 의한 복통

· 포부자 + 계지 = 냉증으로 인한 관절통, 요통, 근육통

· 포부자 + 계지, 마황 = 냉증에 의한 관절통, 근육통

· 포부자 + 마황 = 양기를 보하면서 약하게 발한시킨다.

- 포부자 + 감초 = 냉증에 의한 관절통, 근육통. 체액 정체로 인한 데 사용불가
- 포부자 + 백출, 복령 = 냉증이 심하여 이상 체액을 제거하지 못할 경우 몸을 따뜻하게 하면서 이뇨시킴
- 포부자 + 복령, 택사 = 하초 냉증과 이상 체액 정체, 음허로 인한 빈뇨, 야간빈뇨, 잔뇨감, 요통

방제

가감내고환, 가미출부탕, 계지가령출부탕, 계지가출부탕, 계지부자탕, 대방풍탕, 대황부자탕, 마황부자세신탕, 부자이중환, 부자탕, 우차신기환, 진무탕, 팔미지황환

세신 細辛 XiXin은 개규약의 방향개규약을 보라.

◆ 약물명: 오수유 吳茱萸 WuZhuYu(라틴명 Evodiae Fructus)

기원

- 귤과 Rutaceae 오수유 Evodia rutaecarpa Bentham 또는 Evodia officinalis Dode.
- 귤과 석호 *Evodia rutaecarpa Bentham* var. *officinalis* Huang.
- 귤과 소모 오수유 *Evodia rutaecarpa* var. *bodinieri*의 열매가 익어 벌어지기 전에 채취하여 말린 것

처방명

쉬나무, 약수유, 淡吳萸, 吳萸

성분

- 주성분은 synephrine
- 정유: Evodin, evodene. Akaloid: Evodiamine, ruteacarpine, evocarpine, hydeoxyevocarpine, dehydroevodiamine 쓴맛은 limonoid에 있고 evodol에는 없다.

약리

1. Evodin과 알카로이드계인 evodiamine에 독성이 있다.
2. 중추신경 흥분 작용: 혈류촉진, 체온 상승 작용
3. 강심 작용: Dehydroevodiamine은 심박수를 줄여 혈압을 내린다.

4. 자궁수축 작용 : Rutaecarpine, dehydroevodiamine의 작용

5. 혈압강하 : Rutaecarpine은 일시적으로 혈압상승, 혈류증가 후 혈압강하, 혈관확장 작용

6. 간 손상을 수복하여 GOT, GPT 수치를 내린다.

7. 혈관 수축 성분인 synephrine은 β-adrenaline과 같은 약리 작용이 있다. 아드레날린성 교감신경을 강하게 항진시키는 성분은 higenamine, synephrine이다. Higenamine은 부자의 성분과 동일하다.

8. 지사 작용 : Evodiamine은 대장의 muscarine 수용체에 결합하여 연동 운동을 억제하여 설사를 멎게 한다. 소량으로는 흥분, 대량으로는 억제한다.

9. 진경, 진통 작용 : Evodiamine, rutaecarpine은 감각 신경을 탈감작시켜 진경, 진통 작용을 한다. 또 중추신경을 항진시켜 신진대사를 촉진한다.

10. 항균 작용 : Alkyl methyl quinolone alkaloid는 헬리코 박테리아의 호흡을 억제한다.

11. 치매 억제 효과 : Dehydroevodiamine은 비정상적으로, 사용량 의존적으로 acetylcholine esterase의 활성을 억제한다. β-amyloid peptide와 scopolamine으로 유도된 치매에 대해 억제 효과가 있다.

12. 항비만 작용 : Quinolone alkaloid는 diacylglycerol acytransferase 효소활성을 억제한다. Evodoamine은 vaniloid receptor agonist로서 항비만 작용이 있다.

13. 기관지 확장 작용

14. 주성분인 synephrine은 종종 epherine에 대용되지만 국소 빈혈로 인해 뇌졸중, 부정맥, 혈압상승, 심근경색을 초래한다. 마황 항을 보라.

15. 이뇨 작용 : 복용 후 소변량이 30% 증가되었다.

16. Evodiamine, rutaecarpine은 혈류를 촉진하여 신체 말단의 체온을 상승시킨다.

17. Rutamin은 장의 연동 운동을 촉진하여 장내의 비정상적인 발효를 억제하고 소화기 내의 가스를 배출시킨다.

18. 위액 분비를 억제하고 항궤양 작용을 한다.

19. 구토를 억제한다.

20. Dehyroevodiamine은 심박수 감소, 약한 혈압하강을 나타낸다. 또 이 성분은 신장과 피부의 혈류량을 감소시키지만, 다른 장기의 혈류량과 말초혈관 전체의 저항에는 영향을 주지 않는다.

21. Isoevodiamine은 경도의 체온 상승 작용을 나타낸다.

약성가

吳茱辛熱 疝可安 通治酸水 臍腹寒

효능

- 성미 辛, 苦, 大熱 小毒
- 귀경 肝, 胃, 脾, 腎

약능

溫中散寒 解鬱肝經 止痛 降逆氣止嘔

주치

위장계를 따뜻하게 하여 위통, 복통, 산통, 하복냉통, 각기동통을 치료하며, 갑작스런 구토, 위산역류(呑酸), 두통, 구내염, 치통, 습진, 종기

고전문헌

- 신농본초경 : 위를 따뜻하게 하고, 통증을 멎게 한다. 기의 상역 억제, 습사 제거, 기침, 피부에서 발산 촉진
- 명의별록 : 한담, 창자가 꼬이는 듯 한 통증, 각종 냉증, 기의 상역 억제
- 본초강목 : 스트레스 해소, 속쓰림과 신물올림, 담음 두통, 복통, 하복부통, 이질, 입안의 종기를 치료한다.
- 약징 : 주치 구토와 가슴부위가 팽만한 증상

주의사항

(1) 끓는 물에 담가 아주 쓴맛인 즙을 제거하고 말려서 사용
(2) 열성이 대단히 강하므로 내열(허열과 실열, 곧 이열과 음허내열)에는 사용불가하다.
(3) 자궁수축력이 강하므로 임신 중이면 사용불가하다.
(4) 장기 복용하면 시력이 나빠지고 머리카락이 빠지며 몸의 원기가 없어진다.
(5) 오수유의 휘발 성분에는 다른 약물의 작용을 방해하는 작용이 있으므로 이 성분을 제거해야 한다. 오수유는 끓인 물에 여러 차례 헹구면 거품이 생기는데 이것을 제거한다.

임상적용

임상적 관찰에 의하면 오수유는 소화 기능을 돕고(健胃), 진통 작용, 구토 억제(鎭嘔), 위산 중화(制酸) 등의 작용이 있으나 약리학적 실험 연구는 아직 불충분하다. 그러나 위장을 따뜻하게 하는 작용은 구토와 복통을 멈추게 한다.

① 허한으로 인한 상복부통, 복통, 협통, 하복부통에 사용하는 빈용약이다. 또 족궐음 간경의 주요약이다.

② 위장관의 내용물 배출 작용을 억제한다. Evodiamine은 대장의 muscarine 수용체에 결합하여 연동 운동을 억제시켜 지사 작용을 한다.

③ 허한의 상복부통에 사용한다. 곧, 탄산, 건구, 침 흘림, 수족이 차갑고, 위양허 증상 (만성위염, 소화성 궤양)이 있으면 건강을 배합하여 한을 없애고 당삼으로 위장을 보익한다.

④ 허한이 심하여 마른 구역질이 멈추지 않으면 오수유(炮炙)와 포강(炮姜)을 끓여 따뜻하게 마시거나, 오수유와 건강을 같은 양으로 분말하여 복용한다.

⑤ 협통이나 간위불화에 사용한다. 우측부에 통증이 있고 구토, 탄산, 입이 쓰고 설홍맥 현삭, 심하면 음식을 먹으면 곧 통증이 있고, 열이 있는 간위불화 증상(위십이장궤 양에 궤양 주위염이 합병된 경우에 나타나는 증상)에는 오수유에 황련 등 고한제를 첨가하고 증상에 따라 다른 본초도 첨가한다.

⑥ Rutaecarpine은 자궁수축 작용을 하고 dehydroevodiamine은 자궁 강화 작용을 한다.

⑦ 진경, 진통 작용 : Evodiamine은 감각신경을 탈감작시켜 진경한다.

⑧ 치매 억제 효과 : Dehydroevodiamine은 비정상적으로, 사용량 의존적으로 acetylchoine esterase의 활성을 억제한다.

⑨ 항비만 작용 : Quinolone alkaloid는 diacylglycerol acyltransferase 효소 활성을 억제하였다.

⑩ Rutaecarpine은 혈압강하와 혈관확장 작용을 한다. Dehydroevo diamine은 심박수를 줄인다.

⑪ 체온 상승과 혈류 촉진 작용이 있다.

⑫ 오수유는 그 성미가 쓰므로 하강 작용을 한다. 인삼, 건강이 상복부를 따뜻하게 하는데 오수유를 첨가하면, 오수유의 쓴맛 때문에 연동 운동의 항진으로 하복부를 데운다. 상복부는 태음, 배꼽 주위는 소음, 하복부를 궐음으로 본다면 오수유는 궐음복

통, 궐음두통에 사용한다. 그러므로 오수유와 건강을 복용하면 상, 하복부 모두 치료된다. 하복부 냉증에는 소회향도 사용하며, 소회향은 진통 작용도 있다.

⑬ 그 외, 오수유에 귤핵을 배합하여 산통에 사용한다.

⑭ 보골지의 보조약으로서 비신양허에 의한 오경설사에 사용한다.

⑮ 사물탕의 보조약으로서 허한에 의한 생리통(생리불순에 하복부통증을 동반한다)에 사용한다.

⑯ 당귀, 육계를 배합하여 허한에 의한 두통에 사용한다. 외용으로는 오수유를 소금으로 볶아 복대를 하여 복부를 따뜻하게 하면 복부창만(氣脹)에 효과가 있고 오수유를 식초로 초하여 족저에 붙이면 소아의 구내염에 의한 침 흘림에 효과가 있다.

⑰ 오수유 2g이면 맛이 써서 마시기 어렵다. 오수유가 배합된 탕제는 오수유의 쓴맛으로 탕제도 쓴맛이 강하므로 복용하기가 힘들다, 감초와 병용한다. 오수유는 끓인 물에 여러 차례 헹구면 거품이 생기는데 이 휘발 성분이 다른 약물의 작용을 방해하므로 이것을 제거한다. 또한 건져낸 오수유는 찬물로 여러 차례 헹군다. 그 다음, 감초를 끓인 물의 양에 오수유를 1/6 정도 넣고 섭씨 230도에서 볶아서 사용한다.

⑱ 오수유의 synephrine 함유량은 0.2% 정도이므로 생약 4g이면 8mg이다. Ephdera를 사용할 수 없다는 FDA의 2004년 규정을 회피하기 위하여, 비만약으로 synephrine이 epherine에 왕왕 대용되는데, 오수유의 주성분이 synephrine이므로 다량 사용은 대단히 신중해야 한다. 마황 항을 보라.

⑲ 경방 : 복부를 따뜻하게 하여 위장의 한음 정체로 인한 구토, 두통, 복통이 쥐어틀듯이 아픈 데, 또 설사하는 데 사용

⑳ 고본과 오수유의 비교

　ㄱ. 고본 : 정두통과 후두통이 있으면 사용한다.

　ㄴ. 오수유 : 정두통이 있는데 두피가 들떠 있는 것 같고 실제로 만져보면 볼록하게 올라와 있으나 눌러서 들어가면 사용하고 사지가 궐냉하면 사용한다.

㉑ 백작과 오수유의 비교

　· 공통점 : 복통에 사용한다.

　· 차이점

　ㄱ. 오수유의 복통은 지속적으로 더부룩한 통증, 심하면 송곳으로 쑤시는 통증이다, 헛구역질과 손발이 차가운 증상 설태가 하얗고 두텁다.

　ㄴ. 백작의 복통은 경련이 있고, 가끔 발작한다.

㉒ 오수유와 건강의 비교
　· 공통점 : 위장을 따뜻하게 하여 소화 기능을 개선한다.
　· 차이점
　　ㄱ. 오수유 : 간경에 작용하므로 스트레스를 없앤다. 궐음두통, 위통, 소복냉통, 구토, 탄산 등에 적합하다. 신양허로 인한 새벽 설사에 사용한다.
　　ㄴ. 건강 : 소화기계를 따뜻하게 하는 주요약이다. 복부냉통, 구토, 설사에 사용한다. 또 폐를 따뜻하게 하여 가래를 없애므로 몸이 냉하여 가래가 있고, 기침과 호흡곤란에 적합하다. 건강은 몸을 따뜻하게 하는 데(회양구역)에 사용한다.
㉓ 오수유, 황련, 생강의 비교
　· 공통점 : 구토를 멈추게 한다.
　· 차이점
　　ㄱ. 오수유 : 스트레스로 소화 기능 장애로 신 물(위액)을 올리는 데 사용한다.
　　ㄴ. 황련 : 위열을 없애고 위의 습열로 인한 구역질과 입안이 쓴 데 사용한다.
　　ㄷ. 생강 : 위를 따뜻하게 하여 위한으로 위액을 게우는 데 사용한다.
㉔ 세신과 오수유의 비교는 세신 항을 보라.
㉕ 부자와 오수유의 비교는 부자 항을 보라.

사용량
1.5-6g. 다량으로 사용하면 인후에 아주 심한 건조감이 생긴다.

배합응용
· 오수유 + 당귀 = 사지의 냉증, 혈행 장애로 인한 위장계 냉증
· 오수유 + 생강 = 위내정수, 지구, 위를 따뜻하게 한다.
· 오수유 + 모과 = 한습으로 인한 각기, 하복부 팽만, 냉통, 구토, 설사
· 오수유 + 당귀, 육계 = 허한성 두통

방제
계명산가복령, 구통환, 당귀사역가오수유생강탕, 변제심기환, 사신환, 연년반하탕, 오미자산, 오수유탕, 온경탕, 좌금환

참고사항

본초에는 육진팔신(六陳八新)이라는 용어가 있다. 오수유는 이른바 6진에 속한다. 육진 이라 함은 본초를 채집하여 일정 기간이 경과되어 오래 된 것일수록 품질이 좋다는 여섯 가지 본초를 의미한다. 이에 속하는 본초는 낭독, 마황, 반하, 오수유, 지실, 진피이다. 이 와 달리 새롭게 채집한 것일수록 양품인 것을 팔신이라 하는데 이에는 국화, 관동화, 괴화, 도호, 박하, 자소엽, 적소두, 택란이 해당된다.

2. 국소 작용약

◆ 약물명: 고량강 高良薑 GaoLianJiang(라틴명 Alpiniae Officinari Rhizoma)

기원

생강과 Zingiberaceae 良姜 *Alpinia officinarum* Hance의 뿌리

처방명

良姜, 良薑片

성분

Cineole, galangine, 매운맛인 alpinin, phenylpropanoids methylcinnamate, eugenol, 3-methylethergalangin, HMP

약리

1. 항균 작용 : 용혈성 연쇄상구균, 디프테리아균, 폐렴균의 발육을 억제
2. 소화기계 작용 : 소화 촉진, 췌장 지방 분해 효소 억제
3. 항산화 작용 : Phenylpropanoi의 작용
4. 항염증 작용 : Diarylheptanoid
5. 진통 작용
6. 항구토 작용
7. 항궤양 작용
8. 항종양 작용

9. 항히스타민 억제 작용

약성가

良薑性熱 下氣良 轉筋霍亂 酒食傷

효능

- 성미 辛, 熱
- 귀경 脾, 胃

약능

溫中散寒 行氣止痛

주치

감기로 인한 위장형 감기, 위장의 냉증, 상복부의 냉통, 구토, 설사, 음식 정체, 위장이 허약하여 음식을 먹으면 팽만하여 곧 토하는 증상, 또는 아침에 먹은 것을 저녁에 토하며 저녁 것은 아침에 토해내는 증상(反胃 또는 胃反)

고전문헌

- 명의별록 : 한랭한 음식을 섭취하여 복부가 냉하고, 곽란으로 인해 복통이 있으면 사용
- 본초습유 : 이질, 곽란
- 본초강목 : 소화 기능을 회복, 식도암

주의사항

고량강은 자극성이 강하므로 허약 체질자가 단방으로 복용하면 아니 된다. 당삼, 백출을 첨가하여 자극성을 완화시켜야 한다.

임상적용

① 한증으로 인한 상복통에 사용한다.
② 위십이지장 궤양이나 만성위염 등으로 인하여 침을 많이 흘리며, 따뜻하게 하면 통증이 완화되는 한증 상복부통에 사용한다.
③ 위한에 의한 딸꾹질에 사용한다.
④ 곽란구토가 심하여 그치지 않으면 대조와 함께 달여 차처럼 계속 마시면 효과가 있다.

⑤ 고량강, 생강, 건강의 비교

· 공통점 : 위를 따뜻하게 하여 소화 기능을 개선한다.

· 차이점

ㄱ. 고량강 : 위장이 한랭하여 복통, 트림, 헛구역질하는 데 사용한다. 매운맛보다 열이 더 많다. 지통 작용이 강하다.

ㄴ. 생강 : 열보다는 매운맛이 강하다. 풍한감기에 혈액순환을 촉진하고, 구토를 멈추게 한다.

ㄷ. 건강 : 소화기계의 냉증(비양허)으로 인한 복통, 설사하는 데 사용한다.

사용량

일반적으로 1.5-6g

배합응용

· 고량강 + 회향 = 위장을 따뜻하게 하고 복부 냉통과 냉증으로 인한 소화기능 저하를 치료한다.

· 고량강 + 현호색 = 냉증을 제거하고 근육과 관절의 긴장을 없애고, 통증을 치료한다.

방제

안중산, 양지탕, 야우환, 이강환, 정향시체탕

◆ 약물명: 산초 山椒 SanJiao(라틴명 Zanthoxyli Pericarpium Fructus)

기원

· 귤과 Rutaceae 초피나무 *Zanthoxylum piperitum* De Candolle의 성숙한 열매 – 등속 식물이 많다. 중국명은 천초(川椒) ChuanJiao 이다. 한국표기에서는 천초(茜草)와 혼동하지 않도록 유의해야 한다. 茜草에는 발암성 물질이 함유되어 있다.

· 일본산 : 귤과 Rutaceae 산초 *Zanthoxylum piperitum* DC. forma inerme Makino

　　　　　　　　　야산초 *Zanthoxylum simulans* Hance

· 중국산 : 귤과 Rutaceae 산초나무(靑椒, 靑花椒, 秦椒, 犬山椒(일본명)) *Zanthoxylum schinifolium* Sieb. et Zucc.

· 왕산초나무(蜀椒, 紅花椒, 花椒) *Zanthoxylum bungeanum* Maxim

· 중국에는 산초 Zanthoxylum 속의 식물이 많이 분포되어 있어 혼용되고 있다.

처방명

조피나무열매, 蜀椒, 山椒, 川椒, 花椒, 椒紅, 椒皮, 巴椒

성분

매운맛은 성분은 sanschoolⅢ에 있으며, 향내 성분은 β-phellandrene, 1, 8-Cineol, limonene, myrcene, geranyl, aletate, citronelloi, glutamine, alanine, lysine, leucine, linoleic acid, α-sanshool, β-sanshool 등에 있다. 산초의 톡 쏘는 맛인 매운맛과 마비감의 물질은 alkylamide 화합물인 hydroxy α-sanshool, β-sanshool이다.

약리

1. Xanthoxin은 장관 경련을 유발한다.
2. 소화관 연동 운동을 항진시키고 소화관의 모세혈관의 혈류를 증가시키고 소화관 점막의 체온을 상승시켜 소화와 흡수를 향상시킨다.
3. 항균 작용 : 황색포도상균, 이질간균, 대장균 등을 강하게 항균한다.
4. Sanshool에는 진통과 국소 마취 작용이 있다.
5. Sanshotoxin이 회충을 마비시켜 구충 작용을 한다.

약성가

川椒辛熱 目可晒 祛邪蟲 冷溫不猛

효능

· 성미 辛, 大熱 有毒
· 귀경 脾, 胃, 肺, 腎

약능

溫中散寒止痛 殺蟲止腹痛

주치

소화불량, 위내정수, 흉복부의 냉통, 구통, 하품, 갑작스런 기침, 풍한습비, 설사, 이질, 하복부통, 치통, 회충, 요충, 여성 음부의 소양증

고전문헌

- 신농본초경 : 감기로 인한 기침을 치료하고 속을 따뜻하게 한다. 관절과 피부의 괴사된 조직을 없애고, 한습으로 인한 저리고, 아픈 증상을 치료하며 기를 내린다
- 명의별록 : 몸이 차가운 증상, 감기에 걸렸으나 땀이 나지 않는 증상을 개선한다. 음식물이 명치부에 오랫동안 정체된 증상, 출혈을 동반한 설사와 이질을 개선한다. 정액이 흘러나오는 증상, 여성의 산후 질환을 치료한다. 감기로 인한 적취를 제거하고 수종과 황달 및 전염성 질환, 원인 모를 독소에 의한 복부 팽만감을 치료한다. 기생충을 제거하며 생선의 독을 없앤다.
- 본초강목 : 한습을 제거하고 울결된 것을 풀고 오랫동안 소화되지 않는 것을 없앤다. 삼초를 통하게 하고 소화기계를 따뜻하게 한다. 회충을 살충하고 설사를 멎게 한다.

주의사항

(1) 음허로 인해 열이 많으면 사용불가
(2) 위장 출혈이 있으면 사용불가
(3) 임신 중이면 신중해야 한다.

임상적용

① 위장을 따뜻하게 하여 통증을 없앤다(溫胃止痛) : 산초는 식욕을 촉진하고 위장 연동 운동의 증가, 위액 분비를 촉진한다. 또 경련, 지통에도 효과가 있어 갑자기 발생된 통증에도 사용한다.

② 위산이 과다 분비되면 위액이 상승하여 구토가 나타나는데, 산초를 소량 첨가하면 위장을 따뜻하게 하며, 식욕을 촉진한다. 또 신경성 식욕 감퇴에도 상당한 효과가 있다. 위축성위염, 위하수, 위절제술 후에 때때로 구토할 때도 산초를 술로 볶아 따뜻하게 복용하면 좋다.

③ 소화 기능 허약으로 인해 복통, 오심, 구토 등 분명한 냉증일 경우에 사용한다.

④ 구충제로 사용한다. 장관에 있는 기생충에 의한 복통, 구토에 적합하며, 오매 등을 보조약으로 배합하여 복부의 혈액순환을 좋게 하며(溫中) 살충한다. 산초에 함유된 지방유에는 회충 구제 효과가 있다. 담관 회충에는 오매환에 배합하여 사용하면 좋다.

⑤ 산초는 요충을 살멸하는 효과도 있으므로 요충으로 항문이 가려우면 산초 30g을 달인 물을 식혀 그것으로 항문을 씻으면 좋다. 이것을 관장으로 매일 1회씩 3일 정도

하면 요충을 없앨 수 있다.

⑥ 항균 작용 : 트리코모나스 질염으로 질이 가렵고 소변이 빈삭할 때는 산초와 사상자, 백반을 끓여 씻으면 좋다. 외음부, 항문, 음낭, 피부 등의 습진에도 고삼, 지부자, 백반 등을 함께 끓여 씻으면 효과가 있다.

⑦ 냉증으로 인한 비정상적인 체액 정체에 사용한다. 산초를 배합하면 위장을 따뜻하게 하는 약능이 강해진다. 아랫배가 아프고, 또는 고환염이 오래되고 잘 낫지 않을 때는 오약, 현호색, 천련자 등을 첨가한다.

⑧ 민간에서는 식욕 증진 소화 촉진으로 사용한다.

⑨ 경방 : 몸을 따뜻하게 하여 한사를 없애고 진통, 구충에 사용한다. 복부에 위액이 정체되어 팽만되고, 장관에 수분이 정체되어, 헛배가 부르고, 복부에서 꾸르륵 소리가 심하게 나고, 복부가 차가운 데 사용한다.

⑩ 산초, 호초의 비교
- 공통점 : 성미가 맵고 열이 많아 위를 따뜻하게 하여 한사를 없앤다.
- 차이점
  ㄱ. 산초는 한습으로 인해 복부가 상하여 식욕 감퇴, 대변이 무른 것 등을 치료한다.
  ㄴ. 호초는 소화가 잘 안되거나 위내정수가 있으면 화습한다. 위장의 차가운 위액이 정체되어 발생된 반위(反胃), 구토 등을 치료한다.

사용량
일반적으로 2.5−6g

참고사항
서양에서 산초는 치통 치료제로 민간에서 사용되었다. 그 효과는 shanshool에 있다. 감각 마비를 초래하는 sanshool의 기전은 고추의 매운맛인 capsaicin과 다른 감각 수용체를 매개로 하여 감각 신경마비를 가져옴이 밝혀졌다. capsaicin이 매운맛을 느끼게 하는 것은 통각신경을 자극하기 때문이다. 흡수된 캅사이신은 중추신경으로 가서 내장 감각신경 기능을 원활히 하고 아드레날린 분비를 촉진하여 발한 및 강심작용을 한다.

배합응용
- 산초 + 오두, 포부자 = 냉증을 없애고 근육통, 관절통
- 산초 + 건강, 인삼 = 소화기계를 따뜻하게 하여 냉증에 의한 복통

- 산초 + 천궁 = 자궁을 따뜻하게 하고, 유산 방지
- 산초 + 오매 = 구충
- 산초 + 왕불류행 = 금속에 베인 데, 지혈 작용으로 사용
- 산초 + 건강 = 위를 따뜻하게 하고 위기능을 회복시킨다.
- 산초 + 인삼 = 위를 따뜻하게 하고 복통을 없앤다.

방제

당귀탕, 대건중탕, 백출산, 승마별갑탕, 안중산 오매환, 양백산, 양지탕, 오격하기환, 왕불류행산, 적석지환, 촉매탕

비고

산초는 그 처방명이 川椒, 蜀椒, 花椒 등으로 지칭되는데 이 발음을 우리말로 옮길 때 혼동이 생길 수 있다. 곧, 천초라고 할 경우 茜草와 분별이 어렵다. 茜草는 발암 성분을 함유하고 있으므로 조심해야 하는 본초이다. 그러므로 천초라고 할 경우 약을 잘못 이해할 경우도 있으므로 산초라고 통칭하는 것이 이러한 혼동을 피할 수 있다. 그런 연유로 대한 약전이 산초로 등재한 것은 매우 합리적이다.

3. 온중이기약

◆ 약물명: 회향 茴香 HuiXiang(라틴명 Foeniculi Fructus)

기원

- 미나리과 Umbelliferae 회향 *Foeniculum vulgare* Mill. 열매
- 유사품 : 미나리과 감회향(로마회향) *Foeniculum dulce* DC.
- 辛회향 *Foeniculum piperitum* DC.(Aseeo finocchio)
- 인도회향 *Foeniculum panmorocum* DC.(Idian fennel)
- 위품 : 붓순나무 종류에는 절(寺院)에서 불전에 공양할 때 사용하는 가루향(抹香)이 있다. 사원에서나 불교에서 사용하는 회향은 독성이 있는 팔각회향이다.
1. 목련과 Magnoliaceae 대회향(팔각 회향) *Illicium verum* Hook. fil. 대회향에는 간암 유발 성분인 사프롤 safrole 이 포함되어 있다. 사프롤 safrole은 녹나무과

Lauraceae 사사프라스 *Sassafras albidum*의 추출한 기름으로 간암을 유발한다. 대한약전에는 팔각회향이 등재되어 있다.

2. 일본산 팔각회향에는 독성이 있다. 붓순나무 *Japanese staranise* 또는 시키미라고 한다. 독성이 있는 품종은 목련과 Magnoliaceae 붓순나무 *Illcium religossum* Sieb et Zucc, 또는 붓순나무과 Illiciaceae 붓순나무 *Illicium verum* Hook. F. 또는 *Illicum lanacedatum* A.S. smith이다. 대한약전에는 붓순나무과 Illiciaceae 붓순나무 *Illicium verum* Hook. F.이 대한약전수재생약으로 등재되어 있다.

3. Illicum에는 40종의 품종이 있다. 이들은 모두 팔각회향처럼 모양이 팔각으로 형태가 유사하다. 팔각회향의 종자가 약간 더 클 뿐 감별하기가 대단히 어렵다. 이들 모두 시중에서 팔각회향 또는 회향으로 거래되고 있다. 성분 중 anisatin은 치사량이 1mg/kg이고 미량으로도 강한 경련작용이 있다. 그 외 독성 성분은 neoanisatin, pseudoanisatin, shikimic acid 이다. 중독증상의 잠복시간은 1~6시간 후에 나타나는데, 신경증상으로 인해 오심, 구토, 복통, 설사, 흥분, 안절부절 등이고, 심하면 전신 경련, 호흡마미, 의식불명, 사망한다.

4. 팔각회향 종류는 모두 독성이 있다. 이들 팔각회향 외에 회양에 대용되는 것이 시라자이다. 이 품종도 조심해야 한다. 미나리과 시라자(시라자＝土茴香) *Anethum graveolens* L.의 열매가 대용되고 있다. 시라자(蒔蘿子)는 약간 작고 둥글며 넓은 타원형을 나타내고 편평하며, 열매, 줄기, 잎에는 칼본(carvone) 특유의 향이 있기 때문에 회향과 구분된다. 성분 중 α-carvone은 기관지의 흥분을 완화시켜주기 때문에 천식의 발작을 진정시키는 강력한 작용이 약리적으로 입증되었다. 또 이 물질은 체외 실험에서 황색포도상구균이나 대장균에 대한 항균작용이 있어 정장 효과가 있다. 또 α-carvone은 vitamin C의 생합성도 돕는다.

처방명

小茴香, 小茴, 谷香, 穀茴香

성분

· Anethole, fenchone, estragole, chavicol, dillapional, dillapiol, anisaldehyde, limonene, pinene, camphor

· Coumarin : Scopoletin, bergapten, imperatorin, psolaren 등

· Anisaldehyde 는 신선한 생약 중에는 거의 함유되어 있지 않지만, 해가 지날수록 그

함량이 증강된다. 이는 anathole이 anisaldehyde로 변하기 때문이다. 회향의 추출액을 fennel oil이라 한다.

약리

1. 건위 작용 : 위산 분비 촉진, 소화관의 분비와 연동 운동을 완만하게 촉진한다. 장관의 연동 운동 항진으로 가스를 제거한다. 소장을 수축한다. Anethole이 연동 운동을 강화하여 소화불량을 개선하고 위장의 경련통, 근육 경련통을 완화한다. anethole은 저농도에서는 수축 작용을 고농도에서는 이완 작용을 한다.

2. 진통 작용이 있다. 중추신경을 마비시켜 진통 작용이 있고 위통, 음낭수종의 통증을 완화한다.

3. 회향의 탕제에 의한 혈압 저하 작용은 이뇨와 자연 배뇨 촉진 작용에 의한 것이다 (El Bardai, S. et al. 2000).

4. Fennel oil은 강한 항산화 작용과 병원 박테리아 25종의 발육을 강하게 억제하였다 (Ruberto, G. et al. 2000).

5. Fennel oil을 자주 사용하면 강직성 경련을 유발한다.

6. 에스트로겐성 작용

7. 경구 투여하면 기도의 분비 증가 작용이 있다. 이는 사용량 의존적이다.

8. 다모증에 치료

약성가

小香性溫 除疝氣 治腰腹疼 兼煖胃

효능

· 성미 辛, 溫
· 귀경 肝, 腎, 脾, 胃

약능

理氣和中 散寒止痛 理氣止痛 調中和胃

주치

냉증으로 인한 하복부통, 신양허로 인한 요통, 위통, 구토, 각기

고전문헌

개보본초 : 방광, 신장의 냉증, 맹장을 치료하며, 소화 기능을 활성화하여 통증을 완화시키고 구토를 치료한다.

주의사항

(1) 음허화왕에는 신중해야 한다.

(2) 폐열로 인하여 성욕이 발동하는 자에게는 사용금지한다.

(3) 다량으로 사용하면 번열증을 유발한다.

(4) 다량으로 장기간 사용하면 강직성 경련을 유발한다(Burkhard, P.R. et al. 1999).

임상적용

① 진통제로 사용한다. 특히 소복통에 사용한다.

② 이뇨 작용으로 혈압을 저하시킨다.

③ 계지, 현호색, 목향, 청피와 같이 사용하여 에너지 순환을 이롭게 한다.

④ 계지, 회향, 축사, 양강으로 위아토니 증상을 치료한다. 이상 발효 억제

⑤ 3g 정도 사용하여 통기시키는 것이 좋다.

⑥ 회향을 소회향이라 지칭할 경우는 독성이 있는 대회향과 차별하기 위함이다.

⑦ 후박 항을 보라.

사용량

5−12g 사용. 많으면 24−30g까지 사용

배합응용

· 소회향 + 계피 = 냉증으로 인한 위장 경련. 육계가 효과적이다.

· 소회향 + 고량강 = 위장을 따뜻하게 하여 복부냉통과 냉증으로 인한 소화기능 저하를 개선한다.

· 소회향 + 현호색 = 냉증으로 인한 하복부통, 고환통

· 소회향 + 감초 = 위장 기능을 개선하고 진통한다.

방제

가감내고환, 반본환, 안중산, 정향시체탕, 지축이진탕

◆ 약물명: 정향 丁香 DingXiang(라틴명 Syzygii Flos)

기원

- 도금양과 Myrtaceae 정향나무 *Syzygium aromaticum* Merrill et Perry의 꽃봉오리. 중국에서는 이 식물을 *Eugenia caryophyllata* thunb. 또는 *Syzygium aromatica* Baill, non Berg. 로 표기하고 있다.
- 위품 : 물푸레나무과(정향과) Oleaceae 정향나무 *Syringa pubescens* subsp. *patula*
  물푸레나무과 둥근 정향나무 *Syringa velutina* var.
  물푸레나무과 가는잎 정향나무 *Syringa palibiniana*

처방명

公丁香, 丁字, 鷄舌香

성분

Eugenol(70-85%), acetyleugenol(2-3%), chavicol, β-caryophyllene oleanolic acid, eugenoside I.II, biflorin, isobiflorin, higenamine, rhametin, kaempferol, myricdtin, eugenol salicylate, methylsalicylate, vanillin, chavicol, humulene, methyamylketone

약리

1. 건위 작용 : 위액 분비와 pepsin 분비 촉진, 위장 연동 운동 항진, 이담 작용, 장내 가스 제거, 항위 궤양 작용
2. 진통 작용
3. 항경련 작용
4. 항염 작용
5. 항산화 작용
6. 항혈전 작용 : Acetyleugenol이 thromboxane을 억제하여 혈소판 응집을 억제한다.
7. 항균 작용 : Eugenol은 이질균, 황색포도구균, 결핵균 등을 강력히 억제한다.
8. 혈압강하 작용 : 혈관을 확장한다.
9. β-eugenol은 평천 작용을 한다.
10. 정향유는 치통을 진통한다.
11. 체중 증가 작용이 있다.

12. 담즙 분비를 촉진한다.

13. 국소 감각 마비 작용

약성가

丁香辛熱 溫胃虛 心腹疼痛 寒嘔除

효능

· 성미 辛,溫, 有毒

· 귀경 腎, 脾, 胃

약능

溫中降逆 溫腎助陽

주치

딸꾹질, 구토, 반위, 설사. 복부냉통, 냉증으로 하복부통

고전문헌

· 개보본초 : 위장을 따뜻하게 하고 곽란을 멎게 하며, 소화 기능이 약한 것을 치료하고, 감기로 인한 수종을 치료한다.

· 본초강목 : 헛구역질, 어린이의 구토 설사, 천연두 만성 소화 불량

· 주의사항 조습하는 성질이 있으므로 열증에는 사용금지

금기

외 : 울금

임상적용

① 위한에 의한 딸꾹질에 빈용한다.

② 위양허증으로 인하여 소리가 적게 나는 딸꾹질에 사용한다.

③ 추워하고, 원기가 없고, 가슴이 괴롭고, 맥지 등에 사용한다.

④ 위가 더부룩하고 가스가 생길 경우 사용-발효억제제로 사용한다.

⑤ 소화불량, 급, 만성 위장염, 구토, 설사에 사용

⑥ 피부질환에 사용

⑦ 시체와 비교

· 공통점 : 위기 상역으로 인한 딸꾹질에 사용한다.

· 차이점

ㄱ. 정향 : 주로 위한으로 인한 딸꾹질에 사용한다.

ㄴ. 시체 : 한열, 허실에 관계없이 딸꾹질에 사용한다.

사용량

일반적으로 1.5 g − 3 g

배합응용

· 정향 + 시체 = 위장을 따뜻하게 하고, 위쪽으로 치밀어 오른 기를 내리고 딸꾹질을 멈추게 한다.

· 정향 + 계피 = 몸을 따뜻하게 하여 혈액순환을 촉진하고, 울혈성 질환을 제거한다. 육계가 더 효과적이다.

· 정향 + 백출, 사인, 만삼 = 위를 따뜻하게 하여 딸꾹질, 구토 등을 멈추게 하고 소화불량, 수족냉증

방제

시체탕, 여신산, 정향복령탕, 정향시체탕

비고

치과에서는 정향의 정유를 구강내 살균제와 국소 마취제로 사용한다.

거풍습약
Herbs that Dispel Wind-Dampness

거풍습약이란 이수삼습약에서 살펴본 것처럼 근육이나 관절의 풍습을 제거하여 저린감을 없애고, 근육 긴장을 해소하며, 혈액순환(舒筋活絡)을 촉진하는 본초이다. 현대 의학으로는 해열, 소염, 진통, 혈액 순환 등의 작용이 있는 본초를 의미한다.

거풍습약은 주로 비증에 사용된다. 비증은 풍, 한, 습, 열이 경락이나 근육에 정체되어 기혈 순환이 억제되므로 근육통이 있으며, 피곤하고 묵직한 느낌, 관절의 운동 장애, 통증, 부종, 저린감 등이 발생되는 증상을 말한다. 이 비증은 병인에 따라서는 풍비, 한비, 습비, 열비, 또한 담이나 어혈에 의한 비증으로 나뉘며, 증상에 따라서는 행비, 통비, 착비, 열비로 나뉜다. 이들은 대부분 만성병이다. 첫째, 행비는 풍에 의한 증상으로 풍비라고도 하는데, 통증이 한 곳에 머물지 않고 온몸으로 돌아다니는 것을 말한다. 이는 류마토이드 관절염에서 자주 나타나는 증상이다. 둘째, 통비는 냉증으로 인한 것으로 한비라고도 한다. 극심한 통증, 고정된 통증, 한냉에 노출되면 악화 등이 나타난다. 또한 관절의 운동 제한이 주요 증상인데 급성 류마토이드 관절염, 만성 류마토이드 관절염에 나타나는 증상이다. 이에는 주로 독활, 모과, 오가피, 위령선 등 따뜻한 약이 사용된다. 셋째, 착비는 습이 주요 병인이며 습비라고도 한다. 고정적인 통증, 몸과 사지가 무겁고 노곤한 증상, 피부의 저린감 등이 주요 증상이다. 만성 류마토이드 관절염, 류마토이드 근육통, 변형성 관절염 등에서 나타난다. 마지막으로, 열비는 주로 급성병이다. 관절의 발적 종통, 열감이 수반되고 전신 발열, 갈증, 설태황맥삭의 열증이다. 이는 급성 류마토이드 관절염과 만성 류마토이드 관절염으로서 급성 발작기에 나타난다. 이에는 한량한 본초인 희렴 등이 사용된다. 통증 부위에 따라서는 상지통에는 강활, 상지, 하지통에는 독활, 모과, 잠사가 사용되며, 상하지통 모두에 사용 가능한 본초는 위령선이다.

거풍습약은 약능에 따라 거풍지습통약, 서근활락약 그리고 거풍강근골약으로 나뉜다. 거풍습지통약은 진통 작용이 강한 본초로 주로 실증인 풍습한비나, 풍습열비에 사용된다. 독활, 위령선, 진교, 해동피, 방기, 희렴 등이 사용된다. 서근활락약은 관절의 굴신 불능, 반신불수, 근육 마비 등에 사용되며 진통에도 사용된다. 모과, 상지 등이 사용된다. 거풍강근골약은 거풍습 작용과 간신을 보하므로 간신음허증, 신허증 등이 동반된 허리나 관절의 무력감, 근육 위축 등에 사용된다. 이에는 상기생, 오가피 등이 사용된다.

이를 요약하면 다음과 같다.

1. 거풍습지통약: 진통 작용이 강하다. 실증인 풍습한비나, 풍습열비 등 외감증에 사용된다.
   - 온성: 독활, 위령선
   - 평성: 진교, 해동피
   - 한성: 방기 희렴
2. 서근활락약: 관절의 굴신 불능, 반신불수, 근육 마비, 진통
   - 온성: 모과
   - 평성: 상지, 해동피
3. 거풍습강근골약: 거풍습, 허리나 관절의 무력감, 근육 위축
   - 오가피

위의 분류를 사기와 약능으로 종합하면 다음과 같다.

평	·········· 풍습	·········· 강근골 서근활락	·········· 간신음허 ·········· 상지의 경련 소종 하지의 경련 소종 지양 ·········	·········· 상기생 ·········· 상지 해동
온(풍비/한비)	·········· 해표 지통 ·········· 서근활락 ·········· 강근골	·········· 해표 지통 소식 식풍 ·········· 간신음허 소종	·································· ·································· ·································· ·································· ··································	독활 위령선 목과 백화사 오가피
한(풍비/열비)	·········· 통변 ·········· 안신	·········· 허열 ·········· 지양 강압	·································· ··································	진교 희렴초

이들의 분류를 증상과 병소로 도표화하면 다음과 같다.

			증 상				병 소							
			열비	한비 (통비)	풍비 (행비)	착비	상지, 견관절	하지	허리 등	전신	류마 토이드	반신 불수 수족 마비	골격 변형 단축	경락
거풍 습지통	온성	독활		+		+	+	+	+					
		위령선		+	+					+				+
	평성	진교			+		+					+		
		해동피											+	
	한성	방기	+			+		+						
		희렴	+			+							+	
서근 활락	온성	모과				+		+					+	
	평성	상지	+				+							
		해동피						+						
거풍습 강근골	온성	오가피						+	+	+			+	
기타 거습 본초		계지					+							
		강활					+							
		방풍								+	+			
		세신												
		백지					+							
		부자												
		창출												
		의이인												
		비해												
		계혈등												
		강항					+							
		전갈												
		오공												
		지룡												
		음양곽												
		두충							+					
		구척												
		우슬						+	+					
		속단							+					

거풍제습 약능이 있는 다른 본초는 다음과 같다.

해표약의 계지 방풍, 강활, 고본, 창이자, 청열약의 인동등, 온리약에서 세신, 부자, 오두, 이습약에서 창출, 의이인, 토복령, 비해, 활혈약에서 계혈등, 강항, 평간식풍약에서 지룡, 보익약에서 음양곽, 구척, 두충 등이 있다.

거풍습약을 사용할 경우 주의해야 사항은 내풍 증상 중 간풍으로 인한 경련이 있으면 사용해서는 아니 된다. 또한 체액을 말리는 작용이 강하므로 음허증, 혈허증에는 신중히 사용해야 한다.

1. 거풍습지통약

◈ 약물명: 독활 獨活 DuHuo(라틴명 Araliae Continentalis Radix)

기원

· 두릅나무과 Araliaceae 독활 *Aralia continentalis* 뿌리
· 유사품 : 한국산 : 두릅나무과 구안독활(九眼獨活) *Aralia atropurpurea* Franch.
　　　　　　　　　두릅나무과 땃두릅나무 *Oplopanax elatus*
　　　　　 일본산 : 두릅나무과 두릅나무 *Aralia elata*
　　　　　　　　　땅두릅 *Aralia cordata* Thunb.
· 위품 : 중국산 : 미나리과 Umbelliferae 중치모당귀(重齒毛當歸 ＝ 毛獨活) *Angelica pubescens*
　　　　　　　　　Maxim. f. biserrata
　　　　　　　　　미나리과 紫莖獨活 *Angelica porphyrocaulis*
　　　　　　　　　미나리과 홍안백지(興安白芷) *Angelica dahurica* Benth
　　　　　　　　　미나리과 우미독활(牛尾獨活) *heracleum hemsleyanum*
　　　　　　　　　미나리과 어수리(短毛獨活) *Heracleum moellendorffii* Hance
　　　　　　　　　미나리과 연모독활(軟毛獨活) *Heracleum lanatum* Michx

처방명

멧두릅 뿌리, 따두릅 뿌리, 어수리, 총목, 川獨活, 香獨活, 九眼獨活, 大活

성분

- Diterpenoid : ent-kaur-16-en-19-oic acid, grandifloric acid
- 중국독활(위품) : Coumarin : Angelolol, angelicon, osthol, umbelliferone

약리

1. 진통 진정 작용
2. 혈관 수축 작용
3. 항염증 작용
4. 동물 실험에서 항관절염, 최면 작용이 있다.
5. 호흡중추를 흥분시켜 호흡을 빠르게 한다.
6. 평활근 이완 작용이 있어, 장관의 경련이나 임신 자궁의 수축 경련을 억제한다.
7. 수면 연장 작용

약성가

獨活甘苦 項難舒 兩足濕痺 風可除

효능

- 성미 辛, 苦, 微溫
- 귀경 腎, 膀胱

약능

祛風勝濕 解表散寒 止痛

주치

풍한습비로 인한 관절의 굴신불리, 허리와 무릎의 무력, 수족 경련, 만성기관지염, 두통, 치통

고전문헌

- 신농본초경 : 감기, 칼로 베인 데, 분돈, 경련, 여성의 하복부통과 징가적취
- 명의별록 : 모든 감기, 급, 만성 관절통

주의사항

(1) 독활은 성미가 온성이므로 여름철에는 사용할 수 없다.

(2) 고열에는 사용할 수 없다.

(3) 오한이 없으면 사용할 수 없다.

(4) 음허로 인한 음허열이 있을 경우에는 사용할 수 없다.

(5) 혈허로 인한 두통이 있으면 신중해야 한다.

(6) 기혈양허로 인해 신체의 한쪽만 아프면 신중해야 한다.

임상적용

① 풍습에 의한 비통에 사용한다. 특히 항배부 근육이나 하반신 관절의 풍습으로 인하여 등, 허리, 둔부, 무릎이 노곤한 통증, 양 발에 저린감, 관절통이 있는 증상에 적합하다.

② 두통에 사용한다. 풍한습 감기가 원인이 되어 쥐어짜는 듯한 두통, 머리가 멍한 상태, 머리가 꽉 차서 무거운 느낌, 설백니 맥유완 증상에 적합하다.

③ 혈액순환에 좋아 뇌졸중의 오래된 후유증에 사용한다.

④ 생리불순에 효과 있다.

⑤ 독활, 강활의 비교

· 공통점 : 풍한습비에 사용한다. 습을 없애고 지통한다.

· 차이점

ㄱ. 강활은 신온조열하여 발산력이 강하므로 피부의 풍한감기로 인한 두통(후두통), 신체통 그리고 한습으로 인한 상반신(상초)의 통증을 없앤다(말초혈액 순환을 강하게 한다).

ㄴ. 독활은 강활에 비해 약능이 약하다. 독활은 성미가 미온하여 발산력이 완만하므로, 근골의 풍습을 없애고, 하반신(하초)의 허리와 무릎에 풍습으로 인한 통증이 있는 데 사용되며, 감기로 인한 두통이 있다 없다 하는 데(소양두통) 유효하다.

사용량

일반적으로 3−9g

배합응용

· 독활 + 방풍 = 체표의 풍습으로 인한 통증, 부종, 관절통, 마비

· 독활 + 고본 = 풍한습으로 인한 두통, 두정통

· 독활 + 갈근 = 감기, 습을 제거, 두통, 견통

· 독활 + 형개 = 풍습을 제거, 투진한다.

· 독활 + 마황, 세신 = 몸을 따뜻하게 하고 발한하여 체표의 습을 제거

· 독활 + 오가피 = 신경통에 다용

방제

강활승습탕, 거풍패독산, 대방풍탕, 독활갈근탕, 독활기생탕, 독활세신탕, 독활탕, 십미패독산, 청상견통탕, 형방패독산

◆ 약물명: 방기 防己 FangJi(라틴명 Sinomeni Caulis Rhizoma)

기원

· 새모래덩굴(방기)과 Menispermaceae 방기 *Sinomenium acutum* Rehder et Wilson의 줄기(중국명: 靑風藤, 漢防己. 일본명: 방이 防己)

· 유사품: 중국산

－ 분방기: 새모래덩굴과 Menispermaceae 분방기(한방기-중국명) *Stephania tetrandra* S. Moore(라틴명: Stephaniae tetrandrae Radix)

－ 목방기: 새모래덩굴과 목방기(청방기) *Cocculus triobus* thunb.(라틴명 cocculi Radix)

－ 모방기: 새모래덩굴과 모방기(청풍등(淸風藤)) *Sinomenium acutum* var. *cinerascens* Rhed. et Wils.

－ 화방기: 새모래덩굴과 화방기 *Dioloclisia chinensis* Merriel

－ 천금등: 새모래덩굴과 천금등 *Stephania japonica* Thunb.

－ 대만천금등: 새모래덩굴과 대만천금등(중국명: 金綫吊烏龜, 일본명: 玉花葛藤) *Stephania cepharantha* Hayata

－ 동북방기(중국동북부): 새모래덩굴과 Menispermaceae 편복갈 *Menispermum dauricum* DC. 일본에서는 이 식물을 기원 식물로 인정하지 않는다.

· 위품: 광방기, 한중방기-독성 본초이다.

－ 지방울덩굴과 Aristolochiaceae 광방기(廣東木防己) *Aristolochia westlandi* Hemsl. (라틴명 Radix aristolochiae fangchi)

- 지방울덩굴과 Aristolochiaceae 광방기(廣東木防己) *Aristolochia*(라틴명Radix aristolochiae fangchi)
- 지방울덩굴과 Aristolochiaceae 한중방기 *Aristolochia heterophylla* Hems.

처방명

새모래덩굴, 粉防己, 木防己, 漢防己

성분

- Alkaloid : Mufangchin A, B, C, sinomenine, disinomenine, sinoacutin. 중국산에는 tuduranine 함유
- Coumarin : Scopoletin
- 그 외 : β-sitosterol, stigmasterol, palmitic acid 분방기에는 alkaloid로 tetrandrine, demetyl-tetrandrine, fangchinoline, hanfangchin C 등 주된 약효 성분은 sinomenine 이다. 이 성분은 방기(한방기) Menispermaceae *Sinomenium acutum* Rehder et. Wilson에만 있다.

약리

1. 항알레르기 작용 : Sinomoenine에는 항알레르기 작용이 있다. Histamine 유발로 인한 천식을 억제한다. PCA 반응으로 색소 누출을 억제, 소장에서 항히스타민 작용, 항과민성 매개 anaphylacric mediator 작용을 한다. Tetrandrine은 비만세포에서 유리된 히스타민에 길항하여 항anphylaxy 작용, 항알레르기 작용이 있다. 비만세포에서 히스타민 유리를 억제한다. Sinomenine에 의해 혈관투과성 항진으로 인한 홍반, 피부 소양감, 안면의 부종, 두통 등 초기의 일시적 증상은 비만세포에서 히스타민의 유리 때문이다.

2. 진통 작용 : Tetrandrine에는 소염 진통 작용이 있다. 좌골신경통, 만성요통, 만성관절염, 급,만성 관절 류마토이드, 근육 류마토이드에 대한 약한 억제 작용이 있다.

3. Sinomenine : 1차 염증은 억제하지 않고 2차 염증인 관절염을 억제한다. 피하주사로 급, 만성 관절류마티스, 만성요통, 좌골신경통 등에 현저한 효과가 있다. 히스타민 유리 억제 작용, 진통, 진해, 항고혈압, 진경 작용 등이 있다. 또한 소염 작용이 있다. 그러나 대량으로 투여하면 진정 반사 항진, 구토, 강직성 경련, 호흡 정지를 초래한다.

4. 털새모래(蝙蝠葛 *Menispermum Dauricum* DC.)의 알칼로이드 성분은 폐쇄된 혈관을 다시 개방하여 혈액을 통하게 할(허혈 再灌流) 경우 발생되는 장기의 장애를 억제하는 작용이 있다. 그 기전은 지질과산화의 억제, SOD 활성을 억제하는 데 있다.

5. 알칼로이드는 말초혈류 촉진, 흉간 임파류의 순환을 촉진한다.

6. 항고혈압 작용 : Tetrandrine은 소염, 해열, 진통 작용과 함께 혈관 확장 작용이 있으며, 혈관 운동 중추와 교감신경 중추를 억제하여 혈압을 내린다.

7. 진해 작용

8. 항부정맥 작용

9. 관상동맥 확장 작용 : Tetrandrine의 작용

10. 항혈소판 응집 작용

11. 면역 억제 작용

12. 신장 기능 향상 : Demetyl-tetrandrine, tetrandrine은 뇌하수체와 부신계를 자극하여 부신 기능을 향상시킨다.

13. 혈관 투과성 항진

14. 분방기의 tetrandrine 성분은 adernaline, chloroform에 의한 심실세동이나, ouabain, aconitine에 의한 부정맥을 억제한다. Tetrandrine은 칼슘 길항약이며, GH3 뇌하수체 전엽 세포의 L형 Ca 채널을 억제하여 심근세포막의 diltiazem 결합을 억제하지만 nitrendipine 결합은 증가시킨다.

약성가

防己氣寒 癰腫滅 風濕脚痛 膀胱熱

효능

· 성미 苦, 辛, 寒
· 귀경 膀胱, 肺

약능

祛風除濕 利水消腫 去風止痛

주치

심한 수종, 습열로 인한 각기, 수족 경련, 습진

고전문헌

· 신농본초경 : 감기, 학질, 열성 경련 발작, 대소변을 편하게 한다.
· 명의별록 : 수종, 감기로 인하여 몸이 붓는 것, 방광의 열, 감기로 한열, 중풍으로 인한 손발의 경련. 설사, 부스럼에 사용
· 약징 : 수종, 하지 부종

주의사항

(1) 지방울덩굴과 Aristolochiaceae 광방기, 한중방기에는 부작용으로 신장 장애를 유발하는 성분 aristolochia가 포함되어 있다.
(2) 부작용 : Sinomoenine을 다량 투여하면 진정 반사 항진, 침 흘리고, 구토, 강직성 경련 발작, 호흡 정지로 사망한다.
(3) 음허증에 사용금지 : 자한, 구갈, 입이 쓰고, 도한 등이 있으면 사용불가하다.
(4) 탈수를 유발한다.
(5) 몸이 약하고 음허가 있으면 신중해야 한다.
(6) 소화기계 기능 허약에는 신중해야 한다.
(7) 빈뇨에는 신중해야 한다.

임상적용

① 관절 부종, 복수의 이뇨에 사용한다.
② 수종으로 인한 맥부, 몸이 무겁고, 호흡촉박 또는 호흡곤란에 사용한다.
③ 방기는 주로 다리의 부기를 해소한다. 부종으로는 피부와 사지에 있는 피수에는 방기와 복령을 사용하고, 온몸이 부으면 마황을 사용한 월비탕, 마황가출탕을 사용한다. 다리가 심하게 붓고 누르면 손자국이 남는 경우에는 방기를 사용하며 방기황기탕이 적용되는데 이 경우 몸이 무겁고, 허리와 무릎이 아프고, 배가 불러 숨이 가쁜 증상이 동반된다. 발이 심하게 부어 굴신이 아니 될 경우는 작약을 사용하며 작약감초탕이 적용된다.
④ 관절 류마토이드에 방기의 진통 작용을 이용한다. 구갈, 흉민, 설태황니, 맥활삭 등으로 습열증 동통에 적합하다.
⑤ 소화 기능이 약화된다. 입맛이 떨어진다. 방기, 강활 모두 소화가 아니 된다. 이 경우 산사, 창출, 진피, 후박, 신곡, 맥아 등을 함께 사용하면 방기의 효과는 약화되나 소화에는 지장이 없다.

⑥ 급성 신염, 요로 감염증에 사용한다.

⑦ 백황색이며, 무겁고, 점액질이 많은 것이 상품이다.

⑧ 경방 : 이뇨 작용으로 피부의 습, 수족의 부종, 자한을 치료, 흉복부의 부종을 제거한다.

⑨ 방기와 택사의 비교

· 공통점 : 비정상적인 수분 정체와 소변불리를 치료한다.

· 차이점

ㄱ. 택사는 머리가 묵직하게 누르는 느낌에 사용하므로 상초의 부종에 사용한다.

ㄴ. 방기는 관절통을 치료하므로 하초 또는 사지의 부종에 사용한다.

⑩ 방기와 황기의 비교

· 공통점 : 비정상적인 수분 정체에 사용한다.

· 차이점

ㄱ. 황기는 주로 땀이 나는 부종에 사용하나 그 범위가 아주 넓다.

ㄴ. 방기는 오로지 다리가 붓고 관절이 아픈 증상에 사용하여 그 범위가 제한적이다.

⑪ 일본에서는 모방기를 한방기로 사용하므로 주의해야 한다.

사용량

일반적으로 3-9g

배합응용

· 방기 + 복령 = 체표가 허하여 체액의 정체로 인해 몸이 부은 데 사용

· 방기 + 계지 = 체표의 수분 정체로 인한 류마토이드, 신경통, 부종

· 방기 + 석고 = 체내의 수분 정체로 인한 심장성 부종, 심장성 천식

· 방기 + 황기 = 체표의 위기를 보하고, 습을 제거, 이뇨시켜 부종을 제거, 도한

· 방기 + 의이인, 우슬, 두충, 위령선 = 중증 류마토이드 관절염의 부종과 통증

· 방기 + 우슬, 목통 = 하지 관절의 동통과 부종

방제

독활탕, 방기탕, 방기복령탕, 방기지황탕, 방기초목정력대황환, 방기황기탕(비만치료제), 소경활혈탕

비고

벨기에 Erasme Hospital에서 방기가 배합된 한약을 비만개선제로 장기 복용한 결과 신장애가 발생되어 신장 투석을 하게 되었다(Nortier, JL., 2002, Vanherweghem, JL. 1994). 이 처방을 분석한 결과 지방울덩굴과 Aristolochiaceae 광방기, 한중방기 등에 포함된 aristolochic acid이었으며(Violon C. 1997), 이 성분이 신장 장애를 유발하였으므로 질병명을 Chinese-herb nephropathy라고 명명하였다. 복용한 본초는 광방기이었다. 이 '한약 신부전증'은 1994년 국제 신장 학회지에 보고되었으며 일본에서는 1995년에 임상보고가 있었고 간암 발생(Nortier, JL., Vanherweghem, JL. Ibid.)도 보고되었다.

Aristolochic acid는 정상적인 신장세포의 DNA와 결합하여 신장 장애를 유발한다. *Sinomenium acutum* Rehder et Wilson과 *Stephania tetrandra* S. MOORE에는 이 성분이 없다. 지방울덩굴과에는 이 성분이 있으므로 동과 식물인 세신, 목향, 방기 목통, 천선등(Choi, YJ. 2005) 등은 기원 식물을 명확히 알고 취급해야 한다. 방기와 승마에는 동명이품이 많으므로 조심해야 한다.

중국에서는 민국 92년 11월 4일 행정원 위생서 공고에 의거 광방기, 청목향, 관목통, 마두령, 천선등 등은 사용금지되었다(고시번호 0920002350호). 미국에서는 Aristolochic acid가 포함된 식물은 2001년 이후 사용금지 되었다.

신장 장애를 유발하는 본초에 관한 다음 논문이 참고된다.

Ⓐ 최창렬, 윤여욱 외. <Fanconi 증후군으로 발현한 Chinese Herb Nephropathy 1>. 《대한신장학회지》 22 (2003) : 118-123.

Ⓑ 성혜영, 신석준 외. <미세변화증후군 환자에서 말기신부전으로 진행한 Chinese Herb Nephropathy 1 서양형과 동양형의 차이 비교>. 《대한신장학회지》 25.1 (2006) : 99-102.

Ⓒ 원혜성, 조인정 외. <Fanconi 증후군으로 발현한 Chinese herb nephropathy 1예>. 《이화의대지》 30.2 (2007) : 101-105.

Ⓓ Huong, Thi Bich Tran, Li-Li Hsiao. "Aristolochic Acid(Chinese-herb) Nephropathy." *Nephrology Rounds.* 6.2 (2008). Retrieved from http://www.nephrologyrounds.org/crus/nephus_02_08.pdf

Ⓔ "Aristolochia Species and Aristolochic acid" IARC *Monographs on the Evaluation of Carcinogenic Risk to Humans.* International Agency for Research on Cancer(*IARC*) 82 (2002) : 69-128.(Lyon, France : IARC Press)

Ⓕ U.S Department of Health and Human Services. 17 February 2005. "Aristolochic Acids." *National toxicology Program*. June 10, 2011. Retrieved. PDF

Ⓖ http : //ntp.niehs.nih.gov/ntp/roc/twelfth/profiles/Aristolochic Acids. pdf

◆ 약물명: 위령선 威靈仙 WeiLingXian(라틴명 Clematidis Radix)

기원

· 정품은 미나리아재비과 Ranunculaceae

　　　　큰꽃으아리 *Clematis patens* Morr. et Decne이다.

· 미나리아재비과 으아리 *Clematis mandshurica* Rupr

　　　　　　참으아리 *Clematis terniflora*

　　　　　　외대으아리 *Clematis brachyura* Max.의 뿌리

· 중국산: 위령선 *Clematis chinensis* Osbeck

　　　　으아리 *Clematis chinennsis*

　　　　으아리 *Clematis mandshurica*

　　　　위령선 꽃으아리 *Clematis florida*

　　　　위령선 *Clematis florida* var. *simsii*(Makino)

· 일본산: 참으아리 *Clematis terniflora* var. *robusta Clematis hexapetala* Pallas

· 위품: 백합과 Liliaceae 사사파릴라 *Smilax spp.*(Sarsaparilla)

· 중국산: 현삼과 Scrophulariaceae 수뤼나물(=草本威 靈仙, 九蓋草, 九階草) *Veronicastrum sibiricum* L.

처방명

으아리, 수뤼나무 뿌리, 鐵靈仙, 鐵脚威靈仙

성분

· Anemonin, anemol, saponin, anemonol, sterol, carbohydrate

· 으아리 배당체: Clematoside A, A′, B, C 등과

· 그 외: Hederagenin, flavonoid

· 외대으아리: Hederagenin이 분리

· 중국산 위령선 : Clematis chinensis : ranunclin, anemol, steroids, saponin, amino acid, phenol 등

약리

1. 배당체와 사포닌은 시험관내 실험에서 이질(dysentery) 세균에 대해 강력한 세균억제 작용

2. 항진균 작용 : 소포자균 microsporons이나 피부사상균피진 dermatophytes에 작용하여 효과를 나타낸다. 황색포도구균, 이질간균, 진균을 억제한다.

3. 혈압강하 작용 : 마취된 동물의 혈압을 낮추는 작용이 있다.

4. 항이뇨 작용은 상당히 강력하다.

5. 항염 작용 : 추출액은 COX 또는 lipoxygenase를 억제한다.

6. 진통 효과도 대단히 강력하다. 주로 만성 류마토이드 관절염을 개선한다.

7. 간 보호 작용 : 담즙 분비를 촉진한다.

8. 항암 작용 : 유방암에 유효하다.

9. 항염좌(anti-sprain effect) 작용이 있다.

10. 심장에 대해 초기에는 억제 작용, 후기에는 흥분 작용이 있다.

11. 평활근에 작용 : 식도의 연동 운동 촉진 작용, 장관 수축, 장관 평활근에 대해 항히스타민 작용. 히스타민에 의한 기관지 경련을 억제한다.

12. 항통풍 작용

13. Protoanemonin은 건조하면 독성이 적은 anemonin이 된다. 이 성분은 백두옹에도 있다. 피부와 점막에 심한 자극을 주며, 심하면 신장염, 위장에 문제를 발생하고, 중추신경 마비 증상을 유발한다.

14. 식도의 연동 운동을 강화하여 인후부와 식도의 경련을 완화하여 식도에 걸린 생선 뼈를 배출한다.

15. 혈당 강하

16. 대극과와 미나리아재비과 식물은 독성이 있다. 방기 항을 보라.

약성가

葳靈苦溫 腰膝冷 積痰痃癖 風濕幷

효능

· 성미 辛, 鹹

· 귀경 膀胱

약능

祛風除濕 軟堅散結 通絡止痛

주치

통풍, 만성 비증, 허리와 무릎의 냉통, 각기, 복부의 덩어리, 파상풍, 편도선염

고전문헌

개보본초 : 각종 풍증을 치료하고, 오장의 기능 회복, 복부가 차고 체한 증상, 가슴과 옆구리에 정체된 담이, 오랫동안 복부에 덩어리가 뭉쳐져 있던 것을 없애며, 방광의 염증으로 인한 농(고름)과 나쁜 수액을 없애고, 허리와 무릎이 시리고 아픈 증상을 치료하며, 골절상을 치료한다.

주의사항

(1) 미나리아재비과 식물에는 독성이 있다. 피부와 점막을 손상시키고 신장염과 위장염 또는 중추신경 마비를 초래할 수 있으므로 다량으로 사용하거나 장기 복용은 아니된다(약능에서는 이것을 허약자가 복용하면 정기를 상하므로 사용을 신중히 한다고 했다).

(2) 임신 중에는 사용금지한다. 임신 중기에서 유산율이 높다.

(3) 기혈양허에는 사용불가하다. 기와 혈을 소모시킨다.

임상적용

① 진통제로 사용한다 : 신경통, 류마토이드 관절염, 통풍, 근육통, 요통, 신경통, 졸중(apoplexy), 편두통, 부종, 통풍(通風), 볼거리, 편도선염

② 각 기관의 마비 증상에 사용 : 언어장애, 수족마비, 위 눈두덩(상안검)이 내려오는 증상에 사용한다.

③ 도한, 황달, 부종 등에 사용한다.

④ 거습순기약(祛濕順氣藥)으로 사용한다 : 순환 장애로 인한 손발이 저린 증상에 사용한다. 특히 습비에 사용한다. 동맥경화가 있거나 혈액 순환 장애, 관절과 근육이 아

픈 데 위령선과 속단을 병용한다.

⑤ 위령선은 습비에 사용한다 : 강활 항을 보라

세신은 냉비에 사용, 강활은 한비에 사용

⑥ 경방에서는 사용 예가 없다. 시방에서는 지속적인 진경 진통제로 사용한다.

⑦ 위령선과 진교의 비교

· 공통점 : 거풍습약으로 관절통, 근육 경련, 지통 작용이 있다.

· 차이점

ㄱ. 진교 : 가벼운 열증 풍습비증에 사용한다. 관절의 강직을 풀어준다(서근활락).
　허열을 없애고, 이뇨 약능이 있으며 황달을 없앤다.

ㄴ. 위령선 : 약성이 신온하므로 한증인 비증의 통증에 사용한다. 지통 작용이 강하다.

사용량

일반적으로 10-15g

배합응용

· 위령선 + 우슬 = 풍습으로 인한 관절 동통, 특히 하반신 마비 동통
· 위령선 + 오가피 = 풍습으로 인한 마비 동통
· 위령선 + 방기 = 풍습을 제거한다.
· 위령선 + 백출 또는 창출 = 습을 제거하고 지통한다.
· 위령선 + 강활(독활) = 습비로 인한 통증

방제

대강활탕, 사묘산, 사상자탕, 소경활혈탕, 소풍활혈탕영선산, 영선제통음, 위령선환, 이출탕

참고

중국 최현량(崔玄亮 767-833)이 지은《海上集驗方》에 기재된 위령선에 관한 기록은
다음과 같다. 당나라 시대 신라에서 인도로 불법을 구하러 가던 승려 혜초 대사(《往五天
쯧國傳》)가 현재의 협서성 남부에 머물던 무렵, 다리가 부어 10년 넘게 걷지 못하던 젊은
이를 신라의 연못에서 자라던 위령선과 유사한 본초를 찾아, 탕액을 복용시켜 걸을 수 있
게 하였다. 혜초 대사가 이르기를 이 식물은 5월에 손바닥보다 작은 파란 꽃을 발화하는데
꽃잎은 7-8개, 덩굴은 목질, 잎은 겨울에 지고 이른 봄에 덩굴에서 난다. 신라에서는 이

식물을 위령선이라 한다. 다리가 아파 걷지 못하거나, 중풍으로 인하여 말을 못하고 수족이 부자유한 사람에게 특효라고 상세하게 말하였다. 원식물은 *Clematis patens*이다. 당시 중국 사람이 찾은 것은 *Clematis florida*로 흰꽃잎 5-6개, 잎은 5-9의 소엽 익상복엽의 식물이었다. 그 후《개보본초》,《開宝重定本草》에 수록되었다.《도경본초》에는 현삼과의 수뤼나물(草本威霊仙)이 수록되어 통용되었다. 崔玄亮에 관해서는《新唐書》列傳 164권 열전 제 89. p.5051 이하를 보라.

◈ 약물명: 진교 秦艽 QinJiao(라틴명 Gentianae Macrophyllae Radix)

기원

· 용담과 Gentianaceae 큰잎(대엽) 용담 *Gentiana macrophylla* Pall.의 뿌리
· 유사품: 중국산: 큰잎용담(大葉龍膽) *Gentiana macrophylla* Pallas
· 마화진교(痲花秦艽) *Gentiana straminea* Maxim.
· 소진교(小秦艽) *Gentiana dahurica* Fisch.
· 조경진교(粗莖秦艽) *Gentiana crassicaulis* Duthie
· 위품: 한국산은 독성이 강하다.
· 한국산: 미나리아재비과 Ranunculaceae 초오속 흰진 교 *Aconitum longecassidatum*
· 미나리아재비과 초오속 진범 *Aconitum pseudo-laeve* var. erectum 등

처방명

망초뿌리, 西秦艽, 左秦艽

성분

세 가지 알칼로이드: Gentianine, gentianidine, gentianol 현재 이 세 종류는 인공 산물로 되어있다.

약리

1. 항염 작용: Gentianine이 소염 작용을 하여 관절염을 억제한다. 또 뇌하수체를 자극하여 corticosteroid 분비를 항진시켜 소염, 항종양 작용을 한다.
2. 항알레르기 작용: 항히스타민 작용
3. 항균 작용: 포도상구균, 폐렴간균을 억제한다.

4. 진통 작용

5. 해열 작용 : 오후 조열에 좋다.

6. 진정 작용

7. 강혈압 작용

8. 이뇨 작용

9. 요산 배설 작용

10. 혈당 상승 작용

11. 항급성전신과민반응 anaphylaxis 작용

약성가

秦艽微寒 治濕功 下血骨蒸 肢節風

효능

· 성미 苦, 辛, 微寒

· 귀경 胃, 肝, 膽

약능

祛風濕 舒筋腱 淸虛熱 除濕退黃 通便

주치

류마티스로 인한 마비, 동통, 근골 경련, 황달, 혈변, 골증조열, 소아의 영양불량으로 발열, 소변불리에 사용

고전문헌

· 신농본초경 : 한열, 감기, 풍한습으로 인하여 저린 증상, 사지 관절통 치료하고, 소변이 잘 나가게 한다.

· 명의별록 : 급, 만성 감기로 인하여 전신에 경련이 나타나는 증상을 치료.

· 본초강목 : 위열을 제거하고 신체가 허약해서 발생되는 열을 제거한다.

주의사항

(1) 허한 통증에는 사용금지한다.

(2) 오랜 병으로 인하여 허약하면 신중해야 한다.

(3) 수양변을 보면 신중해야 한다.

임상적용

① 급만성 류마토이드 관절염에 사용한다.

② 습열에 의한 황달에 사용한다.

③ 뇌졸중 후유증으로 인한 반신불수에 사용한다.

④ 허열증에 사용한다.

⑤ 창이자와 비교

· 공통점 : 거풍제습에 사용한다.

· 차이점

ㄱ. 창이자 : 비통과 근육 긴장에 사용한다. 풍한두통, 코막힘, 콧물, 감기로 인한 피부 소양증에 사용한다.

ㄴ. 진교 : 풍습비통에 사용하는데 한습, 습열을 불문하고 사용하며, 골증조열, 소아의 영양불량, 소화 장애로 인해 열이 나는 데 사용한다. 황달에도 사용한다.

⑥ 위령선과 비교는 해당 항을 보라.

사용량

일반적으로 3-12g, 많게는 15-18g까지 사용한다.

배합응용

· 진교 + 당귀 = 혈액 순환 촉진, 치질 출혈

· 진교 + 황백 = 염증

· 진교 + 강활 = 습열 제거. 염증을 가라앉히고 지통한다.

· 진교 + 방풍 = 습열 제거. 염증을 가라앉히고 지통한다.

방제

대진교탕, 방풍탕, 진교강활탕, 진교당귀탕, 진교방풍탕, 진교별갑탕

◆ 약물명: 해동피 海桐皮 HaiTongPi(라틴명 Kalopanacis Cortex)

기원

· 두릅나무과 Araliaceae 음나무 *Kalopanax pictus* Nakai의 껍질
· 유사품: 두릅나무과 음나무 *Kalopanax septemlobus*
· 위품: 일본산: 콩과 Leguminosae 해동(海桐, 刺桐) *Erythrina indica Lam*
     콩과 *Erythrina indica*
     중국산: 콩과 자동 *Erythrina variegata* var. *orientalis*

처방명

음나무 껍질, 엄나무 껍질, 엄나무(북한 용어), 刺桐皮

성분

· Triterpenoid saponin: Kalopanaxsaponin A,B,C,K, pericarpsaponin
· Lignan: Liriodendrin Phenolic acid compound: Syringin, protocatechuic acid, conoferin, glucosyringic acid, chorogenic acid, kalopanaxin A, B, C

약리

1. 진작용: 진통 작용은 횡문근의 이완 작용과 관련 있다. Liriodendrin에는 간 보호 활성, 약한 부종 억제 효과와 진통 효과가 있다.
2. 항균 작용: 항말라리아 작용
3. 항염 작용
4. 항산화 작용: Kalopanaxsaponin A, pictoside A가 작용. Kalopanaxsaponin A는 항산화 작용을 하므로 관절염에 효과가 있다.
5. 항암 작용
6. 지질 저하 작용
7. 혈당 강하 작용

약성가

海桐皮苦 腰却痺 疳癬風氣 瀉與痢

효능

- 성미 苦, 辛, 平
- 귀경 肝, 脾, 腎

약능

祛風濕 通經絡 利尿消腫 皮膚瘙痒

주치

각종 이질, 사지의 굴신불리, 습진, 충치통, 허리와 무릎 통증, 풍습비통

고전문헌

- 개보본초 : 곽란, 혈변, 점액변을 동반한 오래된 이질을 치료한다. 음부의 피부를 파고 드는 피부 질환과 옴을 제거한다. 피부 발진을 치료한다.
- 본초강목 : 경락을 통해서 환부에 달하며 또한 혈분에 들어가 감기와 풍증을 치료한다.

주의사항

(1) 몸이 약한 자는 신중해야 한다.

(2) 혈허이면 신중해야 한다.

임상적용

류마토이드 관절염에 사용한다. 만성인 한증에 적합하다. 특히 풍습에 의한 허리나 하지의 동통에 좋다.

사용량

일반적으로 3-30g

배합응용

- 해동피 + 몰약, 유향, 홍화 = 타박상
- 해동피 + 독활, 생지황, 오가피, 의이인 지골피, 황백 = 습열 관절통

방제

목향보명단, 해동산, 해동피탕

◆ 약물명: 희렴 稀薟 XiXian(라틴명 Siegesbeckiae Herba)

기원

- 국화과 Compositae 털진득찰(중국명: 腺梗稀薟) *Siegesbeckia pubescens* Makino
- 진득찰(중국명: 毛梗希薟) *Siegesbeckia glabrescens* Makino의 지상부
- 한국은 희렴이라 하고 중국은 희렴초라 한다.
- 중국산: 국화과 제주진득찰(중국명: 희렴초) *Siegesbeckia orientalis*
- 유사품: 국화과 제주진득찰 *Sigesbeckia brachiata* Roxb.

　　　　　제주진득찰 *Sigesbeckia gracilis* DC.

　　　　　제주진득찰 *Sigesbeckia orientalis* f. *angustifolia*

　　　　　진득찰 *Sigesbeckia formosana* Kitam.

　　　　　진득찰 *Sigesbeckia glabrescens* var. *leucoclado*

　　　　　진득찰 *Sigesbeckia orientalis* f. *glabrescens*

　　　　　진득찰 *Sigesbeckia orientalis* subsp. *glabrescens*

　　　　　털진득찰 *Sigesbeckia orientalis* subsp. *pubescens*

　　　　　털진득찰 *Sigesbeckia orientalis* var. *pubescens*

처방명

狗膏, 猪膏草, 粘糊菜, 虎薟, 黃猪母, 希仙

성분

Darutin-birrer, alkaloids, kirenol

약리

1. 항염증 작용
2. 혈압강하 작용
3. 관절 부종 억제 작용

약성가

豨薟味甘 除風濕 鬚髮耳目 功皆及

효능

· 성미 辛, 苦/肝, 小毒

· 귀경 肝, 腎

약능

平肝舒筋, 和中祛湿

주치

풍습을 제거하고 근육과 뼈를 튼튼히 하며, 습열, 습열소양증을 제거

고전문헌

· 신농본초경 : 풍사와 습사를 없애고 혈액 순환을 이롭게 한다.

· 본초강목 : 잘 낫지 않는 오래된 중풍을 치료한다.

임상적용

① 풍습비증으로 인한 관절염, 사지동통마비, 굴신불리, 근육 무력, 하지무력에 사용한다.

② 뇌졸중 후유증으로 인한 마비, 반신불수

③ 종기, 발진, 피부가려움증, 습진 등

④ 내복용, 외용에 모두 사용

⑤ 고혈압에 사용

⑥ 두통, 어지럼증에 사용한다.

⑦ 해열 작용이 있어 습열이 강한 경우에 사용한다.

⑧ 습열 열비증으로 인한 발적, 종창, 동통, 설홍태황니에 사용한다.

⑨ 가려움을 없앤다. 피부소양증에 사용한다.

⑩ 급성 간염에 응용한다.

사용량

일반적으로 10-15g

배합응용

· 희렴 + 오가피, 취오동 = 근력무력, 하지무력감, 중풍후유증

· 희렴 + 백선피, 질려자 = 청열해독, 피부소양증

방제

희동환

2. 서근활락약

◆ 약물명: 목과 木瓜 MuGua(라틴명 Chaenomelis Fructus)

기원

· 장미과 Rosaceae 모과나무 *Chaenomeles sinensis*(Thouin) Koehne의 열매
· 유사품 : 장미과 산당화 *Chaenomeles lagenaria* koidz

처방명

모과, 미아, 모과실, 宣木瓜, 陳木瓜

성분

Saponin, malic acid, limonic acid, tartaric acid, 비타민 C, tannin

약리

1. 항염 작용
2. 항암 작용
3. 위장 평활근의 경련 완화 작용
4. 그 외 : 항이뇨 작용, 수렴 작용

약성가

木瓜味酸 却腫濕 霍亂轉筋 膝拘急

효능

· 성미 酸, 溫
· 귀경 肝, 脾

약능

거습, 근육 긴장, 사지 경련, 식욕부진, 설사

주치

구토, 설사, 근육 경련, 류마토이드 마비, 각기, 수종

고전문헌

명의별록 : 곽란으로 인하여 심하게 토하고 설사, 쥐가 나고 근육이 오그라드는 데(단축) 사용한다.

주의사항

(1) 설, 맥, 소변 등에서는 열증이지만, 체표에는 열이 발산되지 않는(鬱熱) 상태에서 소변이 짙거나 핍뇨, 설사 초기에는 사용해서는 아니 된다. 이는 모과의 항이뇨 작용으로 소변량이 줄기 때문이다.

(2) 만성 류마토이드 관절염 급성기에 사용해서는 아니 된다.

(3) 위장의 팽만감 또는 표증이 있으면 사용불가

(4) 음허로 인해 허리와 무릎이 아프면 사용불가

(5) 상한 음식과 음식이 위장에 정체되었으면 사용불가

임상적용

① 습사에 의한 근육 질환에 빈용한다.

② 설사를 동반한 근육 경련에 사용한다. 여름철에 폭식으로 인한 위장감염증(暑濕)으로 인해 심한 구토, 설사하고 비복근 경련이 동반되면(곽란전근) 사용한다. 곽란전근의 현대 의학적 기전은 다음과 같다. 급성위장염에 의한 심한 구토 때문에 염화물 배출이 너무 많아져 체내의 전해질 문란으로 인해 알카리산증 alkalosis 이 생겨 수족의 강직성 경련이 발생된다. 또 심한 설사로 인하여 장내 칼슘이 과다로 배출되어 저칼슘혈증이 생기는 것도 하나의 원인이다.

③ 모과가 근육 경련에 효과가 있는 것은 진경 작용도 있기 때문이다.

④ 빈혈이나 혈허로 인한 근육 경련에도 사용한다.

⑤ 근골격계 동통에 사용 : 풍습에 의한 하지의 근무력, 허리나 무릎의 운동마비, 관절통에 사용한다. 만성 류마토이드 관절염에 적합한데, 급성기에는 사용해서는 아니 된다. 풍습에 사용하는 약주는 술의 혈액순환 촉진(溫通) 작용을 이용한 것으로 진통, 소염, 종창을 없애는 작용이 강하다. 발적종통이 있는 관절염에서 혈액순환이 나쁘면(심부전이 아니어야 한다) 약주를 마시는 것이 좋다. 다만 심질환, 간질환, 고혈압, 발열 등이 있고, 음허화왕, 음주 경험이 없으면 약주를 음용해서는 아니 된다.

⑥ 비복근 경련에는 모과를 사용한다. 여름철 물속이나 수영장에서 발생되는 비복근 경
련에 좋다.

⑥ 한습에 의한 복통, 설사에 사용한다. 모과의 인후부 평활근에 미치는 진정 효과로
감기의 기침으로 인한 인후통으로 목소리가 쉬고, 목소리가 높고, 혀에 힘이 없는
인후통에 사용한다.

⑦ 백작과 비교는 해당 항을 보라.

사용량

일반적으로 5-10g

배합응용

· 모과 + 오수유 = 한습으로 인한 각기, 하복부 냉통, 토사, 복부 긴장
· 모과 + 빈랑자 = 습을 제거, 수종

방제

계명산가복령, 도수복령탕, 모과탕

3. 거풍습강근골약

◆ 약물명: 오가피 五加皮 WuJiaPi(라틴명 Acanthopanacis Cortex)

기원

· 두릅나무과 Araliaceae 오갈피나무 *Acanthopanax sessiliflorum* Seeman의 뿌리껍질을
건조한 것. 일본에서는 사용하지 않는다.

· 중국산: 중국에서는 두릅나무과 세주오가(細柱五加 남오가피) *Acanthopanax gracilistylus*
W. Smith를 정품으로 본다.

· 광동에서는 紅毛五加 *Acanthopanax giraldii* Harms 사용 가시오가피 *Acanthopanax
senticosus*(Rupr. & Maxin) Harms)는 자오가(刺五加)로 별도 기재. 부작용이 있다.

· 위품: 박주가리과 Asclepiaceae 향가피(북오가피) *Periploca sepium* Bunge. 독성이
있다.

처방명

오갈피나무 껍질, 땅두릅, 南五加皮, 南五加

성분

· Lignan : Syringaresinol

· Triterpene : Eleutheroside I, K, L, M

· Coumarin : Eleutheroside B_1

· Flavonoid : Antoside, kaemferitin, isoquercitrin

· Phenylpropanoid : Syringin, coniferin, coniferylalcohol, caffeic acid 정유, 비타민 A, B

약리

1. 면역 증강 : 외부 환경에 대한 정신적, 육체적 저항력 adaptogenic activity를 높인다. 인삼과 더불어 대표적 강장약이다.

2. 항성욕 저하 : Syringaresinol은 스트레스로 인한 성욕 저하를 방지한다.

3. 단백질 합성 촉진 작용 : Lignain 종류는 아미노산의 합이다. Incorporation을 증가시킨다.

4. 항알레르기 작용 : Acantohoic acid는 TNF-α 분비 억제. 항원에 대한 항전신 과민반응 anaphylaxis 억제

5. 간 보호 작용 : Acanthoside B,D는 간 보호 작용 또 acanthoside D는 항지방간 작용이 있다.

6. 스트레스 궤양에 대한 예방 효과

7. 항암 작용

8. 항산화 작용

9. 항피로 작용

10. 내분비기능 조절 작용

11. 혈압조절 작용

12. 항방사능 작용

13. 해독 작용

14. 신경 흥분 작용의 강도는 북오가피>인삼>카페인 순서다.

15. 오가피는 조혈세포 성장 및 분화, 림프구 증식, 대식세포 증식에 관계하여 체액성

면역을 향상시킨다.

16. 자오가(紫五加), 북오가피는 오가피와 유사하지만, 미국에서 부작용이 발생 되어 문제가 되었다. 곧, 산모가 복용 후 태아에게 남성화를 유발했다고 한다.

약성가

五加皮寒 祛風痺 健步益精 瀝餘備

효능

- 성미 辛, 苦, 溫
- 귀경 肝, 腎

약능

祛風濕 强筋骨 化濕消腫

주치

관절통, 굴신불리, 양위, 등과 허리의 냉통, 피부 수종

고전문헌

- 신농본초경 : 상복부, 하복부 통증, 원기를 돕고, 소아의 보행불능, 종기
- 명의별록 : 발기부전, 음낭 냉습, 잔뇨감, 요통, 수족의 통증, 위장을 따뜻하게 하고 근골을 강하게 하고 의지를 강하게 한다. 본초강목 풍습으로 인한 통증을 치료하며, 근골을 강하게 한다.

주의사항

음허화왕증으로 인한 구고, 구갈에는 사용불가

임상적용

① 만성 류마토이드 관절염, 근육 류마토이드에 사용한다. 하반신에 작용하여 주로 거습한다.
② 풍습에 의한 요통, 수족냉통 등에 다른 거풍습약과 보익약을 배합하여 오가피주를 사용한다. 오가피 약주(五加皮酒)는 진통, 강장 작용이 있고 풍습에 의한 동통, 각기로 인하여 하퇴 감각이 약하며, 신허, 유뇨, 야뇨 등에 효과 있다.
③ 가벼운 부종이나 핍뇨에 사용한다.

④ 근육, 골의 발육이나 운동능이 좋지 않을 때 사용한다.

⑤ 소아의 발육불량에 사용한다.

⑥ 기능성 신경질환, 심리적 질환에 사용한다 : 노이로제, 자율신경 이상, 무력감, 갱년기 장애의 신경 질환에 사용한다.

⑦ 심장 질환, 류마토이드성 심장 질환 및 동맥 경화에 사용

⑧ 저혈압에 사용

⑨ 질병 회복기에 사용

⑩ 음낭이 습지고 가려운 데 사용한다.

⑪ 발기부전에 사용한다.

⑫ 항암 요법 및 방사선 치료로 백혈구 감소증에 응용한다.

사용량

일반적으로 6−15g

배합응용

· 오가피 + 두충, 목과, 속단 = 간신을 보하고, 근골을 강하게 한다.
· 오가피 + 강활, 우슬 = 풍습으로 인한 양위, 다리 무력, 소아의 행동 지연
· 오가피 + 속단, 두충, 오수유 = 허리와 무릎의 연약
· 오가피 + 陳皮, 대복피 = 수종

방제

오가피산, 오가피환, 오피음

비고

· 최민호. 五加皮의 약능에 대한 研究. 圓光大學校, 2002 박사논문
· 박종희. 漢藥 五加皮의 生藥學的 研究. 釜山大學校 新藥開發研究所, 1997

제 17 장	**해표약** Herbs that Release the Exterior

해표, 발표 또는 발산이라 함은 피부에 땀이 나오게 하여 피부의 병인을 제거한다는 의미이다. 인체의 피부는 표피, 진피, 피하조직, 말초순환계, 신경계 등 근육층의 근막에 이르기 전까지를 말하는데, 표피로부터 대략 0.6−4.5mm 까지이다. 이를 인체의 바깥(외측)이라 하며, 근막, 근육층부터는 인체의 내측이라 한다. 이는 인체를 안팎으로 구분한 것인데 이 경우는 질병과 관계없이 단순히 안(리 裏/里)과 밖(표 表)의 구분이다. 그런데 질병이 관계되면 인체의 외측 또는 내측에 질병이 있느냐에 따라 표증과 이증으로 구별된다. 이는 내장 장기를 상정하지 않고 피부를 기준으로 이해한 것이다. 표증이라 함은 표피에서 근막 이전까지의 부분(인체 외측)에 질병이 있는 경우를 말하며, 이증이란 근막으로부터 시작되는 인체의 내측에 질병이 있을 경우를 의미한다. 《내경 소문》에서는 피부 곧, 표피와 근막 사이에 병이 나타나는 경우를 표라 하였고(皮毛經絡爲外 外有病屬表), 그 표에 증상이 나타난 경우를 표증이라 하였다.

표증의 병리는 다음과 같다. 바이러스가 피부에 침입하면 생체는 획득면역을 작동하기 위해 세포 표면에 있는 단백질 수용체 Toll like receptor 가 바이러스를 포획한다. 그 다음 림프계가 작동되면 표피의 입모근 수축, 모세혈관 수축, 한선(玄府 땀구멍) 폐쇄로 인하여 림프의 흐름(衛氣)이 정체된다. 이 단계를 오풍이라 하는데 우리는 한기로 소름이 돋았다고 표현하는 것이다. 또한, 모세혈관이 수축되면 말초의 혈액 순환이 문란해져 피부에 혈액이나 영양 공급이 결핍되어 백혈구, 림프구 등 면역세포의 활동이 위축되며 맥은 완맥으로 나타난다. 이 상태가 지나면 림프구의 작동 시기이므로 외분비의 증가로 콧물 등이 나타나는데 부교감신경 우세의 상태이므로 우촌맥에서 부맥이 나타난다. 간혹 이 부맥의 위치를 좌우 다르게 설명하는 주장도 있지만 필자는 이를 한의학의 육부정위에 대입하여 설명하고 또한 그 정확함을 임상에서도 확인한 결과이다. 부맥은 심박출량의 증가, 혈관 탄력성의 증가, 혈관 혈장량의 증가가 원인이다. 이 상태가 더 진전되면, 오한이 나타난다. 오한은 오풍보다 더 진전된 증상으로 상기도 점막 혈관이 수축되며, 국소에 혈액 순환의 부족, 면역력의 저하, 상기도의 기회감염이 나타나 염증 감염증이 발생된다. 바이러스 침입 후 2−3일이 지나면 진피에 림프액과 혈액이 정체되고 진피를 소통시키기 위해 생체에는 열이 발생된다. 바이러스는 열에 약하므로 림프구 반응으로 종양괴사 인자(IL-2 TNF γ) 분비, 프로스타글란딘이 시상하부를 자극하여 발열 중추를 상향 조정하여 열을 발생하며, 프로스타글란딘이 근육떨림으로 열을 발생하고, 체온 상승을 위해 한선을 닫으면 땀이 나지 않는다. 이 시기는 상기도 기회 감염이 나타나고 염증성 발열이 나타난다. 이 상태에서는 근육 경련, 인후통, 코막힘, 심박출량 증가, 혈관탄력성 증가, 혈장량 증가, 세포감염, 과립구의 활성화가 나타난다, 더 진전되면 염증성 발열로 인해 사이토카인 cytokine이 증가되므로 태황이 특징이다. 뇌혈관 확장으로 발열성 두통(이 두통을 한의학에서는 기혈의 순환 장애로 본다), 비인후강 점막이 염증으로 충혈되고 혈관투과성이 많아 약간 부어오르면 코막힘(비색)이 발생되며, 기관지 점막에 염증이 생기면 기관지 안에 점액이 괴고, 상피세포나 백혈구가 유리되면 기침, 콧물, 가래 등이 발생된다. 이 상태에서는 카테콜라민이 작동되므로 교감신경 우위의 단계로 좌촌맥에 부맥이 나타난다. 이를 한의학에서는 태양상한이라고 한다. 그런데 진피에 혈액이 부족하여 림프액이 보충되지 않으면 바이러스가 표피에서 저지되지 않고 진피까지 들어오게 되는 데 이 증상을 한의학에서는 상한중풍으로 설명하고 있다. 이 증상들은 주로 자율신경 문란으로 인한 것이다. 이러한 여러 증상을 제거하는 데 사용되는 용어가 발한, 해표, 산한이다. 해기(解肌)라고 할 경우에는 발한해표와 유사하지만 엄밀히 말하면 근육이 경련되어 발열되고, 몸살기가 있으며, 땀이 많이 나는 표허증에 사용되는 용어이다.

그러므로 해표한다는 의미는 다음과 같다. 땀이 나게 하여 오한, 발열, 두통, 신체통, 맥부를 개선하는 것을 말한다. 둘째, 기관지 증상으로 나타나는 기침을 가라앉히고 셋째, 혈액 순환을 이롭게 하여 수종과 관절통을 없애는 것이다. 이를 한의학에서는 풍, 한, 서, 습, 조, 화 등의 육음 가운데 풍한, 풍열, 풍습, 서사가 질병의 원인인 사기가 되어 체표에 머물러 있으면 그 사기를 발한시켜 이수퇴종(利水退腫), 지해평천(止咳平喘), 투진지통(透疹止痛)한다고 표현하였다. 또한 내과 질병의 증상이, 바이러스에 감염된 증상처럼, 표증으로 나타나면 표증으로 진단하는 것이 한의학의 특징이다.

이 표증은 표한증과 표열증으로 나뉜다. 바이러스 침입으로 인해 인체에서 열의 발생 유무에 따라 나뉘며, 이는 다시 풍한으로 인한 표증과 풍열로 인한 표증으로 나뉜다. 풍한표증은 오풍, 심한 오한, 미열, 땀이 나거나 아니 나고, 두통, 관절통, 콧물, 설백태활, 맥은 초기에 완맥, 심해지면 맥부긴 등의 증상으로 나타난다. 이 경우에는 신온해표약으로 표사를 제거한다. 풍열표증에는 가벼운 오한이 있거나 혹 없으며, 고열, 두통, 인두통, 인후가 발적되어 붓고, 기침, 구갈, 맥부삭태황, 설은 초기에 미황, 심하면 황 등의 증상이 있으므로 신량해표약이 사용된다. 신온해표약에는 마황, 계지, 강활, 세신, 소엽, 형개, 방풍, 고본, 백지, 향유, 신이화, 창이자, 생강, 총백 등이 있고, 신량해표약에는 박하, 갈근, 시호, 승마, 선퇴, 만형자, 담두시, 목적, 우방자, 상엽, 국화 등이 있다.

해표약을 발한의 강약으로 분류하면 다음과 같다.

三浦於菟(42)의 분류를 약능의 강약으로 다시 분류해 보면 다음과 같다.

신온해표	강 : 마황, 자소엽, 고본, 강활, 향유
	중 : 계지, 백지, 세신, 형개
	약 : 방풍, 생강, 신이화, 총백, 창이자(창이자는 전초에 독성이 있으므로 생략)
신량해표	강 : 박하, 시호
	중 : 갈근, 두시, 선퇴, 승마, 우방자
	약 : 상엽, 국화, 만형자

曾野維喜(220)의 분류를 약능의 강약으로 다시 하위분류해보면 다음과 같다.

신온해표	강 : 마황, 자소엽, 향유
	중 : 계지, 백지, 세신, 형개
	약 : 신이화, 총백, 창이자(창이자 생략)
신량해표	강 : 박하, 부평
	중 : 갈근, 두시, 만형자 선퇴, 승마, 시호, 우방자
	약 : 상엽, 국화

위의 두 분류를 토대로 그 약능과 발한의 강약으로 토대로 다음과 같이 하위분류하였다. 신량해표약은 귀경이 아닌 각 장부에 따라 분류하였다.

신온해표약의 하위 분류

진통	두통		강활, 백지, 고본, 세신
	흉통		계지, 총백
거풍산한	비색		세신 중
			신이화 약
			총백 약
	화습(서습)		향유 강
	오심구토		소엽 강
	온중지구		생강 약
	투진지양, 지혈		형개 중
풍습	비색	대하	백지 중
	비증	비색 요통	고본 강
		천식	마황 강
		월경부조	계지 중
		상지, 배부(背部)	강활 강
		수족진전 추축	방풍 약

신량해표약의 하위 분류

풍열해표

심	제번				담두시 중
위	구갈				갈근 중
위	하수				승마 중
폐	투진				우방자 중
간	눈	간경풍열	목적종통		만형자 약
					목적, 선퇴 중
		간기울결	간비부조		박하 강
					시호 강
		간화 간음허 간양상항 목적종통			상엽 약
		간화 간음허 간양상항 시물모호			국화 약

이것을 적용 증상으로 세별하면 다음과 같다.

용도	약성	강도	본초	두통 전체	두통 두정	두통 전액	두통 미릉	두통 편두	두통 측두	두통 후두	안면부	눈	인후통	흉통	흉협통	경항통	비증 전체	비증 상지	비증 류마티스	이수	코막힘	진해	제토	안태	승제	가려움
발한	신온해표	강	향유																	+						
			마황																	+		+				
			자소엽																				+	+		
		중	생강																				+			
			방풍														+		+							
			계지	+										+												
			강활	+					+									+								
			형개									+														
			백지			+											+									
			세신	+					+								+				+	+				
		약	고본		+			+																		
			총백											+												
			창이자																		+					
			신이화																		+					
	신량해표	강	박하										+													
			부평																	+						
		중	만형자				+			+																
			우방자										+													
			시호												+											+
			승마			+																				+
			갈근			+				+						+										
			선퇴	+																						+
			담두시	제번																						
		약	상엽	+									+													
			국화	+									+													

해표약을 사용할 경우 주의해야 할 사항은 다음과 같다. 첫째, 약의 사용량에 유의해야 하며 효과가 있으면 즉시 중지해야 한다. 해표약의 공통 성질은 맛이 매워 발산시키는 성질이 강하므로 발한이 과다하면 체액 소모가 많아져 혈허나 음허증으로 전이되는 경우가 있으므로 유의해야 한다. 심하면 탈수증의 우려가 있으며, 한의학에서는 이를 망음망양이

라고 한다. 둘째, 자한, 도한, 음허발열, 허약자, 출혈, 소변빈삭, 열병 후기의 체액 소모가 많으면 유의한다. 셋째, 날씨가 따뜻하면 땀이 나므로 용량을 적게 하고, 추우면 조금 늘인다. 넷째, 표증이 있을 때 보기보음약을 사용하면 오히려 악화되는 경우가 많으므로 유의한다. 다섯째, 매운 맛은 휘발성이 강하므로 오래 달이면 휘발성이 증발되어 약효가 없어진다. 여섯째, 오풍, 오한이 있을 경우 사하약을 사용해서는 아니 된다.

1. 신온해표약

◆ 약물명: 강활 羌活 QiangHuo(라틴명 Osterici Rhizoma et Radix)

기원

- 미나리과 Umbelliferae 강활 *Ostericum koreanum* Maximowicz의 뿌리와 뿌리줄기
- 유사품 : 미나리과 중국강활 *Notopterygium incisium* Ting ex chang
  미나리과 강활 *Notopterygium koreanum*
  미나리과 관엽강활 *Notopterygium forbesii* Boiss
- 위품 : 미나리과 용두강활(운남강활) *Pleurospermum rivulorum*
  미나리과 우미강활(牛尾羌活) *Heraeleum hemsleyanum*
  두릅나무과 Araliaceae 일본강활(和羌活) *Aralia cordata* Thunb

처방명

강호리뿌리, 川羌活, 西羌活, 남강활, 북강활, 잠강활, 조강활

성분

- 정유 : α-thujene, α-pinene, β-pinene, β-ocimene, limonene
- Coumarin : Imperatorin, phellopterin, notopterol isoimperatorin, nodakenin, bergaten, osthol
- 유기산 : 12-methyltetradecanoic acid, tetradecaneic acid Polyacetylene : Falcarindiol

약리

1. 항균 작용 : 알코올 추출액 5만분의 1 농도에서 결핵균의 성장을 억제한다. 피부진균을 억제한다.

2. 진통 해열 작용 : Notopterol

3. 항염 작용 : Notopterol이 혈관투과성 항진 억제 작용을 한다.

4. 수면 시간 연장

5. 간보호 작용

6. 항부정맥, 관장동맥 확장 작용

7. Furanocoumarin 계열의 양약과는 병용 금지

8. Daucosterol이 전립선 비대를 개선한다.

9. Osthol에 항혈전 작용이 있다.

10. Ferulic acid에 진경 작용과 평활근 이완 작용이 있다.

11. Falcarindiol, falcarinolone에 진정 작용, 진통 작용이 있어 신경통, 관절통의 통증을 완화한다.

약성가

羌活微溫 祛風濕 身痛頭疼 筋骨急

효능

· 성미 辛, 苦, 溫

· 귀경 膀胱, 腎

약능

解表祛風 通風寒濕痺止痛 太陽督脈引經

주치

심한 오한을 동반한 감기, 무한의 두통, 풍한습비, 목의 경직, 관절통, 감기로 인한 부종,

고전문헌

신농본초경 : 풍한감기, 금속의 상처, 지통, 간질, 여성의 징가적취

주의사항

(1) 강활은 온성과 조성으로 작용이 강하므로 다량으로 사용하면 아니 된다.

(2) 체액을 소모시키기 쉬우므로 풍한습사가 없고, 기혈부족으로 비통이나 인후가 건조하면 사용해서는 아니 된다.

(3) 양이 많으면 구토를 일으킨다. 사용 전에 위장 기능을 먼저 확인해야 한다.

(4) 음허화왕이나 열이 있으면 신중해야 한다.

임상적용

① 풍한습표증의 오한, 쥐어짜는 듯한 두통, 관절통에 사용한다.

② 다량으로 사용하면 입맛이 없어지므로 진통 효과가 감소되어도 소화제와 병용하는 것이 바람직하며, 소화 장애가 없는 경우에 사용한다.

③ 풍한습비의 관절통에 사용한다.

④ 강활은 독활보다 거습 작용이 약하지만 발한해표 작용은 강하다. 방풍보다 풍을 없애는 약능이 더 강하다.

⑤ 고전에 의하면 독활은 하지 동통, 하지 부종에, 강활은 상지에 사용한다고 되어있지만 현대에는 구별 없이 사용한다.

⑥ 현대의 응용으로는 감기증후군, 류마토이드 교원병, 두통, 특히 태양병 두통, 파상풍 경련에 사용한다.

⑦ 감기에는 소량, 풍습비에는 다량으로 사용한다. 일반적으로는 너무 많은 양을 사용하지 않는다.

⑧ 강활, 세신, 위령선, 독활의 비교

· 공통점 : 비증에 사용한다.

· 차이점

ㄱ. 세신은 냉비에 사용한다. 편두통, 천식, 진해에 사용한다. 사용량은 1.2-1.5g

ㄴ. 강활은 한비에 사용한다. 상지의 비통과 후두통에 사용한다. 발한 해표가 강하다.

ㄷ. 위령선은 습비에 사용한다. 경락을 통하게 하고, 진통한다.

ㄹ. 독활은 거습이 강하다. 독활 항을 보라.

⑨ 《신농본초경》에는 구별이 없었는데 당나라 시대 이후부터 강활과 독활(당독활)을 분리하여 사용하였다.

사용량

일반적으로 3-10g

배합응용

- · 강활 + 천궁 = 감기로 인한 관절통, 풍한습으로 인한 마비동통, 두통, 편두통을 치료
- · 강활 + 방풍 = 풍습으로 인한 관절통, 신경통, 류마티스를 치료
- · 강활 + 위령선 = 풍한습으로 인한 비증, 관절통에 사용, 특히 상반신의 마비동통을 치료한다.

방제

강활탕, 강활승습탕, 강활유풍탕, 강방포박탕, 구미강활탕, 구풍해독탕, 소경활혈탕, 이출탕, 진교강활탕, 천궁다조산, 청상견통탕, 청습화담탕

◆ 약물명: 계지 桂枝 GuiZhi(라틴명 Cinnamomi Ramulus)

기원

녹나무과 Lauraceae 계수나무 *Cinnamomum cassia* Blume의 어린 가지 유사품과 성분에 관해서는 온리약의 계피 항을 보라.

처방명

계수나무의 잔가지, 川桂枝, 嫩桂枝

성분

Cinnamic aldehyde, cinnamyl ethyl acetate 등

약리

1. 순환계 작용 : Cinnamic aldehyde는 혈관 확장 작용이 있다. 또한 말초혈관 확장 작용도 있다. 말초혈관의 수축과 보체의 과잉활성으로 관절통, 신경통이 있으면 사용한다. 만성 염증을 개선한다.
2. 관상동맥을 확장하여 심질환을 개선한다.
3. 어깨 주위 근육에 혈액 공급과 혈액 순환을 촉진한다.
4. 위점막의 순환혈액량 부족으로 소화불량과 위장이 한랭하여 소화 기능이 저하된 상태를 개선하여 소화 촉진, 위장을 따뜻하게 한다.
5. 사구체의 혈류량을 증가시켜 이뇨를 촉진한다.

6. 계피의 약리를 참고하라.

약성가

桂枝小梗 行手臂 止汗舒筋 手足痺

효능

- 성미 辛, 甘, 温
- 귀경 心, 肺, 膀胱

약능

発汗解表 温通経脈 通陽化気

주치

풍한표증, 복부 냉증, 가슴답답, 심계, 수종, 소변불리, 담음, 월경부조, 징가

고전문헌

- 신농본초경 : 상기감, 해수, 인후가 부어 호흡이 곤란한 증상을 치료한다. 관절을 부드 럽게 하고 소화 기능을 돕는다.
- 명의별록 : 명치, 옆구리 통증 치료, 근육을 따뜻하게 하며, 가슴답답을 치료하고, 땀을 멈추게 한다.
- 본초비요 : 몸을 따뜻하게 하고, 발한한다.
- 약징 : 상기감을 치료 겸하여 분돈, 두통, 발한오풍, 발한하여 신체통을 치료

주의사항

(1) 음허내열의 증상인 입안이 건조하고, 토혈, 객혈 등이 있으면 사용불가
(2) 위산과다나 위염증에는 사용하지 않는다.
(3) 복부를 눌러 통증이 있으면 사용하지 않는다.
(4) 위장병에는 신중해야 한다.
(5) 맥삭에는 신중해야 한다.
(6) 임신 초기에는 사용하지 않는다. 9개월 이후에는 신중해야 한다.
(7) 발적, 발진, 소양 등 과민반응이 나타나는 경우도 있다.

임상적용

① 외감풍한에 사용한다.

② 계지는 온열성 본초이다. 혈행(혈액 순환)을 촉진하므로 풍온 등 발열성 전염병으로 열이 높고, 맥홍대, 땀이 나지 않으면 사용해서는 아니 된다. 잘못 사용하면 0.5-1g 으로도 코출혈을 야기한다.

③ 풍습에 의한 근육통 특히 어깨, 상지의 관절통(관절류마토이드, 신경통등)에 계지의 온경지통을 이용한다.

④ 계지는 비복근, 가자미근, 뒤꿈치, 아킬레스건의 통증에 유효하다. 또한 복직근 긴장, 위장 경련, 장관 경련, 종아리 경련, 근육 경련, 안면 경련, 평활근 경련 등에 사용한다.

⑤ 계지, 계피 모두 혈관 확장 작용이 있다. 허한성인 경우에만 사용한다.

⑥ 비정상적인 체액의 정체로 수종, 담음(만성기관지염 등으로 기도에 정체된 대량의 분비물 등)에 사용한다. 고인은 계지의 약능에는 통양이수, 화기행수(通陽利水 化氣行水)의 작용이 있어 수종, 담음에 효과가 있다고 했는데 현대 의학적으로 보면 양음과 기는 기능을 의미하므로 통양이수, 화기행수란 혈액 순환 기능을 촉진하고 발한과 이뇨 작용을 하여 국소에 정체된 비정상적인 체액을 경감시킨다는 의미가 된다.

⑦ 위장이 한랭하면 3g 이내로 사용한다.

⑧ 허한성 위장 냉통에는 계심이 더욱 좋다.

⑨ 피부에 작용하는 경우는, 바이러스가 침입했는데 피부의 방어력이 부족하여 소름이 돋지 않고 한선이 개방되어 바이러스가 곧장 진피까지 들어온 상태로 자율신경이 약한 상태를 말한다. 이를 한의학에서는 영위불화라고 표현하고 있다. 계지와 작약은 영위조화에 사용하는 것으로 자율신경의 균형을 조절한다는 의미이다.

⑩ 기의 상충에 사용한다. 계지는 명치부가 두근거리고, 상복부가 두근거리며, 복통이 있으며, 배꼽 동맥이 심하게 뛰는 경우에 사용한다. 경방에서는 기가 치밀어 오르는 상기감을 치료한다고 하였다. 기의 상충은 히스테리 발작, 자율신경 발작을 말한다. 기가 위로 치솟는 증상(上衝)에 사용한다. 허증으로 맥부완이다. 상충은 자각 증상으로 기가 아랫배에서 가슴으로 치솟아 목이 메고, 명치부가 뭉쳐있는 듯이 더부룩하고 아프며, 심하면 숨이 가쁘고, 기침하고, 호흡곤란을 느낀다. 또 가슴이 크게 두근거리고 배꼽 주위가 벌떡거리는 느낌이 있다.

⑪ 중풍으로 말초 마비가 있으면 세신, 계지, 곽향, 강활을 같이 사용하는데 이때 계지는 4g 이하로 사용한다.

⑫ 계지가 적용되는 체질은 일반적으로, 살결이 희고, 붉은 윤기가 없으며, 땀이 나서 피부가 촉촉하고, 대체로 몸이 수척하며, 복부가 겉은 단단하나 누르면 힘이 없는 경우이다. 또 잘 놀라고, 불면, 꿈도 많고, 땀이 잘나고, 후끈 달아오르는 열감을 느끼며, 찬바람을 싫어하며, 추위에 민감한 사람에게 적용된다.

⑬ 소아의 보약에 계지나 계피를 첨가하면 약맛이 좋아진다.

⑭ 경방 : 발한해표, 근육 관절통, 행기흉비, 정신안정, 허로복통, 부종에 사용한다.

⑮ 시방에서는 냉증과 진통에 사용하여 혈액과 기의 흐름을 좋게 한다.

⑯ 계지의 발한 작용은 마황보다 약하다.

⑰ 계지와 상지의 비교
   · 공통점 : 혈액 순환을 이롭게 한다. 팔의 풍습비증에 다용된다.
   · 차이점
   ㄱ. 상지 : 한성이므로 열증 풍습비증에 적합하다. 또 거습 작용도 있다. 풍습으로 피부소양증, 습진, 부종에도 사용한다.
   ㄴ. 계지 : 온성이므로 혈액 순환을 좋게 하는데 이 작용은 전신에 작용한다. 한성의 풍습비증에 사용한다.

⑱ 계지와 목단피의 비교는 해당 항을 보라.

사용량

해표에는 2-5g 일반적으로는 6g, 사용 범위는 3-9g. 심한 증상에는 30-45g까지도 사용하나 임상 경험에 의해 결정한다.

배합응용

· 계지 + 마황 = 실증의 강한 발한해표제로 사용
· 계지 + 생강 = 허증에서 약한 발한해표를 목표
· 계지 + 마황, 백출 = 발한과 이수
· 계지 + 부자 = 한사의 침범으로 양기 부족과 사지경련
· 계지 + 석고 = 진액 부족
· 계지 + 지실 = 흉비
· 계지 + 감초 = 정신안정

· 계지 + 작약 = 허로 복통
· 계지 + 황기 = 피부의 부종, 도한과 발한 과다, 피로

방제

갈근탕, 계지탕, 계지가부자탕, 계지거작약탕, 계지가계탕, 계지감초용골모려탕, 계지가용골모려탕, 계지복령환, 대청룡탕, 도핵승기탕, 백호가계지탕, 복령계지감초탕, 복령계지감초대조탕, 복령계지백출감초탕, 오령산, 소건중탕, 지실해백계지탕, 황기건중탕, 황기작약계지고주탕

◆ 약물명: 고본 藁本 GaoBen(라틴명 Ligustici Tenuissimae Radix et Rhizoma)

기원

· 미나리과 Unbelliferae 고본 *Ligusticum tenuissimum* (= *Angelicatenuissima* Nakai)의 뿌리줄기
· 중국산 : 미나리과 중국고본 *Ligusticum sinense* Oliv. 라틴명은 *Ligustici Sinense Radix*이다.
　　　　　미나리과 요고본(遼藁本) *Ligusticum jeholense* Nakai et Kitagawa
· 일본산 : 藪人參 *Osmorhiza aristata* var. *montana* Makino

처방명

藁茇, 鬼卿, 地新, 微莖, 藁本, 川藁本, 香藁本

성분

Butylphthalide, 3-butylidenephthalide, cnidilide, senkyunolid, ligustilide, steroid, sucrose metosmyrnol, dimethyl allyl benzene, palmitic acie, 지방산 등

약리

1. Butylphthalide에는 혈압 강하, 이뇨 작용, 정신안정 작용, 부종제거, 항경련, 진통, 요로 감염증 예방 등의 작용이 있다.
2. 항진균 작용 : 백선균을 강력히 억제한다.
3. 정유 성분은 influenza 바이러스 성장을 억제한다. 또한 진통, 해열, 항염증 작용이

있다.

4. 장관 평활근, 자궁 평활근 흥분을 억제한다.

5. 진통 작용

약성가

藁本氣溫 祛風能 兼治寒濕 巓頂疼

효능

· 성미 辛, 溫

· 귀경 방광

약능

감기를 없애며, 감기로 몸이 부은 것을 치료하며, 진통한다.

주치

풍한 감기의 두정통, 풍습비통, 한습복통

고전문헌

· 신농본초경 : 감기로 인한 두통 또는 복통이 있거나, 여성의 하복부의 극심한 통증에 사용한다. 징가, 생식기 냉증으로 붓고 아픈 데 사용한다.

· 명의별록 : 비정상적인 체액을 제거하고, 감기를 치료한다. 금속에 의한 상처에 사용한다.

· 본초강목 : 옹저를 치료하고 고름을 배출하며, 종기를 치료한다.

주의사항

(1) 산후의 혈허 두통에는 금기한다.

(2) 혈허 및 열이 많은 두통에는 삼간다.

임상적용

① 바이러스 감염으로 인한 두정통에 사용한다.

② 바이러스 감염으로 인한 두통, 두정통, 협통, 편두통에 사용한다. 이 경우에는 백지, 천궁을 배합한다.

③ 풍한 감기에 의한 관절통, 사지통에 사용한다.

④ 비염이나 부비강염으로 인한 두통에도 효과 있다.

⑤ 고본, 강활, 백지, 세신의 비교

· 공통점 : 맵고 따뜻한 본초이다. 감기를 몰아내고 진통한다.

· 차이점

ㄱ. 강활 : 체표 관절에 있는 한습비통을 제거한다.

ㄴ. 고본 : 두통에 사용한다.

ㄷ. 백지 : 비정상적인 체액을 제거하는 약능이 우수하며, 안면부에 작용한다. 콧물, 대하, 습진, 피부화농성에도 사용한다.

ㄹ. 세신 : 바이러스 침입으로 인한 비정상 체액을 제거하는 약능이 우수하다. 양허증, 폐의 냉증으로 인한 가래, 두통, 신체통, 부종 등 다양하게 사용한다.

사용량

일반적으로 4-9g

배합응용

고본 + 강활, 방풍, 위령선, 창출 = 감기로 몸이 붓고 관절통

방제

가감신궁탕, 강오탕, 강활방풍탕, 강활산, 강활승습탕, 강활궁고탕가감, 갈초산, 고창탕, 내탁강활탕, 당귀강활탕, 당귀보혈탕, 당귀지황탕, 도씨계지탕, 목향보명단, 보안환, 승마위풍탕, 승양익위산, 승양조경탕, 시호조경탕, 신출산, 향혈거풍탕, 옥약계영환, 온풍산, 제습강활탕, 제풍습강활탕, 진교강활탕, 창출부전산, 청상사화탕, 통규탕, 황기익기탕

비고

감기로 심한 두통에 강활궁고탕가감을 사용한다. 조성은 강활, 천궁, 고본, 백지, 방풍 각 3g

◆ 약물명: 마황 麻黃 MaHuang(라틴명 Ephedra Herba)

기원

· 마황과 Ephedraceae 초마황 *Ephedra sinica* Stapf의 어린가지. 건조품에는 총알칼로이드가 0.7% 이상이어야 한다.

· 유사품 : 마황과 동속식물로는

　　　　　목적마황 *E. equisetina* Bunge,

　　　　　중마황 *E. intermedia* Schrenk et Meyer

　　　　　　　E. distachya L.

　　　　　　　E. nebrodensis Tineo var. *procera* Stapf

　　　　　　　E. gerardiana Wallich var. *wallichii* Stapf 등

마황은 중국이나 중앙아시아가 원산이며 본초의 목질이 없는 부분을 건조한 것이다. 지상부를 마황이라 하고 발한 작용에 사용하며, 뿌리는 마황근이라 하여 지한(止汗) 작용에 사용한다.

· 위품 : 속새과 Equisetaceae 속새속 Equisetum 식물

　　　　속새과 Equisetaceae 속새속 Equisetum 쇠뜨기 *Equisetum hyemale* Linnaeus.

　　　　벼과 Gramineae Equisetum속 식물도 위품이다.

처방명

生麻黃, 淨麻黃, 炙麻黃

성분

Ephedrine, pseudoephedrine, benzoic acid, 정유(1-α-terpineol 포함)주로 알카로이드로 교감신경홍분 작용이 있다(ephedrine). 항염증 효과는 pseudoephedrine에 있다. 이 모두를 합친 함유량은 0.7% 이상이어야 한다.

약리

1. 발한 작용 : 에페드린은 아드레날린성 작용

2. 해열 작용 : 에페드린은 아드레날린성 작용

3. 기관지 경련 이완(진해) 작용, 기관지 확장 작용 : 마황의 주성분인 에페드린은 기관지 평활근을 이완시켜 기침을 진정시키는 작용이 매우 강하다. 기도 분비도 촉진한다. 양방에서는 마황에서 추출한 에페드린을 진해약으로 복용할 경우 일일 75mg 을 복용하는 것이 일반화되어 있다.

4. 에페드린은 아드레날린의 작용이 있어 교감신경 홍분, 혈관 수축 작용, 말초모세혈관 확장 작용, 승압 작용이 있다.

5. Ephedrine alkaloid 성분인 phenylpropanolamine(PPA)에는 뇌출혈 발생 위험성이 있어 판매 금지되었다.

6. 중추성 진해 작용, 거담작용 : 부교감신경 항진 작용과 중추신경 흥분 작용

7. 항염작용 : D-pseudoephedrine이 강하게 작용한다.

8. 항바이러스 작용

9. 이뇨작용 : D-pseudoephedrine이 강한 작용을 한다. Pseudoephedrine과 pseudoephedrine 이 신사구체 분비를 증가시켜 이뇨가 증가되므로 피하에 축적된 비정상적인 수분 정체와 점막의 부종이 완화된다.

10. 혈당 증가 작용 : 교감신경, 부신계의 흥분 작용

11. 눈동자가 떨림(산동) : 에페드린은 아드레날린성 작용

12. 마황의 다른 성분인 pseudoephedrine에는 혈관투과성 억제 작용이 있다.

13. 열 대사 촉진 작용 : 열 생산을 높혀 에너지 소비를 증가시키고 결과적으로 체중을 줄인다.

14. 항알레르기 작용

15. 중추신경 흥분 작용 : 대뇌피질을 흥분시켜 불면, 신경과민, 불안, 진전, 구토, 현기증을 유발한다.

16. 혈압 상승 작용 : 에페드린은 교감신경 흥분으로 심박수, 심박출량을 증가시키고 혈관 수축을 강하게 하여 수축기와 확장기 혈압을 모두 상승시킨다.

17. 골격근 흥분 작용

18. Benzoic acid는 진해거담 작용, 진통, 진경 작용을 한다.

19. 정유 성분이 혈관 운동 중추를 자극하여 혈관운동능을 강화한다.

20. 에페드린은 열 생산을 주관하는 갈색지방조직을 활성화하며, 지방을 분해하여 백색 지방세포를 감소시킨다.

약성가

麻黃味辛 能出汗 身熱頭痛 風寒散

효능

· 성미 辛, 微苦, 溫
· 귀경 肺, 膀胱

약능

發汗 平喘 利水

주치

발열, 오한, 관절통, 두통, 비염, 신경통, 해수, 천식, 부종

고전문헌

- 신농본초경 : 감기로 두통, 고열, 기침, 징가적취
- 명의별록 : 오장의 사기를 없애고, 감기로 옆구리 통증, 침을 자주 뱉는 것, 피부의 검고 붉은 반점에 사용
- 본초강목 : 눈의 충혈과 부종, 출산 후 어혈에 사용
- 상한 : 감기, 두통, 고열에는 체표를 발한시켜 사기를 없애고, 기침, 한열을 없애고, 적취를 없앤다.
- 약징 : 기침, 부종 겸하여 오풍, 오한, 무한, 신체통, 관절통, 황달에 사용

주의사항

(1) 2004년 FDA의 규제법에 의해 ephedra 종류는 사용금지 본초이다.

Eephedrine alkaloid 성분인 phenylpropanolamine(PPA)가 뇌출혈 발생 위험으로 판매 금지되었다

(2) 고혈압이면 사용불가하다.

(3) 마황을 단방으로 사용하면 중독증이 나타나므로 사용해서는 아니 된다.

(4) 마황의 주성분인 에페드린은 아드레날린 작용이 있어 혈관수축, 혈압상승, 발한, 산동, 기관지 평활근의 이완 작용 등이 있으므로 심혈관계에 작용하는 다른 본초와 병용할 경우에는 주의할 필요가 있다. 일반적으로 마황의 중량비는 약 1%가 알카로이드이므로 마황 1g은 에페드린10mg 이라고 생각하면 적합하다.

(5) 약물 남용에 주의한다.

(6) 불면(뇌신경 항진), 자한증, 심계항진, 상기, 심번 등의 부작용이 있다.

(7) 심계항진(심장 박동 예민) 빈맥.

(8) 다한

(9) 식욕저하

(10) 복통, 설사

(11) 협심증 유발

(12) 부정맥 악화

(13) 갈근과 마황은 위장 점막을 과다 항진시켜 음식 맛이 떨어지게 한다. 위장허약자에게 장기 투여할 경우 위장 점막 보호제나 반하사심탕 등을 병용하는 것이 바람직하다.

임상적용

주로 평천과 외감 풍한에 사용한다.

① 끓일 경우 반드시 거품을 제거해야 한다.

② 부작용으로 메스꺼움, 홍분, 구강건조, 빈맥, 어지러움, 불면이 나타난다.

③ 투약 주의 사항 : 질병 후 쇠약자, 허약자, 위장 기능 허약자(오심 구토 식욕저하 초래), 발한 경향이 있는 자(발한과다, 탈수 초래), 심장 질환(협심증, 심근경색 등) 갑상선 기능 항진, 고혈압자, 신장 장애와 배뇨장애(요폐쇄증 초래), 체력쇠약, 노약자에게는 신중해야 한다.

④ 마황은 혈압강하제, 수면제, 진정 등과 길항하여 그 약효를 감소시킨다.

⑤ 병용해서는 아니 되는 양약 : 혈관수축 혈압상승, 발한, 산동, 기관지 평활근 이완작용이 있다. 따라서 ephedrin 포함제, MAO억제제, 갑상선 약(thyroxine, liothyroxine), Catecholamine 제제(ephedrine, isoprenaline등), Xanthine 제제(Theophylline, diprophylline 등)와 병용하면 불면, 발한과다, 빈맥, 동계, 전신탈력감, 정신 홍분 등이 나타난다.

⑥ 마황에서 추출한 에페드린을 양방에서 진해약으로 처방할 경우 일반적으로 일일 75mg이며, 마황을 사용할 경우, 久保道德(近畿 a, 최달영 89)는 마황탕에 들어간 마황 3g에 함유된 에페드린 양은 겨우 20mg 정도라고 하였다. 한편, 江川充(1991, 325)은 일반적으로 마황의 중량비는 약 1%가 알칼로이드이므로 마황 1g에는 에페드린 10mg이 함유되어 있다고 하였다. 그런데 마황 4g/일은 에페드린 12.5-25mg/1회/1일3-4회와 유사하다. 그러나 ephedrine alkaloid 성분인 phenylpropanolamine(PPA)가 뇌출혈을 발생시키는 위험으로 판매금지되었다. 페닐프로판올아민(PPA : phenylpropanolamine)은 충혈 해소제로 감기약과 식욕 억제 작용 때문에 다이어트 약으로 사용되어 왔다. 이 본초는 코의 혈관을 수축하여 코막힘을 해소한다. 그런데 과도한 혈관 수축 작용으로 뇌졸중, 뇌출혈 등의 부작용이 있다. 이에 대해 1996년 예일대 연구팀이 PPA의 유해성을 제기하고, FDA는 2000년

이후부터 위험성을 알리는 한편, 다른 본초로 대체하도록 권고했으며, 2004년에는 사용금지시켰다.

한국 식약청은 2000년 11월 PPA가 함유된 제제의 제조, 수입 판매의 중지를 업체에 권고하였다. 2001년 4월, PPA 성분을 식욕 억제제로 사용하는 것을 금지시키고 일일 PPA 최대 중복 사용량이 100㎎을 초과한 복합제나 단일제는 사용할 수 없도록 조치하였다. 이후 식약청은 하루 최대 PPA 사용량 100㎎ 이하의 감기약이 뇌출혈을 유발할 수 있는 가능성에 대해 조사하였으며, 그 결과 2004년 6월에 PPA 함유량이 적은 감기약을 먹더라도 이에 따른 출혈성 뇌졸중의 발생 가능성을 배제할 수 없으며 이 본초의 복용으로 인한 뇌졸중 유발과 상관 관계가 있다 하여, 식약청은 2004년 8월, PPA 성분이 함유된 감기약을 폐기시키고 이 본초의 사용을 전면 금지시켰다.

⑦ 마황에는 대뇌피질 흥분 작용이 있어 다량 사용하면 대뇌피질의 과다 항진으로 불면에 시달리므로 소량에서 시작하여 점차 양을 조절해야 한다. 밀자 마황은 부작용이 비교적 적다.

⑧ 외감 풍한(감기 influenza virus 초기 등)에 사용한다. 겨울철 외감병으로 맥부긴, 두통, 근육 긴장으로 신체통이 있는 표한증에 가장 적합하다. 사철에 모두 사용해도 좋으나 땀이 날 때 사용하면 발한과다가 생기므로 사용해서는 아니 된다.

⑨ 마황이 사용되는 체질은 안색이 검노랗고, 피부에 습기가 없어 까칠하며, 몸이 잘 붓고, 추위를 잘 타며, 찬 기운에 근육이 시큰거리며, 땀은 나지 않으나 열은 있고, 코가 막히며, 숨이 차고, 기침하며, 신체통(몸살)이 있고, 소변량이 적고, 몸이 누렇게 변하며, 갈증이 있으나 물을 많이 마시지 않는 체질이다.

⑩ 사용해서 아니 되는 체질은 다음과 같다. 평소에 뜨거운 것을 싫어하고, 땀을 많이 흘리는 체질이라면 비록 기침과 호흡이 촉박하고, 신체통이 있고 몸이 누렇게 되어도 사용해서는 아니 된다.

⑪ 폐열로 인한 호흡곤란, 해수(폐렴, 만성기관지염 등)에는 일반적으로 행인을 배합하여 평천 작용을 증가시키고 청열약인 석고 등을 가미한다.

⑫ 폐한(오한, 해수, 투명한 담이 많고 태백니)으로 인한 호흡곤란이나 해수(기관지천식, 만성기관지염 등)에 사용한다.

⑬ 마황에 평천 작용이 있으나 장기간 연속 복용하면 효과가 없어진다. 일반적으로 만성적 호흡곤란, 해수에는 장기간 사용하면 효력이 급감되므로 간헐적으로 사용해야

한다.

⑭ 마황과 계지를 배합하면 발한작용이 더 증가하여 풍한을 없애는 작용이 강해진다. 마황과 계지를 배합하면 피부근육의 긴장 완화, 모공을 개방하여, 발한 방열하는 효과가 강해진다.

⑮ 발한, 이뇨 작용으로 수종을 줄인다. 마황은 피부에 있는 습(피수)과 열을 없애고 석고는 진피에 있는 습과 열을 제거한다. 일반적으로 백출을 배합하여 사용한다. 풍습으로 인한 관절통에 사용한다.

⑯ 마황을 사용하기 어려운 경우(고혈압 등)에는, 해표에 자소엽, 풍습 관절통에는 마제초(鹿蹄草)를 대용한다.

⑰ 경방 : 발한해표, 진해거담, 거풍습 진통 작용

⑱ 마황의 마디를 제거하는 까닭은 마디에 에페드린에 길항하는 성분이 있기 때문이다.

⑲ 오수유의 synephrine 성분을 보라.

⑳ 마황와 향유의 비교는 향유 항을 보라.

㉑ 마황과 부평의 비교
- 공통점 : 발한해표 작용과 이뇨 작용이 있다. 표증의 무한 증상, 부종, 소변불리에 사용한다.
- 차이점
  ㄱ. 마황 : 약성이 맵고 따뜻하므로 풍한표실증에 사용한다. 한성의 부종에 사용한다. 지해평천 작용이 있다.
  ㄴ. 부평 : 약성이 맵고 차므로 풍열표실증에 사용한다. 열이 있으며, 부종이 있으면 사용한다.

사용량

허약자에게는 2-5g, 체력이 좋은 자의 발한, 평천에는 9-12g이다. 일반적인 빈용 사용량은 1.5-9g이다. 일반 표증에는 생용하고, 항천식용으로는 밀자한다. 풍습에 의한 관절통에는 약간 많이 사용한다.

배합응용

- 마황 + 계지 = 강한 발한을 위해 사용
- 마황 + 포부자 = 보양해표제로 류마티스 관절염, 관절통
- 마황 + 감초 = 진해거담 작용의 증강

· 마황 + 행인 = 양증의 진해거담 기본배합

· 마황 + 갈근 = 발한을 촉진하고, 두통, 감기

· 마황 + 석고 = 열증 질환

방제

갈근탕, 갈근탕가천궁신이, 계마각반탕, 계지이월비일탕, 대청룡탕, 독활갈근탕, 마행감석탕, 마행의감탕, 마황탕, 마황부자감초탕, 마황세신부자탕, 마황행인감초석고탕, 방풍통성산, 소청룡탕, 소청룡탕가석고, 소청룡탕합마행감석탕, 신비탕, 오적산, 오호탕, 월비가출탕, 의이인탕, 진교강활탕, 행소산

비고

① FDA의 PPA에 대한 부작용에 관해서는 다음 웹사이트를 참고하라.

http : //www.fda.gov/drugs/drugsafety/informationbydrugclass/ucm150738.htm

② 예일대의 PPA 부작용 논문 제목은 다음과 같다.

Phenylpropanolamine & Risk of Hemorrhagic Stroke : Final Report of The Hemorrhagic Stroke Project. May 10, 2000.

◆ 약물명: 방풍 防風 FangFeng(라틴명 Saposhnshnikoviae Radix)

기원

· 미나리과 Umbelliferae 방풍 *Saposhnikovia divaricata* Schiskin 뿌리

· 미나리과 관방풍 *Ledebouriella seseloides*(Hoffmann) Wolff(=*Siler divaricatum* Benth, et Hook도 동일 식물이다)

· 위품 : 미나리과 갯기름나물(식방풍) *Peucedanum japonicum* Thunberg 중국명은 賓海前胡이다.

· 미나리과 해방풍(갯방풍, 珊瑚菜) *Glehnia littoralis* Fr. Schmidt et Miquel 중국명은 北沙蔘, 일본명은 浜防風

· 미나리과 濱防風 *Phelloterus Littoralis* Bentham이 식물도 해방풍(海防風)이라고 한다.

· 기름나물(산기름나물, 참기름나물(중국명 : 石方風)) *Peucedanum terebinthaceum* Fisch. ex Turcz.

· 伊吹防風(일본명)*Seseli libanotis* Koch
· 천방풍 *Ligusticum branchylobum* Franch
· 운남방풍 *Seseli mairei* Franch, *Seseli yunnanense*

처방명

병풍나물의 뿌리, 靑防風, 唐防風, 口筆風, 炒防風, 防風炭

성분

· Coumarin : Imperatorin(주성분), psoralen, bergapten, deltoin
· Chromone : Ledebouriellolhamaudol, glucoside, cimifugin, divaricatol
· 그 외 : Saposhinikovan A, C 등 panaxynol
· 정유 : Mannit, phenol성 물질, 탄수화물, 유기산

약리

1. 약한 발한 해열 작용
2. 진통 작용 : Chromone류와 coumarin류에는 진통 작용이 있다.
3. 항염 작용 : Adjuvant 관절염을 억제한다.
4. 항바이러스 작용
5. 면역 증가 작용 : 망상내피세포계의 기능을 활성화하여 면역 증강
6. 항균 작용
7. 이뇨 작용
8. Cimifugin, 5-o-methylvisamminol은 혈압 강하 작용을 한다.
9. Influenza virus를 억제한다.
10. 진정 작용

약성가

防風甘溫 骨節痺 諸風口噤 頭暈類

효능

· 성미 辛, 甘, 微溫
· 귀경 膀胱, 肝, 脾

약능

解表散寒 祛風濕止痛 解痙 偏頭痛

주치

감기, 두통, 현기증, 목의 강직, 풍한습비, 관절통, 사지의 저림, 경련, 파상풍

고전문헌

- 신농본초경 : 대풍(大風)에 의한 어지러움증, 두통, 찬바람을 싫어하고, 감기, 시력소실, 골절동통에 사용한다.
- 명의별록 : 옆구리 통증, 사지 경련에 사용한다.

주의사항

(1) 풍한습사가 없으면 사용불가

(2) 음허로 열이 많으면 사용불가

(3) 부자와 배합하면 부자의 독성이 감소되고, 황기와 배합하면 황기의 작용이 증강된다. 볶으면 거풍의 약능은 감소되며, 설사를 멈추게 한다.

(4) 방풍과 강활이 감기로 인한 관절통에는 좋지만 소화가 잘 아니 되므로 감기 증상에 식체가 있으면 이 본초들은 배합하지 않는다.

(5) Furanocoumarin 성분은 CYP3A 효소활성을 억제하므로 CYP3A에 의해 대사되는 양약과 병용할 경우는 신중해야 한다.

임상적용

① 해열, 진통, 발한 작용이 있다. 가벼운 해표제로 체표의 소염 및 해독 작용이 있다.

② 풍한이나 풍열 외감증, 풍습에 의한 관절통과 근육통에 사용한다. 주요한 작용은 거풍(해열, 발한, 진통 작용)이다. 방풍의 약성은 온화하고 발한력은 마황, 계지보다 약하고 강활만큼 맵지만 체액을 말리지 않으므로 감기약 가운데 윤조제로 사용한다.

③ 편두통에 사용한다. 특히 두통, 머릿속이 흔들리는 증상을 동반하는 허한, 혹은 풍습에 의한 두통에 적합하다.

④ 가려움증에 사용한다. 그 작용은 거풍이다(한의학에서 가려움증은 풍으로 본다).

⑤ 복명이 있고 배변할 때 통증이 있는 설사에 사용한다. 이러한 설사, 복통을 한의학에서는 장내에 풍사와 습체가 있다고 생각하여 방풍과 백출을 배합하여 풍과 습을 제거한다.

⑥ 거풍진경 작용이 있으므로 파상풍이나 아관긴폐, 각궁반장 opisthotonos(각궁반장 (중국 용어), 또는 후궁반장(일본 용어)에 사용한다.

⑦ 혈변, 부정성기출혈에 검게 볶은 것을 사용한다. 방풍에는 설사와 출혈에 약능이 있는데 볶으면, 거풍은 약해지고 지사 작용이 강해진다.

⑧ 경방 : 발한해표, 이습진통

⑨ 방풍과 형개의 비교

· 공통점 : 외감풍한, 발열오한, 머리와 몸이 아픈 증상에 사용한다. 감기를 치료하고 가려움증을 없애므로 피부소양, 담마진, 신경성 피부염 등에 사용한다.

· 차이점

ㄱ. 방풍은 거풍이 강하다. 풍습에 의한 비통에 사용하는데 이는 형개보다 온성으로 거습이 강하기 때문이다. 풍습비통에는 형개를 사용하지 않는다.

ㄴ. 형개는 방풍보다 발한력이 강하다.

· 병용 : 계지와 마황의 배합은 발한 작용이 강하여 겨울철 감기에 사용하는 반면에 형개와 방풍의 배합은 발한 작용이 약하므로 감기에 폭넓게 사용한다.

사용량

일반적으로 3-9g

참고사항

Coumarin은 미나리과, 콩과, 국화과, 귤과에 많이 포함되어 있다. 자외선에서 청색, 청자색, 황백색 등의 형광 빛을 낸다. 생리 활성은 항균 작용, 에스트로겐성 호르몬 작용, 빛에 대한 반응 촉진 작용, 항혈액응고 작용 등이 있다. 주의할 사항은 쿠마린 쥬스는 쿠마린 유도체의 영향으로 그 혈중 농도가 급격히 상승하여 출혈 위험성이 많은 경우가 있다. 특히 와파린 등 항혈액 응고제와 아스피린 등을 복용 중이면 쿠마린 쥬스의 복용은 아니 되며, 한약의 어혈제 등과 사용할 경우에는 어혈제의 사용량에 유의해야 한다.

배합응용

· 방풍 + 형개 = 감기로 두통, 발열에 사용한다. 비염, 습진에도 사용

· 방풍 + 강활 = 풍습으로 인한 관절염, 신경통, 류마토이드 치료, 두통, 감기도 치료

· 방풍 + 천궁 = 감기로 두통, 안면통

· 방풍 + 세신 = 감기, 치통

· 방풍 + 계지, 생강 = 발한해표의 증가와 감기로 관절통, 근육통, 두통

· 방풍 + 백출 = 신경통, 류마티스, 관절염

방제

계작지모탕, 구풍해독탕, 당귀음자, 대방풍탕, 방풍탕, 방풍통성산, 소경활혈탕, 소풍산, 신출탕, 십미패독산, 옥진탕, 입효산, 진교방풍탕, 천궁다조산, 청상견통탕, 청상방풍탕, 통사요방, 형개연교탕, 형방패독산

◆ 약물명: 백지 白芷 BaiZhi(라틴명 Angelicae Dahuricae Radix)

기원

· 미나리과 Umbelliferae 구리대 *Angelica dahurica* Benth. et Hooker. 의 굵은 뿌리

· 중국산 : 백지 *Angelica dahurica*

　　　　　 천백지(川白芷) *Angelica anomala*

　　　　　 흥안백지 *Angelica dahurica*

· 대만 당귀 *Angelica taiwaniana*

· 위품 : 백지(하북성 백지) *Heracleum latatum* Michx.

· 운남성 백지 *Heracleum scabridium* Franch.

· 항백지(杭白芷) *Angelica dahurica* var. *formosana* Boiss

처방명

구릿대 뿌리, 芳香, 백채, 부리, 澤芬, 香白芷

성분

· Furanocoumarin(0.1−0.2%) oxypeucedanin, imperatorin, phellopterin, byakangelicin, byak−angelicol, bergapten, nodakenin, psoralen, xanthotoxin

· 정유 : Elemene, hexadecanoic acid, 8−noncnoic acid, nonanol acid, undecane acid, 10−undecenoic acid, tridecanoic acid

· 그 외 : Ferulic acid, angellicin, angelicol, angelicotoxin

약리

1. 항균 작용 : 그램 음성균 억제 작용

2. 중추 흥분 작용 : 동물 실험에서 백지의 독성물질 angelictoxine은 소량으로는 연수 혈관, 혈관운동 중추, 호흡 중추 및 미주신경, 심장 억제 중추 및 척수 흥분 작용이 있어 혈압 상승, 서맥, 호흡 운동과 반사 기능을 흥분시킨다. 대량으로는 강직성 또는 간헐적 경련과 마비를 유발한다. 한의학에서는 백지의 기가 냄새에 의해 구규를 통하게 한다고 한다.

3. 관상동맥 혈류량 증가 작용

4. 심상성 백반(vitiligo, 백전풍 白殿風), 은피증(argyriasis : 만성피부병으로, 홍반과 구진으로 인하여 피부 표면에 여러 층으로 된 백색 비늘가루가 생기는 병증)에 유효하다. Psoralen과 8-methoxypsoralen, xanthotoxin, isoimperatorin은 광과민성 작용이 있어 백반증 광선 치료에 사용한다. 8-methoxypsoralen을 투여하고 광선을 조사하면 피부병을 치료할 수 있다. 건선 등에 유효하다.

5. 항염 작용

6. 항알레르기 작용

7. 중추신경계 작용 : 해열, 진통 작용, phellopterin은 중추 신경 항진 작용

8. Furanocoumarin은 CYP3A 효소활성을 억제한다.

9. Xanthotoxin, isoimperatorin에 진경 작용이 있다.

10. 지방분해 촉진 작용 : Imperatorin, phellopterin은 아드레날린이나 부신피질 자극 호르몬(ACTH)의 지방 분해 작용을 촉진시킨다. 그러나 인슐린의 지방 생성 촉진 작용은 억제한다.

11. Ferulic acid는 자궁 평활근 경련에 진경 작용, 항혈전 작용을 한다.

12. Quercerin, myricerin은 HIV virus 증식을 억제한다.

13. Nezukone는 무좀균 증식을 억제한다.

14. Angelicin은 중추신경의 감각중추를 억제하여 진통 작용을 한다.

15. Daucisterol은 전립선비대증을 완화한다.

16. 발암성, 변이원성 등 독성이 있다.

약성가

白芷辛溫 排膿往 陽明頭痛 風熱痒

효능

· 성미 辛, 溫
· 귀경 肺, 胃

약능

散風除濕 消腫排膿 通竅止痛

주치

두통, 미골두통, 치통, 비염, 한습으로 복통, 치질, 출혈이 있는 대하, 화농증, 피부소양증, 옴

고전문헌

· 신농본초경 : 적백대하, 어혈로 인한 생식기 종기, 한열, 감기로 눈에 눈물흘림, 근육과
  피부의 생성
· 명의별록 : 감기, 오랜 갈증, 구토, 양 옆구리가 부어 통증, 감기로 현기증, 눈이 가려운
  증상
· 본초강목 : 축농증, 코피, 치통, 앞쪽 이마 부위의 통증(미릉골통), 변비, 혈뇨, 여성의
  혈액 부족으로 어지러운 증상, 구토를 치료한다. 창칼에 베인 상처를 치료한다.

주의사항

(1) 백지에는 체액을 소모시키는 강렬한 작용(燥性)이 있고 발산 작용이 강하므로 혈
    허 두통에는 사용할 수 없다.
(2) 음허화왕 증상에는 사용하지 않는다.
(3) 혈허 증상에 열이 있으면 신중해야 한다.
(4) 종기가 이미 함몰되어 움푹 파였으면 사용량을 줄여서 사용한다.
(5) Furanocoumarin은 CYP3A 효소 활성을 억제하므로 CYP3A에 의해 대사되는 양약
    과 병용할 경우는 신중해야 한다. 그 기전은 혈중농도를 상승시키는 치명적인 부작
    용이 나타난다. 비고란을 보라.

임상적용

① 감기 증후군에 사용한다. 특히 비인후부 질환에 사용한다.
② 감기 두통에 사용한다. 전두통, 전액통에 적합하다. 치조통에도 사용한다.
③ 부비강염, 특히 코막힘이 심한 경우에 사용한다.

④ 부비강염(비연 鼻淵)에 의한 두부의 팽창통에 보조약으로 사용한다.

⑤ 풍열에 의한 미릉골 통증에는 황금, 풍화로 인한 치통에는 석고, 습열로 대하가 있으면 황백을 각각 배합한다. 미릉골통과 압통(눈의 외측 꼬리와 眼窩上緣骨痛 : 감기, 상기도염 등으로 생긴다)에 사용한다.

⑥ 출산 전후 두통에도 적합하다.

⑦ 여성의 백대하에 사용한다. 백지는 인체를 따뜻하게 하므로 주로 한습에 의한 백대하에 유용하다.

⑧ 뱀독의 해독 처방에 많이 사용되는데 그 이유는 중추신경흥분 작용 때문이다.

⑨ 그 외 풍열로 인한 치통에는 석고 등 청열약에 백지의 진통 작용을 이용하여 배합하고, 옹저의 종창동통에는 청열해독약에 배합하여 사용한다.

⑩ 항균 효과가 있다.

⑪ 두부좌상에 의한 종창, 동통에 사용하면 증상이 호전된다.

⑫ 신경통, 류마티스, 관절염에 사용한다.

⑬ 백지는 천궁보다 약하다.

⑭ 강활, 고본, 백지, 세신의 비교(三浦 57)

· 공통점 : 성미가 맵고 따뜻한 약으로 거풍거습, 산한. 지통 작용

· 차이점

ㄱ. 강활 : 체표나 관절에 있는 풍한습을 잘 없애므로 풍한습비에 다용한다. 거풍거습 작용은 백지, 고본보다 우수하다.

ㄴ. 고본 : 작용 부위는 두부이다. 두통에 다용한다.

ㄷ. 백지 : 안면이나 두부 질환(이마 부분)에 다용한다. 진액을 말리고 위로 올라가는 작용이 있으므로 두부 질환에 빈용한다. 콧물, 대하, 습진, 피부화농증 등에도 사용한다.

ㄹ. 세신 : 한습제거 작용이 강하다. 양허증, 폐에 차가운 가래가 많이 찬 증상, 두통, 몸살, 부종 등에 사용한다. 주의 사항은 세신 항을 보라.

사용량

일반적으로 3-9g

배합응용

· 백지 + 곽향 = 위장의 습을 제거한다. 두통, 복통을 치료, 위장계 감기에 사용

- 백지 + 당귀 = 몸을 따뜻하게 하고 혈액 순환을 촉진하여 두통, 관절통을 치료
- 백지 + 강활 = 허리와 사지에 있는 풍습을 제거하여 요통, 관절통, 신경통을 치료
- 백지 + 길경 = 화농성 종기를 배농시킨다.

방제

곽향정기산, 구미강활탕, 내탁산, 백신산, 백지산, 오적산, 소경활혈탕, 천궁다조산, 청상견통탕, 청상방풍탕, 청습화담탕, 형개연교탕

비고

- 백지와 병용해서는 아니 되는 양약
- 벤조디아제핀 계열 : Midazolam, Triazolam
- 항균제 : Ripampin
- 에르고트 유도체 : Ergotamine, Dihydroergotamine, Ergonovine, Methylergonovine
- 신경이완제 : Pimozide 지속성 ß-adrenoreceptor agonist : Salmeterol
- PDE5 저해제 : 폐동맥 고혈압의 치료에 사용되는 경우 Sildenafil
- 항정신병제 : Blonanserin
- 항히스타민제 : Astemizole, Terfenadine
- 생약제제 : St.John's Wort(Hypericum Perforatum)
- HMG-CoA 환원효소 저해제 : Ovastatin, Simvastatin
- GI 운동성 증가제 : Cisapride

◆ 약물명: 생강 生薑 ShengJiang(라틴명 Zingiberis Rhizoma Crudus)

기원

생강과 Zingiberaceae 생강 *Zingiber officinale* Roscoe 뿌리를 건조한 것. 쪄서 말린 것은 건강

처방명

새앙, 均姜, 子薑, 姜根, 百辣雲

성분

- 精油 0.5−3%: Zingiberol, zingiberone, curcumene, β−pinene, camphene, sesquiphellandrene, limonene, p−cymene, cineol, geraniol, borneol, linarool, neral, geranial, cumene, heptanol, nonanol, nonylaldehyde, decylaldehyde, methylheptenone
- 주성분: Zingiberone. 매운맛과 냄새는 0.6−1%의 gingerol과 shogaol 등

약리

1. 중추 억제 작용: Zingerone은 운동저하 중추 억제 작용이 있다. Gingerol, shogaol은 자발운동 억제, 수면제 Hexobarbital의 수면연장 작용이 있다.

2. 해열 작용: Shogaol, gingerol은 해열 작용이 있다. 경구투여로는 다량으로 사용해야 효과가 있다.

3. 진통 작용: Shogaol, gingerol에는 진통 작용이 있다.

4. 항경련 작용: Shogaol은 penteteazol 경련 억제 작용, gingerol은 strychnine 경련 억제 작용이 있다.

5. 진해 작용: Shogaol에는 기침 억제 작용이 있다.

6. 진토 작용: 생강즙은 구토 억제 작용을 한다.

7. 혈압하강 작용: Shogaol, gingerol은 100μg/kg 이하에서는 사용량 의존적으로 혈압을 하강시켰으며 심박수도 감소시켰다. 대량으로 사용하면 일시적인 강압 후에 상승하고 점차 하강하여, 3상성으로 작용한다. 소량으로는 강압 작용에 사용하는 항콜린 약인 atropine과 미주신경 차단에 의해 소실된다.

8. 강심 작용: Shogaol에는 강심 작용이 있다.

9. 타액 분비 항진 작용: 생강에는 타액 분비 항진 작용이 있다. 생강즙은 전분을 소화시키는 효과가 있고 타액과 혼합되어 소화능을 증가시킨다.

10. 위장 운동의 항진과 억제 작용: 정유 성분과 쓴맛인 shogaol, gingerold에는 중추 신경이 개입된 위장 운동 억제 작용이 있으나 shogaol, gingerol의 1×105g/mL 에서는 연동 운동 항진, 생리적 긴장 tonus 상승 작용도 있다. 이 작용은 세포내 Ca 농도의 상승에 의해 평활근에 직접 작용하기 때문이다.

11. 항소화성 궤양 작용: 생강탕액을 경구 투여하면 수침 구속 스트레스에 의한 위궤양이 억제된다. 소량으로는 효과가 없다. 염산 에타놀 위점막 손상에서 gingerol, zingiberene에 강력한 예방 효과가 있다. 탕액 또는 에타놀 추출액은 경구 투여로

위액, 위산 펩티드 분비를 억제하였다.

12. 간 장애 예방, 개선 작용 : Shogaol, gingerol에는 간세포의 사염화탄소 간 장애를 현저하게 억제한다. 사염화탄소, Galactosamine에 의해 발생된 흰쥐의 간세포 손상이 억제되었다. 항간염 활성 작용은 prostaglandin 합성효소 억제 활성, 항균성에도 gingerol의 탄소 소실 기간에 의해 억제 활성이 증가된다.

13. 피부 장애 억제 작용 : 자외선 조사에 의한 홍반을 shogaol류가 억제한다.

14. prostaglandin 생합성 억제 : Prostaglandin E 2 의 생합성을 억제하였다. 그 활성성분은 gingerol, dehydrogingerdione, gingerdione, shogaol이 분리되었다. 또한 prostaglandin에 의한 혈관내피 세포의 수축을 증가시킨 반면에 건강은 억제하였다. 이 작용은 gingerol과 shogaol도 동일하게 작용한다.

15. 항주혈흡충 작용 : Ggingerol과 shogaol은 주택의 주혈흡충 schistosoma 의 운동력을 없애는 항기생충 작용이 있다.

16. 생강의 혈소판 응집 억제 작용은 gingerol에 의한 것으로 그 작용기전은 COX의 억제 작용이다.

17. 항산화성이 있다. 방향성이 있는 식물에는 항산화성이 있다.

18. 항히스타민 억제 작용

약성가

生薑性溫 能祛穢 暢神開胃 吐痰咳

효능

· 성미 辛, 微溫
· 귀경 肺, 脾, 胃

약능

發汗解表 溫中止嘔 溫肺止咳 解毒

주치

감기, 구토, 담음, 해수, 복부의 팽만감, 설사, 반하, 천남성 어패류, 육류의 독을 해독한다.

고전문헌

· 신농본초경 : 나쁜 냄새를 없애고 정신을 맑게 한다.

· 명의별록 : 감기로 두통, 코막힘, 기침

· 본초강목 : 날것을 사용하면 발산시키고, 익혀서 사용하면 소화기계를 따뜻하게 하고, 날짐승을 먹고 중독되어 인후가 폐색되는 증상에 사용한다. 눈의 충혈에 생강즙을 점안한다.

· 약징 : 구토 겸하여 헛구역질, 트림

주의사항

(1) 음허로 내열이 있으면 신중하거나 사용하지 않는다.

(2) 음허로 기침하고 피를 토하는 경우에는 신중하거나 사용하지 않는다.

(3) 위산과다, 위염, 위궤양 등에는 신중해야 한다.

임상적용

① 외한풍한에 의한 습사의 예방에는 흑설탕을 첨가하여 달인 탕액을 복용한다.

② 입안에 침이 많이 생겨 내뱉고, 맑은 침이나 거품을 게우는 증상에 사용한다. 위장의 냉증으로 인한 구토에 사용한다. 임신구토에 사용. 故人은 생강이 구토의 요약이라 하여 구토에 생강즙 3-10방울을 복용시켰다.

③ 식욕 촉진과 소화 기능을 활성화한다. 소화가 아니 되어 위장이 더부룩하면 위장 연동 운동 항진을 위해 사용한다.

④ 위염, 위궤양이 있는 경우(더부룩하고, 팽만하고, 아프고)에는 황련을 사용한다. 황련의 찬 성질은 소량의 오수유로 중화시킨다.

⑤ 경방 : 딸꾹질, 헛구역질, 구토에 사용한다. 발한 작용, 건위 작용, 여러 약물의 중화 작용에 사용한다. 위장을 따뜻하게 하고 담을 없애고, 복부가 더부룩하고 팽만한 것을 다스리고, 복부에서 꾸르륵 소리가 심하게 나는 것을 치료한다. 《상한론》에서는 생강, 생강즙, 건강으로 나누어 사용하였다. 남북조 시대의 《명의별록》에서 생강과 건강을 분리하였다. 수, 당 시대의 손사막은 《천금방》에서 건강이 없으면 생강을 두 배로 사용한다고 하였다. 이에 대해서는 온리약의 건강 항을 보라.

⑥ 천남성, 반하의 해독에 사용한다.

⑦ 생강과 자소엽의 비교는 자소엽 항을 보라.

⑧ 생강과 건강의 비교

· 공통점 : 맑은 침 또는 끈적거리는 침을 게우는 데 사용한다.

· 차이점

ㄱ. 생강 : 표한의 발산 효과. 진토, 거담, 두통, 복통, 해수

ㄴ. 건강 : 이한의 제거 효과. 신체 내부를 따뜻하게 하여 냉증을 없앤다.

주의점

생강을 건강의 양으로 사용하면 약이 매워 복용하기 어렵고 복용하면 위장 손상이 발생된다. 그 사용 비율은 생강 4-6g은 건강 1-2g에 상당한다.

사용량

일반적으로 3-9g

해독

반하, 남성의 해독약

참고사항

생강피(生薑皮)는 성미가 맵고 차갑다. 약능은 위장을 따뜻하게 하고, 이뇨, 종기를 삭인다. 수종에 응용한다. 예 : 오피음

배합응용

· 생강 + 반하 = 반하의 부작용 감소, 지구 작용을 증가

· 생강 + 반하, 복령 = 위내정수

· 생강 + 陳皮 = 위장 기능 개선, 헛구역질, 구토, 식욕부진, 복부팽만 감, 복통, 설사

· 생강 + 오수유 = 음허증으로 인한 구토, 음한으로 위장의 한음이 원인이 된 구토, 두통, 설사에 사용한다.

· 생강 + 계지 = 표허로 자한에 대한 가벼운 해표 작용

· 생강 + 감초, 대조 = 소화기능을 향상

방제

가미귀비탕, 가미소요산, 가자산, 갈근총백탕, 갈근탕, 갈근탕가천궁신이, 건강인삼반하환, 계지가작약탕, 계지가작약대황탕, 계지가출부탕, 계지탕, 계지가용골모려탕, 귀비탕, 당귀건중탕, 당귀사역가오수유생강탕, 대시호탕, 반하후박탕, 반하백출천마탕, 방기황기탕,

방풍통성산, 배농산급탕, 복령음, 복령음합반하후박탕, 보중익기탕, 사군자탕, 삼소음, 소반하가복령탕, 소건중탕, 소경활혈탕, 소시호탕, 소시호탕가길경석고, 승마갈근탕, 시박탕, 시령탕, 시호가용골모려탕, 시호계지탕, 시함탕, 십미패독탕, 오수유탕, 오적산, 온경탕, 월비가출탕, 육군자탕, 위령탕, 이출탕, 이진탕, 인삼탕, 자감초탕, 조등산, 죽여온담탕, 진무탕, 청폐탕, 평위산, 황금가반하생강탕, 황기건중탕, 향소산

◆ 약물명: 신이화 辛夷花 XinYiHua(라틴명 Magnoliae Flos)

기원
- 목련과 Magnoliaceae 백목련 *Magnolia denudata* Desrousseaux.
- 목련(望春花) *Magnolia fargesii* Cheng
- 자목련(木筆) *Magnolia liliflora* Desr.의 꽃봉오리
- 일본산 : 목련과 버들목련 *Magnolia salicifolia*
  목련과 목련 *Magnolia kobushi* De Candolle

처방명
辛夷, 木筆花, 春花

성분
- 精油가 주성분이지만 기원식물에 따라 다르다.
- Lignan : Magnosalin, magnosalicin, magnone A, B, eudesmin, magnolin, lirioresinol B demethylether
- 정유 : α-pinene, cineole, citral, methylchavicol, citral, eugenol
- Alkaloid : Reticuline, yuzirine, liriodenine, remerine, anonaine, oleic acid

약리
1. 신이화에 포함된 magnolol는 COX와 lipoxygenase의 억제제이다.
2. 항알레르기 효과(PCA 억제)가 있다. Magnosalicin이 비만세포 사멸을 촉진하여 히스타민 방출을 억제한다. Lignans인 eudesmin, magnolin, lirioresinol B demethylether는 TNF-α의 생성 억제 작용이 있다.
3. 국소 수렴 작용 : 말초혈관을 확장하여 국소의 혈액 순환을 개선하여 분비물 흡수를

촉진함으로써 점막의 표면을 보호한다.

4. 침윤성 마비 작용이 있다.

5. 심혈관계 작용 : 약한 혈압강하 작용이 있다. Denudalin B는 Ca^{2+} 이온 유입을 억제하여 혈관평활근 이완 효과와 혈소판 응집 억제 효과를 나타낸다. Magnone A, B에는 혈소판 응집 인자의 활성 억제 작용이 있다. Magnosalin은 혈관의 새로운 형성을 억제하는데 육아 중량 억제보다 10배 강하고, magnoshinin은 육아 중량을 2.5배 강하게 억제한다.

6. 복직근 수축 억제 작용이 있고, 좌골신경과 봉공근에 대하여 간접적 자극에 의한 수축 억제 작용을 한다.

7. 자궁과 장관의 평활근을 흥분시켜 장관의 연동 운동을 촉진한다.

8. 자발 운동을 억제한다.

9. 안검하수를 유발한다.

10. 항진균 작용이 있다.

11. 휘발성 정유는 코점막 출혈에 대하여 수축 작용이 있다.

12. 항아세티콜린 작용

약성가

辛夷味辛 鼻流涕 香臭不聞 通竅劑

효능

· 성미 辛, 平

· 귀경 肺, 胃

약능

散風寒 通鼻竅

주치

두통, 악취성 코점막 궤양, 축농증, 코막힘, 치통

고전문헌

· 신농본초경 : 오장의 한열, 두통, 얼굴의 기미

· 명의별록 : 위장을 따뜻하게 하고 근육 이완, 코막힘, 콧물, 치통, 모발 생성 촉진

· 본초강목 : 축농증, 코막힘, 코의 부스럼

주의사항

다량으로 복용하면 머릿속이 흔들거리고 눈에 충혈이 생긴다.

임상적용

① 국부의 수렴 작용, 강압작용

② 알레르기성 부비강염 : 부비강염에 자주 사용한다. 부비강염, 만성비염에 의한 두통, 코막힘, 농성 콧물에 효과가 있다.

③ 알레르기성 비염 : 축농증이나 코막힘을 완화시킨다. 머리가 무겁고, 머리를 싸맨 듯한 두통을 없앤다.

④ 감기 증후군에 사용할 수 있다. 해표에 사용하지만 효력이 약하므로 잘 사용하지 않는다.

⑤ 외용으로는 흰 점액질이 가장 높고 효과를 나타내며, 그 다음이 지방유, 또 그 다음은 탕액 순이다.

⑥ 탕액을 코에 점적하면 코 점막에 단백질 응고물이 생겨 코 분비물이 감소된다. 내복하면 효과가 없다.

사용량

일반적으로 3-6g

배합응용

· 신이화 + 갈근 = 감기, 두통, 코막힘

· 신이화 + 천궁 = 코점막의 울혈을 없앤다. 두통, 코막힘, 비염, 축농증에 사용

· 신이화 + 승마 = 발한해표 작용으로 코막힘을 치료

방제

갈근탕가천궁신이, 두풍신방, 신이산, 신이청폐탕

비고

알코올 추출액으로 천식약 개발 - 아스망

◆ 약물명: 자소엽 紫蘇葉 ZiSuYe(라틴명 Periliae Folium)

기원

꿀풀과 Lamiaceae 차조기 *Perilla frutescens* Britton var. *acuta* Kudo 또한 꿀풀과 Lamiaceae 주름잎 소엽(차조기) *Perilla frutescens* L. Britton var. *crispa* Decne.의 잎과 가는 가지를 건조한 것. 차조기는 푸른 잎과 붉은 잎으로 나뉘는데 약용은 붉은 잎이다.

처방명

들깨, 차즈기, 차조기, 차즈기잎, 紫蘇, 蘇葉, 赤蘇

성분

· 정유: Perillaldehyde, elsholtziaketone, naginataketone, perillalcohol, perillaketone, α, β−pinene, linalool Monoterpene glycoside: Perilloside A−D

· Phenylpropanoid: Perilla, aldehide, caffeic acid, elemicin, myristicin, dillopiol, perillaketone, rosmarinic acid

· 그 외: Luteolin, apigenin 특유의 냄새는 perillaldehyde에서 나온다.

자색

색소는 anthocyanglycoside인 shisonin, cyanin−p−coumarate이다.

약리

1. 발한해열 작용: 한선 분비를 자극하여 발한을 촉진하고 해열한다.

2. 장관 운동 작용: perillasketone은 소장 연동 운동을 촉진한다(健胃作用).

3. 항미생물 작용: 항바이러스, 항백선균, 방부 작용이 있다.

4. 항염증 작용: Rosmarinic acid에 항산화 작용으로 사구체 신염의 발생을 억제한다. Luteolin에 항염증 작용이 있다.

5. 호흡계 작용: Perilla seed oil은 천식에 효과가 있다. 기관지의 분비물을 감소시켜 기관지 경련 완화 작용, 진해거담 작용

6. 소염, 해열작용: Phenylpropanoids에 속하는 rosmarinic acid, caffeic acid에 의한 것. Rosmarinic acid는 해열효과가 강하다.

7. 수면 연장 작용: Perillaldehyde와 stigmastelol과의 상호 작용에 의한 것

8. 항균 작용: 진균에 대한 작용이 있다. Perillaldehyde와 citral에는 항백선균 작용과

antidermatophytic activity 이 있다. 포도상구균, 이질간균을 억제한다.

9. Caffeic acid는 항염 작용, xanthine oxidase inhibitor로서의 작용이 있다.

10. Xanthine oxidase inhibitor 기능은 통풍에 유효하다.

11. 자궁 수축 작용, 태아 보호 작용

12. Mafnolol과 honokiol은 중추신경 흥분을 억제하여 정신안정을 도모한다.

13. 후두의 반사 신경을 억제한다.

14. 기관지 분비물을 감소시켜 거담 작용을 하고, 기관지 평활근의 경련을 완화하여 진해 작용을 한다.

15. β-eudesmol은 항히스타민 작용으로 항알레르기 작용을 한다.

16. 신경절 세포와 좌골신경섬유의 흥분 억제 작용을 한다.

17. Perillaketone은 소장 내용물 수송을 촉진한다.

18. 상악두 신경 반사 억제

19. 항우울 작용이 있다.

20. 그 외 : 소화액 분비 촉진하여 위장의 연동 운동 촉진 작용

약성가

紫蘇味辛 解風寒 梗能下氣 脹可安

효능

· 성미 辛, 溫
· 귀경 肺, 脾

약능

解表散寒 行氣寬胸 解魚蟹毒

주치

풍한 감기, 오한발열, 기침, 천식, 신경성 기침, 인후의 위화감, 흉복부의 답답함과 팽만감, 유산 방지, 임신오조, 생선의 해독

고전문헌

· 명의별록 : 기가 위로 치밀어 오르는 것을 내리고 위장에 냉기가 든 것을 없앤다.
· 본초강목 : 기를 순환시키고 중초를 소통시키며 담을 제거하고 폐를 이롭게 한다. 혈

(血)을 조화롭게 하고, 비위를 따뜻하게 하여 통증을 멎게 하며, 기침을 멎게 하고, 임신을 안정시킨다.

주의사항

(1) 온병이면 신중해야 한다. 몸에 에너지가 없고 땀이 많으면 신중해야 한다.

(2) 맥이 침세하고 자한 도한이 있으면 신중해야 한다.

(3) 위장 허약하고 냉하여 소화 기능이 약화되었으면 신중해야 한다.

임상적용

① 외감풍한의 표증으로 가슴이 괴롭고(흉복부 팽만감), 울체감, 오심, 구토 증상이 동반된 위장형 감기에 사용한다.

② 자소엽의 발한 작용은 마황, 계지보다 약하고 단방으로는 효과가 없다. 이 경우 형개, 방풍, 생강 등을 배합하여 발한력을 높인다. 자소엽은 이기관중(위장 기능을 조절하고 소화를 돕는다)과 지구 작용도 있는 것이 특징이다. 노인이나 소아의 가벼운 감기로 마황, 계지로 발한과다시킬 우려가 있을 경우 자소엽을 대신 사용한다.

③ 지구에는 지각을 배합하면 효과가 증가된다.

④ 임신 중 구토, 가슴이 괴롭고, 오심, 하복통 등(임신 오조)에 사용한다. 묵은 자소엽 줄기가 유효하다(4-9g). 진피(陳皮)와 사인을 배합하여 임신구토, 태동불안, 유산 방지에 사용하면 효과가 있다.

⑤ 생선이나 조개류의 중독으로 구토, 설사, 복통 등의 증상에는 자소엽 30-60g을 단방 또는 생강을 배합하여 물에 끓여 복용한다.

⑥ 그 외, 음낭 습진에 외용한다. 자소엽 30g을 물에 끓여 식힌 후 환부를 씻어낸 후 땅콩기름을 바른다.

⑦ 경방 : 가슴과 상복부가 팽만한 것을 치료하고 위장을 평안하게 하고 담을 없앤다.

⑧ 자소엽, 소경, 소자는 모두 이기 작용이 있다. 소경은 비위나 흉부의 기 순환을 이롭게 한다. 임신안정 작용도 있다. 소엽은 풍한표증에 사용하며 풍한 감기인 경우, 혈액 순환을 순조롭게 하여 치료한다. 위장 기능 저하로 인한 구역질 등에 사용한다. 소자는 주로 폐에 작용하고, 폐기를 내리며 담을 묽게 만든다.

⑨ 자소엽과 생강의 비교(三浦 58)

　• 공통점 : 발한해표 작용이 있어 풍한표증에 사용한다. 구토를 멈추게 한다. 어패류의 독을 완화한다. 병용하면 상승효과를 얻을 수 있다.

· 차이점

ㄱ. 자소엽 : 발한력이 강하고, 혈액 순환을 이롭게 하고 소화 기능을 돕는 작용이 우수하다. 기체로 인한 구토에 사용한다. 임신안정에 사용한다.

ㄴ. 생강 : 발한력은 약하지만, 위장을 따뜻하게 하므로 신체나 복부가 냉하여 발생된 구토를 멈추게 한다. 반하와 부자의 독성을 완화시킨다.

사용량

일반적으로 6-9g. 오래 달이면 아니 된다.

배합응용

· 자소엽 + 건강 = 위장 허약자의 감기
· 자소엽 + 곽향 = 감기, 임신, 소화기의 기능 약화 등으로 발생된 메스꺼움, 구토, 해수
· 자소엽 + 길경 = 감기로 코막힘, 담이 많은 기침, 위장 허약자
· 자소엽 + 후박 = 치밀어 오른 기를 내리고, 매핵기(인후부의 위화감), 습사나 기침으로 흉부불쾌감
· 자소엽 + 진피, 사인 = 임신오조, 태동불안, 임신안정에 효과

방제

경기환, 계명산가복령, 곽향정기산, 반하후박탕, 삼소음, 소자강기탕, 시박탕, 신비탕, 자소음, 향소산

◆ 약물명: 향유 香薷 XiangRu(라틴명 Elsholtziae Herba)

기원

· 꿀풀과 Lamiaceae 향유 *Elsholtzia ciliata* Hylander의 전초
· 유사품 : 꿀풀과 해주향유 海州香薷 *Elsholtzia haichowensis*
  애기향유 *Elsholtzia saxatilis*
· 가는 잎 향유 *Elsholtzia angustifolia*
  Elsholtzia splendens
· 위품 : 미나리과 고수(香荽) *Coriandrum sativum*를 향유라고도 한다.

처방명

꽃향유, 노야기, 소양기, 陳香薷, 香茹

성분

Elsholzione, elsholtzia ketone, sesquiterpene naginataketone, α-pinene, cineole, p-cymene, isovaleric acid, isobutyl-isovalerate, α-β-naginatene, octanol-3, 1-octen-3-ol, linalool, camphor, geraniol, n-caproic acid, isocaproic acid

약리

1. 발한 작용
2. 해열 작용
3. 이뇨 작용
4. 여름철의 습을 제거한다.
5. 수종을 제거한다.

약성가

香薷味辛 治傷暑 霍亂便澁 腫煩去

효능

· 성미 辛, 微温
· 귀경 肺, 胃

약능

發汗解表 祛暑熱火濕 利尿消腫

주치

감기로 두통, 구토, 복통, 설사, 소변불리, 수종

고전문헌

· 명의별록 : 심한 구토와 설사 및 복통을 치료하며 수종을 없앤다.
· 본초강목 : 각기병과 한열왕래를 치료한다.

주의사항

(1) 땀이 많고 체표가 허한하고 땀이 많으면 사용불가

(2) 음허로 열이 있으면 신중해야 한다.

임상적용

① 주로 여름철의 해표약이다. 발한력이 강하다. 여름철의 감기로 무한 증상이어야 한다. 고인은 여름철에 향유를 사용하고 겨울철에는 마황을 사용한다고 하였다. 여름철의 한습 증상(위장형 감기 또는 급성 위장염 등) 곧, 더운 날씨에 열을 식히기 위하여 한랭한 음식을 먹고 오한, 발열, 무한, 복통, 구토, 설사 등이 나타난 경우에 사용한다. 이것을 '음서(陰暑)'라 하고 향유는 더위먹음을 없애며, 몸이 부은 것을 없애는데(去暑化湿) 성미가 따뜻하고 매운 맛으로 감기 기운을 없애지만, 발한, 구갈, 고열 등 열증 곧, 열증 감기(陽暑)에는 사용하지 않는다.

② 이뇨소종 작용이 있어 각기부종, 신염(사구체 신염, 신우신염)으로 인한 부종에 사용한다.

③ 향기를 구취 제거로 사용한다. 향유 9g을 물로 끓여 입안을 헹군다.

④ 여름철 더위 먹음으로 열이 심하고 갈증이 심하며, 땀이 많이 나면 사용하면 아니된다.

⑤ 탕제는 차게 해서 복용한다. 따뜻하게 복용하면 오심, 심하면 구토한다. 황련, 황금을 배합하면 구토를 없앨 수 있다.

⑥ 해표로 사용할 경우에는 끓이는 시간이 짧게, 부종을 없앨 경우에는 장시간 진하게 달여 복용한다.

⑦ 마황과 비교

· 공통점 : 발한 해표 작용과 이뇨 작용이 있다.

· 차이점

ㄱ. 마황 : 계절에 관계없이 감기에 사용한다. 발한하여 한사를 없애는 작용이 강하다. 폐에 작용하여 이수작용을 한다. 지해평천 작용이 있다. 습을 없애는 작용과 위장 기능을 개선하는 작용은 없다.

ㄴ. 향유 : 여름철에 한기로 든 감기에 사용한다. 습을 없애는 작용이 있다. 소화 기능을 원활하게 하여 이뇨 작용을 이롭게 한다.

⑧ 곽향과 비교는 해당 항을 보라.

사용량

일반적으로 3-9g

배합응용

· 향유 + 후박, 백편두 = 여름철 감기, 복만, 설사
· 향유 + 초과, 오매, 갈근, 백편두, 사인 = 여름철 내상과 찬 음식으로 인한 복통, 설사, 구토
· 향유 + 백출, 복령, 차전자, 모과 = 수종, 설사
· 향유 + 황련, 활석 = 심번, 소변불리
· 향유 + 후박, 사인 = 기체복통

방제

향유산, 유출환

◈ 약물명: 형개 荊芥 JingJie(라틴명 Schizonepetae Spica)

기원

· 꿀풀과 Lamiaceae 荊芥 *Schizonepeta tenuifolia* Briq 의 꽃줄기 또는 꽃이삭(荊芥穗). 검게 볶은 것을 黑荊芥 또는 炭荊芥라 한다.
· 유사품: 꿀풀과 형개 *Schizonepeta tenuifolia* var. *japonica*

처방명

荊芥穗假, 炒荊芥, 荊芥炭

성분

· 정유(약1.8%): camphene, l-menthol, dl-menthol과 소량의 d-limonene, isopulegone, piperitone
· Sesquiterpenoid: Cariphyllene, β-elemene, β-humulene
· Flavonoid: Apigenin-7-0-glucoside, luteolin-7-0-glucoside, hesperindin
· Monoterpene glycoside: Schizonepertoside A, B, C 꽃이 개화되면 L-pulegone은 감소되고 d-menthone은 증가된다.

약리

1. 약한 해열 작용이 있다. 피부의 혈액 순환을 촉진하여 피부질환에 소염 작용을 한다.

2. 항알레르기 작용 : 비만세포에서 히스타민 방출을 유의하게 억제한다.

3. 진통 작용 : Menthone은 진통 작용, pulegone는 혈관투과성 억제 작용

4. 지혈 작용 : 이 경우는 형개탄을 사용한다.

5. 항균 작용 : 결핵균 성장을 억제한다.

6. 항산화 작용

7. 약한 항암 작용

8. 혈액의 고점성을 경감시킨다.

9. Hesperidin이 모세혈관 장력을 강화하여 미소출혈을 방지한다.

10. 진경 작용 : 소화관 평활근 경련과 심장 질환으로 인한 흉통을 억제한다.

11. 혈관투과성 억제 작용

12. 프라보노이드는 스테로이드 대사에 관여한다.

약성가

荊芥味辛 淸頭目 表寒祛風 瘡瘀癧

효능

· 성미 辛, 微溫

· 귀경 肺, 肝

약능

虛風解表

주치

감기로 두통, 발열, 화농성 종기, 인후종통, 안면신경마비, 토혈, 코출혈, 혈변, 부정자궁출혈, 산후 현기증, 습진

고전문헌

· 신농본초경 : 한열(寒熱), 곪은 임파선염, 어혈, 습사로 인하여 저린 증상을 치료한다.

· 본초강목 : 풍열 감기, 머리와 눈을 맑게 하고 인후를 이롭게 하고 부스럼을 없앤다. 뒷목이 뻣뻣한 증상, 입안의 종기, 자궁하수, 토혈, 코출혈, 하혈, 출혈성 이질, 자궁출

혈 치질을 치료한다.

주의사항

(1) 오한은 심하지 않으나 발열이 심하고, 땀이 나면 신중해야 한다.
(2) 음허발열과 음허화왕으로 두통이 있고 눈이 아프고 충혈되면 신중해야 한다.

임상적용

① 약능으로는 감기, 혈액 순환, 산후의 주요약이다. 형개는 성미가 신온하나 체액을 소모시키지는 않는다.

② 가벼운 해표약이다. 체표의 소염 및 해독 작용이 있다. 이는 피부의 혈액 순환(血行)을 촉진하기 때문이다.

③ 외감 감기에 사용하는 특징은, 형개는 신온하지만 따뜻할 뿐 체액을 없애는(燥) 성질이 없어 신량해표약에 배합하면 풍열을 없애는 작용이 증가된다. 따라서 풍열증(감기, influenza virus)인 발열, 두통, 코막힘, 인후통, 편도선염, 결막염 등에 사용한다.

④ 경험적으로 인후통에 형개를 사용하였는데 현대에도 인후염, 편도선염 등에 대한 방제에는 형개를 사용한다.

⑤ 출혈에 검게 볶은 형개탄은 다른 지혈약과 함께 사용한다. 산후 출혈과다 또는 혈액 순환 장애로 발생한 현훈(혈훈)에는 형개수 분말 6g을 다른 본초와 함께 공복에 복용한다.

⑥ 발진, 지양에 사용한다. 담마진, 풍진, 마진에 사용하면 반진을 없애는데 효과가 있으며, 소양감을 없앤다.

⑦ 형개수의 약능은 형개와 동일하나 그 작용은 강하다. 빈혈(血暈)에 중요한 약이다.

⑧ 형개를 볶으면 표증 치료 약능이 약해진다.

⑨ 형개와 자소엽의 비교
· 공통점 : 모두 발한해표를 한다.
· 차이점
ㄱ. 자소엽은 산한 작용이 강하고, 소화 기능을 돕는다. 이기제로 사용한다.
ㄴ. 형개는 허증 감기에 효력이 강하여, 이혈제로 사용한다.

⑩ 형개와 방풍의 비교
· 공통점 : 약한 거풍해표에 사용한다. 병용한다.

· 차이점

ㄱ. 형개 : 발한력이 강하다. 거풍 작용은 약하다.

ㄴ. 방풍 : 거풍 작용이 강하다. 방풍은 감기로 인한 저린감, 소양감, 경련 등에 작용하는 효력이 강하다(去風勝濕). 거풍약은 맵고, 습을 말리지만, 방풍은 맵지 않아 발산력이 약하여 풍약 중의 윤제라고 한다. 발한력은 마황, 계지보다 약하며, 맵고 진액을 말리는 작용은 강활보다 약하다.

⑪ 형개를 기준으로 삼아 발한력의 강한 정도를 살펴보면 마황, 계지, 형개, 방풍 순이다.

사용량

일반적으로 3-9g

배합응용

· 형개 + 방풍 = 감기로 인한 두통, 발열을 치료. 비염, 습진

· 형개 + 박하 = 온병 초기 감기에 나타나는 두통, 발열, 인후통, 입안 건조, 비염

· 형개 + 우방자 = 인후통

방제

가감통성산, 가감통성환, 구풍해독탕, 당귀음자, 방풍통성산, 소풍산, 십미패독산, 오물해독산, 은교산, 천궁다조산, 청상방풍탕, 형개연교탕, 형방패독산

2. 신량해표약

◆ 약물명: 갈근 葛根 GeGen(라틴명 Puerariae Radix)

기원

· 콩과 Leguminosae 칡 *Pueraria lobata*(Willd.) Ohwi의 뿌리를 건조한 것. 건조 갈근에는 puerarin 함류량이 2.0% 이상이어야 한다. 대체로 중국산은 섬유질이 적고 한국산, 일본산은 섬유질이 풍부하다.

· 유사품 : 콩과 칡 *Pueraria thunbergiana*(SIEB.et ZUCC)

· 중국산 : 콩과 Leguminosae 여갈 *Pueraria lobata* Willd. Ohw var. chinensis Benth.

　　　　콩과 칡 *Pueraria pseudo*-hirsuta Tang et Wang

　　　　콩과 Leguminosae 甘葛(粉葛) *Pueraria thomsonii*

· 위품 : 콩과 오끼나와 갈근 또는 월남갈근 *Pueraria montana* Merr.

처방명

칡, 만초, 야갈, 칡, 칡뿌리, 粉葛根, 乾葛, 煨葛根

성분

· IIsoflavonoid : Puerarin, daidzein, daidzin, irisolidone, puerarin-xyloside, genisterin, formononerin, puerarol, kakkonein, tectoridin Triterpenoid : Soyasaponin I, IA, kudzusaponin SA3, kudzusaponenol B, kudzusaponin B

· 그　외 : 전분(10-15%), D-mannitol, succunic acid, miroestrol, allantoin, acetylcholine

약리

1. 해열 작용, 진경 작용 : Daidzein은 함량에 비례하여 해열하고 근육의 경련을 억제하는 진경 작용을 한다.

2. 순환기계 작용 : Flavonoid는 뇌혈관 확장 작용으로 뇌 순환을 개선하고 심장의 혈류량을 증가시키며, 심근의 산소 소비량을 줄인다. Isoflavonoid는 편두통, 협심증과 고혈압, 심근경색 등에 적용한다. Puerarin이 말초 혈액 순환 촉진, 관상동맥을 확장한다. Acetylcholine이 부교감 신경을 자극하여 말초혈관을 확장하고 뇌 기능을 활성화한다.

3. 혈당강하 작용 : Puerain에 혈당 강하 작용이 있다.

4. 알콜 섭취 억제 : Daidzein은 혈중 알코올 농도를 낮추며(Keung, WM. et al. 1998), 갈화와 갈근의 추출물은 알콜 섭취로 인해 저하되는 간 SOD나 Catalase를 활성화한다(Lee, MK. et al. 2001). 알콜 섭취로 인한 수면시간을 줄이는 작용을 한다. Puerarin은 Ca^{2+} channel을 억제하여 알코올 금단 증상을 조절하는 작용이 있다.

5. 여성 생식기 작용 : Daidzein, genistein, formonoetin 은 난포 호르몬 작용이 있다.

6. Isoflavone 계열의 화합물은 식물 에스트로겐 phytoestrogen 작용을 하므로 호르몬 교체 치료에 활용된다.

7. 항암 작용 : Genistein, daidzein이 난소 암세포 ovarian cancer cell의 성장을 억제한다.

8. 관장동맥 확장 작용, 뇌혈류량 증가 작용

9. 강혈압 작용 : 플라보이드 물질이 강압한다. 그러나 갈근에는 승압 물질도 포함되어 있다.

10. 위장 평활근의 이완 작용 : Daidzein은 papaverine성 진경 작용을 한다.

11. 항혈소판 응집 작용

12. 지사 작용이 있다.

13. Benzoic acid는 항패혈증 작용, 거담 작용, 진통, 진경 작용을 한다.

약성가

葛根味甘 解傷寒 酒毒溫瘧 渴竝安

효능

- 성미 甘, 辛, 平
- 귀경 脾, 胃

약능

解肌淸熱 生津止渴 透疹止瀉 降壓

주치

감기로 두통이 있고 목이 경직된 증상을 치료한다. 구갈, 설사, 고혈압, 협심증, 난청에 사용한다.

고전문헌

- 신농본초소경 : 소갈, 발열이 심한 경우 사용
- 개보본초 : 갈증, 가슴답답, 대소변 불리
- 본초강목 : 울화를 없앤다.
- 약징 : 목덜미가 뻣뻣한 데(경항강직) 겸하여 기침과 땀이 나는 데 사용

주의사항

(1) 열이 있고 땀이 많으면 신중하거나 사용불가

(2) 전분이 많아 소화 장애가 있을 수 있다.

(3) 맥침세에 자한이 있는 데 다량으로 사용하면 위장 기능이 손상된다.

임상적용

① 민간요법으로 해열을 위해 3-7g 끓여 복용한다. 해표에 사용한다.

② 감기 증후군에서 두통, 뒷목의 긴장, 등의 근육 긴장, 설사가 있을 경우 가장 적합하고 감기 이외에 어깨결림, 목의 결림 두통에 사용한다(항배구급 項背枸急, 항배강 項背強, 항배강통 項背強痛). 항배강은 두판상근과 상부 승모근이 긴장된 것이며, 심하면 척추기립근까지 통증이 있다. 이와 유사한 통증은 몸이 쑤시고 허리가 아프고(身疼腰痛), 머리와 목의 뒤덜미가 뻣뻣한 통증(두항강통 頭項強痛)이 있는데 이들 증상에는 설사 증상이 없다. 항배강통이 있으면서 설사하면 갈근탕, 몸이 아프고 허리가 아픈 데(身疼腰痛)에는 괄루계지탕, 두항강통에는 계지거계가복령백출탕이 적용된다.

③ 즙을 내어 마시면 해열 작용으로 체액 소모를 방지하고 구갈을 멈추게 한다. 풍열에 의한 무한, 구갈에 적합하며, 설사, 투진에 사용한다.

④ 고혈압증에 사용한다. 두통, 머리가 어지럽고, 뒷머리가 굳고(項背強), 귀에 파도소리가 나고 사지의 저림이 있을 경우 효과가 있다. 강압 작용은 효과가 분명하지 않으므로 강압약을 배합하여 사용해야 한다.

⑤ 관상동맥 확장 작용이 있으므로 갈근편을 사용하면 협심통의 해소와 심전도 개선에 효과가 있다.

⑥ 돌발성 난청의 초기에 사용한다. 내이의 혈관 경련에 의한 감음성 난청에 효과가 있다.

⑦ 알코올 섭취를 줄인다. Daizdin은 세로토닌과 도파민 대사에 관계하는 mitochondrial aldehyde dehydrogenase 의 작용을 억제하여 알콜 섭취량을 감소시킨다. 탕액 추출액은 알콜 섭취에 의해 저하되는 간장의 SOD나 catalase의 활성을 항진시키는 효과가 있다.

⑧ 전분은 열성 설사에 이용한다. 시제품은 감자나 고구자의 전분일 가능성이 있다.

⑨ 경방 : 발한, 두정통, 지사에 사용한다. 위장의 기와 진액(胃氣津液)을 위장에서 피부로 보내는 약능 중, 갈근은 피부까지 보내며 괄루근은 흉격까지만 보낸다.

⑩ 감기로 인한 증상 이외의 두통, 뒷목의 긴장, 등의 근육 긴장, 설사가 있을 경우에도 가장 적합하며, 어깨결림, 목의 결림 두통 등에도 사용한다(項背枸急, 項背強, 項背強痛). ②항을 보라.

⑪ 갈근의 전분은 위점막에 부담을 끼치므로 위장 기능 허약자에게 장기 투여할 경우에

는 위점막 보호약이나 반하사심탕을 병용하는 것이 바람직하다. 마황을 사용할 경우에도 동일하다.

사용량

일반적으로 6-24g. 갈근 총 flavone의 1일 양인 100-300mg을 2-3회 복용

배합응용

- 갈근 + 계지 = 한사로 두항강통, 견배통, 가벼운 해표 작용
- 갈근 + 마황 = 발한 촉진, 두항통, 발한으로 장관의 수분 균형 조절
- 갈근 + 황련 = 열증 설사. 발한 작용으로 체내 수분 균형 조절, 지사
- 갈근 + 승마 = 종기의 초기에 투진시킨다.
- 갈근 + 홍화 = 얼굴과 등의 상부에 있는 충혈을 제거

방제

갈근탕, 갈근탕가천궁신이, 갈근황금황련탕, 갈근홍화탕, 갈화해성탕, 계지가갈근탕, 삼소음, 승마갈근탕, 시갈해기탕

◆ 약물명: 국화 菊花 JuHua(라틴명 Chrysanthemi Flos)

기원

- 국화과 Compositae 국화 *Chrysanthemum morifolium* Ramat 또는 국화과 Compositae 감국(야국화) *Chrysanthemum indicum*의 꽃
- 광동성에서는 *Chrysanthemum lanvandulacfolium* Makino를 사용
- 일반적으로 약재용 국화는 야국화를 지칭한다. 중국에서는 감국은 청열약으로 국화는 해표약으로 사용한다.

처방명

甘菊, 白菊, 杭菊花, 黃菊花

성분

- 국화 : Sesquiterpene : Chlorochrymorin, chrisandiol, chrysartemin A
- 감국 : Flavonoid : Acacertin, Sesquiterpene : Arteglasin A, chrysetunone, tunefulin

· 그 외 : Adenine, stachydrine, choline, 精油

· 향기성분 : Adenine, choline, apigeninglucoside, acacetin-7-rhamnoglucoside, 2, 4- trimetyl-3cyclohexene-1-carboxyhic acid

약리

1. 항균 작용 : 실험관 실험에서 황색포도상구균, β용혈성 렌사구균, 대장간균, 이질균, 장티푸스균 등의 억제 작용이 있으나 그 작용은 약하다. 녹농균에는 약하고 폐렴쌍구균에는 약효가 없다. 백국화에는 백선균 등 여러 종류의 피부진균에 대해 억제 작용이 있다.

2. 모세혈관 저항력 증가

3. 국소 모세관 투과성의 항진 작용

4. 강압 작용 : 혈관확장을 확장하여 말초혈액 순환을 개선한다.

5. 해열 작용 : 약한 체온 저하 작용이 있다. 대량으로는 순환기 장애, 모세혈관의 저항성이 증가된다.

6. 관상동맥 혈관 확장 작용 : 관상동맥의 혈류량을 증가시켜 산소 결핍 상태를 개선한다.

7. Flavonoid와 그 배당체는 aldose reductase의 활성을 억제하므로 당뇨병으로 인한 망막의 손상을 약하게 억제한다.

8. 중추 신경에 작용 : 신경성 두통에 작용, 진정 작용, 진경 작용

9. 혈액응고 단축 작용

10. 항방사선 작용

11. 항고지혈 작용 : Chlorogenid acid, caffetannic acid가 혈중지질 저하 작용, 콜레스테롤 저하 작용, 항혈전 작용을 한다.

12. 소염, 이뇨 작용이 있다.

약성가

菊花味甘 除風熱 頭眩眼赤 收淚功

효능

· 성미 甘, 苦, 凉

· 귀경 肺, 肝

약능

散風淸熱 淸肝明目 平肝熄風

주치

두통, 현기증, 흉부의 답답함, 뿌리가 깊은 종기를 치료

고전문헌

· 신농본초경 : 현기증, 종통, 눈이 빠질 듯한 통증, 눈물흐름
· 명의별록 : 주기적으로 발작하는 요통, 번열

임상적용

① 감기 : 풍열표증의 발열, 가벼운 오풍, 인후통 등에 사용한다.

② 화열에 의한 눈의 충혈, 정혈 부족으로 시력감퇴, 눈이 흐릿한 데 사용한다.

③ 내풍으로 몸이 흔들거리고 현기증이 있는 데 사용한다.

④ 황국화는 관상동맥확장증, 모세혈관투과성 항진, 해열, 두통 등에 사용하고, 백국화
는 진정, 신경 증상, 안질에 사용하며, 야국화는 청열해독, 항염증, 항균, 해열에 사
용한다.

⑤ 현대의 응용으로는 관상동맥 경화증에 사용한다. 또한 고혈압증, 뇌동맥경화증 등으로
나타나는 동계, 호흡기단, 가슴팽만감, 현기증, 두통, 사지의 저린감 등에 사용한다.

⑥ 안과 질환 : 결막염, 신경염, 중심성시망막염에 사용한다.

⑦ 경방 : 외감 풍열, 두통, 안통(눈의 통증) 등에 사용

⑧ 국화와 상엽의 비교

· 공통점 : 열증 감기로 인한 폐열, 간열을 없앤다. 열증 감기로 발열, 두통, 눈의 충
혈, 몸이 붓고 아픈 데 사용한다.

· 차이점

ㄱ. 상엽 : 폐가 건조하여 해수가 있는 데 사용하며, 국화는 사용하지 않는다.

ㄴ. 국화는 정신적 스트레스로 인한 간양상항을 억제하고 청열해독한다.

사용량

일반적으로 6-12g

배합응용

- 국화 + 방풍 = 외감풍열, 두통
- 국화 + 조구등 = 위로 치솟는 기를 내리고, 혈열을 식힌다. 혈압을 내리고 눈의 충혈과 현기증을 치료한다.
- 국화 + 세신 = 감기로 인한 두통
- 국화 + 구기자 = 눈의 염증을 치료하고 눈을 밝게 한다.
- 국화 + 상엽 = 열증 질환으로 인한 기침, 눈의 충혈, 종통을 치료한다.
- 국화 + 천궁 = 해열, 지통

방제

기국지황환, 국화음, 국화환, 상국음, 소풍활혈탕, 조등산, 천궁다조산, 청상견통탕, 후씨흑산

◆ 약물명: 두시 豆豉 DuChi(라틴명 Glycine Semen Preparatum)

기원

- 콩과 Leguminosae 검은콩 *Glycine max* Merrill 을 쪄서 발효 가공한 것
- 한국은 두시, 중국은 담두시(淡豆豉)라 한다.

처방명

약전국, 香豉, 香豆豉, 淸豆豉, 豆豉, 大豆豉

약리

1. 세포의 신진 대사 촉진
2. 혈관 확장 작용
3. 위장의 감각 신경을 자극하고, 연수의 구토중추를 억제하여 구토를 억제한다.
4. 풍부한 칼슘은 뇌신경을 안정시킨다.

약성가

淡豆豉寒 懊憹恙 傷寒頭疼 兼理瘴

효능

- 성미 苦, 寒
- 귀경 肺, 胃

약능

解表 除煩

주치

허증으로 잠들기 어렵고, 풍열표증, 가슴답답, 복부팽만감, 소화 불량

고전문헌

- 명의별록 : 추위로 인해 두통, 한열왕래, 가슴답답, 쇠약하여 호흡촉박, 다리의 냉통
- 본초강목 : 기를 내리고, 위장을 따뜻하게 한다. 감기의 발열로 인한 발진, 구토를 치료한다.
- 약징 : 가슴답답, 겸하여 가슴에 맺힌 통증, 가슴이 팽만하여 답답함

주의사항

유즙 분비 억제 작용이 있어 수유 중에는 사용불가

임상적용

① 감기 증상으로 가벼운 발열, 무한, 상복부 팽만 등이 있을 때 사용한다.

② 열병 질환 후, 허로불면(虛煩不眠 : 발열과 질병 후 신진대사 변화 등으로 신경이 자극되어 생긴 정서 장애와 불면)에 사용한다.

③ 혈뇨에 사용한다. 혈뇨에 대한 방제에 두시를 첨가하면 지혈 작용이 강화된다.

④ 법제에 따라 약능이 달라진다. 곧, 상엽 선청고 등을 함께 배합하여 발효시킨 것은 약성이 차므로 초조감, 불면증에 사용하고, 자소엽, 곽향, 마황을 배합하여 발효한 것은 약성이 맵고 약간 따뜻하므로 풍한 감기에 사용한다.

⑤ 경방 : 번열, 최토에 사용

⑥ 두시와 치자의 비교

- 공통점 : 열을 내려 가슴답답을 해소한다. 병용하여 청열제번 작용을 증가한다.
- 차이점

ㄱ. 치자 : 삼초의 열과 심경의 열을 내려 번조를 제거한다.

ㄴ. 두시 : 체표의 열을 없애고, 가슴의 열을 내려 심한 번조감을 해소시킨다. 약효
는 약하다. 청열 작용도 약하다.

사용량

일반적으로 10-15g

배합응용

- 두시 + 치자 = 흉부의 울열로 번민감, 불면
- 두시 + 치자, 감초 = 호흡이 얕고, 언어에 힘이 없고, 기허증에 사용
- 두시 + 치자, 생강 = 지구 작용
- 두시 + 과체 = 최토 작용

방제

과체산, 지실치자탕, 치자감초시탕, 치자대황탕, 치자생강시탕, 치자시탕, 총시길경탕, 치
자고탕

◆ 약물명: 만형자 蔓荊子 ManJingZi(라틴명 Viticis Fructus)

기원

- 마편초과 Vervenaceae 순비기나무(単葉蔓荊) *Vitex rotundifolia* L. fil.의 성숙열매
- 중국산 : 만형(蔓荊)*Vitex trifolia L. var. simplicifolia* Cham.

　　　　삼엽만형(三葉蔓荊) *Vitex trifolia* Linné

처방명

순비기나무 열매, 승법실, 荊子, 萬荊子, 蔓荊實, 蔓青子

성분

精油 : Camphene, pinene. flavon 配糖体 OH_2, OCH_3. 비타민 A, alkaloid

약리

1. 진정 작용 : Camphene, pinene이 진정, 진통, 소염 작용이 있어 두통과 중이염에 유
효하다.
2. 진통 : 두통, 눈의 통증을 진통한다.

3. 해열

4. 내장 순환 촉진 작용

5. 비타민 A가 다량 함유되어 있어 시력 장애를 개선한다.

6. 항바이러스 작용 : Luteolin

약성가

蔓荊子苦 頭痛痊 眼淚濕痺 幷拘攣

효능

· 성미 苦, 辛, 凉

· 귀경 肝, 膀胱, 肺

약능

去風除濕 疏散風熱 淸利頭目

주치

감기, 편두통, 고혈압으로 두통, 치통, 눈의 충혈, 안통, 흐릿한 시력, 눈물흘림, 관절염으로 수족의 저린감

고전문헌

· 신농본초경 : 근육과 골격에 든 한열, 습으로 인해 저리고 근육 당김에 사용

· 명의별록 : 풍사로 두통, 현기증을 동반한 이명, 눈물흘림에 사용

주의사항

(1) 혈허로 열이 있으면서 두통이 있고 눈앞이 캄캄하면 사용불가

(2) 소화 기능이 약화되었으면 사용불가

임상적용

① 주로 두통에 사용한다. 특히 풍열감기로 두통, 눈이 아픈 데 적합하다.

② 고혈압으로 인한 두통에도 효과가 있다.

③ 풍습에 의해 사지가 저리고, 노곤하고, 운동장애가 있으면 사용한다.

④ 특히 허약한 노인의 사지 경련에 사용한다.

사용량

일반적으로 3-9g

배합응용

만형자 + 국화 = 감기, 고혈압 등으로 인한 두통, 현기증, 안통

만형자 + 천궁 = 감기, 어혈로 인한 두통, 견통

방제

청상견통탕

◆ 약물명: 박하 薄荷 BoHe(라틴명 Menthae Herba)

기원

· 꿀풀과 Lamiaceae 박하 *Mentha arvensis* L. var. *piperascens* Malinv. 의 지상부를 건조한 것
· 유사품 : 꿀풀과 *Mentha arvensis* L.
· 위품일 가능성이 있는 기원식물
· 꿀풀과 중국박하 *Mentha haplocalyx* Brig

처방명

영생이, 薄荷葉, 鷄蘇, 南薄荷

성분

· Menthol, menthone, camphene, limonene, acetylmenthol, piperiton
· 박하 특유의 청량감은 정유 성분인 l-menthol 때문이다. 박하 기름을 페파민트 Peppermint 기름, 이것을 물에 희석한 것은 박하수라 한다. 페파민트의 시원 상큼한 맛은 menthol 이 감각 중 온감 신경 감각 수용기를 자극하기 때문이다.

약리

1. 말초혈관 확장 작용 : 말초신경 수용기를 자극하여 차가운 것은 느끼게 한다. 심부 혈관을 조절한다.
2. 발한 작용 : 소량으로는 중추신경계를 흥분시켜 피부 모세혈관을 확장하고, 한선(땀)

의 분비를 촉진시켜 열을 발산한다.

3. 호흡기계 작용 : 사용량 의존적으로 호흡기도의 점액 분비를 감소시킨다. 비인후염에 서는 분리를 촉진시켜 점액의 점도를 낮춘다.

4. 건위 작용 : 방향성 정유 성분은 위장 연동 운동을 항진시키며, 가스를 배출, 식욕을 증진시킨다.

5. 이담 작용 : Menthol, acetylmenthol, eufenol, eugenic acid가 담즙 분비를 촉진한다.

6. 국소 마취 작용

7. 진경 작용

8. 진통 작용

9. 지양 작용

10. 항알레르기 작용 : 면역학적, 비면역학적 자극에 의한 과민증을 감소시키고 복강 비 만 세포 peritoneal mast cell에서 종양괴사인자 TNF-α 생성을 억제한다.

11. 항균 작용, 항바이러스 작용 : 유행성 이하선염에는 효과 있으나 유행성 감기 바이 러스 A, B에는 효과가 없다.

12. 조기 임신을 억제한다. 박하 정유는 태반 조직의 괴사, 자궁의 수축 등 태반에 대해 직접적인 손상을 유발한다. 융모막에서 분비되는 호르몬량을 감소시켜 유산을 유발 한다.

13. Daucisterol이 전립선 비대증을 개선한다.

14. Menthol은 위장관 운동을 항진시킨다.

15. Menthol은 혈압 상승 작용을 하는데 대량으로는 연수마비를 유발한다.

약성가

薄荷味辛 淸頭目 風痰骨蒸 俱可服

효능

· 성미 辛, 涼
· 귀경 肺, 肝

약능

인후종통, 두통

주치

감기로 두통, 눈의 충혈, 인후종통에 사용. 소화기능 약화로 복부팽만, 구내염, 치통, 습진에 사용

고전문헌

- 당본초 : 외감(外感)으로 인하여 땀이 나는 데, 복부팽만, 심한 구토와 설사, 소화불량에 사용
- 본초강목 : 구강과 인후 질환, 임파선염, 옴병, 감기로 발진

주의사항

(1) 임신 중이면 사용불가 : 박하 정유는 태반 조직의 괴사, 자궁의 수축, 태반에 대한 직접적인 손상을 일으킨다. 융모막에서 분비되는 호르몬양을 감소시켜 유산되게 한다.

(2) 폐허로 기침하면 사용불가

(3) 음허로 발열이 있는 자에게는 사용불가하다.

(4) 기침하고 땀이 많으면 사용불가

(5) 자한, 다한 등 땀이 많고 혈허증이면 사용불가

(6) 유즙 분비 저하 부작용이 있으므로 수유 중에는 사용불가

(7) 신경과민자에게는 사용불가

(8) 표허증이 있으면 사용불가

(9) 혈허증이면 사용을 금한다.

임상적용

① 방제에는 청량, 해열, 발한, 건위 목적으로 배합한다.

② 주로 풍열을 없애는(疏散風熱) 보조약으로 사용한다. 상초의 풍열을 없앤다. 풍열 감기로 인한 상기도염 등에 사용한다. 발한, 해표의 보조약으로 특히 두통, 눈의 충혈, 인후종통에 사용하고, 해표 이외에 염증이 있는 인후점막의 혈관을 수축하여 종창 동통을 완화시킨다. 감기가 들어 말소리가 나오지 않을 때 사용한다.

③ 여름철 열사병으로 머릿속이 흔들거리고, 발열, 구갈, 소변이 짙은 증상에 사용한다.

④ 박하기름은 말초의 감각신경을 마비시키므로 외용하면 지통, 지양에 효과 있다.

⑤ 신경과민 상태에 박하를 사용하면 더 과민해지므로 1g 정도만 사용하거나 아니면

형개를 대신 사용한다.

⑥ 박하는 오래된 것일수록 약효 성분이 소실된다.

⑦ 감기, 비인후강염, 알레르기성 피부염, 피부소양증, 담마진 등에 응용한다.

⑧ 박하뇌(薄荷腦) : 박하기름을 다시 증류한 액체

⑨ 곽향과 박하의 비교

곽향과 박하의 비교		
	공통점	차이점/작용부위
곽향	溫散	中焦
박하		上焦

사용량

· 일반적으로 2-6g, 후하한다.

Ⓐ 대량 사용 : 풍열을 발산할 경우 12-15g 사용

Ⓑ 중정도 사용 : 머리와 안면을 맑게 할 경우 6-9g 사용

Ⓒ 소량 사용 : 소간(진정, 진통)에는 2-4g 사용

배합응용

· 박하 + 형개 = 온병 감기의 초기에 두통, 발열, 인후통, 입안건조, 비염을 치료한다.

· 박하 + 우방자 = 감기 인후염을 치료

· 박하 + 연교 = 온병 감기나 열증 질환의 초기에 발열, 두통, 해수, 인후통을 치료한다.
또 눈의 충혈, 얼굴의 부스럼을 치료하고 배농한다.

· 박하 + 길경 = 인후부의 염증, 거담

· 박하 + 시호 = 흉부의 염증, 번잡한 마음을 치료한다(가미소요산)

방제

가미소요산, 가미소요산합사물탕, 방풍통성산, 삼소음, 상국음, 소요산, 시호청간산, 은교산, 은교해독환, 자음지보탕, 천궁다조산, 청상방풍탕, 팔미소요산, 향성파축환, 형개연교탕, 형방패독산

◆ 약물명: 선퇴 蟬退 ChanTui(라틴명 Cicadae Periostracum)

기원

- 매미과 Cicodidae 말매미 *Cryptotympana pustulata* Fabricius 유충 껍질
- 매미과 매미 *Cryptotympana pustulata* Fabricius
- 중국과 일본은 선태(蟬蛻)라 한다.

처방명

매미허물, 선세, 蟬退殼, 蟬退, 蟬衣, 淨蟬衣

성분

Chitin(질소 7.86%, 회분 14.57%)

약리

1. 키틴은 알레르기를 유발한다.
2. 진정, 항불안 작용
3. 해열 작용
4. 진경 작용 : 고열에 의한 근육 경련을 완화한다. 항간질 작용
5. 항쇼크 작용
6. 피부 소양감을 완화한다.
7. 항알레르기 작용

약성가

蟬退甘平 除風驚 幷治瘡熱 瞖侵睛

효능

- 성미 鹹, 甘, 凉
- 귀경 肺, 肝

약능

散風淸熱 透疹 明目退翳 定驚熄風

주치

감기, 기침이 심하여 목소리가 아니 나옴(인후종통), 반진불투, 풍진의 소양증, 소아의 경기, 눈의 충혈, 백내장, 종기, 파상풍에 사용

고전문헌

· 명의별록 : 소아의 간질을 치료. 태운 재를 물에 타서 복용하면 설사가 멈춘다.
· 본초강목 : 두통과 현기증, 피부의 풍열, 파상풍과 종기, 성인의 목소리가 아니 나옴, 소아의 경련, 밤에 놀라서 우는 증상, 생식기가 붓고 아픈 증상을 치료한다.

주의사항

임신 중이면 신중해야 한다.

임상적용

① 소아과에 빈용하고 내과, 안과에도 사용한다.
② 폐열로 인한 목쉼(급성인후염, 급성기관지염)에 사용하며, 단순한 외감풍열로 인한 목쉼에도 사용한다.
③ 외감풍열로 인한 발열, 가벼운 오한, 해수에 소산풍열 약능을 이용한다.
④ 피부소양에 사용한다.
⑤ 소아가 감기로 인하여 발열, 번조, 수면장애 등이 있으면 사용한다.
⑥ 소아가 밤에 우는 데(夜啼) 사용한다.
⑦ 안과에서는 주로 각막혼탁(염증성, 외상으로 인한 각막손상으로 생긴 혼탁한 반점)에 사용한다.
⑧ 파상풍 등 경련성 발작에 진정 작용을 이용한다. 약효가 미미하므로 다른 진경약과 배합한다.
⑨ 만성신염으로 인한 단백뇨에 효과가 있다.
⑩ 마진의 투진이 불충분한 경우에 사용한다.
⑪ 선퇴는 투진과 청열 작용이 있다.
⑫ 키틴이 선퇴의 약효이라면 키틴이 많이 함유된 갑각류인 게 껍질, 새우 껍질과 또 곤충류의 외피를 사용해도 무방할 것이다. 키틴은 알레르기를 유발할 수 있으므로 투약 전 알레르기 여부를 확인해야 한다.
⑬ 현대의 응용으로는, 파상풍, 만성인후두염, 습진, 담마진, 안면신경마비 등에 사용

한다.

⑭ 첩약으로 할 경우는 반드시 분말로 만들어 주어야 한다.

사용량

일반적으로 3-15g, 만성신염, 파상풍에는 15-30g을 사용한다.

배합응용

· 선퇴 + 형개 = 투진을 촉진한다. 소풍산

· 선퇴 + 석고 = 피부의 염증을 없애고 간지러움을 없앤다. 소풍산

· 선퇴 + 감국, 곡정초, 질려자, 초결명 = 풍열로 목적종통, 각막이 흐릿한 데 사용

· 선퇴 + 조구등 = 소아의 야제나 경풍, 불안

· 선퇴 + 자소엽, 익모초 = 단백뇨, 신기능 개선

방제

거풍패독산, 선퇴산, 선화산, 소풍산, 오호추풍산, 풍선산

◆ 약물명: 승마 升麻(昇麻) ShengMa(라틴명 Cimicifugae Rhizoma)

기원

· 미나리아재비과 Ranunculaceae 승마 *Cimicifuga heracleifolia* Komarov의 뿌리

· 유사품 : 개승마 *Cimicifuga biternata*(Siebold & Zucc.)

　　　　　눈빛승마 *Cimicifuga dahurica*(Turcz. ex Fisch. &C.A. Mey.)

　　　　　황새승마 *Cimicifuga foetida* L.

　　　　　세잎승마 *Cimicifuga heracleifolia* var. *bifida* Naka

　　　　　왜승마 *Cimicifuga japonica*(Thunb.) Spreng.

　　　　　촛대승마 *Cimicifuga simplex*(DC.) Wormsk.

· 중국산 : 천승마(西升麻, 흑승마) *Cimicifuga foetida*

　　　　　홍아니승마(北升麻) *Cimicifuga dahurica* Max.

　　　　　대삼엽승마(關升麻) *Cimicifuga heracleifolia* Komarov

　　　　　單穗升麻 *Cimicifuga simplex*(Actaea simplex)

· 위품 : 장미과 Rosaceae 한라개승마 *Aruncus aethusifolius* (H.Lev.)

　　　장미과 Rosaceae 눈개승마 *Aruncus dioicus* var. *kamtschaticus* (Maxim.) H.

　　　범의귀과 Saxifragaceae 외잎승마 *Astilbe simplicifolia* Makino

　　　범의귀과 Saxifragaceae 나도승마 *Kirengeshoma koreana*

　　　십자화과(배추과, 겨자과) Cruciferae

　　　미나리냉이 *Cardamine leucantha* (Tausch) O. E. *Schulz* var. leucantha

처방명

끼절가리의 뿌리, 쇠절가리 뿌리, 黑升麻, 廣升麻, 炙升麻

성분

· Triterpenoid : Cimigenol, dahurinol, acerinol, cimicifugoside, cimifugenin

· Steroid : β-sitosterol, stigmasterol, campesterol

· Chromone : Cimicifugin, khellol, aminol

· Phenylpropanoid : Caffeic acid, ferulic acid, isoferulic acid

· 그 외 : Cimifugin, norvisnagin, visanagin, cimitin, cimicifugin, salicylic acid

약리

1. 진통 작용

2. 진정 작용 : 자발 운동 억제, 수면제에 의한 수면의 연장

3. 항경련 작용 : Isopreterenol, serotonin, noradrenalin 에는 근 수축 억제 성분 이 있
   는데 이들 중 visamminol, visanagin은 항경련 작용, cimicifugin은 중추 억제 작용
   이 있다. 평활근 경련 억제 작용을 한다.

4. 해열 작용 : Isoferulic acid는 장티푸스 Typhoid fever, 파라티푸스 혼합 백신에 의
   한 발열을 해열시켰다. 또 정상 체온도 저하시켰다.

5. 항문부 궤양 억제 작용

6. 항염 작용 : 항염증 작용은 ferulic acid, isoferulic acid에 있다.

7. 간 장애 개선 : 메타놀 추출액은 간 장애를 억제하고 혈청 GOT, GPT 수치를 저하
   시켰다. 그 활성 성분은 cycloartane계의 트리텔페노이드이고, cimigenol xyloside은
   실험적으로 간 장애를 예방하였다.

8. 면역 억제 작용 : Cimicifugoside은 림프구 장애를 억제하였다. cimicifugoside는 세

포성 면역을 항진시킨다.

9. 인터페론 유기 작용 탕액은 인터페론 유기 작용을 나타내었다.

10. 강압작용 : 북승마의 메타놀 추출액에는 관상동맥 이완 작용이 있다.

11. 평활근 운동능을 항진시킨다. 자궁근의 흥분 작용, 심한 근무력증의 근육 장력을 강화한다.

12. 인슐린 분비 조절 작용이 있다.

13. 부종 억제 작용

14. 그 외 혈액응고 촉진 작용, 자궁경부암 세포 억제 작용, 심박수 감소

약성가

升麻性寒 淸胃能 解毒升擧 幷瀉疼

효능

성미 甘, 辛

귀경 肺, 脾, 大腸, 胃

약능

解表透疹 淸熱解毒 升陽擧陷

주치

급성전염병, 두통, 발열, 화농성 종기, 기허로 인한 설사, 탈항, 대하가 지속되는 증상, 자궁하수

고전문헌

· 신농본초경 : 각종 독을 없애고, 열증 질환

· 명의별록 : 복통, 급성 전염병, 두통, 한열, 감기로 부종, 인후통, 구창

· 본초강목 : 반진, 어혈, 양기 부족으로 현기증, 정기 부족으로 인한 흉통, 만성 설사, 만성 이질, 대하. 자궁출혈, 요혈, 하열, 발기부전

주의사항

(1) 간독성으로 간질환의 부작용이 있으므로 4g 이내로 사용, 다량으로 사용하지 않는다.

(2) 평활근을 긴장시키는 힘이 강하므로 음허화왕, 간양상항에는 사용불가하다. 호흡이 촉박하면 사용해서는 아니 된다. 마황과 함께 사용할 경우 신중해야 한다.

(3) 두한족열의 반대 증상 곧, 머리에 열이 많고 손발이 차면 사용금지한다.

(4) 음허로 열이 많으면 사용금지

(5) 마진이 이미 피부에 나타났으면 사용불가

(6) 부작용의 증상 : 자극성이 있어 구토, 머리속이 혼들리고, 눈앞이 아찔캄캄 등이 나타난다.

(7) 시호와 병용할 경우에는 신중해야 한다. 저체온증을 유발할 수 있다.

임상적용

① 감기 증후군 : 해표, 투진에 사용한다. 다만, 열이 심한 경우, 마진이 이미 피부로 발진된 경우, 호흡촉박이 있을 경우에는 사용해서는 아니 된다.

② 소화기계 기능 저하(비허)로 죽상변, 수양변이 있는 경우, 또 영양 공급 부실로 인한 중기하함으로 탈항, 자궁탈(자궁하수) 등이 있으면 보기약에 배합하여 사용한다. 약능에는 중기를 끌어올린다(승제)고 하지만 그 약능은 약하고 시호와 배합하면 평활근을 긴장시키는 작용이 훨씬 더 강해진다.

③ 진통에 사용한다, 특히 두면부의 동통에서 풍열의 증상이 있을 때 사용한다.

④ 탈항, 자궁 하수에 사용 : 소진된 몸의 에너지(기)를 회복시킨다. 이것이 승제한다는 뜻이다. 소화 흡수 기능을 중기(中氣)라 한다. 위장 기능 저하로 소화 흡수능이 저하되어 영양 상태가 악화되면 근육에 영양이 공급되지 않게 되고 그 결과 근육 긴장이 이완되어 탈항, 자궁하수, 위장하수, 오랜 설사, 원기 저하 등의 증상이 생기는데 이를 영양 흡수 불량(中氣)으로 인하여 근육의 긴장이 소실(下陷)된 중증 근무력증을 중기하함이라 하고 이 하함에 대하여 근육 긴장을 개선, 회복시킨다는 의미에서 올리다의 승(昇), 끌어올리다의 제(提)를 사용하여 승제(昇提), 또는 승양, 거함이라는 표현을 사용하였다. 이것은 평활근 흥분 작용과 관계가 있다. 여기에 승마를 사용한다. 승마는 평활근 운동능을 항진시키고, 근육의 긴장력을 강화한다.

⑤ 구강 질환에 사용 : 구내궤양, 설염, 인후부 염증, 치조염

⑥ 영양을 보급하면서 장기의 하수를 정상 위치로 복귀시키는 본초이다, 황기와 병용하여 중증 근무력증의 근육의 장력을 강화하고 평활근의 무력을 강화한다.

⑦ 경방 : 해표해열, 인후통, 반진

⑧ 승마, 시호, 갈근의 비교

· 공통점 : 풍열감기로 인한 체표의 발열을 없애고, 신체대사를 활발하게 한다.

· 차이점

ㄱ. 승마 : 양명경의 열을 내린다. 이 경우, 별갑, 감초, 당귀와 배합하여 발진, 인후 종통에 사용한다. 양명두통에 사용한다. 소화기계의 하수를 올린다. 위하수, 내 장하수, 탈항, 자궁하수 등 영양 부실로 인해 각 장기가 기능을 상실한 경우에 는 시호와 배합하고, 소화기계의 기능 저하로 뱃속에서 소리나 나고, 아프며, 설사, 피로 권태감에는 갈근, 백출, 인삼, 복령을 병용한다.

ㄴ. 시호 : 간과 담의 기체를 해소한다. 간기울결, 흉협고만, 머리가 어지럽고, 눈앞 캄캄, 이명, 생리불순 등에 사용한다. 일반적으로 백작, 당귀, 복령과 함께 사용 한다. 근육 긴장을 향상시키는 승제의 약능은 승마보다 약하다. 시호와 승마를 병용하면 상승 작용하여 반표반리의 해열, 소화기계, 생식기계의 하수를 정상적 으로 회복시킨다.

ㄷ. 갈근 : 생진하여 갈증을 멈추게 하므로 열증 질환으로 인한 진액의 상실, 구갈, 소갈증으로 인한 다음다식, 몸이 마른 증상에 사용한다. 일반적으로 이 경우에 는 생지, 산약, 천화분 등을 병용한다. 소화기 기능을 회복시키는 것은 승마와 동일하다. 설사에도 사용한다.

사용량

일반적으로 2-9g

참고사항

영국의 건강제품통제국(MHRA)은, 승마의 사용은 의사와 상의하도록 규제하였다. 중국 에서는 산지에 따라 기원 식물이 다르므로 주의를 요한다. 한국산 승마가 중국산보다 약능 이 더 강하다고 통상 인식되고 있다.

배합응용

· 승마 + 마황 = 해표해열

· 승마 + 당귀 = 승제 작용으로 탈항, 자궁탈을 치료

· 승마 + 신이 = 발한해표 작용으로 코막힘을 제거

· 승마 + 별갑 = 청열, 반진, 인후통

- 승마 + 갈근 = 해표투진, 종기의 투진을 촉진
- 승마 + 석고, 황련 = 구설생창, 인후종통, 치아종통과 궤란
- 승마 + 인삼, 황기 = 양기를 올림. 탈항, 자궁하수, 탈장, 만성설사

방제

가미괴각환, 가미해독탕, 귀규탕, 보중익기탕, 승마갈근탕, 승함탕, 신이청폐탕, 을자탕, 입효산, 진교강활탕, 진교방풍탕, 청위산

◈ 약물명: 시호 柴胡 ChaiHu(라틴어 Bupleuri Radix)

기원

- 미나리과 Umbelliferae 시호 *Bupleurum falcatum* L.의 줄기와 뿌리. 건조된 뿌리에서 사이코사포닌 a와 d의 함유량이 0.35% 이상이어야 한다.
- 중국산 : 북시호(津柴胡) *Bupleurum chinense* DC
  남시호(참시호, 狹葉柴胡) *Bupleurum scorzoneraefolium*
  개시호(대엽시호, 죽시호) *Bupleurum longeradiatum* 독성이 강하다.
  장백시호 *Bupleurum komarovianum*

처방명

멧미나리, 北柴胡는 硬柴胡, 竹葉柴胡, 山柴胡라고도 하며, 南柴胡는 軟柴胡, 狹葉柴胡, 香柴胡, 細柴胡라고도 한다. 또 봄에 채취한 어린 시호 전체를 사용하면 春柴胡, 芽胡, 嫩柴胡라하고 가을에 채취한 것은 秋柴胡라 한다.

성분

- Sponin : Saikosaponin a-g, saokoside Ia Ib, 등 saikosaponin b는 A, d로 생성된 성분
- Sterol : α-spinasterol, stigmasterol, phytosterol 등
- 지방산 : Palmitic acid, stearic acid, oleic acid, linoleic acid, lignoceric acid
- 그 외 : Adonitol, l-anomalin, arginine, bupleurumol

약리

1. 중추 억제 작용 : 해열 작용, 진정 작용, 기침 억제 작용, caffeine과 methamphetamine 에 대해 길항 작용, 장티푸스, 파라티푸스 열 paratyphoid fever(장티푸스와 유사)에 대해 해열 작용이 있다.

2. 평활근 이완 작용 : 아세틸콜린, Ca^{2+}에 의한 수축을 억제한다.

3. 항소화성 궤양 작용 : 위액 분비 억제 작용, 스트레스 궤양, 초산궤양을 억제하고 유 문폐색에서 위산 분비 억제, 펩신 활성을 억제한다. 시호의 다당은 위점막의 방어인 자를 높이므로 항궤양 작용을 한다.

4. 간 장애 개선 작용 : 혈청 GOT, GPT, BSP 수치를 감소시킨다. Saikosaponin−d는 간소포 체계 효소활성을 상승시키고, 사이코사포닌 d는 흰쥐에 실험한 결과, 간소포 체계 효소 활성을 증가시켜 phenobarbital(항전간약, 최면약)에 의한 간소포 체계 효 소를 활성화하거나 간 장애 증가에 대해 억제 효과를 나타내었다. 사이코사포닌은 간 장애가 있을 경우, 간 원형질막, 세포내 구조막 lysosome, 미크론드리아막, 미크 로좀막 등 각종 세포소기관 organelle의 효소 활성을 유의의하게 회복시키고, 또 과 산화지질의 증가, 간의 섬유화를 억제하였다. ADCC반응과 림프구 생산 활성 물질 lymphokine에 의한 간세포 장애를 사이코사포닌이 억제하였다. 간 기능 개선에는 사이코사포닌 a, b, c, d의 장기간 투여로 효과가 인정되었다. 시호를 충분히 끓이면 사이코사포닌 a가 b1로, d가 b2로 화학 변화를 한다(山本昌弘. 1984, 有地 滋 阿部 博子. 1985, 近畿 c. 80, 최달영 196, 谿 127). Saikosaponina b가 만성간염에 유 효하다. 그 작용은 사이코사포닌 a와 d가 가장 강하고 b1, b2는 그 다음이고, c는 작용이 거의 없다.

5. 항염작용 : 염증 초기의 혈관투과성 항진을 억제하였다. 사이코사포닌 a, d에는 육아 형성을 억제하는 작용이 있다. 사이코사포닌은 염증의 단계를 1, 2, 3, 4기로 나눌 때 각 단계에 유효하며, 특히 3기, 4기 염증형에 관련되는 만성간염 류마토이드 신 염 등에 유효하였다. 이 내인성 만성 염증에 대해서는 면역조정제가 유효한데 시호 가 그 작용을 한다. 만성염증에 대해서는 스테로이드제를 투여한다. 스테로이드제가 유효성을 가장 많이 나타내는 제 3기 염증단계(육아종 억제작용)에서는 총사이코사 포닌의 10mg으로, 항염증약 prednisolone 5mg, dexamethone 0.2mg의 투여와 같은 항염증 작용이 있었다. 그러나 prednisolone 과 dexamethone제는 혈중에 많은 스테 로이드 호르몬이 들어가므로 뇌하수체에서는 스테로이드 호르몬을 유리 자극도 하지

않고 자극을 받는 부신은 작용이 감소되므로 점차 위축된다. 그러나 사이코사포닌을 투여하면 부신이 작아지기는커녕 오히려 증대되어 기능이 활발해졌다. 결국 사이코사포닌은 뇌하수체를 자극하고 부신이 스테로이드를 분비하도록 하는 것이다.

6. 스테로이드와 유사 작용 : 사이코사포닌은 스테로이드성 작용을 증가시킨다. 그 기전은 사이코사포닌 a, d가 뇌하수체에 작용하여 ACTH, 부신피질 호르몬의 분비를 촉진하는 것이다. 글루코콜티코이드 약물과 병용하여 글루코콜티코이드의 투여량을 줄일 수 있다.

7. 스테로이드 부작용 방지 작용 : 혈중 콜티코스테로이드 저하를 억제하였다. 사이코사포닌 d는 스테로이드제에 의한 부신의 중량 감소를 억제하고 혈중 콜티코스테로이드 농도를 상승시켜 간장의 스테로이드 대사 효소 활성을 높였다. 또 스테로이드 투여로 인한 적혈구 변화를 억제하고 사이코사포닌 b1, b2는 B16 흑색종 세포에 대해 합성부신피질 호르몬제(덱사메타손 Dexamethasone)에 의한 글루타민 합성효소 glutamine synthetase 활성 유도를 증가시켰다.

8. 항알레르기 작용 : 알레르기 반응에서 IgE 항체 작용을 감소시킨다. 항보체 활성. 일본산, 중국산 시호의 메타놀 추출액은 I형 (PCA)과 IV형 알레르기(PCDD)를 억제하였다. 사이코사포닌 b1, b2는 III형 알레르기에 대단히 효과적이다.

9. 환상뉴클레오타이드 cyclic nucleotide에 대한 작용 : 시호 엑기스는 포스포디에스테르 가수분해효소 phosphodiesterase의 활성을 억제하였다.

10. 지질대사 개선 작용 : 사이코 사포닌 a, d는 혈중 콜레스테롤, 간지방 개선 작용이 있다. 경구 투여로는 혈청콜레스트롤의 변화가 없었다. LDL은 저하되고 HDL인 A-I, A-II를 상승시킨다.

11. 항스트레스 작용

12. 항 nephrosis증후군 신염 작용 : 사이코사포닌 d는 혈중 요단백을 현저하게 억제하고 혈청콜레스테롤 증가를 억제하였다. 또한 신장 질환 환자의 요단백을 지속적으로 감소시키며, 신염 에 콜티졸 작용 증가를 가져왔다.

13. 항종양 작용

14. 면역 증가 작용 : 체액성 면역과 세포성 면역을 촉진시킨다. 또한 사이코사포닌 a, d는 흉선 의존성 항체 생산을 억제하고 비의존성 항체 생산은 증가시켰다. Ekekdcpbupleuran 2IIb는 대식세포 면역복합체 clearance를 증가시켰다.

15. 당질대사 작용 : 사이코사포닌 d는 에피네피린 혈당 상승에는 저하를, ACTH에 의

한 혈당 저하에는 증가를 나타내었다.

16. 인터페론 유기 작용

17. 시호의 탕액을 경구 투여하면 체온이 현저하게 하강된다. 그러나 말라리아에는 그러한 작용이 인정되지 않았다.

18. 장 내용물 수송 촉진 작용

19. 대변 중에 담즙산, TG의 배설량을 증가시킨다.

20. Saikosaponin B1, B2, c는 lipogenesis를 억제하지 않으면서 lipolysis를 억제한다.

21. α-spinasterol은 지방 흡수를 억제한다.

22. 만성활동성 간염에는 a, d는 18.5%가 유효하고, b1, b2는 90.4%가 유효하다.

23. Arthus 반응에 a, d는 거의 없고, b1, b2가 현저하다.

24. 시호는 T cell, Th1에 작용한다.

25. 자율신경 조절 작용

26. 시호는 부신을 27% 증대시킨다(近畿 c. 82).

약성가

柴胡味苦 瀉肝火 寒熱往來 瘧疾可

효능

· 성미 苦, 辛, 凉
· 귀경 心包, 肝, 三焦, 膽

약능

舒肝解鬱 疏肝和胃 升陽擧陷 淸泄相火 和解退熱

주치

감기, 한열왕래, 흉협고만, 구고(입 안이 쓰고), 이롱, 두통, 현기증, 설사, 탈항, 생리불순, 자궁하수, 위장하수

고전문헌

· 신농본초경 : 명치부와 복부의 팽만 또는 딱딱함, 음식물 정체. 한열왕래, 신진대사를 촉진한다.
· 명의별록 : 감기로 인한 명치부의 뜨거운 증상, 각종 담열, 습으로 통증

· 본초강목 : 양기의 쇠약, 내열, 두통, 현기증, 눈앞캄캄, 익상편(눈동자에 살이 돋아 시야가 흐린 증상), 이명, 학질, 비장 종대로 한열, 열증으로 생리불순, 소아의 천연두
· 약징 : 주치 흉협고만 겸하여 한열왕래, 복통, 늑골궁이 딱딱한 데 사용

주의사항

(1) 음허로 기침을 하거나, 조열에 시호를 사용해서는 아니 된다.
(2) 음허로 열이 많아도 사용하면 아니 된다.
(3) 몸이 냉하면 사용을 신중히 한다.
(4) 스트레스가 많거나 화를 잘 내면 신중히 사용한다.
(5) 시호의 사이코사포닌은 위점막을 자극한다.

금기

외 : 여로

임상적용

① 주로 심와부에서 계늑부에 걸친 팽만감, 압통을 치료한다. 이 증상을 간기횡역(肝氣橫逆)이라 한다.
② 한열왕래과 이장열에 사용 : 이장열은 하루 중 체온의 차이가 섭씨 1도 이상 차이가 나는 것이다. 일반적으로 아침에는 낮은 열, 저녁에는 높은 열이 며칠 계속된다. 이러한 증상은 폐결핵, 신우염, 담낭염 패혈증, 수막염 등에서 나타난다.
③ 바이러스에 감염 초기 2-3일이면 부교감신경이 작동하여 외분비 기능이 강해지므로 오풍, 오한, 콧물이 난다. 감염후 4-5일이 지나면 교감신경이 강해져서 바이러스를 물리치려고 한다. 이 경우의 증상은 발열, 관절통, 인터페론이 분비되어 염증성 사이토카인이 많이 분비된다. 이 상태에 시호를 사용하면 증상이 악화된다. 그것은 시호가 인터페론의 분비를 촉진하기 때문이다. 그러므로 감염 후기에 사용해야 한다.
④ 간기울결을 나타내는 정신신경 질환에 사용한다.
⑤ 명치끝이 결리고 딱딱한 데 사용한다. 흉협고만 Hypochondralgia에 사용한다. 흉협고만은 흉격막 사이에 림프조직이 많이 정체되어 흉격막의 근육 균형을 방해하기 때문에 발생된다. 흉격막의 자율신경을 조절하는 것이 시호이다.
⑥ 간화상염 증상(고혈압증)에 나타나는 머리가 터질 듯하고 이명, 현훈, 옆구리가 아픈 데 시호를 다량 사용하면 증상이 오히려 나빠지고 심하면 출혈이 생긴다.

⑦ 시호의 사이코사포닌은 위점막을 자극하여 구토를 유발하기 쉬우므로 반하, 생강 등 제토약를 병용하는 것이 바람직하다.

⑧ 간 기능 개선을 목표로 한다면 시호를 충분히 끓여야 한다. b1, b2가 필요하기 때문이다. 약리 4, 21항을 보라.

⑨ 만성 간염, 간경화, 간암에 사용한다. 임상적으로 만성활동성 간염에 대한 saikosaponin a, d의 유효율은 18.5%, b1, b2는 90.4%이다. 약리 21항을 보라.

⑩ Arthus 반응에 의한 III형 알레르기에 대해 saikosaponin b1과 b2는 현저한 억제 작용이 있으나 a, d는 거의 효과가 없으므로 시호를 간 질환, 알레르기에 사용할 경우는 두 번 끓여 사용해야 한다.

⑪ 《상한론》에서 소시호탕을 재전하라는 의미는 사이코사포닌 a를 b1으로, d를 b2로 변화시켜야 한다는 것을 의미한다.

⑫ 모려와 같이 끓이면 사이코사포닌 a가 b1, d가 b2로 변하는 화학변화가 잘 아니 된다.

⑬ 염증 감염증 중 특히 호흡기 감염증에서 고열, 기침에 적용한다.

⑭ 황달, 복통을 치료한다.

⑮ 시호에 백작을 배합하는 이유는 작약이 시호의 자극성을 완화하기 때문이다.

⑯ 시호는 뿌리를 사용해야 한다. 줄기 잎에는 saicosaponin이 거의 없다.

⑰ 개시호(대엽시호)는 독성이 있으므로 사용하지 않는다.

⑱ 고지혈증에 사용한다.

⑲ 경방 : 소양병의 청열 : 한열왕래, 미열, 긴장 완화 작용 : 흉협고만, 등허리(背部) 긴장통에 사용되었다. 시호는 심하지결과 흉협고만, 협하통, 滿, 堅, 硬, 복통을 치료한다. 특히 흉협고만을 치료한다. 겸하여 한열왕래, 상복부 통증, 구토, 소변불리 등은 시호가 배합된 어떤 방제의 주치 증상이고, 시호의 단방은 흉협고만을 주치한다. 가슴과 옆구리가 가로로 팽만되어 있고 방제가 제시하는 증상이 있으면 시호의 효과가 있다. 그러나 위의 증상이 있으나 흉협고만이 없다면 시호는 효과가 없다.

⑳ 시호가 배합된 방제 중 소시호탕의 시호는 인삼, 감초의 배 이상이지 않으면 효과가 없다.

㉑ 현대에는 주로 만성질환, 특히 간염(흉협고만, 한열왕래)에 사용한다.

㉒ 시호와 전호의 비교

　· 공통점 : 전호와 시호는 二胡라 하여 풍열을 없애고 흉복부가 팽만한 통증을 없앤

다. 일반적으로 해수, 숨쉬기 어렵고, 점조한 담, 한열왕래 증상인 감기에는 전호
와 시호를 병용한다.

· 차이점

ㄱ. 전호는 기를 내리는 강기 약능이 강하므로 폐경에 작용하여 해수가 극심한 감
기에 적용한다. B형 바이러스 감염인 경우 위장 장애로 인하여 위장에 비정상
적 체액이 정체 되면 B cell의 작용이므로 이 시기에 사용한다. 한의학에서는
이 경우 '습'이라 하고 일본에서는 이것 '수독'이라 표현한다.

ㄴ. 시호는 간담경에 작용하여 해표서간이 강하므로 한열왕래가 있는 감기에 적합
하다. A형 바이러스 감염 시에는 만성기에 사용하는데 위장 장애가 있기 전에
사용한다.

㉓ 시호와 청호의 비교

· 공통점 : 목표 장기는 간과 담이다. 한열왕래, 학질에 사용한다.

· 차이점

ㄱ. 시호 : 소간해울 작용이 우수하고 양기를 상승시킨다. 부작용으로는 음혈을 소
모시킨다.

ㄴ. 청호 : 방향성이 있고, 여름의 더위 먹음(暑熱)을 없앤다. 약성이 온화하여 정
기나 음액을 손상시키지 않는다. 온병의 더위 먹음이나 음허발열증에 사용한다.

㉔ 소시호탕을 간 질환자에게 투여하면 간질성 폐렴을 유발한다. 시호를 황금과 배합할
경우에는 허약자, 노인 환자에게는 신중해야 한다.

㉕ 시호와 승마의 비교는 승마 항을 보라.

사용량

일반적으로 6-18g

Ⓐ 대량사용 : 발한 해소 작용을 강하게 할 경우는 15-18g, 항염증에는 15-24g까지
사용한다.

Ⓑ 중정도사용 : 간기울결에 대하여 진정, 진통을 목표로 할 경우에는 6-9g 사용

Ⓒ 소량사용 : 항진 또는 흥분(승양 昇揚)이 목적인 경우에는 1-2g, 또 3-5g을 사용
한다.

배합응용

· 시호 + 황금 = 만성감기, 폐렴, 간염, 미열, 한열왕래

· 시호 + 작약 지실 = 환부의 긴장 완화, 흉복부 팽만감   Th1, 2를 조절한다.

· 시호 + 승마 = 권태 무력감, 위하수, 자궁하수, 탈항, 설사

· 시호 + 지실 = 흉협부의 팽만과 결림, 복통, 식욕 부진, 대변부조

방제

가감시령탕, 가미귀비탕, 가미소요산, 가미소요산합사물탕, 가미해독탕, 건보환대시호탕, 대시호탕, 보중익기탕, 사역산, 소시호탕(삼금탕), 소시호탕가길경석고, 소요산, 시박탕, 시령탕, 시작육군자탕, 시함탕, 시호가용골모려탕, 시호계지탕, 시호계지건강탕, 시호소간탕, 시호청간탕, 신비탕, 십미패독탕, 억간산, 억간산가진피반하, 연년반하탕, 을자탕, 자음지보탕, 죽여온담탕, 진교강활탕, 진교방풍탕, 팔미소요산, 형개연교탕, 형방패독산

참고사항

금, 원 시대에 귀경 학설, 승강부침설의 확산 등에 의해 시호의 약능이 변천되어 승제약으로 사용되었다. 보중익기탕의 황기, 승마는 승제 작용으로 사용된다. 청나라의 온병학설에 의해 시호는 신량해표제로 분류되었다.

◆ 약물명: 우방자 牛蒡子 NieBangZi(라틴명 Arctii Fructus)

기원

국화과 Compositae 우엉 *Arctium lappa* L.의 성숙한 열매의 건조

처방명

우엉씨, 大力子 鼠粘子, 惡實, 熟牛蒡, 炒牛蒡

성분

Arctin, 지방유 20-30%

약리

1. 소염 해열 작용이 있다.

2. 이뇨 작용이 있다.

3. 항균 작용 : Influenza virus, 폐렴쌍구균, 포도상구균에 항균 작용이 있어 만성 인후염, 폐렴, 감기 등을 완화시킨다.

4. Arctin이 혈관을 확장하여 혈압을 내린다.

5. 혈당을 내린다.

6. 골격근 경련, 마비를 유발한다.

7. 강한 자궁 수축 작용이 있다.

8. 혈관 확장 작용

9. 항알레르기 작용 : 히스타민 유리를 억제한다.

약성가

牛蒡子辛 消瘡毒 風熱咽疼 癮疹屬

효능

· 성미 辛, 苦, 寒 有毒

· 귀경 肺, 胃

약능

散風熱 利咽喉 淸熱解毒 透疹 潤腸

주치

풍열로 기침, 인후종통, 반진불투, 소양감을 동반한 풍진, 열이 있는 화농증

고전문헌

· 명의별록 : 눈을 밝게 하고, 위장을 따뜻하게 하며, 감기를 치료.

· 본초강목 : 반점과 구진의 제거

주의사항

(1) 기허로 변이 묽으면 사용금지

(2) 피부의 옹저가 이미 곪은 상태이면 사용금지

(3) 설사에 사용불가

(4) 허한의 수두에 사용금지

(5) 기혈양허에는 사용하지 않는다.

임상적용

① 풍열 감기의 요약 : 인후가 붓고 아픈 데 사용(인후염, 상기도염)

② 풍열 감기 증상에 변비가 수반되면, 표증과 이증이 병존하므로(유행성 이하선염에 변비를 동반한 경우) 우방자를 사용하여 표증과 이증을 동시에 해소시키는 것이 좋다(表裏兩解). 우방자는 해표하면서 풍부한 지방유로 통변하기 때문이다.

③ 열증 감기(風溫表証)가 있어서 표증의 열을 없애기 위해 찬 약(辛涼解表)을 사용하고 싶어도 죽상변의 회수가 많으면 사용해서는 아니 된다. 이 경우에는 박하, 선퇴를 적용한다.

④ 풍열 감기로 인한 해수에서 담이 잘 뱉어지지 않을 때 사용한다. 화농성에는 우방자에 황련, 판람근 등을 배합하여 청열해독한다.

⑤ 마진을 피부로 밀어내는 데 사용한다.

⑥ 우방자, 박하, 선퇴의 비교

· 공통점 : 풍열감기에 사용하여 인후종통, 피부 종창을 투진한다.

· 차이점

ㄱ. 우방자는 열을 내리는 작용이 강하다. 몸 안의 사기를 피부로 밀어낸다. 담열을 없앤다.

ㄴ. 박하는 땀을 내는 작용이 강하다. 상초의 풍열감기나 온병 초기에 사용하여 약한 풍한감기, 발열, 땀이 없고, 두통, 신체통 이 있으면 응용한다.

ㄷ. 선퇴는 박하와 같이 풍열감기, 온열병 초기에 사용하고, 소양증, 경련, 평간식풍에 사용한다.

⑦ 우방자와 연교의 비교

· 공통점 : 풍열감기에 사용하며 열을 내린다.

· 차이점

ㄱ. 우방자 : 열을 내리는 작용이 강하다. 인후두가 붓고 아픈 데 사용한다. 윤장통변 작용도 있다.

ㄴ. 연교 : 열을 내리는 작용이 강하여 피부 화농증에 사용한다. 이뇨 작용도 있다. 소변 볼 때 요도가 열로 인하여 따끔거리는 증상에 사용한다. 심장의 열을 내리고(淸心火), 열입심포 증상에도 사용한다.

사용량

일반적으로 5-9g

배합응용

- · 우방자 + 박하 = 감기, 인후염
- · 우방자 + 연교 = 인후종통, 혓바늘, 입안의 궤양
- · 우방자 + 길경 = 인후통, 거담
- · 우방자 + 산두근 = 인후통
- · 우방자 + 금은화, 연교, 박하 = 습진

방제

가감통성산, 가감통성환, 구풍해독탕, 소풍산, 시호청간탕

참고문헌

康命吉. 《濟衆新編》. 1779. 영인본. 여강출판사, 1992.

김형균 외 편역. 《漢藥의 藥理》. 고려의학, 2000. 9.

박영순. 《한방의 약리해설》. 아카데미서적, 2002. 5.

박종희. <漢藥 五加皮의 生藥學的 硏究>. 釜山大學校 新藥開發硏究所, 1997.

裵秉哲 譯. 《今釋 黃帝內經: 素問, 靈樞》. 成輔社, 1999.2, 2001. 9.

保健新聞社出版局 譯. 《中藥 本草學》. 保健新聞出版社, 1998.

서울대학교 의과대학 내과학교실 편. 《내과학 I , II 》. 군자출판사, 1977, 1998.

성혜영, 신석준 외. <미세변화증후군 환자에서 말기신부전으로 진행한 Chinese Herb Nephropathy 1 서양형과 동양형의 차이 비교>. 《대한신장학회지》 25.1 (2006): 99−102.

申載鏞 編. 《方藥合編解說》. 傳統醫學硏究所, 1988. 9 초판. 2000. 1. 6刷.

申天浩 編譯. 《問答式 本草學》. 成輔社, 2001. 2. 2판.

원혜성, 조인정 외. <Fanconi 증후군으로 발현한 Chinese herb nephropathy 1예>. 《이화의대지》 30.2 (2007): 101−105.

윤상연. <Bensky의 *Materia medica* 중 오미의 분류>. 2013. 미발표.

李尙仁. 《本草學》. 學林社, 1980. 11.

李尙仁 外 編. 《漢藥臨床應用》. 修訂 3版. 傳統醫學硏究所, 1998. 12.

주세종(Joo, Se Johng) (a). <황제내경의 병리에 대한 이해>. 2007. 7. 미발표.

_____(b). <인삼의 면역학적 고찰>. 2008. 3. 미발표.

_____(c). <약리학에 기초한 본초의 개별 총론의 재해석 1−8>. 2009. 미발표.

_____(d). <효능에 따른 본초의 하위 분류: Bensky를 중심으로>. 2010. 미발표.

_____(e). <주관적 열감과 객관적 체온에서 본 본초의 사기>. 2011. 미발표.

_____(f). <미각과 효능에서 본 오미의 해석>. 2011. 미발표.

_____(g). <미국 생약사의 사조>. 2012. 미발표.

_____(h). <보중익기탕의 이해>. 메디칼한의, 2013. 6.

_____(i). "A Reinterpretation of Herbal Formulae Based on Western Medicine: Use of Harmonizing Shao-Yang as Adjusting Th1 and Th2." Hanyisarang, Los Angeles. 12 Oct. 2013. Continuing Education Lecture.

_____(j). "A Reinterpretation of Herbal Formulae Based on Western Medicine: Use of Exterior-Releasing Formulae as Adjusting Autonomic Nervous System." Hanyisarang, Los Angeles. 24 Nov. 2013. Continuing Education Lecture.

_____(k). "A Reinterpretation of Herbal Formulae Based on Western Medicine: Hypertinsion and Herbal Prescription." Hanyisarang, Los Angeles. 23 Feb. 2014. Continuing Education Lecture.

_____(l). "A Reinterpretation of Herbal Formulae Based on Western Medicine: Diabetes and Herbal Formulae." Hanyisarang, Los Angeles. 27 Apr. 2014. Continuing Education Lecture.

_____(m). "Clinical Acupuncture: Nagano's Theory and Therapy." South Baylo University Alumni Association, Los Angeles. 22 Jun. 2014. Continuing Education Lecture.

_____(n) "A Reinterpretation of Herbal Formulae Based on Western Medicine: Hyperlipemia and Herbal Fomulae." Hanyisarang, Los Angeles. 29 Jun. 2014. Continuing Education Lecture.

_____(o). "A Reinterpretation of Herbal Formulae Based on Western Medicine: Herbal Prescriptions for an Atopic Dermatitis." Hanyisarang, Los Angeles. 26 Oct. 2014. Continuing Education Lecture.

진대순 저, 맹웅재 외 역. 《각가학설》. 대성의학사, 2001. 8.

최민호. 《五加皮의 약능에 대한 研究》. 圓光大學校, 2002.

최창렬, 윤여욱 외. <Fanconi 증후군으로 발현한 Chinese Herb Nephropathy 1>. 《대한신장학회지》 22 (2003): 118-23.

한국생약교수협의회 편. 《漢方藥理學: *Herbal Pharmacology*》. 정담, 1998.

한방약리학 교재편찬위원회. 《한방약리학》. 신일상사, 2006. 5. 2판.

Ackerknecht, Erwin H. *A Short History of Medicine*. ed. New York: The Ronald Press Company, 1982.

Akihisa, T., Tokuda, H., Ichiishi, E., Mukainaka, T., Toriumi, M., Ukiya, M., Yasukawa, K., Nishino, H. "Anti−tumor promoting effects of multiflorane− type triterpenoids and cytotoxic activity of karounidiol against human cancer cell lines." *Cancer Lett*. 173. 1 (2001): 9−14.

Anto, RJ., Mukhopadhyay, A., Denning, K., Aggarwal, BB. "Curcumin (diferuloylmethane) induces apoptosis through activation of caspase−8, BID cleavage and cytochrome c release: Its suppression by ectopic expression of Bcl−2 and Bcl−xl." *Carcinogenesis* 23. 1 (2002): 143−50.

Arun, N., Nalini, N. "Efficacy of turmeric on blood sugar and polyol pathway in diabetic albino rats." *Plant Foods Hum Nutr*. 57. 1 (2002): 41−52.

Baragatti, B., Calderone, V., Testai, L., Martinotti, E., Chericoni, S., Morelli, I. "Vasodilator activity of crude methanolic extract of Gentiana kokiana Perr. et Song. (Gentianaceae)." *J Ethnopharmacol* 79. 3 (2002): 369−72.

Beers, Mark H. and Berknow, Robert. *The Merk Manual of Diagnosis and Therapy*. Merk & Co. Inc., 1977. 머크 매뉴얼 17판. 한우리, 2002. 3.

Bensky, Dan, Clavey, Steven and Stoger, Erich. *Chinese Herbal Medicine: Materia Medica*. 3rd. Seattle: Eastland Press, 2004.

Braunwald, Eugene et al. *Harison's Principles of Internal Medicine* I.II. 15th. ed. The McGraw−Hill Companies Inc., 2001. 해리슨 내과학 편찬위원회 편역. 《해리슨내과학 1, 2》. 정담, 2000.

Burkhard, PR., Burkhardt, K., Haenggeli, CA., Landis, T. "Plant−induced seizures: Reappearance of an old problem." *J Neurol*. 246. 8 (1999): 667−70.

Chen, K. John and Chen, T. Tina. *Chinese Medical Herbology and Pharmacology*. U.S.A.: Art of Medicine Press Inc., 2004.

Cho, JY., Kim, AR., Park, MH. "Lignans from the rhizomes of Coptis japonica differentially act as anti-inflammatory principles." *Planta Med.* 67. 4 (2001): 312-6.

Choi, YJ. "Toxicity in kidney and urinary tract induced by Chinese herb medicine." *Journal of the Korean Medical Association* 48. 4 (2005): 314-317.

Eisenberg, D.M. et al. "Trends in alternative medicine use in the United States, 1990-1997: Results of a follow-up national surve." Astract. *Journal of the American Medical Association* 280. 18 (1998): 1569-75.

El Bardai, S., Lyoussi, B., Wibo, M., Morel, N. "Pharmacological evidence of hypotensive activity of Marrubium vulgare and Foeniculum vulgare in spontaneously hypertensive rat." *Clin Exp Hypertens.* 23. 4 (2001): 329-43.

Goldman, P. "Herbal medicines today and the roots of modern pharmacology." *Ann Intern Med.* 135. 8 Pt 1 (2001): 594-600.

Goldstein, Bruce E. *Sensation and Perception.* 8th ed. Cengage Learning, 2009. 2.

Heymann, Hildegarde & Lawless, Harry T. *Sensory Evaluation of Food: Principles and Practices.* Springer, 1999. 8.

Hong, Francis. "History of Medicine in China." *McGrill Journal of Medicine* 8.1 (2004): 7984.

Hsu, JD., Chou, FP., Lee, MJ., Chiang, HC., Lin, YL., Shiow, SJ., Wang, CJ. "Suppression of the TPA-induced expression of nuclear-protooncogenes in mouse epidermis by crocetin via antioxidant activity." *Anticancer Res.* 19. 5B (1999): 4221-7.

Huong, Thi Bich Tran, Li-Li Hsiao. "Aristolochic Acid (Chinese-herb) Nephropathy." *Nephrology Rounds* 6.2 (2008): Retrieved from http://www.nephrologyrounds.org/crus/nephus_02_08.pdf

International Agency for Research on Cancer(IARC). "Some Traditional Herbal Medicines." *IARC Monographs on the Evaluation of Carcinogenic Risk to Humans* 82 (2002): 41-68, "Aristolochia Species and Aristolochic Acid." 69-128.

Karrer, T. and Bartoshuk, L. "Capsaicin desensitization and recovery on the human tongue." *Physiology & Behavior* 49. 4 (1991): 757-764.

Keung, WM., Vallee, BL. "Daidzin and its antidipsotropic analogs inhibit serotonin and dopamine metabolism in isolated mitochondria." *Proc Natl Acad Sci U S A.* 95.5 (1998): 2198-203.

Kitanaka, S., Nakayama, T., Shibano, T., Ohkoshi, E., Takido, M. "Antiallergic agent from atural sources. Structures and inhibitory effect of histamine release of naphthopyrone glycosides from seeds of Cassia obtusifolia L." *Chem Pharm Bull (Tokyo).* 46. 10 (1998): 1650-2.

Ko, RJ. "Adulterants in Asian patent medicines." *The New England Journal of Medicine* 339. 12 (1998): 847.

Lau, CW., Yao, XQ., Chen, ZY., Ko, WH., Huang, Y. "Cardiovascular actions of berberine." *Cardiovasc Drug Rev.* 19. 3 (2001): 234-44.

Lee, KJ., Jeong, HG. "Protective effect of Platycodi radix on carbon tetrachloride-induced hepatotoxicity." *Food Chem Toxicol.* 40.4 (2002): 517-25.

Lee, MK., Cho, SY., Jang, JY., Cho, MS., Jeon, SM., Jang, MK., Kim, MJ., Park, YB. "Effects of Puerariae Flos and Puerariae Radix extracts on antioxidant enzymes in ethanol-treated rats." *Am J Chin Med.* 29.2 (2001): 343-54.

Mai, le P., Guénard, D., Franck, M., Van, TM., Gaspard, C., Sévenet, T. "New cytotoxic cucurbitacins from the pericarps of Trichosanthes tricuspidata fruits." *Nat Prod Lett.* 16. 1 (2002): 15-9.

Marieb, Elaine N. *Human Anatomy and Physiology.* 3rd ed. Wesley Publishing Company, 1995, 최명애 외 편. 《인체 구조와 기능》. 계축문화사, 1999. 3.

Min, BS., Kim, YH., Tomiyama, M., Nakamura, N., Miyashiro, H., Otake, T., Hattori, M. "Inhibitory effects of Korean plants on HIV-1 activities." *Phytother Res.* 15. 6 (2001): 481-6.

Min, BS., Jung, HJ., Lee, JS., Kim, YH., Bok, SH., Ma, CM., Nakamura, N., Hattori, M., Bae, K. "Inhibitory effect of triterpenes from Crataegus pinatifida on HIV-I protease." *Planta Med.* 65. 4 (1999): 374-5.

Nortier, JL., Vanherweghem, JL. "Renal interstitial fibrosis and urothelial carcinoma associated with the use of a Chinese herb (Aristolochia fangchi)." *Toxicology* 181 (2002): 577−80.

Oh, GS., Pae, HO., Oh, H., Hong, SG., Kim, IK., Chai, KY., Yun, YG., Kwon, TO., Chung, HT. "In vitro anti−proliferative effect of 1,2,3,4,6−penta−O−galloyl−beta−D−glucose on human hepatocellular carcinoma cell line, SK−HEP−1 cells." *Cancer Lett.* 174. 1 (2001): 17−24.

O'Mahony, M. et al. "Confusion in the use of the taste adjective 'sour' and 'bitter'." *Chemical Senses* 4. 4 (1979): 301−318.

Phamaceuticals and Medical Devices Agency. <日本薬局方收載生薬の学名表記について>. PMDA. 2009. PDF.

Park, GJ., Mann, SP., Ngu, MC. "Acute hepatitis induced by Shou−Wu−Pian, a herbal product derived from Polygonum multiflorum." *Journal of Gastroenterol Hepatol.* 16.1 (2001): 115−17.

Patrica, M. et al.(a). "Complementary and Alternative Medicine Use Among Adults: United State, 2002." *National Center for Health Statistics* 343 (2004). PDF.

_____(b). "Complementary and Alternative Medicine Use Among Adults: United State, 2002." *National Center for Health Statistics* 12 (2008). PDF.

Ruberto, G., Baratta, MT., Deans, SG., Dorman, HJ. "Antioxidant and antimicrobial activity of Foeniculum vulgare and Crithmum maritimum essential oils." *Planta Med.* 66. 8 (2000): 687−93.

Satoh, K., Anzai, S., Sakagami, H. "Enhancement of radical intensity and cytotoxic activity of ascorbate by Crataegus cuneata Sieb et. Zucc. extracts." *Anticancer Res.* 18. 4A (1998): 2749−53.

Shin, CY., Lee, WJ., Lee, EB., Choi, EY., Ko, KH. "Platycodin D and D3 increase airway mucin release in vivo and in vitro in rats and hamsters." *Planta Med.* 68. 3 (2002): 221−5.

Suzuki, Y., Kondo, K., Ikeda, Y., Umemura, K. "Antithrombotic effect of geniposide and genipin in the mouse thrombosis model." *Planta Med.* 67. 9 (2001): 807−10.

Thapliyal, R., Deshpande, SS., Maru, GB. "Mechanism(s) of turmeric−mediated protective effects against benzo(a)pyrene−derived DNA adducts." *Cancer Lett.* 175. 1 (2002): 79−88.

Toko, Kiyoshi. *Biomimetic Sensor Technology.* Cambridge University Press, 2000. 7.

U. S Department of Health and Human Services. 17 February 2005. "Aristolochic Acids." *National toxicology Program* 10 June, 2011. Retrieved. PDF.

Van Gorkom, BA., Karrenbeld, A., Van der Sluis, T., Zwart, N., de Vries, EG., Kleibeuker, JH. "Apoptosis induction by sennoside laxatives in man; escape from a protective mechanism during chronic sennoside use?" *J Pathol.* 194. 4 (2001): 493−9.

Violon, C. "Belgian (Chinese herb) nephropathy: why?" *J Pharm Belg.* 52. 1 (1997): 7−27.

Wang, CJ., Hsieh, YJ., Chu, CY., Lin, YL., Tseng, TH. "Inhibition of cell cycle progression in human leukemia HL−60 cells by esculetin." *Cancer Lett.* 183. 2 (2002): 163−8.

WHO. "WHO guidelines on good agricultural and collection practice (GACP) for medicinal plants." 2003. PDF.

Yamamoto, M., Ogawa, K., Morita, M., Fukuda, K., Komatsu, Y. "The herbal medicine Inchin−ko−to inhibits liver cell apoptosis induced by transforming growth factor beta 1." *Hepatology* 23. 3 (1996): 552−9.

Zeng, Dafang. *Materia Medica.* U.S.A.: Bridge Publish Group, 2003. 10.

江部洋一郎, 和泉正一郎, 內田隆一. 《経方薬論》. 東洋学術出版社, 2001.

江川充. <麻黃湯>. 《新漢方処方マニュアル》. 大塚恭男 等 編集. 思文閣出版, 1991.

谿忠人. 《漢方薬の薬能と薬理》. 南山堂, 1991. 변성희, 김상찬 옮김. 전파과학사, 1999.

高學敏. 《中藥學》. 人民衛生出版社, 2000. 11.

近畿大学薬学部 久保道徳研究室 編(a). 《排泄の医学と漢方》. 三一書房, 1984. 5. 최 달영 외역. 《한방은 배설의학이다》. 동국대출판, 2000. 11.

_____(b). 《慢性病と漢方》. 三一書房, 1984. 9.

_____(c). 《成人病と漢方》. 三一書房, 1984. 11.

_____(d). 《自律神経失調症と漢方》. 三一書房, 1985. 1.

_____(e). 《アレルギーと漢方》. 三一書房, 1990. 10.

吉益 東洞. 大塚 敬節 校注. 《藥徵》. 東京: たにぐち書店, 2007.

唐 宗海. 《本草問答》. 金俊錡 譯. 《國譯本草問答》. 大星文化史, 1996. 8. 2쇄.

大塚敬節. 《病候による漢方治療の実際》. 南山堂, 2004. 10. 5版 2刷.

東北大学薬学部附属薬用植物園. n.d. Web. 東北大学校. March 2012.

凌一揆 編. 《中藥學》. 上海科學技術出版社, 1984. 6, 2000. 9. 29刷, 陽脈診出版社 譯, 《中藥本草學》. 1998. 5.

木村正康 編. 《漢方薬理学》. 南山堂, 1997. 12. 初版.

山本昌弘. 〈柴胡〉. 《治療學》 13. 6 (1984): 860−866.

三浦於菟. 《実践漢薬学》. 東洋学術出版社, 2011. 3.

上海科學技術出版社. 《中藥大辭典》. 金昌玟 外 役. 《完譯 中藥大辭典》. 정담, 1997.

昭和漢方生薬ハーブ研究会 編. 《漢方210処方生薬解説》. じほう, 2001. 6. 2刷.

蕭吉. 《五行大義》. 대유학당, 1998. 3.

巽浩一朗. 《漢方治療のてびき》. 協和企画, 2006. 1.

矢数道明. 《漢方後世要方解説》. 医道の日本社, 1976. 3. 5版.

埴岡博, 滝野行亮. 《薬局製剤 漢方212方の使い方》. 改訂4版. 薬業時報社, 1998. 6.

神戸中医学研究会 訳編. 《中医臨床のための中薬学》. 医歯薬出版, 1992. 2008. 3. 10刷.

鄒良春, 趙軍寧, 邱雄. 〈何首烏安全性問題研究進展〉. 《中藥藥理如臨床》 25. 3 (2009): 9−83.

王筠默 外 編. 《中藥藥理學》. 上海科學技術出版社, 1990. 4.

原田正敏. 〈馬黃の薬理〉. 《現代東洋医学》 1. 2 (1980): 34.

有地 滋 阿部博子. 〈柴胡の基礎と臨床〉. *Pharma. Medica*. 3 (1985): 37−41.

伊藤嘉紀. 〈五苓散証の病態生理－浸透圧のセツトポイント低下〉. 《日本東洋医学雑誌》 28 (1978): 91-99.

伊田喜光 外. 《傷寒・金櫃薬物事典》. 万来舎, 2006. 6.

李京淳 外. 《中藥大辭典》. 上海科學出版社, 《중약대사전》. 정담, 1999. 11.

張明澄. 《中国漢方医学大系》. 日本: 東明社, 1988. 10. 初版.

丁光廸. 《中薬の配合》. 小金井信宏 訳. 東洋学術出版社, 2005. 10.

鳥居塚 和生. 《生薬の薬効・薬理》. 医歯薬出版, 2003. 5.

曽野維喜. 《臨床漢方処方学》. 南山堂, 1996. 2.

土佐寛順 外. 〈胃内停水の研究 1〉. 《日本東洋医学雑誌》 33 (1982): 53-58.

編寫組 編. 《中藥臨床應用》. 中山學院. 中山學院, 1975. 3.

丸山敏秋. 《黄帝内經と中国古代医学》. 東京美術, 1988.

黄煌. 柴崎 瑛子 訳. 《中医伝統流派の系譜》. 東洋学術出版社, 2000. 12.

黄煌 編. 《傷寒論 處方과 藥證》. 김준기 외 編譯. 法仁文化社, 2000. 2.

국가생물종지식정보시스템. 국가식물목록. 2010. Web. March 2010.

생약종합정보시스템. 식품의약품안전청. 2010. Web. March 2010.

찾아보기

|약물명 _ 중국색인|

A

AiYe ··············· 艾葉 ··············· 421

B

BaiBianDou ········· 白扁 ··············· 509

BaiBuGen ··········· 百部 ··············· 317

BaiDouKou ··········· 白豆蔻 ············· 272

BaiHe ··············· 百合 ··············· 567

BaiJi ··············· 白芨 ··············· 409

BaiShaoYao ·········· 白芍藥 ············· 539

BaiTouWeng ········· 白頭翁 ············· 174

BaiWei ············· 白薇 ··············· 193

BaiZhi ············· 白芷 ··············· 765

BaiZhu ············· 白朮 ··············· 503

BaiZiRen ··········· 柏子仁 ············· 470

BaJiTian ··········· 巴戟天 ············· 613

BanXia ············· 半夏 ··············· 300

BeiMu ············· 貝母 ··············· 295

BeiXie ············· 萆薢 ··············· 248

BiaGuo ············· 白果 ··············· 340

BianXu ············· 萹蓄 ··············· 242

BieJie ············· 鱉甲 ··············· 596

Bogbunja ··········· 覆盆子 ············· 646

BoHe ··············· 薄荷 ··············· 797

BuguZhi ··········· 補骨脂 ············· 625

C

CangZhu ··········· 蒼朮 ··············· 259

CaoDouKou ········· 草豆蔻 ············· 280

CaoGuo ············· 草果 ··············· 278

ChaiHu ············· 柴胡 ··············· 808

ChanTui ··········· 蟬退 ··············· 801

ChenPi ············· 陳皮 ··············· 92

ChenXiang ········· 沈香 ··············· 81

CheQianZi ········· 車前子 ············· 218

ChiShaoYao ········· 赤芍藥 ············· 189

ChiShiZhi ········· 赤石脂 ············· 667

ChuanLianZi ········ 川楝子 ············· 73

ChuanXiong ········· 川芎 ··············· 385

Compositea ········· 佩蘭 ··············· 272

D

DaHuang ··········· 大黃 ··············· 55

DaiZheShi ········· 代赭石 ············· 461

DangGui ··········· 當歸 ··············· 532

DanShen ··········· 丹蔘 ··············· 352

DanZhuYe ··········· 竹葉 ··············· 150

DaZao ············· 大棗 ··············· 525

DengXinCao ········· 燈心草 ············· 235

DiFuZi ············· 地膚子 ············· 254

DiGuPi ············· 地骨皮 ············· 195

DiLong ············· 地龍 ··············· 432

DingXiang ········· 丁香 ··············· 708

Dongchongxiacao ···· 冬蟲夏草 ········· 635

|약물명 _ 라틴명색인|

A

B

C

D

E

F

G

H

I

J

N

O

P

R

S

T

|약물명 _ 용어색인|

편집후기

필자가 이 책의 내용을 다듬은 지 벌써 십 년이 훌쩍 지나갔다. 그 숱한 시간들의 파편 속에서 분신처럼 곁에 있었던 이 원고를 상재하게 되니 주마등처럼 명멸하는 삶의 한 자락이 실루엣을 그린다. 이 책의 출판 과정에 얽히고설킨 삶의 굽이굽이를 되돌아보아 그것을 푸른 하늘에 그린다. 한편으로는 그러한 그림이 책의 내용과 부합되지 않겠지만 그 삶의 소용돌이가 이 책의 집필에 기댈 수밖에 없었던 문설주이었다.

2002년 3월, 운명의 바람은 나를 휘감아 미국에 던져 놓았다. 한국을 출발하기 전날 저녁, 저항할 수 없는 운명 앞에서 나는 서러워 한 없이 울었다. 내가 아는 한 그리 슬피 울어본 적이 없다. 그러나 어떤 힘은 나의 의지를 내동댕이쳤다. 그 해 6월 10일, 미국으로 수년에 걸쳐 줄기차게 초청했던 김(최)신* 가족과 이(안)영* 가족은 그 동안 우리 세 가족의 굳은 약조와 서약 그리고 맹서를 모두 부정하였다. 그 후 그 자신들을 합리화하기 위한 나에 대한 그들의 온갖 중상모략은 꼬리에 꼬리를 물고 퍼져나갔다. 그들은 전지전능하신 하나님의 어린 양이요, 거룩한 성도들이다. 그리하여 그 거룩한 형제자매들의 거짓은 진실로 둔갑되어 뭇 사람들에게 인식되어 갔다. 세상이 갑자기 어두워졌다. 어찌 해야 하나. 나는 그 후로 삶의 목적도 방향도 잃었다. 목소리 하나로 생활을 하던 나의 입이 갑자기 말을 잃었다. 갑자기 시력이 떨어졌고 귀에서는 소리가 났다. 그 해 7월 하순, 하나뿐인 딸아이가 미국으로 건너 왔다. 나는 살아야 했다. 살아야만 한다고 생각하였다. 살아남아야 진실도 살아남을 것이라고 생각하였다. 지금까지 나는 그 긴긴 세월을 배신감과 온갖 악몽과 분노와 적개심에 시달리며, 눈물과 한숨으로, 또한 끝없는 자책감과 자괴감의 질곡에 함몰되어 살아왔다. 그 과정 속에 이 원고가 곁에 있었다.

살아야 한다! 살아남아야 한다! 나는 한 여식의 아비로서 살아남아야만 하였다. 살아야만 한다고 입술을 깨물었고, 살아남아야 진실이 거짓을 이길 수 있다고 생각하였다. 또한 험난한 미국 생활과 그에 따른 삶의 부침 속에서 당하는 몸과 마음의 상처 그리고 모멸감 속에서도 나는 살아남아야 하였다. 그러한 암울한 삶의 자락 속에서 현실을 망각하기 위해 인터넷에서 찾고, 학교의 교재인 상해과학기술출판사의 《중약학 中藥學》의 내용과 중국에서 공부하고 온 선생의 강의 내용을 토대로 이 책의 초고를 만들었다. 그러한 작업을 하는 동안 내 처지를 잊을 수 있었다.

살아야 한다는 것은 무형의 시간을 유형의 그것으로 만드는 작업이었다. 나는 중국책을 독해할 수 있음에도 난해한 한의학의 용어 앞에 머리를 흔들었는데 그 당시 눈에 들어온 것이 일본, 중국 그리고 미국 사이트 등이었으며 그 내용들은 대부분 현대 의학을 바탕으로 한의학이 설명이 되어 있어 나로서는 훨씬 이해하기가 쉬웠다. 내용이 집적됨에 따라 새로운 정보에 대한 기대와 출판의 욕구가 있었으나 책을 만들려고 생각하니 근거 없는 인터넷의 자료를 활용할 수는 없었다. 그리하여 그 중 일본 인터넷의 원본을 찾기 위하여 많은 책을 구입하였다. 겨우 끝물에 구입한 일본책이 원본임을 알게 되었고 또한 그 원본은 중국책을 모태로 하고 있음을 확인하고 구입하였다. 그러한 과정에서 구입한 많은 책들이 이 책을 편집하는 데 크게 도움이 되었다. 그 후 전통의학연구소의 《한약임상응용》과 그것의 중국책과 일본책을 뒤적이며, 앞의 것과 함께 씨줄로 삼고, 한국책은 물론 영어책과 다른 일본책도 구입하여 그 내용들을 확인, 정리하고 다른 정보들도 덧보태어 날줄로 삼아, 데우고, 펴고, 깁고, 엮었다.

세월의 흐름과 그 가역성은 화석처럼 하나의 신화가 되어갔다. 오랜 세월을 머금고 있는 본초와 방제는 약리실험과 임상실험을 하지 않는 한 자신의 저술일 수가 없다. 한의학의 여러 자료는 특히 그러한 사정을 벗어날 수 없다. 그러한 연유로 이 책의 내용은 참고문헌에 기재된 내용과 선각자들의 경험과 연구를 새로운 틀 안에 오롯이 담았으며 양의 적고 많음에 따를 뿐이지 이 책의 내용들은 기존의 정보를 취사선택하여 옮기고 나의 공부를 덧보태어 엮은 것에 불과하다. 또한, 새로운 정보들은 의역(paraphrase)을 하였지만 초기의 인용 문장들은 화석처럼 그대로 남아있다. 아니 일부러 남겨두었으니 이는 그 당시의 내 마음을 아실 이는 이들뿐이기 때문에 간직하고 싶었으며 그 점이 '편저'로 적는 연유이다. 그러한 작업 과정은 초기에는 현실을 외면하기 위함이었으나 점차 살아남아야 한다는 사초(史草)의 일부분이 되어갔다.

깊고 거친 큰 너울의 물마루 위에 서서 삶의 한 격랑을 넘어서기 위해 마무리되었던 퇴고가 2012년 이후 장애물에 부딪혔다. 그 후 문설주에 기대어 멀리서 들려오는 까치 소리에 무거운 눈꺼풀을 올리는 내 마음을 헤아리지 못하는 원고는 무심한 세월에 잠든 채 세 차례의 눈바람 속에서 빛바랜 얼룩만 펄럭거렸다.

살아야 했다, 나는!

이제 소소리바람을 털고 일어서야 한다. 내용을 담는 그릇의 모양과 각 범주의 설명 이외에는 나의 약리 실험과 임상 실험이 없음에도 불구하고 내가 이 책을 군이 출판하기로 마음 겨눈 까닭은 이 책의 내용은 살아남아야 한다는 나의 몸부림이며 절규이기 때문이다. 철자 하나하나에 나의 분노와 적개심이 함초롬히 배어 있으며, 단어 하나하나에 한숨과 눈물이 소복하게 고여 있으며, 문장 한 줄 한 줄마다 살아남아야 한다는 처절한 번뇌가 알알이 박혀있다. 바로 이 점이 상재하려고 결심한 소이이다.